Clinical
Mucosal
Immunology

臨床
粘膜免疫学

編集
清野 宏
東京大学医科学研究所感染・免疫部門
炎症免疫学分野教授

シナジー

序

医学領域はもとより生命科学全般において，ヒトの地球上での存在にかかわる“自己と非自己”の認識に始まり，“監視と排除”そして“寛容と共生”にかかわる生命現象を分子，細胞，個体レベルで明らかにする免疫学は，高次複雑系からなる生命体の解明において中核的位置づけにあるといっても過言ではない．その学問的体系の構築とその成果は，感染症，アレルギー，自己免疫疾患克服へ向けての臨床応用に結びつく理論的基盤の形成にも貢献してきた．

免疫学創生は1796年のEdward Jennerによる天然痘ワクチン投与に始まるといわれている．それ以来，体の中に病原体など多種多様な異種有害抗原が侵入または取り込まれた際に，それを非自己と認識し，排除する免疫システムの解明が，末梢リンパ節，脾臓を始めとする体内にある免疫担当臓器からなる全身免疫を中心として進められてきた．つまり，今日までの免疫学研究の潮流は血中もしくは体内組織・臓器に侵入した病原体に対しての自然・獲得免疫系の分子・細胞・個体レベルでの免疫応答について，先導的研究が中心となって進められてきた．しかしながら，実際に病原微生物が侵入し，アレルゲンが取り込まれる状況は，われわれ自身が生命体維持に必要な生理的行為，つまり“食べる，飲む，吸う”さらには種の存続のために行う性行為により起こる．その場所は，生体の“内なる外”を形成している口腔，鼻腔に始まり，呼吸器，消化器，生殖器に代表される粘膜で覆われた生体の表層であり，そこには直接かつ恒常的に外界に曝露されている生物学的環境に適応した免疫機構が発達していることが経験的に知られていた．

1970年代からその基礎的解明が細胞生物学，分子生物学，生物工学，ゲノム医科学，構造生物学，イメージング工学など，その時代の変遷とともに発達してきた免疫学周辺異分野の最新理論や技術を導入して進展するのと並行して，その学問的体系が確立され，その実態が明らかになってきた．これが“粘膜免疫システム”であり，広大な表面積を有する“内なる外”を覆っている粘膜は無限な外部環境由来非自己抗原に常時対峙している．その置かれている環境は無菌状態といっても過言ではない体内において，監視，排除，寛容を司る全身免疫とは異なるため，独自の免疫生物学的特徴を有する粘膜免疫システムが発達し，存在することは理にかなっている．粘膜免疫システムにおける自然・獲得免疫系の発達・維持・誘導・制御機構については数々の免疫学的特徴があることも明らかになっており“粘膜免疫学”として新しい学問的潮流を築き上げている．まさしく，免疫学のなかで“免疫の新世界”，“免疫の新大陸”と呼ばれる新しい学問的扉を開いたといっても過言ではない．さらに，恒常的に多種多様な病原体，常在微生物，食餌性抗原，アレルゲン，環境ストレスに曝露されている粘膜で覆われている臓器・組織における病気の発症という点からも，粘膜免疫システムは医学領域の臨床各科が対象とする疾患の発症とのかかわりも深く，それを理解することで，各種の病態形成機構が明らかとなり，さらに同システムを駆使した次世代ワクチンとして期待されている“粘膜ワクチン”や“粘膜免疫療法”などの新しい病気の予防・治療に結びつく可能性を秘めている．

本書では，粘膜免疫システムの基礎的理解に向けて，歴史的背景から最近の飛躍的成果を体系的にまとめ，そして臨床各科における病気との関連，そして新規予防，治療戦略開発へ向けての取り組みを，“粘膜免疫学”の学問領域で輝かしい成果を上げている国内外の研究者により，魅力ある図や表を盛り込んで解説していただき“臨床粘膜免疫学”として出版することができた．この場をかりて，各執筆者には，日々の研究に超多忙のなか，本書の趣旨にご賛同のうえ，快くご執筆いただき，心から感謝を申し上げる次第である．そして，編者を同学問領域に導き，今日まで指導・協力していただいた恩師である米国アラバマ大学バーミングハム校名誉教授のJerry R. McGhee 博士にこの場を借りて深く感謝申し上げる．

本書の企画から始まり，出版まで忍耐強くサポートしてくれたシナジー社，編集担当の尾崎仁志・島田　潤両氏に深く感謝する．

本書が，編者が30年におよび魅了されてきた最前線の免疫機構としての粘膜免疫システムの神秘性も含めた生命機能としてのダイナミズムと柔軟性について，読者の知的要求を満たすことを期待している．

2010年10月

初秋のウィーンにて　清野　宏

Contents

◉執筆者一覧（執筆順）

清野　宏	東京大学医科学研究所感染・免疫部門炎症免疫学分野
Pearay L. Ogra	Pediatrics University at Buffalo, State University of New York
大野　博司	理化学研究所RCAI・免疫系構築研究チーム，横浜市立大学大学院ナノシステム科学研究科生体超分子システム科学専攻
長谷　耕二	理化学研究所RCAI・免疫系構築研究チーム
綾部　時芳	北海道大学大学院先端生命科学研究院細胞生物科学分野自然免疫研究室
野地　智法	東京大学医科学研究所感染・免疫部門炎症免疫学分野
植松　智	大阪大学免疫学フロンティア研究センター自然免疫学・大阪大学微生物病研究所自然免疫学
審良　静男	大阪大学免疫学フロンティア研究センター自然免疫学・大阪大学微生物病研究所自然免疫学
斎藤　博久	国立成育医療研究センター研究所・免疫アレルギー研究部
大保木啓介	国立成育医療研究センター研究所・免疫アレルギー研究部
中江　進	東京大学医科学研究所フロンティア研究拠点
烏山　一	東京医科歯科大学大学院医歯学総合研究科・免疫アレルギー学分野
清野研一郎	北海道大学遺伝子病制御研究所病態研究部門免疫生物分野
谷口　克	理化学研究所免疫アレルギー科学総合研究センター
吉開　泰信	九州大学生体防御医学研究所附属感染ネットワーク研究センター感染制御学分野
明石　浩史	北海道済生会小樽病院内科
今井　浩三	東京医科大学研究所附属病院
岩永　敏彦	北海道大学大学院医学研究科解剖学講座
吉田　尚弘	理化学研究所免疫・アレルギー科学総合センターアレルギー免疫遺伝研究チーム
南野　昌信	株式会社ヤクルト本社中央研究所
内藤　智昭	株式会社ヤクルト本社中央研究所
石川　博通	株式会社ヤクルト本社中央研究所
山本　正文	日本大学松戸歯学部感染・免疫学講座
土肥多恵子	国立国際医療研究センター研究所肝炎免疫研究センター消化器疾患研究部
福山　聡	科学技術振興機構・ERATO河岡感染宿主応答ネットワークプロジェクト
長竹　貴広	東京大学医科学研究所感染・免疫部門炎症免疫学分野
佐藤慎太郎	東京大学医科学研究所感染・免疫部門炎症免疫学分野
高橋　一郎	広島大学大学院医歯薬学総合研究科
柳橋　努	富山大学大学院医学薬学研究部（医学）免疫バイオ・創薬探索研究講座
高津　聖志	富山大学大学院医学薬学研究部（医学）免疫バイオ・創薬探索研究講座
高橋　秀実	日本医科大学微生物学免疫学教室
吉村　昭彦	慶應義塾大学医学部免疫微生物学教室
高田伊知郎	慶應義塾大学医学部免疫微生物学教室
森田　林平	慶應義塾大学医学部免疫微生物学教室
宮坂　昌之	大阪大学大学院医学系研究科C8・感染免疫医学講座・免疫動態学

張　明浩	大阪大学免疫フロンティア研究センター消化管免疫学研究室
郭　子進	大阪大学免疫フロンティア研究センター消化管免疫学研究室
深水　玲子	大阪大学大学院医学系研究科C8・感染免疫医学講座・免疫動態学
梅本　英司	大阪大学大学院医学系研究科C8・感染免疫医学講座・免疫動態学
Noel Verjan Garcia	大阪大学大学院医学系研究科C8・感染免疫医学講座・免疫動態学
岩田　誠	徳島文理大学香川薬学部生体防御学講座
國澤　純	東京大学医科学研究所感染・免疫部門炎症免疫学分野
Jiri Mestecky	Departments of Microbiology and Medicine, The University of Alabama at Birmingham
Andrea Cerutti	Department of Pathology and Laboratory Medicine and Graduate Program of Immunology and Microbial Pathogenesis, Weill Medical College of Cornell University
Kang Chen	Department of Pathology and Laboratory Medicine and Graduate Program of Immunology and Microbial Pathogenesis, Weill Medical College of Cornell University
手塚　裕之	東京医科歯科大学難治疾患研究所先端分子医学研究部門生体防御学分野
安部由紀子	秋田大学大学院医学系研究科腫瘍制御医学系血液・腎臓・膠原病内科学講座
樗木　俊聡	東京医科歯科大学難治疾患研究所先端分子医学研究部門生体防御学分野
鈴木敬一朗	理化学研究所横浜研究所免疫アレルギーセンター粘膜免疫研究チーム
丸谷美香子	理化学研究所横浜研究所免疫アレルギーセンター粘膜免疫研究チーム
河本　新平	理化学研究所横浜研究所免疫アレルギーセンター粘膜免疫研究チーム，京都大学大学院医学研究科免疫ゲノム医学
Sidonia Fagarasan	理化学研究所横浜研究所免疫アレルギーセンター粘膜免疫研究チーム
本田　賢也	東京大学大学院医学系研究科免疫学講座
竹田　潔	大阪大学大学院医学系研究科感染免疫医学講座免疫制御学
後藤　義幸	東京大学医科学研究所感染・免疫部門炎症免疫学分野
小幡　高士	東京大学医科学研究所感染・免疫部門炎症免疫学分野
笠倉　和巳	日本大学生物資源科学部
高橋　恭子	日本大学生物資源科学部
細野　朗	日本大学生物資源科学部
上野川修一	日本大学生物資源科学部
八村　敏志	東京大学大学院農学生命科学研究科食の安全研究センター
辻　典子	産業技術総合研究所バイオメディカル研究部門
清水　淳	京都大学医学研究科AKプロジェクト
坂口　志文	京都大学再生医科学研究所
永石　宇司	東京医科歯科大学医学部消化器内科
渡辺　守	東京医科歯科大学医学部消化器内科
飯室　正樹	兵庫医科大学内科学下部消化管科
松本　譽之	兵庫医科大学内科学下部消化管科
三浦総一郎	防衛医科大学校内科
穂苅　量太	防衛医科大学校内科
松永　久幸	防衛医科大学校内科
平崎　能郎	千葉大学大学院医学研究院免疫発生学

中山　俊憲	千葉大学大学院医学研究院免疫発生学
岡本　美孝	千葉大学大学院医学研究院耳鼻咽喉科・頭頸部腫瘍学
堀口　茂俊	千葉大学大学院医学研究院耳鼻咽喉科・頭頸部腫瘍学
Muredili Mutalifu	千葉大学大学院医学研究院耳鼻咽喉科・頭頸部腫瘍学
川内　秀之	島根大学医学部耳鼻咽喉科学教室
黒野　祐一	鹿児島大学大学院医歯学総合研究科耳鼻咽喉科・頭頸部外科学
富野康日己	順天堂大学腎臓内科
堀越　哲	順天堂大学腎臓内科
鈴木　祐介	順天堂大学腎臓内科
上羽　悟史	東京大学大学院医学系研究科分子予防医学教室
庄野　雄介	北海道大学大学院医学研究科血液内科学分野
松島　綱治	東京大学大学院医学系研究科分子予防医学教室
塚本　徹雄	東京大学医科学研究所微生物学分野
保野　哲朗	東京大学医科学研究所微生物学分野
三室　仁美	東京大学医科学研究所感染・免疫部門細菌感染分野
笹川　千尋	東京大学医科学研究所感染・免疫部門細菌感染分野
村上　晋	東京大学医科学研究所ウイルス感染分野
堀本　泰介	東京大学医科学研究所ウイルス感染分野
河岡　義裕	東京大学医科学研究所ウイルス感染分野
東岸　任弘	大阪大学微生物病研究所附属難治感染症対策研究センター分子原虫学分野
堀井　俊宏	大阪大学微生物病研究所附属難治感染症対策研究センター分子原虫学分野
永井　武	慶應義塾大学医学部微生物学・免疫学教室
永井　重徳	慶應義塾大学医学部微生物学・免疫学教室
小安　重夫	慶應義塾大学医学部微生物学・免疫学教室
一戸　猛志	九州大学大学院医学研究院ウイルス学
岩崎　明子	Department of Immunobiology, Yale University School of Medicine
安田　好文	兵庫医科大学免疫学・医動物学
中西　憲司	兵庫医科大学免疫学・医動物学
幸　義和	東京大学医科学研究所感染・免疫部門炎症免疫学分野
長谷川秀樹	国立感染症研究所インフルエンザウイルス研究センター
Cecil Czerkinsky	Laboratory Science Division, International Vaccine Institute
権　美那	Laboratory Science Division, International Vaccine Institute
Nicolas Çuburu	Laboratory Science Division, International Vaccine Institute
Sukanya Raghavan	Department of Microbiology and Immunology and Göteborg University Vaccine Research Institute
Youngnim Choi	Department of Oral Microbiology and Immunology, Dental Research Institute and Seoul National University
Jongho Lee	Department of Oromaxillofacial Surgery, Dental Research Institute and Seoul National University
Sung Doo Hong	Department of Oral Pathology, Dental Research Institute and Seoul National University

Jan Holmgren	Department of Microbiology and Immunology and Göteborg University Vaccine Research Institute
伊藤　裕章	錦秀会インフュージョンクリニック
住友　秀次	東京大学大学院医学系研究科アレルギー・リウマチ学
山本　一彦	東京大学大学院医学系研究科アレルギー・リウマチ学
島岡　　要	Immune Disease Institute, Program in Cellular and Molecular Medicine, Children's Hospital Boston, Harvard Medical School
小山　正平	東北大学医学系研究科呼吸器病態学分野
石井　　健	医薬基盤研究所アジュバント開発プロジェクト，大阪大学免疫学フロンティア研究センターワクチン学
上田真由美	京都府立医科大学眼科学教室
木下　　茂	京都府立医科大学眼科学教室
保富　宗城	和歌山県立医科大学耳鼻咽喉科
山中　　昇	和歌山県立医科大学耳鼻咽喉科
東　みゆき	東京医科歯科大学大学院医歯学総合研究科分子免疫学分野
川上　和義	東北大学大学院医学系研究科感染分子病態解析学分野
小林　　拓	慶應義塾大学医学部消化器内科
金井　隆典	慶應義塾大学医学部消化器内科
日比　紀文	慶應義塾大学医学部消化器内科
栗村雄一郎	札幌医科大学泌尿器科学講座
塚本　泰司	札幌医科大学泌尿器科学講座
高橋　　聡	札幌医科大学泌尿器科学講座
早川　　智	日本大学医学部医学科病態病理学系微生物学分野
下条　直樹	千葉大学大学院医学研究院小児病態学
河野　陽一	千葉大学大学院医学研究院小児病態学
椛島　健治	京都大学大学院医学研究科皮膚科
藤橋浩太郎	Department of Pediatric Dentistry, The University of Alabama at Birmingham

●翻訳者一覧（翻訳順）

秋山　優子	東京大学医科学研究所感染・免疫部門炎症免疫学分野
後藤　義幸	東京大学医科学研究所感染・免疫部門炎症免疫学分野
大倉　英明	東京大学医科学研究所感染・免疫部門炎症免疫学分野
佐藤慎太郎	東京大学医科学研究所感染・免疫部門炎症免疫学分野
柴田納央子	東京大学医科学研究所感染・免疫部門炎症免疫学分野
小幡　高士	東京大学医科学研究所感染・免疫部門炎症免疫学分野
徳原　大介	東京大学医科学研究所感染・免疫部門炎症免疫学分野

1

粘膜免疫：歴史的概論

粘膜免疫：歴史的概論

はじめに

哺乳類の外界に接する粘膜面において自然型防御システムおよび獲得型防御システムという性質の異なる2つの防御機構が存在することは，人類の文明において先史時代から提唱されていた．しかし，このようなヒトの粘膜面で機能している防御機構を解明および定義するための体系的な研究が開始されたのは，20世紀になってからのことである．

この教科書「臨床粘膜免疫学」が，粘膜面における防御機構についての歴史的観点を述べた序章から始まることはたいへんに意義あることである．過去40年以上にわたり，粘膜面における特異的な免疫機構や微小環境に関する新たな情報が明らかとされるにつれて，粘膜免疫システムの定義は常に進化してきた．この章では，哺乳類の粘膜面における免疫学的恒常性を理解するうえで歴史的に重要な発見をまとめている．これらの発見と臨床免疫学との関連性については，この教科書の後続の章で詳細を取り上げている．

先史時代から1900年代前半までの報告

粘膜面，特に口腔咽頭や乳腺から産生される分泌物が体にとって有益な効果を発揮しうることは，免疫防御という現在の概念に発展するよりもかなり前から認識されていた．たとえば，怪我をした動物は傷口をなめて清潔にし，治癒を早めている．多くの古代の文化では，病気に罹った子どもの鼻や眼にミルクを滴下したり，怪我を負った皮膚に尿や唾液をかけることは医療行為として一般的に行われていた．長いあいだ，ヒトやほかの哺乳類の母乳は特別な治癒力を持つと考えられてきた．また，ヒトの母乳はすべての哺乳類の乳児にとっての完璧な食物であることが，多くの古代の書物に記されている．農耕文明と哺乳類の家畜化が発展した2500年以上も前には，バッファローや牛，羊，ラクダ，ロバ，馬，象，山羊のミルクをヒトに与えると，不眠症，食欲や性欲，腹水症，痔，寄生虫の体内侵入，皮膚病，筋肉の衰弱の改善，ならびにほかのさまざまな栄養物の吸収促進につながることが，偉大なるインド人医学者のCharakによって示されている[1)]．

現代の粘膜免疫学のルーツとなる資料は8世紀前半ごろまでさかのぼることができる．この時代に，中国人は恐ろしい感染症である天然痘を防ぐ儀式を発展させていた．この儀式の一部では，治癒した膿疱のかさぶたをすりつぶし，吸入薬として用いていた．多くの実例のなかで，最も早期に見いだされたこの経鼻免疫方式は非常に効果的であったため，この習慣はインドにも広まっていった．さらにインドからトルコに改良型経鼻免疫方式が広まった1717年には，Lady Mary Wortley Montagu（1689～1762）がその方法を学びイギリスに種痘技術を持ち帰った[2)]．これら早期の出来事が，1798年のJennerによる牛痘ウイルスからの天然痘ワクチン開発の基礎となっている．

1800年代後半に，感染症の由来と結果を研究するための方法論が確立すると，Robert Koch，Escherichやほかの同時代の研究者による優れた研究結果により，新生児の腸内細菌叢は母乳に対して非常に敏感に反応するという証拠が初めて明らかにされた．一方，大腸菌型細菌の研究から，Koch は肉食のヒトの糞便から分離した細菌は複雑な窒素化合物（卵，アルブミン，カゼイン）を可溶化し分解する能力を有するが，母乳摂取乳児の便から分離した細菌は，そのような化合物を少量しか利用できないことを発見した[3)]．母乳が子どもの下痢症に効果があるかもしれないという考えを古代スカンジナビア人が実際に体験していた事実が，数年前に Hanson らによってまとめられた[4)]．彼は的確な視点で次のように記している．

“19 世紀初頭のスウェーデンとフィンランドにおける下痢症が原因の乳児死亡率を分析したところ，その死亡率は夏に最も高くなることがわかった．この死亡率の上昇は，暑い 7 月から 8 月にかけて頻繁に起こる‘夏下痢’の発生と相関していた．ところが，この死亡率のピークは主に母親が乳児を母乳で育てない地域において観察された．一方，乳児を母乳で育てることが一般的であるその近くの地域においては，夏の下痢症による乳児死亡率の上昇がみられないか，またはわずかに上昇する程度だった．この差は主に社会経済的な要因とは関連していない．なぜなら，乳児を母乳で育てる習慣は貧困層でもみられるうえ，同地域における農婦は収穫期には畑で作業をしているあいだに乳児を家に残して不衛生的な牛の角に入れた牛乳を与えなければいけなかったからである”

粘膜分泌物は重要な免疫要素の一つであり，生体内において重要な機能を果たしていることが，Paul Ehrlich の研究によって 1892 年に初めて科学的に証明された．彼は，植物由来の毒性物質リシンやアブリンを母親マウスに免疫し，その母親マウスを用いて母乳で子マウスを育てさせると，子マウスにそれらの抗原に対する防御が誘導されることを明らかにした．彼はミルクを介して親から子どもへ免疫が移入されるという研究結果をもとに，乳児を母親の母乳で育てることの重要性を力説した．

1890 年に Von Behring と北里は，破傷風類毒素を免疫した動物から得られた血清を，免疫していない感受性動物に投与することで，特異的防御機能が受動的に伝達されるという強力な証拠を示した．ほぼ同時期に，Ehrlich はリシンとアブリンを経口免疫した後に，特異的な防御“物質”が血清中に誘導されることを証明した．そのような抗毒素“物質”（ein antitoxischer Korper）を免疫していない動物に移入すると防御能を獲得するようになる[5)]．このような“物質”は，後に Landsteiner によって“抗体”と名づけられた．一連の優れた研究から，Ehrlich は抗原未感作乳獣におけるミルク中の抗体の防御特性，ならびに経口免疫した動物の結膜表面での防御抗体の誘導を立証した．最近 Mestecky らによって概説されたこれらの研究は[2)]，おそらく乳腺，消化管，気道，生殖管を含む共通粘膜免疫システムの存在を初めて示した報告である．

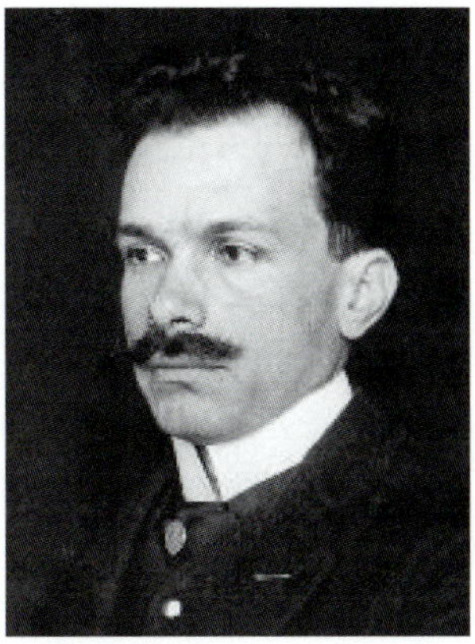

図1 Alexander Besredka

腸管を介した細菌感染症に対する最も早期のワクチン接種は，Pasteur らによって試みられた．一連の実験から Pasteur はニワトリが *Bacillus avisepticus*（現 *Yersinia enterocollitica*）を含む食物を摂取することで，ニワトリコレラにかからなくなることを示した．しかし，炭疽菌の芽胞をヒツジに食べさせても，弱毒化した細菌の皮下注射より効果は弱かった．後に，事実上の粘膜免疫の父である Alexander Besredka（図 1）が Pasteur 研究所で局所免疫に関する大規模な研究を開始した[7)]．彼は毒素を産生する *Shigella dysenteriae* や，Pasteur 自身が以前に炭疽菌ワクチン開発研究で用いていた *Bacillus anthracis* を腸管感染実験に使用した．Besredka はウサギに *S. dysenteriae* を経口免疫すると，血清中の抗体価に関係なく消化管において明確な免疫が誘導されることを明らかとした．一方で，彼は炭疽菌の変性毒素で皮膚免疫を行うと血清中の抗体により病原体に対して耐性になることも示した[7,8]．これらの結果から，彼は両微生物とも外毒素の産生が疾病の一因であり，赤痢の場合は局所的な抗体反応が感染防御に寄与することを示唆している．1922年には，A. Daviesによって糞便中に抗体が存在することが初めて直接的に示されている．彼は，*S. dysenteriae* 感染から回復した患者の糞便抽出物の研究を行った．抽出物中の凝集素の力価は1：80と高かったが，最も力価の高い分画は血液の混ざった粘液中にあり，彼は免疫された健常人において抗体を確認することができなかった．それでも彼は存在する抗体活性のほとんどは消化管における局所的合成と分泌に由来すると正確に結論づけた[9]．

1892年から1903年にかけて，KlempererやMetchnikoffおよび数人の研究者による一連の研究から，*Vibrio cholerae* と *Salmonella typhi* の死菌あるいは生菌を経口摂取することにより動物，またある状況下ではヒトにおいても，これらの細菌に対する免疫が誘導されることが示された[10]．興味深いことに，このときは血清凝集素のみが感染防御の指標とされていたため，この主張はBesredkaからも辛辣な批評を受けた．*Mycobacterium tuberculosis*，*Salmonella typhi*，*Corynebacterium diphtheriae* を含むほかのさまざまな細菌も同じように経口で与えると，ある程度の効果がみられた．一方，鼻腔内免疫を用いた呼吸器疾患の防御に関する研究は，BullとMakeeによって1929年に開始された．最近の概説にあるように[2]，彼らは肺炎球菌の生菌を投与する11日前にウサギを死菌体で免疫しておくと，致死的な疾患を完璧に（100％）防御できることを見いだした．

経口あるいは腸管免疫に伴う抗体反応の研究の発展に加えて，20世紀初頭に行われた多くの研究から，粘膜を介して投与された抗原に対して全身性免疫は低応答性を示すという，いくつかの証拠が得られている．現在では，この現象は経口（粘膜）免疫寛容と呼ばれており，ツタウルシやその他の環境中に存在する抗原，あるいは食餌性蛋白質に対する寛容が含まれる．またChaseは古典的な研究により，抗原を事前に経口投与することで全身性遅延型過敏症の寛容の誘導に成功し，腸管（粘膜）免疫による全身免疫応答の制御機能を明らかにした．

1950年から1970年までの報告

上記にまとめた歴史的な発見に続いて，1959年にはHeremansによって血清中にIgA（免疫グロブリンA）が発見された[11]．また，1960年代初頭には哺乳類において鳥類のFabricius囊に相当する器官が同定され，CooperとGoodにより腸管粘膜におけるリンパ組織が確認された[12]．これらの報告に引き続き，細胞免疫学や分子生物学が発展し，また抗体の構造や機能の理解に結びつく新たな発見が次々に報告されていった．1961年にはHansonによってヒトの母乳内に特有なIgAが発見[13]され，1963年にはTomasiがヒトの外分泌液中に含まれる分泌型IgA（secretory IgA：SIgA；現在は分泌成分〈secretory component：SC〉と呼ばれる“分泌要素”と結合したIgA）とJ鎖を発見[14]している．これらの研究の後に，抗ウイルス，抗菌，そして抗食餌性蛋白質特異的IgAが多数の研究者，特にBellanti，Chanock，Couch，Goldblum，Rossen，Rothberg，Shahin，Small，Waldmanによって報告されていった[15]．同時期に筆者らは，粘膜（口腔あるいは鼻腔内）から免疫した後の粘膜面でのIgA抗体反応の特異性やワクチン抗原の導入部位としての局所的な粘膜応答の性質，粘膜免疫誘導組織としての鼻咽頭扁桃腺の役割を報告している[16-18]．また，BienenstockやClancy，Brandzaeg，Cebra，Lamm，Mestechy，McGhee，Owen，Strober，Walkerらの先導的な研究により，粘膜上皮，ムチン，呼吸器関連リンパ組織や消化管関連リンパ組織の特徴が明らかにされた．これらの発見の多くは彼らによって概説されている[20]．

上記のような現代粘膜免疫学において歴史的に重要な発見は，1969年にフロリダ州のベロビーチで開催された国際分泌型免疫機構会議において初めてまとめられた．その会議には42人前後の研究者が参加し，その内容は1970年の初めに発行されている[15]．

1970年から1990年の報告

この20年間に蓄積された多くの知識とベロビーチ国際会議での発表に基づいて，すべての粘膜表面において共通粘膜免疫システムが存在するという概念が定着していった．この共通粘膜免疫システムには，リンパ上皮，気道関連リンパ組織（bronchus-associated lymphoid tissue：BALT），腸管関連リンパ組織（gut-associated lymphoid tissue：GALT）が含まれる（5章b〜e，13章d参照）．共通粘膜免疫システムのうち現在確認されている関連組織・分泌液としては，腸管粘膜固有層，呼吸器表面，上気道，眼組織，涙腺・涙，唾液腺・唾液，中耳腔，雌雄生殖管，乳腺，乳汁があげられる[20]．これらの組織は常に外界と密に接しており，分泌成分とSIgAを有する粘膜絨毛上皮層や，またその一部の上皮下領域にはリンパ濾胞が形成されている．

粘膜免疫応答の誘導：GALTとBALT

腸管関連リンパ組織と気道関連リンパ組織のリンパ濾胞（抗原に反応し得る未感作T細胞とB細胞を含む）は，粘膜免疫応答における主要な免疫誘導の場であると認識されていた．また，鼻咽頭扁桃腺，盲腸，腹腔前駆リンパ細胞，直腸リンパ上皮組織（直腸扁桃腺）も，局所的免疫応答の際に免疫誘導組織として働くことが示唆されている[17, 20]（表1）．

この時期には，Peyer板および腸管関連リンパ組織や気道関連リンパ組織といったほかのリンパ濾胞において，抗原にじかに曝露されることによる粘膜免疫応答の誘導もしくは全身免疫低応答性の誘導に関する多くの情報が寄せられた[21]．

すべての粘膜免疫誘導組織に共通する特徴として，リンパ濾胞を覆ったM細胞（microfoldを有する細胞）を含む上皮層の存在があげられる（3章c参照）．M細胞の構造的，機能的特徴は1970年代初頭にRobert Owenによって大々的に定義された[22]．粘膜上皮は独特な構造をしており，M細胞に加えて，ムチン産生腺細胞，リンパ球や形質細胞，樹状細胞（dendritic cells：DC），マクロファージが含まれる．粘膜上皮細胞は，分泌成分としての多量体免疫グロブリン受容体（polymeric immunoglobulin receptor：pIgR）や，主要組織適合複合体（major histocompatibility complex：MHC）クラスI，II分子，接着分子，またさまざまなサイトカインやケモカインを発現している．樹状細胞はリンパ組織と粘膜上皮に存在することが報告されている．現在では，樹状細胞は免疫応答の増強や制御，能動免疫の誘導に大きく関与していることが明らかとなっている．また別の研究から，樹状細胞は生体内において粘膜免疫寛容の誘導を促進することも示唆されている．最近の報告では，樹状細胞は最も強力な抗原提示細胞（antigen presenting cells：APC）であり，初期免疫反応や移植片拒絶，自己免疫疾患，T細胞依存的B細胞応答の誘導に必須であることが示されている．抗原提示細胞は，共刺激分子（CD80，CD86）や，免疫の活性化もしくは寛容の誘導に必須であるほかの補助分子を発現することで機能を発揮している[23]．

表1　共通粘膜免疫システムの構成要素：初期

免疫誘導組織	腸管関連リンパ組織（GALT）
	気道関連リンパ組織（BALT）
免疫実効組織	粘膜表面の固有層．乳腺，生殖泌尿器を含む
免疫機能的要素	分泌型IgA，分泌成分，J鎖，エフェクターT細胞

M細胞は管腔からの粘膜抗原の取り込み，輸送，処理，そしてわずかに抗原提示を行うことが認知されている．M細胞は管腔中に存在する抗原の輸送に加え，レオウイルス，ポリオウイルス，ロタウイルス，*Salmonella*といった微生物の人体への侵入経路としても重要である．さらにM細胞を介した抗原の取り込みは，SIgA誘導にも関与している[24]．

多量体IgA（pIgA）はその受容体であるpIgRに

結合し，粘膜上皮を通過してトランスサイトーシスされ，管腔粘液中に放出される．受容体の大部分は最終的にpIgAに付着し，分泌成分となる．多量体IgAと分泌成分の複合体は一般にSIgAと呼ばれる（8章a参照）．

消化管や呼吸器の粘膜表面は，さまざまな病原体の主な侵入口となっている．血液中への直接的な病原体の接種による感染は実験的な感染ルートとしては重要ではあるが，あまり一般的ではない．粘膜表面の大部分は抗原反応性，あるいは抗原に感作されたリンパ球が散在しており，そのなかにはB細胞やT細胞，T細胞サブセット，形質細胞，またその他のさまざまな細胞が存在し，免疫反応の誘導と維持に関与している．

今日では，粘膜面は哺乳類の免疫における重要な構成要素であるとされている．体外分泌液中の主要な抗体アイソタイプはSIgAである．ヒトでは毎日，体重1kgあたりおよそ40mgのIgAが主に消化管から分泌され，一日に合成されるIgAの全量はIgG量の約2倍であると考えられている[25]．

局所的免疫応答の開始は，抗原と粘膜上皮層に存在する多様な免疫細胞との相互作用により正確に制御されている．粘膜免疫誘導組織の粘膜上皮下部にはリンパ濾胞が存在しており，そのなかには前駆B細胞，前駆T細胞やそれらのサブセットが充満している．粘膜リンパ濾胞の免疫担当前駆細胞の機能的特徴に関する研究から，Peyer板では40％もの細胞がT細胞マーカーを発現し，その一部は抑制性および細胞傷害性の表現型であることが示された．残りの約60％の細胞は免疫グロブリンを有しており，そのうちの85％のアイソタイプはIgAである．管腔に存在する抗原がM細胞を介して取り込まれた後，リンパ濾胞中のIgA前駆B細胞はその場で活性化し増殖する．その後，感作されたIgA陽性B細胞は，所属リンパ節のリンパ管を通って末梢循環系に入る．抗原の感作を受けた多くの細胞は，同様の抗原に曝露された粘膜固有層に帰還し，そこで形質細胞として抗原特異的IgA抗体の合成を開始する．しかし，そのような細胞の大部分は乳腺，生殖管，呼吸器や腸管固有層といった別の離れた粘膜部位に移動することが明らかにされている[26]．

齧歯類腸管管腔におけるSIgA量は，胆汁を介して腸内分泌液中へ放出される全身系IgA二量体の選択輸送によって，おそらくかなり増幅されている．肝細胞膜に発現している分泌成分は，血中IgAと選択的に結合し，胆汁分泌液中へ輸送する特異的受容体である可能性が示唆されている[26, 27]．

腸管や呼吸器粘膜で曝露された抗原に対するSIgA応答の特異性，腸管や呼吸器，その他の粘膜部位間における細胞輸送，粘膜リンパ濾胞中の免疫担当細胞の特徴的な分布，SIgAの生理化学的特徴は，現在の共通粘膜免疫システムという概念の基盤であり，全身系組織における免疫応答とは比較的独立している理由でもある．

一般的に，呼吸器や腸管粘膜を介して起こる自然感染は，粘膜侵入口やその他の粘膜組織における抗原特異的抗体反応を誘導するうえで最も効率のよい方法である．たとえば，腸管粘膜を介した野生型ポリオウイルス感染または生ワクチン投与により，腸管内で特異的分泌型抗体応答が誘導されることが明らかとなっている．その一方で，不活化ポリオウイルスを注射接種すると，血清中には高レベルの抗体活性が確認できるにもかかわらず，腸管におけるIgA抗体はほとんど誘導されない．しかし，粘膜を介して不活化ポリオウイルスを免疫すると，鼻咽頭や腸管粘膜において一時的な分泌型抗体反応が観察される．ただし，その際血清中の抗体は検出できないことが多い．これに対し，多量の不活化ポリオウイルス（high-potency killed poliovaccine：KPV）を用いて繰り返し注射接種すると，腸管内において抗体反応が著しく誘導されうることも示されてきた[17]．

ほとんどの自然感染は粘膜を介して成立するが，免疫予防として今日用いられている弱毒化生ワクチンの多くは，注射接種によって投与されている．ワクチンウイルスを弱毒化する工程で，粘膜感染を引き起こす能力を失うことが多い．麻疹ウイルス，流行性耳下腺炎ウイルス，水痘帯状疱疹ウイルス（varicella-zoster virus：VZV），風疹ウイルスの弱毒生ワクチンを使った研究から，ワクチン株によって粘膜抗体反応の誘導能が著しく異なることが示された．たとえば，風疹ウイルスの弱毒化生ワクチン株である HPV-77 DE/5 を皮下投与すると，鼻咽頭での抗体反応がほとんど現れないことが示されている．一方で，同ワクチン株の RA 27/3 では皮下投与後の被験者のおよそ 50 %で分泌型抗体の反応が誘導され，鼻腔内免疫した被験者の 90 %以上で鼻咽頭での抗体反応が誘導された[28]．水痘帯状疱疹ウイルスが自然感染すると，常に呼吸器での分泌型抗体反応を誘導する．しかし，現在使用されている水痘生ワクチン（Oka 株）を注射投与しても，分泌型抗体反応はまったく誘導されない[29]．麻疹ウイルスや流行性耳下腺炎ウイルスが自然感染すると分泌型抗体は頻繁に検出されるが，弱毒化生ワクチンや不活化ワクチン株を注射免疫してもほとんど検出されない．

このように，呼吸器や腸管粘膜のリンパ濾胞における IgA 前駆細胞の初期活性化や，その後のウイルス特異的分泌型抗体反応の誘導は，呼吸器上皮や腸管上皮でのウイルスの増殖能力，粘膜免疫組織でのウイルス抗原の量と特質や，その他の要因によって決定される．加えて，これらの要素は抗原の投与経路によっても影響を受ける．

粘膜抗体の機能的役割

防御的役割

粘膜外分泌物中に最も多く存在する免疫グロブリンのアイソタイプは IgA であるが，そのなかには相当量のほかのアイソタイプ抗体も含まれており，分泌物中のすべての免疫グロブリンアイソタイプが特異的抗ウイルス活性を有している．このうち SIgA は，生体内，試験管内を問わずウイルスを中和することができる．

ポリオウイルスワクチンの研究から，ポリオウイルス再感染後の症状は，血清中の抗体価によらず鼻咽頭や腸管内に既存する抗ポリオウイルス分泌型抗体の有無とその量によって大きく左右される．この既存の粘膜抗体は，抗体量依存的にウイルスの複製を弱める効果がある．多量の分泌型抗体は，粘膜面における再感染の際にウイルスの定着と増殖を防ぐことができる．同様に，風疹ウイルスの研究から，鼻咽頭 IgA 抗体は風疹ウイルス再感染の際に防御効果を示すことが証明された[17]．一方，抗原特異的 IgA を欠損した患者のなかで無症状を示す人は，腸管や呼吸器においてそれぞれウイルス特異的 IgM 抗体や IgG 抗体が局所的に産生されることで，感染を防いでいる[30]．粘膜（呼吸器や腸管）からの感染頻度は人工栄養で育った乳児に比べて母乳で育った乳児のほうが著しく低下するものの，この要因がミルク中に含まれる特異的抗体や細胞性免疫，あるいはほかの非特異的要素によるものか否かを判断することは困難である．

SIgA が抗ウイルス効果を有することについては疑いの余地はないが，呼吸器や腸管分泌物中に含まれる IgA が，インフルエンザやライノウイルスのような感染微生物に対して常に防御的役割を果たしている訳ではない．別の研究では，乳児における抗 RSV（respiratory syncytial virus）SIgA 抗体の誘導と維持は，感染の経過や症状，ならびに細気管支炎や気管支痙攣の発症にはほぼ無関係であることが示された[31]．

発病機序における役割

上記にまとめた情報から，SIgA は粘膜におけるウイルス感染に対して防御的役割を果たしていることがわかる．さらに，現在のところ SIgA 応答の誘導が，ウイルスによる粘膜疾患を悪化させることを示す証拠はない．涙中にウイルス特異的 IgA 中和抗体を有するにもかかわらず単純ヘルペス性角膜炎が再発する理由をウサギの感染モデルを用いて調べた研究では，非感染動物に比べて罹患動物の涙中にはより多くの IgG が含まれていること，ならびにウイルスは IgA が存在するのにもかかわらず罹患動物の涙中から容易に検出されることが明らかとなった．これらの発見から IgG は，より効果的な IgA 中和抗体による中和からウイルスを保護するという仮説が導かれる．しかし，特定の状況下では

IgA もほかの免疫グロブリンアイソタイプの防御効果を妨げるということが報告されている．たとえば，IgA は全身を循環している抗原特異的 IgM や IgG 抗体による補体を介した *Neisseria meningitidis* の溶菌の開始を妨げるが，ヒトにおけるウイルス感染において，IgA による同様の他アイソタイプ抗体による防御効果阻止現象が起こるという証拠はない．

前述したように，ウイルス感染に対する粘膜抗体応答には，SIgA に加えてほかの免疫グロブリンアイソタイプも関与していると考えられている．ウイルス特異的 IgG や IgM 抗体は，RSV 感染の際，ウイルスに感染した呼吸器上皮細胞中に沈殿物として観察される．また，抗 RSV 抗体を含む分泌液は補体成分を活性化し，免疫細胞による抗体依存的細胞傷害活性を誘導することが明らかとなっている．RSV と RSV 特異的抗体の複合体もまた，多核白血球と相互作用し，酸化代謝経路の活性化や気管支収縮性の化学物質の放出を促す[32]．これらの発見から，粘膜分泌物中の粘膜抗体活性（IgA 以外）は，ある状況下においてウイルス誘導性粘膜疾患の発症機序に寄与している可能性が示唆された．

この時代，呼吸器粘膜におけるウイルス特異的同種細胞親和性 IgE 応答の誘導は，RSV とパラインフルエンザウイルス感染の際に一般的な特徴として観察されることが，Welliver らの一連の興味深い研究によって示された．すべての RSV 病患者において，IgE が呼吸器上皮細胞に結合していることが発見されている．この上皮細胞に結合している IgE は，ほとんどの患者で感染発症後 10〜14 日以内に消失する．しかし，細気管支炎や RSV 誘導性気管支痙攣を発症した患者では，細胞に結合した IgE が継続的に観察される．これらの患者では，非細胞性粘膜分泌液中でも RSV 特異的 IgE 抗体活性が認められる．分泌液中のそのような同種細胞親和性を有するウイルス特異的抗体活性は，鼻咽頭分泌物中のヒスタミン含量の増加や，後の呼吸器感染時の気管支痙攣の誘導と関連している[32]．

この項でまとめられた知見に基づいて考えると，粘膜免疫システムはより複雑で，腸管関連リンパ組織，気道関連リンパ組織および SIgA だけでは説明ができないことが明らかとなってきた（表 2）．

表 2　粘膜免疫：初期の研究（1970〜1990）

共通粘膜免疫システム	異なる組織における局所的免疫応答
	組織間比較：粘膜 VS 全身
	一次免疫と二次免疫部位における優先的免疫応答
	一次免疫組織への優先的ホーミング
他の免疫誘導部位の存在	NALT, LALT, SALT, SLT

1990〜2009 の報告

この 20 年間で粘膜免疫生物学の新しい概念が次々と生み出されており，今や，臨床の現場においても粘膜免疫を応用した治療がなされている．また，現在では数多くの証拠が集まり，哺乳類のさまざまな粘膜部位において巧妙な粘膜関連リンパ組織システムの存在が示唆されている．腸管関連リンパ組織[33]や気道関連リンパ組織[34]に加えて，最近の報告によると別の粘膜部位でもリンパ組織が存在することが示されている．そのなかには，鼻や鼻咽頭扁桃腺，Waldeyer 扁桃輪のリンパ濾胞（nasopharynx-associated lymphoid tissue：NALT：鼻咽頭関連リンパ組織）[35]，舌下腺上皮組織[36]や喉頭のリンパ濾胞（larynx-associated lymphoid tissue：LALT：喉頭関連リンパ組織）[37, 38]，皮膚のリンパ濾胞（skin-associated lymphoid tissue：SALT：皮膚関連リンパ組織）[39, 40]が含まれている．このように，多くの新しいプレーヤーが共通粘膜免疫システムのオーケストラに加わってきている（表 3）．

鼻咽頭関連リンパ組織（NALT）

ラットやマウス，ハムスターを使った最近の研究から，鼻咽頭管の入り口にリンパ組織が存在することが明らかになった（5 章 f 参照）．これは，齧歯類の粘膜リンパ組織の重要な構成要素である．鼻咽頭関連リンパ組織は形態的，機能的に腸管関連リンパ組織や気道関連リンパ組織といったほかの中心的な

表3 共通粘膜免疫システム：現在の研究（1990〜2009）

自然免疫システム PAMP, PRR, TLR 活性 PAMP：病原体（微生物）関連分子パターン PRR：病原体（微生物）認識受容体 TLR：Toll-like receptor
制御性T細胞
インテグリン，ホーミング分子の多様性，多様な抗原提示細胞
粘膜関連リンパ組織の異なる組織における選択的・特異的分化
T細胞と高内皮性小静脈が豊富に存在する濾胞内領域
胚中心：濾胞樹状細胞の密なネットワーク
その他の免疫誘導部位：存在する組織の特徴に基づいたより明確な定義

リンパ組織と非常によく似ている．鼻咽頭関連リンパ組織には上皮間に多くのリンパ球が浸潤しており，たいへん発達したリンパ濾胞が観察される．濾胞領域は，ほぼ同サイズのB細胞領域と濾胞内（T細胞）領域とで構成されている．齧歯類の鼻咽頭関連リンパ組織には樹状細胞が豊富に存在する．リンパ濾胞は，杯細胞とM細胞を含む線毛上皮細胞に覆われている．鼻咽頭関連リンパ組織のM細胞は，Peyer板や気道関連リンパ組織に存在するM細胞と同様の形態をとり，抗原の取り込みや特異的抗原に対する粘膜免疫応答誘導開始といった免疫学的機能を有する．ヒトの鼻咽頭関連リンパ組織は，唾液腺と2つの口蓋扁桃，耳管扁桃，咽頭扁桃，舌扁桃を含むWaldeyer扁桃輪にあるほかの腺組織から構成されている（10章h，13章b参照）．ヒトのWaldeyer扁桃輪が，齧歯類の鼻咽頭関連リンパ組織と機能的にどの程度類似しているのかはまだ明らかにされていない．しかし，ヒトの扁桃組織とアデノイド組織は，腸管関連リンパ組織や気道関連リンパ組織と同様の機能を持つ粘膜免疫の重要構成要素であることを示唆する証拠が次々に報告されている．扁桃はいくつかのリンパ要素から構成されている．そのなかに，濾胞胚中心，リンパ濾胞の被膜領域，濾胞外領域，外部環境に常に曝露されている網状陰窩上皮が含まれる．扁桃上皮には，多数の樹状細胞，M細胞，記憶B細胞，散在性B細胞，T細胞が含まれている．胚中心の形成は環境抗原による活性化に続いて生後まもなく始まり，2〜3週齢までに扁桃に形質細胞が現れる．扁桃はPeyer板とは異なり，その場でB細胞が形質細胞へと分化する．胚中心（主にT細胞依存性B細胞応答の際に生じる）には，IgGとIgAのアイソタイプの形質芽細胞と形質細胞が観察されるが，このうちIgGアイソタイプが優位に存在する（IgGが60〜70％に対して，IgAは15〜20％）．濾胞胚中心では，もっぱらB細胞のクローン増殖や免疫グロブリン可変部遺伝子の体細胞高頻度突然変異，正の選択，記憶細胞やアイソタイプ特異的形質細胞へのB細胞の最終分化が行われている[35, 41]．

扁桃，鼻，気管支粘膜や唾液腺では，IgAとIgD陽性免疫細胞の分布が類似している．加えて，鼻咽頭扁桃腺の陰窩上皮にある散在領域は分泌成分を発現している（口蓋扁桃には存在しない）．粘膜リンパ組織と濾胞胚中心におけるその他の重要な特徴として，特定のB細胞サブセットに対してJ鎖遺伝子を誘導することがあげられる．扁桃胚中心は，J鎖を発現した濾胞外免疫細胞の割合が非常に高く，それら免疫細胞の90％以上がIgAアイソタイプである[35]．

喉頭関連リンパ組織（LALT）

ヒトの喉頭にリンパ組織が存在することを示す証拠がいくつか報告されている．80％以上の乳児や22か月以下の子どもにおいて，喉頭蓋の喉頭部側でリンパ球の集積が確認されている．その集積中に存在する濾胞領域の胚中心では，B細胞が大部分を占め，わずかにCD4陽性T細胞が存在しており，濾胞内領域には同数のB細胞とT細胞が存在している．その他，別の研究者によって喉頭上皮中に散在性のリンパ球が発見された．喉頭関連リンパ組織が生理学的に明確な存在であるのか，局所感染やほかの環境的損傷に対する病的応答の結果として形成される誘導型リンパ組織なのかはまだ明らかにされていない．死後に喉頭関連リンパ組織が同定された多くの子どもは，乳幼児突然死症候群（sudden infant death syndrome：SIDS）によって亡くなっている[20, 37, 38]．抗原の処理や提示，上気道における免疫応答の誘導に関する喉頭関連リンパ組織の役割については，ほとんど明らかとなっていない．

皮膚関連リンパ組織（SALT）

20年以上も前に，皮膚にも独自の免疫システムがあることがStreileinによって提唱された．これはLangerhans細胞が皮膚接触過敏症反応に密接に関与しているという証拠から進展してきた．近年の報告では，Langerhans細胞はカルシトニン遺伝子関連ペプチドを含む皮膚神経末端と神経接合性を有することが示された．このことは，皮膚において神経感応と免疫反応とが相互に関連していることを示唆している．最近，皮膚関連リンパ組織形成に神経構成要素が関与していることが明らかとなった．この神経システムと皮膚関連リンパ組織とのあいだに存在する機能的関連性は，皮膚免疫が紫外線放射により損なわれるという研究結果に基づいている．皮膚免疫に対する紫外線放射の有害な作用としては接触過敏症やハプテン特異的寛容が誘導されないことがあげられ，これらにはそれぞれ真皮に存在する肥満細胞が産生するTNF-αとIL-10が関与している．一方で，肥満細胞は紫外線放射で損傷した皮膚の神経終末から放出されるカルシトニン遺伝子関連ペプチドに反応して，これらのサイトカインを放出するという別の証拠も報告されている．さらに，サブスタンスPアゴニストにより皮膚接触過敏症誘導における紫外線放射の有害な作用が打ち消され，マウスが激しい皮膚接触過敏症を発症するようになることも明らかとなった．これらの報告から，皮膚関連リンパ組織の概念にもともと含まれていなかった肥満細胞と皮膚神経細胞が，皮膚免疫が完全な機能を発揮するうえで必須の存在であることが示された．その後に，外来抗原あるいは皮膚抗原に対して感受性もしくは寛容のどちらの反応となるのかは，皮膚神経によって決定されることが示された．最近では，経皮免疫は粘膜免疫応答の誘導や抗原特異的IgA反応性に関連することを示す強力な証拠が示されている[40]（12章d参照）．

粘膜表面の自然免疫

この20年における現代免疫学にとって最も重要な貢献の一つは，自然免疫の構成要素と，感染性病原体に対する自然免疫による“第一線”の防御的役割の同定である．自然免疫の構成要素が獲得免疫応答の誘導に必要不可欠であることは今や明確な事実である．腸管関連リンパ組織，気道関連リンパ組織，鼻咽頭関連リンパ組織やその他の粘膜部位には自然免疫システムが十分に整備されており，そこには粘液層，上皮細胞，マクロファージ，樹状細胞，リンパ球の複雑な細胞ネットワークや，Toll-like receptor（TLR）を含む微生物認識受容体の発現などが含まれる．自然免疫システムと微生物や病原体関連分子パターンとの相互作用は，現在活発な研究対象領域となっている[42]（4章参照）．

抗体形成か，寛容誘導か

この10年間で，粘膜免疫システムを介した全身性免疫応答の調節に対する関心が高まってきた．免疫学的寛容の破綻や自己抗原や環境中の高分子への過剰な反応が原因の疾患に対するワクチン開発に，粘膜免疫寛容（例：経口免疫寛容）の概念を応用する研究が開始されている．対象となる疾患としては，多発性硬化症，関節リウマチ，自己免疫性ぶどう膜炎，1型糖尿病，甲状腺炎，全身性エリテマトーデス，炎症性腸疾患などがある．

数多くの最近の報告から，経口免疫寛容の誘導は，ある特定の感染症に対するワクチン開発に結びつくのではないかという可能性が浮上してきた．マウスモデルにおいて，*Leishmania major*による致死的感染症に対する宿主の感受性は，抗原特異的T細胞が寄生虫を効果的に排除することができないTh2型に偏向するかどうかで決定されることが示された．このようなT細胞の偏向は，*Leishmania*の単一抗原である活性化Cキナーゼ受容体（*Leishmania* homologue of the receptor for activated C kinase：LACK）に反応した$\alpha\beta$型CD4陽性T細胞によるIL-4の合成速度に依存する．

活性化Cキナーゼ受容体を抗原として用いた従来のワクチンは，たいへん効果的に感染を防御することがわかっている．しかし興味深いことに，このモデルでは寛容を誘導しても同様の効果が得られることが知られている．感受性マウスの胸腺において活性化Cキナーゼ受容体を強制発現させると，活性化Cキナーゼ受容体反応性T細胞の分化が阻害され，マウスは感染から回復する．活性化Cキナーゼ受容体以外の*Leishmania*抗原に対する免疫応答は防御的性質を有するものの，その反応性はTh2様活性化Cキナーゼ受容体反応性細胞より低い．そのため有害な作用を及ぼす細胞に対して寛容を誘導しても，残りの免疫システムで十分に防御することが可能となる．この考えは，活性化Cキナーゼ受容体結合コレラ毒素Bサブユニット，抗原結合脾臓細胞，改変ペプチドリガンドが，病気の進行を妨げたり，*Leishmania*感染に対して抵抗性を示す報告により支持されている．別の感染症においても，経口免疫寛容誘導型ワクチンによるアプローチを用いることが可能だろう．たとえば，マウスカンジダ症，住血吸虫症，フィラリア仔虫症や，その他の細胞介在性感染症に応用できるかもしれない[43, 44]．

粘膜免疫寛容の誘導は，特定の抗原に対する免疫応答が疾患の重症度や特性を決定するような場合に有効である．たとえば多くの細胞介在性の細菌やウイルス感染の際，寄生虫が体内に侵入する際，もしくは自己抗原，微生物抗原，環境抗原，食餌性蛋白質に対する過剰な免疫応答に関連した疾患の際の防御に特に有益な機能を持ちうるであろう．

粘膜免疫と粘膜免疫寛容誘導の現在の状況

この項の最初に記したように，腸管関連リンパ組織や気道関連リンパ組織といった免疫誘導組織が病原性微生物や環境中の免疫原性を有する高分子に曝露されると，抗原の性質や一次免疫と二次免疫の誘導組織によってある程度の違いはあるものの，一般的にすべての粘膜固有層や末梢粘膜表面において特異的免疫応答が誘導されるという考えが最近まで受け入れられていた．しかし，最近では共通粘膜免疫システムの構成要素は複雑で，**表3**で示すような多様な生物学的特徴や機能を有する細胞を含むということが明らかになってきた．一方，いくつかの古典的概念について再検討を行った結果，異なる粘膜面において誘導された免疫応答の強弱はそれぞれ明らかに異なっており，特に免疫箇所に選ばれた免疫誘導組織の性質に左右されることがわかってきた[45, 46]．初期のポリオワクチンを使った実験で示唆されたように[45]，局所的粘膜免疫応答に続く免疫応答の分布は単一に拡大するわけではなく，特定の場所に限定されることが最近明らかとなってきた．免疫誘導は一次免疫の場で起こり，ほかの組織においてさまざまな免疫効果が発揮される．経口免疫を行うことで，乳腺，消化管，上気道，鼻咽頭関連リンパ組織や，わずかではあるがほかの呼吸器や生殖器といった別の粘膜部位で広範囲にわたり共通粘膜免疫応答が起こる．一方で，鼻や舌下腺から免疫を行うと，上気道，鼻咽頭関連リンパ組織，呼吸器，および生殖器で効果的な粘膜免疫応答が生じる．直腸内や腟内に免疫すると，それぞれ腸管下部，生殖器といったきわめて局所的な応答しか起こらない[45, 46]（12章a〜c参照）．

図2に異なる粘膜部位における粘膜免疫応答について過去から現在にかけての認識の変化を比較してみた．このような局所的な粘膜免疫応答の違いは，抗原特異的に感作されたB細胞やT細胞が，免疫誘導組織からほかの粘膜固有層へ移動するパターンによって決定される．現在では，抗原感作リンパ球の粘膜実効組織へのホーミングは，抗原によって感作された細胞に発現している異なるホーミング受容体とホーミング組織に発現しているリガンドとが結合することで高度に制御されていることが明らかになっている．鼻咽頭関連リンパ組織には，濾胞関連上皮層（follicle-associated epithelium：FAE）とM細胞による抗原の取り込み，樹状細胞やマクロファージ，B細胞といった抗原提示細胞が存在する．舌下腺上皮組織（sublingual epithelial tissue：SLT）は舌下に隠れた存在であり，樹状細胞による

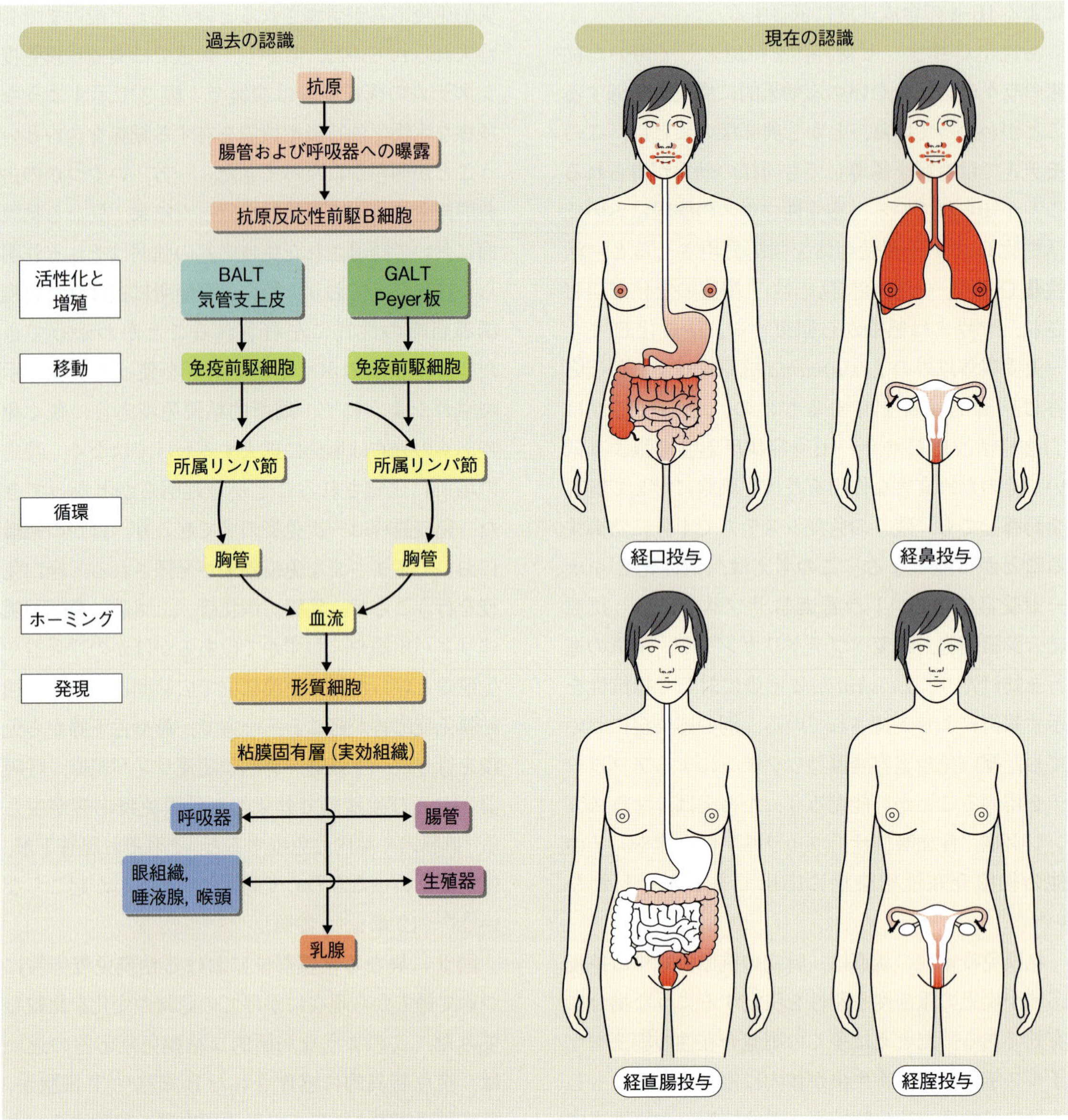

図2　共通粘膜免疫システムにおける免疫機能発現

過去の認識：文献16-18に基づいたデータ，現在の認識：許可を得て転載[46)]

密なネットワークが形成されている．しかし，舌下腺上皮組織にはリンパ濾胞やM細胞を含む上皮は存在しない．コレラ毒素のようなアジュバントを投与すると，舌下腺上皮組織から末梢リンパ節への樹状細胞の移動が促進されることが示されている．舌下腺上皮組織へ微生物抗原を送ると，呼吸器だけでなく，生殖器のような離れた免疫実効組織での特異的抗体や細胞性免疫応答の誘導に結びつく．環境中に存在する高分子や呼吸器アレルゲンが舌下腺上皮組織に導入されると粘膜免疫寛容が誘導され，スギ花粉に対するアレルギー症状の改善に臨床応用されている．鼻咽頭関連リンパ組織，気道関連リンパ組織，舌下腺上皮組織の存在に加えて，喉頭組織においても明確なリンパ組織が同定された．これらのリンパ組織には，胚中心や上皮層へのリンパ球の浸潤，高内皮細静脈を含む典型的なリンパ濾胞が存在する．これらの組織の胚中心にはB細胞やCD4陽性T細胞が観察される．喉頭関連リンパ組織は検死解剖された2歳以下の子どもの80％以上で認められている．粘膜免疫応答の誘導組織あるいは実効組織としての喉頭関連リンパ組織の役割はいまだ明らかになっていない．最近の研究によると，抗原を経皮的に免疫すると，血清IgAおよび特定の粘膜組織において効果的なSIgA応答が誘導されることが示された．そのような応答は，機能的解析から粘膜免疫細胞のうち自然免疫および獲得免疫細胞の両方によって誘導されることが明らかとなった．気管支上皮層では，骨髄系および形質細胞様樹状細胞を含む樹状細胞，マクロファージ，エフェクターや記憶CD4陽性，CD8陽性T細胞，肥満細胞，形質細胞，散在B細胞の密なネットワークが形成されている．一方で，肺実質や肺胞腔は，肺胞マクロファージとわずかな散在樹状細胞，B細胞，肥満細胞でほぼ形成されている．上気道での一般的な環境抗原や共生細菌叢に対する免疫応答は，免疫寛容に関連した非炎症性Th2応答と，T細胞に対する肺胞マクロファージの免疫抑制応答にある程度傾いている．病原微生物に対する免疫応答は，TLRやほかの微生物認識受容体による病原微生物の認識から始まり，抗原特異的記憶免疫応答が誘導される．粘膜免疫誘導組織で抗原感作を受けたB細胞やT細胞が免疫実効組織へホーミングする際には，さまざまなパターンが存在する（7章参照）．一般的な細胞輸送経路および腸管，呼吸器における特異的な細胞輸送経路を，それぞれ表4，5，6にまとめた．呼吸器で特異的に感作された細胞は，$\alpha_4\beta_1$インテグリン，CCR10，VCAM-1，ケモカインリガンド28（CCL28）を高発現している（表6）．これらの細胞は，腸管ホーミングに重要なリガンドである$\alpha_4\beta_7$インテグリンやCCR9の発現は低レベルに抑えられている．呼吸器ウイルス感染により誘導されたCD8陽性記憶T細胞は，選択的に肺組織にホーミングすることも示されている．これらの報告は，炎症性細胞と免疫抑制性細胞の均衡が絶妙に保たれている粘膜免疫システムにおいて，免疫学的恒常性が非常に複雑な特性を有していることを裏づけている．このように豊富に蓄積された知識を生かして，最近の研究は感染症や免疫疾患に対する効果的な粘膜ワクチンの開発へと向かっている[47, 48]．これらのアプローチについては後の項で詳しく述べられている（12章参照）．最後に，ここ10年間に行われた研究により，炎症性および抑制性免疫応答に重要な制御性T細胞の概念が大きく変化した（6章b，9章d，10章a参照）．Th1とTh2ヘルパーT細

表4　粘膜免疫システムのオーケストラ：リンパ球の輸送とホーミング

一般的な輸送
スフィンゴシン1-リン酸受容体1（$S1P_1$）は，以下の制御に必要不可欠
a. 腸管関連リンパ組織，胸腺，呼吸器組織からのリンパ球の移出・輸送 b. 粘膜での炎症を防ぐための潜在的標的としての病原性細胞の輸送

表5　粘膜免疫システムのオーケストラ：腸管へのリンパ球の移動とホーミング

特異的経路を介した選択的な輸送
腸管
消化管内の高内皮細静脈による粘膜アドレッシン細胞接着分子（MAdCAM）の発現
MAdCAMにホーミングするリンパ球上の$\alpha_4\beta_7$インテグリン発現
上皮細胞によるCCL25産生：CCR9のリガンド．CCR9はリンパ球に発現している
リンパ球の$S1P_1$発現
Peyer板樹状細胞によるRAとビタミンAの産生を介した活性化B細胞とT細胞上での$\alpha_4\beta_7$インテグリンとCCR9の誘導

表6　粘膜免疫システムのオーケストラ：呼吸器へのリンパ球の移動とホーミング

特異的経路を介した選択的な移動
呼吸器
VCAM-1の発現上昇
$\alpha_4\beta_7$インテグリンあるいはMAdCAMの無発現
$\alpha_4\beta_1$インテグリンの発現上昇
CCL28発現
リンパ球上のCCR10と$S1P_1$発現
VLA1，LFA1接着分子とCCL5ケモカインも，肺におけるリンパ球移動に重要

表7 炎症性および制御性粘膜T細胞の誘導におけるサイトカインのシグナルネットワーク

サイトカインシグナル	誘導されるTreg	
	型	機能
RA^+ TGF	Foxp3 (iTreg)	炎症抑制性
TGF^+ $IL\text{-}6^+$ IL-27	Tr1	炎症抑制性
TGF^+ IL-6	rTh17	炎症抑制性
RA	Foxp3	Th17の抑制
IL-23	eTh17	炎症性

Tr1：1型Treg
eTh17：エフェクターTh17
iTreg：誘導型Treg
RA：レチノイン酸

胞という従来の概念に加えて，TGF-β，IL-6，IL-23，IL-27，といったさまざまなサイトカインやレチノイン酸が，表7で示すようにFoxp3，Tr1，rTh17，eTh17という別のT細胞サブセットの誘導に重要な役割を果たしていることが明らかとなってきた[48-50]．

おわりに

新たな自然科学分野としてのSIgAと粘膜免疫研究が開始されたのは，たった42人が参加したフロリダ州のベロビーチで開催された国際会議であった．しかし，その後の20年間でこの分野に従事する研究者は指数関数的な割合で急増した．粘膜免疫に特化した数多くの国内学会・会議や国際学会・会議はバーミングハム，アラバマ州；バッファロー，ニューヨーク州；ナイアガラフォールズ，ニューヨーク州；サンディエゴ，カリフォルニア州；テルアビブ，イスラエル；ボストン，マサチューセッツ州；東京；オーランド，フロリダ州などの都市で開催されてきた．これらの学会には800〜1,000人もの人が参加している．80年代初頭に開催されたテルアビブ学会の際の朝食でCharles Elsonによって組織された少人数のグループセッションが，最終的に国際粘膜免疫学会の設立にまで発展したことはたいへん喜ばしいことである．最後になるが，今までに開催されたそれぞれの粘膜免疫学会での発表内容を出版するだけでなく，粘膜免疫の包括的な教科書が筆者，Mestecky，Lamm，Strober，McGhee，Bienenstockによって1994年に初めて編集された．この教科書は今や第3版になっている[50]．最新版は，この分野に携わる230人以上の意欲的な研究者によって執筆されており，1,850ページを超える2巻の包括的レビューとなっている．清野教授により編集されたこの日本語の教科書，『臨床粘膜免疫学』の出版は，粘膜免疫および粘膜環境下における宿主と病原体との相互作用について長年にわたり蓄積された知見を記したもうひとつの重要な指標となるであろう．

（Pearay L. Ogra）

（翻訳：秋山優子，後藤義幸）

◉引用文献

1. Athavale B. Bala-Veda Pediatrics and Ayurveda, Special issue for Pediatric Clinics of India. Proceedings of the XV International Congress of Pediatrics. New Delhi, Bombay: Shlp Associates; 1997. p.1-190.
2. Mestecky J, Bienenstock J, McGhee J, et al. Historical aspects of mucosal immunology. Ogra PL, Mestecky J, Lamm ME, Strober W, Bienenstock J, McGhee JR, editors. Mucosal Immunology, 2nd ed., New York, Academic Press; 1999. p.23-43.
3. Escherich T. The intestinal bacteria of the neonate and breast-fed infant. 1884. Rev infect Dis 1988; 10: 1220-1225.
4. Hanson LA, Adelberth I, Carlsson B, et al. Mucosal immunity. From past to present. Monogr Allergy 1988; 24: 1-8.
5. Ehrlich P. Ueber Immunitat durch Vererbung und Saugung. Z. Hyg Infekt Krankh 1892; 12: 183-203.
6. Pasteur L. De I'attenuation du virus du cholera des poules. Compt Rend Acad Sci 1990; 91: 673-80.
7. Besredka A. De la vaccination contre les etats typhoides par la voie buccale. Ann Inst Pasteur 1919; 33: 882-903.
8. Besredka A. Local Immunization. Baltimore, Williams & Wilkins, 1927.
9. Davies A. An investigation into the serological properties of dysentery stools. Lancet 1922; 2: 1009-12.
10. Calmette A. Les vaccinations microbiennes par voie buccale. Ann Inst Pasteur 1923; 37: 900-920.
11. Heremans JF. Immunochemical studies on protein pathology. The immunoglobulin concept. Clin Chim Acta

1959; 4: 639–646.
12. Cooper MD, Perey DY, McKneally MS, et al. A mammalian equivalent of the avian bursa of Fabricus. Lancet 1966; 1: 138–191.
13. Hanson LA. Comparative immunological studies of the immunoglobulin of human milk and blood serum. Int Arch Allergy Appl Immunol 1961; 18: 241.
14. Chodirker WB, Tomasi TB Jr. Gamma-globulins, quantitative relationships in huma nserum and nonvascular fluids. Science 1963; 142: 1080–1081.
15. Dayton DH Jr, Small PA Jr, Chanock RM, et al. editors. The Secretory Immunologic System. Proceedings of a Conference on the Secretory Immunologic System: December 10–13, 1969. Vero Beach, FL, USA, Washington, US Government Printing Office; 1969.
16. Ogra PL, Karzon DT, Righthand F, et al. Immunoglobulin response in serum and secretions after immunization with live and inactivated poliovaccine and natural infection. N Engl J Med 1968; 279: 893–900.
17. Ogra PL, Karzon DT. Formation and function of poliovirus antibody in different tissues. Prog Med Virol 1971; 13: 123–170.
18. Ogra PL. Antiviral aspects of local immunity. AAAS Symposium on Comparative Immunology of the Oral Cavity. Mergenhagen SE, Sherry WH, editors. Washington, US Government Printing Office; 1973. p.38–67.
19. Ogra PL. Mucosal immunology: past, prsent and future. Plotkin SA, Fantini B, editors. Vaccinia, Vaccination and Vaccinology: Jenner, Pasteur and Their Successors. Amsterdam, Elsevier; 1996. p.33–41.
20. Ogra PL, Mestecky J, Lamm ME, Strober W, Bienenstock J, McGhee JR, editors. Mucosal Immunology, 2nd ed., New York, Academic Press; 1999.
21. Bienenstock J. Immunology of the Lung and Upper Respiratory Tract. New York, McGraw-Hill; 1984.
22. Owen RL, Jones AL. Epithelial cell specialization within human Peyer's patches: an ultrastructural study of intestinal lymphoid follicles. Gastroenterology 1974; 66: 189–203.
23. Steinman RM, Pope M. Exploring dendritic cells to improve vaccine efficacy. J Clin Invest 2002; 109: 1519–1526.
24. Neutra MR, Kraehenbuhl J-P. Cellular and molecular basis for antigen transport across epithelial barriers. Ogra PL, Mestecky J, Lamm ME, Strober W, Bienenstock J, McGhee JR, editors. Mucosal Immunology, 2nd ed., New York, Academic Press; 1999. p.101–114.
25. Conley ME, Delacroix DL. Intravascular and mucosal immunoglobulin A: two separate but related systems of immune defense. Ann Intern Med 1987; 106: 892–899.
26. Mestecky J, McGhee JR, Crago SS, et al. Molecular-cellular interactions in the secretory IgA response. J Retriculoendothel Soc 1980; 28: 45s–60s.
27. Brown WR, Nagura H, Smith PD, et al. The human liver and the secretory immune system. Ogra PL, Bienenstock J, editors. The mucosal immune system in health and disease. Ross Laboratories 1981; p.7–11.
28. Losonsky GA, Fishaut JM, Strussenberg J, et al. Effect of immunization against rubella on lactation products. I. Development and characterization of specific immunologic reactivity in breast milk. J Infect Dis 1982; 145: 654–660.
29. Bogger-Goren S, Baba K, Hurley P, et al. Antibody response to varicella-zoster virus after natural or vaccine-induced infection. J Infect Dis 1982; 146: 260–265.
30. Ogra PL, Coppola PR, MacGillivray MH, et al. Mechanism of mucosal immunity to viral infections in γ A immunoglobulin-deficiency syndromes. Proc Soc Exp Biol Med 1974; 145: 811–816.
31. McIntosh K, Masters HB, Orr I, et al. The immunologic response to infection with respiratory syncytial virus in infants. J Infect Dis 1978; 138: 24–32.
32. Welliver RC, Ogra PL. The role of IgE in pathogenesis of mucosal viral infections. In: McGhee JR, Mestecky J, editors. The secretory immune system. New York, Ann New York Academy of Sciences; 1983. p.321–332.
33. Cebra JJ, Gearhart PJ, Kamat R, et al. Origin and differentiation of lymphocytes involved in the secretory IgA response. Origins of Lymphocyte Diversity, Cold Srping Harbor Symp Quant Biol 1977; 41: 201–215.
34. Bienenstock J, Johnston N, Perey DYE. Bronchial lymhoid tissue. I. Morphologic characteristics Lab Invest 1973; 28: 686–692.
35. Kiyono H, Fukuyama S. NALT-versus Peyer's patch-mediated mucosal immunity. Nature 2004; 4: 699–710.
36. Song J-H, Nguyen HH, Cuburu N, et al. Sublingual vaccination with influenza virus protects mice against lethal viral infection. Proc Natl Acad Sci USA 2008; 105: 1644–1649.
37. Hiller AS, Tschernig T, Kleemann J, et al. Bronchus-associated lymphoid tissue (BALT) and larynx-associated lymphoid tissue (LALT) are found at different frequencies in children, adolescents and adults. Scand J Immunol 2002; 47: 159–162.
38. Debertin AS, Tschernig T, Schurmann A, et al. Coincidence of different structures of mucosa-associated lymphoid tissue (MALT) in the respiratory tract of children: no indications for enhanced mucosal immunostimulation in sudden infant death syndrome (SIDS). Clin Exp Immunol 2006; 146: 54–59.
39. Toews GB, Bergstresser PR, Steilein JW. Langerhans cells: sentinels of skin associated lymphoid tissue. J Invest Dermatol 1980; 75: 78–82.
40. Streilein JW, Alard P, Niizeki H. A new concept of skin-associated lymphoid tissue (SALT): UVB light

impaired cutaneous immunity revelas a prominent role for cutaneous nerves. Keio J Med 1999; 48: 22-27.
41. Brandtzaeg P, Jahnsen FL, Farstad IN, et al. Diseases of the ear. Annals of the New York Academy of Sciences, Vol. 830. New York: New York Academy of Sciences, 1997; 1-18.
42. Nochi T, and Kiyono H. Innate immunity in the mucosal immune system. Curr Pharmaceutical Design 2006; 12: 4203-4213.
43. Barone KS, Tolarova DD, Ormsby I, et al. Induction of oral tolerance in TGF-β1 null mice. J Immunol 1998; 161: 154-160.
44. McSorley SJ, Garside P. Vaccination by inducing oral tolerance? Immunol Today 1999; 20: 555-560.
45. Ogra PL. Mucosal immunoprophylaxis: An introductory overview. In: Kiyono H, Ogra PL, McGhee JR, editors. Mucosal Vaccines. Academic Press, Inc. Publisher; 1996. p.3-14.
46. Holmgren J, Czerkinsky C. Mucosal immunity and vaccines. Nature Med Supplement 2005; 11: S45-S53.
47. Kunisawa J, Nochi T, Kiyono H. Immunological commonalities and distinctions between airway and digestive immunity. Cell 2008; 29: 3.
48. Staats HF, Jackson RJ, Marinaro M, et al. Mucosal immunity to infection with implications for vaccine development. Curr Opin Immunol 1994; 6: 572-583.
49. Holt PG, Strickland DH, Wikstrom ME, et al. Regulation of immunological homeostasis in the respiratory tract. Nature 2008; 8: 142-151.
50. Historical aspects of mucosal immunology. Mestecky J, Bienenstock J, McGhee JR, Lamm ME, Strober W, Cebra JJ, Mayer L, Ogra PL, editors. Mucosal Immunology, 3rd ed., New York, Elseivier-Academic Press; 2005.

2

古くて新しい粘膜免疫：総論

古くて新しい粘膜免疫：総論

はじめに

高次複雑系によりヒトの生命体機能は維持されており，その中核的役割を果たしているのが，自己と非自己を認識・識別し，“寛容と排除”または“共生と排除”という一見相反する応答を巧みに駆使している免疫系である．免疫を担当する各種組織・臓器は解剖学的に異なった部位に存在し，それぞれ異なる生物学的環境に置かれながら，多種多様な抗原に曝露されている．そのため，各組織・臓器には，多彩かつ適切な自然免疫系と獲得免疫系が存在し，両者が連動しながら，さまざまな自己・非自己抗原に対して臨機応変かつ確実に適切な免疫応答を惹起して生体恒常性の維持に貢献している．

医学・生命科学における免疫学の創生から創成期には，抗体の多様性獲得における遺伝子再構成機構の解明に代表される生命現象の根幹にかかわる基礎的発見から，各種感染症に対するワクチンに代表される医療現場における病気の予防・治療に直接的に貢献する開発研究まで，広範な学問的かつ臨床的貢献がなされてきた．この免疫学の発展は，胸腺，骨髄，脾臓，末梢リンパ節に始まる全身系の免疫，つまり血中もしくは体内組織に侵入した病原体に対しての自然・獲得免疫系の分子・細胞・個体レベルでの先導的研究が推進力となってきた．しかしながら，実際に病原微生物が侵入，もしくはアレルゲンが取り込まれる場所は，呼吸器，消化器，生殖器に代表される粘膜で覆われた生体の表層であり，そこには全身免疫系とは別個の直接外界に曝露されている生物学的環境に適応した免疫システムが発達していることが明らかになってきた．これが“粘膜免疫システム”であり，雑多な非自己成分と常時対峙している環境は無菌状態といっても過言ではない体内とは異なるため，そこでの免疫系の発達・維持・誘導・制御機構には独自の特徴があることも明らかになってきている．まさしく，免疫学のなかで“免疫の新世界”“免疫の新大陸”という新潮流を築いており，旬の学問領域として注目されている．

生体の“内なる外”を監視・防御する粘膜免疫システム

ヒトの身体の基本的構造は口腔・鼻腔に始まり肛門まで“筒状”であり“内なる外”を形成している（図1）．その表層は粘膜で覆われ，それを構成する上皮細胞層を介して常時，膨大な数の抗原に曝露されている．粘液と上皮細胞層からなる粘膜は，生体に必須の第一線の監視・バリアー機構を形成し，病原体やアレルゲンに始まりさまざまな異種抗原の曝露・侵入から恒常的かつ効果的に生体を防御するうえで重要な組織である．この生体防御機構の一部は，粘液や上皮細胞による物理的・化学的バリアーによって成り立っているが（3章参照），このバリアーは比較的簡単に突破されるため，粘膜における精巧な自然・獲得免疫系の機能が非常に重要である．これら，物理的，化学的，そして免疫学的監視・バリアー機能を統括し，誘導・制御しているのが粘膜免疫システムといえる（4～8章参照）．

粘膜免疫システムは呼吸器，消化器，泌尿生殖器などの粘膜において成立している．さらに涙腺，唾

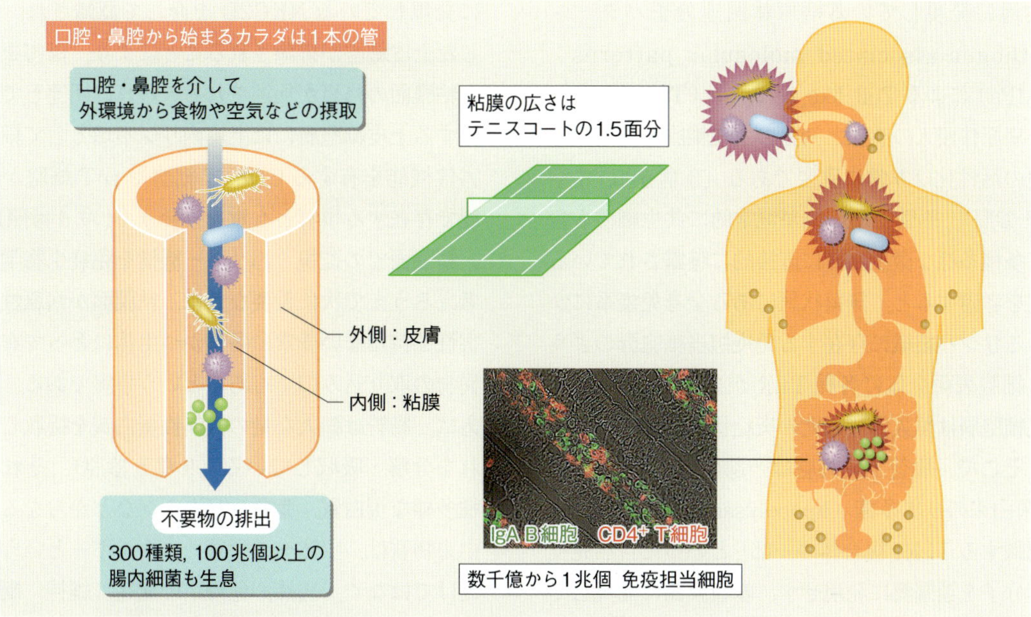

図1 “内なる外”を守る粘膜免疫システム
ヒトは高次複雑系であるが，単純化すると筒状であり，外側は皮膚と内側は粘膜で覆われており体表面を形成している．飲食・吸入などの生理的行為を介して病原微生物の侵入やさまざまな異種抗原を取り込む．さらに，粘膜面にはたくさんの共生微生物が生息している．このような外部環境に対峙するために，粘膜には多数の免疫担当細胞が集積している．

液腺，乳腺などの外分泌系や結膜・中耳なども含まれている（13章参照）．このように“内なる外”を形成している粘膜組織に含まれる組織・臓器は広大な領域から構成されており，恒常的に直接外界に露出している．たとえば，ヒトの粘膜の表面積は約400 m^2にも上り，これは皮膚の200倍に相当すると考えられている（図1）．また，それぞれの粘膜面は，ガス交換（肺），食物分解・吸収（口腔・腸管），排泄（尿道，肛門），感覚器活動（眼，鼻，口腔，喉頭），生殖（子宮や膣）などの特徴的な生理的機能を担うため，比較的透過性の高い薄い障壁として機能している．

これらの組織は，直接的に外界に曝露されている一方で，生命活動の維持に非常に重要であるため，病原微生物や有害物質からの侵入に対して非常に優れた監視・防衛機構を確立する必要がある．しかしながら，粘膜の脆弱性や高浸透性といった特徴は，常に病原微生物による感染やアレルゲンに代表される有害物質による病気などを起こしやすいということにほかならず，実際にほとんどの病原微生物やアレルゲンは飲食，吸入などの生理的行為を介して，粘膜面から侵入または取り込まれる（図1）．粘膜面からの各種病原微生物の侵入から発症する下痢症，急性呼吸器感染症，肺結核症，性感染症など新興・再興感染症は人類の主な死亡原因であり，とりわけ腸管感染症と呼吸器感染症は開発途上国の小児の主な死因である（11章，12章a参照）．さらに，ほとんどの侵入経路が生殖器粘膜面であるヒト免疫不全ウイルス（human immunodeficiency virus：HIV）による感染も，開発途上国では粘膜感染症として重要な上記の死因のひとつに加えることができる（10章k参照）．

粘膜面での第一線の監視・バリアー機構として上皮細胞層を取り囲む自然免疫系の存在は重要である．たとえば，腸管上皮細胞層を覆う粘液は，その粘着性や腸管蠕動運動による機械的排出など物理的バリアーとして重要であり，さらにその構成成分である多種多様な抗菌ペプチド群による化学的バリアーとしても大きな貢献を果たしている（3章b，4章e参照）．さらに，各種病原微生物群間である程度共通に発現している病原体関連分子パターン（pathogen-associated molecular patterns：PAMPs）による Toll-like receptor（TLR）を介した，病原体侵入の感知と初動の上皮細胞や免疫担当細胞の活性化は非常に重要である（3 章 a, b, 4 章 a～d 参照）．腸管上皮細胞が恒常的に共生細菌も含めて多種多様な微生物群に直接的に曝露されている環境を考慮すると，無菌状態にある全身免疫系にかかわるリンパ組織に存在する免疫担当細胞群のように，細胞表面全体に各種 TLR が発現していると，上皮細胞層は恒久的に過度の炎症状態になってしまう．そこで，腸管上皮細胞は一部の TLR や CD14（細菌由来のリポ多糖〈lipopolysaccharide：LPS〉を認識する TLR4 複合体の一部）といった自然免疫関連分子を頂端側に発現せず，基底膜側に発現している（3 章 a，4 章 a 参照）．たとえば，腸管上皮細胞は基底膜側に TLR5 を発現し，病原体（例：*Salmonella*）が上皮細胞の障壁を突破する際に用いるフラジェリン（病原体の鞭毛の構成蛋白質）を認識する．さらには細胞質内に入り込んだ病原体もしくはその産物を認識する細胞内センサー分子群として，nucleotide-binding oligomerization domain 1（NOD1）や NOD2 が知られている（3 章 a，4 章 a 参照）．NOD1 は Gram 陰性菌の細胞壁に存在するジアミノピメリン酸（diaminopimelic acid）を含むムラミル・トリペプチド（muramyl tripeptide）を認識するのに対し，NOD2 は主な病原体のペプチドグリカンに含まれるムラミル・ジペプチド（muramyl dipeptide）を認識する．これらの自然免疫系分子群を介した最初の病原微生物感知は，細胞内 NFκB（nuclear factor-kappa B）経路の活性化を介して上皮細胞層における炎症性サイトカイン（例：IFN），ケモカイン（例：CXCL8），抗菌ペプチド（例：デフェンシン）などの産生につながり，同局所への好中球などの遊走につながる（4 章参照）．さらに，腸管上皮細胞の感染，傷害，ストレスにより，非古典的主要組織適合複合体（major histocompatibility complex：MHC）分子である MIC-A や MIC-B の発現が誘導される（3 章 d，4 章 d 参照）．これらの蛋白質は細胞傷害性リンパ球に発現している NKG2D を介して認識され，感染した上皮細胞が排除されることにより，傷害を受けた粘膜面の修復が促進される．これに関連して，後述する上皮細胞層には上皮内リンパ球として細胞傷害性機能を有する $CD8^+$T 細胞や $\gamma\delta$T 細胞が高頻度で存在する事実とも重なり合う（4 章 d 参照）．

粘膜面での監視・バリアー機構を免疫生物学的に考えるうえで次に重要な点は，粘膜面が病原性や有害性を持たない非常に多様かつ生体にとって有益な異物の取り込み口でもあるという事実である．たとえば，腸管は膨大な量の食餌性蛋白質を接収し，それを分解・吸収している（9 章 b 参照）．それら多種多様な蛋白質，脂質，ビタミンなどからなる食物由来物質は，生体への栄養，エネルギーという観点だけではなく，当然，免疫系の発達，維持，制御にもかかわっていることは容易に類推され，それを支持する研究成果があげられており（7 章 b, c 参照），食品免疫学（food immunology）という新学問領域として創生が進んでいる（9 章 b 参照）．同時に，健常な腸管では少なくとも 300 種類以上ともいわれている細菌群を始めとして微生物が宿主との共生関係のもとに生息し，これは腸内常在細菌叢を形成している（9 章 a 参照）．少なくともその数は 100 兆個以上存在し，生体内で最大の細胞集団と考えられる．通常，常在細菌叢は生体にとって無害であり宿主にとって多くの有益な役割を有している（図 1）．

食餌性蛋白質や常在細菌叢は，自然免疫系や獲得免疫系に認識されるような外来性抗原を多く含んでいる．しかしながら，生体にとって，このような無害または有益な細菌や物質に対して，積極的な排除を促すような防御免疫を発達させることは不適切であり，生物学的意味がないと考えられる．実際，無害そして有益な外来性抗原に対する不適切な免疫応答の誘導は，食物アレルギー，セリアック病（小麦に含まれているグルテン蛋白に対する免疫応答）や，炎症性腸疾患である Crohn 病（腸内細菌に対する免疫応答）などに代表される疾患の原因のひとつであると考えられている（10 章 c～e 参照）．このため腸管粘膜免疫システムには，病原微生物と食

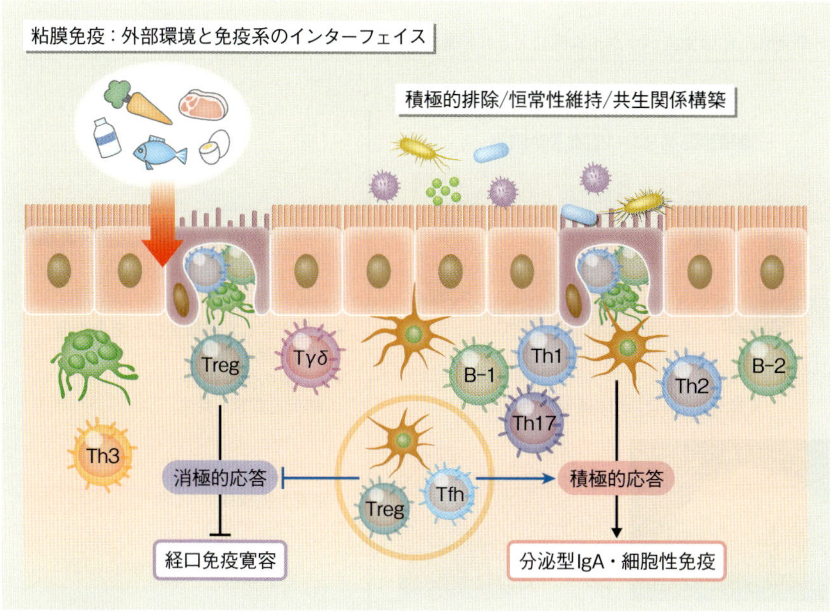

図2　粘膜面における"寛容と排除・共生と排除"の誘導・制御

粘膜免疫システムは，粘膜面に存在する常在菌とは共生関係を構築し，食物由来抗原に対しては寛容を成立させている．一方で，病原微生物の侵入に対しては，分泌型IgA抗体による積極的免疫などを作動させて，防御免疫を粘膜面に誘導する．

餌性抗原・腸内共生細菌叢を識別できる機構が発達していることが容易に推察できる．さらに，それらの有益な抗原に対して，過剰な反応をしないために，粘膜免疫システムの抑制系制御が作動し，無視・無応答などの寛容状態を惹起する．特に経口抗原に対するその代表的な現象を，経口免疫寛容と呼んでいる（図2）（9章c〜e参照）．これは呼吸器系のようなほかの粘膜組織でも同様にみられ，吸入抗原によって誘導される寛容ということで，経鼻免疫寛容と呼ばれている．

粘膜免疫誘導・制御の要としての粘膜関連リンパ組織

粘膜免疫システムを司る免疫担当組織と免疫担当細胞の解剖・組織学的，生物学的原理・原則は，各組織・臓器における一部の特殊性を除いては共通性が認められる．粘膜免疫を誘導・制御するリンパ球，マクロファージ，樹状細胞といった免疫担当細胞が集積し免疫学的に組織化されている場所を粘膜関連リンパ組織（mucosa-associated lymphoid tissue：MALT）と総称している（5章参照）．腸管の場合には腸管関連リンパ組織（gut-associated lymphoid tissue：GALT）としてPeyer板，クリプトパッチ，孤立リンパ濾胞，虫垂などが知られている（5章b〜e参照）（図3）．呼吸器系の場合には，マウスの鼻腔底に鼻咽頭関連リンパ組織（nasopharynx-associated lymphoid tissue：NALT）の存在が明らかになっている（5章f参照）．ヒトの場合，口蓋扁桃，アデノイド，舌扁桃は，重層上皮に覆われている巨大な二次リンパ濾胞の集合体から成り立っており，これらは気道や腸管の入り口である口腔の最奥部から咽頭が始まる部位に存在し，Waldeyer扁桃輪として知られる輪状のリンパ組織群を形成している．口蓋扁桃やアデノイドは幼児期に感染を繰り返すと非常に肥大化し，以前は耳鼻咽喉科医を中心として外科的摘出が行われていた．一方で，口蓋扁桃やアデノイドを摘出した人では，しばしば経口ポリオワクチンに対する抗原特異的IgA産生量の低下がみられ，この部位におけるNALTまたはWaldeyer扁桃輪を介した粘膜免疫系の重要性を示唆している（10章h，13章b参照）．

腸管壁に観察されるGALTの二次リンパ濾胞群の中で，最も詳細な解析が進んでいるのが，約300年以上前にその存在が報告されたPeyer板であり，経口投与された抗原に対する腸管での免疫応答の誘導相において非常に重要な役割を担っている（1章，

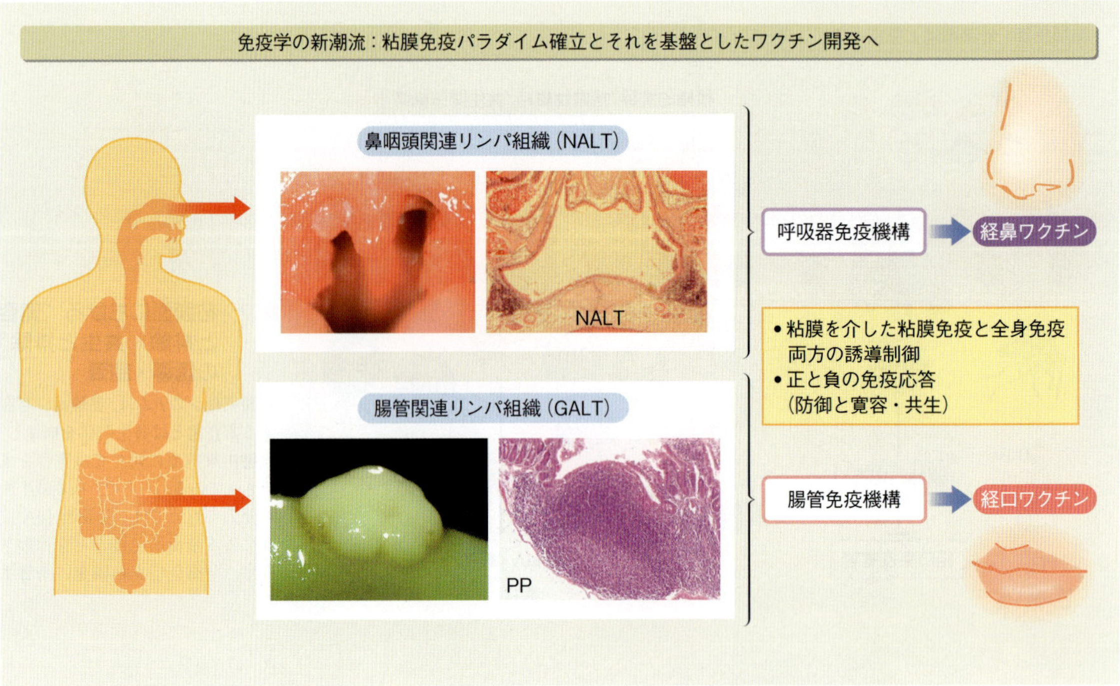

図3　粘膜免疫の要である粘膜関連リンパ組織（MALT）を起点とした抗原特異的免疫誘導

呼吸器粘膜に存在する鼻咽頭関連リンパ組織（NALT）と消化器粘膜に存在する腸管関連リンパ組織（GALT）には抗原特異的免疫応答を始めるためのすべての免疫担当細胞が存在し，誘導組織として機能している．この両者の粘膜免疫系を駆使したワクチンが経鼻ワクチンと経口ワクチンとして開発が進められており，粘膜面と全身免疫両方に防御効果がある抗原特異的免疫を誘導できる利点がある．

5章a, b，6章a参照）．Peyer板は組織学的にリンパ球を始めとする免疫担当細胞群の集合体であり，腸管管腔に隆起したドーム様の特殊な形態をしている（図4）．そのドーム状に被覆している上皮細胞層は濾胞関連上皮層（follicle-associated epithelium：FAE）と呼ばれ，このなかには通常の背丈の高い微絨毛で覆われている円柱上皮細胞（または吸収上皮細胞）とともに，その微絨毛の発達が未発達な微小襞細胞あるいはmicrofold（M）細胞が存在している（3章c参照）．

M細胞はほかの上皮細胞群が通常有する厚い糖衣を欠き，消化酵素や粘液を分泌しない．そのため，M細胞先端部は腸管管腔内の微生物や粒子状抗原と直接的に遭遇でき，それらをPeyer板内に取り込む経路として機能しており，管腔側からの抗原取り込み専門細胞として考えられている．ドームを形成し，M細胞が存在している上皮下ドーム領域（subepithelial dome：SED）には高頻度で樹状細胞が存在し，取り込まれた抗原を瞬時に捕捉し，抗原を処理してPeyer板内T，B細胞に抗原情報を提示する体制がとられている．Peyer板の胚中心内には多くのB細胞濾胞が形成されており，その周囲にはT細胞領域が存在し，抗原特異的IgA^{+}B細胞や各種T細胞サブセットを誘導できる免疫学的微小組織構造となっている．

NALT（5章f参照）やGALTが呼吸器と消化器系粘膜免疫システムにおけるそれぞれの特徴的な抗原特異的免疫誘導組織として知られているが，最近では眼窩と鼻腔を結んでいる涙道（または涙管）にも粘膜免疫を司る二次リンパ組織が存在していることが明らかとなった．この組織は涙道関連リンパ組織（tear duct-associated lymphoid tissue：TALT）と呼ばれており，結膜に存在する結膜関連リンパ組織（conjunctiva-associated lymphoid tissue：CALT）とともに眼領域の粘膜免疫において重要な役割を果たしている．それを反映するように

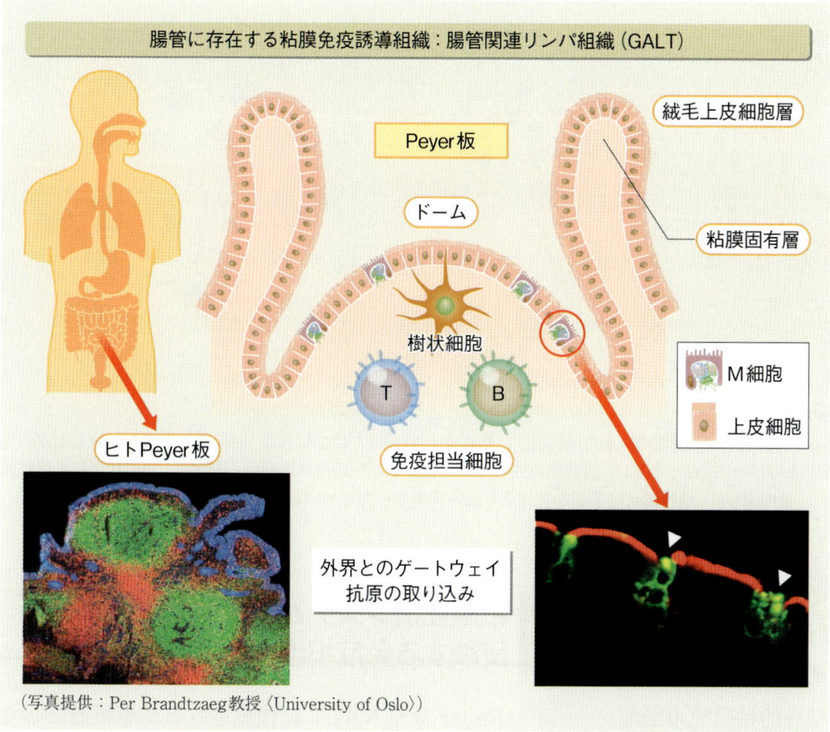

図4　腸管関連リンパ組織としてのPeyer板

Peyer板を覆っている濾胞関連上皮層（FAE）には，M細胞と呼ばれる抗原取り込み専門細胞が存在し，経口投与された抗原を管腔側から取り込む働きをしている．そのM細胞のポケットや直下に存在する樹状細胞により，抗原は捕捉・処理されて，その下部に存在するT細胞やB細胞に抗原提示をすることで，抗原特異的免疫応答誘導機構が発動する．同組織内にはIgAクラススイッチを始めとする免疫応答誘導の分子，細胞，微小組織環境が整っている．

TALTはほかのMALTと同様な免疫生物学的機能を有しており，点眼投与または曝露された抗原に対しての免疫誘導の場として働いている（5章a参照）．外界に直接曝露されているが，解剖学的に異なる場所には，その環境に配慮した形で粘膜免疫を担当する二次リンパ組織が存在していることになる．さらに，これらの異なる各種MALTの組織形成プログラムについても，ほかの全身免疫を担当する二次リンパ組織形成プログラムとは異なることはもちろん，MALT間内で組織形成誘導細胞の表現型やそれを調節する転写因子群の必要性が異なることが明らかとなり，粘膜免疫系のユニーク性と多彩性を裏づけている（5章参照）．

粘膜免疫のユニーク性を反映する抗原取り込み機構

経口・経鼻投与による粘膜面での抗原提示を介した粘膜免疫システムの活性化には，まず抗原が上皮細胞層を通過することが重要である．たとえば，腸管と呼吸器誘導組織（MALT）として代表的なPeyer板とNALTは管腔からの抗原取り込み能力に非常に優れた組織として知られている．Peyer板やNALTの濾胞関連上皮層に存在している生体にとって玄関のような役割を果たしているM細胞は，管腔側から抗原をエンドサイトーシスなどにより積極的に取り込んでいると考えられている（図5）．取り込まれた抗原はトランスサイトーシスによりM細胞内を通過し，M細胞の基底膜側から細胞外へと運搬される．M細胞はポケット様の形態を有しており，その中に樹状細胞などの免疫細胞が入り込んでいる．そのため，M細胞から運搬されてきた抗原は，そのポケットや直下に存在する樹状細胞によって，効率的に捕捉・処理・提示される（3章c，d参照）．一方で，多くの病原性微生物にとって，玄関の役割を果たしているM細胞は，ほかの吸収上皮細胞に比べて生体に侵入しやすい部位となる（3章c参照）．さらに，最近の知見によれば，M細胞はPeyer板やNALTに代表されるMALTの濾胞関連上皮層だけではなく，同組織群から離れた絨毛上皮細胞層の一部や呼吸器上皮細胞層にも存在

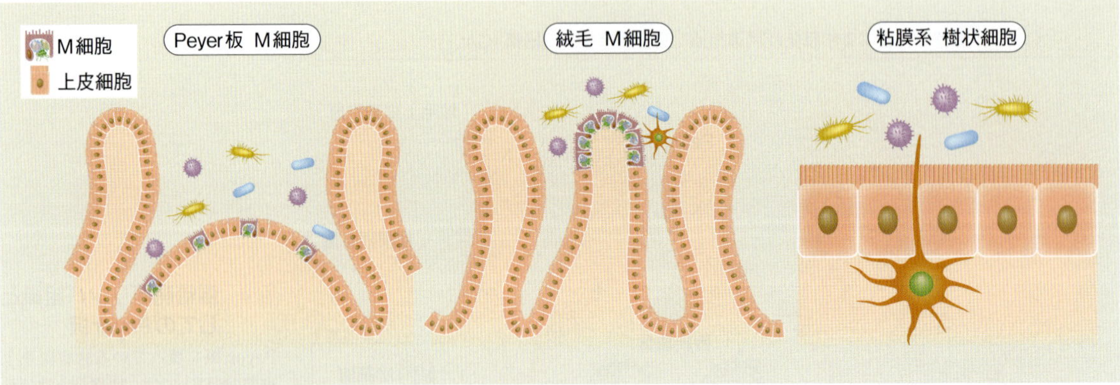

図5 粘膜における抗原取り込みネットワーク
腸管粘膜には，誘導組織の代表格であるPeyer板の上皮細胞層（またはFAE）に存在するM細胞だけではなく，同組織から離れた絨毛上皮の先端部などにM細胞が存在し，絨毛M細胞と呼ばれている．さらに，腸管粘膜固有層に存在する粘膜系樹状細胞の一部には，同樹状突起を管腔側に延伸して抗原を捕捉することができる．このように，粘膜面には多様な抗原取り込み機構が存在している．

することが示されており，腸管の場合には絨毛M細胞（villous M cell）と呼ばれている（図5）（3章c参照）．これら絨毛M細胞の存在は，Peyer板やNALTに依存しない，抗原特異的粘膜免疫誘導・制御機構の存在を示唆している．

腸管上皮細胞層下部を構成している粘膜固有層には，抗原提示細胞の代表格である樹状細胞が多く存在しており，この中には上皮細胞間隙から上皮細胞のあいだに入り込むものや，上皮細胞間隙に樹状突起を伸ばすものが存在する．つまり，樹状細胞自身の樹状突起を上皮細胞間から管腔側へ突出させることで，直接抗原を取り込むことが明らかとなってきた（図5）（3章d，8章d，9章e参照）．このような樹状細胞による管腔側からの直接的抗原捕捉は生殖器でも報告されており，性行為を介したHIVの感染経路としても考えられている（10章k参照）．これらの事実は，粘膜におけるM細胞非依存的抗原取り込み機構の存在を示唆しており，上述したMALT（例：Peyer板）と総称される粘膜免疫誘導組織に依存しない抗原特異的粘膜免疫誘導系の存在とも重なり，外界に直接対峙し，多種多様な抗原に適切に対応している粘膜免疫システムとしての重複性，多彩性を反映している．

粘膜免疫システムのダイナミズムを反映する免疫担当細胞群

Peyer板やNALTに代表される誘導組織としてのMALTに加えて，粘膜表面には数多くのリンパ球と白血球が存在している．その多くは上皮細胞層と粘膜固有層の2つの部位に存在しており，これらの部位は実際に抗原特異的液性免疫や細胞性免疫を作動させている場ということで実効組織とも呼ばれる（6章a参照）．これらのリンパ球は粘膜を介して恒常的に多種多様な抗原に曝露されているが，病原微生物など有害または過度な抗原刺激に遭遇しない限りは，過剰な応答をすることなくアイドリング状態を保っている．さらに，粘膜では恒常的に適量の炎症性サイトカインが産生されており，MALTなどの組織の発達や維持，そして粘膜免疫アイドリング状態維持に関与していると考えられている（6，9章参照）．これらは無菌状態下にあるといっても過言ではない全身免疫系とは異なる環境に置かれている粘膜免疫システムのユニーク性を反映している．

上皮細胞層と粘膜固有層は，薄い基底膜で隔てられているだけであるにもかかわらず，この2つの領域は免疫学的に異なる特徴を有している．上皮層には主として$CD8^+$T細胞が存在しており，マウスではそのなかでも自然免疫との関与が示唆されている

$\gamma\delta$鎖からなるT細胞受容体（T cell receptor：TCR）を発現している$\gamma\delta$T細胞の頻度が高いという特徴がある（4章d参照）．それに対し粘膜固有層には$\alpha\beta$TCRを発現している$CD4^+$と$CD8^+$T細胞，形質細胞，マクロファージ，樹状細胞，時には好酸球や肥満（マスト）細胞が混在している（3章d，4章b，c，6章参照）．そのなかでも，抗体産生細胞である形質細胞のほとんどがIgA抗体を産生していることも粘膜免疫システムの大きな特徴である（6章b参照）．Th細胞に関しても，Th1型，Th2型に始まり，制御性T細胞（regulatory T cell：Treg），Th3型，Th9型，Th17型など多様な細胞サブセットが存在して積極的・消極的両方の免疫応答を巧みに誘導・制御している（6章参照）（図2）．さらに最近では，自然免疫系に関与する特殊なnatural killer T（NKT）細胞群なども同定されており（4章c参照），新種細胞群発見の場としても腸管は注目されている．好中球は健康な生体の腸管を始めとする粘膜関連組織にはほとんど観察されないが，炎症時もしくは感染時には急速に増加する．

腸管に代表される広大な粘膜面で免疫を誘導・制御しているリンパ球群はダイナミックな生体内細胞動態能を有して抗原特異的免疫誘導を司っている．粘膜免疫にかかわるほとんどのリンパ球の運命も，全身免疫を担当するリンパ球と同様にナイーブT細胞とB細胞がそれぞれ胸腺と骨髄から移出するところから始まる．血流を循環するCCR7などを発現するナイーブリンパ球は，高内皮細静脈を介してPeyer板に代表される誘導組織であるMALTに到達する．ほかの末梢リンパ節と同様に，MALTへのリンパ球の移入は同組織から産生されるCCL21，CCL19といったケモカインにより制御されている（7章a参照）．これら移入してきたナイーブリンパ球が同リンパ組織内で抗原と出会わない場合には，再び血流へと移動する．一方，ナイーブリンパ球が同組織内（例：Peyer板）で抗原と出会った場合には，抗原特異性を獲得するとともに活性化した後に，CCR7やLセレクチンの発現を低下させることで，ほかの末梢リンパ節への遊走指向性を消失する．一方で，抗原特異性を獲得し活性化されたリンパ球は，腸管特異的遊走指向性分子群（例：$\alpha_4\beta_7$インテグリン，CCR9）を発現する（図6）．そして，実効組織腸管上皮細胞から産生される組織特異的なケモカインCCL25（TECK）によって腸管に導かれて戻ってくる．Peyer板で抗原感作されたリンパ球が発現する$\alpha_4\beta_7$インテグリンは，腸管壁の血管内皮細胞が発現しているMAdCAM-1に結合する（7章参照）．

Peyer板でのリンパ球への腸管指向性にかかわるケモカイン受容体やインテグリンの発現誘導には，同組織内の樹状細胞により制御されており，ビタミンA代謝が関与している（7章b参照）．つまり，Peyer板樹状細胞が発現しているレチナール脱水素酵素の作用によって，ビタミンAからレチノイン酸が誘導され，同樹状細胞はリンパ球への抗原提示だけではなく，腸管指向性分子群の発現を促している（図6）．さらに，これら抗原特異性と腸管指向性を獲得したリンパ球群がPeyer板から遠隔の実効組織と呼ばれる腸管粘膜固有層への移動の出発点である，同組織からの移出の過程には，生体由来脂質メディエータ（例：スフィンゴシン1-リン酸〈S1P〉）が深く関与していることが明らかとなってきた（7章c参照）．これらの結果は，免疫関連分子群だけではなく，ほかの生命維持に必要な外的・内的分子群（例：食物由来ビタミン群，脂質）なども粘膜免疫の誘導・制御に深く関与していることを強く示唆している．

経口免疫により投与された抗原（例：ワクチン）は，腸管のPeyer板に存在するM細胞により取り込まれ，Peyer板樹状細胞により捕捉・処理・提示され，リンパ球は抗原特異性と腸管指向性を獲得する．これらリンパ球は，リンパ管を介して腸間膜リンパ節を通って胸管へと移行する．さらに，血流を介して全身を循環した後に，腸管粘膜固有層の小静脈を介して粘膜免疫実効組織へと帰巣していく．腸管指向性（例：$\alpha_4\beta_7$インテグリン）を獲得したPeyer板由来の抗原と特異的リンパ球が目指していくMAdCAM-1は，必ずしも腸管の血管内皮細胞に限局して発現しているのではなく，ほかの粘膜表面に存在する血管系にも発現している．そのため，

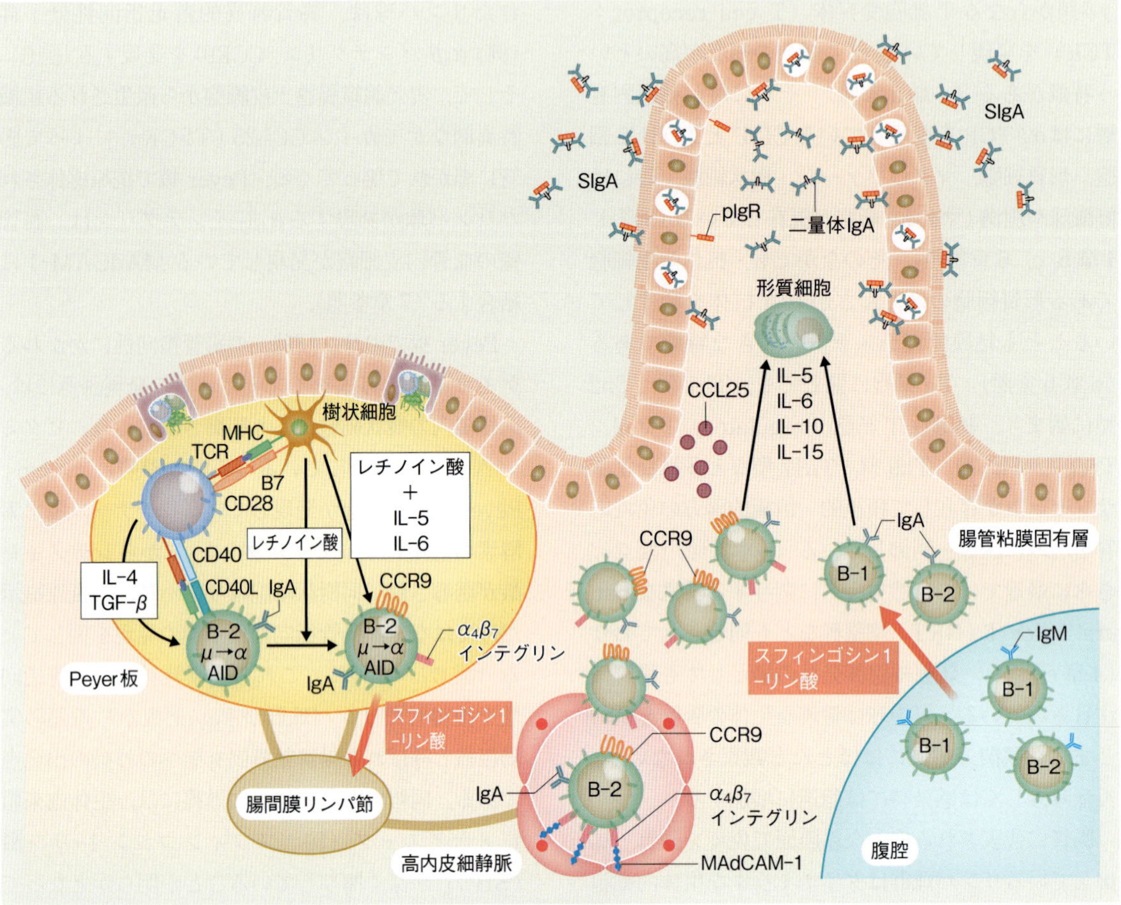

図6　粘膜免疫を司る免疫担当細胞のダイナミックな生体内動態

粘膜免疫システムは機能的に，Peyer板に代表される誘導組織と腸管粘膜固有層のような実効組織からなっている．抗原感作を受けたリンパ球は誘導組織において抗原特異性の獲得だけではなく，遠隔の腸管粘膜固有層へ移動するための腸管指向性分子群の発現も誘導されてから，脂質メディエータの制御を受けてPeyer板から移出して，共通粘膜免疫システム（CMIS）を介して到達し，抗原特異的分泌型IgA（SIgA）産生へと移っていく．

GALTで感作を受けたリンパ球の一部は，呼吸器，泌尿生殖器，乳腺といったほかの粘膜免疫担当組織へと遊走できる．これはほかの免疫システムではみられない，粘膜免疫システムが有する統制がとれたリンパ球の循環経路であり，共通粘膜免疫システム（common mucosal immune system：CMIS）と称される（5～8章参照）．これは経口ワクチンに代表される粘膜ワクチンの開発に向けて重要な理論的背景である（12章参照）．さらに，1か所の粘膜面を介した免疫（例：経口・経鼻）によって，全身免疫にも抗原特異的免疫応答を誘導できる．つまり，粘膜ワクチンは，生体が有している粘膜免疫と全身免疫両方に抗原特異的免疫を誘導し，2段構えの防御を構築することができる（図3）．

粘膜免疫システムの要としての分泌型IgA

テニスコート1.5面分に相当する広大な粘膜面での主な免疫グロブリンのアイソタイプはIgAである（8章参照）．これは腸管や呼吸器粘膜固有層や唾液腺などの分泌腺に存在する形質細胞から産生される．IgAは，ヒトではIgA1とIgA2のサブクラスがある．この2つのIgAサブクラスの発現量や分子量は，全身免疫を反映する血清と粘膜免疫を反映する分泌液で異なっている．血清中でのIgAは主に単量体で存在し，IgA1とIgA2の比率はおよそ10：1である．それに対して，粘膜中のIgA1：IgA2比は通常約1：1から3：1である（8章a参照）．また，粘膜免疫担当組織内の形質細胞により産生されたIgAはJ鎖により会合した二量体や多量体として存在している．粘膜面のIgAを供給している形質細胞の前駆体であるナイーブなIgM^+B細胞は誘導組織であるGALT（例：Peyer板）で活性化刺激などを受けることによりクラススイッチを経てIgA前駆（IgA^+）B細胞に分化する．Peyer板内でのB細胞のIgAへのクラススイッチには，GALT内の形質転換成長因子（transforming growth factor-β：TGF-β）が重要であり，APRIL（a proliferation-inducing ligand）やBAFF（B cell activation factor of the TNF-family）と呼ばれる分子群の必要性も明らかになっている（8章b参照）．さらに，その過程にはTip DCと呼ばれる特徴的な樹状細胞サブセットの関与や制御性T細胞から変換したと考えられる濾胞性ヘルパーT（follicular helper T：Tfh）細胞の関与などが最近示唆されている（6章a, b，8章c～e参照）．Peyer板に代表されるMALTと呼ばれる粘膜関連リンパ組織にはまったく依存しないで，IgAクラススイッチを始めとする一連のIgA形質細胞を供給する機構の存在も示唆されており（8章参照），粘膜免疫システムにおける液性免疫の中核をなすIgA誘導の多彩性を反映している．

ヒトの粘膜面では約5gものIgAが日々産生されており，これはほかの抗体クラスの産生量をはるかに超えている（8章a参照）．腸管を始めとする粘膜面から侵入する病原微生物のなかにはIgA1を消化する蛋白分解酵素IgAプロテアーゼを分泌するが，それに対してIgA2はそれらの蛋白分解酵素には抵抗性を示す．したがって，腸管の中でも，排出物滞留や常在細菌叢の宝庫である下部消化管にはIgA2を産生する形質細胞が多いということは，長いあいだの病原体を含めた細菌群とのせめぎ合いによる選択圧の結果かもしれない．

前述したようにPeyer板で誘導されたIgA^+B細胞は形質芽細胞へと分化する際に，粘膜免疫実効組織への遊走に重要な腸管指向性分子群である$\alpha_4\beta_7$インテグリンやケモカイン受容体のCCR9などを発現する．そして，脂質メディエータの制御を受けながら，Peyer板から移出し，共通粘膜免疫システム（CMIS）を介して腸管粘膜固有層へと遊走すると，同じくPeyer板由来のTh2型細胞由来のサイトカインなど（例：IL-6）の影響を受けて，形質細胞となりJ鎖を介して二量体化したIgAを腸管上皮細胞層下へと産生する（図6）．さらに，二量体IgAは上皮細胞が基底膜側に発現している多量体免疫グロブリン受容体（polymeric immunoglobulin receptor：pIgR）に結合し，その一部は分解され，分泌成分（secretory component：SC）として分泌型IgA（secretory IgA：SIgA）の一部となり，管腔側へと運搬され粘液や分泌液中に放出される（図6）（6章a, b，7章，8章参照）．

腸管管腔に分泌されたIgAは分泌成分の糖鎖を介して，上皮層を覆っている粘液に結合し，物理的，化学的安定性も獲得して，病原微生物の上皮細胞への接着阻害や病原因子となる病原細菌由来毒素もしくは酵素の中和など防御的役割を果たす（8章a参照）．IgAは，このような管腔側での役割のほかに，上皮細胞内においても，同細胞内に侵入した病原微生物に対して防御抗体として作用している．SIgAは古典的補体活性化経路の活性化やオプソニン化の誘導に乏しいことから炎症を引き起こさない抗体としても知られており，恒常的に生理的炎症状態にある腸管において，過剰な炎症を惹起することなく，病原微生物の腸管粘膜への侵入を抑制する．SIgAは粘膜面における防御抗体として機能するだけではなく，たとえば，腸管における莫大な数の腸内細菌叢との共生関係の形成にも深くかかわっており，腸内細菌叢の形成や維持を制御する役割も有している（9章a参照）．“共生と排除”という相反する免疫応答を同時進行で担っている粘膜免疫システムにとってSIgAは理にかなっている抗体といえる．

粘膜免疫に立脚した予防・治療戦略の確立へ

“内なる外”を形成している粘膜免疫システムは，医学領域において眼科，耳鼻咽喉科，歯科，呼吸器内科，消化器内科，産科婦人科，泌尿器科など広域な領域と関係があり，各科特有の疾患とのかかわりも多い（13章参照）．その各種疾患の病態の解明は，病気の発症機構の解明にとどまらず，各組織・臓器における粘膜免疫システムの特有性や特徴を明らかにし，粘膜免疫系を介した新規予防・治療戦略開発への可能性が開かれていく．

本書に記載されているように粘膜免疫の存在が科学的に証明され，その免疫システムとしてのユニーク性や柔軟性の理論的背景を基盤として“粘膜ワクチン”開発が期待され，世界各国においてその実現化に向けて日夜開発研究が推進されている．その方向性としては，粘膜免疫の真髄ともいえる粘膜面を介した“寛容と排除”にかかわる免疫誘導機構を駆使したアレルギーや自己免疫疾患などの過剰な免疫応答の抑制，つまり寛容状態形成を目指したものと（12章c, e～g参照），感染症を引き起こす病原微生物の排除であるところの防御免疫確立（12章a～d参照）を目指したワクチン開発である．前者の場合には，アレルギー抗原や自己抗原を継続的に多量に経口的に連続投与することで，経口免疫寛容を成立させ，免疫病の発症を抑制しようという戦略である（9章c～e，12章f参照）．一方で，感染症の場合には，粘膜免疫系（例：共通粘膜免疫システム）を介して粘膜面と全身免疫両方に中和効果など防御機能を有する抗原特異的SIgAと血清IgG抗体や細胞性免疫（例：細胞傷害性T細胞）を誘導することである（12章a～d参照）．

その代表的な投与経路としては，腸管免疫と呼吸器免疫を駆使した経口ワクチンと経鼻ワクチンを中心として開発研究が展開されている（**図3**）（12章参照）．これら粘膜ワクチンの運搬体として，腸管感染症を引き起こす病原細菌（例：*Salmonella*）の粘膜侵入性に着目し，その遺伝子改変による安全なワクチン送達体としての弱毒化細菌の開発やマテリアル工学との連携によりリポソームやナノゲルを使った粘膜ワクチンデリバリー法の開発が進んでいる．また，ユニークな取り組みとしては，食用植物にワクチン抗原遺伝子を導入した遺伝子改変植物を経口ワクチンに応用する試みも進んでいる．当初はバナナなどにワクチンを発現させた“食べるワクチン（edible vaccine）”として注目されたが，ワクチンは医薬製剤であり，その誘導効果と安全性を担保するには最適濃度と投与間隔での投与が重要となってくる．ワクチンを必要としている開発途上国の社会的インフラの不整備状況などによりワクチンの冷蔵保存は非常に困難である．また，現行のほとんどのワクチンは注射型であり，使い捨て用注射器・針を多量に使用しなければならず，医療用廃棄物として環境への影響が危惧される．そこで，冷蔵保存と注射器・針不要ワクチンとしてのコメ型ワクチンの開発が進められている．コメ種子は独自の蛋白発現・蓄積システムを有し，常温で長期保存してもその安定性が保たれている．これらのコメの特徴に着目し，“食べるコメ”という発想から“ワクチン生産体，貯蔵体，運搬体としてのコメ”という発想の転換に基づいた新しい経口ワクチン開発への取り組みが行われている（12章a参照）．さらに，アイドリング状態にある粘膜免疫系を一時的に活性化してワクチン抗原に対して効果的に免疫応答を惹起する免疫増強分子としての粘膜アジュバントの開発も同時に行われている（12章h参照）．最近では口腔内粘膜免疫システムを駆使した舌下免疫や皮膚免疫とのクロストークシステムを応用した塗布免疫の有効性を示唆する成果も蓄積され（12章c, d参照），実用化へ向けた研究が展開されている．このように，次世代ワクチンとして期待されている粘膜ワクチン開発には，免疫学，細菌学，ウイルス学，ゲノム医学など医学領域だけではなく，異分野学問領域の理論・技術との融合を継続的・積極的に進めることが大切である．

おわりに

常時直接的に外部に曝露されている粘膜面は，病原微生物などの侵入門戸であり，同時に常在菌や食物抗原といった有益な抗原が存在し，吸収する場でもある．そこで生体は，そこに粘膜免疫システムと呼ばれる人体最大の免疫システムを配備している．粘膜免疫システムは“寛容と排除”という両極端の反応，つまり“無害または有益な抗原に対する負の応答”と“病原体に対する正の応答”とのバランスある免疫誘導・制御が重要であり，そのためにさまざまな抗原に対して柔軟かつ調和をもって“負と正”の免疫を誘導・制御している．“寛容と排除”に関与する免疫応答の誘導を決定する鍵として粘膜系樹状細胞の活性化の度合いが関与している．共刺激分子（または補助活性化分子）を発現していない休止状態の樹状細胞により抗原を提示されると，T 細胞は腸管指向性の制御性 T 細胞に分化する．感染などの際には，樹状細胞は侵入した細菌や炎症などによる活性化状態になり，T 細胞は Th1 型，Th2 型，Th9 型，Th17 型などエフェクター細胞へと誘導される．このような巧みな免疫誘導・制御機構がひとたび破綻すると炎症性疾患やアレルギーが引き起こされる．粘膜免疫システムが正常に機能し，恒常性のある免疫状態を維持するためには，免疫寛容と積極的応答が競合・相互作用し，生理的炎症状態を呈することが重要である．

免疫学の新世界としての粘膜免疫システムの神秘を解明する研究が 1960 年代から徐々に始まり，現在では旬の学問領域として活発な研究が進んでいる（1 章参照）．一方で，われわれの先人たちは，その科学的・理論的背景がまったくない時代に経験医学的観点から粘膜からの抗原投与による病気の発症予防を試みていた事実もある．

1796 年の Edward Jenner の天然痘ワクチン以前に，中国では紀元前に天然痘から回復したヒトの瘢痕を粉砕したものを経鼻投与していたという（1 章参照）．さらにわが国においても 1960 年代に大阪大学微生物病研究所の奥野良臣博士らにより，インフルエンザに対して，経鼻ワクチンの有効性を，学童の欠席率を注射型ワクチン群と比較することで，その有効性を示している事実がある．われわれはこのような先人達の先見性による成果に対して敬意を表し，温故知新を思い出しながら，日々粘膜免疫システムの分子・細胞・個体レベルでの解明を推進し，それを基盤とした次世代ワクチンとして期待されている“粘膜ワクチン”や“粘膜免疫療法”の開発に結びつけるよう邁進しなければならない．

（清野　宏）

3

粘膜免疫の最前線としての上皮

a

吸収上皮細胞

はじめに

ヒトを含む動物の体内外の境界は皮膚および粘膜によって形成されている．体表面を覆う重層表皮細胞ならびに角質層によって比較的堅牢な防壁をなす皮膚とは異なり，粘膜面の大部分は単層の粘膜上皮細胞によって覆われているのみである[1,2]．特に腸管粘膜は，その主たる機能である栄養分や水分の吸収を効率よく行うために，300〜400 m^2 にも及ぶとされる広い表面積を持ち，食物抗原や，食物や水分に混入して摂取される外来微生物，さらにはヒトの体を構成する細胞より1桁多い100兆個もの腸内常在細菌叢などの異物抗原に常に曝露されている．実際多くの感染症において，粘膜面はその病原微生物の初期侵入経路になると考えられている．したがって粘膜は，免疫系がこれら病原体の感染から個体を守る際の最前線として最も重要な部位の一つと考えられる[1]．

腸管粘膜面は単層円柱上皮細胞に覆われている．その大部分を占めるのが吸収上皮細胞である．腸管粘膜において体内外を仕切るバリアーとして機能する上皮細胞層は，粘液層や抗菌ペプチド，抗体などにより微生物や食事性成分などの外来異物抗原から物理・化学的に保護されている．しかし，腸管腔内に存在する限りほぼ無害である腸内常在細菌叢も，腸管上皮細胞バリアーのほんのわずかな綻びからでも体内に侵入して感染を引き起こす可能性がある．また病原微生物のなかには積極的に上皮細胞バリアーを破って侵入する手段を獲得したものも存在する．そこで上皮細胞はこれら微生物の侵入を感知し，免疫系の発動を促して適切な免疫応答を引き起こす必要がある．しかし，過剰な免疫応答は不必要な炎症を惹起し，バリアーの破綻をかえって増悪させるため，この免疫応答は適切な制御を受ける必要がある．このように常に感染の危機に曝露されていることを反映し，全身の末梢免疫細胞の実に6〜7割にも達する免疫細胞が腸管に局在しているが，この免疫細胞の腸管へのホーミングにも吸収上皮細胞が一役買っている．

本項では，粘膜バリアーとしての吸収上皮細胞の構造と機能について解説する．

上皮細胞の構造と腸管粘膜のバリアー機構

粘液層による物理的バリアー

腸管粘膜表面は，杯細胞から分泌されるムチンと水を主成分とする厚さ100〜300 μm にも達する粘液層により覆われている（図1）[1-3]．常在細菌や病原菌，ウイルスはその表面にレクチン様蛋白質を持ち，これにより腸管上皮細胞表面の糖鎖構造を認識し付着できるが，粘液層や次に述べる糖衣の糖鎖は多様性に富んでおり，多くの常在細菌や病原菌，ウイルスのレクチン様蛋白質と結合して捕捉することで，これらの上皮細胞層への到達を阻止する物理的バリアーとして機能すると考えられる．粘液の分泌量は成人では1日に数リットル〜十リットルにも達し，分泌された粘液は捕捉した微生物などの体外への排出を促す（3章b，4章e参照）．

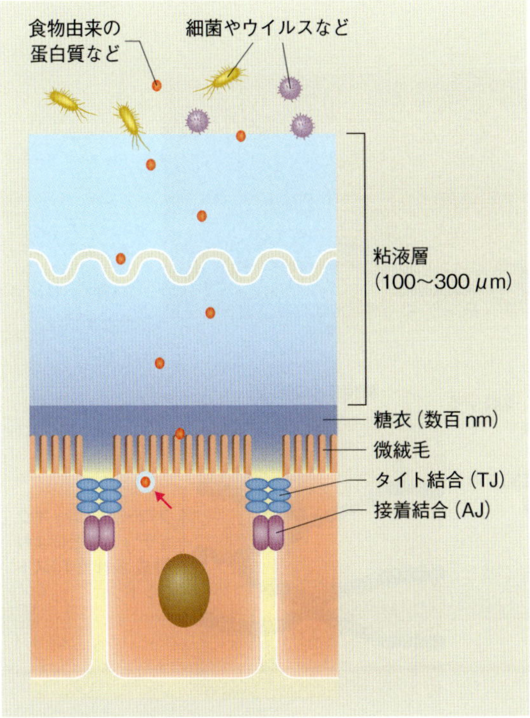

図1 腸管上皮層の防御機構

腸管粘膜管腔側の微絨毛は，ムチン様構造を持つ膜貫通糖蛋白質からなる，厚さ数百 nm の“糖衣”で覆われており，その上にさらに数百 μm に及ぶ粘液層が存在する．細菌やウイルスなどの比較的大きな異物抗原は通常，粘液層や糖衣によって阻まれ，上皮細胞まで到達することはまれである．一方，食物由来の蛋白質など比較的小さな分子はこれらの層を透過でき，糖衣に付着した消化酵素や上皮細胞頂端面に存在する膜型消化酵素によってアミノ酸などの低分子に分解され栄養分として吸収されるが，少量はそのままエンドサイトーシスされて（図中矢印），腸管免疫系に抗原として提示されたり，エキソソームとして分泌されたり，あるいは粘膜固有層の抗原提示細胞に受け渡されると考えられる（3章d参照）.
（大野博司，2007[3]より）

糖衣と微絨毛

粘液層のバリアーを突破してきた微生物には，さらに第2，第3のバリアーが待ち受けている．吸収上皮細胞の頂端面細胞膜にはブラシの毛状の突起である微絨毛（刷子縁とも呼ばれる）という構造が発達している（図1, 2）．さらに微絨毛には，ムチン様構造を持つ細胞膜貫通糖蛋白質が存在し，厚さ数百 nm の糖衣（glycocalyx）と呼ばれる層を形成して細胞表面を密に覆っている[1, 2]．糖衣の糖蛋白質は負の電荷を持ち，膵臓から分泌された消化酵素を付着している．また，絨毛上皮細胞の管腔側細胞膜には膜貫通型消化酵素が発現している．したがって，糖衣は食物の最終的な消化が起こる場であり，分解産物であるアミノ酸や単糖は素早く吸収上皮細胞膜から吸収される．一方，抗原となり得る高分子やウイルス，細菌が拡散・透過により糖衣をくぐり抜けて細胞膜に到達することは容易ではなく，糖衣は吸収上皮の物理的バリアーとしての役割を果たしている．

腸管上皮細胞の頂端面細胞膜には，先にも述べたように微絨毛が整然と林立している．ヒト小腸上皮細胞における観察では微絨毛は 5 μm あたりに 40 本との報告がある[4]．微絨毛の太さが 100 nm であるから，2本の微絨毛の間隔は 25 nm と計算される．これはアルブミンなどの典型的な蛋白質分子の大きさと似たようなスケールである．したがって，微生物や消化分解を免れた食物由来の高分子が粘液層や糖衣のバリアーをすり抜けてきたとしても，隣接する微絨毛のあいだを通って，実際にエンドサイトーシスが起こる微絨毛の根元の上皮細胞表面に到達するのは難しいと考えられる．

細胞接着装置と細胞極性

細胞には大なり小なり細胞極性が存在するが，なかでも上皮細胞は神経細胞と並んで顕著な細胞極性を有しており，吸収上皮細胞も典型的な極性上皮細胞である．ヒトやマウスなどにおいて上皮細胞の極性を規定しているのは，タイト結合（tight junction：TJ）および接着結合（adherens junction：AJ）という細胞接着装置である[5]（図1, 2）．接着結合では，隣接する細胞の側面に発現した1回膜貫通蛋白質である E-カドヘリン同士が相互に結合することにより，細胞間の強固な接着を担っている（図2）．一方タイト結合は，隣接する細胞の細胞膜同士を密着させることで，イオンのような低分子でさえ容易には透過できない細胞間バリアーとして機能する．

タイト結合の主要な構成蛋白質として4回膜貫通蛋白質であるクローディン，オクルディンが知られており，このほか1回膜貫通蛋白質である JAM

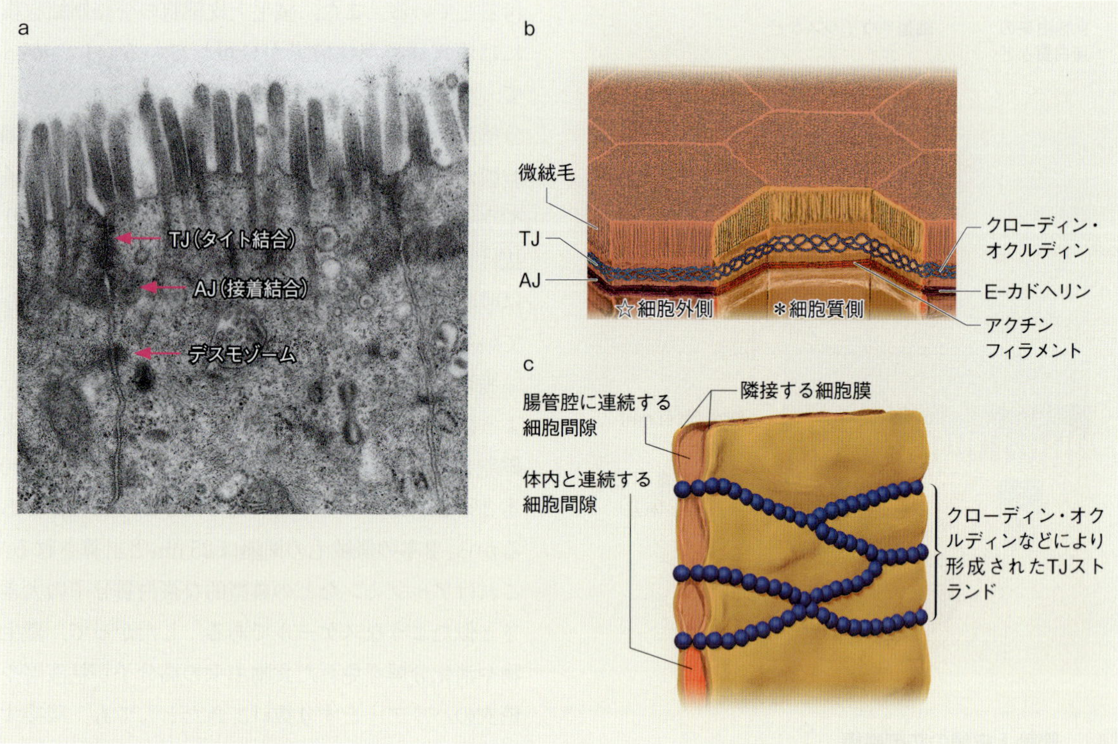

図2　上皮細胞の細胞接着装置

a. マウス空腸吸収上皮細胞の細胞接着装置の透過電子顕微鏡写真．細胞膜の側面最上部の，隣り合う細胞の細胞膜同士が非常に近接している部分がタイト結合（TJ），その下部で，細胞膜の電子密度の濃い（黒く見える）部分が接着結合（AJ）である．そのさらに下部に見られる，電子密度の非常に濃いスポット状の部分はデスモゾームである（46,500倍）．
（写真提供：北海道大学大学院医学系研究科教授岩永敏彦博士）．
b. 上皮細胞の細胞接着装置の模式図．手前左の細胞（☆）は細胞膜を外側（細胞外）から，右の細胞（＊）は細胞膜を内側（細胞質側）から見た様子を示す．TJ：タイト結合．AJ：接着結合．
c. タイト結合（TJ）の拡大図．隣接する細胞膜をひも状に連なったクローディン，オクルディンがつなぎ止めることで，細胞間のバリアーを形成する．クローディン，オクルディンのひも状構造は図のように網目状構造を取り，側面細胞膜の最上部を1周することで，上皮細胞の頂端面（体外）と側底面（体内）を物理的に隔てている．

（junctional adhesion molecule），CAR（coxsackie-virus-adenovirus receptor）もタイト結合の構成成分に含まれる（図2）．タイト結合はこれらの蛋白質が細胞側面の最上部に線状に連なって局在することで形成される．隣接する上皮細胞のクローディン同士，オクルディン同士が対合することでジッパーのように細胞膜のあいだをつなぎ止め，イオンのような低分子ですら通さないような細胞間バリアーを形成すると考えられる．クローディンは，ヒトやマウスでは少なくとも24種類以上の分子からなる大きな分子ファミリーを形成しており，隣接する細胞同士で対合するクローディンの組み合わせによっては，ある種のイオンのみを透過させるなど選択的チャネルとしての機能を持つ場合もある．一方，クローディンやオクルディンと類似した4回膜貫通蛋白質であるトリセルリンは，3つの細胞が近接する“3細胞結合（tricellular junction）”に集積し，そこでのバリアー形成に寄与すると考えられるが，その分子メカニズムの詳細は不明である．上皮細胞の細胞膜は，タイト結合によって頂端面（吸収上皮細胞では腸管管腔に面する細胞膜領域であり，管腔面とも呼ばれる）と側底面（細胞の側面および基底膜に面する細胞膜領域）の2つの膜領域に物理的に仕切られており，それぞれの膜領域に発現する膜蛋白質の種類も異なる．

表1 タイト結合バリアー機能に作用するサイトカイン

サイトカイン	タイト結合バリアーへの作用	実験系	作用機序・分子動態
IFN-γ	減弱	培養細胞	RhoA-ROCKによるアクチンリングの収縮
TNF-α	減弱	培養細胞	NF-κB-ミオシン軽鎖キナーゼによるアクチンリングの収縮
TGF-β	増強，IFN-γ，IL-4による減弱に拮抗	培養細胞	Par6-SMURF1によるRhoAの分解．SMADによるクローディン1の増加
IL-1	減弱	培養細胞	オクルディンmRNAの減少
IL-2	単独では作用しない，ほかの因子による減弱に拮抗？	培養細胞，欠損マウス	免疫細胞を介する間接的な作用？
IL-4	減弱	培養細胞，マウス個体	クローディン2の増加．PI3キナーゼ活性化
IL-6	減弱？増強？（実験系により結果に相違）	欠損マウス，培養細胞	ZO-1の減少，アクチンリングの収縮（減弱）．ケラチン8，ケラチン18の増加（増強）
IL-10	単独では作用しない，IFN-γなどによる減弱に拮抗	培養細胞，マウス個体	種々のタイト結合バリアー減弱因子の作用に拮抗？
IL-11	減弱に拮抗？	マウス個体	薬物による腸炎や *Clostridium difficile* によるタイト結合バリアー減弱に拮抗
IL-13	減弱	培養細胞	クローディン2の増．AKT，PI3キナーゼ活性化
IL-15	増強	培養細胞	クローディン，オクルディン，ZO-1などの発現上昇によるタイト結合形成促進
IL-17	増強	培養細胞	MEK発現の増加，ERKの活性化

サイトカインによるタイト結合バリアーの制御

サイトカインは腸管の炎症性反応において重要な役割を果たしている．特に，サイトカインによるタイト結合バリアー機能の変化は炎症性腸疾患をはじめとするさまざまな腸管の炎症病態に大きく関与している．多様なサイトカインによるタイト結合バリアー機能の修飾が報告されているが[6-8]（表1），IFN-γとTNF-αは特によく研究されている．

Th1型炎症性サイトカインであるIFN-γは，炎症性腸疾患の腸粘膜組織において過剰産生がみられ，培養腸管上皮細胞に直接作用してタイト結合バリアーの透過性を亢進させる．IFN-γは，アクチン再構成の制御因子である低分子量GTPase，RhoAとそのエフェクター分子であるROCKの活性化を介して，アクチン再構成とミオシン軽鎖のリン酸化による活性化を起こす．その結果，接着結合を裏打ちするアクチン-ミオシンリングが収縮し，オクルディンやクローディンなどのタイト結合構成膜蛋白質のエンドサイトーシスが亢進し，最終的にタイト結合の連続性が損なわれて透過性の亢進を招く．

TNF-αも炎症性サイトカインであり，活性化したマクロファージやT細胞から分泌される．IFN-γ同様，炎症性腸疾患の病態への関与が示唆されており，培養上皮細胞への直接作用によりタイト結合の透過性を亢進させる．これはTNF-αによるNF-κB（nuclear factor-kappa B）の活性化がミオシン軽鎖キナーゼの発現を上昇させ，その結果ミオシン軽鎖のリン酸化が亢進するためである．

炎症時には粘膜上皮細胞は複数のサイトカインに同時に曝露される可能性が高い．実際，TNF-αとIFN-γは腸管上皮細胞のタイト結合透過性亢進に相乗的に作用する．一方，抗炎症性サイトカインであるIL-10は単独ではタイト結合バリアーに影響しないが，IFN-γによるタイト結合の透過性亢進に拮抗的に働く．これに対し，同じく抗炎症性サイトカインのTGF-βはタイト結合バリアー機能の増強作用があり，IFN-γや腸管出血性大腸菌などによるタイト結合バリアーの破綻に対して保護的に働

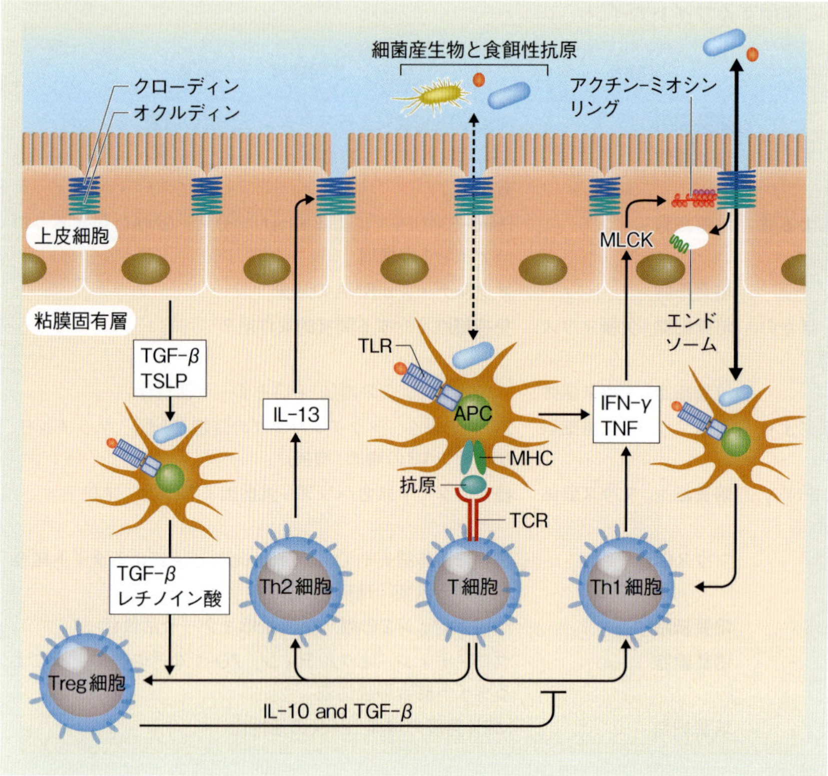

図3　サイトカインによるタイト結合バリアー制御のモデル図

タイト結合バリアーは抗炎症性サイトカインと炎症性サイトカインのバランスにより制御されており，通常はそのバランスが若干バリアー増強に傾いているが，感染や炎症性腸疾患などでは炎症性サイトカインの作用が優るためにバリアーの透過性が亢進し，さらなる炎症の増悪という悪循環に陥ると考えられる．詳しくは本文も参照のこと．（Turner JR, 2009[8]より改変）

く．

このように，炎症性サイトカインは一般に腸管上皮のタイト結合バリアー機能を低下させ，細菌などの腸管管腔内抗原の生体内への侵入を増加させることで炎症を助長する方向に働き，一方，抗炎症性サイトカインは逆にバリアー機能を増強し抗炎症性に働くようである．

以上の知見に基づく，タイト結合バリアーの正常な制御とその破綻による病態のモデル図を図3に示す．健常者では，たとえば軽微な腸管上皮の損傷などによるマイナーな上皮バリアーの傷害により細菌成分や食餌性抗原が上皮を越えて粘膜固有層に達した場合，樹状細胞などの抗原提示細胞がそれらを取り込んでTh1細胞の分化を誘導すると，Th1細胞からIFN-γやTNF-αといった炎症性サイトカインが分泌される[8]．Th2に分化した細胞から分泌されるIL-13もタイト結合バリアーの透過性亢進に働く．一方，粘膜固有層の樹状細胞は，上皮細胞から分泌されるTGF-βやTSLP（thymic stromal lymphopoietin）の作用の元で抑制性に分化し，抗炎症性サイトカインであるIL-10やTGF-β，レチノイン酸を分泌して，Treg細胞の分化を誘導することが知られており[8,9]，その結果Treg細胞からIL-10やTGF-βが分泌される．タイト結合バリアーは，この抗炎症性サイトカインと炎症性サイトカインのバランスにより制御されると考えられる．実際，正常マウスの大腸粘膜固有層のマクロファージは刺激の有無にかかわらず恒常的にIL-10を産生しており，脾臓のマクロファージと異なりTNF-α，IL-12は産生しないが，炎症性腸疾患のモデルであるIL-10やSTAT3の欠損マウスの大腸粘膜固有層のマクロファージでは，大腸炎発症前においても刺激により脾臓マクロファージと同様にTNF-α，IL-12を産生する[10]．

このように，正常な状態では抗炎症性サイトカインの作用が優ることでバリアーは増強される傾向にあると考えられる．一方，炎症性サイトカインに対して過剰に反応するような状態では，タイト結合バリアーの透過性が亢進してさらなる炎症の増悪がもたらされるであろう.

吸収上皮細胞と生体防御分子

腸管吸収上皮細胞はケモカインや微生物認識受容体, 抗菌物質などの多様な生体防御関連分子を発現・分泌することで（表2）, 免疫細胞の腸管局所へのホーミングによる腸管免疫系の構築・維持や, 微生物の侵入の感知や阻止, 免疫系の発動による適切な免疫応答の惹起などに積極的に関与している.

抗菌ペプチド

抗菌ペプチドは100アミノ酸以下のカチオン性ペプチドからなる小さな蛋白質で, 植物界から動物界まで広く分布する自然免疫のエフェクター分子であり, Gram陰性菌から陽性菌まで幅広く抗菌作用を有している[11-13]. これらは大きくデフェンシン（defensin）ファミリーおよびカテリシジン（cathelicidin）ファミリーに分類される. これらの抗菌物質は病原菌に対する生体防御のみならず, 常在菌の過度の増殖や体内への侵入を抑え込む役割も担っている.

デフェンシンは, その構造からα, β, θに分類される. このうち, HD-5, 6（ヒト）, クリプトジン（cryptdins；マウス）などのα-デフェンシンはPaneth細胞でのみ産生され（3章b参照）, 吸収上皮細胞では産生されない. しかしCrohn病や潰瘍性大腸炎などの炎症性腸疾患においては, 通常では好中球に特異的に発現するHNP1〜3のα-デフェンシンが炎症部位の吸収上皮細胞で有意に検出される[11,12]. 一方, 小腸・大腸の吸収上皮細胞はβ-デフェンシン（ヒトではHBD-1〜4）を発現する. このうち, HBD-1はほとんどの粘膜上皮において恒常的に産生されており, HBD-2〜4は細菌感染やToll-like receptor（TLR）刺激, IL-1などの炎症性サイトカインの刺激, さらには炎症性腸疾患により誘導される[11,13].

カテリシジンはヒト, マウスでは1種類のみ存在する（LL-37およびCRAMP）. これらは好中球のほか, 広く粘膜上皮に発現し, 腸管では大腸の陰窩上部および表面上皮細胞において発現しているのに対し, 陰窩下部の細胞では発現が認められない. これは細胞分化依存的に発現が増強するためである. LL-37の大腸上皮細胞における発現は恒常的であるが, 細菌感染時にはさらに若干の誘導がみられる[7,9]. 胃上皮細胞においても分化度の高い表面上皮細胞に最も強く発現するが, *Helicobacter pylori*感染者では胃小窩上皮細胞でも発現が増強し, 非感染者に比べて胃液中LL-37濃度の上昇が認められる[13].

IgGと新生児Fc受容体（FcRn）

腸管を含めた粘膜組織における生体防御にかかわる免疫グロブリン（抗体）といえば, まずIgAが頭に浮かぶ（詳細は8章a参照）. しかし, 腸管を含めた粘膜面にはIgAばかりでなくIgGも分泌されることが知られている. このIgGの分泌や, 逆に腸管腔内から体内への取り込みに働くのが新生児Fc受容体（neonatal Fc receptor：FcRn）である[14]. 当初新生児Fc受容体は, 母乳中のIgGを吸収するために新生児期から乳児期の粘膜上皮細胞上に発現していると考えられたが, その後ヒトおよび齧歯類の成体においても, 発現量は低いものの腸管を含む粘膜上皮細胞に発現していることが明らかとなった. 新生児Fc受容体は, 上皮細胞の頂端面と側底面のあいだを, 小胞輸送という細胞内輸送により, 両方向にIgGを運搬することが実験的に示されている[14]. さらに, 遺伝子改変マウスを用いた研究からも, 細菌などの抗原と結合したIgGが新生児Fc受容体を介して腸管腔内から粘膜固有層に運ばれ, そこで樹状細胞に取り込まれ, 最終的には腸間膜リンパ節において抗原特異的なT細胞を活性化することが示された. したがって, 腸管内に分泌されて抗原と結合したIgGを新生児Fc受容体が抗原ごと体内に取り込むことで, 粘膜面での免疫監視に一役買っていると考えられる.

Toll-like receptor

上皮細胞バリアーの破綻は感染症, 時に致命的な

表2　吸収上皮細胞における生体防御因子遺伝子の発現

インターロイキン/受容体	ヒト	マウス	
		CV	GF
IL-1β	+	+/−	+/−
IL-2	−	−	−
IL-3	−	−	−
IL-4	+/−	−	−
IL-5	−	−	−
IL-6	−	−	−
IL-7	+	−	−
IL-8	−	ND	ND
IL-9	−	−	−
IL-10	+	−	−
IL-11	+	−	−
IL-12A	+/−	−	−
IL-12B	−	−	−
IL-13	+/−	+	+
IL-15	+	ND	ND
IL-16	+	ND	ND
IL-17A	−	ND	ND
IL-17B	−	ND	ND
IL-17C	+	ND	ND
IL-17D	−	−	−
IL-17F	ND	+/−	+
IL-18	−	+	+
IL-18BP	+	ND	ND
IL-19	−	ND	ND
IL-20	−	+	−
IL-21	−	−	−
IL-22	+	−	−
IL-23α	−	−	−
IL-24	−	−	−
IL-25	−	−	−
IL-26	−	ND	ND
IL-27	−	ND	ND
IL-28A	+	ND	ND
IL-31	ND	−	−
IL-33	ND	+	+
IL-34	ND	+/−	−
IL-1R1	−	+	+
IL-1R2	−	−	−
IL-2Rα	+	−	−
IL-2Rβ	+	+	+/−
IL-2Rγ	+	+	+
IL-3Rα	+/−	−	−
IL-4R	+	+	+
IL-5Rα	+	−	−
IL-6R	+	+	+
IL-7R	+	−	−
IL-8Rβ	ND	−	−
IL-9R	ND	−	−
IL-10Rα	+	−	−
IL-10Rβ	+	+	+
IL-11Rα	+	ND	ND
IL-11Rα1	ND	+	+
IL-11Rα2	ND	−	−
IL-12Rβ1	+	−	−
IL-12Rβ2	−	−	−
IL-13Rα1	+	+	+
IL-13Rα2	−	ND	ND
IL-15Rα	+	ND	ND
IL-17RA	+	ND	ND
IL-17RB	+	+/−	+
IL-17RC	+	+	+
IL-17RD	−	ND	ND
IL-17RE	ND	+	+
IL-18R1	+/−	ND	ND
IL-20Rα	−	−	−
IL-21R	+	−	−
IL-22Rα1	+	ND	ND
IL-22Rα2	ND	−	+
IL-22R	−	ND	ND
IL-27Rα	+	−	−
IL-28Rα	−	+	+

CCケモカイン/受容体	ヒト	マウス	
		CV	GF
CCL1	−	−	−
CCL2	−	−	−
CCL3	−	−	−
CCL4	−	+	+
CCL5	+	+	+
CCL6	ND	+	+
CCL7	−	−	−
CCL8	ND	−	−
CCL9	ND	+	+
CCL11	−	−	−
CCL12	ND	−	−
CCL13	+	ND	ND
CCL14	+	ND	ND
CCL15	+	ND	ND
CCL16	−	ND	ND
CCL17	−	+	+
CCL18	−	ND	ND
CCL19	−	+	+
CCL20	+	+	+
CCL21	−	+	+
CCL22	−	−	−
CCL23	+	ND	ND
CCL24	−	+	+
CCL25	+	+	+
CCL26	−	ND	ND
CCL27	−	−	−
CCL28	+	+	+
CCR1	+	−	−
CCR2	−	+	+
CCR3	−	−	−
CCR4	−	−	−
CCR5	+	−	−
CCR6	+	+	+
CCR7	−	−	−
CCR8	−	−	−
CCR9	−	−	−
CCR10	ND	+	+

CXC, CX3Cケモカイン/受容体	ヒト	マウス	
		CV	GF
CXCL1	−	+	+
CXCL2	−	−	−
CXCL3	−	−	−
CXCL5	−	−	−
CXCL6	−		
CXCL9	+	+/−	−
CXCL10	+/−	+	+
CXCL11	−	−	−
CXCL12	−	−	−
CXCL13	+	+	+
CXCL14	+	+	+
CXCL15	ND	−	−
CXCL16	+	+	+
CXCL17	ND	+	+
CX3CL1	+	+	+
CXCR3	−	+	+
CXCR4	+	−	−
CXCR5	+	−	−
CXCR6	−	−	−
CXCR7	ND	−	−
CX3CR1	+/−	−	−

TLR, CARD/NOD	ヒト	マウス	
		CV	GF
TLR1	−	+	+
TLR2	+	+	+
TLR3	+	+	+
TLR4	+	−	+
TLR5	+	+	+
TLR6	−	+/−	+/−
TLR7	−	−	−
TLR8	+	+	+
TLR9	−	+	+
TLR10	+	ND	ND
NOD1	+	+	+
NOD2	−	ND	ND
CARD6	+	+	+
CARD8	+	ND	ND
CARD9	−	ND	ND
CARD10	+	+	+
CARD11	+	−	−
CARD14	+	+	+
CARD16	+	ND	ND
CARD18	−	ND	ND

ヒトおよびマウスの腸管上皮細胞層を剥離回収し，抽出したRNAを用いてマイクロアレイにより遺伝子発現解析を行った．全プローブの発現強度の平均値を1としたときの相対強度が1.1以上を（+），1.0〜1.1を（+/−），1未満を（−）とした．複数のプローブが存在する遺伝子においては，最も高い相対強度の値を基準とした．遺伝子が存在しないか，あるいはアレイ上にプローブがない場合，NDとした．
CVはコンベンショナル環境（通常の，自然界の環境），GFは無菌環境で飼育したマウスから剥離回収した腸管上皮を用いている．

敗血症へと進展する可能性もある．そこで生体は上皮細胞層の状態を常に把握し，その恒常性を保つ必要がある．Toll-like receptor（TLR）は微生物特有の構造を認識する受容体である（4 章 a 参照）．したがって，上皮細胞に発現する TLR は，上皮細胞の状態をモニターし，その破綻をいち早く察知するためのアンテナとして重要と考えられる．実際，ほぼすべての TLR が多かれ少なかれ小腸および大腸の吸収上皮細胞に発現するとされている[15]．

上皮細胞は常に常在細菌叢や食物・飲料水に混入した微生物に曝露されているため，恒常的な TLR 刺激により持続性の急性炎症反応状態に陥らないようにユニークな進化を遂げたと考えられる[16, 17]．たとえば上皮細胞では TLR2 の細胞表面への発現量は低い．また TLR2 刺激では，免疫細胞にみられるような炎症性遺伝子の強い発現誘導ではなく，IL-6 や CXCL1（KC1）などの上皮細胞保護的に働く因子の分泌によるタイト結合バリアー機能の素早い増強や，デフェンシン HBD-2 の分泌誘導といった自然免疫機能の亢進が起こる．また，TLR4 からの持続的刺激が腸管上皮細胞特異的に入るようなトランスジェニックマウスでは NF-κB の活性化は起こるが，免疫細胞における場合と異なり急性炎症反応はみられない[17]．そのかわりに，B 細胞の遊走に働く CCL20，CCL28 の 2 種類のケモカインと，IgA へのクラススイッチを促進するサイトカイン APRIL が上皮細胞から分泌されることで，糞便中の IgA が増加し，腸内微生物に対する広い保護作用をもたらすと考えられる．

一方，TLR4 も通常では上皮細胞表面にはほとんど発現しておらず，細胞内コンパートメントに存在することから，リガンドであるリポ多糖が上皮細胞内に取り込まれて初めて活性化されると考えられる．また，上皮細胞では TLR シグナル伝達系に抑制的に働く TOLLIP の発現が高く，TLR2 や TLR4 の刺激が入りにくいように制御されている．TLR4 やその共役分子である MD2 の細胞表面への発現は IFN-γ などの炎症刺激により増強し，細胞外のリポ多糖に反応するようになるとの報告もある．

TLR5 の場合，吸収上皮細胞では側底面に発現しているため，そのリガンドであるフラジェリンの刺激を受けるには，細菌が上皮細胞という物理的バリアーを越えて侵入する必要があると考えられる．

TLR9 は免疫細胞では細胞内オルガネラのひとつであるエンドソーム膜上に発現するが，腸管上皮細胞では頂端面および側底面の両細胞膜領域上に発現する．培養腸管上皮細胞を TLR9 リガンドで刺激すると，側底面から刺激した場合にのみケモカイン CXCL8（IL-8）を産生する．これは，側底面からの TLR9 刺激では NF-κB の活性化が起こるが，頂端面からの刺激では IκB の分解が起こらず，NF-κB の活性化に至らないためである．興味深いことに，培養腸管上皮細胞をあらかじめ頂端面から TLR9 刺激しておくと，側底面からの TLR9 刺激による IL-8 産生が抑制される．また同様の前処理によって，TLR2, 3, 5 を介した活性化も抑制される．以上のことから生体内では腸管内腔からの持続的 TLR9 刺激により，腸管上皮細胞における TLR による炎症刺激が負に制御されている可能性が示唆される[18]．

個体レベルでは，TLR2, 3, 4 あるいは 9 欠損マウスやこれらの TLR のリガンドを用いた腸炎モデルマウスでの実験から，これらの TLR が腸炎に対して保護的な働きを持つことが報告されている．したがって，これらの TLR は腸粘膜面での恒常性の維持や，炎症制御の働きがあると考えられる[15-17]．一方で，これらの TLR 刺激は腸炎の程度に影響しないか，かえって増悪させるとの報告もみられる[15, 16]．このような矛盾に対する最終的な結論は得られていないが，腸内細菌叢の違いなどを含めた実験条件の違いによるのかもしれない．また，このような TLR の作用が腸管上皮自身の TLR を介するのか，あるいは粘膜固有層の免疫細胞を介しての反応なのかも未解決の問題である．ヒトにおいても炎症性腸疾患患者の SNP 解析から，TLR1, 2, 4 の変異と病態との関係が報告されている[15, 16]．

NLR と RIG-I

TLR が主として細胞外（あるいはエンドソーム

内腔）の菌体成分により活性化されるのに対し，NOD 様受容体（NOD〈nucleotide-binding oligomerization domain protein〉-like receptor：NLR）や RIG-I（retinoic acid-inducible gene-I）は細胞質の菌体成分を認識して自然免疫シグナルを伝達する．NLR ファミリーのプロトタイプである NOD1，NOD2 は，菌体表面のペプチドグリカンの分解産物である γ-D-glutamyl-*meso*-diaminopimelic acid および muramyl dipeptide をそれぞれ認識する[19]．前者は主として Gram 陰性菌に存在し，後者は Gram 陽性菌，陰性菌の両者に存在することから，NOD1，NOD2 とも常在細菌を含めた広い範囲の細菌感染を検知できる．両分子共，主としてマクロファージや樹状細胞などの抗原提示細胞に発現するが，腸管上皮細胞においては，NOD1 蛋白質は吸収上皮細胞や Paneth 細胞などに広く発現しているのに対し，NOD2 は Paneth 細胞を除いてはその発現量は非常に低い[19]．上皮細胞の NOD1 の発現量は IFN-γ により増強されるが TNF-α にはその作用はみられない．一方，NOD2 は TNF-α により誘導され，その発現は IFN-γ との共刺激によってさらに増強する．また，IFN-α/β は NOD1，NOD2 両者の発現を増強する．NOD は TLR と異なり細胞膜貫通ドメインを持たない細胞質局在蛋白質であるため，NOD を活性化させるにはそのリガンドであるペプチドグリカン分解物が細胞質に入る必要がある．これに関して，上皮細胞の頂端面細胞膜に発現するペプチドトランスポーター PEPT1 が muramyl dipeptide を上皮細胞内へと輸送し，NOD2 を刺激することにより NF-κB の活性化が起こることが示されている．また，*H. pylori* は IV 型分泌装置によりペプチドグリカンを上皮細胞に打ち込むことができる．NOD1 欠損マウスは *H. pylori* に感染しやすいことや，上皮細胞株で細胞侵入性の大腸菌や菌体成分の細胞質へのマイクロインジェクションにより NOD1 依存的な IL-8 産生などの反応がみられることから，NOD1 は上皮細胞内の細菌感染のセンサーとして生体防御に働くと考えられる[19]．一方 NOD2 に関しては，Paneth 細胞や Peyer 板以外の腸管上皮細胞での細菌センサーとしての機能は NOD1 ほど明らかではないが，NOD2 は大腸陰窩部の増殖上皮細胞に高発現しており，これらの上皮細胞の増殖と生存に重要と考えられる．NOD2 は IRF4 を介して TLR による炎症反応に拮抗的に働くことで Crohn 病を抑える方向に機能するとされるが，これは培養免疫細胞や遺伝子欠損マウスによる知見に基づいており，この作用が実際の Crohn 病患者の上皮細胞においてどの程度寄与しているかは不明である．

一方，ウイルスの 2 本鎖 RNA を認識する細胞質因子である RIG-I は大腸上皮細胞に恒常的に発現しており，ウイルス感染により IFN-β 分泌を誘導する[20]．また，IFN-γ や TNF-α は，腸管上皮培養細胞の RIG-I 発現を増強し，さらに RIG-I 依存的に CXCL9-11 の産生を誘導することから，RIG-I は上皮における抗ウイルス自然免疫応答に関与すると考えられる[21]．

ケモカイン，接着分子と免疫細胞のホーミング

腸管は全末梢免疫細胞の 6～7 割を擁する“最大の末梢リンパ組織”である．吸収上皮細胞は免疫細胞の腸管粘膜固有層や上皮内へのホーミングにも重要な役割を果たしている[22]（詳細は 7 章 a 参照）．

粘膜固有層の T 細胞は主として，エフェクター・記憶型の $CD4^+$ あるいは $CD8\alpha\beta^+TCR\alpha\beta^+$ T 細胞である．Peyer 板や腸間膜リンパ節の CD103（インテグリン α_E）$^+$ 樹状細胞による抗原刺激を受けた T 細胞上には，この樹状細胞が産生するレチノイン酸の作用により，腸管へのホーミングに関与するインテグリンである $\alpha_4\beta_7$，$\alpha_E\beta_7$ およびケモカイン受容体 CCR9 が発現する．CCR9 のリガンドである CCL25 は小腸の吸収上皮細胞から恒常的に分泌され，その一部は粘膜固有層の微小血管に到達し，内皮細胞の管腔面に付着して，血流中の $CCR9^+$T 細胞を刺激する．CCR9 からの刺激により，T 細胞上の $\alpha_4\beta_7$ が不活性型から活性型に変化し，内皮細胞上に発現する受容体である MadCAM-1 と結合することで，内皮細胞間をすり抜けて粘膜固有層へと遊走する[22]．CCR9 は T 細胞の粘膜固有層から基底膜を越えて上皮内への遊走にも必要である．上皮

層に達したT細胞は$\alpha_4\beta_7$の発現が低下し，かわって$\alpha_E\beta_7$の発現が上昇する．この$\alpha_E\beta_7$発現上昇はTGF-βにより誘導される．$\alpha_E\beta_7$のリガンドは上皮細胞の側底面細胞膜に発現するE-カドヘリンであることから，CD8$\alpha\beta^+$ TCR$\alpha\beta^+$上皮内リンパ球（intraepithelial lymphocyte：IEL）の上皮層への遊走と定着に働くと考えられる．CD8$\alpha\alpha^+$ TCR$\alpha\beta^+$あるいはCD8$\alpha\alpha^+$ TCR$\gamma\delta^+$IELについてはデータの蓄積が少ないが，やはりCCR9や$\alpha_E\beta_7$による同様の制御を受けると考えられる．Foxp3$^+$制御性T細胞も腸間膜リンパ節抗原刺激を受けると$\alpha_4\beta_7$やCCR9を発現する[22, 23]．

IgA産生形質細胞の腸管へのホーミングに関しては，小腸とその他の組織で異なることがわかっている．小腸へのホーミングはT細胞と同様$\alpha_4\beta_7$およびCCR9依存性であり，これらの分子の発現誘導もPeyer板や腸間膜リンパ節の樹状細胞や粘膜固有層のマクロファージやそれらが分泌するレチノイン酸の作用による（6章a，7章，8章参照）．一方，大腸，乳腺，唾液腺などの粘膜上皮細胞にはCCL28が強く発現しており，これらの粘膜部位へのIgA産生B細胞のホーミングに寄与している．実際，粘膜組織内のIgA産生細胞やその前駆細胞はすべてCCL28の受容体であるCCR10を発現している．ヒトB細胞上のCCR10発現はビタミンD_3により誘導されることが最近示されたが，この発現誘導がいつどこで起こるのかは今のところ明らかではない．CCL28は主として好酸球上に発現するCCR3のリガンドでもあることから，好酸球の粘膜組織へのホーミングにも寄与しているかもしれない[22, 24]．

最近，マウス小腸の粘膜固有層に局在する樹状細胞がその樹状突起を吸収上皮細胞間に伸ばして腸管腔内まで到達し，管腔内の細菌を取り込むことで粘膜面の免疫監視に寄与することが報告された[13]．この際，樹状細胞の突起にはオクルディンやクローディンなどのタイト結合構成蛋白質が発現し，隣接する吸収上皮細胞とのあいだにタイト結合を形成して上皮細胞バリアー機能を維持する．このような現象は特に小腸下部で高頻度に観察されるが，小腸下部の吸収上皮細胞は膜型のケモカインであるCX_3CL1を発現しており，その受容体であるCX_3CR1を発現する樹状細胞が上皮細胞とCX_3CL1依存的に細胞間接着することで突起の伸長が起こると考えられる[13]．

一方，*Salmonella*などの感染やIL-1，TNF-αなどの炎症性サイトカイン刺激により腸管上皮培養細胞から好中球の強力な遊走因子であるCXCL1，CXCL5，CXCL8が早期かつ大量に分泌される．また，単球やT細胞サブセットの遊走を促すCCL2-4の分泌も弱いながら認められる[13]．

おわりに

上述のように腸管上皮細胞は，体内外を隔てる単なる物理的バリアーとして静的な生体防御に与えるのみならず，免疫担当細胞を粘膜固有層にリクルートしたり，腸管腔内の微生物などの存在を感知して近傍の免疫担当細胞に伝えるなど，粘膜面における免疫監視や免疫応答に積極的・動的にかかわることが明らかとなってきた．粘膜免疫系の異常・破綻は食物アレルギーや炎症性腸疾患などのさまざまな腸管関連疾患の発症につながるが，腸管上皮細胞がそこにどのようにかかわってくるかの詳細はまだ不明である．上皮細胞に発現する種々のケモカインやTLR，NLRなどの上皮細胞特異的欠損マウスの樹立・解析などにより，上皮細胞の役割のより詳細な解明がなされれば，前述のような種々の疾患の新たな，より効果的な治療法や予防法の開発にもつながるような新たな知見が得られると期待される．

（大野博司，長谷耕二）

◉引用文献

1. Kato T, Owen RL. Structure and function of intestinal mucosal epithelium. Mestecky J, Lamm ME, Strober W, et al (editors). Mucosal Immunology, 3rd ed., Elsevier, Burlington, 2005; p.131-151.
2. Vijay-Kumar M, Gewirtz AT. Role of epithelium in mucosal immunity. Mestecky J, Lamm ME, Strober W, et al (editors). Mucosal Immunology, 3rd ed., Elsevier, Burlington, 2005; p.423-434.
3. 大野博司．腸管上皮細胞層を介した抗原の取り込み機構．

実験医学2007；25：3196-3204.
4. Mayer L, Walker AW. Development and physiology of mucosal defense: an introduction. Mestecky J, Lamm ME, Strober W, et al (editors). Mucosal Immunology, 3rd ed., Elsevier, Burlington, 2005; p.5-18.
5. Tsukita S, Yamazaki Y, Katsuno T, et al. Tight junction-based epithelial microenvironment and cell proliferation. Oncogene 2008; 27: 6930-6938.
6. Al-Sadi R, Boivin M, Ma T. Mechanism of cytokine modulatio of epithelial tight junction barrier. Front Biosci 2009; 14: 2765-2778.
7. Capaldo CT, Nusrat A. Cytokine regulation of tight junctions. Biochem Biophys Acta 2009; 1788: 864-871.
8. Turner JR. Intestinal mucosal barrier function in health and disease. Nat Rev Immunol 2009; 9: 799-809.
9. Coombes JL, Siddiqui KR, Arancibia-Cárcamo CV, et al. A functionally specialized population of mucosal CD103+ DCs induces Foxp3+ regulatory T cells via a TGF-β and retinoic acid-dependent mechanism. J Exp Med 2007; 204: 1754-1764.
10. 西村潤一, 竹田潔. 腸管粘膜の自然免疫. 綜合臨床2007；56：2441-2445.
11. Mukherjee S, Vaishnava S, Hooper LV. Multi-layered regulation of intestinal antimicrobial defense. Cell Mol Life Sci 2008; 65: 3019-3027.
12. Ramasundara M, Leach ST, Lemberg DA, et al. Defensins and inflammation: the role of defensins in inflammatory bowel disease. J Gastroenterol Hepatol 2009; 24: 202-208.
13. 長谷耕二, 大野博司. 粘膜免疫系の最前線における上皮細胞の生体防御機構. 日本臨床免疫学会会誌 2006；29：16-26.
14. Baker K, Qiao S-W, Kuo T, et al. Immune and non-immune functions of the (not so) neonatal Fc receptor, FcRn. Semin Immunopathol 2009; 31: 223-236.
15. Gribar SC, Anand RJ, Sodhi CP, et al. The role of epithelial Toll-like receptor signaling in the pathogenesis of intestinal inflammation. J Leukoc Biol 2008; 83: 493-498.
16. Eckmann L. Sensor molecules in intestinal innate immunity against bacterial infections. Curr Opin Gstroenterol 2006; 22: 95-101.
17. Wells JM, Loonen LM, Karczewski JM. The role of innate signaling in the homeostasis of tolerance and immunity in the intestine. Int J Med Microbiol 2010; 300: 41-48.
18. Lee J, Mo J-H, Katakura K, et al. Maintenance of colonic homeostasis by distinctive apical TLR9 signaling in intestinal epithelial cells. Nat Cell Biol 2006; 8: 1327-1336.
19. Strober W, Murray PJ, Kitani A, et al. Signaling pathways and molecular interactions of NOD1 and NOD2. Nat Rev Immunol 2006; 6: 9-20.
20. Hirata Y, Broquet AH, Menchén L, et al. Activation of innate immune defense mechanisms by signaling through RIG-I/IPS-1 in intestinal epithelial cells. J Immunol 2007; 179: 5425-5432.
21. Kawaguchi S, Ishiguro Y, Imaizumi T, et al. Retinoic acid-inducible gene-I is constitutively expressed and involved in IFN-gamma-stimulated CXCL9-11 production in intestinal epithelial cells. Immunol Lett 2009; 123: 9-13.
22. Williams IR. Chemokine receptors and leukocyte trafficking in the mucosal immune system. Immunol Res 2004; 29: 283-292.
23. Agace WW. T-cell recruitment to the intestinal mucosa. Trends Immunol 2008; 29: 514-522.
24. Mora JR, von Andrian UH. Differentiation and homing of IgA-secreting cells. Mucosal Immunol 2008; 1: 96-109.

b Paneth 細胞と杯細胞

はじめに

Paneth 細胞と杯細胞（goblet cell）は，最終分化した腸上皮細胞である．通常，ヒトやマウスの消化管では解剖学的に，Paneth 細胞は小腸にのみ，杯細胞は小腸と大腸に存在する．両細胞ともに細胞極性がきわめて明瞭であり，微絨毛を有し，細胞内顆粒を腸内腔側に分泌する機能を有する分泌型上皮細胞であることが共通点である．しかし，両者の形態や機能は異なっており，杯細胞は主に粘液を産生・分泌し，Paneth 細胞は抗菌ペプチドなど自然免疫のエフェクターを産生・分泌する．特に Paneth 細胞が感染防御にきわめて重要な役割を果たしていることが近年明らかになってきた．さらに，Crohn 病をはじめとする炎症性腸疾患における Paneth 細胞の異常が示されている．腸上皮細胞の再生と分化には Wnt シグナルが深く関与している．特に Paneth 細胞と杯細胞のような分泌型上皮細胞では，Wnt の活性化に加えて，Notch の不活性化が起きていることが明らかになってきた．

本項では，Paneth 細胞と杯細胞について最新の知見をまとめて概説する．

腸上皮細胞

腸管の上皮細胞は外界からのさまざまな微生物の攻撃に曝露されている．一層の腸上皮は，栄養素や水などを吸収する一方，飲食などとともに摂取される病原体やさまざまな毒素に対する強力なバリアーでもあることが知られている（3 章 a 参照）．腸管の感染防御に関与する主要因子（表 1）には，化学的バリアーとしての粘液や消化液および胃の強酸性環境や，物理的バリアーとしての腸蠕動運動などがあり，さらに粘膜免疫がある．腸上皮が形成している物理的，化学的バリアーが破綻すると，微生物などの外敵が生体に侵入しやすくなる．腸管の粘膜免疫については，獲得免疫の面からその重要性が認識されている．これに加えて，近年，自然免疫の重要性が明らかになってきた．特に腸管上皮細胞は，生体防御という視点からは従来は単なるバリアーとしてとらえられていたが，腸上皮細胞が自然免疫に関与することが示された．

表 1　腸管生体防御に関与する主要因子

- 粘液…［杯細胞］
- 消化液
- 腸管蠕動運動
- 細胞間結合（タイト結合）
- 上皮細胞の脱落と再生
- 腸内細菌叢
- 抗菌ペプチド（デフェンシンなど）…［Paneth 細胞］
- その他の抗菌物質（リゾチームなど）…［Paneth 細胞］
- 貪食細胞（好中球，マクロファージ，樹状細胞など）の反応
- 細胞性免疫（γδT 細胞，CD8 T 細胞，B 細胞など）
- 液性免疫（抗体 IgA，サイトカイン）
- 腸管関連リンパ組織（Peyer 板）

小腸粘膜の陰窩から絨毛までを構成する上皮は，円柱上皮細胞（columnar cell），腸管内分泌細胞（enteroendocrine cell），杯細胞と Paneth 細胞の 4 系統の上皮細胞から構成される．図 1 に小腸陰窩

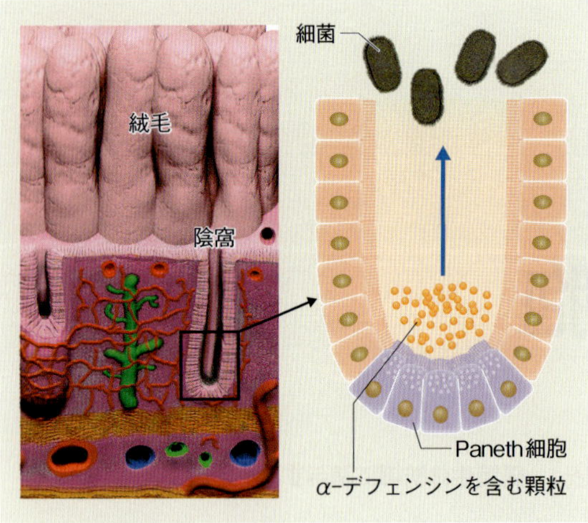

図1 細菌刺激によるPaneth細胞からのα-デフェンシン分泌

小腸陰窩の最基底部側に位置するPaneth細胞は，*ex vivo* 細菌感染刺激にすばやく反応して，抗菌ペプチドα-デフェンシンなどを含む殺菌活性を有する顆粒を分泌することにより，腸管の自然免疫に貢献している．

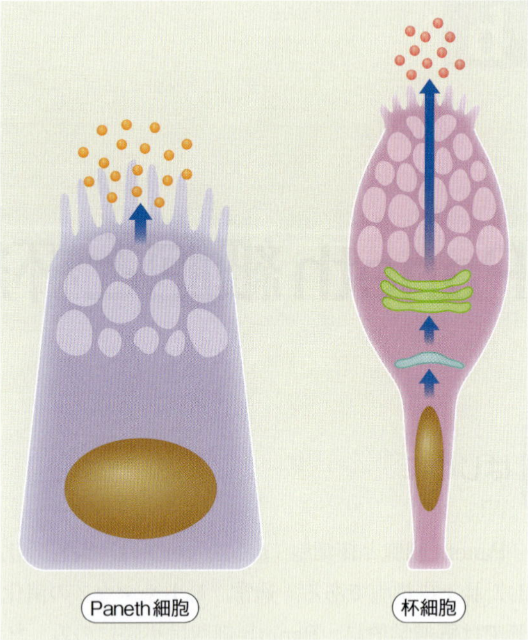

図2 Paneth細胞と杯細胞

Paneth細胞，杯細胞ともに，極性の明らかな分泌型上皮細胞であり，それぞれここに模式図で示したような形態を持つ．Paneth細胞の分泌顆粒中にはα-デフェンシン，リゾチーム，分泌型PLA2，Reg III-γ，CD95リガンド，IL-17A，TNF-αなどが，杯細胞の顆粒には主にムチンが含まれることが報告されている．

を構築する上皮細胞を示した．

これらすべての上皮細胞群は，陰窩の基底部近傍に存在が推定されている幹細胞に由来すると考えられている．Paneth細胞以外の細胞群は，分化とともに陰窩から絨毛の方向（腸管内腔側）に移動し，3～4日ごとに脱落と再生を繰り返す．これに対して，Paneth細胞は小腸陰窩の最基底部に位置し，そこで20～25日間とどまることが知られている．

Paneth細胞

Paneth細胞は1888年にPanethにより，小腸陰窩の基底部に細胞質に密な粗大顆粒を持つ上皮細胞として存在が初めて報告された．その後，約1世紀にわたりPaneth細胞の機能は不明であったが，OuelletteがPaneth細胞顆粒中に自然免疫のエフェクターである抗菌ペプチド，α-デフェンシンを発見した[1]．その細胞内顆粒には，抗菌ペプチド以外にもリゾチームや分泌型ホスホリパーゼA_2などの抗菌物質を含んでいる．Paneth細胞は自然免疫を担当する腸上皮細胞として重要な機能を果たしていることが次第に明らかになってきた（図2）．

抗菌ペプチドは，多細胞生物が持つ30個ほどのアミノ酸からなる塩基性ペプチドで，自然免疫の主要なエフェクターであり，細菌，真菌，原虫や一部のウイルスまでに対する強力な殺微生物作用が知られている[2]．さらに，抗菌ペプチドには耐性菌を生じさせにくいという特徴がある．α-デフェンシンは，ヒトやマウスの腸上皮においてはPaneth細胞のみに発現する[3]．Paneth細胞α-デフェンシンは，マウスでは6個のisoform（cryptdin-1～cryptdin-6）が知られており，ヒトでは2つのisoform（HD5とHD6）がある．表2に活性型Paneth細胞α-デフェンシンのアミノ酸配列を示した．α-デフェンシンのisoformについてみると，cryptdin1, 2, 3, 6は高いアミノ酸相同性を有している．cryptdin4は最も強い殺菌活性を示し，空腸に比べて回腸のPaneth細胞に多く含まれることが知られている．また，HD5が強力な殺菌活性を持つのに対して，HD6は弱いことが示されている．

表2　活性型Paneth細胞α-デフェンシンのアミノ酸配列

マウス	
cryptdin1	L R D L V C Y C R S R G C K G R E R M N G T C R K G H L L Y T L C C R
cryptdin2	L R D L V C Y C R T R G C K R R E R M N G T C R K G H L M Y T L C C R
cryptdin3	L R D L V C Y C R K R G C K R R E R M N G T C R K G H L M Y T L C C R
cryptdin4	G L L C Y C R K G H C K R G E R V R G T C－G－－I R F L Y C C P R R
cryptdin5	L S K K L I C Y C R I R G C K R R E R V F G T C R N L F L T F V F C C S
cryptdin6	L R D L V C Y C R A R G C K G R E R M N G T C R K G H L L Y M L C C R
ヒト	
HD5	A T C Y C R T G R C A T R E S L S G V C E I S G R L Y R L C C R
HD6	A F T C H C R R S－C Y S T E Y S Y G T C T V M G I N H R F C C L

Wilsonらは，マウスのcryptdin活性化酵素がマトリライシン（matrix metalloproteinase-7）であることを明らかにし，マトリライシン遺伝子欠損マウスで活性化cryptdinが完全に欠損することを報告した．マトリライシン欠損マウスは経口的*Salmonella*感染で，野生型マウスに比べて致命率が有意に高いことを示した[4)]．Satoらは，*in vivo*細菌経口投与前後にラットのPaneth細胞脱顆粒の観察を試み，さらにコリン作動性刺激でPaneth細胞においてCa^{++}動態変化が生じることを示した．

マウス小腸から正常な陰窩を単離し，*ex vivo*でコリン作動性神経刺激や微生物，さまざまな細菌由来物質を曝露して得られるPaneth細胞分泌物が初めて解析された．そして，Paneth細胞から分泌されるcryptdinが強力な殺菌作用を有することが明らかになり，腸管の自然免疫に貢献することが示唆された[5)]．ヒトPaneth細胞のHD5については，活性化酵素がトリプシンであることが報告されており，HD5の活性化は分泌時または分泌後に起きると推測されている．最新の研究により，Paneth細胞が分泌するα-デフェンシンがヒトやマウスの腸内細菌叢の制御に大きく関わっている可能性が明らかになってきた．

Paneth細胞はWntシグナルとNotchシグナルによる制御を受けている．Wntシグナルは，ほかの上皮細胞系統が陰窩から絨毛へと移動していくのに対して，Paneth細胞だけが陰窩の最基底部で幹細胞近傍にとどまることにも関与していることが明らかになった[6)]．すなわち，Wntシグナルの活性化によって，Paneth細胞だけがEphBを発現することにより，Paneth細胞を陰窩の基底部に位置させていると考えられる．このことは，EphB欠損マウスでは陰窩と絨毛の上皮細胞の配列規則性が消失し，Paneth細胞が絨毛上部にも出現することでも支持される（図3）．

Paneth細胞と疾患

Paneth細胞は高度の慢性炎症が持続するなど病的状態においては，小腸以外の生体組織にも異所性に認められることがある．ヒトでは，胃粘膜の腸上皮化生，慢性膵炎の膵，潰瘍性大腸炎の大腸粘膜などにおける異所性Paneth細胞の存在と病態への関与が報告されている．

胃の腸上皮化生については，*Helicobacter pylori*感染に対する防御機構である可能性が示されている[7)]．炎症性腸疾患の一つであるCrohn病の病態とPaneth細胞の関係については多くの知見が蓄積されている．Paneth細胞はNOD2，ATG16L1などのCrohn病感受性や病態にかかわる分子を発現している．欧米のCrohn病患者においてGram陽性細菌抗原の認識にかかわる*NOD2*遺伝子変異が疾患感受性にかかわることが報告され，Crohn病に自然免疫の微生物認識機構が関与する可能性が示された[8)]．しかし，日本人のCrohn病患者では*NOD2*変異とCrohn病感受性の相関は認められて

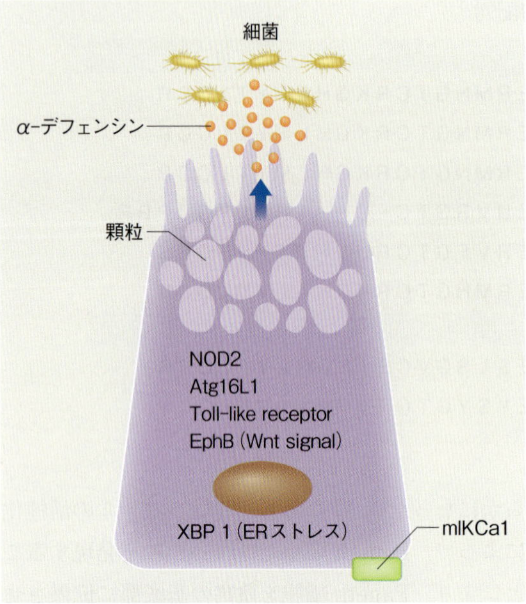

図3 Paneth細胞に発現する機能分子
Paneth 細胞の細菌感染に反応する認識機構及び顆粒分泌機構は，正常な腸管環境の維持に関与すると考えられる．また，ここに示したような分子の異常は炎症性腸疾患，特にCrohn病に関係することが明らかになってきた（本文参照）．

いない．さらに，Paneth 細胞が分泌する α-デフェンシンの異常が Crohn 病患者の病態に関与することが報告されている．*NOD2* 変異を有する Crohn 病患者では HD5 の発現が低下しているとの報告がなされた[9]．Crohn 病患者にみられる HD5 発現低下については，*NOD2* 変異とは関係がないという報告もあり，その機序はいまだに不明である．しかし，Tanabe らは，Paneth 細胞顆粒中の HD5 が活性化酵素である trypsin の作用で分解を受けてしまう還元型 HD5 を有すると考えられる Crohn 病症例を示している[10]．また，Blumberg らは，炎症性腸疾患における粗面小胞体ストレス応答にかかわる転写因子である XBP1 の関与を示唆した[11]．

腸炎モデル動物において，Paneth 細胞の XBP1 が欠損すると腸炎が高率に生じることを示すとともに，炎症性腸疾患患者の *XBP1* 遺伝子における一塩基多型（single nucleotide polymorphisms：SNPs）を明らかにした．さらに，Paneth 細胞に発現しているオートファジー関連遺伝子である *Atg16L1* が Crohn 病感受性に関与し，*Atg16L1* 欠損により，Paneth 細胞の顆粒形成に重大な異常を生じることが報告された[12]．このように，Paneth 細胞と Crohn 病の関係は，微生物認識分子や α-デフェンシンの異常のみならず，オートファジー，ER（小胞体）ストレス応答，分子シャペロンの異常と Crohn 病の感受性および病態との関与が示されており，この分野のさらなる解明とその Crohn 病治療への応用展開が期待されている（図3）．

杯細胞

杯細胞は，親水性の高いムチンという糖蛋白質を多量に含む顆粒を細胞質内に有する腸上皮細胞である[13, 14]．細胞形態が酒杯（ゴブレット）に似ることから杯細胞（goblet cell）と呼ばれるようになった（図2）．杯細胞は，消化管においては小腸から大腸，直腸にわたって存在する．杯細胞の細胞内顆粒には，ムチンのほかに trefoil factor があり，これらは腸管内腔側に分泌されて腸管表面を覆う粘液の主成分となる（4 章 e 参照）．腸管内腔に分泌されたムチンは粘膜保護作用を発揮するとともに，正常腸内細菌叢の形成にも貢献すると考えられている．また，trefoil factor には粘膜修復作用があることが報告されている．すなわち，杯細胞は主としてムチンを分泌することによって，腸上皮を保護し，損傷を受けた上皮の修復を促進することが主な働きである[15]．杯細胞の分泌は，腸内細菌，消化管ホルモン，炎症性サイトカインなどさまざまな物質によって刺激されることが知られている[16]．

杯細胞の分化には転写因子 Math1 が関与することが示された．Notch シグナルを実験的に活性化させると，杯細胞への分化が起こらず，増殖能を持つ細胞が陰窩のほとんどを占めることが知られている[17]．なお，Notch シグナルによる制御は，同じく分泌型上皮細胞である Paneth 細胞にも影響を与えることが示されている．

疾患における杯細胞の異常についても知られており，たとえば，活動期の潰瘍性大腸炎患者の大腸では，杯細胞が著しく減少することによって，大腸粘膜の粘液の減少が認められる．Crohn 病や大腸癌の患者においても杯細胞の減少が認められることがある．逆に，杯細胞の増殖する病態もまれではあるが報告されている（10 章 b, c 参照）．

おわりに

Paneth 細胞と杯細胞は分泌型腸上皮細胞である．Paneth 細胞は自然免疫を担当する上皮細胞である．Paneth 細胞 α-デフェンシンや NOD2，Atg16L1，XBP1 など Paneth 細胞由来分子と Crohn 病との関連が多く示されている．しかし，Paneth 細胞についてはいまだに不明の点も多く，今後の解明が待たれている．杯細胞はムチンを分泌して粘液を形成する上皮細胞である．Paneth 細胞と杯細胞の再生と分化には，Wnt シグナルや Notch シグナルによるその制御機構が明らかになった．

（綾部時芳）

◉引用文献

1. Ouellette AJ, Hsieh MM, Nosek MT, et al. Mouse Paneth cell defensins: primary structures and antibacterial activities of numerous cryptdin isoforms. Infect Immun 1994; 62: 5040-5047.
2. Zasloff M. Antimicrobial peptides of multicellular organisms. Nature 2002; 415: 389-395.
3. Selsted ME, Ouellette AJ. Mammalian defensins in the antimicrobial immune response. Nat Immunol 2005; 6: 551-557.
4. Wilson CL, Ouellette AJ, Satchell DP, et al. Regulation of intestinal α-defensin activation by the metalloproteinase matrilysin in innate host defense. Science 1999; 286: 113-117.
5. Ayabe T, Satchell DP, Wilson CW, et al. Secretion of microbicidal α-defensins by intestinal Paneth cells in response to bacteria. Nature Immunol 2000; 1: 113-118.
6. van Es JH, Jay P, Gregorieff A, et al. Wnt signalling induces maturation of Paneth cells in intestinal crypts. Nat Cell Biol 2005; 7: 381-386.
7. Tanabe H, Sato T, Watari J, et al. Functional role of metaplastic paneth cell defensins in Helicobacter pylori-infected stomach. Helicobacter 2008; 13: 370-379.
8. Hugot JP, Chamaillard M, Zouali H, et al. Association of NOD2 leucine-rich repeat variants with susceptibility to Crohn's disease. Nature 2001; 31: 599-603.
9. Wehkamp J, Harder J, Weichenthal M, et al. NOD2 (CARD15) mutations in Crohn's disease are associated with diminished mucosal alpha-defensin expression. Gut 2004; 53: 1658-1664.
10. Tanabe H, Ayabe T, Maemoto A, et al. Denatured human alpha-defensin attenuates the bactericidal activity and the stability against enzymatic digestion. Biochem Biophys Res Commun 2007; 358: 349-355.
11. Kaser A, Lee AH, Franke A, et al. XBP1 links ER stress to intestinal inflammation and confers genetic risk for human inflammatory bowel disease. Cell 2008; 134: 743-756.
12. Hampe J, Franke A, Rosenstiel P, et al. A genome-wide association scan of nonsynonymous SNPs identifies a susceptibility variant for Crohn disease in ATG16L1. Nat Genet 2007; 39: 207-211.
13. Verdugo P. Goblet cells secretion and mucogenesis. Annu Rev Physiol 1990; 52: 157-176.
14. Specian RD, Oliver MG. Functional biology of intestinal goblet cells. Am J Physiol 1991; 260: C183-C193.
15. Itoh H, Beck PL, Inoue N, et al. A paradoxical reduction in susceptibility to colonic injury upon targeted transgenic ablation of goblet cells. J Clin Invest 1999; 104: 1539-1547.
16. Deplancke B, Gaskins HR. Microbial modulation of innate defense: goblet cells and the intestinal mucus layer. Am J Clin Nutr 2001; 73: 1131S-1141S.
17. Yang Q, Bermingham NA, Finegold MJ, et al. Requirement of Math1 for secretory cell lineage commitment in the mouse intestine. Science 2001; 294: 2155-2158.

C

M細胞

はじめに

Peyer板を覆う濾胞関連上皮層（follicle-associated epithelium：FAE）を電子顕微鏡で観察すると，そこには上皮細胞とは形態学的に異なる，M細胞（microfoldもしくはmembranous細胞の略）と呼ばれる抗原取り込み能を有した細胞が存在することがわかる．1970年代に，解剖学者RL. OwenによってこのM細胞が発見されて以来，多くの研究者らによってこのM細胞の抗原取り込みメカニズムの解明を目指した研究が進められてきたが，その実態は，未だ全解明には至っていない．本項では，このM細胞の免疫細胞生物学的特徴を含めたM細胞研究の最前線を紹介する．

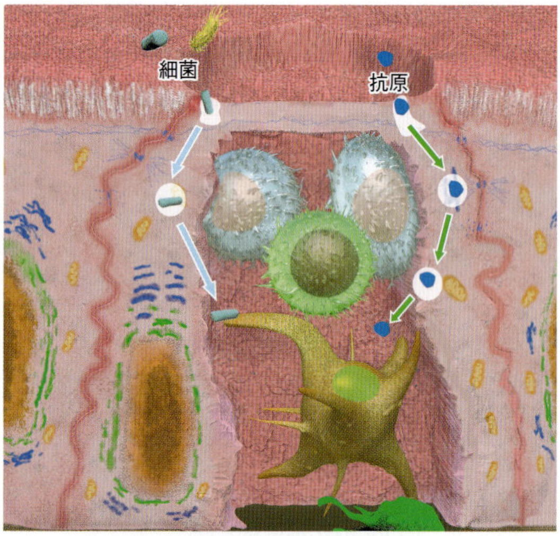

図1　M細胞の免疫細胞生物学的特徴
M細胞は隣接する上皮細胞と比較して微絨毛が短く疎であり，また樹状細胞やリンパ球といった免疫担当細胞を抱え込むポケット構造を発達させている．粘膜免疫システムは，M細胞を介して取り込んだ外来抗原に対し，抗原特異的免疫応答を全身組織のみならず粘膜組織に誘導する．

M細胞の免疫細胞生物学的特徴

M細胞は，Peyer板[1)]や小腸の孤立リンパ濾胞（isolated lymphoid follicle：ILF）[2)]，大腸のコロニックパッチ[3)]やILF[4)]といった腸管関連リンパ組織（gut-associated lymphoid tissues：GALT）に加え，鼻咽頭関連リンパ組織（nasopharynx-associated lymphoid tissue：NALT）[5)]を覆うFAEに存在する（5章b, d～g参照）．粘膜組織における抗原特異的免疫応答は，このM細胞より取り込まれた外来抗原が，M細胞内で何ら分解修飾することなくFAE下（上皮下ドーム領域：subepithelial dome：SED）に存在する樹状細胞などの免疫担当細胞に引き渡されることで誘導されることから，M細胞は粘膜免疫システムにおける抗原門戸細胞とも称されている[6)]．M細胞の微絨毛は，隣接する吸収上皮細胞と比較して短く疎であり，またM細胞の基底膜側には，免疫担当細胞を抱え込むポケット構造が発達している[1)]（図1）．これらのM細胞の形態学的特徴は，粘膜組織に侵入した外来抗原の効率的な取り込みに加え，その後の免疫担当細胞への効果的な抗原送達に非常に重要である．しかしながら，M細胞が発見されてから今日に至るまで，M細胞における抗原取り込みに関する分子メカニズムはほとんど解明されておらず，それは粘膜免疫システムにおける最大の謎といっても過言ではない．

M細胞の分化発生メカニズム

1997年にKerneisらは，ヒト腸管上皮細胞株であるCaco-2を，マウスPeyer板由来細胞と，あるいはヒトB細胞株（Raji）と共培養させることで，Caco-2細胞を抗原取り込み能力を有したM細胞化した細胞へと分化させることができることを報告した[7]．これは，*in vitro*での実験系において，M細胞の分化誘導に成功した初めての報告であり，その後の研究でも，マウス小腸上皮細胞株（MIE）に，抗CD3および抗CD28抗体で刺激したPeyer板T細胞と共にPeyer板B細胞を共培養させることで，MIE細胞をM細胞様細胞へと分化させることができることが報告されている[8]．これらの結果は，リンパ球からの何らかの刺激により，M細胞が上皮細胞から分化している可能性を示唆している．一方で，*Salmonella*（サルモネラ菌）などの病原微生物感染時にM細胞数が増加すること[9]，また遺伝子欠損マウスを用いた最近の研究では，Peyer板のFAEで高発現するMip3a/CCL20の受容体（CCR6）欠損マウスや，Peyer板の間質細胞から産生されるRANKLを欠損したマウスでは，Peyer板FAEに存在するM細胞数が大幅に減少していることが明らかにされており[10, 11]，M細胞の分化は，腸内環境と粘膜免疫システム双方による非常に複雑なシステムによって制御されていると考えられている．

絨毛M細胞の発見

最近になって，この抗原取り込み細胞が絨毛上皮層にも存在することが明らかとなり，絨毛M細胞と命名された[12]．この絨毛M細胞も，マウスPeyer板M細胞のマーカーとして知られる*Ulex europaeus* agglutinin 1（UEA-1）によって認識され，さらには疎で短い微絨毛を有しポケット構造を発達させているなど，形態学的にもPeyer板M細胞と非常に類似している[12]．事実，*Salmonella*や*Escherichia coli*（大腸菌）等の微生物を腸管内に投与すると，Peyer板M細胞に加えて頻度は劣るものの，この絨毛M細胞からも選択的にこれらの微生物が取り込まれることから，粘膜免疫システムにはPeyer板依存的・非依存的の二つの抗原取り込み経路が存在していると考えられている．

この絨毛M細胞の分化メカニズムは，Peyer板M細胞以上にまったく解明されていないが，最近の研究から，腸内の環境変化（ストレス等）によりその数が変動している可能性が推測されている．また近年，腸管粘膜固有層には，樹状突起を腸管腔まで伸ばし外来抗原を直接捕食する樹状細胞が存在することも報告されており[13, 14]，Peyer板非依存的抗原取り込み経路は，絨毛M細胞と樹状細胞がその中心的役割を担っていると考えられている．事実，人為的に作製したPeyer板欠損マウスに卵白アルブミン（OVA）などの水溶性抗原を粘膜アジュバントとしてよく用いられるコレラ毒素とともに経口投与しても，全身系および粘膜系にOVA特異的免疫応答が誘導されることから[15]，このPeyer板非依存的抗原取り込み経路を介した抗原刺激は，その後の免疫誘導にも非常に重要である．

一方で，同じくPeyer板欠損マウスに*Salmonella*を経口投与した場合では，全身系での免疫応答は正常通り誘導されるものの，粘膜系（腸管組織）での免疫応答はまったく誘導されないことから，*Salmonella*などの微生物に対する腸管組織での免疫誘導には，Peyer板依存的取り込み経路が必須であり，Peyer板非依存的取り込み経路は全身系での免疫誘導に重要と考えられている[16]．

M細胞特異的マーカー分子の探索

マウスでは，上述したとおり，α1, 2-フコースを認識するレクチンの一つであるUEA-1が，Peyer板M細胞や絨毛M細胞の特異的マーカーとして多用されているが[12, 17]，実際にはUEA-1は杯細胞にも反応するなどその特異性はそれほど高くはなく，特異性の高いマーカー分子の探索が，M細胞の免疫細胞生物学的研究を発展させるために必要不可欠とされてきた．そこで筆者らは，Peyer板M細胞および絨毛M細胞に特異的に反応し，杯細胞には

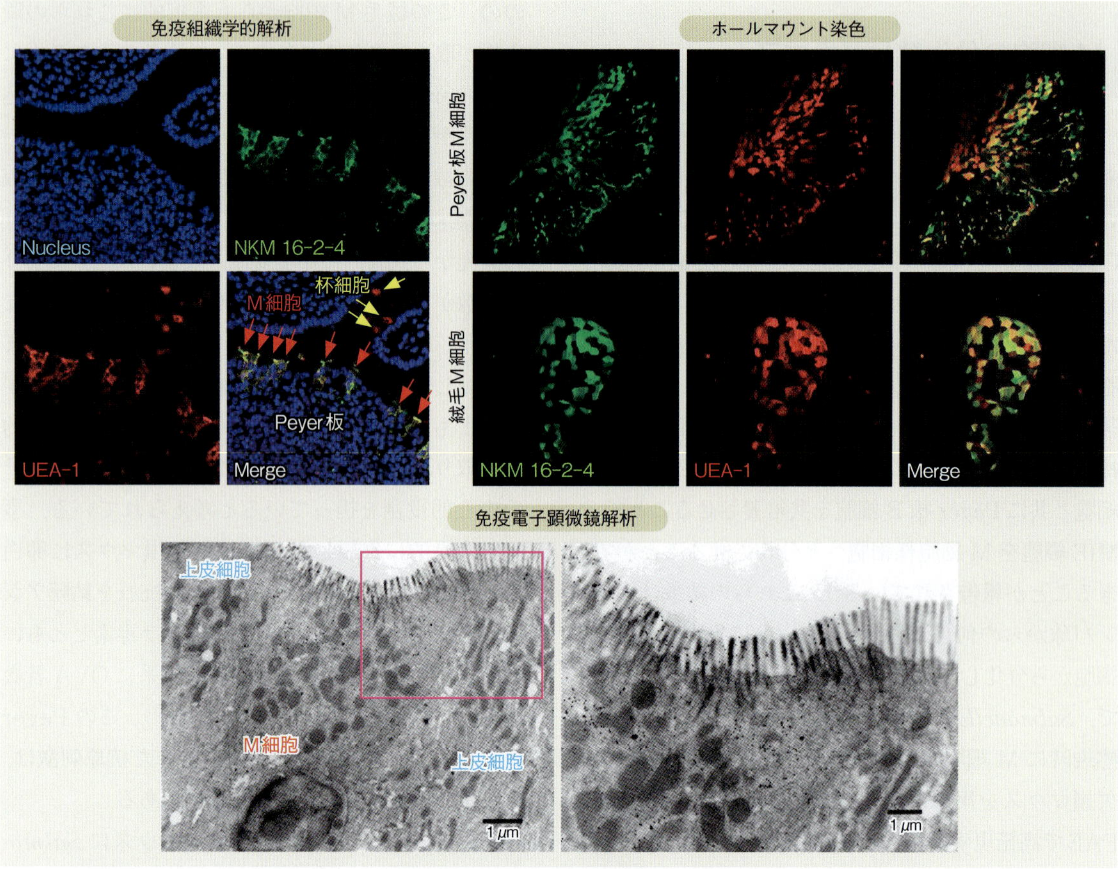

図2 M細胞特異的抗体（NKM 16-2-4）を用いた免疫組織学的解析
NKM 16-2-4は，Peyer板M細胞，絨毛M細胞に特異的に反応し，上皮細胞，杯細胞には反応しない．

反応しないモノクローナル抗体（NKM 16-2-4）を，マウスPeyer板より単離精製したUEA-1陽性細胞をラットに免疫することで作製した[18]（図2）．その後のエピトープ解析の結果，NKM 16-2-4もUEA-1に類似して，フコシルトランスフェラーゼ1および2と呼ばれるフコース転移酵素によって合成されるα1,2-フコースを含む糖鎖構造を認識していることが明らかとなったが，NKM 16-2-4の反応性はUEA-1とは異なり，過剰量のフコースの前処理の影響をまったく受けないことや，エピトープ近傍に存在するシアル酸の影響により，その反応性が大幅に阻害されることが明らかとなった[18]．これらの結果は，本抗体がα1,2-フコースを含む糖鎖複合体を認識し，また杯細胞はこの糖鎖構造の近傍にシアル酸が豊富に存在するために，NKM 16-2-4によって認識されないことを示唆するものであった[18]（図3）．

一方で，近年のDNAマイクロアレイを中心とした網羅的遺伝子発現解析技術の進展により，peptidoglycan recognition protein-S（PGRP-S）や，secretory granule neuroendocrine protein 1（sgne-1），annexin-Vといった分子が[19-21]，マウスM細胞に特異的に発現している遺伝子であることが次々と報告された．筆者らもNKM 16-2-4陽性細胞をマウスPeyer板より単離精製し，抽出した遺伝子をDNAマイクロアレイに供することで，glycoprotein 2（GP2）がM細胞特異的分子であることを見出している[22]．その後の研究で，GP2はマウスのみでなくヒトM細胞でも特異的に発現していることが明らかにされており，GP2は種間を越えて初めて同定されたM細胞特異的分子といえる[23]．

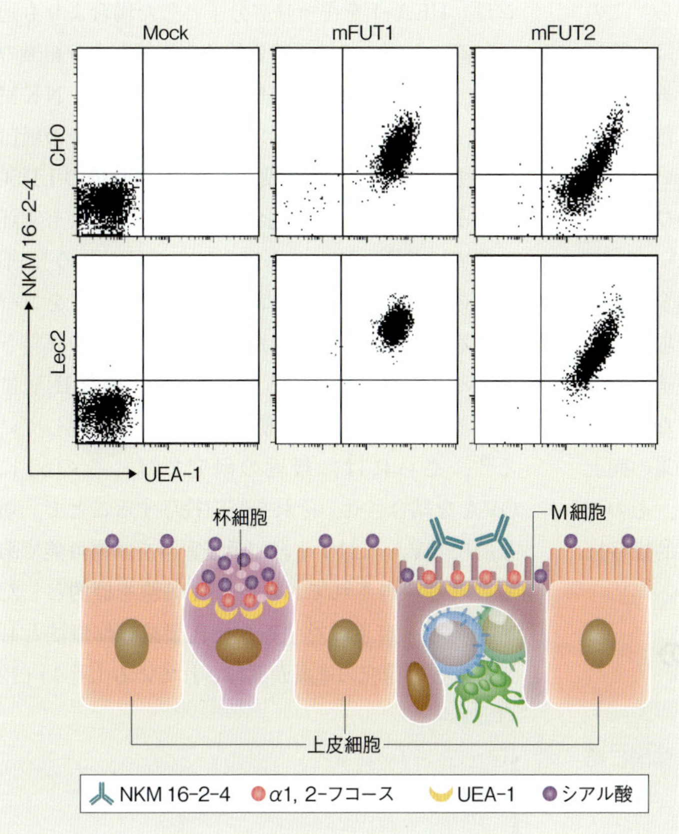

図3　M細胞特異的モノクローナル抗体（NKM 16-2-4）の認識分子の同定
モノクローナル抗体（NKM 16-2-4）は，*FUT1*もしくは*FUT2*遺伝子を導入したCHO細胞に特異的に反応した．また，このNKM 16-2-4の反応性は，*FUT1*もしくは*FUT2*をCHO細胞由来シアル酸トランスポーター欠損株（Lec2細胞）に導入することで増強した．これらの結果から，NKM 16-2-4が，α1,2-フコースを含むM細胞特異的糖鎖構造を認識し，その特異性はシアル酸を豊富に含む杯細胞では認められないことが示唆された．

M細胞における抗原取り込みメカニズム

上述したとおり，経口感染した*Salmonella*, *Escherichia coli*, *Shigella*（赤痢菌）や*Yersinia*（エルシニア菌）といった病原細菌は，M細胞を介して生体内に侵入する．これらの病原細菌のM細胞への侵入メカニズムの多くはいまだ解明されていないが，*Yersinia*はPeyer板M細胞の管腔側に発現している$\alpha_4\beta_1$インテグリンを侵入標的として利用していることが知られている[24]．また，M細胞より感染するウイルスの一つとして知られるレオウイルスは，σ1と呼ばれるレオウイルスの膜表面分子が，M細胞の管腔側に発現するα(2, 3)型シアル酸が修飾された糖蛋白質と結合することで，M細胞内に感染する[25]．また，上述したGP2は，*Escherichia coli*や*Salmonella*に共通に存在するI型繊毛構造に対する受容体としての機能を有している[23]．宿主免疫システム（粘膜免疫システム）は，M細胞から取り込まれたこれらの微生物に対し，抗原特異的免疫応答（抗体産生や細胞傷害活性）を誘導することから，粘膜免疫システムにおけるM細胞の抗原門戸細胞としての役割は非常に重要であるが，一方で，M細胞の抗原取り込み能力は，病原微生物の侵入標的としても利用されることから，粘膜免疫システムはM細胞の分化を必要最低限に制御していると推測されている．事実，マウスのPeyer板は，小腸に8〜12個しか存在せず，さらには，M細胞はPeyer板を覆うFAEの約10％程度しか存在しないことから，小腸上皮層全体におけるM細胞の割合は非常に少ない．

粘膜免疫システムを基盤とした粘膜ワクチン開発と，M細胞への標的投与の重要性

粘膜免疫システムはM細胞を介して取り込まれた外来抗原に対する抗原特異的免疫応答を，全身組

織のみならず粘膜組織にも誘導することから，この粘膜免疫システムを応用した粘膜ワクチンは，特に粘膜感染症に対する予防ワクチンとして最適と考えられている[6]．一方で，今日わが国で実用化されている粘膜ワクチンは，弱毒生ウイルスを用いたポリオ経口ワクチンのみしか存在せず，大半のワクチンは注射により接種されているのが現状である[26]．事実，同量の同一抗原を注射投与した際の全身組織での免疫誘導効果は，経口や経鼻投与した場合と比較してはるかに優れているが，注射型ワクチンでは粘膜組織での免疫誘導をまったく期待できない．このような背景から，近年粘膜ワクチンの効果の向上を目的とした研究が集約的に行われており，その一つとして，ワクチン抗原のM細胞への標的投与技術の開発が，非常に注目されている．

M細胞標的型粘膜ワクチン開発の歴史とその効果

上述したとおり，粘膜上皮層は，通常は強固に結合された上皮細胞によって構成されており，粘膜上皮層におけるM細胞の頻度は非常に少ない．ワクチン抗原をM細胞へ標的投与する際には，通常，M細胞の管腔側に親和性を有する分子をキャリア分子として用い，それをワクチン抗原と結合させて経口もしくは経鼻投与する．たとえば，これまでM細胞マーカーとして用いられてきたUEA-1に，ヒト免疫不全ウイルス（human immunodeficiency virus：HIV）のエンベロープをコードする遺伝子を組み込んだ発現プラスミドを結合させ，それを経鼻投与することで，効果的なHIV特異的な抗体産生および細胞傷害活性が誘導可能である[27]．また，HIVのエンベロープ蛋白の一部（ペプチド）を封入したpoly lactide-co-glycolide（PLG）からなるマイクロ粒子の表面にUEA-1を標識し，それを経鼻投与することで，高いレベルの抗原特異的抗体産生が誘導される[28]．一方で，筆者らが樹立したM細胞特異的モノクローナル抗体（NKM 16-2-4）は，UEA-1と比較してM細胞に対する特異性が高いことから，NKM 16-2-4に破傷風類毒素やボツリヌス類毒素を結合させたM細胞標的型経口ワクチンは，UEA-1をキャリア分子とした場合よりも遥かに高いレベルの抗原特異的免疫応答を全身組織のみならず粘膜組織に誘導する[18]．またNKM 16-2-4と結合させたボツリヌス類毒素を予め経口投与することで，腹腔投与した10,000倍のLD50量のボツリヌス毒素を完全に中和できることも実証されている[18]．Wangらは，レオウイルスのM細胞への侵入に必要なσ1に，HIVのgp160をコードする遺伝子を組み込んだ発現プラスミドを連結させ，それを経鼻投与することで，効果的なHIVに対する細胞性免疫を誘導できることを報告している[29]．さらには，最近の研究では，このσ1にOVAを結合させ，それを経口投与することで，効果的にOVAに対する経口免疫寛容を誘導可能であることも報告されており[30]，M細胞を標的としたアレルギー疾患に対する次世代型減感作療法として，今後の研究の進展が期待されている（図4）（12章a参照）．

おわりに

M細胞の免疫細胞生物学的研究は，M細胞が発見されてから今日までのあいだに少しずつ進展してはいるものの，いまだ抗原取り込みならびに分化メカニズムすら完全には理解されていない．一方でM細胞は，経口もしくは経鼻投与型ワクチンの標的細胞に成り得ることから，M細胞の抗原取り込みメカニズムの解明を目的とした研究は，効果的なワクチン開発に直結するといっても過言ではない．近年の網羅的な遺伝子解析技術の進展により次々と同定されたM細胞特異的分子の中から，さらなる抗原取り込みに関与する責任分子が同定され，M細胞での抗原取り込みメカニズムが全解明されることは，粘膜免疫学の発展のみならず，粘膜ワクチンを開発するうえで非常に重要である．近い将来，M細胞に関する研究成果を基盤とした効果的なM細胞標的型粘膜ワクチンが開発されることで，粘膜感染症の予防法が確立される日が来ることを期待したい．

（野地智法，清野　宏）

キャリア分子	σ1	*Ulex europaeus* agglutinin (UEA)-1	NKM 16-2-4
由来	レオウイルス	ハリエニシダ	ラット免疫グロブリン
リガンド	α2, 3-シアル酸	α1, 2-フコース	α1, 2-フコースを含む糖鎖複合体
特異性	Peyer板M細胞	Peyer板M細胞, 絨毛M細胞, 杯細胞	Peyer板M細胞, 絨毛M細胞

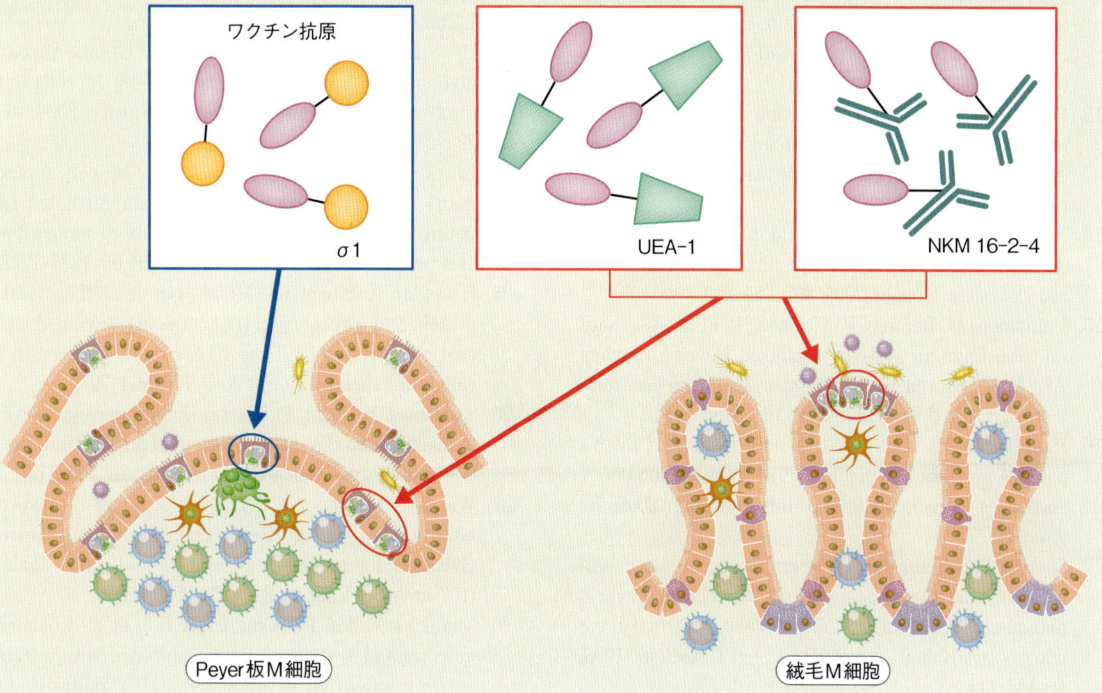

図4 M細胞標的型粘膜ワクチンのキャリア分子として用いられている3分子

これまでに，3分子がM細胞標的型粘膜ワクチンのキャリア分子として用いられ，どれも免疫効果を増強できることが報告されている．

◉引用文献

1. Owen RL. Sequential uptake of horseradish peroxidase by lymphoid follicle epithelium of Peyer's patches in the normal unobstructed mouse intestine: an ultrastructural study. Gastroenterology 1977; 72: 440-451.
2. Hamada H, Hiroi T, Nishiyama Y, et al. Identification of multiple isolated lymphoid follicle on the antimesenteric wall of the mouse small intestine. J Immunol 2002; 168: 57-64.
3. Dohi T, Fujihashi K, Rennert PD, et al. Hapten-induced colitis is associated with colonic patch hypertrophy and T helper cell 2-type responses. J Exp Med 1999; 189: 1169-1180.
4. Kweon MN, Yamamoto M, Rennert PD, et al. Prenatal blockage of lymphotoxin beta receptor and TNF receptor p55 signaling cascade resulted in the acceleration of tissue genesis for isolated lymphoid follicles in the large intestine. J Immunol 2005; 174: 4365-4372.
5. Park HS, Francis KP, Yu J, et al. Membranous cells in nasal-associated lymphoid tissue: a portal of entry for the respiratory mucosal pathogen group A streptococcus. J Immunol 2003; 171: 2532-2537.
6. Kiyono H, Kunisawa J, McGhee JR, et al. The mucosal immune system. Paul WE (editor). Fundamental Immunology, 6th ed., Lippincott-Raven, Philadelphia, 2008; p.983-1030.
7. Kerneis S, Bogdanova A, Kraehenbuhl JP, et al. Conversion by Peyer's patch lymphocytes of human enterocytes into M cells that transport bacteria. Science 1997; 277: 949-952.
8. Kanaya T, Miyazawa K, Takakura I, et al. Differentiation of a murine intestinal epithelial cell line (MIE) toward the M cell lineage. Am J Physiol Gastrointest Liver Physiol 2008; 295: G273-284.
9. Savidge TC, Smith MW, James PS, et al. Salmonella-induced M-cell formation in germ-free mouse Peyer's patch tissue. Am J Pathol 1991; 139: 177-184.
10. Lugering A, Floer M, Westphal S, et al. Absence of CCR6 inhibits CD4+ regulatory T-cell development

and M-cell formation inside Peyer's patches. Am J Pahol 2005; 166: 1647-1654.
11. Knoop KA, Kumar N, Butler BR, et al. RANKL is necessary and sufficient to initiate development of antigen-sampling M cells in the intestinal epithelium. J Immunol 2009; 183: 5738-5747.
12. Jang MH, Kweon MN, Iwatani K, et al. Intestinal villous M cells: an antigen entry site in the mucosal epithelium. Proc Natl Acad Sci USA 2004; 101: 6110-6115.
13. Rescigno M, Urbano M, Valzasina B, et al. Dendritic cells express tight junction proteins and penetrate gut epithelial monolayers to sample bacteria. Nat Immunol 2001; 2: 361-367.
14. Niess JH, Brand S, Gu X, et al. CX3CR1-mediated dendritic cell access to the intestinal lumen and bacterial clearance. Science 2005; 307: 254-258.
15. Yamamoto M, Rennert P, McGhee JR, et al. Alternate mucosal immune system: rrganized Peyer's Patches Are Not Required for IgA Responses in the Gastrointestinal Tract. J Immunol 2000; 164: 5184-5191.
16. Hashizume T, Togawa A, Nochi T, et al: Peyer's patches are required for intestinal immunoglobulin A responses to Salmonella spp. Infect Immun 2008; 76: 927-934.
17. Sharma R, Schumacher U, Adam E. Lectin histochemistry reveals the appearance of M-cells in Peyer's patches of SCID mice after syngeneic normal bone marrow transplantation. J Histochem Cytochem 1998; 46: 143-148.
18. Nochi T, Yuki Y, Matsumura A, et al. Novel M-cell-specific carbohydrate-targeted vaccination is effective for the induction of antigen-specific immune responses. J Exp Med 2007; 204: 2789-2796.
19. Lo D, Tynan W, Dickerson J, et al. Peptidoglycan recognition protein expression in mouse Peyer's Patch follicle associated epithelium suggests functional specialization. Cell Immunol 2003; 224: 8-16.
20. Hase K, Ohshima S, Kawano K, et al. Distinct gene expression profiles characterize cellular phenotypes of follicle-associated epithelium and m cells. DNA Res 2005; 12: 127-137.
21. Verbrugghe P, Waelput W, Dieriks B, et al. Murine M cells express annexin V specifically. J Pathol 2006; 209: 240-249.
22. Terahara K, Yoshida M, Igarashi O, et al. Comprehensive gene expression profiling of Peyer's patch M cells, villous M-like cells, and intestinal epithelial cells. J Immunol 2008; 180: 7840-7846.
23. Hase K, Kawano K, Nochi T, et al. Uptake through glycoprotein 2 of FimH(+)bacteria by M cells initiates mucosal immune response. Nature 2009; 462: 226-230.
24. Clark MA, Hirst BH, Jepson MA. M-cell surface betal integrin expression and invasin-mediated targeting of Yersinia pseudotuberculosis to mouse Peyer's patch M cells. Infect Immun 1998; 66: 1237-1243.
25. Helander A, Silvey KJ, Mantis NJ, et al. The viral 1 protein and glycoconjugates containing 2-3-lined sialic acid are involved in Type 1 reovirus adherence to M cell apical surface. J virol 2003; 77: 7964-7977.
26. Kunisawa J, Nochi T, Kiyono H. Immunological commonalities and distinctions between airway and digestive immunity, Trends Immunol 2008; 29: 505-513.
27. Wang X, Kochetkova I, Haddad A, et al. Transgene vaccination using Ulex europaeus agglutinin I (UEA-1) for targeted mucosal immunization against HIV envelop. Vaccine 2005; 23: 3836-3842.
28. Manocha M, Pal PC, Chitalekha KT, et al. Enhanced mucosal and systemic immune response with intranasal immunization of mice with HIV peptides entrapped in PLG microparticles in combination with Ulex Europaeus-I lection as M cell target. Vaccine 2005; 23: 5599-5617.
29. Wang X, Hone DM, Haddad A, et al. M cell DNA vaccination for CTL immunity to HIV. J Immunol 2003; 171: 4717-4725.
30. Suzuki H, Sekine S, Kataoka K, et al. Ovalbumin-protein 1 M cell targeting facilitates oral tolerance with reduction of antigen-specific CD4+ T cells. Gastroenterology 2008; 135: 917-925.

d 粘膜上皮細胞による抗原補捉と提示

はじめに

粘膜上皮細胞は体の内と外を隔てる物理的障壁となるのみならず，ムチンバリアーの形成や抗菌ペプチドの分泌を介して個体防御において積極的な役割を果たしている．さらに最近の研究では，上皮系細胞は種々のケモカインを恒常的に産生することで，粘膜関連リンパ組織における免疫担当細胞の局在維持や上皮内リンパ球の遊走・保持に寄与することが明らかにされている．上皮細胞は腸管の常在菌に対しては免疫応答を示さないが，病原性細菌による侵襲に対しては，すみやかにケモカインを分泌し，好中球やマクロファージの動員を促す．このことから上皮細胞は粘膜最前線の感染に対する感知センサーとしての役割を担っているといえる．こうした自然免疫応答に加え，上皮細胞はT細胞への抗原提示を行うことで獲得免疫系にも貢献することが明らかとなってきた．上皮細胞は，細胞接触を介して直接T細胞を活性化する以外にも，エキソソームと呼ばれる顆粒を分泌することで，物理的に離れた場所のT細胞を間接的に活性化させる．

本項では最新の知見を交えながら，上皮細胞による主要組織適合複合体（major histocompatibility complex：MHC）の発現と各種免疫系細胞との相互作用について解説したい．

抗原提示分子 MHC クラスIと MHC クラスIIの構造

抗原提示分子として最も重要なMHCはクラスI分子とクラスII分子の2種類に大別される．MHCクラスIおよびクラスII蛋白質は，ともにヘテロダイマー構造をとり，N末端側の細胞外ドメインに抗原を結合しT細胞へ提示する．MHCクラスIは膜貫通蛋白質のα鎖（MHC遺伝子クラスター領域にコード）と，膜貫通ドメインを持たないβ_2ミクログロブリン（同クラスター領域外にコード；図1）のヘテロダイマーとして存在する．クラスI分子は，細胞内で合成された蛋白質がプロテアソームで分解されて生じる抗原ペプチドを認識・結合して細胞表面に表出し，細胞傷害性（$CD8^+$）T細胞に提示する（図2）．クラスI分子は核を持ったほとんどすべての細胞に発現しているが，これは$CD8^+$T細胞が，細胞内寄生菌やウイルスに感染した細胞を除去するのに必要なためである．

一方，MHCクラスIIもヘテロダイマー構造をとるが，α鎖とβ鎖はともにMHC遺伝子クラスター領域にコードされる膜貫通蛋白質である．合成されたばかりのMHCクラスII分子は，invariant chain（Ii）という内因性蛋白質によって抗原結合部位がふさがれており，その状態でトランスGolgiネットワーク（trans-Golgi network：TGN）を通って後期エンドソーム（MHCクラスIIコンパートメント：MIICまたはCIIV）へと運ばれる（図3）．invariant chainはこの細胞内輸送にも重要である．MIICでinvariant chainはプロテアーゼによって分解され細胞膜貫通ドメインがなくなり，さらにHLA-DMという分子によって抗原結合溝をふさいでいたフラグメントが取り除かれる．これによりMHCクラスIIは抗原ペプチドと結合可能となる．

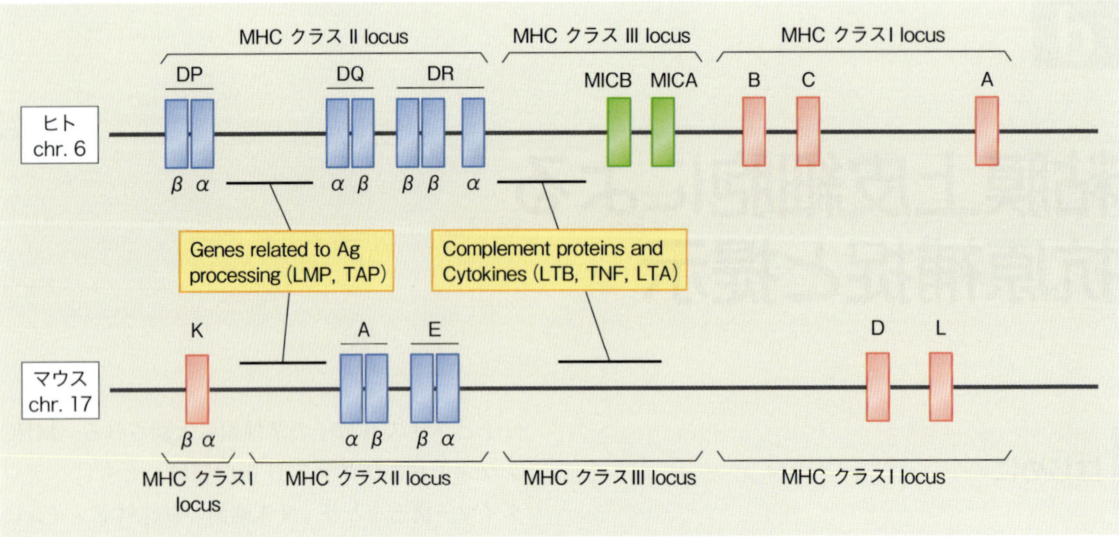

図1　ヒト6番染色体およびマウス17番染色体に存在するMHC遺伝子クラスター

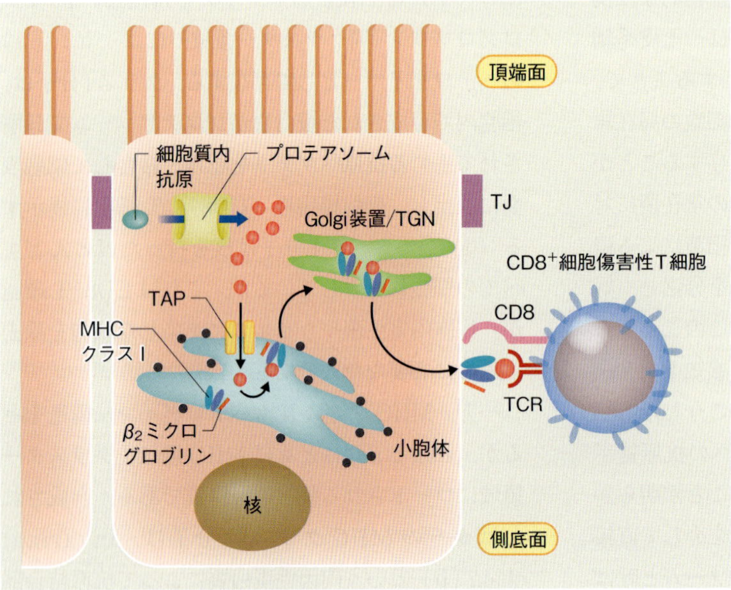

図2　上皮細胞におけるMHC クラスI分子を介した抗原提示の模式図

細胞質内で新たに合成されたウイルスなどの抗原蛋白質は，プロテアソームによって小さなペプチド断片に分解される．この抗原ペプチド断片は，TAPと呼ばれるトランスポーターによって小胞体内へ運ばれ，MHC クラス I/β_2 ミクログロブリン複合体と会合する．抗原ペプチドと会合したMHC クラスI分子複合体は，Golgi装置とトランスGolgiネットワーク（TGN）を経由して側底面に運ばれて$CD8^+$細胞傷害性T細胞への抗原提示が行われる．
TJ：タイト結合（tight junction）

細胞内で合成された抗原ペプチドと結合するMHC クラスIと異なり，MHC クラスIIは，細胞外からエンドサイトーシスによって取り込まれ，後期エンドソーム/リソソームへと運ばれてリソソーム加水分解酵素により分解された外来性抗原ペプチドと結合する．抗原ペプチドと結合したMHC クラスIIは細胞表面に輸送され，ヘルパー（$CD4^+$）T細胞によって認識される．MHC クラスIIは当初，プロフェッショナル抗原提示細胞と呼ばれる特定の免疫細胞サブセット（樹状細胞，マクロファージ，B細胞）にしか発現しないと考えられていた．しかしながら，その後の研究により，胸腺・皮膚・消化器系・泌尿器系組織の上皮や内皮にもMHC クラスIIが恒常的に，あるいは炎症などの刺激によって誘導的に発現することが明らかとなっている．

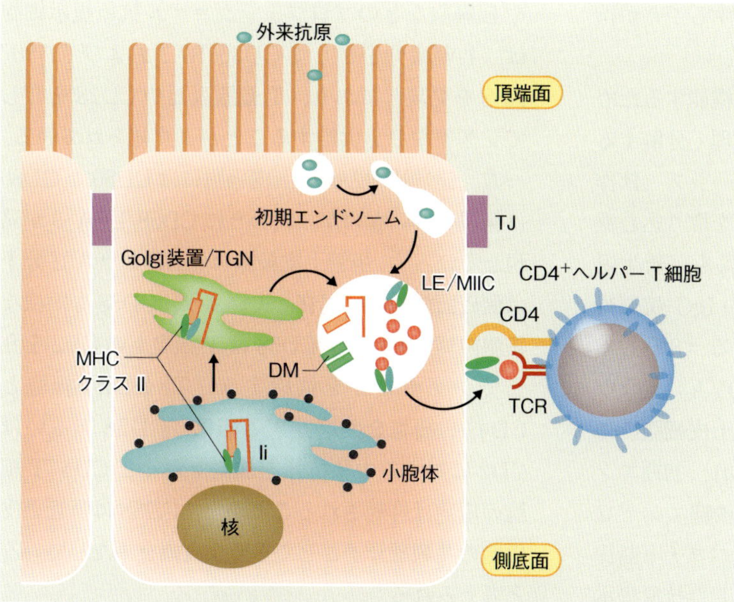

図3　上皮細胞におけるMHCクラスII分子を介した抗原提示の模式図

上皮細胞に取り込まれた外来性の抗原蛋白質は，初期エンドソームを経由して，後期エンドソーム/MHCクラスIIコンパートメント（LE/MIIC）へと運ばれ，MHCクラスIIに結合可能な程度の小さなペプチド断片に分解される．一方，MHCクラスIIは小胞体膜上で合成されるとともに小胞体膜を透過し，Ii（invariant chain）と複合体を形成することにより小胞体からGolgi装置，トランスGolgiネットワーク（TGN）へと輸送され，さらにIiの輸送シグナルによりLE/MIICへと運ばれる．Iiはここで加水分解酵素により分解され，さらにMHCクラスIIの抗原結合部位にはまりこんだCLIP（class II-associated invariant chain peptide）と呼ばれるIiの断片がDMの作用により除去されることで，抗原ペプチドとの結合が可能となる．最終的に側底面膜に運ばれて，CD4ヘルパーT細胞への抗原提示が行われる．

TJ：タイト結合（tight junction）

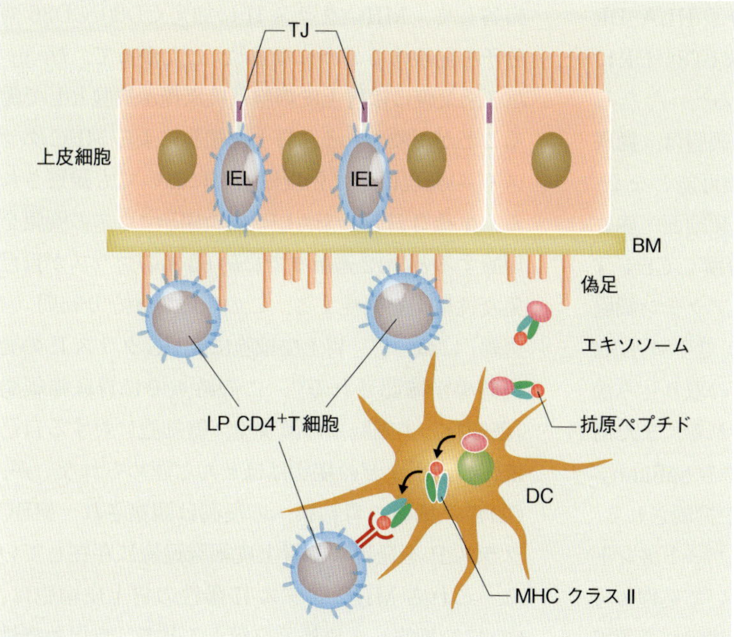

図4　腸管粘膜における上皮細胞とTリンパ球の相互作用

上皮内リンパ球は，$\alpha_E\beta_7$インテグリンを使って上皮細胞のE-カドヘリンと結合することで，上皮間に局在する．上皮細胞は，多孔性の基底膜のあいだに突起（偽足）を伸ばし，粘膜固有層に存在するCD4⁺T細胞と直接接触して抗原提示を行うことも可能である．さらに上皮細胞はエキソソームに抗原ペプチドを積み込み側底面に分泌する．これを樹状細胞がエンドサイトーシスによって取り込み，抗原ペプチドを自身のMHCクラスIIへ乗せ換えてCD4⁺T細胞に提示する．これにより上皮細胞は直接接触していないCD4⁺T細胞にも抗原提示が可能となる．

IEL：上皮内リンパ球（intraepithelial lymphocytes），BM：基底膜（basement membrane），TJ：タイト結合（tight junction），LP：腸管粘膜固有層（lamina propria），DC：樹状細胞（dendritic cells）．

腸管上皮細胞による抗原取り込みとMHCクラスIIを介した抗原提示

腸管上皮細胞では，頂端面細胞膜が食物に含まれる外来抗原に常に曝露されている．一方，側底面細胞膜は上皮内リンパ球や粘膜固有層のT細胞に接触する機会が多いことから抗原提示細胞として機能しうる環境が整っている（図4）．実際にヒトおよびマウス腸管上皮細胞の側底面には恒常的にMHCクラスIIが発現しており，特に小腸において発現が強い[1,2]．炎症性腸疾患，移植片対宿主病（graft versus host diseases：GVHD），セリアック病など，粘膜の炎症に伴って腸管上皮細胞のMHCクラスII発現は増加することから，これらの疾患の病態形成に腸管上皮細胞による抗原提示が関与することが指摘されている[1,3,4]（10章b〜d, j参照）.

腸管上皮細胞が抗原提示細胞として機能するためには，抗原分子を細胞内に取り込み処理・分解する必要があるが，上皮細胞はピノサイトーシス（飲作用）によって腸管管腔内の可溶性抗原を取り込む機能を有しているようである．その他にも，新生児Fc受容体（FcRn）を用いて粘膜上のIgG-抗原複合体を取り込む経路などが知られている（3章a参照）．卵白アルブミン（ovalbumin：OVA）をマウスに経口投与すると，5分後には腸管上皮細胞の頂端面細胞膜からエンドサイトーシスされ，初期エンドソームに輸送される．10分後には後期エンドソームに運ばれて処理・分解された後，ペプチド断片がMHCクラスIIに結合する[5]．こうした抗原提示は細胞の頂端面側が抗原に曝露されたときにのみ起こることが，ヒトMHCクラスII分子HLA-DRを遺伝子導入したT84腸管上皮細胞株（T84-DR4）を用いた実験によって示されている[6]．ただしIFN-γによって刺激されたT84-DR4細胞は，側底面から抗原に曝露されても抗原提示が可能となる．つまり炎症状態では，腸管上皮細胞は頂端面・側底面両方から取り込んだ抗原を処理・分解し$CD4^+$T細胞に提示できることが示唆される．アクチン細胞骨格の脱重合剤であるcytochalasin DでT84-DR4細胞を処理すると，頂端面からの抗原の取り込みが阻害される結果，抗原提示能が抑制される．また同様に，エンドソームの酸性化を阻害するbafilomycinによっても上皮細胞の抗原提示能が抑制される．これは，取り込まれた抗原が酸性コンパートメント（後期エンドソーム/リソソーム）において処理・分解されることが，上皮細胞による抗原提示に必須であることを示している．

$CD4^+$T細胞を活性化させ，細胞増殖やサイトカイン産生を促すためには，抗原提示細胞は2種類のシグナルを$CD4^+$T細胞に供給する必要がある．すなわち，抗原ペプチド-MHCクラスII複合体によりT細胞受容体を刺激すること（シグナル1）に加え，共刺激分子（costimulatory molecules）を介してシグナル2を供給しなくてはならない．樹状細胞やB細胞などのプロフェッショナル抗原提示細胞は，共刺激分子としてCD80/B7.1およびCD86/B7.2を発現しており，T細胞表面のCD28を介してシグナル2を供給することがよく知られている．一方，健常状態の腸管上皮細胞にはCD80とCD86は発現していないが，代わりにCD58/LFA-3が発現している[7]．腸管上皮細胞のMHCクラスII分子は側底面細胞膜に局在しているが，CD58も同様な細胞内局在を示す．CD58はT細胞上のCD2を介してシグナル2を供給する．T84-DR4細胞と$CD4^+$T細胞を共培養する際に，CD58あるいはCD2に対する中和抗体を加えておくと$CD4^+$T細胞の増殖は抑制されることから，CD58は腸管上皮細胞の共刺激分子として重要な役割を果たしていると考えられる．

一方，胃上皮細胞は，*Helicobacter pylori*感染に応答して，MHCクラスIIに加えCD80/CD86両分子を発現するようになる[8]．したがって，*H. pylori*感染時には胃上皮細胞は抗原提示細胞として働くことが示唆される．胃上皮細胞によるMHCクラスIIの発現は自己免疫性疾患においても観察される．生後3日目のBALB/c CrSlcマウスの胸腺を切除すると，12週齢までに約60％のマウスが自己免疫性胃炎を発症する．この病態のかなり初期（4週齢）において，胃上皮細胞にMHCクラスIIの発現誘導が確認される[9]．この時点では胃底腺細胞（壁細胞・主細胞）の減少や，壁細胞に対する自己抗体の出現などの症状はほとんど認められないが，$CD4^+$T細胞の胃粘膜への浸潤は観察され，MHCクラスIIを発現する胃上皮細胞近傍に存在している．これらMHCクラスII陽性の胃上皮細胞は，$CD4^+$T細胞へ抗原提示を行うことで，自己免疫性胃炎の病態進展に関与しているのかもしれない．

腸管上皮細胞によるMHCクラスII陽性エキソソームの分泌

上皮細胞は基底膜によって粘膜固有層と物理的に隔てられている．それではMHCクラスIIを発現する上皮細胞はどのようにして粘膜固有層の$CD4^+$T細胞に抗原を提示するのであろうか？　これには

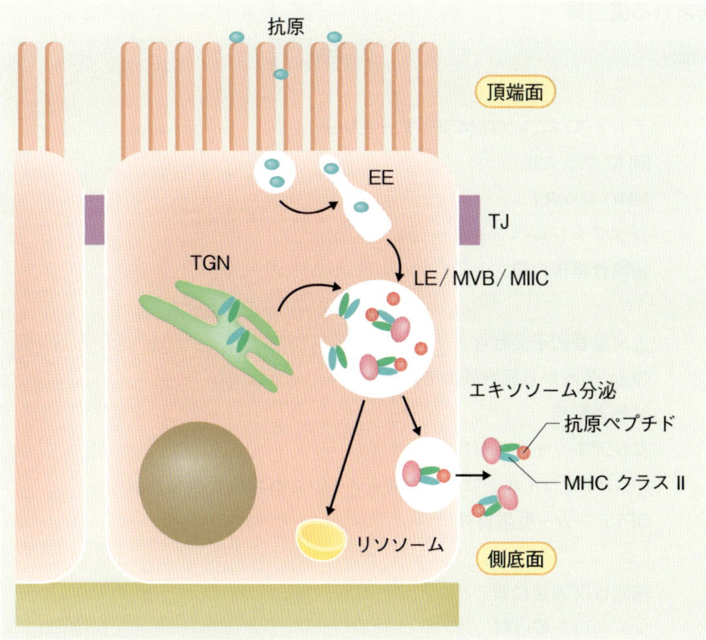

図5 上皮細胞からのエキソソーム分泌の模式図

上皮細胞に取り込まれた抗原蛋白質は，初期エンドソーム（EE）を経由して，後期エンドソーム（LE）/multivesicular body（MVB）/MHC クラス II コンパートメント（MIIC）へと運ばれる過程で処理・分解されて，ペプチド断片となる．MVB では膜の陥入によってエキソソームが形成される．抗原ペプチドはエキソソーム表面の MHC クラス II 分子と結合する．その後，MVB が細胞膜と融合し，エキソソームが細胞外に放出される．TJ：tight junction，TGN：trans-Golgi network

2つの様式が想定されている．1つ目の様式は，上皮細胞が基底膜の小孔から約 0.3〜3 μm の長さの偽足（pseudopot）を伸ばし $CD4^+$T 細胞に接触するというものである（図4）[10]．2つ目の様式として，腸管上皮細胞は MHC クラス II 陽性のエキソソーム（exosome）と呼ばれる微小顆粒を分泌することが知られている（図5）[11]．エキソソームは網状赤血球（reticulocytes）において，離れた細胞間における情報伝達の手段として発見され，その後，B 細胞や樹状細胞などの抗原提示細胞が，MHC クラス II 陽性のエキソソームを分泌することも明らかにされている．これらプロフェッショナル抗原提示細胞によって産生されたエキソソームには MHC 分子に加え共刺激分子 CD86 も表出しており，ナイーブ $CD4^+$T 細胞を活性化することが可能である[12]．腸管上皮細胞によって産生されるエキソソーム（直径 30〜90 nm）は，抗原提示細胞によって産生されるエキソソーム（同 60〜90 nm）に比べ，サイズがやや小さいことが特徴である．

IFN-γ 刺激によって，腸管上皮細胞からのエキソソームの分泌は亢進し，またエキソソーム上の MHC クラス II 蛋白質濃度も高まる．腸管上皮細胞は細胞極性を有しているが，エキソソームは頂端面および側底面の両方から分泌される．プロテオーム解析の結果，これら頂端面および側底面から産生されるエキソソームに存在する蛋白質の種類にはやや違いが認められる（表1）[12]．いずれの側から分泌されるエキソソームにも MHC クラス II は存在するものの，共刺激分子は含まれていない．

ラットに OVA を摂食させると，2時間後には血清中に OVA 由来抗原を含んだエキソソームが検出される．このエキソソームを濃縮し，別な個体に注射すると OVA に対する経口免疫寛容が誘導される．この観察結果から，上皮細胞由来のエキソソームは当初，免疫寛容（immunological tolerance）を誘導する作用を持つと考えられた[13]．このため腸管上皮細胞由来のエキソソームは tolerosome とも呼ばれる．しかしながらその後の実験で，IFN-γ で刺激して MHC クラス II の発現を高めた Mode-K 上皮細胞株からエキソソームを回収し，全身性に投与すると，抗原特異的免疫応答を誘導するための予備刺激（プライミング）効果があることが確認された[14]．この際には，上皮由来のエキソソーム表面の抗原ペプチドが粘膜固有層に存在する樹状細胞の MHC クラス II に受け渡された後，$CD4^+$T 細胞に提示されるというモデルが提唱され

表1　腸管上皮細胞由来のエキソソームに含まれる蛋白質

エキソソームで同定された蛋白質	細胞内位置	注記
頂端面・側底面両方のエキソソーム		
CD63/lamp-3	LE	テトラスパニン(TM4SF)ファミリー
HLA クラスII DRα	PM	MHC クラスII
HLA クラスI A24α鎖	PM	MHC クラスI
CD26(主に頂端面のエキソソーム)	PM	ジペプチジルペプチダーゼ4
アクチン	C	細胞骨格蛋白質
頂端面特異的エキソソーム		
EPS8	C	上皮成長因子受容体キナーゼ基質
シンタキシン結合蛋白質2	C	Golgi装置から細胞膜までの膜輸送
ピルビン酸キナーゼM2	C	解糖系酵素
クレアチンキナーゼB鎖	C	クレアチンキナーゼB型
シンタキシン3	M	t-SNAREコイルドコイル相同ドメインをもつIV型膜蛋白質
ジペプチダーゼ	PM	GPIアンカー型蛋白質
側底面特異的エキソソーム		
主要ヴォールト蛋白質	C, N	肺耐性関連蛋白質
HSP90	C	シャペロン蛋白質
ケラチン1, 9, 10	C, PM, IF	ケラチンフィラメント形成
ピルビン酸キナーゼM1	C	解糖系酵素
α-エノラーゼ	C	2-phospho-D-glycerate hydro-lyase
ホスホグリセリン酸キナーゼ1	C	解糖系酵素
チューブリンβ-2鎖	MT	微小管の主成分
Glyceraldehyde-3-phosphate dehydrogenase	C	解糖系酵素
L-乳酸脱水素酵素M鎖	C	嫌気性解糖系酵素
上皮細胞表面抗原	PM	I型サイクログロブリンドメインとN結合型糖鎖合成部位をもつI型膜蛋白質
細胞表面A33抗原	PM	C2型・V型Ig様ドメインをもつI型膜蛋白質

LE：後期エンドソーム(late endosome), PM：細胞膜(plasma membrane), C：細胞質(cytoplasm), M：膜(membrane), N：核(nucleus), IF：中間径フィラメント(intermediate filament), MT：微小管(microtubule)

ている(図4)[15].

上皮細胞由来エキソソームの特異的マーカーであるA33抗原陽性の樹状細胞は，腸管の粘膜固有層のみならず腸間膜リンパ節にも存在することから，上皮細胞から分泌されたエキソソームがリンパ管経由で腸間膜リンパ節にまで流れ込むか，または粘膜固有層でエキソソームを取り込んだ樹状細胞が所属リンパ節である粘膜固有層へとホーミングしていると考えられる．一方で，A33抗原は血中には検出されないことから，上皮由来のエキソソームの拡散は粘膜組織に限定されており，血流によって全身に拡散する可能性は低い．以上のように腸管上皮細胞は，管腔内の多様な抗原を取り込み処理・分解した後，MHCクラスIIに抗原ペプチドを結合し，これをエキソソームを媒体として粘膜固有層へと送達する．よって，上皮由来のエキソソームは，管腔内の抗原の存在を粘膜免疫系へ知らせるセンサー分子として機能しているのかもしれない．

腸管上皮細胞に発現する非古典的MHCクラスI様分子群

ヒト腸管上皮細胞はCD1d, MICA, HLA-Eといった複数の非古典的MHCクラスI様分子群を発現している[16]．なかでもCD1dは腸管上皮細胞に豊

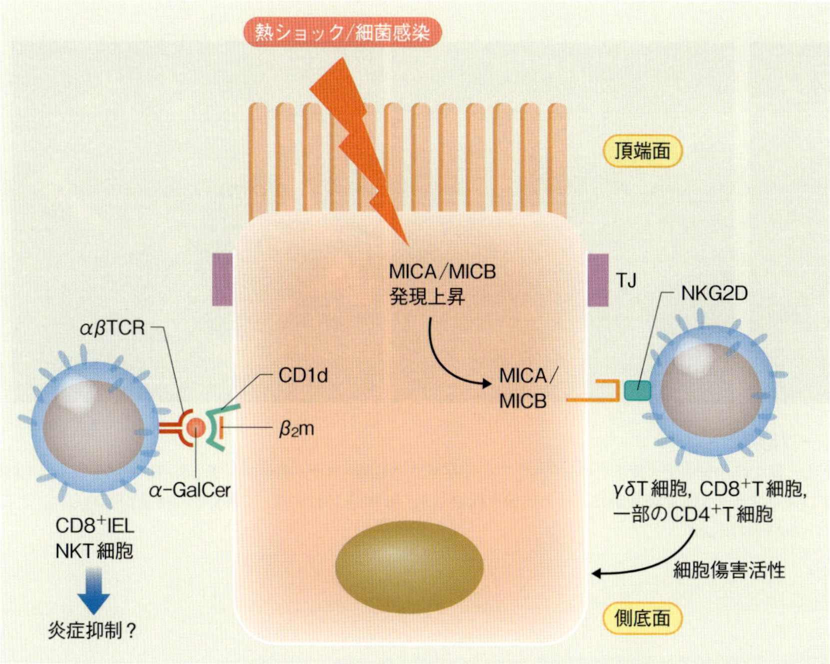

図6　非古典的MHCクラスI分子を介した上皮細胞と免疫担当細胞の相互作用

腸管上皮細胞にはCD1dが発現しており，α-galactosylceramide（α-GalCer）のような糖脂質抗原をNKT細胞や$CD8^+$上皮内リンパ球（IEL）に提示することで，炎症抑制に働く可能性が示唆されている．MICAやMICBは定常状態では発現していないが，熱ショックやdiffusely adhesive invasive *Escherichia coli*（DAEC）などの細菌感染によって発現が誘導される．MICA/MICB発現上皮細胞はNKG2D陽性のリンパ球に認識され除去される．$CD4^+$T細胞は通常NKG2Dを発現していないが，Crohn病などの炎症状態では腸管$CD4^+$T細胞の一部に発現が認められる．
TJ：タイト結合（tight junction），$β_2$m：$β_2$ミクログロブリン

富に発現しており，α-galactosylceramideのような糖脂質抗原をCD1d拘束性のナチュラルキラー（NK）T細胞に提示できることが，マウス腸管上皮細胞株Mode-Kやヒト腸管上皮初代培養細胞を使った実験によって示されている[17)]（図6）．ヒト腸管上皮細胞においてCD1d分子は糖鎖修飾の有無によって2種類のアイソフォームとして存在している．糖鎖修飾のない37 kDaのCD1dは，$β_2$ミクログロブリンと会合せず，頂端面に局在する．一方，糖鎖修飾を受けた48kDaのCD1dは，$β_2$ミクログロブリンと会合し，側底面に局在する．CD1d拘束性NKT細胞の活性化は，側底面にNKT細胞を添加した場合にのみ認められる．α-galactosylceramideをマウスに投与するとデキストラン硫酸塩（dextran sodium salt：DSS）誘発腸炎の症状が改善することから[18)]，CD1dを介したNKT細胞の活性化は腸管における炎症を抑制する方向に働く可能性がある．しかしその詳細なメカニズムについてはよくわかっていない．

MICAとその近縁分子であるMICBは，MHCクラスI様分子であるものの，$β_2$ミクログロブリンとは会合せず，CD8との結合ドメインも存在しない．また，MICA/MICB分子は抗原ペプチドとも結合しない．MICA/MICBは通常状態ではヒト腸管上皮細胞に発現していないが，熱ショックによって発現が誘導される[19)]（図6）．これはMICA/MICB遺伝子の5′側に熱ショック蛋白質70様ドメインが存在するためである．MICAの受容体はNKG2Dであるが，この分子はほとんどのγδT細胞や$CD8^+$αβT細胞，NK細胞に発現している．これらの細胞はMICAからの刺激を受け取ると，細胞傷害活性を増強しMICA発現細胞に細胞死を誘導する．この機構は，感染や炎症などによってダメージを受け，MICAを発現した上皮細胞を，γδT細胞が除去する際に使われていると考えられる．$CD8^+$T細胞に比べて，$CD4^+$T細胞集団ではNKG2Dを発現している細胞の割合は非常に低い．たとえば，大腸粘膜中における$NKG2D^+CD4^+$T細胞の割合は，健常人では2％程度である．しかし，この割合はCrohn病患者では約9％にまで増大する[20)]．Crohn病患者では，末梢血液中にも$NKG2D^+CD4^+$T細胞の増加が認められるが，回腸結腸摘出手術後には顕著に減少する．これら$NKG2D^+CD4^+$T細胞は，活発に炎症性サイトカイ

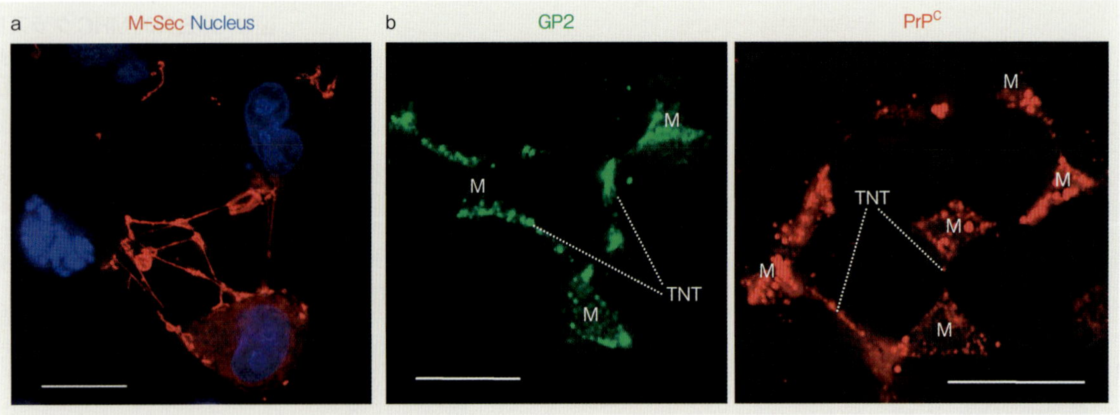

図7 M-Secによる膜ナノチューブ形成

a. HeLa細胞にM-Secを強制発現させると膜突起が伸長し，膜ナノチューブ（TNT）が形成される．スケールバー：20 μm．b. Peyer板を抗GP2または抗PrP^C抗体を用いて染色後，デコンボリューション顕微鏡により上皮層を観察した．M細胞（M）の間にTNT様の構造が認められ，そこにはGP2やPrP^Cが局在している．スケールバー：15 μm

（Hase K, et al. 2009[23] より）

ン（TNF-αやIFN-γ）を分泌するとともに，パーフォリンを産生しており，MICA発現細胞に対して細胞傷害活性を示す．$CD4^+$T細胞における$NKG2D^+$の発現上昇にはIL-15の作用が重要である．一方，Crohn病患者の回腸や結腸の上皮細胞にはMICAの発現増強が認められることから，$NKG2D^+CD4^+$T細胞が炎症部位における上皮細胞の壊死を促進しているのかもしれない．

細胞間膜ナノチューブ形成と抗原捕捉

最近の研究で，離れた細胞間に細長い膜ナノチューブが形成されることで，細胞間相互作用が促進されることが報告されている．この細胞と細胞を繋ぐ細管は，トンネリングナノチューブ（tunneling nanotube：TNT）と呼称され，免疫細胞における新たな情報伝達手段として大きな注目を集めている[21, 22]．TNTの直径は50～200 nmであり，長さは最長で100 μmにも達する．活性化した樹状細胞やマクロファージは，Ca^{2+}流入に代表される細胞内活性化シグナルを，TNTを介して素早く近隣細胞に伝達し活性化を促す．これは，外来抗原を感知した少数の細胞が，瞬時に周辺細胞にシグナルを伝えて多くの細胞に活性化を促すことで，さらなる侵襲に備える生体防御機構と考えられる．

TNT形成の分子機構についてはほとんどわかっていなかったが，最近，腸管の特殊な上皮であるM細胞やマクロファージに発現するM-SecがTNT形成の鍵を握ることが明らかになった[23]．興味深いことに，通常はTNTをほとんど作らないHeLa細胞にM-Secを遺伝子導入すると，膜突起の伸長に引き続きTNT様膜構造の形成が誘導された（図7a）．一方，恒常的にM-Secを発現するRaw264.7マクロファージ細胞株においてM-Secをノックダウンすると TNTの形成が阻害され，その結果，活性化シグナルの細胞間伝達が顕著に抑制された．これまでの研究からM-Secは低分子量GTPaseであるRalAおよびその下流のエフェクター分子であるexocyst複合体と相互作用することでTNT形成を誘導することがわかっている．

TNTで繋がった細胞同士は膜の連続性を維持しているため，細胞膜上に存在する膜蛋白質もTNTを伝って細胞間で受け渡される．これまでに，MHCクラスI，GPIアンカー型蛍光蛋白質，B細胞受容体，スカベンジャー受容体などがTNTの膜上に局在し，細胞間を輸送されることが知られている．興味深いことに，マクロファージはTNTを使って *Mycobacterium bovis* BCGを捕捉し，菌体を細胞本体まで運搬する[24)]．こうして運ばれた*M. bovis* BCGは最終的にマクロファージに貪食される．TNTを介した抗原捕捉機構はM細胞にも存在するかもしれない．M細胞は，腸管のPeyer板を覆うドーム状の上皮層に点在しており，粘膜上の抗原を取り込みリンパ濾胞に受け渡す役割を担っている（3章c参照）．前述のM-Secに対する抗体を用いてホールマウント染色を行うと，離れたM細胞間を結ぶように複数のTNTが形成されている様子が観察される[23)]．TNTはM細胞間にのみ認められ，Peyer板上皮層に存在するその他の上皮細胞には認められなかった．またM細胞のTNTにはglycoprotein-2（GP2）や細胞性プリオン（PrP^{C}）のような細菌取り込み受容体が局在しており（図7b），これらの受容体により細菌を認識し，あるいは捕捉することで，M細胞は粘膜抗原の取り込み効率を向上させている可能性が示唆される．

おわりに

腸管上皮細胞はMHCクラスII分子を発現しており，抗原提示細胞として機能することが多くの実験によって裏づけられている．しかしながら，これらの実験のほとんどは*in vitro*培養系によって行われたものであり，実際の生体内における上皮細胞を介した抗原提示の重要性については今後の研究課題である．この点に関しては，今後，腸管上皮特異的なMHCクラスII欠損マウスなどの表現型解析によって解明が進むことが期待される．また腸管上皮細胞は，gp180を介して制御性$CD8^{+}$T細胞の誘導を促進することや，抑制の共刺激分子であるB7hやB7-H1を発現することによって，腸管での免疫寛容に寄与しているとの報告がある一方で[25, 26)]，炎症時にはMICAの発現誘導によってCrohn病やセリアック病の病態を悪化させる可能性が指摘されている[20, 27)]．これらの知見は，上皮細胞の免疫機能は腸管免疫系における恒常性の維持に重要な役割を果たしており，その異常はさまざまな腸管関連疾患の引き金になりうることを示唆している．

（長谷耕二，大野博司）

◉引用文献

1. Kaiserlian D, Vidal K, Revillard JP. Murine enterocytes can present soluble antigen to specific class II-restricted CD4+T cells. Eur J Immunol 1989; 19: 1513-1516.
2. Wiman K, Curman B, Forsum U, et al. Occurrence of Ia antigens on tissues on non-lymphoid origin. Nature 1978; 276: 711-713.
3. Ciclitira PJ, Nelufer JM, Ellis HJ, et al. The effect of gluten on HLA-DR in the small intestinal epithelium of patients with coeliac disease. Clin Exp Immunol 1986; 63: 101-104.
4. Mayer L, Eisenhardt D, Salomon P, et al. Expression of class II molecules on intestinal epithelial cells in humans. Differences between normal and inflammatory bowel disease. Gastroenterology 1991; 100: 3-12.
5. Zimmer KP, Buning J, Weber P, et al. Modulation of antigen trafficking to MHC class II-positive late endosomes of enterocytes. Gastroenterology 2000; 118: 128-137.
6. Hershberg RM, Cho DH, Youakim A, et al. Highly polarized HLA class II antigen processing and presentation by human intestinal epithelial cells. J Clin Invest 1998; 102: 792-803.
7. Framson PE, Cho DH, Lee LY, et al. Polarized expression and function of the costimulatory molecule CD58 on human intestinal epithelial cells. Gastroenterology 1999; 116: 1054-1062.
8. Ye G, Barrera C, Fan X, et al. Expression of B7-1 and B7-2 costimulatory molecules by human gastric epithelial cells: potential role in CD4+T cell activation during Helicobacter pylori infection. J Clin Invest 1997; 99: 1628-1636.
9. Martinelli TM, van Driel IR, Alderuccio F, et al. Analysis of mononuclear cell infiltrate and cytokine production in murine autoimmune gastritis. Gastroenterology 1996; 110: 1791-1802.
10. Hashimoto Y, Komuro T. Close relationships between the cells of the immune system and the epithelial cells in the rat small intestine. Cell Tissue Res 1988; 254: 41-47.
11. van Niel G, Raposo G, Candalh C, et al. Intestinal epithelial cells secrete exosome-like vesicles. Gastroenterology 2001; 121: 337-349.
12. Thery C, Duban L, Segura E, et al. Indirect activation of naive CD4+T cells by dendritic cell-derived exosomes. Nat Immunol 2002; 3: 1156-1162.
13. Karlsson M, Lundin S, Dahlgren U, et al. "Tolerosomes" are produced by intestinal epithelial cells. Eur J Immunol 2001; 31: 2892-2900.
14. Van Niel G, Mallegol J, Bevilacqua C, et al. Intestinal epithelial exosomes carry MHC class II/peptides able to inform the immune system in mice. Gut 2003; 52: 1690-1697.

15. Mallegol J, Van Niel G, Lebreton C, et al. T84-intestinal epithelial exosomes bear MHC class II/peptide complexes potentiating antigen presentation by dendritic cells. Gastroenterology 2007; 132: 1866-1876.
16. Hershberg RM, Mayer LF. Antigen processing and presentation by intestinal epithelial cells-polarity and complexity. Immunol Today 2000; 21: 123-128.
17. van de Wal Y, Corazza N, Allez M, et al. Delineation of a CD1d-restricted antigen presentation pathway associated with human and mouse intestinal epithelial cells. Gastroenterology 2003; 124: 1420-1431.
18. Saubermann LJ, Beck P, De Jong YP, et al. Activation of natural killer T cells by alpha-galactosylceramide in the presence of CD1d provides protection against colitis in mice. Gastroenterology 2000; 119: 119-128.
19. Groh V, Steinle A, Bauer S, et al. Recognition of stress-induced MHC molecules by intestinal epithelial gammadelta T cells. Science 1998; 279: 1737-1740.
20. Allez M, Tieng V, Nakazawa A, et al. CD4+NKG2D+ T cells in Crohn's disease mediate inflammatory and cytotoxic responses through MICA interactions. Gastroenterology 2007; 132: 2346-2358.
21. Rustom A, Saffrich R, Markovic I, et al. Nanotubular highways for intercellular organelle transport. Science 2004; 303: 1007-1010.
22. Watkins SC, Salter RD. Functional connectivity between immune cells mediated by tunneling nanotubules. Immunity 2005; 23: 309-318.
23. Hase K, Kimura S, Takatsu H, et al. M-Sec promotes membrane nanotube formation by interacting with Ral and the exocyst complex. Nat Cell Biol 2009; 11: 1427-1432.
24. Onfelt B, Nedvetzki S, Benninger RK, et al. Structurally distinct membrane nanotubes between human macrophages support long-distance vesicular traffic or surfing of bacteria. J Immunol 2006; 177: 8476-8483.
25. Allez M, Brimnes J, Dotan I, et al. Expansion of CD8+T cells with regulatory function after interaction with intestinal epithelial cells. Gastroenterology 2002; 123: 1516-1526.
26. Nakazawa A, Dotan I, Brimnes J, et al. The expression and function of costimulatory molecules B7H and B7-H1 on colonic epithelial cells. Gastroenterology 2004; 126: 1347-1357.
27. Hue S, Mention JJ, Monteiro RC, et al. A direct role for NKG2D/MICA interaction in villous atrophy during celiac disease. Immunity 2004; 21: 367-377.

4

粘膜における自然免疫

a

TLRs・RLRs

はじめに

自然免疫は，微生物においてよく保存され，その生存に必須である特徴的な分子パターンを認識するパターン認識受容体を用いて病原体の侵入を感知する[1)]．1996年に，獲得免疫が存在しない *Drosophila melanogaster*（キイロショウジョウバエ）において，背腹軸の発生にかかわる受容体 Toll が真菌を特異的に認識し，それに引き続く NF-κB の活性化によって抗真菌ペプチドを誘導し，真菌に対する感染防御を惹起することが報告された[2)]．その翌年，哺乳類において Toll のホモログ（Toll-like receptor：TLR）が同定された[3)]．TLR ファミリーは細胞表面やエンドソームに局在し，さまざまな微生物を認識することが明らかになっている[1)]．最近，細胞質に感染するウイルスに対しては，RNA ヘリカーゼである retinoic acid-inducible gene I（RIG-I）-like receptors（RLRs）が認識にかかわることが明らかになった．自然免疫受容体がリガンドを認識すると，固有のシグナル伝達経路を活性化し，侵入してくる病原体を標的とした炎症応答を誘導する[1)]．

本項では TLR や RLR による病原体認識機構について最新の知見を交えて概説する．

TLR の構造と病原体の認識

TLR は，細胞外領域にロイシンリッチリピート（leucine rich repeat：LRR）を，細胞内領域は interleukin-1 receptor（IL-1R）と相同性を持つ Toll/IL-1R（TIR）ドメインを有する．MyD88，TIRAP，TRIF，TRAM といった細胞内のアダプターも TIR ドメインを持っている（図 1）．哺乳類では，TLR は 13 種類がデータベース上で報告されており，その大部分はリガンドが同定されている（表 1）[1)]．

TLR による細菌の認識（図 2）

リポ多糖（lipopolysaccharide：LPS）は Gram 陰性細菌の細胞壁成分で，マクロファージなどの細胞に作用して炎症性サイトカインや一酸化窒素（NO）などの炎症性生理活性物質を誘導する．TLR4 が LPS を認識することが明らかになった．LPS は血清中の LPS 結合蛋白質（LBP）と複合体を形成し，この複合体がマクロファージの細胞表面の CD14 と結合する．その後，LPS は TLR4 と結合し，シグナルが細胞質内に伝えられる．TLR4 のシグナル伝達には MD-2 と呼ばれるアクセサリー分子が必要不可欠である[1)]．

TLR2 は Gram 陽性菌の細胞壁成分に存在するリポタイコ酸やペプチドグリカンを認識する．また，TLR2 はさまざまな細菌のリポ蛋白質やリポペプチドの認識にかかわる．TLR1 や TLR6 は TLR2 とヘテロダイマーを形成し，TLR1 はトリアシルリポペプチドを，TLR6 はジアシルリポペプチドを認識する．このように，TLR1 や TLR6 は TLR2 と協調的に働き，リポペプチドの微細な構造の違いを認識している[1)]．TLR5 は細菌鞭毛構成蛋白質のフラジェリンを認識する[1)]（11 章 d，13 章 a 参照）．

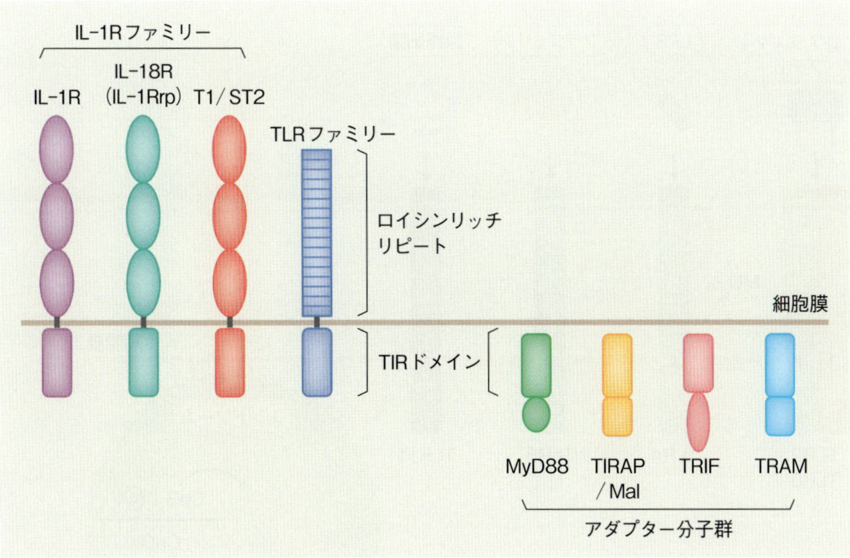

図1 TLR/IL-1R ファミリーとアダプター分子群

TLRは細胞外にロイシンリッチリピートを持つ．TLRとIL-1Rの細胞内領域は相同性を持ちTIR（Toll/IL-1R相同性）ドメインと呼ばれる．MyD88, TIRAP/Mal, TRIF, TRAMといったTLRの細胞内のアダプター分子もTIRドメインを持っている．

表1 TLRファミリーの主なリガンド

TLRs	リガンド
TLR1	トリアシルリポペプチド（細菌）（TLR2とヘテロダイマーを形成）
TLR2	リポペプチド，ペプチドグリカン，リポタイコ酸（細菌），ザイモサン（真菌），*Trypanosoma cruzi*のGPI蛋白（寄生虫），ヘマグルチニン（ウイルス）
TLR3	poly I：C，二本鎖RNA（ウイルス）
TLR4	LPS（細菌），*T. cruzi*のglycoinositolphospholipid（寄生虫），RSVの融合蛋白，MMTVの封入体蛋白（ウイルス）
TLR5	フラジェリン（細菌）
TLR6	ジアシルリポペプチドを認識（細菌）（TLR2とヘテロダイマーを形成）
TLR7/TLR8	イミダゾキノリン誘導体と一本鎖RNA（ウイルス）
TLR9	CpG DNA（細菌，ウイルス），*T. cruzi*のゲノムヘモゾイン（寄生虫）
TLR11	尿路感染細菌の菌体成分（細菌），*Toxoplasma gondii*のprofilin様分子（寄生虫）

細菌のDNAもTLRのリガンドとして作用する．CpG DNAは細菌のゲノムDNAの特徴的な配列で，メチル化されていないCpG配列がある頻度で繰り返されている．哺乳類のゲノムDNAではCpG配列の頻度が少なく高頻度にメチル化されているため，免疫賦活作用はない．一方，細菌のCpG DNAは宿主の免疫を活性化させることが以前から知られていた．細菌のCpG DNAを認識するのがTLR9であることが明らかになった[1)]．

マウスのTLR11は，TLR5と類似の構造をしており，腎臓や尿管に発現している．欠損マウスの解析から，TLR11が尿路感染細菌の構成成分を認識することが示された．しかし，TLR11はヒトでは偽遺伝子である[1)]．

真菌や寄生虫の認識

TLRは*Candida albicans*, *Aspergillus fumigatus*, *Cryptococcus neoformans*, *Pneumocystis carinii*といった，真菌の認識にかかわる[4, 5)]．真菌の細胞膜から抽出したグルカン，マンナン，キチン，糖脂質，蛋白などの混合物であるザイモサンはTLR2を介して免疫細胞を活性化する[1)]．β-グルカンは，レクチンの一種のDectin-1によって認識されることが示された．Dectin-1はTLR2と機能的に協調して作用し，spleen tyrosine kinase（Syk）を介してシグナルを伝え，IL-10を誘導する．

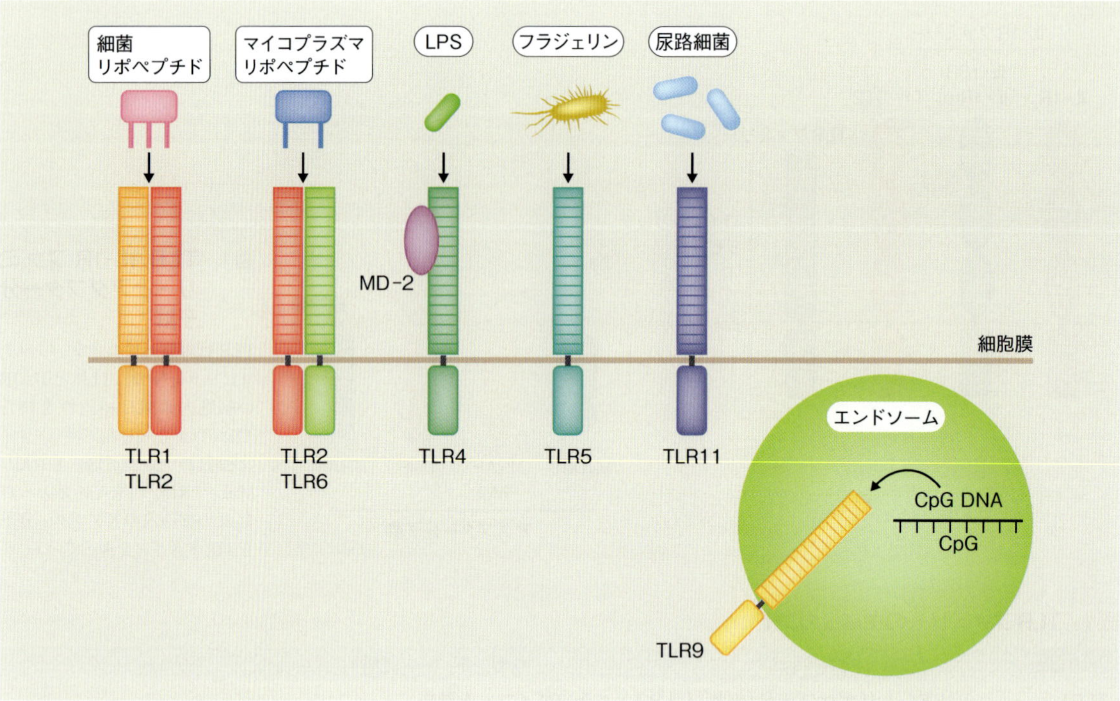

図2 TLRによる細菌の認識

TLR1やTLR6はTLR2とヘテロダイマーを形成し，TLR1はトリアシルリポペプチドを，TLR6はジアシルリポペプチドを認識する．TLR4はリポ多糖（lipopolysaccharide：LPS）を，TLR5は細菌鞭毛構成蛋白質のフラジェリンを，TLR9は細菌のCpG DNAを認識する．TLR11は尿路細菌の認識にかかわる．

Grossらは，Card9が，ザイモサンによるDectin-1/Sykのシグナル伝達経路において，Bcl10/Malt1依存的なNF-κBの活性化に必要であることを報告している．最近，Dectin-1を介してIL-23が誘導されることがわかった[6]（図3）．

TLRファミリーが *Trypanosoma cruzi*，*Leishmania* spp.，*Toxoplasma gondii* や *Plasmodium falciparum* のglycosylphosphatidylinositol（GPI）アンカーを認識することが示された．*T. cruzi* のGPIアンカーはTLR2/TLR6/CD14によって，また遊離のGPIアンカーはTLR4/CD14によって認識される．*L. major* のGPIアンカーのlipophosphoglycan（LPG）は，TLR2を介して，*T. gondii* のタキゾイトから分離されたGPIアンカーは，TLR2とTLR4を介して認識される．*P. falciparum* のGPIアンカーでは，大部分をTLR2が，一部をTLR4が認識するといわれている．*P. falciparum* のGPIアンカーはマクロファージ表面のホスホリパーゼA_2（PLA_2）やホスホリパーゼD（PLD）によって分解されることが知られている．完全体はTLR2/TLR1で分解型はTLR2/TLR6によって認識し分けられる[6]．

GPIアンカー以外の原虫の構成成分もTLRを活性化する．原虫にもCpG DNAが存在し，これらはTLR9を介して宿主の免疫を活性化させる．マラリア原虫は，赤血球内で宿主ヘモグロビンを食べてヘモゾインと呼ばれる疎水性のヘムのポリマーをつくる．ヘモゾインがTLR9によって認識されることが明らかになった．また，TLR11は *T. gondii* のプロフィリン様分子を認識することが明らかになった[1]（表2）．

TLRによるウイルスの認識（図4）

TLR4がrespiratory syncytial virus（RSV）の融合蛋白質の認識にかかわることが報告された．TLR4の遺伝子に変異を持つC3H/HeJマウスは

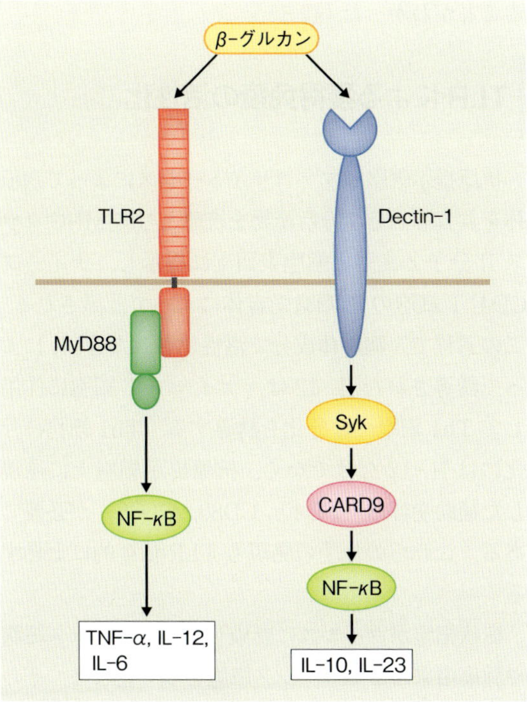

図3 β-グルカンの認識
Dectin-1はTLR2と機能的に協調して作用してβ-グルカンを認識し，Sykを介してシグナルを伝え，IL-10とIL-23を誘導する．

RSVの感染に弱いことが示された．さらに，mouse mammary tumor virus（MMTV）の封入体の糖蛋白がTLR4を介してB細胞を活性化させることが報告された[7]．

二本鎖RNA（double stranded RNA：dsRNA）は免疫細胞を活性化させ，抗ウイルス作用を持つI型インターフェロン（IFN-α/β）を誘導する最も代表的なウイルスの構成成分である．dsRNAはRNAウイルスが宿主細胞に感染し複製する際に生じるが，合成のdsRNAであるpolyinosinic-poly-cytidylic acid（poly I：C）はウイルスのdsRNAと同様の免疫活性を持つ．TLR3がこのdsRNAの認識にかかわることが明らかとなった[7]．

TLR3やTLR4に加えて，TLR9やTLR7もウイルスの認識にかかわっている．TLR9のリガンドであるCpG DNAはウイルスにも存在し，形質細胞様樹状細胞（plasmacytoid dendritic cell：pDC）から大量のIFN-αを誘導することが知られている．

表2 TLRによる寄生虫の認識

（GPIアンカーの認識）

原虫	認識
Trypanosoma cruzi	膜型TLR2/TLR6/CD14，遊離型TLR4/CD14
Leishmania major	TLR2
Toxoplasma gondii	TLR2とTLR4
Plasmodium falciparum	TLR2と一部TLR4

（GPIアンカー以外の認識）

原虫成分	認識
CpG DNA	TLR9
ヘモゾイン（マラリア原虫）	TLR9
プロフィリン様分子（*T. gondii*）	TLR11

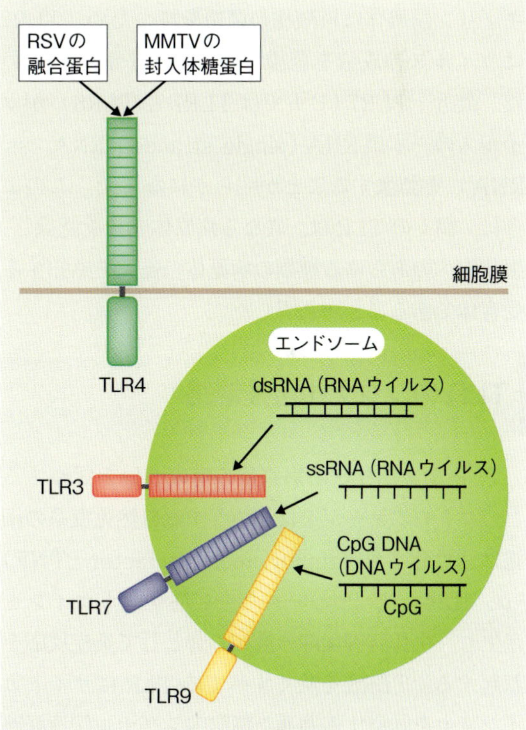

図4 TLRによるウイルスの認識
TLR4はRSVの融合蛋白質やMMTVの封入体の糖蛋白を認識する．TLR3はRNAウイルスの複製過程で生じるdsRNAを，TLR7はRNAウイルス由来のssRNAを，TLR9はDNAウイルスのCpG DNAを認識する．

この結果に一致して，DNAウイルスであるherpes simplex virus-2（HSV-2）がTLR9を介してpDCを刺激しIFN-αを産生させることが明らかとなり，

TLR9がDNAウイルスのCpG配列を認識して抗ウイルス作用を発揮することが明らかになった[7]（11章e参照）.

イミダゾキノリン誘導体は，抗ウイルス活性や抗腫瘍効果を持つ合成化合物である．イミダゾキノリン誘導体のひとつであるイミキモドは，ヒトパピローマウイルス感染による尖型コンジローム（外陰部疣贅）に対する治療薬として，アメリカをはじめ世界各国で臨床応用されている．また，イミキモドよりもその活性が強いR-848も合成され，現在，臨床試験が行われている．筆者らの欠損マウスの解析からTLR7がイミダゾキノリン誘導体を認識し，さまざまな炎症性サイトカインを誘導し，抗ウイルス活性を誘導することが明らかになった．イミダゾキノリン誘導体は核酸様の構造を持つため，TLR7はウイルスの成分を認識することが予測されていた．最近，TLR7（ヒトではTLR7とTLR8）がウイルスの一本鎖RNA（single stranded RNA：ssRNA）を認識することが明らかになった．このように，個々のTLRは，異なる病原体成分を認識し，生体内へのあらゆる種類の病原体の侵入を感知する受容体であることが判明した[7].

TLRのシグナル伝達経路

TLRファミリーが病原体の構成成分を認識すると，マクロファージをはじめとする自然免疫系の細胞は活性化され，tumor necrosis factor（TNF）-α，IL-6，IL-12といった炎症性サイトカインを産生し，生体防御反応の最初の砦として炎症反応を惹起する．TLR3を除くすべてのTLRはサイトカイン産生を誘導する共通な細胞内シグナル伝達経路を有する[1]．TLR3やTLR4はさらにIFN-βを誘導する特徴的なシグナル伝達経路を持っている[1]．pDCはウイルス感染の際に大量のIFN-αを産生する細胞として同定された．pDCはTLR7とTLR9を高発現しており，I型IFNを誘導する細胞特異的なシグナル伝達経路を持っていた[1]．このように，TLRファミリーメンバーはそれぞれ特異的なシグナル伝達経路を用いて異なる免疫反応を誘導していることがわかった（図5）.

TLRによる獲得免疫の活性化（図6）

抗原提示細胞はファゴサイトーシスによって病原体を貪食し，その分解産物を抗原としてMHCクラスII分子とともに細胞表面上に提示し，ナイーブ$CD4^+$T細胞のT細胞受容体によって認識される．この過程で，病原体成分で活性化されたTLRによって誘導されたIL-12は，ナイーブT細胞に作用してTh1細胞への分化を誘導する．Th1細胞の分化にはIL-12だけでなく，抗原提示細胞上に発現した補助受容体（CD40，CD80，CD86）が必要である．これらの分子の発現もTLR依存的に上昇する[1].

樹状細胞がウイルスに感染したアポトーシス細胞や腫瘍由来のネクローシス細胞を取り込むと，その分解産物を抗原としてMHCクラスI分子とともに細胞表面上に提示し，ナイーブ$CD8^+$T細胞のT細胞受容体によって認識される．MHCクラスI分子を介する抗原提示をクロスプレゼンテーションと呼称する．この過程でもTLRなどの自然免疫受容体の活性化による補助受容体の発現とそれによるT細胞上のCD28への刺激が必要不可欠である．クロスプレゼンテーションの際に，Th1細胞がIL-2を分泌しナイーブ$CD8^+$T細胞は細胞傷害性（キラー）T細胞に分化する（図7）．分化した抗原特異的な細胞傷害性T細胞はMHCクラスI上に抗原を発現した癌細胞やウイルス感染細胞に対して攻撃を行う（図8）.

誘導されたTh1細胞は，樹状細胞と協調的にナイーブB細胞に働きかけ，IgG2aやIgG3といったIgG産生形質細胞を誘導する．また，Th1細胞が誘導するIFN-γは強力にマクロファージを活性化し，Fc受容体の発現を上昇させることによって貪食能も活発にする（図8）.

以上のことから，TLRはこれら一連の応答によって細胞内寄生菌やウイルス，腫瘍に対する全身的な強い獲得免疫応答の誘導に必須の役割を果たしている．

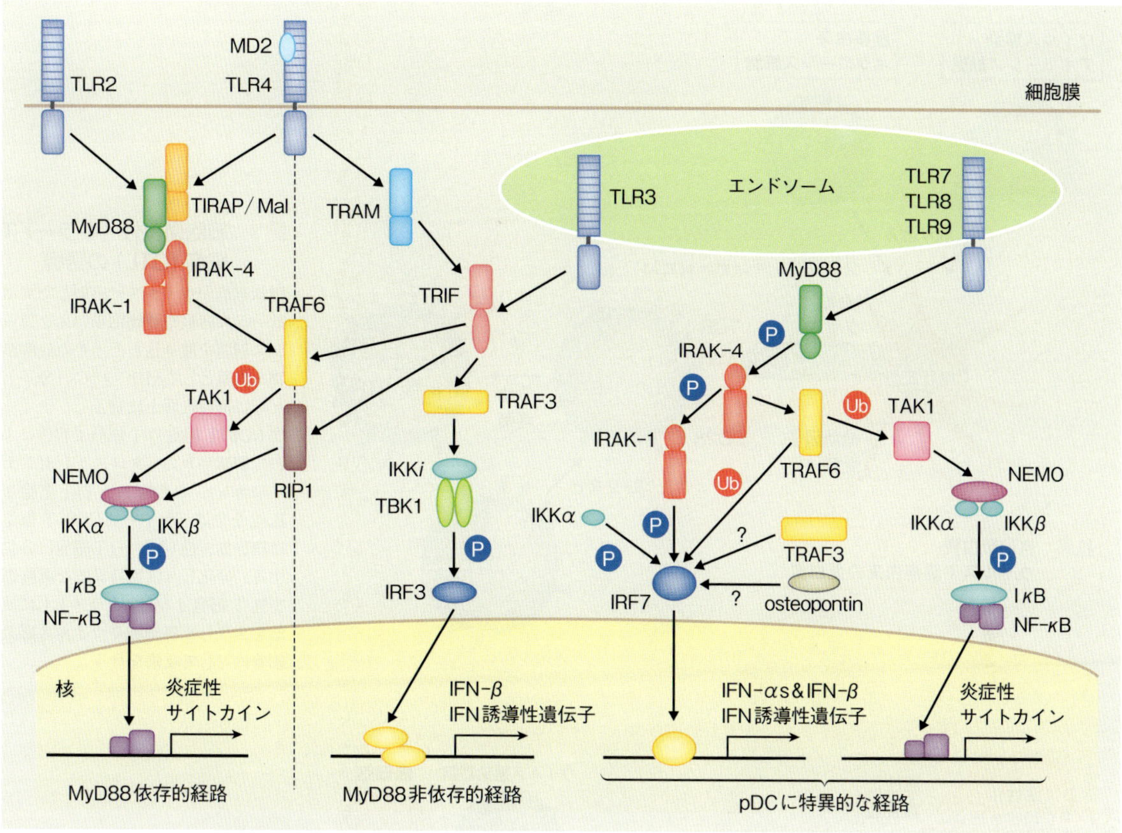

図5 TLRのシグナル伝達経路

TLRはファミリーメンバーごとに特異的なシグナル伝達経路を有している．TLR3を除くすべてのTLRに共通なMyD88依存的経路に加えて，TLR3，TLR4はTRIF依存的な経路を有している．TLR7とTLR9にはpDCにおいて，MyD88依存的で転写因子IRF7を介してI型IFNを産生する特徴的なシグナル伝達経路が存在する．Ub：ユビキチン化，P：リン酸化．

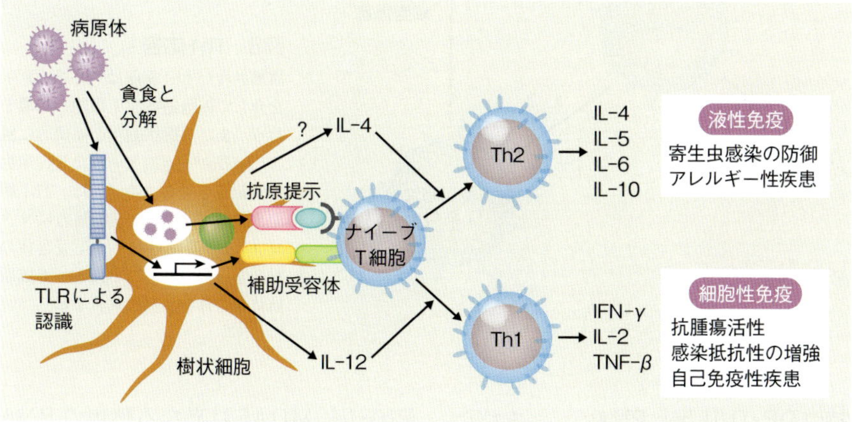

図6 TLRによる獲得免疫の活性化

樹状細胞は病原体を貪食して分解する．この分解産物は，抗原としてMHC分子とともにT細胞に提示される．またTLRにより病原体の構成成分を認識して活性化すると，補助受容体の発現を誘導し炎症性サイトカインを産生する．そのなかでIL-12はT細胞に作用しTh1細胞分化を促す．このように，樹状細胞は抗原特異的なTh1細胞の分化増殖を誘導し獲得免疫の活性化の橋渡しをする．

anti-viral RNA helicases

RIG-Iとメラノーマ分化関連遺伝子（melanoma-differentiation-associated gene 5：MDA5）はウイルスのdsRNAを認識する細胞質内受容体として同定された[7]．RIG-IとMDA5はN末に2つの連なったcaspase-recruiting domains（CARD）とそれ

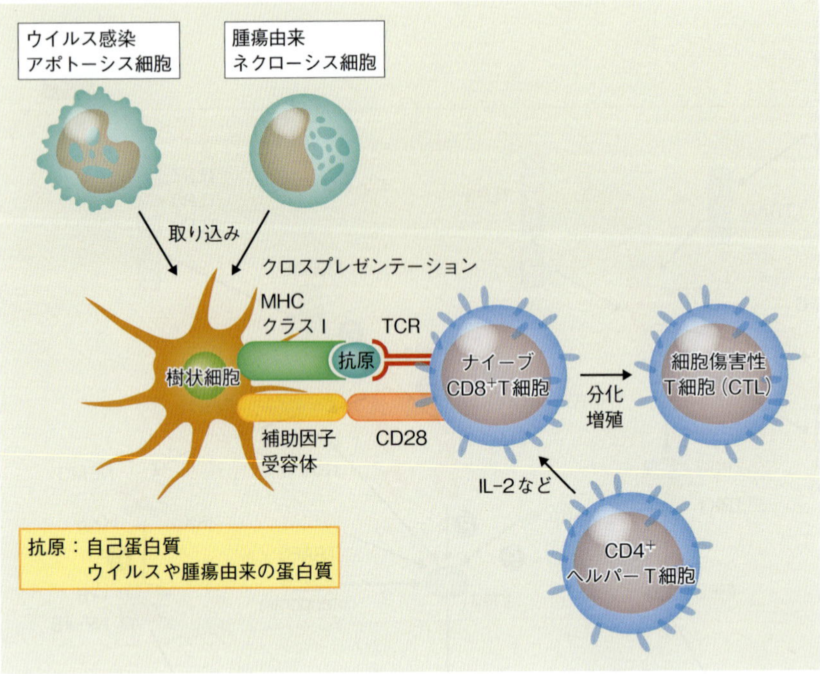

図7 細胞傷害性（キラー）T細胞（CTL）の誘導

樹状細胞がウイルスに感染したアポトーシス細胞や腫瘍由来のネクローシス細胞を取り込むと，その分解産物を抗原としてMHCクラスⅠ分子とともに細胞表面上に提示し，ナイーブ$CD8^+$T細胞のT細胞受容体によって認識される（クロスプレゼンテーション）．この際に，Th1細胞がIL-2を分泌しナイーブ$CD8^+$T細胞は細胞傷害性（キラー）T細胞に分化する．分化した抗原特異的な細胞傷害性T細胞はMHCクラスⅠ上に抗原を発現した癌細胞やウイルス感染細胞に対して攻撃を行う．

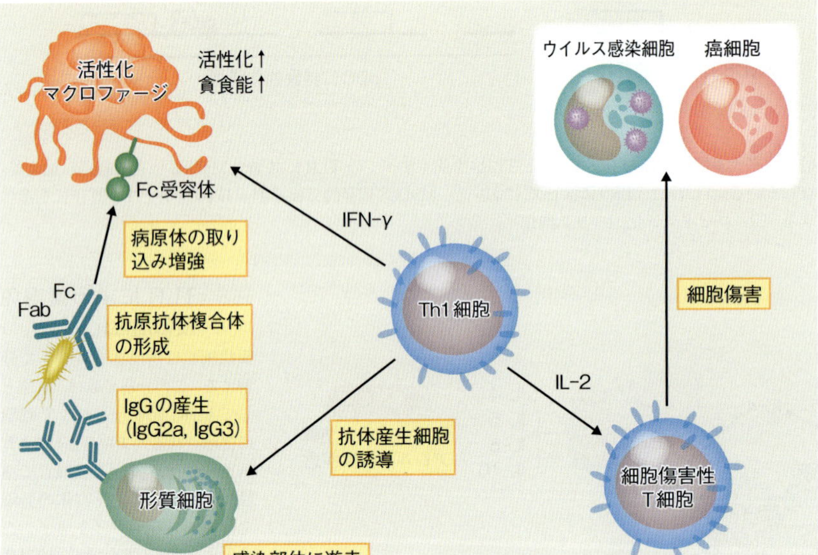

図8 Th1応答

誘導されたTh1細胞は，IL-2の産生を介して細胞傷害性T細胞の誘導を行う．また，樹状細胞と協調的に働き，IgG2aやIgG3といったIgG産生形質細胞を誘導する．また，Th1細胞が誘導するIFN-γは強力にマクロファージを活性化し，Fc受容体の発現を上昇させることによって抗原抗体複合体を活発に貪食する．

に続くhelicase domainを持つDExD/H box RNA helicaseである（図9）．加えて，C末にrepressor domain（RD）と呼ばれるⅠ型IFN応答に重要なドメインが存在する[7]．RIG-IとMDA5はhelicase domainでRNAに結合し，ATPase依存的にdsRNAの分子内構造の変化を誘導することが報告された[7]．RIG-IとMDA5は異なる種類のRNAを認識する[7]．RIG-Iが*in vitro*で転写したdsRNAを認識するのに対し，MDA5はpoly I：Cを認識する．また，RIG-IとMDA5は異なるRNAウイルスを認識する．RIG-Iは*Paramyxoviridae*のNewcastle disease virus（NDV）や

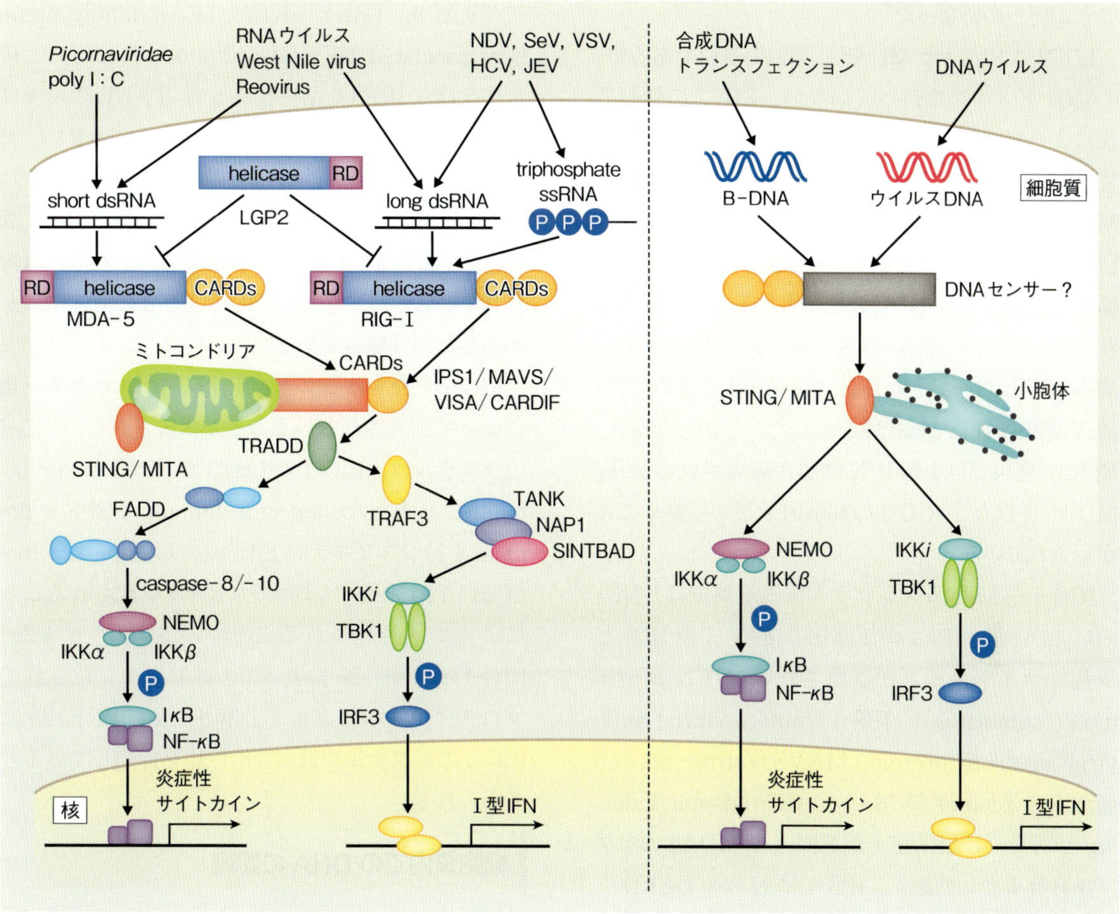

図9　細胞質内のウイルス認識機構

ウイルスは細胞質内で複製する際にdsRNAを生じる．RIG-IやMDA5は細胞質内RNA helicaseで異なるウイルスを認識しわける．ミトコンドリアに局在するアダプター分子のIPS-1はCARDドメインを介してRIG-IやMDA5と結合し，TBK1/IKK*i*依存的に転写因子IRF3とIRF7をリン酸化しI型IFNを誘導する．IPS-1はFADD依存的にNF-κBも活性化する．DNAウイルス由来のdsDNAやトランスフェクションした合成のdsDNAもI型IFNを誘導する．小胞体に局在するSTING/MITAがアダプターとして働くが，シグナル伝達経路の詳細はまだわかっていない．

Sendai virus（SeV），*Rhabdoviridae*のvesicular stomatitis virus（VSV），*Flaviviridae*のJapanese encephalitis virus（JEV）やhepatitis C virus（HCV），*Orthomyxoviridae*のinfluenza virusなどのRNAウイルスに対する免疫応答において必須の分子である．一方，MDA5は*Picornaviridae*のencephalomyocarditis virus（EMCV），Theiler virusやMengo virusの認識に必須であった．poliovirusも*Picornaviridae*に属するが，自身が産生するプロテアーゼによってMDA5を分解し認識を逃れることがわかった[7]．*Flaviviridae*のdengue virusやWest Nile virusは，RIG-IとMDA5の両方で認識されることが報告されている[7]．

T7 polymeraseで合成したRNAは，5′-triphosphateを含むことが知られている．5′-triphosphate ssRNAがMDA5ではなくRIG-Iを介してI型IFNを誘導することが報告された[7]．RIG-Iは5′端が覆われている宿主のmRNAとウイルス由来の5′-triphosphate RNAを認識し分けていることがわかった．一方，3′突出のない21〜27塩基の短いdsRNAはRIG-Iを介してI型IFNを誘導することが示された[7]．さらに5′-triphosphateのないdsRNAでは，RIG-Iは1 kBまでのdsRNAを，MDA5は2 kbより大きいdsRNAをよく認識することが明らかになった[7].

LGP2はRIG-IとMDA5に類似の蛋白であるが，CARDドメインを持っていない．LGP2の強制発現によって，SeVによるIFN-βプロモーターの活性化を抑制したことから，Lgp2はRIG-IやMDA5の抑制因子として働くと報告された[7]．LGP2はRDを持っており，RDを介してRIG-Iと結合し，RIG-I自身の会合を阻害することが報告された[7]．LGP2の欠損マウスでは，poly I：C刺激やVSV感染においてI型IFNの過剰産生が認められ，VSV感染に対して抵抗性を示した．しかしながら，EMCV感染ではI型IFN誘導が障害されており，MDA5ではなくRIG-Iの抑制因子として働くことが示されている[7].

RIG-IやMDA5のシグナル伝達経路では，NF-κB，MAPK，IRFsの活性化の結果，I型IFNと炎症性サイトカインが誘導される．IFN-β promoter stimulator 1（IPS-1）/mitochondrial antiviral signaling protein（MAVS）/virus-induced signaling adaptor（VISA）/CARD adaptor inducing IFN-β（CARDIF）がRIG-IやMDA5のアダプター分子として働く．IPS-1はN末のCARDドメインとC末のエフェクタードメインからなり（図9），CARDドメインを介してRIG-IやMDA5と会合する．MAVSの報告では，MAVSがミトコンドリア外膜に局在しており，ミトコンドリアを標的とした膜貫通ドメインがMAVSのシグナル伝達に必須であることを報告している[6]．IPS-1はHCVの感染した細胞において，HCV由来のプロテアーゼNS3/4Aによって切られることが知られている．

IPS-1の下流では，IκB kinase（IKK）複合体（IKKα/β/γ）が転写因子NF-κBを，TBK1/IKK*i*が，I型IFNの誘導に必須の転写因子であるinterferon regulatory factor（IRF）3とIRF7を活性化して，遺伝子発現を誘導する[6]．IPS-1はTNFR-associated death domain protein（TRADD）と結合し，さらにFas-associated death domain protein（FADD）とRIP-1と介合する[6]．caspase-8やcaspase-10がFADDに結合し，プロセシングを受けてNF-κBを活性化する[6]．TRADDは同時にTRAF3，TBK1，IKK*i*，TRAF family member-associated NF-κB activator（TANK）と複合体を作りIRF3を活性化する[6]．TANKのホモログのNAK-associated protein（NAP1）やSINTBAD（similar to NAP1 TBK1 adaptor），RNA helicaseのDEAD box polypeptide 3 X linked（DDX3）もIFN-βの誘導にかかわると報告されている[6]．一方，FADDがIRF3の活性化にかかわるという報告もある[6].

RIG-Iを介するシグナル伝達経路がユビキチン化によって制御されていることが報告された．RIG-IのシグナルはRIG-IのLys63がRING finger domainとB-box/coiled-coil domainとSPRY domainを持つユビキチンE3 ligaseのtripartite motif 25（TRIM25）によってユビキチン化されることによって活性化されることが示された[6]．また，RIG-IはRNF125によってもユビキチン化されてプロテオソームによって分解される．RNF125はRIG-Iのシグナルの過剰な活性化を抑制していると考えられる．

細胞質内でのDNAの認識

自己のDNAも含め，DNAはTLR9非依存的に宿主に認識されうる[8]．HSVやmouse cytomegalovirusといったDNAウイルスはpDC以外の細胞でTLR非依存的にI型IFNを誘導する．リステリアやレジオネラといった細胞内寄生菌もdsDNAを介して認識される[7,8]．また，exonuclease IのTrex1欠損マウスでは，内在性のレトロエレメントからのssDNAが増加しており，Trex1に変異を持つ人では，I型IFN産生を介してAicardi-Goutiere syndrome（AGS）や凍瘡状エリテマトーデスといった自己免疫疾患を発症することが知られている[7]．細胞質内でのDNAの認識は，TLR9，RIG-I，MDA5に非依存的であり，シグナル伝達経路もTBK1/IRF3に依存的であるが，IPS-1/MAVSには非依存的であった[8].

IFN誘導性遺伝子のDAI（DLM-1/Z-DNA binding protein 1〈ZBP1〉）が細胞質内でdsDNAを認識するセンサーであることが報告された[8]．しかし，ZBP1欠損マウスの解析では，dsDNAによるI型IFNの誘導は障害されていなかった[8]．

最近，小胞体に存在する膜蛋白のstimulator of IFN gene（STING）がNF-κBとIRF3を活性化し，I型IFNを誘導することが報告された．STING欠損マウスでは，VSVなどのマイナス鎖ウイルスに感受性であった．さらに，dsDNAやHSV-1の感染におけるI型IFNの誘導が障害されていた．STINGはRIG-Iと結合し，また小胞体膜から内腔へ蛋白を移行させるのに必須のtranslocon-associated protein（TRAP）複合体のSSR2/TRAPβと結合してI型IFNを誘導した[9]．一方，mediator of IRF3 activation（MITA）がIFNプロモーターを活性化する分子として同定されたが，STINGと同じ分子であることが明らかになった．MITAは小胞体ではなくミトコンドリアの外膜に存在することが示されており，IPS-1とIRF3と結合することが報告された[10]．STINGやMITAの局在や機能のより詳細な解析が待たれる．

細胞質のdsDNAはcaspase-1を活性化しIL-1βを誘導することが明らかになった．IFN誘導性のHIN-200ファミリーのabsent in melanoma 2（AIM2）は，HIN-200ドメインを介してDNAに結合し，pyrinドメインを介してASC（apoptosis-associated speck-like protein containing a caspase activation and recruitment domain）と結合してNF-κBとcaspase-1を活性化することが明らかになった．一方，AIM2はI型IFNの誘導にはかかわらないことが示されている[11-14]．

粘膜面でのTLR・RLRを介した免疫

腸管におけるTLRの役割

TLRファミリーの腸管での役割は，基本的にはほかの臓器と共通で生体防御である．しかしながら，腸管腔には常在細菌叢があるため，TLRの局在や機能に相違も認められる．

●TLR4

TLR4はGram陰性菌のLPSを認識する．LPSの刺激によって，上皮細胞や小腸陰窩の基底部にあるPaneth細胞からデフェンシンなどの抗菌ペプチドが誘導されることが報告されている[15]．DSS腸炎の実験から，TLR4/MyD88のシグナルが腸管の傷害を保護する作用があることがわかった[16]．MyD88やTLR4の欠損マウスでは腸管上皮細胞の分化が著しく低下しており[16]，TLR4を介するシグナルが上皮のバリアー機能の維持に重要であることが示されている．食物アレルギーの動物モデルにおいて，TLR4のシグナルと常在細菌叢がアレルギーに対する保護作用があることが報告されている[17]．炎症性腸疾患（inflammatory bowel disease：IBD）との関連も報告されている．TLR4の最も一般的な遺伝子多型であるD299Gは，IBDの一部の群でよく認められる[18]．IBDの動物モデルにおいても，TLR4の機能が検討されており，TLR4がIBDの増悪因子であることがわかった[19]．しかしながら，炎症がない状態では腸管のTLR4の発現量は少ない．IBD初期の何らかの炎症によって，TLR4を発現したマクロファージなどが腸管に遊走し，常在菌のLPSに反応してより強い炎症を誘導してIBDを慢性化させるのかもしれない．

●TLR5

TLR5は細菌の鞭毛の構成タンパクであるフラジェリンを認識する[20]．TLR5は腸管上皮に高発現しており，しかも管腔側ではなく基底膜側に発現していることが報告された[21]．鞭毛を持つ病原細菌が腸管上皮を越えて粘膜固有層に侵入すると，基底膜側に存在するTLR5がフラジェリンを認識するが，管腔側においては，TLR5が存在しないため，腸内の常在菌のフラジェリンには反応しないという利点がある（図10）．しかし，実際のヒトの腸管では，TLR5の発現に極性があるかどうかは議論の余地を残す．

マウスでは，TLR5はほかのTLRファミリーがよく発現している脾臓の樹状細胞やマクロファージなどには発現していなかった．小腸の粘膜固有層の$CD11c^+$細胞にTLR5が特異的に発現しており，フラジェリン刺激によって，炎症反応を誘導した（図10）．興味深いことに，粘膜固有層の$CD11c^+$細胞

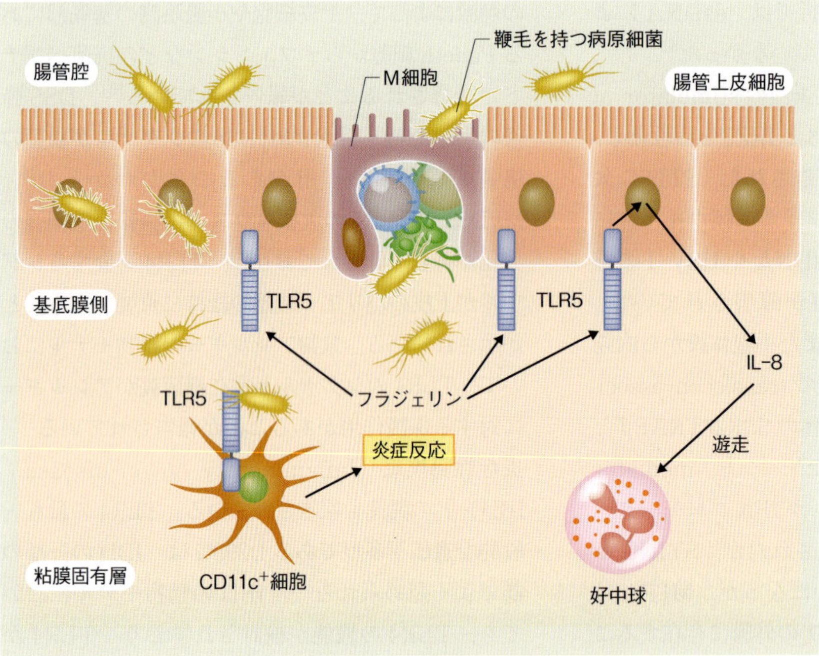

図10 腸管におけるTLR5の役割

TLR5は腸管上皮の基底膜側に発現している．鞭毛を持つ病原細菌が腸管上皮を越えて粘膜固有層に侵入すると，TLR5がフラジェリンを認識し，ケモカインを誘導し，好中球を炎症部位に遊走させる．管腔側においては，TLR5が存在しないため，腸内の常在菌のフラジェリンには反応しないという利点がある．また，粘膜固有層のCD11c$^+$細胞は特異的にTLR5を発現しており，フラジェリンを認識して炎症反応を誘導する．

はLPS刺激に対して低反応性で，TLR4はほとんど発現していなかった．腸の常在菌の多くは嫌気性のGram陰性桿菌で，腸管内にはTLR4のリガンドとなるLPSが大量に存在している．TLR4の低発現は，常在菌に対する免疫寛容の獲得に貢献しているのかもしれない．

Salmonella typhimurium はGram陰性の細胞内寄生菌で，マウスに腸チフス様の症状を起こす病原菌である．TLR5欠損マウスは *S. typhimurium* の経口感染に抵抗性を示した．TLR5欠損マウスでは，腸管腔からリンパ節，肝臓，脾臓といった二次感染組織への *S. typhimurium* の移行が障害されていた．細胞内寄生菌の *S. typhimurium* は，TLR5を介して粘膜固有層のCD11c$^+$細胞を活性化し，“運び屋”として利用することによって全身に感染を拡げていることがわかった[22]．

●その他のTLR

TLR2はTLR1やTLR6とヘテロダイマーを形成し，さまざまな細菌の構成成分を認識する．TLR2は定常状態でも，持続的に常在細菌の認識を行っており外部からの傷害に対して粘膜の防御を行っている[23]．またTLR2は上皮のバリアー機能を制御することによって粘膜の炎症を抑制している[24]．

腸管上皮はTLR9を発現しており，細菌DNAに反応してIL-8を産生することが報告されている．Paneth細胞は *S. typhimurium* に感染するとTLR9を介して脱顆粒する．マウスの大腸炎モデルにおいてTLR9から誘導されるI型IFNが炎症の保護作用があることが示されている[25]．また，*Toxoplasma gondii* の経口感染では，TLR9が感染防御に必須の役割を果たす[26]．腸管上皮のTLR9が局在部位によって異なるシグナルを伝えることが報告されている．基底膜側のTLR9はNF-κBを活性化するが，管腔側のTLR9はNF-κBを抑制し腸管内のホメオスタシスを維持しているというものである[27]．一方で，細菌のDNAの刺激で上皮の管腔側のTLR9の発現が上昇し，IL-8の分泌が上昇するという報告もある[28]．今後の詳細な検討が必要である．

ロタウイルスの二本鎖RNAやpoly（I:C）は小腸の腸管粘膜を激しく傷害する．二本鎖RNAが上皮細胞のTLR3を刺激すると，IL-15を産生し，CD8α/αの上皮内リンパ球を活性化し細胞傷害性を増強させる．TLR3 のシグナルが，ロタウイルスの病原性や腸管ホメオスタシスの破綻に関与すると考えられている[29]．

腸管における RLR の役割

腸管における RLR の役割に関してはまだ報告が少ない．最近，腸管上皮細胞は RIG-I を発現しており，細胞質内で RNA ウイルスの複製中の二本鎖 RNA を認識して I 型 IFN を産生し，抗ウイルス応答を誘導することが報告された[30]．Wang らが作製した RIG-I 欠損マウスでは，大腸炎を自然発症し，Peyer 板の大きさや数が激減していた．RIG-I 欠損マウスでは，末梢組織でエフェクター T 細胞が増加しており，T 細胞の異常な活性化が認められた．T 細胞や B 細胞を含むさまざまな細胞で IBD の原因遺伝子の一つと考えられている G 蛋白の α_{i2} サブユニットが減少していた[31]．しかしながら，Kato らが作製した RIG-I 欠損マウスではこのような表現型は認められておらず，今後のより詳細な解析が必要と考えられる[32]．

おわりに

TLR の発見以降，自然免疫による病原体認識機構が急速に解明されてきた．当初細菌の菌体成分を認識すると考えられていた TLR も，真菌，寄生虫のみならず，ある特定の TLR ファミリーメンバーはウイルスの構成成分も認識し，抗ウイルス応答を誘導することが明らかになった．さらに，TLR 非依存的なウイルス認識機構も発見され，RLR が RNA ウイルスの認識に中心的な役割を果たすことが明らかになった．今後の研究により，病原微生物に対する生体防御のメカニズムがより包括的に明らかになるだろう．

（植松　智，審良静男）

◉引用文献

1. Akira S, Uematsu S, Takeuchi O. Pathogen recognition and innate immunity. Cell 2006; 124: 783-801.
2. Lemaitre B, Nicolas E, Michaut L, et al. The dorsoventral regulatory gene cassette spatzle/Toll/cactus controls the potent antifungal response in Drosophila adults. Cell 1996; 86: 973-983.
3. Medzhitov R, Preston-Hurlburt P, Janeway CJ. A human homologue of the Drosophila Toll protein signals activation of adaptive immunity. Nature 1997; 388: 394-397.
4. Takeda K, Kaisho T, Akira S. Toll-like receptors. Annu Rev Immunol 2003; 21: 335-376.
5. Netea MG, Van der Graaf C, Van der Meer JW, et al. Recognition of fungal pathogens by Toll-like receptors. Eur J Clin Microbiol Infect Dis 2004; 23: 672-676.
6. Kawai T, Akira S. The roles of TLRs, RLRs and NLRs in pathogen recognition. Int Immunol 2009; 21: 317-337.
7. Takeuchi O, Akira S. Innate immunity to virus infection. Immunol Rev 2009; 227: 75-86.
8. Ishii KJ, Akira S. Potential link between the immune system and metabolism of nucleic acids. Curr Opin Immunol 2008; 20: 524-529.
9. Ishikawa H, Barber GN. STING is an endoplasmic reticulum adaptor that facilitates innate immune signalling. Nature 2008; 455: 674-678.
10. Zhong B, Yang Y, Li S, et al. The adaptor protein MITA links virus-sensing receptors to IRF3 transcription factor activation. Immunity 2008; 29: 538-550.
11. Burckstummer T, Baumann C, Bluml S, et al. An orthogonal proteomic-genomic screen identifies AIM2 as a cytoplasmic DNA sensor for the inflammasome. Nat Immunol 2009; 10: 266-272.
12. Fernandes-Alnemri T, Yu JW, Datta P, et al. AIM2 activates the inflammasome and cell death in response to cytoplasmic DNA. Nature 2009; 458: 509-513.
13. Hornung V, Ablasser A, Charrel-Dennis M, et al. AIM2 recognizes cytosolic dsDNA and forms a caspase-1-activating inflammasome with ASC. Nature 2009; 458: 514-518.
14. Roberts TL, Idris A, Dunn JA, et al. HIN-200 proteins regulate caspase activation in response to foreign cytoplasmic DNA. Science 2009; 323: 1057-1060.
15. Ayabe T, Satchell DP, Wilson CL, et al. Secretion of microbicidal alpha-defensins by intestinal Paneth cells in response to bacteria. Nat Immunol 2000; 1:113-118.
16. Rakoff-Nahoum S, Paglino J, Eslami-Varzaneh F, et al. Recognition of commensal microflora by toll-like receptors is required for intestinal homeostasis. Cell 2004; 118: 229-241.
17. Bashir ME, Louie S, Shi HN, et al. Toll-like receptor 4 signaling by intestinal microbes influences susceptibility to food allergy. J Immunol 2004; 172: 6978-6987.
18. Franchimont D, Vermeire S, El Housni H, et al. Deficient host-bacteria interactions in inflammatory bowel disease? The toll-like receptor (TLR)-4 Asp299gly

polymorphism is associated with Crohn's disease and ulcerative colitis. Gut 2004; 53: 987-992.

19. Kobayashi M, Kweon MN, Kuwata H, et al. Toll-like receptor-dependent production of IL-12p40 causes chronic enterocolitis in myeloid cell-specific Stat3-deficient mice. J Clin Invest 2003; 111:1297-1308.
20. Hayashi F, Smith KD, Ozinsky A, et al. The innate immune response to bacterial flagellin is mediated by Toll-like receptor 5. Nature 2001; 410: 1099-1103.
21. Gewirtz AT, Navas TA, Lyons S, et al. Cutting edge: bacterial flagellin activates basolaterally expressed TLR5 to induce epithelial proinflammatory gene expression. J Immunol 2001; 167: 1882-1885.
22. Uematsu S, Jang MH, Chevrier N, et al. Detection of pathogenic intestinal bacteria by Toll-like receptor 5 on intestinal CD11c + lamina propria cells. Nat Immunol 2006; 7: 868-874.
23. Cario E, Podolsky DK. Toll-like receptor signaling and its relevance to intestinal inflammation. Ann N Y Acad Sci 2006; 1072: 332-338.
24. Cario E, Gerken G, and Podolsky DK. Toll-like receptor 2 controls mucosal inflammation by regulating epithelial barrier function. Gastroenterology 2007; 132: 1359-1374.
25. Stenson WF. The role of toll-like receptor 9 in the intestine. Curr Opin Gastroenterol 2005; 21: 360-362.
26. Minns LA, Menard LC, Foureau DM, et al. TLR9 is required for the gut-associated lymphoid tissue response following oral infection of Toxoplasma gondii. J Immunol 2006; 176: 7589-7597.
27. Lee J, Mo JH, Katakura K, et al. Maintenance of colonic homeostasis by distinctive apical TLR9 signalling in intestinal epithelial cells. Nat Cell Biol 2006. 8: 1327-1336.
28. Ewaschuk JB, Backer JL, Churchill TA, et al. Surface expression of Toll-like receptor 9 is upregulated on intestinal epithelial cells in response to pathogenic bacterial DNA. Infect Immun 2007; 75: 2572-2579.
29. Zhou R, Wei H, Sun R, et al. Recognition of double-stranded RNA by TLR3 induces severe small intestinal injury in mice. J Immunol 2007; 178: 4548-4556.
30. Hirata Y, Broquet AH, Menchén L, et al. Activation of innate immune defense mechanisms by signaling through RIG-I/IPS-1 in intestinal epithelial cells. J Immunol 2007; 179: 5425-5432.
31. Wang Y, Zhang HX, Sun YP, et al. Rig-I −/− mice develop colitis associated with downregulation of G alpha i2. Cell Res 2007; 17: 858-868.
32. Kato H, Sato S, Yoneyama M, et al. Cell type-specific involvement of RIG-I in antiviral response. Immunity 2005; 23: 19-28.

b 肥満細胞・好酸球・好塩基球

はじめに

肥満細胞，好酸球，好塩基球（図1）はそれぞれ非常に特徴的な顆粒を有した細胞である．また，寄生虫感染やアレルギー性疾患において粘膜組織で増加し，自然免疫や炎症の惹起・維持に重要な働きを演じている．この項では，この三種類の細胞の免疫生物学的ならびに病理学的機能を粘膜免疫との関係を中心として述べる．

肥満細胞

気道や腸管などの粘膜や皮膚など全身組織に広く分布する肥満（マスト）細胞は，1878年Paul Erlichにより発見された．栄養分の入った顆粒がぎっしり詰まっているように見えたためギリシャ語で乳房を意味する“mast”細胞と名づけられた．その後，顆粒は高度に硫酸化されたヘパリンの存在により，塩基性色素で強く染色されることがわかった．同様に好塩基性顆粒を持ち，血流中に存在する好塩基球と同様，骨髄造血幹細胞由来であるが，好塩基球と異なり，末梢血中には成熟細胞としては存在せず，未分化な形態のまま各組織に移行し，その場所で分化成熟，そして機能を発揮する（図2，表1）[1]．

肥満細胞の主要な増殖因子は幹細胞因子（stem cell factor：SCF）である．マウスでは骨髄造血幹細胞にIL-3を添加することにより，少なくとも機能的には成熟した肥満細胞を培養増幅することができる．ヒトでも造血幹細胞からの誘導の際には，ほかのサイトカインを加えることによりSCF単独添加時よりも成熟した肥満細胞を得ることができる．ただし，マクロファージなどより分泌される顆粒球マクロファージコロニー刺激因子（granulocyte-macrophage colony stimulating factor：GM-CSF）は，肥満細胞増殖に抑制的に作用する．そのため，造血幹細胞をメチルセルロース培地で固定し，増殖するマクロファージと隔絶した環境で培養したほうが肥満細胞は効率的に増殖する（図3）[2]．

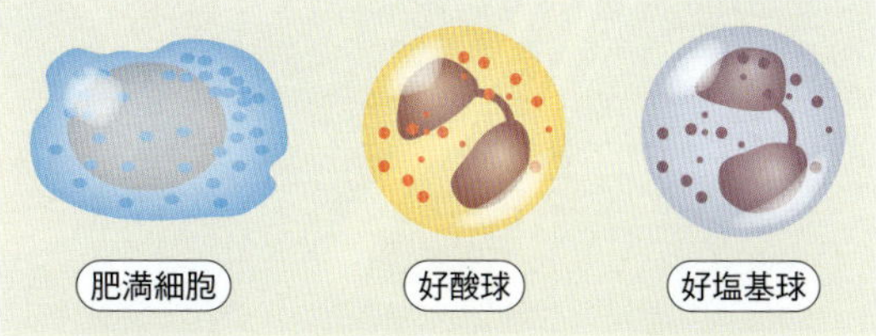

図1 肥満細胞，好酸球，好塩基球の形態学的特徴
肥満細胞（左）：高度に硫酸化されたヘパリンを含有する顆粒は，通常の組織染色液に含まれる青色の塩基性色素で強く染色される．青の色素が重合し紫色に見える（メタクロマジー）．核は単核で時に核小体を有する．
好酸球（中）：数種類の塩基性蛋白質を含有する顆粒は，通常の組織染色液に含まれるエオジンなどの橙色の酸性色素で強く染色される．成熟細胞の顆粒内部には屈折率の高い結晶様構造物があり光学顕微鏡でも認識される．
好塩基球（右）：肥満細胞と同様に，顆粒内に高度に硫酸化されたコンドロイチン硫酸を含有するため通常の組織染色液に含有される青色の塩基性色素で強く染色され，時にメタクロマジーを起こす．

アレルギー反応における肥満細胞の役割

肥満細胞は即時型アレルギー反応のエフェクター細胞としてよく知られている（図4）．細胞あたり10^5以上の高親和性IgE受容体を有し，IgE抗体により感作された後，アレルゲンと反応すると数分以

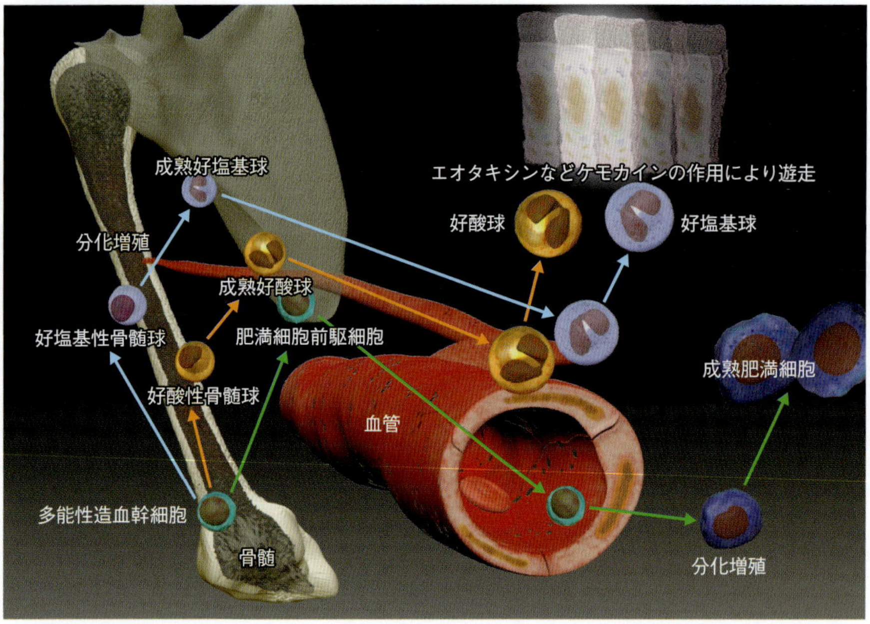

図2 造血幹細胞から肥満細胞，好酸球，好塩基球の分化

これらの細胞はいずれも造血幹細胞由来である．好酸球と好塩基球は骨髄中で成熟した後に血流中に移行し，粘膜上皮細胞などの組織から分泌されるケモカインの作用により組織に移行し，機能を発揮する．一方，肥満細胞に関しては，造血幹細胞に近い未分化な状態で血流中を通過し，さまざまな遊走因子の作用により組織に移行，組織細胞が発現する膜型 SCF の作用により分化誘導され，成熟する．

内に顆粒を放出し即時型アレルギー反応を引き起こす[1,3)]．この際，ヒスタミンなどの顆粒内化学伝達物質，トリプターゼなどの顆粒蛋白質を放出する．また，数分でロイコトリエンやプロスタグランジン D_2（PGD_2）などの脂質メディエータを合成，遊離し，皮膚におけるじんま疹反応や気管支平滑筋の攣縮を引き起こす．ヒスタミンはアミノ基により顆粒のヘパリンとイオン結合した形で顆粒内に蓄えられ，脱顆粒と同時に細胞外に放出される．ヒスタミンの気管支平滑筋収縮作用はよく知られているが，ロイコトリエンによる作用と比較すると非常に弱く，抗ヒスタミン薬は喘息の気道攣縮反応には効果がない．それに対して抗ヒスタミン薬投与により即時型皮膚反応は完全に抑制される．

ロイコトリエンはヒスタミンと異なり顆粒内に蓄積されることはないが，IgE 抗体依存性の刺激によりすみやかに細胞膜のアラキドン酸より生合成され細胞外に放出される．ロイコトリエン，特にシステイニル・ロイコトリエン（Cys-LTs）は気管支平滑筋に対する強力な作用を有していることがよく知られている．好酸球などほかの細胞も Cys-LTs を産生するが，アレルゲンなどの免疫反応を介した刺激で比較する限り，肥満細胞が最も強力な Cys-LTs 産生細胞である[1,3)]．

肥満細胞は大量の PGD_2 を産生する．PGD_2 は Cys-LTs と同様に，IgE 抗体依存性刺激などで，細胞膜アラキドン酸よりホスホリパーゼ A の作用により新たに合成される．PGD_2 のアレルギー反応における役割は不明な点が多いが，気道過敏性の亢進作用のほか，Th2 細胞，好酸球や好塩基球の遊走因子としても作用する（**表1**）[1,3)]．

肥満細胞顆粒にはヘパリン，ヒスタミンのほかに，トリプターゼ，キマーゼなど大量のプロテアーゼ活性をもつ酵素が含まれる．IgE 受容体を介した活性化により同様にヘパリン様高分子であるコンドロイチン硫酸や，ヒスタミンを脱顆粒反応として放出する好塩基球には，プロテアーゼはほとんど存在しない．トリプターゼはヒト肥満細胞蛋白質重量の約 10 %にも達する最も豊富に存在する蛋白質で顆粒内に，ヘパリンやプロテオグリカン（ヒト肥満細胞では主要塩基性蛋白〈major basic protein：MBP〉）と結合し，結晶様構造をつくり存在する．トリプシン様蛋白分解酵素であるので，その切断様式からアルギニン，リジン残基を有する蛋白質に対して作用を与えうるが，通常はヘパリンと結合した巨大分子構造をとっており，その作用は局所に限定

表1　肥満細胞，好塩基球，好酸球，好中球機能の異同

	肥満細胞	好塩基球	好酸球	好中球
分布	未熟な状態で骨髄から血中を経て組織へ移行し成熟	骨髄で成熟後，血中へ，炎症刺激で組織へ遊走	骨髄で成熟後，血中へ，炎症刺激で組織へ	骨髄で成熟後，血中へ，炎症刺激で組織へ
増殖・生存維持因子	SCF, IL-3（マウス）	IL-3＞IL-5＞GM-CSF	IL-5＞GM-CSF＞IL-3	G-CSF＞GM-CSF
遊走因子	SCF, 未熟な段階では種々のケモカインに反応	エオタキシンなどCCR3リガンド，FMLP，C5a，LTB_4，PGD_2	エオタキシンなどCCR3リガンド，C3a，C5a，PGD_2，RANTES	IL-8などCXCR2リガンド，FMLP，C3a，C5a，LTB_4
免疫グロブリン受容体	$Fc\varepsilon RI\alpha^{++}$，$CD16^-$，$CD32^-$，$CD64^+$，$Fc\alpha R^-$	$Fc\varepsilon RI\alpha^{++}$，$CD16^-$，$CD32^+$，$CD64^-$，$Fc\alpha R^+$	$Fc\varepsilon RI\alpha^{+/-}$，$CD16^-$，$CD32^+$，$CD64^-$，$Fc\alpha R^+$	$Fc\varepsilon RI\alpha^{+/-}$，$CD16^{++}$，$CD32^{++}$，$CD64^{++}$，$Fc\alpha R^+$
Toll-like receptor	$TLR1^+$，$TLR2^+$，$TLR3^+$，$TLR4^+$，$TLR6^+$，$TLR7^+$（マウス），$TLR8^+$，$TLR9^{+/-}$	$TLR1^+$，$TLR2^+$，$TLR4^+$，$TLR5^+$，$TLR8^+$，$TLR9^+$	$TLR1^+$，$TLR5^+$，$TLR7^+$，$TLR8^+$	$TLR1^+$，$TLR2^{++}$，$TLR4^{++}$，$TLR5^{++}$，$TLR6^{++}$，$TLR8^{++}$，$TLR9^+$，$TLR10^+$
主な顆粒成分	トリプターゼ，キマーゼ，ヘパリン，ヒスタミン，プロテオグリカン（MBP）	ヒスタミン，コンドロイチン硫酸	MBP，ECP，EDN，EPO	エラスターゼ，LL-37 カテリシジン，MPO，カテプシンG，α-デフェンシン
粘膜免疫への関わり	アレルギー性鼻炎・喘息患者の一部で粘膜上皮内に顆粒内キマーゼ酵素を欠く肥満細胞が増加	好酸球と同一ケモカインに反応するため，寄生虫感染やアレルギー炎症では好酸球とともに粘膜内に浸潤する（顆粒は肥満細胞よりも水溶性で染色されにくい）.	寄生虫感染やアレルギー炎症では消化管や気道内腔に大量に浸潤する.	感染症で増加するが，寄生虫感染やアレルギー炎症では好中球に対するケモカインや接着分子が発現しないため増加しない.

CXCR：C-X-C chemokine receptor（C-X-Cケモカイン受容体）
FMLP：*N*-formyl-methionyl-leucyl-phenylalanine
LTB_4：leukotriene B_4
RANTES：regulated upon activation, normal T cell, expressed and secreted
$Fc\varepsilon RI\alpha$：high affinity Fc receptor for IgE, α-chain（高親和性IgE受容体，α鎖）
$Fc\alpha R$：Fc receptor for IgA
MPO：myeloperoxidase

される．しかし，proteinase-activated receptor（PAR）-2を持つ細胞に対しては，低濃度でも作用する．特に気道平滑筋に対しては強力な増殖因子として作用し，組織リモデリングを引き起こすと考えられている．重症喘息患者においては長期間にわたる炎症の結果，気道平滑筋が過形成となり，機械的非可逆的狭窄をきたす場合がある（気道リモデリング）．このような喘息患者では気管支層内において，肥満細胞の増殖が認められる．この平滑筋層内肥満細胞の増殖は気道の過敏性を伴う気管支喘息患者に特異的である[1,4]．つまり，気道リモデリングにおいて肥満細胞，とりわけ強力な気管支平滑筋増殖因子活性を有するトリプターゼが最も重要な働きを演じていると考えられる．

免疫応答制御における肥満細胞の役割

肥満細胞は即時型アレルギー反応終了後，数時間を経て，さまざまなサイトカイン，ケモカインを分泌する．ヒト肥満細胞では細胞 10^6 あたり 1ng を超えるものとしては，IL-8，IL-13，GM-CSF，I-309，macrophage inflammatory protein（MIP）-1α，MIP-1β，monocyte chemotactic protein-1

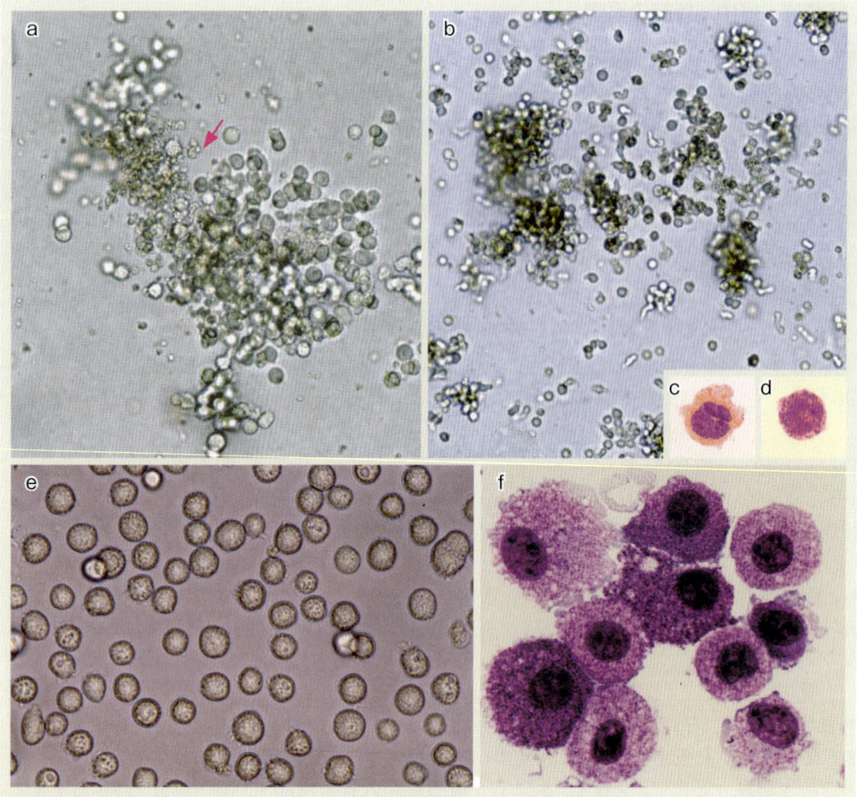

図3 ヒト造血幹細胞由来肥満細胞の培養

末梢血中に微量に存在する造血幹細胞はメチルセルロース内でSCF，IL-6（2週ごとに添加），IL-3（培養開始時だけ添加）の存在下で6週間培養したときに得られた肥満細胞コロニー．途中で死滅したほかの血球系の残骸（矢印）がみられる（a）．同じ条件で培養した場合，4週目で好酸球や好塩基球の混合コロニーもみられることがある（b）．a，bは同一倍率である．bより取り出した好酸球（c）と好塩基球（d）のMay-Giemsa染色．aを液体培地に移し，さらに4週間培養するとほぼ肥満細胞だけとなる（e）．eのMay-Giemsa染色（f）．c，d，fは同一倍率である．肥満細胞と好塩基球の大きさの違いに注意．

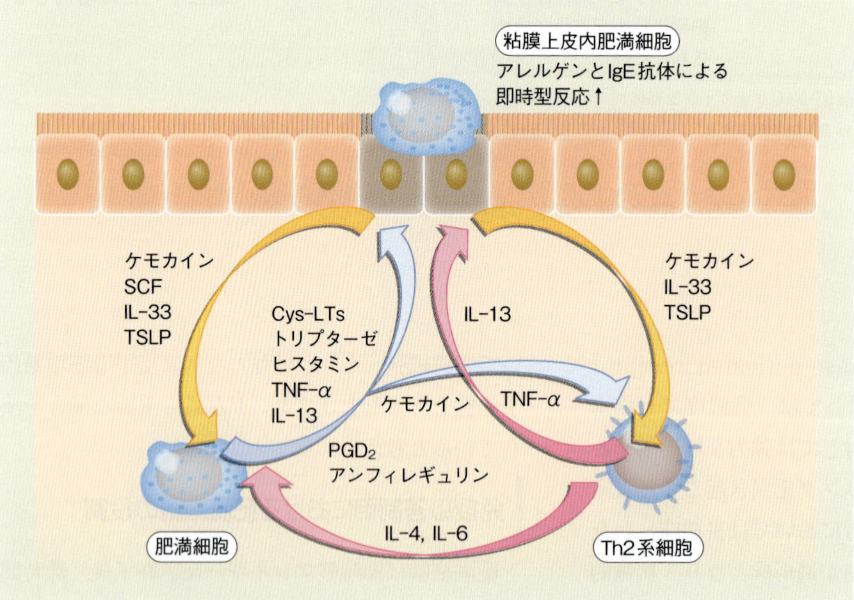

図4 肥満細胞の粘膜面への移動と細胞間相互作用

アレルギー性の喘息や鼻炎の粘膜局所でキマーゼ陰性の肥満細胞が増加していることが知られているが，肥満細胞の生体内の分布や移動に関する機序はほとんど解明されていない．肥満細胞やTh2系細胞より分泌されるIL-13による粘膜上皮細胞に対する種々の分子によるものと想定されている．

（MCP-1）が知られている[5]．上記のほか，IgE受容体を介した刺激によりIL-4やIL-5などのTh2サイトカインを産生するとの報告があるが，前者に関しては，定量可能なほどの産生は確認されていない．大量のIL-4を刺激後短時間で遊離する好塩基球と比較した場合，肥満細胞のIL-4産生能は無視できるほどである[3]．

肥満細胞はアレルギー反応の即時相において炎症を惹起し，さらにIL-13分泌を介してTh2細胞による炎症を促進することは疑いない．しかし，特に接触性皮膚炎[6]や移植免疫[7]などのTh1/Th17系細胞による炎症に関しては，肥満細胞は過剰な免疫を制御する方向に働くとする報告も増えてきており，注目されている．

感染防御における肥満細胞の役割

IgE受容体を介した肥満細胞活性化の生理的な役割としては，消化管の寄生虫や皮膚疥癬虫に対する感染防御であることはよく知られている[8]（11章f参照）．IgE依存性反応以外にも肥満細胞はToll-like receptor（TLR）[9]などの自然免疫系を介して寄生虫のみならず*Helicobacter pylori*[10]や*Escherichia coli*[11]などの細菌，ウイルスなどの病原体に対する感染防御にも重要な役割を演じている．TLRなどを介して，微生物由来分子やdanger signalを特異的に認識することにより種々の抗微生物分子を分泌するほか，種々のサイトカイン・ケモカイン分泌により好中球などの炎症細胞を呼び寄せるなど，少なくともマウスやラットでは肥満細胞は感染防御の最前線において不可欠な役割を演じている[9]．

ヒトの肥満細胞にもTLRが存在し，リポ多糖（lipopolysaccharide：LPS）などのリガンド刺激で多くのサイトカインや抗ウイルス蛋白質が産生される[12,13]が，マクロファージなどと比較した場合，感染防御に関してどの程度貢献しているのかは不明な点が多く，さらなる検討が必要である．

以上，肥満細胞は寄生虫などの感染により強く活性化されることは間違いないが，本質的な役割を演じているのかどうかは不明な点も多い[8]．

なお，肥満細胞と3つの顆粒球（好塩基球，好酸球，好中球）に関して，分布，増殖，遊走因子，TLRの分布などの異同を**表1**にまとめた[9,12-18]．

好酸球

好酸球（eosinophil）は，末梢血中の白血球の約2〜5％を占める．肥満細胞と同様に19世紀にPaul Erlichにより発見された顆粒を有する白血球である．好塩基球顆粒と対照的に，その顆粒はエオジン（eosin）などの酸性色素に強く染色される（**図3c**）．肥満細胞と異なり，また，好塩基球と同様に好酸球は終末細胞であり，骨髄造血組織において成熟した後，末梢血や組織に移行して機能を発揮し，末梢組織中では分裂することはない．組織における寿命は数週間以内である．

好酸球の増殖因子はIL-5，IL-3，GM-CSFである．これらの3つのサイトカインはそれぞれに特異的なα鎖受容体とJAK2，STAT-5シグナル系分子と会合する共通β鎖を受容体とする．これらはいずれも好塩基球の増殖因子でもある．しかし，IL-5受容体に関しては好塩基球よりも好酸球における発現レベルは非常に高く，選択的に作用する．興味深いことに，遊走因子CCケモカイン受容体3（CCR3）やPGD_2の受容体であるchemoattractant receptor expressed on Th2 cells（CRTH2）は好酸球と好塩基球の白血球に選択的に強く発現している．したがって，腫瘍性増殖を除き，末梢血や炎症組織における好酸球と好塩基球は並行して増減し，比率は一定（約10対1）である[1,18]．

アレルギーにおける好酸球の役割

1970年代まで好酸球は種々の炎症物質を不活化し，炎症を制御する方向に働くと想定されていた．しかし，1980年代に入って，喘息死患者病理組織における好酸球顆粒主成分のMBPなどの塩基性蛋白質の高度の沈着の発見を契機に，炎症における組織破壊と深くかかわっていることが強調されるようになった．また，抗体や補体など免疫学的刺激により，顆粒成分の放出のほか種々のサイトカインあるいはロイコトリエンなどを分泌することがわかった[1]（**図5**）．

免疫応答制御における好酸球の役割

好酸球は寄生虫感染やアレルギー反応において，肥満細胞や好塩基球により誘発された炎症を促進する．さらに組織傷害性の強いMBPなどの塩基性蛋

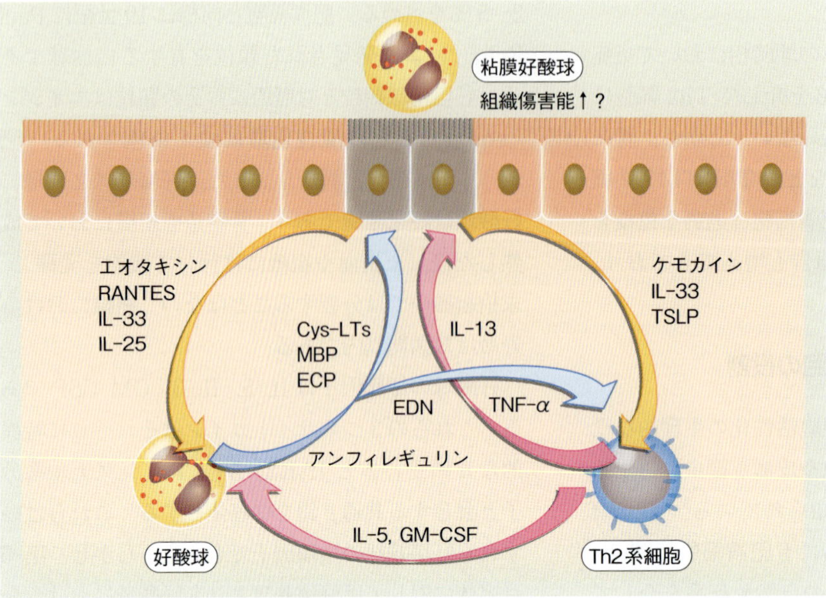

図5 好酸球の粘膜面への移動と細胞間相互作用

粘膜上皮細胞がTNF-αやIL-13で刺激されるとエオタキシンやRANTESなどのケモカインを分泌し，好酸球を引き寄せる．好酸球は，さらにIL-25やIL-33により強く活性化される．粘膜面に移行した好塩基球は，抗原を取り込み，所属リンパ節に移行，IL-4の分泌などを介して，獲得免疫に関わることが最近報告されている．

白質を含む顆粒を放出し感染防御に働く一方で，喘息などアレルギー疾患においては，組織のリモデリングつまり，病的修復による組織機能障害をきたし疾患増悪にかかわると推定されている．さらに，IL-10や形質転換成長因子（transforming growth factor β：TGF-β），indoleamine-2, 3-dioxygenase などの放出により，抗原特異的 Th 細胞分化増殖を抑制することも注目されている[19]．

感染防御における好酸球の役割

アレルギー炎症や寄生虫感染時の消化管や気道粘膜には大量の好酸球浸潤が認められる（10章f参照）．喘息などのアレルギー疾患では末梢血好酸球は増加しているものの，好中球数の5分の1を超えることはほとんどない．しかしながら，好酸球と好中球の発現する接着分子やケモカイン受容体の違いにより，炎症組織においては好酸球の選択的浸潤が認められる．

好酸球顆粒蛋白質として MBP のほか eosinophil cationic protein（ECP）や eosinophil-derived neurotoxin（EDN），eosinophil peroxidase（EPO）がよく知られている[1]．どれも，寄生虫殺虫効果や肥満細胞など他血球の活性化，（気道）上皮細胞傷害作用などを有する．つまり，好酸球顆粒が放出されることにより，寄生虫など病原微生物のみならず，粘膜上皮も強く傷害される．分泌型 IgA 抗体免疫複合体などにより好酸球は試験管内で特異的に脱顆粒を生じるが，このとき DNA なども放出されることから，脱顆粒とともに好酸球は死滅すると想定されてきた．ところが，最近，好酸球は活性化されると，カタパルトのようにミトコンドリア DNA を能動的に放出することが判明した．ミトコンドリア DNA は種々の塩基性蛋白質と結合することにより安定化させ，効率的に殺菌作用を示すのみならず，組織に沈着することで，傷害された上皮の代わりに微生物に対するバリアーとして作用する[20]．また，好酸球顆粒蛋白質の多くは強い RNase を有し，呼吸器系 RNA ウイルスに対する防御として作用する[21]．

よって，好酸球は顆粒やミトコンドリア DNA などを放出することにより，細菌，ウイルス，寄生虫を傷害する．好酸球顆粒蛋白による粘膜組織傷害作用とそれに続発する線維化生など組織リモデリングの強さは組織により異なる．結膜や気管支は重大な傷害が生じうるが，鼻粘膜では，高度なリモデリング（ポリープによる鼻閉など）以外，あまり問題にならない．

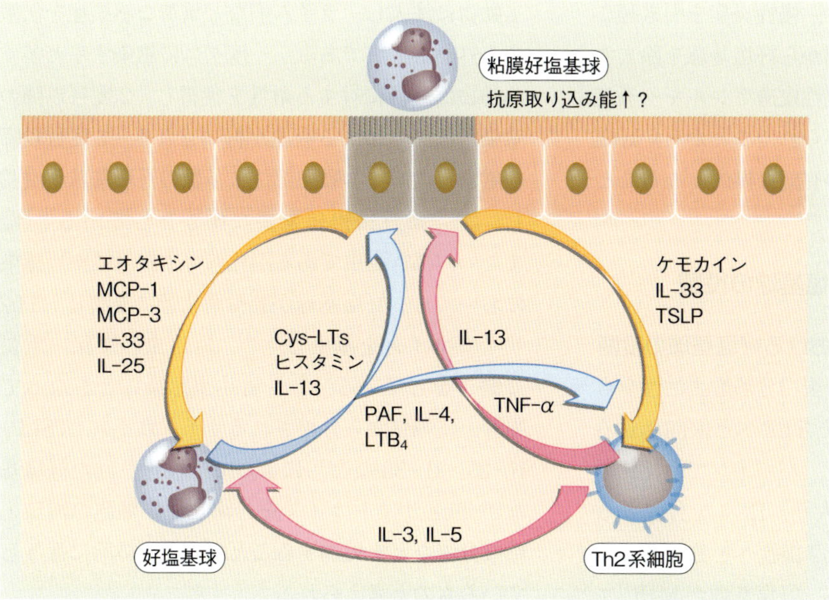

図6　好塩基球の粘膜面への移動と細胞間相互作用
粘膜上皮細胞がTNF-αやIL-13で刺激されるとMCP-3などのケモカインを分泌し，好塩基球を引き寄せる．好塩基球は，さらにIL-25やIL-33により強く活性化される．粘膜面に移行し，活性化された好塩基球はMBPなどの殺菌能・傷害性の強い顆粒蛋白質を放出する．

好塩基球

好塩基球（basophil）は，ヒトでもマウスでも末梢血中白血球の0.2〜0.5％を占めるに過ぎない極小血球細胞である．組織在住の肥満細胞と類似の特性（高親和性IgE受容体を発現する，好塩基性分泌顆粒を有する，ヒスタミンなどを放出する）を有する（図3d）ことから“末梢血循環型肥満細胞”と揶揄されるなど，長いあいだ肥満細胞の影に隠れた脇役として扱われ，好塩基球に肥満細胞とは異なる固有の機能があるのかは疑問視されていた．

1990年代に入って，好塩基球が活性化されると即座に大量のTh2サイトカイン（IL-4やIL-13）を分泌することが報告され，注目を集めるようになった[1)]が，生体内での好塩基球の役割，存在意義は相変わらず未知のままであった．ところが，最近になって好塩基球の生体内での機能を解析するためのツールや実験系が開発されて，これまで知られていなかった好塩基球のユニークな役割が次々と明らかになってきた[22)]（図6）．

アレルギーにおける好塩基球の役割

●全身性アナフィラキシーにおける好塩基球の役割

アナフィラキシーは，食物，ハチ毒，薬物などのアレルゲンに曝露されることによって誘導される急性かつ激烈な全身性アレルギー反応である（10章e参照）．従来からIgEと肥満細胞，ヒスタミンを介する“古典的アナフィラキシー誘発経路”が知られていたが，最近これとは別に，IgG，好塩基球，血小板活性化因子を介する“新規経路”があることがモデルマウスの研究で明らかとなった．すなわち，好塩基球は血中で形成されたアレルゲン・IgG免疫複合体をIgG受容体を介してすばやく捕捉し，ヒスタミンの10,000倍もの血管透過性亢進作用をもつ血小板活性化因子を分泌することで，強い全身性アナフィラキシーを引き起こすことが判明した[23)]．

●慢性アレルギー炎症における好塩基球の役割

モデル動物実験から，IgEが花粉症のような即時型アレルギーだけでなく，慢性皮膚アレルギー炎症にも重要な役割を果たしていることがわかった．この慢性アレルギーモデルでは，その発症に好塩基球が必須で，肥満細胞やT細胞は不要である[24)]．好塩基球の産生する液性因子が皮膚を構成する細胞に作用してケモカインを分泌させることで，好酸球などの炎症細胞の浸潤を誘導し，慢性炎症を引き起こす．特異抗体を使って生体内から好塩基球を除去すると，すでに発症している慢性皮膚アレルギー炎症においても症状の改善が認められたことから，好塩基球が慢性アレルギー治療の有望な標的となることが示唆された．

免疫応答制御における好塩基球の役割

●T 細胞の Th2 分化誘導における好塩基球の役割

以前から，パパインなどの蛋白分解酵素活性をもったアレルゲンは免疫応答を Th2 へと偏向させることが知られていたが，最近，パパインで活性化された好塩基球がリンパ節に入り，IL-4 を分泌することでナイーブ T 細胞を Th2 細胞へと分化させることが報告された[25]．さらに，好塩基球が MHC クラス II 分子ならびに共刺激分子を発現し，抗原提示細胞としての機能を有することが明らかとなった[26-28]．つまり，好酸球は自然免疫やアレルギー炎症のエフェクター相のみならず，獲得免疫系の初期段階できわめて重要な役割を演じている可能性が示された．このことがマウスのみならず，ヒトでも起きているのかどうかは今後の課題であるが，もしそうであれば，アレルギー疾患の予防・治療戦略に重大な影響を及ぼすことが予想される．

●免疫記憶応答における好塩基球の役割

二次免疫応答において，好塩基球が Fc 受容体を介して大量の抗原を細胞表面に捕捉して IL-4 と IL-6 を産生・分泌することで，T 細胞とともに B 細胞の増殖，抗体産生を亢進させ，免疫記憶反応を促進させることが明らかにされた[29]．記憶 Th2 細胞は，ほかの記憶 T 細胞と比較して，サイトカイン産生能が変化しにくいことが知られている．また，アレルギー疾患が根治しにくい理由の一つとして，IgE 抗体を産生する記憶形質細胞が骨髄中で長期間生存していることも報告されている[30]．以上のことから，好塩基球は，獲得免疫の記憶形成にもきわめて重要な役割を演じていることが示唆されている．

寄生虫感染防御における好塩基球の役割

吸血性ダニは，吸血の際にさまざまな病原体を宿主動物に注入し，ライム病など重篤な感染症を伝搬する外部寄生虫である．一度ダニに感染すると多くの動物はダニに対する耐性を獲得し，2 度目以降の感染ではダニによる吸血が抑制される．2 度目以降の感染では，ダニ吸血部位に多数の好塩基球が浸潤し，ダニ耐性獲得に重要な働きをしている[31, 32]．また，内部寄生虫である消化管寄生虫（蠕虫）感染においても，好塩基球が肺や消化管に浸潤し，Th2 サイトカインを産生し[33, 34]，寄生虫の排除に重要な働きをしている[35, 36]．寄生虫感染にともなって腸管上皮細胞から分泌されるサイトカイン（TSLP, IL-25，IL-33 など）によって活性化された好塩基球が Th2 サイトカインを分泌し，杯細胞の増殖・粘液分泌などを促進することで寄生虫排除に寄与しているものと考えられる．

おわりに

肥満細胞，好塩基球，好酸球は，寄生虫感染やアレルギー炎症において粘膜組織に浸潤し，Th2 系のサイトカインや種々の炎症を惹起するメディエータを放出することにより，自然免疫，炎症持続に関与する．これらの細胞から Th2 系サイトカインを放出させる粘膜組織由来のサイトカインとして，IL-33 が注目されている．肥満細胞，好塩基球，好酸球は，いずれも IL-33 により，強く活性化され Th2 系サイトカインを放出する[37]．しかし，粘膜免疫の自然免疫系の細胞として最近，natural helper 細胞[38]，および同一細胞と思われる nuocyte[39]，あるいは 2 型 multipotent progenitor[40] などの存在が明らかにされた．natural helper 細胞は IL-33 の作用によりきわめて大量の IL-5 と IL-13 を放出する．よって，粘膜における自然免疫反応を包括的に理解するためには，肥満細胞，好酸球，好塩基球とともに natural helper 細胞などとの相互作用を解明し，システムとして理解していくことが重要になってくると思われる．

（斎藤博久，大保木啓介，中江　進，烏山　一）

◉引用文献

1. Hawrylowicz CM, MacGlashan DW, Saito H, et al. Effector cells of allergy. Church MK, Holgate ST, Lichtenstein LW (editors). Allergy, 3rd ed., Mosby-Elsevier, London, UK, 2006; p.351-373.
2. Saito H, Kato A, Matsumoto K, et al. Culture of human mast cells from peripheral blood progenitors. Nat Protoc 2006; 1: 2178-2183.
3. Bischoff SC. Role of mast cells in allergic and non-allergic immune responses: comparison of human and murine data. Nat Rev Immunol 2007; 7: 93-104.
4. Brightling CE, Bradding P, Symon FA, et al. Mast-cell infiltration of airway smooth muscle in asthma. N Engl J Med 2002; 346: 1699-1705.
5. Nakajima T, Inagaki N, Tanaka H, et al. Marked increase in CC chemokine gene expression in both human and mouse mast cell transcriptomes following Fcepsilon receptor I cross-linking: an interspecies comparison. Blood 2002; 100: 3861-3868.
6. Grimbaldeston MA, Nakae S, Kalesnikoff J, et al. Mast cell-derived interleukin 10 limits skin pathology in contact dermatitis and chronic irradiation with ultraviolet B. Nat Immunol 2007; 8: 1095-1104.
7. Lu LF, Lind EF, Gondek DC, et al. Mast cells are essential intermediaries in regulatory T-cell tolerance. Nature 2006; 442: 997-1002.
8. Anthony RM, Rutitzky LI, Urban JF Jr, et al. Protective immune mechanisms in helminth infection. Nat Rev Immunol 2007; 7: 975-987.
9. Supajatura V, Ushio H, Nakao A, et al. Differential responses of mast cell Toll-like receptors 2 and 4 in allergy and innate immunity. J Clin Invest 2002; 109: 1351-1359.
10. Nakajima S, Krishnan B, Ota H, et al. Mast cell involvement in gastritis with or without Helicobacter pylori infection. Gastroenterology 1997; 113: 746-754.
11. Kramer S, Sellge G, Lorentz A, et al. Selective activation of human intestinal mast cells by Escherichia coli hemolysin. J Immunol 2008; 181: 1438-1445.
12. Okumura S, Kashiwakura J, Tomita H, et al. Identification of specific gene expression profile in human mast cells via Toll-like receptor 4 and FcepsilonRI. Blood 2003; 102: 2547-2554.
13. McCurdy JD, Olynych TJ, Maher LH, et al. Distinct Toll-like receptor 2 activators selectively induce different classes of mediator production from human mast cells. J Immunol 2003; 170: 1625-1629.
14. Varadaradjalou S, Feger F, Thieblemont N, et al. Toll-like receptor 2 (TLR2) and TLR4 differentially activate human mast cells. Eur J Immunol 2003; 33: 899-906.
15. Matsushima H, Yamada N, Matsue H, et al. TLR3-, TLR7-, and TLR9-mediated production of proinflammatory cytokines and chemokines from murine connective tissue type skin-derived mast cells but not from bone marrow-derived mast cells. J Immunol 2004; 173: 531-541.
16. Kulka M, Alexopoulou L, Flavell RA, et al. Activation of mast cells by double-stranded RNA: evidence for activation through Toll-like receptor 3. J Allergy Clin Immunol 2004; 114: 174-182.
17. Egesten A, Breton-Gorius J, Guichard J, et al. The heterogeneity of azurophil granules in neutrophil promyelocytes: immunogold localization of myeloperoxidase, cathepsin G, elastase, proteinase 3, and bactericidal/permeability increasing protein. Blood1994; 83: 2985-2994.
18. Nakajima T, Iikura M, Okayama Y, et al. Identification of granulocyte subtype-selective receptors and ion channels by using a high-density oligonucleotide probe array. J Allergy Clin Immunol 2004; 113: 528-535.
19. Rothenburg ME, Hogan SP. The eosinophil. Annu Rev Immunol 2006; 24: 147-174.
20. Yousefi S, Gold JA, Andina N, et al. Catapult-like release of mitochondrial DNA by eosinophils contributes to antibacterial defense. Nat Med 2008; 14: 949-953.
21. Phipps S, Lam CE, Mahalingam S, et al. Eosinophils contribute to innate antiviral immunity and promote clearance of respiratory syncytial virus. Blood 2007; 110: 1578-1586.
22. Karasuyama H, Mukai K, Tsujimura Y, et al. Newly-discovered roles for basophils: a neglected minority gains new respect. Nat Rev Immunol 2009; 9: 9-13.
23. Tsujimura Y, Obata K, Mukai K, et al. Basophils play a pivotal role in immunoglobulin-G-mediated but not immunoglobulin-E-mediated systemic anaphylaxis. Immunity 2008; 28: 581-589.
24. Mukai K, Matsuoka K, Taya C, et al. Basophils play a critical role in the development of IgE-mediated chronic allergic inflammation independently of T cells and mast cells. Immunity 2005; 23: 191-202.
25. Sokol CL, Barton GM, Farr AG, et al. A mechanism for the initiation of allergen-induced T helper type 2 responses. Nat Immunol 2008; 9: 310-318.
26. Perrigoue JG, Saenz SA, Siracusa MC, et al. MHC class II-dependent basophil-CD4+ T cell interactions promote T (H) 2 cytokine-dependent immunity. Nat Immunol 2009; 10: 697-705.
27. Yoshimoto T, Yasuda K, Tanaka H, et al. Basophils contribute to T (H) 2-IgE responses in vivo via IL-4 production and presentation of peptide-MHC class II complexes to CD4+ T cells. Nat Immunol 2009; 10: 706-712.
28. Sokol CL, Chu NQ, Yu S, et al. Basophils function as antigen-presenting cells for an allergen-induced T helper type 2 response. Nat Immunol 2009; 10: 713-720.

29. Denzel A, Maus UA, Rodriguez Gomez M, et al. Basophils enhance immunological memory responses. Nat Immunol 2008; 9: 733–742.
30. Luger EO, Wegmann M, Achatz G, et al. Allergy for a lifetime? Allergol Int 2010; 59: 1–8.
31. Brown SJ, Galli SJ, Gleich GJ, et al. Ablation of immunity to Amblyomma americanum by anti-basophil serum: cooperation between basophils and eosinophils in expression of immunity to ectoparasites (ticks) in guinea pigs. J Immunol 1982; 129: 790–796.
32. Wada, et al. J Clin Invest (in press).
33. Min B, Prout M, Hu-Li J, et al. Basophils produce IL-4 and accumulate in tissues after infection with a Th2-inducing parasite. J Exp Med 2004; 200: 507–517.
34. Voehringer D, Shinkai K, Locksley RM. Type 2 immunity reflects orchestrated recruitment of cells committed to IL-4 production. Immunity 2004; 20: 267–277.
35. Perrigoue JG, Saenz SA, Siracusa MC, et al. MHC class II-dependent basophil-CD4+ T cell interactions promote T(H)2 cytokine-dependent immunity. Nat Immunol 2009; 10: 697–705.
36. Ohnmacht C, Voehringer D. Basophils protect against reinfection with hookworms independently of mast cells and memory Th2 cells. J Immunol 2010; 184: 344–350.
37. Oboki K, Ohno T, Kajiwara N, et al. IL-33 and IL-33 receptors in host defense and diseases. Allergol Int 2010; 59: 143–160.
38. Moro K, Yamada T, Tanabe M, et al. Innate production of T(H)2 cytokines by adipose tissue-associated c-Kit(+) Sca-1(+) lymphoid cells. Nature 2010; 463: 540–544.
39. Neill DR, Wong SH, Bellosi A, et al. Nuocytes represent a new innate effector leukocyte that mediates type-2 immunity. Nature 2010; 464: 1367–1370.
40. Saenz SA, Siracusa MC, Perrigoue JG, et al. IL25 elicits a multipotent progenitor cell population that promotes T(H)2 cytokine responses. Nature 2010; 464: 1362–1366.

c

粘膜免疫におけるNKT細胞および NK細胞の役割

はじめに

ナチュラルキラーT（NKT）細胞，NK細胞はともにNK細胞マーカーを発現するユニークな特徴を持ったリンパ球である．NKT細胞，NK細胞ともに細胞傷害活性を示すだけでなく，さまざまな免疫反応において調節的な役割を果たすことが知られている．粘膜におけるこれらの細胞の存在頻度は高くないが，粘膜免疫ならではの種々の生体反応において重要な役割を果たすことが示されてきている．

本項では，NKT細胞，NK細胞の粘膜免疫における働きを概説し，全身の免疫反応や病気の発症との関連について考察する．

NKT細胞とその抗原による活性化

NKT細胞は，CD1dに提示された糖脂質抗原を認識するリンパ球であり，その抗原受容体アルファ鎖がすべてのNKT細胞で均一であることから，通常のT細胞とは区別され，ユニークな細胞系列を形成している（表1）．このNKT細胞の抗原受容体アルファ鎖はマウスでは Vα14-Jα18，ヒトでは Vα24-Jα18という再構成された遺伝子によってコードされており，この細胞を特徴づける重要な遺伝子である[1]．実際，Jα18を欠損するマウスを作ると，ほかのリンパ球は正常でNKT細胞だけが出現してこないマウスを作ることができた[2]．最近のCD1d・糖脂質抗原・抗原受容体の結晶構造の解析から，Jα18のAsp94，Arg95，Gly96，Ser97番目のアミノ酸はヒトとマウスで共通で，しかもこの部位で糖脂質抗原とCD1d双方に結合しており，NKT細胞の抗原認識とその後に起こる特徴的機能発現のメカニズムが分子レベルで証明された[3]．このNKT細胞は外的刺激に対して迅速に反応するなど自然免疫系の細胞としての特徴をもったユニークなT細胞であり，粘膜免疫とのかかわりにおいても多くの重要な機能を持つことが報告されている．

表1　iNKT細胞と従来のαβT細胞との比較

	iNKT細胞	従来のαβT細胞
抗原提示分子	CD1d	MHC
認識抗原	糖脂質（α-GalCer, iGB3）	ペプチド
T細胞受容体	均一（Vα14-Jα18 or Vα24-Jα18）	多様
サイトカイン産生様式	早期に大量のサイトカインを産生することが可能	大量のサイトカインを産生するためにはナイーブT細胞からの分化を必要とする
産生サイトカイン	IFN-γ, IL-4, IL-5, IL-10, IL-13など	Th1：IFN-γ, IL-2 Th2：IL-4, IL-5, IL-10, IL-13 Tc1：IFN-γ Tc2：IFN-γ, IL-5, IL-10, IL-13

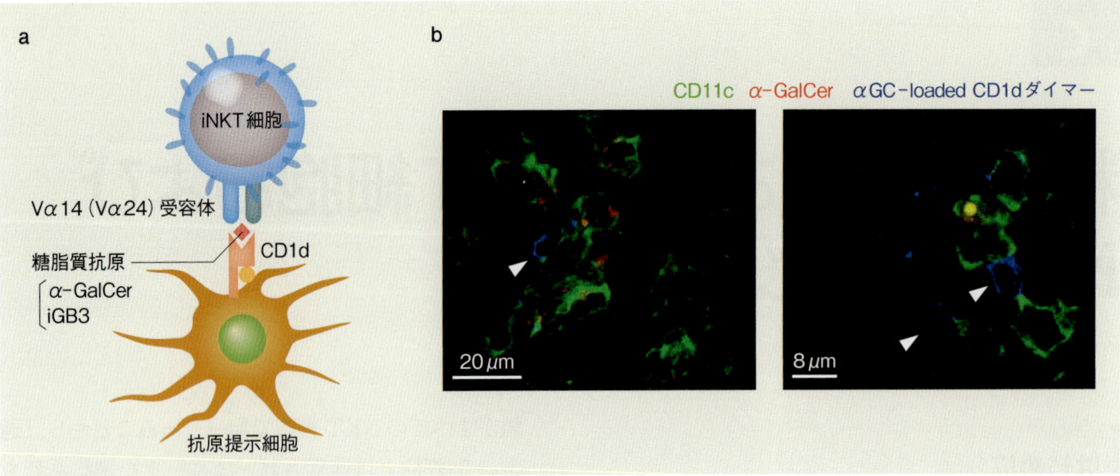

図1 糖脂質抗原を提示する樹状細胞とNKT細胞の相互作用

a. 模式図. b. α-GalCerを経鼻投与されたマウス鼻咽頭関連リンパ組織（NALT）における樹状細胞とNKT細胞の相互作用（免疫組織化学染色）. α-GalCerはCy3で蛍光ラベルされている.

このCD1d拘束性で糖脂質を認識するリンパ球はマウスではVα14i NKT細胞（iはinvariantの略，抗原受容体の多様性が乏しいことから），ヒトではVα24i NKT細胞（あるいは別の分類ではType I NKT細胞）と呼ばれることもあるが，本項においては特に断りのない場合，NKT細胞と呼ぶことにする．歴史的にNKT細胞はNK細胞受容体を発現するT細胞として同定されてきたが，NK細胞受容体（たとえばマウスであればNK1.1，ヒトであればCD161）を発現するT細胞は多く存在し，NK1.1の発現は絶対的な細胞系列のマーカーとはなり得ない．

上記のとおり，NKT細胞はCD1dによって提示される（糖）脂質性抗原を認識して活性化される．歴史的に最も古く発見され，代表的な糖脂質抗原は海綿からの抽出物をもとに合成されたα-galactosylceramide（α-GalCer）である[4)]（**図1**）．α-GalCerの刺激によってNKT細胞はTh1/Th2両タイプのサイトカインを産生しさまざまな機能を発揮する．**図1b**はα-GalCerを取り込んだ樹状細胞に直接反応するNKT細胞を免疫組織染色法で検出した世界で初めての写真である．

α-GalCerは外来性の物質であり，哺乳類の体内には存在しない．では，このほかにNKT細胞を刺激することのできる抗原はあるだろうか．外来性のものとしては，細菌性のものが同定されており，腸管の中にもいる *Sphingomonas* spp.やLyme病の原因となる *Borrelia burgdorferi* の細胞壁中の糖脂質などが報告されている[5-7)]．粘膜においては細菌を含む種々の外的刺激が常に入りうる状態となっており，こういった外的な抗原にNKT細胞が刺激を受けている可能性がある．

一方，内在性のNKT細胞抗原についてはいまだに明らかになっていない点が多い．哺乳類にも存在するisoglobotrihexosylceramide（iGb3）はCD1dに提示され，NKT細胞を活性化する[8)]．しかし，iGb3を合成する酵素を欠損するマウスにおいてもNKT細胞は正常に発生分化することが示され，真の内在性抗原としての意味づけは疑問視されている[9)]．特に最近Porubskyらが示したように，"系統的に糖脂質合成酵素遺伝子のコンディショナル欠損マウスを作製してあらゆる経路をブロックした場合であっても，NKT細胞の分化発生に与える影響はきわめて軽微である"ところから，内在性の糖脂質があったとしてもNKT細胞分化には直接関係しない可能性が論議されている．したがってどのような分子がNKT細胞の分化を制御しているのかはまだ不明である[10)]．

NKT細胞と粘膜免疫

NKT細胞は癌，自己免疫，移植など，さまざまな免疫反応において免疫調節を担っていることが示されてきている．それらの研究を支えてきたのがNKT細胞を欠損するJα18欠損マウスやCD1d欠損マウスであり，NKT細胞の活性化に使用されるα-GalCerである．また，α-GalCerはフローサイトメトリーでNKT細胞を検出する際に用いられるCD1dテトラマー（またはダイマー）に載る．これこそが先に述べたType I NKT細胞の定義（すなわちCD1d拘束性でありα-GalCerを認識する抗原受容体を発現している）ともなっている（図1）．

NKT細胞は一般的に粘膜面もしくは所属リンパ節において数はそれほど多くない．むしろCD1dテトラマーではほとんど検出されないなど，粘膜においてはマイナーな細胞分画であるように思われる．しかし，NKT細胞は，癌や炎症反応の開始とともに炎症局所へすみやかに集積することが知られている．たとえば，癌病巣内にはNKT細胞の集積がみられるし，上顎癌の場合も腫瘍病巣内だけでなく右側の癌の場合，右側の頸部リンパ節（cervical lymph node：CLN）だけにNKT細胞の集積がみられる．移植においてもNKT細胞の局所への集積が移植片の維持に重要である．同様に，生理的状態では粘膜局所ではほとんど検出されないほどのNKT細胞であるが，さまざまな粘膜免疫反応において重要な役割を果たしていることが示されている．

局所へのNKT細胞集積の分子メカニズムの1つにCXCL16/CXCR6を介したNKT細胞の粘膜組織へのリクルートがある[11]．図2はα-GalCerをアジュバントとして用いた粘膜ワクチン（例：経鼻ワクチン）の一例である．ワクチン投与前には呼吸器系の粘膜免疫誘導組織である鼻咽頭関連リンパ組織（nasopharynx-associated lymphoid tissue：NALT）とその所属リンパ節CLNにおけるNKT細胞の数はきわめて少数である．しかし，ワクチン投与後4日目をピークとしてNKT細胞の比率が高まっていることがわかる．この現象は粘膜局所におけるケモカインCXCL16の増加と一致しており，またNKT細胞はCXCL16の受容体CXCR6を高発現している．さらにCXCL16欠損マウスにおいてはこのようなNKT細胞の粘膜局所への集積の程度は低い．

以上のように，NKT細胞は通常粘膜局所には低頻度で存在しているが，炎症が起きるなど恒常性が破綻した際には集積し，その機能を発揮するものと考えられる．

以下に，種々の粘膜免疫反応におけるNKT細胞の働きについて概説する．

炎症性腸疾患

マウスにおいて薬剤を用いたいくつかの腸炎モデルが存在する．よく知られているもののひとつにdextran sodium sulfate（DSS）誘導性腸炎がある．これはDSSを経口投与して腸炎を発症させるものである．ほかの腸炎モデルとしてtrinitrobenzene sulfonic acid（TNBS）腸炎がある．これはTNBSを直腸から注入し腸炎を誘導するものである．これらの腸炎モデルでは主にTh1タイプの免疫反応が亢進している．

DSS誘導性腸炎においてα-GalCerを投与しNKT細胞を活性化することにより，腸炎の程度が軽減することが報告されている[12]．このときマウスのサイトカインパターンはIL-4やIL-10の産生が亢進し，逆にIFN-γが低下していた．同様に，NKT細胞からTh2タイプのサイトカイン産生を促す糖脂質OCH[13]の投与でもDSS誘導性腸炎は抑制された[14]．また，TNBS腸炎もOCHで抑制されることが報告されている．α-GalCerを投与する場合，1回だけの投与ではむしろ腸炎を悪化させることがある．これはα-GalCerがNKT細胞の活性化を通じ，樹状細胞やT細胞にTh1タイプの反応を引き起こすからであり，Th2タイプの反応にシフトさせるためには数回以上の投与を必要とする[15]．実際，α-GalCerの投与でDSS腸炎を抑制するためには複数回の投与が必要である[12]．

ヒトCrohn病（10章c参照）の病因は複雑であ

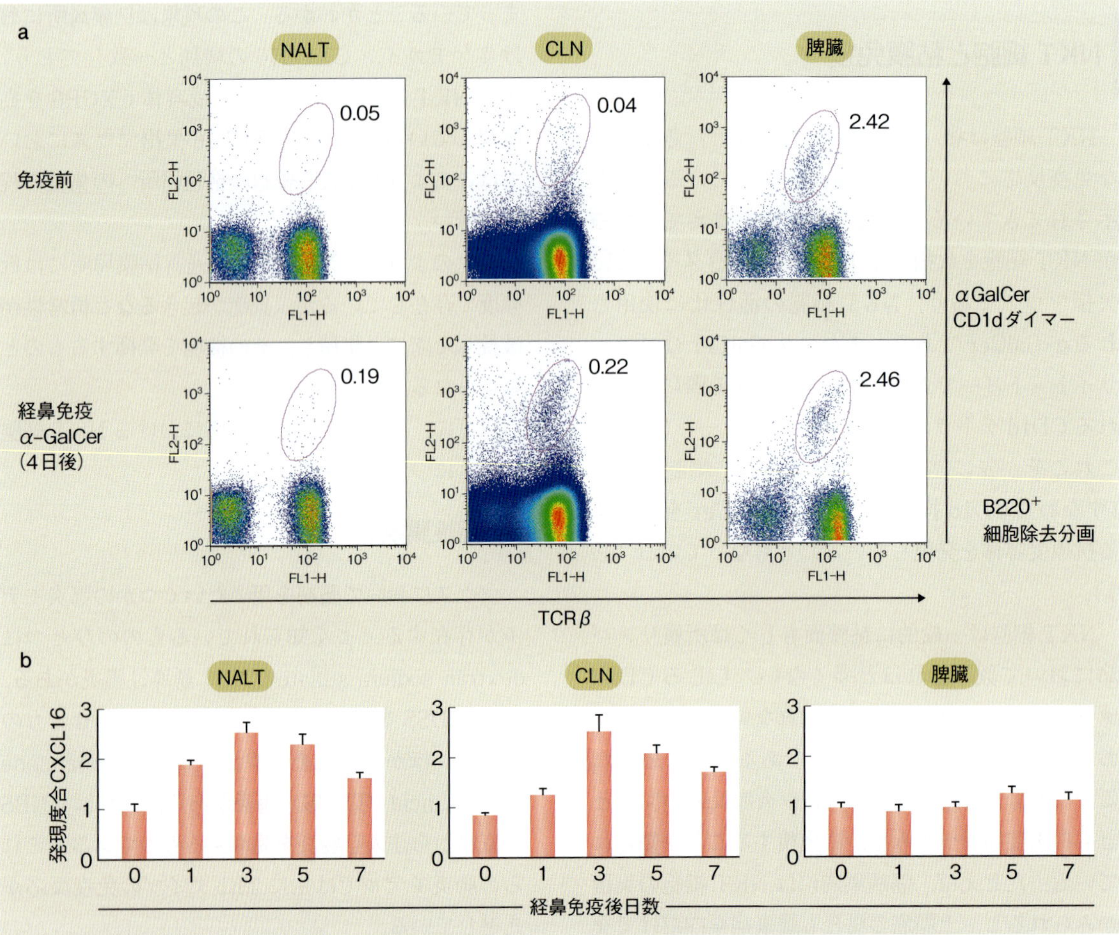

図2　呼吸器粘膜におけるNKT細胞と糖脂質経鼻抗原投与後の細胞集積

a. ナイーブな状態では呼吸器の粘膜関連リンパ組織（NALT）やその所属リンパ節（CLN）にNKT細胞はほとんど存在しないが，α-GalCer経鼻投与4日目には明らかな同分画細胞の増加がみられる．一方，遠隔臓器である脾臓ではNKT細胞数に変化はない．
b. aの変化に応じるように，NALTやCLNではNKT細胞に働くケモカインCXCL16の発現が変動している．

るが，主にTh1タイプの免疫反応が亢進しており病態形成にとって重要な役割を果たしていると考えられている．Crohn病におけるNKT細胞の役割は今のところ明確ではない．むしろVα24陽性細胞の比率が減弱していることが報告されている[16]．

上記マウス腸炎モデルとは異なり，ヒト潰瘍性大腸炎（10章b参照）に近いとされるoxazolone誘導性腸炎はTh2タイプの免疫反応が発症に重要なモデルである．oxazoloneに腸管が曝露されると，最初はIL-4が誘導され，次にIL-13産生が優位となる．このIL-13が腸炎発症に重要であることが知られている[17]．ヒト潰瘍性大腸炎においても腸管固有層にCD161陽性のT細胞の集積がみられ，Th2反応，IL-13産生が亢進している例が多いことが知られる．しかし，ヒトの場合はIL-13のソースはVα24陽性のNKT細胞ではなく，ほかのNKマーカーを発現するCD1d拘束性T細胞が主体であると考えられている[18]．ヒトとマウスの腸炎におけるNKT細胞の重要性に関し異なる結果が得られている原因としては，NKT細胞の腸管における存在頻度の違いや下記MAIT細胞などほかの細胞の影響が大きいのかもしれない（腸管ではMAIT細胞の比率はマウスよりヒトのほうが高い）．

アレルギー性気道過敏症

アレルゲン誘導性の気道過敏症（airway hyperreactivity：AHR）において，NKT細胞の重要性が動物実験によって指摘されている．卵白アルブミンなどを用いた実験系において，NKT細胞欠損マウスではAHRが起きにくく，好酸球増多（eosinophilia）ならびに抗原特異的なIgE産生が低いレベルに抑えられていた[19]．また，これらの現象はNKT細胞の移入により回復するが，NKT細胞のソースをIL-4欠損またはIL-13欠損マウスとすることで，NKT細胞の産生するこれらTh2タイプのサイトカインがAHR発症に重要であることが示された[18]．これらのサイトカインのアレルギー反応における役割はさまざまである．IL-4はIgEの産生に必須である一方，IL-13は気道抵抗性の上昇に関与することが示されている[20]．また最近，さまざまな炎症反応にIL-17が重要であることがわかってきているが，最近になって発見されたNKT細胞サブセット（IL-17RB$^+$CD4NKT細胞）はIL-17受容体Bを発現し，そのリガンドであるIL-17E（IL-25）によって活性化される結果IL-13だけを主体的に産生することが判明した[21]．特にRSVウイルス感染はIL-25/IL-17Eを産生し，それに伴って発症あるいは増悪する喘息に関与する可能性が考えられるため，AHRの治療法としてIL-13やIL-17受容体B，あるいはIL-17E（IL-25）などが新しい分子標的となりうると考えられる．

これら動物実験で見られた現象は，ヒトにも当てはまるようである．ヒト喘息患者において気道内T細胞はTh2タイプに偏位することが知られていたが，最近これら細胞の大多数がNKT細胞であるという実験結果が報告された[22]．これらの気道内NKT細胞は，IL-4やIL-13を産生していた．

以上のような実験結果から，α-GalCerなどのNKT細胞を活性化する糖脂質の投与によりAHRを制御することが期待される．しかし，動物実験ではα-GalCerの投与プロトコルが重要であることが示されており，AHRを増悪させる場合も抑制する場合もある[23, 24]．NKT細胞を用いたAHR治療の開発は効果を慎重に判定していく必要性がありそうである．

NKT細胞とMAIT細胞

粘膜免疫とのかかわりにおいては，NKT細胞同様多様性に乏しいVα19-Jα33（マウス）またはVα7.2-Jα33（ヒト）といった抗原受容体を発現するmucosal-associated invariant T（MAIT）細胞も重要である．MAIT細胞は腸の粘膜組織において最も多く認められ[25]，NKT細胞と多くの共通点，類似点がある．末梢においてMAIT細胞はNK細胞受容体を発現し，NKT細胞と同様記憶表現型（CD69$^+$, CD44^{high}, CD62L$^-$）を示す[26]．また，CD1d同様MHCクラスIによく似た分子であるmajor histocompatibility molecule related 1（MR1）によって拘束され，α-mannosylceramideなどの糖脂質によって活性化されることが示されている[27]．興味深いことにMAIT細胞はB細胞を欠損するマウスまたはヒトでは見られず，その発生・分化や抗原提示においてはMR1陽性のB細胞が重要であると考えられている[26]．上記のとおり，MAIT細胞は腸の粘膜組織（粘膜固有層）において多く存在しており，粘膜免疫において重要な役割を果たしていることが予想される（図3）．しかし，MAIT細胞の生体における機能はいまだよくわかっていない．無菌マウスにおいてVα19i MAIT細胞は見られなくなることから，腸内細菌との関連や腸における恒常性維持に関与していることが予想されている[28]．しかし，これまでのところCrohn病や潰瘍性大腸炎といった炎症性腸疾患患者においてVα7.2i MAIT細胞が著増（もしくは減少）しているという知見は得られていない[29]．MAIT細胞の機能解析は今後の課題である．

NK細胞と粘膜免疫

NK細胞は炎症性サイトカインを産生し，細胞傷害活性を発揮する自然免疫系リンパ球の1つである．NK細胞の発生分化の場は主に骨髄および胸腺と考えられており，その過程でさまざまな活性化あるいは抑制性受容体を発現する．末梢血のほか，二

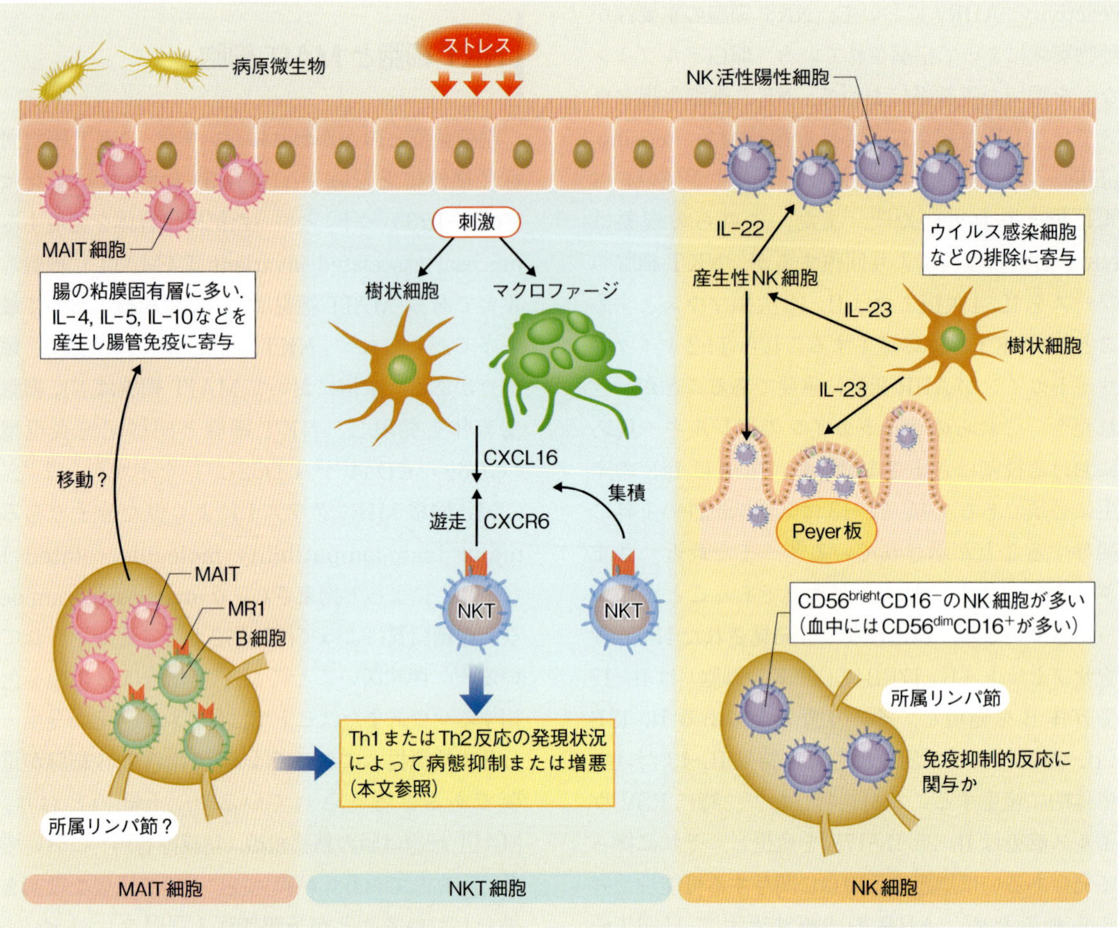

図3 MAIT, NKT, NK細胞群による免疫制御

次リンパ濾胞，脾臓，肺や肝臓，また妊娠中の子宮に存在することが知られる（13章d, g参照）．ウイルス感染細胞やストレスなどにより変異した細胞（癌細胞を含む）の排除に寄与していると考えられている[30]．

粘膜においてもNK細胞（ここではNK細胞受容体やNK細胞マーカーを発現している細胞）は存在している．たとえばヒト小腸粘膜固有層にはNK活性（細胞傷害活性）を持ったNK細胞が発見されている[31]（**図3**）．粘膜が生体にとって外界に接する最前線と考えれば，NK細胞のような活性を持った細胞が存在することはさほど驚くべきことではないであろう．しかし，粘膜に存在するNK細胞の発生起源や分化のメカニズム，また粘膜免疫における機能については意外なほど知られていない．また，NK細胞のなかにもさまざまなサブセットが存在することが判明しつつあり，粘膜免疫におけるNK細胞の役割を一言で表すことは難しい．

特に最近，粘膜免疫とのかかわりにおいては，従来から知られる古典的なNK細胞（パーフォリンなどの顆粒を持ち細胞傷害活性の高いもの）だけでなく，活性化のマーカーを持たない免疫制御性機能を持ったNK細胞の存在が報告され注目を集めている．ヒトNK細胞はCD56とCD16の発現強度で2つのサブセットに分類される．末梢血や脾臓に多く（～90％）存在するNK細胞は$CD56^{dim}CD16^{+}$であり，IFN-γやパーフォリンを発現している．一方，リンパ節や扁桃に多く存在するNK細胞は$CD56^{bright}CD16^{-}$である．$CD56^{bright}CD16^{-}$NK細胞はリンパ節へのホーミングに関与するCCR7やL-セレクチンを高発現しており，$CD56^{dim}CD16^{+}$NK細胞になるとそれらの発現は失われることから，NK細胞の前駆細胞は骨髄から血流に乗って二次リンパ組織や扁桃に集積し，そこで最終分化を遂げ，再び血流に乗って全身へ運ばれるという分化モデルが考えられている[32]．この$CD56^{bright}CD16^{-}$NK細胞は通常HLAクラスI分子を認識するkiller cell immunoglobulin-like receptor（KIR）を発現しない．また，IFN-γなどのサイトカイン産生能は有するがパーフォリンの発現量は低く，よって細胞傷害活性も弱い．逆に，妊娠中の子宮脱落膜に多くみられるなど，何らかの免疫制御性の役割を果たしていることが考えられている[33]．また，サイトカイン産生を通じて樹状細胞やT細胞と相互作用し，獲得免疫の制御に寄与しているとも考えられている．

最近，粘膜組織にIL-22を産生するNK細胞が発見され注目を集めている．IL-22はIL-10ファミリーに属するサイトカインで，従来はTh17から産生されることが知られていた．IL-22の産生は樹状細胞などが出すIL-23によって増強され，粘膜上皮組織に炎症後の修復因子や抗菌蛋白質の発現を促すことから，粘膜組織における恒常性維持に重要な役割を果たしていると考えられる[34]．粘膜組織でIL-22を産生するヒトNK細胞は，NKp44またはNKp46を発現し，扁桃や腸管粘膜固有層，Peyer板などで見られる[35, 36]．同様にマウスでもCD3陰性NKp46陽性でIL-22を産生する細胞が見つかった[37, 38]．興味深いことに，これらの細胞はTh17細胞の分化やリンパ節の形成に必須の転写因子RORγtを発現しており，リンパ組織誘導（lymphoid tissue-inducer：LTi）細胞との重複が考えられる[36, 39]．古典的なNK細胞とは異なりパーフォリンやIFN-γの発現はきわめて低く，細胞傷害活性も低い．一方でIL-22の産生が重要であり，この細胞を欠くマウスでは*Citrobacter rodentium*の感染による腸炎に対する抵抗性が有意に低下していた[37]．この細胞を“NK細胞”と呼ぶかどうかについては議論が残るところであるが，どちらにしても腸管免疫においてきわめて重要な細胞であることは疑いなく，今後炎症性腸疾患などにおける役割の解明が待たれる．

おわりに

粘膜免疫におけるNKT細胞とNK細胞の役割やその特徴について概説した．これらの細胞は自然免疫系のリンパ球と考えられており，抗原非特異的な生体防御機構に寄与しているととらえられてきた．しかし本項で述べてきたとおり，その機能発現には緻密な分子制御機構が働いており，一概に生体防御だけを担っているとは言えないこともまた事実である．今後さらに研究が発展し，粘膜免疫におけるこれらの細胞の役割がより一層明らかにされることが期待される．

（清野研一郎，谷口　克）

◉引用文献

1. Taniguchi M, Harada M, Kojo S, et al. The regulatory role of Valpha14NKT cells in innate and acquired immune response. Annu Rev Immunol 2003; 21: 483-513.
2. Cui J, Shin T, Kawano T, et al. Requirement for Valpha14 NKT cells in IL-12-mediated rejection of tumors. Science 1997; 278: 1623-1626.
3. Borg NA, Wun KS, Kjer-Nielsen L, et al. CD1d-lipid-antigen recognition by the semi-invariant NKT T-cell receptor. Nature 2007; 448: 44-49.
4. Kawano T, Cui J, Koezuka Y, et al. CD1d-restricted and TCR-mediated activation of Valpha14 NKT cells by glycosylceramides. Science 1997; 278: 1626-1629.
5. Kinjo Y, Tupin E, Wu D, et al. Natural killer T cells recognize diacylglycerol antigens from pathogenic bacteria. Nat Immunol 2006; 7: 978-986.
6. Kinjo Y, Wu D, Kim G, et al. Recognition of bacterial glycosphingolipids by natural killer T cells. Nature 2005; 434: 520-525.
7. Mattner J, Debord KL, Ismail N, et al. Exogenous and endogenous glycolipid antigens activate NKT cells during microbial infections. Nature 2005; 434: 525-529.
8. Zhou D, Mattner J, Cantu C 3rd, et al. Lysosomal glycosphingolipid recognition by NKT cells. Science 2004; 306: 1786-1789.
9. Porubsky S, Speak AO, Luckow B, et al. Normal development and function of invariant natural killer T cells in mice with isoglobotrihexosylceramide (iGb3) deficiency. Proc Natl Acad Sci USA 2007; 104: 5977-5982.
10. Burrows PD, Kronenberg M, Taniguchi M. NKT cells turn ten. Nat Immunol 2009; 10: 669-671.
11. Kamijuku H, Nagata Y, Jiang X, et al. Mechanism of NKT cell activation by intranasal coadministration of

alpha-galactosylceramide, which can induce cross-protection against influenza viruses. Mucosal Immunol 2008; 1: 208-218.
12. Saubermann LJ, Beck P, De Jong YP, et al. Activation of natural killer T cells by alpha-galactosylceramide in the presence of CD1d provides protection against colitis in mice. Gastroenterology 2000; 119: 119-128.
13. Miyamoto K, Miyake S, Yamamura T. A synthetic glycolipid prevents autoimmune encephalomyelitis by inducing TH2 bias of natural killer T cells. Nature 2001; 413: 531-534.
14. Ueno Y, Tanaka S, Sumii M, et al. Single dose of OCH improves mucosal T helper type 1/T helper type 2 cytokine balance and prevents experimental colitis in the presence of valpha14 natural killer T cells in mice. Inflamm Bowel Dis 2005; 11: 35-41.
15. Kojo S, Seino K, Harada M, et al. Induction of Regulatory Properties in Dendritic Cells by V{alpha}14 NKT Cells. J Immunol 2005; 175: 3648-3655.
16. Grose RH, Thompson FM, Baxter AG, et al. Deficiency of invariant NK T cells in Crohn's disease and ulcerative colitis. Dig Dis Sci 2007; 52: 1415-1422.
17. Heller F, Fuss IJ, Nieuwenhuis EE, et al. Oxazolone colitis, a Th2 colitis model resembling ulcerative colitis, is mediated by IL-13-producing NK-T cells. Immunity 2002; 17: 629-638.
18. Fuss IJ, Strober W. The role of IL-13 and NK T cells in experimental and human ulcerative colitis. Mucosal Immunol 2008; 1: S31-33.
19. Akbari O, Stock P, Meyer E, et al. Essential role of NKT cells producing IL-4 and IL-13 in the development of allergen-induced airway hyperreactivity. Nat Med 2003; 9: 582-588.
20. Nagata Y, Kamijuku H, Taniguchi M, et al. Differential role of thymic stromal lymphopoietin in the induction of airway hyperreactivity and Th2 immune response in antigen-induced asthma with respect to natural killer T cell function. Int Arch Allergy Immunol 2007; 144: 305-314.
21. Terashima A, Watarai H, Inoue S, et al. A novel subset of mouse NKT cells bearing the IL-17 receptor B responds to IL-25 and contributes to airway hyperreactivity. J Exp Med 2008; 205: 2727-2733.
22. Akbari O, Faul JL, Hoyte EG, et al. CD4+ invariant T-cell-receptor + natural killer T cells in bronchial asthma. N Engl J Med 2006; 354: 1117-1129.
23. Hachem P, Lisbonne M, Michel ML, et al. Alpha-galactosylceramide-induced iNKT cells suppress experimental allergic asthma in sensitized mice: role of IFN-gamma. Eur J Immunol 2005; 35: 2793-2802.
24. Meyer EH, Goya S, Akbari O, et al. Glycolipid activation of invariant T cell receptor$^+$ NK T cells is sufficient to induce airway hyperreactivity independent of conventional CD4$^+$ T cells. Proc Natl Acad Sci USA 2006; 103: 2782-2787.
25. Kawachi I, Maldonado J, Strader C, et al. MR1-restricted V alpha 19i mucosal-associated invariant T cells are innate T cells in the gut lamina propria that provide a rapid and diverse cytokine response. J Immunol 2006; 176: 1618-1627.
26. Treiner E, Duban L, Bahram S, et al. Selection of evolutionarily conserved mucosal-associated invariant T cells by MR1. Nature 2003; 422: 164-169.
27. Okamoto N, Kanie O, Huang YY, et al. Synthetic alpha-mannosyl ceramide as a potent stimulant for an NKT cell repertoire bearing the invariant Valpha19-Jalpha26 TCR alpha chain. Chem Biol 2005; 12: 677-683.
28. Treiner E, Duban L, Moura IC, et al. Mucosal-associated invariant T (MAIT) cells: an evolutionarily conserved T cell subset. Microbes Infect 2005; 7: 552-559.
29. Treiner E, Lantz O. CD1d- and MR1-restricted invariant T cells: of mice and men. Curr Opin Immunol 2006; 18: 519-526.
30. Lanier LL. NK cell recognition. Annu Rev Immunol 2005; 23: 225-274.
31. Leon F, Roldan E, Sanchez L, et al. Human small-intestinal epithelium contains functional natural killer lymphocytes. Gastroenterology 2003; 125: 345-356.
32. Freud AG, Becknell B, Roychowdhury S, et al. A human CD34(+) subset resides in lymph nodes and differentiates into CD56bright natural killer cells. Immunity 2005; 22: 295-304.
33. Hanna J, Goldman-Wohl D, Hamani Y, et al. Decidual NK cells regulate key developmental processes at the human fetal-maternal interface. Nat Med 2006; 12: 1065-1074.
34. Zenewicz LA, Yancopoulos GD, Valenzuela DM, et al. Innate and adaptive interleukin-22 protects mice from inflammatory bowel disease. Immunity 2008; 29: 947-957.
35. Cella M, Fuchs A, Vermi W, et al. A human natural killer cell subset provides an innate source of IL-22 for mucosal immunity. Nature 2009; 457: 722-725.
36. Luci C, Reynders A, Ivanov II, et al. Influence of the transcription factor RORgammat on the development of NKp46+cell populations in gut and skin. Nat Immunol 2009; 10: 75-82.
37. Satoh-Takayama N, Vosshenrich CA, Lesjean-Pottier S, et al. Microbial flora drives interleukin 22 production in intestinal NKp46+cells that provide innate mucosal immune defense. Immunity 2008; 29: 958-970.
38. Sanos SL, Bui VL, Mortha A, et al. RORgammat and commensal microflora are required for the differentiation of mucosal interleukin 22-producing NKp46+ cells. Nat Immunol 2009; 10: 83-91.
39. Cupedo T, Crellin NK, Papazian N, et al. Human fetal lymphoid tissue-inducer cells are interleukin 17-producing precursors to RORC+CD127+natural killer-like cells. Nat Immunol 2009; 10: 66-74.

d 上皮内リンパ球

はじめに

微生物や食物などの異物の侵入を防ぐ第一線のバリアーとして皮膚や粘膜の上皮組織がある．皮膚は何重もの細胞層（重層扁平上皮）で覆われ，病原体の侵入を防ぐ．さらに皮脂腺からの脂肪酸や汗のなかの乳酸に殺菌作用がある．皮膚に常在する細菌から産生されたリパーゼが皮脂を脂肪酸に分解する．気管や消化管，尿路などの粘膜上皮はムチン層で被覆されており，病原微生物の侵入を阻害している．上皮組織のバリアーを乗り越えた異物に対して，生体は免疫機構で異物排除に働く．免疫機構は，初期に働く自然免疫と後期から働く獲得免疫に分類される．

自然免疫はあらかじめ備わっていて，感染後迅速に働く免疫機構でそれ自身は持続する免疫にはつながらない．補体，好中球，マクロファージ/樹状細胞やナチュラルキラー（NK）細胞などで担われる．一方，獲得免疫は抗原特異的T細胞とB細胞によって誘導されるが，クローン増殖によってエフェクター細胞に分化する必要があるために機能発現までに数日かかる．記憶細胞への変化によって持続性の免疫機構を担うことができることが特徴である．

最近，免疫していなくてもあらかじめ記憶細胞の特徴を持つリンパ球が生体内に存在し，免疫応答に重要な役割を担っていることが明らかになりつつある．これらのリンパ球は自然記憶リンパ球（natural memory lymphocytes）または自然免疫リンパ球（innate lymphocytes）と呼ばれている．自然記憶リンパ球には$\gamma\delta$型T細胞受容体（TCR）T細胞，NK陽性T（NKT）細胞，MHCクラスIb拘束性CD8 T細胞，$CD25^{+}CD4^{+}Foxp3^{+}$Treg細胞，CD5陽性B細胞などがあるが，最も数が多いのは，表皮細胞や腸管，表皮，子宮/膣，舌などの粘膜上皮間に存在する上皮内リンパ球である．

これらのリンパ球は胸腺でのnegative selectionを受けず，自己反応性で，記憶表現型であるCD44陽性，CD45RO陽性，およびIL-15依存性などの特徴がみられる[1)]．抗原非存在下でサイトカインだけでエフェクター機能を示し，また抗原に反応して増殖なしにエフェクター機能を発現することから自然免疫と獲得免疫との橋渡し的役割を担うと考えられる（**図1**）．

本項では上皮内リンパ球の種類，ユニークな分化経路，生体防御機構における役割について概説する．

腸管上皮内リンパ球

特徴

腸管上皮の基底膜側に約6個の上皮細胞に1個の割合で末梢リンパ組織にはみられないユニークなリンパ球の集団が存在し，腸管上皮内リンパ球（intestinal intraepithelial lymphocytes：i-IEL）と呼ばれている[2)]（**図2**）．

IELはほとんどがCD3陽性でCD8陽性T細胞であり，CD8$\alpha\alpha$のホモダイマーと$\alpha\beta$のヘテロダイマーを有するリンパ球に分けられる．CD8$\alpha\alpha$型

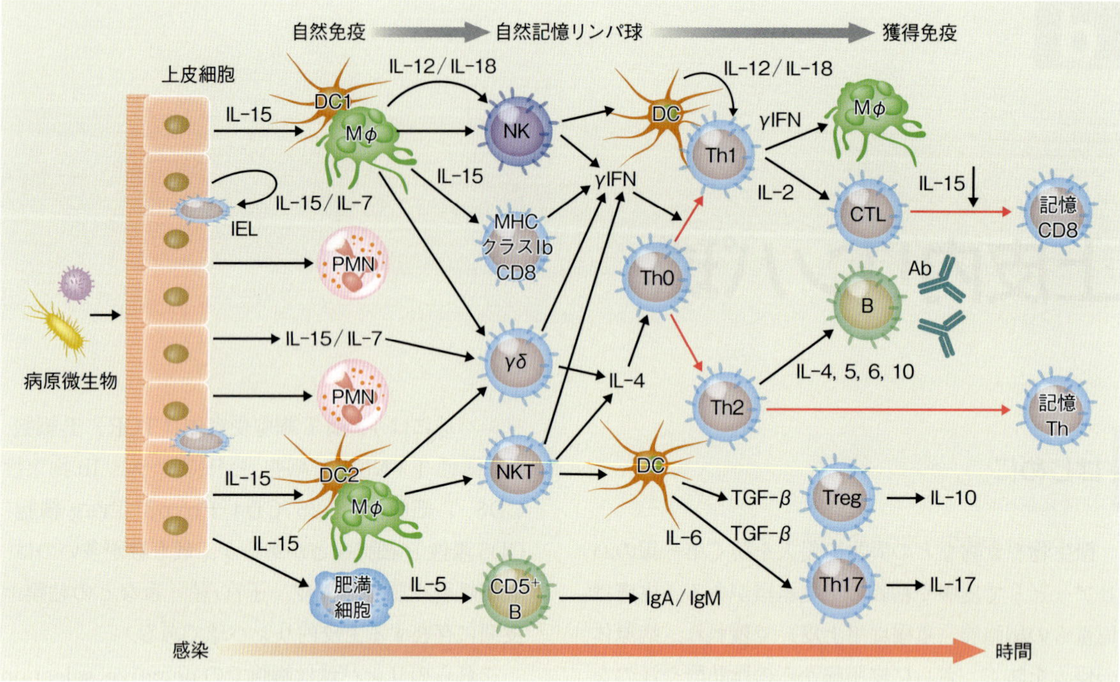

図1 上皮内リンパ球の生体防御機構での位置づけ

病原微生物の侵入に対する生体防御機構は，異物侵入後数時間以内に働くあらかじめ備わった自然免疫と数日後から働く獲得免疫に分類される．数時間後に誘導される応答は自然記憶リンパによって担われている．この反応には，腸管上皮内リンパ球（IEL），γδ型T細胞受容体（TCR）T細胞，NK陽性T（NKT）細胞，MHCクラスIb拘束性CD8 T細胞などが関与する．これらの自然記憶細胞は自己抗原を認識すると考えられ，すでに発現しているエフェクター機能（サイトカイン，キラー活性）で生体防御に働く．自然免疫の刺激によって抗原非存在下でもサイトカインを産生することもできる．

PMN：多核白血球，CTL：細胞傷害性T細胞，Mφ：マクロファージ，DC：樹状細胞，IEL：上皮内リンパ球，Treg：制御性T細胞

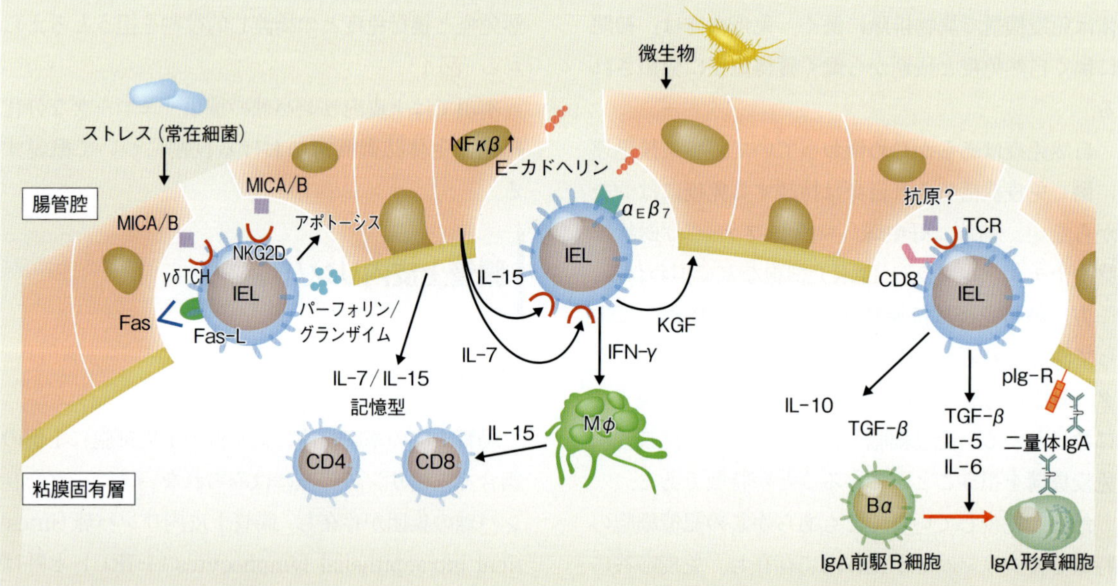

図2 上皮内リンパ球の機能

上皮内T細胞は，ストレスで誘導された自己抗原を認識してセリンエステラーゼやFas-Lシステムで上皮細胞にアポトーシスを誘導する．また，TGF-βを産生して，IgA抗体産生のヘルパーT細胞として，過剰な炎症を制御する免疫制御T細胞として働く．KGFを産生して上皮細胞の再生また免疫制御T細胞として働く．

pIg-R：polymeric Ig receptor，IEL：上皮内リンパ球，KGF：keratinocyte growth factor，Mφ：マクロファージ

には，そのT細胞受容体（TCR）よりさらに$\gamma\delta$型と$\alpha\beta$型に分けられる．通常のT細胞のCD3分子はγ, δ, εのホモダイマー，ζのホモダイマーまたはηとのヘテロダイマーから構成されるが，CD8$\alpha\alpha$i-IELはCD3ζホモダイマーではなく，FcεRIγ鎖を使用している．脾臓やリンパ節の末梢リンパ組織では全T細胞の5％程度を占めるに過ぎない$\gamma\delta$型T細胞が豊富に存在する点も特徴である．CD8$\alpha\alpha$のTCR$\alpha\beta$型IELのVβレパートアは多様性に富み，$\gamma\delta$型IELはVγ1とVγ7/Vδ4, 5, 6, 7がよく使用されている．

一方，CD8$\alpha\beta$i-IELの大部分は$\alpha\beta$型TCRを発現している．そのVβは限られている[3]．i-IELのなかには少数ながら，$CD4^+$細胞と$CD4^+CD8^+$細胞が存在する．$CD4^+CD8^+$i-IELが腸内細菌叢依存性に加齢に伴って増加する．同一個体の$CD4^+$IELと$CD4^+CD8^+$i-IELのVβレパートアで類似性が認められること，$CD4^+$T細胞がIL-15などのサイトカインによってCD8$\alpha\alpha$を発現すること，SCIDマウスへの$CD4^+$細胞の移入によって$CD4^+CD8^+$i-IELが出現することなどを考え合わせると$CD4^+CD8^+$i-IELは末梢の$CD4^+$T細胞由来と推定される．IELはCD69，CD44，CD45ROの活性化マーカーを有している．CD8$\alpha\alpha$i-IELは通常のT細胞が発現するCD2，CD5やCD28，Thy1抗原の発現がないか，もしくは減少しているが，CD43，CD160，IL-18Rを構成的に発現しており，TCRを介して活性化されると，CD59，CD134，CD137などが発現される[4]．上皮のE-カドヘリンと接着する$\alpha_E\beta_7$インテグリンをもつ．また通常のT細胞はスフィンゴシン1-リン酸（S1P）を介して胸腺や二次リンパ組織から外へ出るが，CD8$\alpha\alpha$i-IELはS1P非依存性に腸管にホーミングする[5]．分化，維持に必要なサイトカインとしてIL-7やthymic stroma-derived lymphopoietinおよびIL-15があげられる．

特異性

β_2ミクログロブリン欠損マウスおよびTAP1欠損マウスでは，TCR$\alpha\beta$型CD8$\alpha\alpha$i-IELは減少することから，通常のCD8 T細胞と同様にMHCクラスIa分子とTAP依存性の抗原を認識する．CD8$\alpha\beta$ i-IELの大部分は腸内細菌や食物抗原などの外来抗原を認識して活性化されたT細胞が多数を占めると推定される．

実際，トキソプラズマで感作されたCD8$\alpha\beta$ T細胞はトキソプラズマの経口感染に対してi-IELとして腸管上皮にホーミングすることが明らかとなっており，CD8$\alpha\beta$ i-IELは腸管から侵入する抗原に対して反応する末梢型CD8 T細胞由来と考えられる．

一方，β_2ミクログロブリン欠損マウスではCD8$\alpha\alpha$TCR$\alpha\beta$ i-IELも減少するものの，TAP1欠損マウスでは，減少しないことから，CD8$\alpha\alpha$TCR$\alpha\beta$ i-IELはTAP依存性の抗原プロセシングを受けるペプチドを結合しないMHCクラスIb分子を認識していると考えられる．腸管上皮はMHCクラスIb（マウスではTL抗原など）が発現されており，この分子がi-IELの認識抗原のひとつと考えられている．またCD8$\alpha\alpha$が直接TL分子に結合することも明らかになっている．β_2ミクログロブリン欠損マウス，TAP1欠損マウスおよび両方の遺伝子が欠損しているマウスでは，$\gamma\delta$型i-IELはむしろ増加していることから，分化発達や抗原認識にMHCクラスIb分子とは関係ない$\gamma\delta$型i-IELの存在が考えられる．表皮内や子宮内のIELと異なり，V-J結合領域の多様性（N-多様性）が認められることから，認識する抗原も多様性に富むと考えられる．ヒトのVδ1 i-IELがストレスで誘導されるMIC-AとMIC-Bを認識することが示された．MICはβ_2ミクログロブリンやペプチドの結合なしに発現されるMHCクラスI様抗原であり，腸管上皮細胞や一部の腫瘍細胞に発現されている．$\gamma\delta$型i-IELに発現しているNKG2DがMICAと結合することも明らかとなっている．いまのところ，Vδ1とNKG2DともにMICA/MICBを認識すると考えられている[6]．

機能

i-IELの機能的特徴としてMHC非拘束性の細胞傷害活性があげられる．通常のT細胞は*in vivo*から取り出しただけでは抗TCR抗体または抗CD3e抗体の存在下でFcR陽性標的細胞に対する（redirected cytotoxicity：RC）細胞傷害活性を示さないが，i-IELはこのRC活性を有している．30～80％のi-IELにパーフォリンやグランザイムの顆粒が認められる．この細胞傷害活性はパーフォリンやグランザイムを介して行われると考えられるが，必ずしも，これらのセリンプロテアーゼ顆粒を持ったものだけが細胞傷害活性を示すとは限らない．一部のi-IELがFas/Fas-Lシステムを介して上皮細胞に対して細胞傷害活性を示す．腸管上皮やi-IEL自体の傷害にFas/Fas-Lシステムも関与していると考えられる．細胞傷害活性から考えられるi-IELの役割のひとつとして，古くなった上皮細胞や腸内細菌や食物の刺激によって癌化した上皮細胞を認識して排除するといった恒常性維持機構が考えられる．

陰窩（クリプト）で産生された腸管上皮細胞は3日から7日で絨毛の最先端にまで達する．絨毛の最先端の上皮細胞はアポトーシスを起こして腸管内に脱落するか，粘膜固有層のマクロファージに貪食される．この古くなった上皮細胞のアポトーシス誘導にIELが重要な役割を担っていると考えられる．腸管上皮細胞を認識して活性化されたi-IELはパーフォリンやFas-Lを介して，上皮細胞にアポトーシスを誘導すると推定できよう[7]．実際，γδ型T細胞欠損マウスでは腸管上皮細胞の再生が低下しており，絨毛の長さが短く陰窩の発達が悪いことが報告されている．i-IELの上皮増殖因子の産生と古くなった上皮細胞のアポトーシス誘導によって上皮細胞の再生を促進する役割を担うと考えられる．IL-15欠損マウスではγδ型CD8ααi-IELが欠損するが，bcl-2を強制的に発現させることで数が回復するもののキラー活性は回復しないことから，IL-15はCD8ααi-IELの生存のみならずその活性化に重要であることが示唆される[8]．i-IELは活性化のマーカーを発現しているが，通常の活性T細胞とは異なり，増殖能やサイトカイン産生能が低い．これの一因としてCD69の構成的な発現が考えられている．CD69からのシグナルはTGF-β1の産生を促進して，腸管上皮細胞の再生を行うとともに，局所においてはIgA産生のヘルパーT細胞として働いていると考えられる．

一方で自らや周囲のリンパ球の活性化に抑制的に働くと考えられる．経口感染症に対してTCRδ欠損マウスでは原虫*Eimeria*は腸管の炎症がひどくなることから，γδ型i-IELが腸管での過剰の炎症を制御している免疫制御機構としての役割を担っている可能性も考えられよう[9]．

いったん，TCRで活性化されると多くの補助因子分子が発現され，CD8αα型i-IELもTh1系サイトカイン（IFN-γ），Th2系サイトカイン（IL-5），抑制性サイトカイン（IL-10，TGF-β）の産生が認められる．γδ型i-IELはIL-5などのTh2タイプのサイトカインやIgAへのクラススイッチに重要なTGF-βを産生する．局所においてはIgA産生のヘルパーT細胞として働いていると考えられている（図2）．

その他の上皮内リンパ球

生殖器官上皮内リンパ球（reproductive IEL：r-IEL）

子宮と膣の女性生殖器の上皮細胞間にもリンパ球が見つかっている．非妊娠子宮で約6～8％がγδ型T細胞である．子宮γδ型T細胞（r-IEL）のVレパートアはVγ6-Jγ1/Vδ1-Dδ2-Jδ2からなり，結合部のN多様性は認められない．胎生期後期の胸腺で分化したと考えられる．CD3ζホモダイマーではなく，FCεRIγ鎖を使用している．妊娠時の脱落膜中のγδ型T細胞が非妊娠時に比べ，有意に増加する．子宮γδ型T細胞はトロホブラストをMHCクラスIやクラスIbの関与なしに種を超えて認識できる．このタイプの子宮γδ型T細胞がトロホブラスト上の保存された分子を認識している可能性が考えられる．流産の原因のひとつである抗胎児免疫応答に主体をなすのはTh1型ヘルパーT細胞であり，産生されたサイトカイン（IL-2，IFN-γ，TNF）によって活性化されたCD8細胞傷害性T細胞やNK細胞が胎児の拒絶に働く．

妊娠によって増加し，活性化される子宮γδ型T細胞がTGF-β産生することによって，母体のαβ型T細胞による抗胎児拒絶反応を抑制することが見いだされた．子宮γδ型T細胞も免疫制御によって妊娠維持機構を担うと考えられる．一方，単純ヘルペスウイルス2型の膣感染マウスモデルを用いた解析により，膣のVδ1陽性γδ型T細胞がIFN-γを産生して感染初期防御に働くとともに，Th1細胞の誘導が感染防御に重要であることが判明した[10]．さらにマウスの腹腔内にもN領域多様性がないVγ6/Vδ1-Jδ2γδ型T細胞が存在しており，マウスの大腸菌感染症で感染防御に重要な役割を担うことが示された．このγδ型T細胞は，感染後数時間の感染早期にIL-17を産生して好中球を，3日目にはCCケモカインやIFN-γを産生することによりマクロファージを感染局所へ集族させることがわかった．子宮に存在するγδ型T細胞と同じVγ6/Vδ1-Jδ2を持つγδ型T細胞のCD25陽性サブセットはIL-17を産生し，CD122陽性サブセットがIFN-γを産生することを明らかにした[11]．しかし，子宮のγδT細胞がどのような刺激を受け，どのようなメカニズムで機能分化しているのかは不明な点が多い．

表皮内γδ型T細胞（skin IEL：s-IEL）

マウスの表皮にはThy1陽性樹状表皮T細胞（dendritic epidermal T cells：DETC，s-IEL）が存在する．このリンパ球の大部分がγδ型TCRを発現しており，VレパートアはVγ5-Jγ1/Vδ1-Dδ2-Jδ2からなり，結合部のN多様性は認められない．胎生期胸腺での分化において，まず最初に現れるγδ型T細胞がこのタイプであり，表皮へホーミングしてDETCとなる．Vγ5遺伝子欠損マウスでもDETCが存在するので，Vγ5はホーミングに必須ではない．しかしながら，このDETCもVγ5/Vδ1を発現するDETCのTCRV領域に対するイディオタイプ抗体で認識されるTCRを発現する．このことは，共通の抗原を認識するDETCが表皮にホーミングしている可能性が考えられる[12]．

皮膚は生体防御にかかわる物理的防御機構として重要であり，皮膚に局在するVγ5陽性細胞は創傷などのストレスを受けたkeratinocyteにより活性化され，KGF（keratinocyte growth factor）-1，2やIGF（insulin-like growth factor）-1を産生することで創傷治癒にかかわることが明らかとなっている[12]．そのほかにもVγ5陽性細胞はIL-2やIFN-γ，lymphotactinといったサイトカイン産生能を有することも報告されている．表皮のγδ型T細胞はGVHD（graft versus host disease）による病変を抑制する．オキサゾロンやピクリル酸による接触性皮膚炎のモデルにおいて，抗原の前投与によって生じる高濃度トレランスにγδ型T細胞が関与しており，αβ型T細胞による炎症反応を抑制することが報告されている．これらのγδ型T細胞により抑制の機序として，TGF-β，IL-10を含めた抑制性サイトカイン産生によると考えられている．

上皮内リンパ球の分化機構

γδ型IEL

γδ型T細胞はαβ型T細胞と共通のリンパ球前駆細胞（common lymphoid progenitor：CLP）から分化してくる．一部のγδ型T細胞やαβ型T細胞は胸腺外でも分化できるが，大多数は胸腺で分化する．胸腺に入ったプロT細胞（DN1：$CD4^-CD8^-CD44^+CD25^-c\text{-}kit^+$）は，CD25の発現（DN2），さらにCD44の低下（DN3）が起こり，この時期にほぼ同時にβ，γおよびδ鎖遺伝子の再編成が起こる（図3）．γ，δ鎖遺伝子再編成により，γδ型TCRが発現され，γδ型T細胞へ分化する．一方，β鎖遺伝子の再編成が起こした胸腺細胞のβ鎖はpTαと会合してプレTCRを発現する．プレTCRからのシグナルは，細胞増殖，CD25の消失（DN4），さらに，CD4/CD8の発現そしてα鎖遺伝子の再編成を誘導する．この時期の細胞からもγδ型T細胞への分化が可能であるが，大部分の細胞ではα鎖遺伝子の座位の再編成によってδ鎖遺伝子が欠落し，α鎖が発現される．γδ型T細胞と

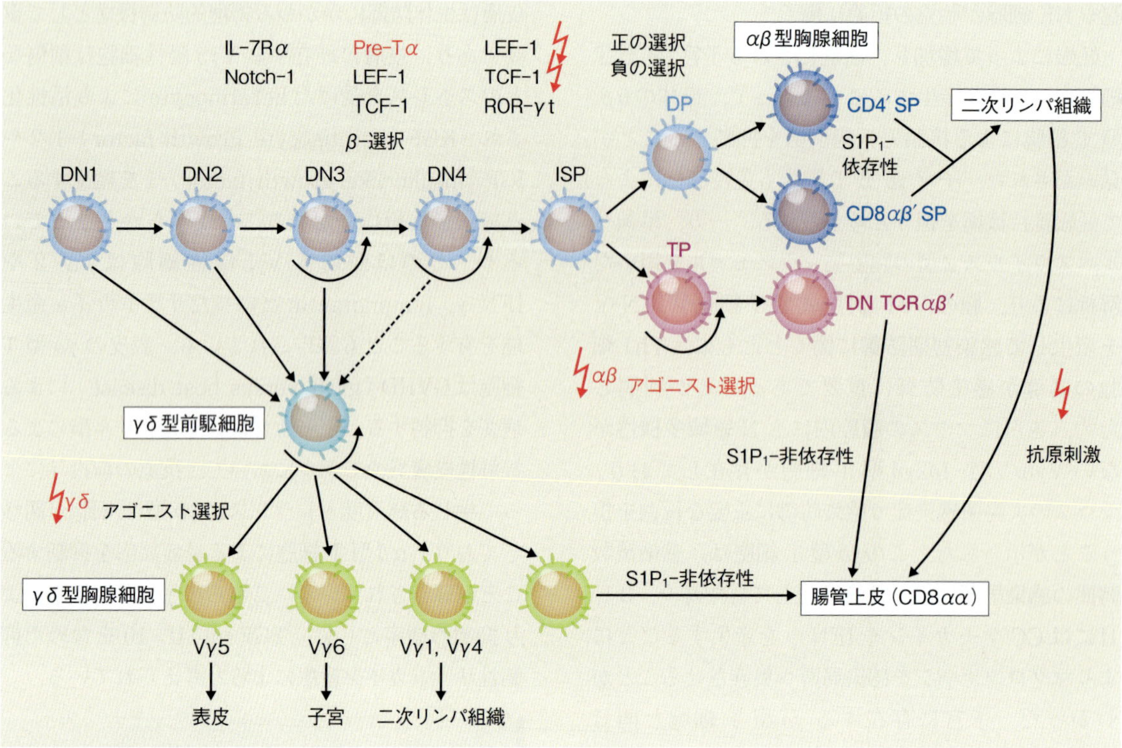

図3　IELの胸腺内分化

αβ 型 IEL の前駆細胞はダブルネガティブ（DN）3 から未熟 CD8 陽性細胞までは通常の T 細胞と共通の分化経路を経るが，その後 $CD4^+CD8\alpha\beta CD8\alpha\alpha$（TD）胸腺細胞となる．この段階で自己抗原に正の選択を受ける．この選択をアゴニスト選択と呼ぶ．この自己反応性 $CD4^+CD8\alpha\beta CD8\alpha\alpha$ 胸腺細胞は負の選択を受けずに $CD4^-CD8\alpha\beta^-CD8\alpha\alpha^-$ 胸腺細胞となり腸管にホーミング後に CD8ααi-IEL になると考えられる．
(Cheroutre H, et al. 2008[14] を改変)

αβ 型 T 細胞への分化の決定にはさまざまな因子が関与している．CLP からプロ T 細胞への分化に必須である Notch-1 からのシグナルは，αβ 型 T 細胞への分化にも重要である．一方，IL-7Rα/cγ からのシグナルは Vγ-Jγ 遺伝子再編成を誘導する．basic helix-loop-helix 構造の HEB は，αβ 型 T 細胞の分化により重要な転写因子で，HEB の阻止分子 Id3 は γδ 型 T 細胞への分化を促進する．WINT シグナルは β-カテニンとともに転写因子 T cell factor-1（TCF-1）と lymphoid enhancer factor-1（LEF-1）の発現を誘導して αβ 型 T 細胞への分化を誘導する．一方，TCF-1 に拮抗する SOX13 は γδ 型 T 細胞特異的転写因子と考えられている[13]．

胎生発生において，特定の V 領域をもつ γδ T 細胞などいろいろなタイプの T 細胞の産生が発生学的コントロールされている（**図4**）．胎生期胸腺での分化において，まず最初に現れるのは γδ 型 T 細胞である．免疫システムの分化の研究が進んでいるマウスでは， γδ 型 T 細胞の出現には 2 つの波がみられ，それぞれ波で分化した 2 種類の γδ 型 T 細胞は成熟マウスで異なった場所に分布する．最初の波で分化する γδ 型 T 細胞は Vγ5-Jγ1/Vδ1-Dδ2-Jδ2 を発現して表皮へホーミングし，樹状細胞となる．第 2 の波で分化する γδ 型 T 細胞は Vγ6-Jγ1/Vδ1-Dδ2-Jδ2 を発現しており，生殖器官の上皮内にホーミングする．これらの胎生早期に分化する γδ 型 T 細胞は基本的には同じ再編成 Vγ，Vδ，J 遺伝子配列からなる単一の TCR を発現している．この時期ではターミナルデオキシヌクレオチジルトランスフェラーゼ（TdT）活性がないので，N-ヌクレオチド挿入による V-D-J 結合部の多様性もみられない．個体発生の後期になると γδ 型 T 細胞は

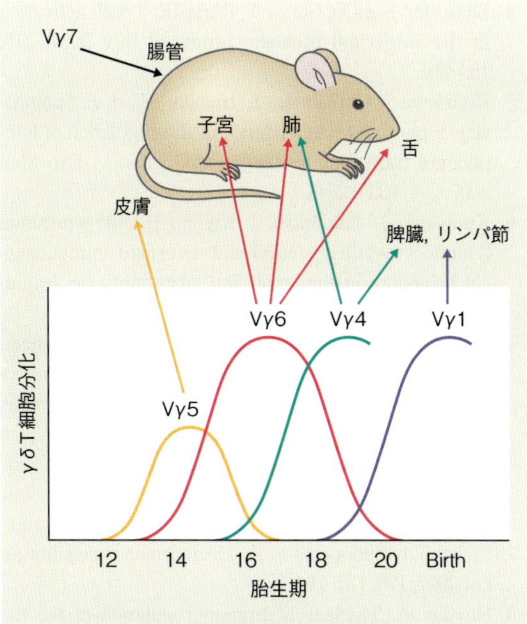

図4 胎生期胸腺でのγδ型IELの分化

胎生期胸腺での分化において，マウスでは，γδ型T細胞は2つの波で現れ，それぞれ波で分化した2種類のγδ型T細胞は成熟マウスで異なった場所に分布する．最初の波で分化するγδ型T細胞はVγ5-Jγ1/Vδ1-Dδ2-Jδ2を発現して，表皮へホーミングして表皮内樹状細胞となる．第2の波で分化するγδ型T細胞はVγ6-Jγ1/Vδ1-Dδ2-Jδ2を発現しており，生殖器官の上皮内にホーミングする．胎生後期になるとγδ型T細胞は胎生早期のものと異なりVγ1-Jγ4/Vδ1-Dδ1-Dδ2-Jδ1やVγ4-Jγ1/Vδ1-Dδ1-Dδ2-Jδ1，Vγ7-Jγ1/Vδ1-Dδ1-Dδ2-Jδ1を発現しており，これらのγδ型T細胞は末梢リンパ組織と腸管上皮に認められる．

胎生早期のものと異なりN領域の塩基の多様性が認められる．これらのγδ型T細胞の大多数は上皮内ではなく，αβ型T細胞と同様に末梢リンパ組織に認められるが一部が腸管上皮内リンパ球となる．

γδ型i-IELは出生直後は認められないが，生後約16日目ごろから現れる．γδ型i-IELのVレパートアとしてVγ1, 7/Vδ4, 5, 6, 7がよく使用されている．V-J結合領域の多様性が認められることから，個体発生後期に再構成されたものと考えられる．

αβ型IEL

αβ型T細胞は，胸腺でT細胞前駆細胞からDN3の段階でαβ型T細胞へ分化し，激しく増殖してDN4となり被膜下へ移動する（図3）．続いてDNから未熟CD8αα陽性細胞に変わり，さらにTCRの発現が低い$CD4^+CD8^+$ダブルポジティブT細胞になる．自己MHCと自己ペプチドを認識して正の選択によって細胞死から救済されたダブルポジティブ細胞は通常のCD4またはCD8シングルポジティブT細胞に成熟して外来抗原を自己MHC拘束性で認識する機能を持つ．胸腺間質細胞が正の選択に重要である．ダブルポジティブ細胞はまた負の選択を受ける．自己抗原とMHCを強く認識するものはアポトーシスを誘導され，自己反応性T細胞は除かれる．胸腺細胞が間質細胞や骨髄由来細胞上の対応する抗原と胸腺で出会ったときはアポトーシスで死滅する．胸腺に存在しないほかの組織に存在する膵臓のインスリンなどの自己抗原や，思春期など異なった分化段階で発現してくる自己抗原は，髄質の胸腺間質細胞が発現しており，組織特異的自己抗原に対しても負の選択が起こる．これらの抗原の胸腺髄質での発現調節はAIRE（autoimmune regulator）という遺伝子で行われている．AIREは胸腺髄質の間質細胞に発現され，自己寛容維持に重要な自己蛋白質の発現調整に重要な役割を担っている．炎症性サイトカインファミリーの一つであるリンフォトキシンα（LTα）欠損マウスではAIREの発現が減少しており，リンフォトキシンαからのシグナルがAIREの発現に重要である．リンフォトキシンα欠損マウスではCD8ααi-IELが減少していることから胸腺での自己抗原の発現がこのT細胞分化の正の選択に必要ではないかと考えられている．

αβ型IELの前駆細胞はDN3から未熟CD8陽性細胞までは通常のT細胞と共通の分化経路を経るが，その後$CD4^+CD8\alpha\beta CD8\alpha\alpha$胸腺細胞となる．この段階で胸腺間質細胞でなく骨髄由来細胞の発現するAIRE依存性の自己抗原に正の選択を受ける．この選択をアゴニスト選択と呼ぶ．この自己反応性$CD4^+CD8\alpha\beta CD8\alpha\alpha$胸腺細胞は負の選択を受けずに$CD4^-CD8\alpha\beta^-CD8\alpha\alpha^-$胸腺細胞となり腸管にホーミング後にCD8ααi-IELになると考えられる[14]（図3）．

γδ型IELも生理的な条件では負の選択は行われ

ないと考えられる．$\gamma\delta$ IELの胸腺外分化の場として腸管陰窩に存在するクリプトパッチ（cryptopatch：CP）が提唱されている（5章c参照）．胸腺がない場合では，CPや腸間膜リンパ節などでRAG-1の発現が見られることは，胸腺外分化の存在が示唆される．一方でCPは，炎症で起こる免疫応答の場ではないかとも考えられている[15]．

おわりに

多くの非自己抗原は上皮や腸管などの粘膜組織から生体内に侵入する．したがって粘膜組織は生体防御の最前線で働く重要なバリアー機構としての役割を担う．粘膜組織に存在するIELは細胞傷害活性やさまざまなサイトカインを分泌することで感染防御や創傷治癒，さらに生体に害を及ぼしうる過剰な炎症を抑制する働きも有している．ほかの自然記憶T細胞であるNKT細胞やMHCクラスIb拘束性CD8T細胞のように自己抗原でアゴニスト選択を受けると考えられる．今後，IELの認識する自己抗原が明らかになることによってその分化経路や上皮での生体防御機構における役割が明らかになるものと期待される．

（吉開泰信）

◉引用文献

1. Prince AL, Yin CC, Enos ME, et al. The Tec kinases Itk and Rlk regulate conventional versus innate T-cell development. Immunol Rev 2009; 228: 115-131.
2. Cheroutre H. Starting at the beginning: new perspectives on the biology of mucosal T cells. Annu Rev Immunol 2004; 22: 217-246.
3. Probert CS, Saubermann LJ, Balk S, et al. Repertoire of the alpha beta T-cell receptor in the intestine. Immunol Rev 2007; 215: 215-225. Review.
4. Montufar-Solis D, Garza T, Klein JR. T-cell activation in the intestinal mucosa. Immunol Rev 2007; 215: 189-201.
5. Kunisawa J, Kurashima Y, Higuchi M, et al. Sphingosine 1-phosphate dependence in the regulation of lymphocyte trafficking to the gut epithelium. J Exp Med 2007; 204: 2335-2348.
6. Kunisawa J, Takahashi I, Kiyono H. Intraepithelial lymphocytes: their shared and divergent immunological behaviors in the small and large intestine. Immunol Rev 2007; 215: 136-153.
7. Sakai T, Kimura Y, Inagaki-Ohara K, et al. Fas-mediated cytotoxicity by intestinal intraepithelial lymphocytes during acute graft-versus-host disease in mice. Gastroenterology 1997; 113: 168-174.
8. Nakazato K, Yamada H, Yajima T, et al. Enforced expression of Bcl-2 partially restores cell numbers but not functions of TCRgammadelta intestinal intraepithelial T lymphocytes in IL-15-deficient mice.J Immunol 2007; 178: 757-764.
9. Hayday A, Tigelaar R. Immunoregulation in the tissues by gammadelta T cells. Nat Rev Immunol 2003; 3: 233-242.
10. Nishimura H, Yajima T, Kagimoto Y, et al. Intraepithelial gammadelta T cells may bridge a gap between innate immunity and acquired immunity to herpes simplex virus type 2. J Virol 2004; 78: 4927-4930.
11. Shibata K, Yamada H, Nakamura R, et al. Identification of CD25 + gamma delta T cells as fetal thymus-derived naturally occurring IL-17 producers. J Immunol 2008; 181: 5940-5947.
12. Jameson J, Havran WL. Skin gammadelta T-cell functions in homeostasis and wound healing. Immunol Rev 2007; 215: 114-122.
13. Melichar HJ, Narayan K, Der SD, et al. Regulation of gammadelta versus alphabeta T lymphocyte differentiation by the transcription factor SOX13. Science 2007; 315: 230-233.
14. Cheroutre H, Lambolez F. The thymus chapter in the life of gut-specific intra epithelial lymphocytes.Curr Opin Immunol 2008; 20: 185-191.
15. Rocha B. The extrathymic T-cell differentiation in the murine gut. Immunol Rev 2007; 215: 166-177.

e

物理的・化学的バリアー（ムチン・ラクトフェリンなど）

はじめに

生体は外界と外部は皮膚で，消化管，気道，泌尿器など管腔臓器では粘膜で接している．皮膚は，乾燥し重層の扁平上皮細胞で覆われ，さらに最外層は角化層となり強固なバリアーを形成し，損傷のない場合病原微生物が皮膚経由で生体内に侵入することはほぼ不可能である．一方，粘膜は湿潤な環境で，しかも一層の粘膜上皮細胞に覆われているにすぎない．消化管は全長7 m，絨毛が3,000万個存在する．そのそれぞれに吸収上皮細胞が5,000個あり，さらに，それぞれに無数の微絨毛がある．その結果，表面積は皮膚の200倍の400 m^2 にもなる．気道も呼吸により空気中の病原微生物などに大量曝露しているが，消化管は，本来異物である栄養物を選択的に吸収するために単なるバリアーとは違う複雑な選択機能が必要である．このような不利な状況のなかで，生体を防御する高度なシステムが構築されているが，本項では，いわば“水際防御”の仕組みである自然免疫のシステムの，さらに最前線で機能している物理的バリアーと化学的バリアー機構に関して解説する．

物理的バリアー

まず物理的バリアーであるが，粘膜上皮を覆うムチンを主成分とする粘液と上皮細胞間を強固に結合する上皮細胞間接着機構が主体となる[1-6]．

粘液

小腸，大腸の表面は粘性の強い厚い粘液層で覆われている．病原体の粘膜上皮細胞への接近の防御，消化酵素による上皮細胞消化に対する物理的バリアーとして働いている．粘液の機能は以前は粘膜面の保護，被覆のみと考えられていたが，現在では成長，胎児発生，上皮新生，分化，癌化，転移などに関与していることがわかっている．また上皮細胞層の杯細胞などの粘液産生細胞が上皮細胞表面から内腔側に向けて一定のストリーム（stream）と呼ばれる粘液の流れを作り出し，病原性微生物などの異物の排出を促進している．侵入してくる病原体にとっては粘液の逆流に向かって侵入を試みていることになる．

粘液層は厚さが約400 μmで，第1層（外側の層，攪拌層）は糖脂質，リン脂質，第2層（内側の層，不攪拌層）はムチンを多く含む．粘液の成分は90%以上は水で，蛋白質成分のほとんどはムチンである．ほかに酵素，血漿蛋白質，分泌型IgA，ペプチド，核酸，脂質，常在細菌，電解質が含まれている．粘液の量は，消化管の部位により違いがあり，小腸に比べて，大腸で多く，特に直腸で多い．またPeyer板上には粘液は存在しない．粘液の流体としての性質は含まれるムチンによるところが大きい．また粘液は細胞膜のような，選択的透過性を持つが，ここでもムチン分子が分子篩の役目を果たしている．粘膜免疫において重要な常在細菌叢の制御も粘液が担っているが，ここでもムチンが細菌に単糖類をエネルギー源として供給するなど中心的な役割を担っている．そこで，以下ではムチンに関して詳述する．

ムチン

ムチンは粘液を構成している主成分である．セリン（serine），スレオニン（threonine），プロリン（proline）を主体としたアミノ酸の繰り返しドメインから構成されるコア蛋白（アポムチン：apomucin）に1〜20残基のGalNAc，GlcNAc，Gal，Fuc，シアル酸などのさまざまな糖鎖がOもしくはNグリコシド結合している糖蛋白で，数百万Daの分子量からなっている．糖鎖は分子量でムチン全体の80％を占め，粘液に流体の性質を付与している．この糖鎖群には，微生物が粘膜上皮細胞に結合するときに利用する細胞膜上の糖蛋白や糖鎖構造と類似しているものが多数あり，病原微生物が粘液層をかいくぐり，上皮細胞へ到達しようとしているときに競合的に作用して防御因子として働いている．

ムチン遺伝子にはMUC（マックと発音）に報告順に番号のついた遺伝子名がつけられおり，現在までに*MUC1*から*MUC21*までが報告命名されている．なお別個のMUC番号が付されていたが後に同一のものであることが判明したもの，同一のMUC番号が付されていたが別の分子であることが判明したものがあり，同定されているムチンは約20種類である[7-16]．

ムチンは大きく分けて，ゲル形成ムチン，可溶性ムチン，膜結合型ムチンに分類される．別の分類では，分泌型と膜結合型に分け，分泌型をさらにゲル形成型と非ゲル形成型に分類する場合がある．分泌型ムチンとしては，*MUC2*，*MUC5AC*，*MUC5B*，*MUC6*があり，染色体上11p15.5にクラスタを形成しコードされている．

膜結合型としては*MUC1*（1q21），*MUC3A*（7q22），*MUC3B*（7q22），*MUC4*（3q29），*MUC11*（7q22），*MUC12*（7q22），*MUC13*（3q21.2），*MUC16*（19q13.2），*MUC17*（7q22）がある．これらに分類されないものとしては，*MUC7*（4q13.3），*MUC8*（12q24.3），*MUC9*（1p13），*MUC15*（11p14.3）がある（表1）．

分泌型ムチンのコア蛋白には以下のドメインが存在する．① VNTR（variable number of tandem repeat）：セリン，プロリン，スレオニンが豊富，② VWDドメイン：von Willebrand factor Dと相同でムチンのオリゴマー化に関与，③ VWCドメイン：von Willebrand factor C trefoil factorと結合する，④ C末端CK：Cystin-rich/Cystin Knotでアポムチンのダイマー形成に関与している[17]（図1）．

膜結合型ムチンの構造は短い細胞内テールを持ち，細胞骨格蛋白質と結合している．テール部分は上皮成長因子（epidermal growth factor：EGF）様ドメイン，sea urchin sperm protein, enterokinase, and agrin（SEA）モジュール，タンデムリピートドメインからなる[18-22]（図2）．機能としては分泌型ムチンと結合することにより，レクチン，セレクチン，接着分子が結合できる構造，化学量論的な濃縮環境，イオン交換の場，成長因子・サイトカイン・ケモカインを隔離する場を作る．また各種受容体と共にセンサー機能を担いMUC4は受容体リガンドとして働いている．これはMUC4がEGF1ドメインを介してErbB2に膜内リガンドとして結合したり，ErbB2はneuregulin（NRG）を介してErbB3と複合体を形成するがこれにMUC4が膜内リガンドとして結合することでErbB2，B3のリン酸化が促進される（図3）．また膜結合型のムチンであるMUC1はシグナル分子のプラットフォームである脂質ラフトと結合している．脂質ラフト（lipid raft）とは細胞膜にあるコレステロールやスフィンゴ脂質を多く含むマイクロドメインで流動性の低い秩序液相で，スフィンゴ脂質のセラミド骨格は飽和炭化水素鎖を含んでおり，コレステロールとともに規則的な構造をとっている．受容体やG蛋白質などの多くのシグナル分子が集積している．MUC1はラフト膜貫通蛋白質の1つとしてラフトにも存在している．MUC1は細胞質内ドメインにはβ-カテニンなどが結合しドッキング蛋白質として機能している[23-30]（図4）．

ムチンの合成では新生ペプチドが小胞体でオリゴマー化され，Golgi装置で糖付加が行われる．さら

表1　ムチンの分類，組織特異性，特徴

名称	特徴	組織特異性	染色体局在
MUC1	膜結合型	乳腺，子宮頸部，膵，肺，大腸	1q21
MUC2	分泌型	小腸，大腸，気管・気道	11p15.5
MUC3	膜結合型	小腸，大腸，胆囊，肺	7q22
MUC4	膜結合型	大腸，胃，乳腺，子宮頸部，肺	3q29
MUC5AC	分泌型	胃，胆囊，子宮頸部，気管・気道	11p15.5
MUC5B	分泌型	胆囊，子宮頸部，気管・気道	11p15.5
MUC6	分泌型	胃，胆囊	11p15.5
MUC7	分泌型	唾液腺	4q13.3
MUC8	分泌型	気管・気道，生殖器	12q24.3
MUC9	分泌型	生殖器（ovidactin）	1p13
MUC10	−	−	−
MUC11	＝MUC12	−	−
MUC12	膜結合型	大腸，膵，前立腺，子宮頸部	7q22
MUC13	膜結合型	大腸，気管，腎，小腸，胃	3q21.2
MUC14	膜結合型	心臓，腎，肺（EMCN：endomucin）	4q22.1
MUC15	膜結合型	胎盤，唾液腺，甲状腺，気道，食道，腎，精巣	11p14.3
MUC16	膜結合型	子宮，角膜，（卵巣癌）（CA125）	19p13.2
MUC17	＝MUC3	−	−
MUC18	膜結合型	内皮細胞，平滑筋等，（悪性黒色腫）（MCAM/CD146）	11q23.3
MUC19	分泌型	中耳	12q12
MUC20	膜結合型	腎	3q29
MUC21	膜結合型	肺，胸腺，大腸	6p21.32

現在，MUC1からMUC21までが報告命名されているが，MUC11はMUC12と同一の分子，MUC17はMUC3と同一の分子であった．MUC10は最初の報告後，染色体局在，機能解析などの報告がなされていない．MUC5ACとMUC5Bは全く別個の分子である．

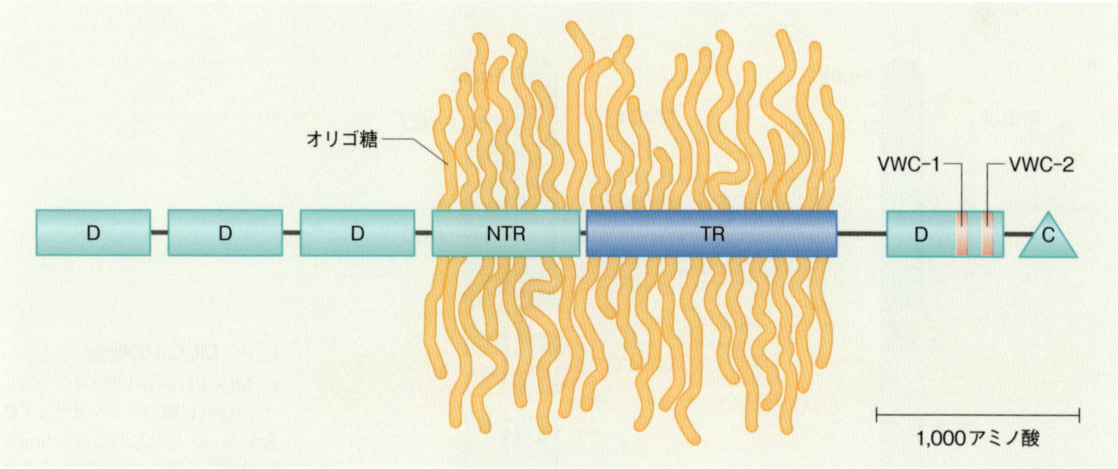

図1　分泌型ムチンの構造（MUC2）

分泌型ムチンのコア蛋白はいくつかのドメインで構成されている．TR：特徴的なタンデムリピートと呼ばれるアミノ酸の繰り返し配列で，セリン，プロリン，スレオニンが豊富で，*O*-グリコシド結合を介してさまざまな長さの糖鎖が結合している．D：VWDドメイン：von Willebrand factor Dと相同でムチンのオリゴマー化に関与．VWC-1およびVWC-2：von Willebrand factor Cと相同でtrefoil factorと結合する．C：C末端CK（Cystin-rich/Cystin Knot）でアポムチンのダイマー形成に関与している．
NTR：non-tandem repeat

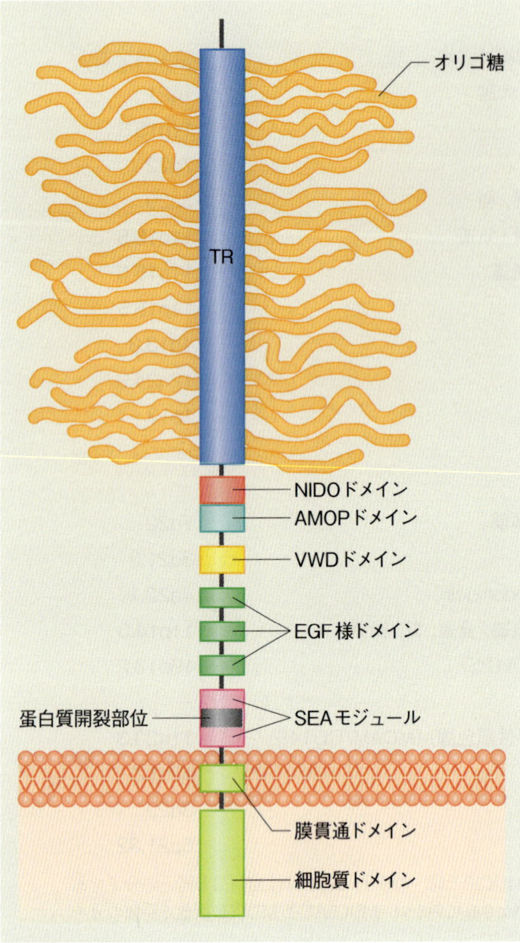

にゲル形成ムチンはSS結合で架橋される．ムチンの産生は杯細胞で主に行われる（3章b参照）．杯細胞は，apical（頂端面）とbasolateral（側底面）が後述のタイト結合（tight junction：TJ）により分けられた極性のある細胞である．先端は刷子縁という微絨毛が規則正しく並んでおり，微絨毛は細胞骨格のアクチンを束ねるvillinやfimbrinが結合している．細胞内の微小管細胞骨格はGolgi装置から細胞先端（管腔側）へ小胞の輸送に関与している．杯細胞は高電子密度の分泌顆粒を核と刷子縁のあいだに持つ．ムチン分泌細胞は陰窩の底の増殖域から陰窩絨毛軸に沿って移動するあいだに成熟する（5〜7日間）[31]．この成熟の制御にはWnt，Hedgehogシ

図2 膜結合型ムチンの構造（MUC4）

膜結合型ムチンのコア蛋白もいくつかのドメインで構成されている．TR：膜結合型ムチン同様のタンデムリピートと呼ばれるアミノ酸の繰り返し配列．SEAモジュール：SEAはsea urchin sperm protein, enterokinase and agrinの略で膜結合型ムチンの細胞外部分の開裂に関与．EGF様ドメイン：システインが豊富なドメインでMUC4同士のホモダイマー，オリゴマー形成や他のムチンとのオリゴマー化に関与．NIDOドメイン：nidogen（NIDO）は硫酸化糖蛋白でラミニンと結合する基底膜の重要成分．AMOPドメイン：adhesion-associatedドメインはジスルフィド結合に関与．これらNIDO，AMOPドメインは細胞間のインタラクション，マトリックスとの結合に重要．細胞質ドメイン：MUC1ではβ-カテニンなどとの結合に関与．

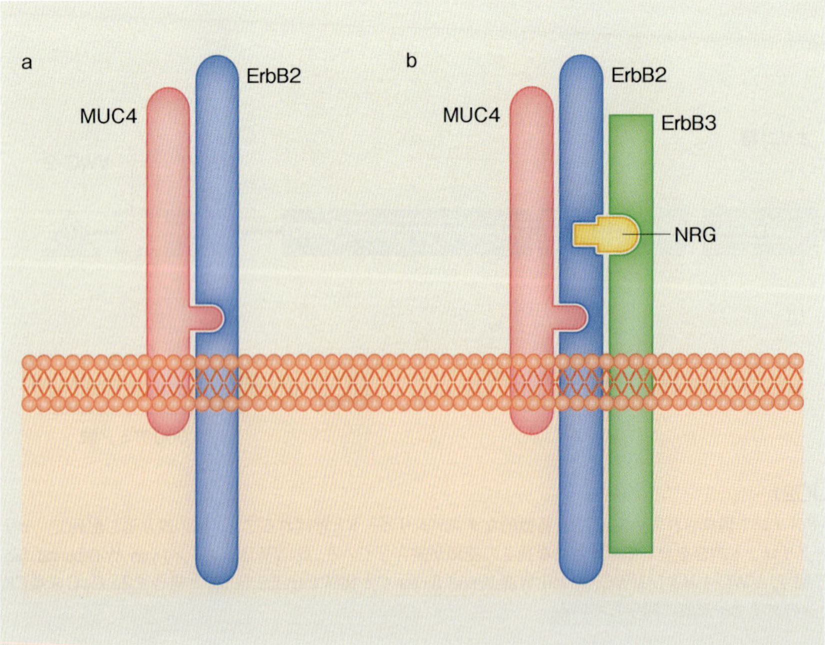

図3 MUC4の機能

a. MUC4はEGF1ドメインを介してErbB2に膜内リガンドとして結合する．b. またErbB2はneuregulin（NRG）を介してErbB3と複合体を形成するがこれにMUC4が膜内リガンドとして結合することでErbB2，B3のリン酸化が促進される．
（Carraway KL, et al. 2003[23]のFig1を一部改変）．

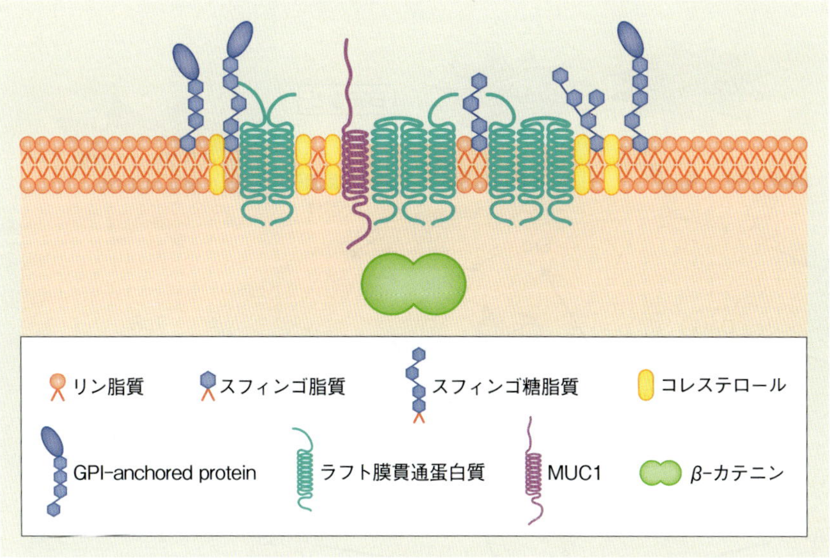

図4 脂質ラフトとMUC1の機能
脂質ラフトはスフィンゴ糖脂質，スフィンゴ脂質，コレステロール，GPIアンカー型蛋白質，ラフト膜貫通蛋白質などで構成されているがMUC1はラフト膜貫通蛋白質の1つとしてラフトにも存在している．MUC1は細胞質内ドメインにはβ-カテニンなどが結合しドッキング蛋白質として機能している．(Lingwood D, et al. 2010[24]のFig2を一部改変)．

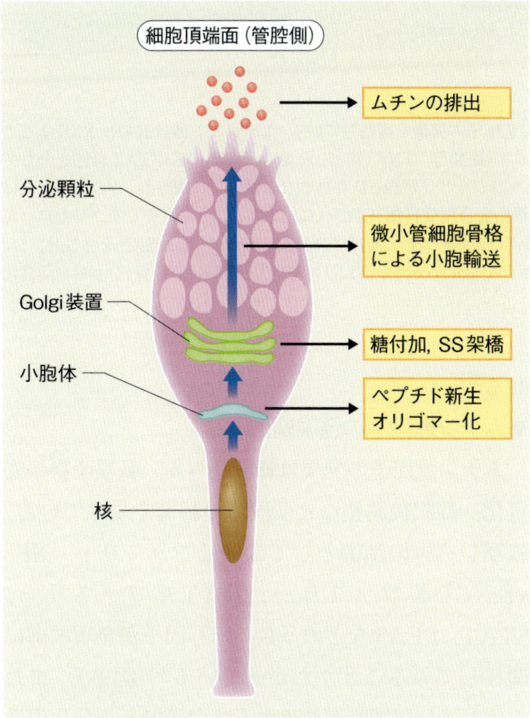

図5 杯細胞の特徴とムチン産生・排出メカニズム
杯細胞はapical(頂端面)とbasolateral(側底面)が明確に分かれた極性のある細胞で先端は刷子縁という微絨毛が規則正しく並んでいる．また核と刷子縁の間に高電子密度のムチンを含む多数の分泌顆粒を持つ．ムチンの新生ペプチドは杯細胞の小胞体でオリゴマー化され，Golgi装置で糖付加が行われ，さらにSS結合で架橋される．こうして作られたムチンは分泌顆粒に蓄えられ，細胞内の微小管細胞骨格により細胞先端へ輸送され，管腔内へ排出される．

グナル経路，Notchシグナル経路，骨の形態形成蛋白質や腸管転写因子のCDX1，CDX2，HNF1が関与している[32]．なお腸上皮の細胞が絨毛の先端でプログラム死するのは，anoikisと呼ばれており，P3K/Akt，β_1インテグリン，Jun，Bcl2が関与しており，このような細胞回転は細胞内感染病原体の排除に役立っている[33](図5)．

●ムチンの発現の組織特異性

MUC1とMUC4はさまざまな組織に発現するが，ほかは特定組織・細胞に発現が限定される．たとえば，MUC2は腸管，MUC5ACは気道上皮の杯細胞，MUC5Bは気道の腺上皮細胞から分泌される(表1)．またムチンの蛋白量は転写産物のレベルと必ずしも一致していない．これは，ムチンのタンデムリピートを認識する抗体を使用した発現量定量時に，抗体のエピトープが高度な糖付加によりマスクされて反応できず，正確な測定ができないことなどが原因である．またほかのドメインに対する抗体を用いた場合も，検体の固定の過程で同様にエピトープがマスクされてしまうなど正確な評価が難しい．しかしムチンの炎症，癌での発現の変化，cryptic antigen，接着因子との関連，糖化の変化(癌化による糖鎖の減少，短縮)，ムチン糖鎖とCTLの関連など今後解明されるべき課題は多く，測定法の改善が望まれる．

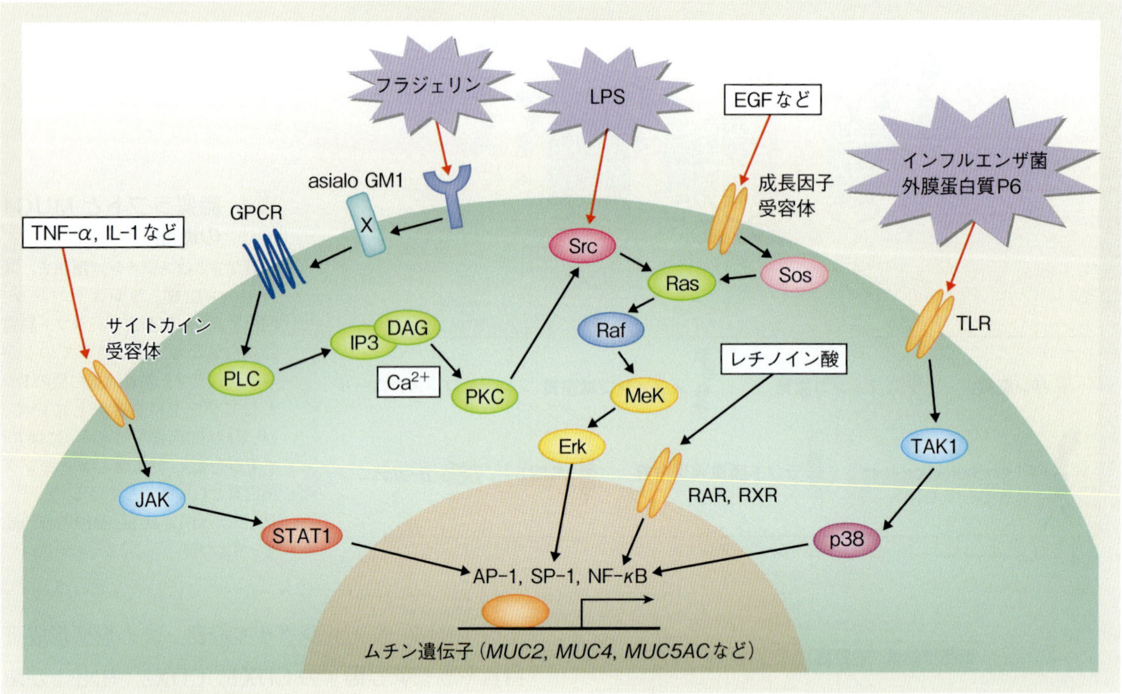

図6　ムチンの発現制御

上皮成長因子（EGF）などの成長因子はRas-Raf-Mek-Erk系を介してムチン遺伝子の発現を増強している．レチノイン酸はRAR，RXRなどの核受容体経由でムチン遺伝子の転写を活性化する．タイプ1炎症性サイトカイン（IFN-γ，TNF，IL-1，2，12など）はJAK-STAT経路を介してムチン遺伝子の転写を活性化する．病原体の菌体成分は，リポ多糖（LPS）とフラジェリンがSrc依存性のRas活性化に関与し，フラジェリンは糖脂質のasialo GM1に結合し，放出されたアデノシン三リン酸（ATP）がG蛋白会合型受容体（GPCR）に結合することでジアシルグリセロール（DAG）とIP3を産生，次いでこれらが細胞内のカルシウムを誘導しジアシルグリセロールとともにプロテインキナーゼC（PKC）を活性化，Src依存のRas活性化をきたす．インフルエンザ菌のP6外膜蛋白質は細胞表面のToll-like receptor（TLR）に結合し，TAK1の活性化，p38を活性化し，ムチンの発現を誘導する．

●ムチンの排出様式

ムチンの排出には2つの様式がある．1つは基準分泌（baseline secretion）と呼ばれ，微小管（microtubule）による小胞輸送・小胞構成経路により，産生後，直ちに分泌される様式である．2つ目は，産生後，小胞へのムチンのパッケージングと貯蔵の後，各種シグナル経路の活性化による刺激で制御される分泌である．刺激には分泌促進剤（secretagogue）として，神経内分泌仲介物であるアセチルコリン，vasoactive intestinal peptide（VIP），ノイロテンシン，IL-1や一酸化窒素（NO），細胞外ATP（adenosine triphosphate）によるプリン作動性刺激，カルシウムイオン，c-AMPなどがある[34]．なお，コレラ毒素はムチン分泌細胞の受容体に結合後ムチンの分泌を増加させる．一方，*Clostridium difficile* 毒素Aはムチン分泌を低下させる[35]．

●ムチン遺伝子の発現制御

ムチン遺伝子の発現は転写レベル，転写産物の安定化，翻訳後調整など多段階の制御を受けている．転写レベルの制御としてはSp1ファミリー，NF-κB，CDXファミリー，GATAファミリー，STAT，PEA3などの多数の転写因子が発現制御に関与していることがわかっている[36]（図6）．またムチンは分化細胞が産生する蛋白質であり分化促進因子による調整も重要である．レチノイン酸は気道細胞の分化に働くが，RAR，RXRなどの核受容体経由でムチン遺伝子の転写を活性化する[37]（7章b参照）．ホルボールエステル（phorbol ester）はプロテインキナーゼC（protein kinase C：PKC）活性化を通して分化因子として働き，phorbol 12-myristate 13-acetate（PMA）がMUC2の転写活性に寄与していることが報告されている[38]．また嫌気性細菌の産生する酪酸（butyrate：ブチラート）は，MUC2の産生を増強するが，これにはヒストンH3のアセチル化の関与とErkの脱リン酸化が関与している[39]．

サイトカインのうち細胞性免疫に関与するタイプ1炎症性サイトカイン（IFN-γ，TNF，IL-1，2，12など）は，JAK-STAT経路を介して膜結合型ムチンMUC1やMUC4の発現を増強している．TGF-β-SMAD 7の経路はMUC4発現を抑制している．分泌型ムチンであるMUC2，MUC5ACもタイプ1炎症性サイトカインの制御を受け，TNF-α，IL-1βによりErk-p38MAPキナーゼの系により発現が増強する[40]．COX2のインヒビターはプロスタグランジンE_2の発現低下を介して，ムチンの発現を抑制する[41]．液性免疫に関与するタイプ2炎症性サイトカインのIL-4，13は杯細胞の化生およびMUC2，MUC5ACの発現を増強する．これにはSTAT6が関与している[42]．

成長因子もムチンの発現に影響する．細胞表面の成長因子の受容体は，周辺環境の変化を感知するセンサーとして重要で，上皮成長因子受容体（epidermal growth factor receptor：EGFR）はダメージセンサーとして気道のダメージを感知しムチンの発現を増強する．また上皮成長因子は気道内腔液中に存在しているが極性バリアーによりリガンド-受容体間の結合がブロックされている．この極性バリアーがダメージで壊れると受容体が活性化される．気道内腔液中には上皮成長因子様因子であるneuregulinも存在しておりEGFRファミリーのErbB3，ErbB4のリガンドとして働く．MUC4は受容体チロシンキナーゼErbB2/HER2/Neuの膜内リガンドとして働き，ErbB2の特異的リン酸化に関与し，neuregulin存在下でのErbB2/ErbB3ヘテロダイマー受容体複合体を介したリン酸化，シグナル伝達することが知られている[43]．EGFRの活性化メカニズムとしてはG-protein coupled receptor（GPCR）がプロテアーゼを活性化し，それによりEGFRリガンドの前駆物質が放出されることによるものもある．このとき活性化されるプロテアーゼとしては好中球エラスターゼ，TNF-α転換酵素（TACE），カリクレインなどがある．またインスリン様成長因子（insulin-like growth factor：IGF）はErk経路でMUC4の発現を誘導する[44]．

酸化ストレスもムチンの発現制御に重要であり，タバコの煙による活性酸素種（reactive oxygen species：ROS）の産生が関与し，EGFRの活性化によりNF-κB，Erk系を経てMUC5ACの発現が誘導される[45]．

転写後の制御としては，まず転写産物の安定化が関与する．転写産物ができても蛋白質への翻訳や細胞表面への動員を阻害するメカニズムが存在し，たとえば迅速な転写産物の代謝回転により抑制的に制御される．一方で，ムチン中の特殊な配列による転写産物安定化蛋白質との結合も報告されている．好中球のエラスターゼがMUC5AC，MUC4の転写産物の安定化によりムチンのレベルを上げることが報告されている．前述の活性酸素種もMUC5ACの転写産物の安定化に寄与している[46]．

翻訳後の制御もいくつか報告されている．MUC4はラットの授乳中の乳腺と非授乳中の乳腺ではミルクへの分泌量に100倍の違いがあるが，転写レベルでは発現量は同じである．これにはTGF-βによるMUC4前駆体の小胞体（endoplasmic reticulum：ER）での開裂の抑制と，コピー編集ステップの阻害によるプロテオソームによる分解への誘導が関与している．この抑制はIFN-γ，SMAD2により解除される．同様のMUC4の翻訳後の制御は子宮でも認められ，プロゲステロンとエストロゲンのバランスの変化により妊娠中はMUC4は消失する．この場合もプロゲステロンの増加により線維芽細胞でのTGF-βの産生が増えてMUC4の産生が低下するようである[36]．

●病原体感染とムチン遺伝子の発現

Gram陽性菌，陰性菌ともに細菌成分によるムチン遺伝子の発現を誘導し，MUC2，MUC5ACの発現を増強する．常在菌はこのようにムチン分泌細胞のムチンの産生を増やし，病原菌の接着阻止に貢献している．この機構での発現誘導はRas-Raf-Mek-Erk分裂刺激経路を経由する．Gram陰性菌

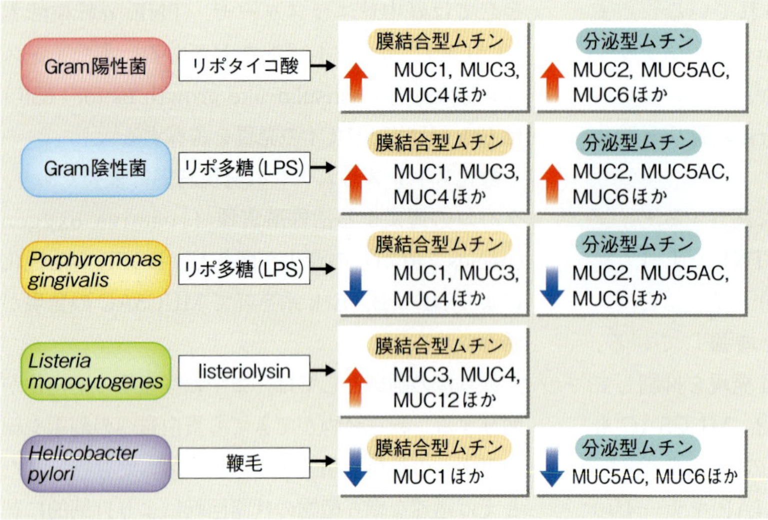

図7 異なる細菌，その成分による相反するムチン制御
Gram陽性菌，陰性菌ともに細菌成分によるムチン遺伝子の発現を誘導する．Gram陰性菌はリポ多糖(LPS)により，Gram陽性菌はリポタイコ酸によりムチン産生を増強する．ただし例外として *Porphyromonas gingivalis* のLPSはムチンの産生を低下させる．*Listeria monocytogenes*（リステリア菌）の毒素listeriolysinは膜結合型ムチンのMUC3，MUC4，MUC12を増加させるが分泌型ムチンは誘導されない．生体が *L. monocytogenes* の細胞内侵入を阻止するためには分泌型ムチンのゲル形成，膜結合型ムチンとの共有・非共有結合が必要であり，常在菌のGram陰性菌のLPSにより分泌型ムチンが常に誘導されていることが重要である．*Helicobacter pylori* の鞭毛はムチンの新生を阻害する．

（たとえば *Pseudomonas aeruginosa*）ではリポ多糖（lipopolysaccharide：LPS）とフラジェリン（flagellin）がSrc依存性にRasを活性化し，さらにErk，p90rskを活性化する（図6）．活性化されたp90rskがNF-κBをリン酸化し，このNF-κBがMUC2のプロモーター領域に結合し，発現を増強する．リポ多糖はToll-like recepttor（TLR）経由でRasの活性化を行うことも知られている．

フラジェリンは糖脂質のasialo GM1を受容体として結合し，放出されたATPがGPCRに結合することでジアシルグリセロール（diacylglycerol：DAG）とIP3を産生，次いでこれらが細胞内のカルシウムを誘導しジアシルグリセロールとともにプロテインキナーゼCを活性化，Src依存のRas活性化をきたすことが知られている[47]（図6）．

インフルエンザ菌のP6外膜蛋白質は細胞表面のToll-like receptorに結合し，TAK1の活性化，p38，NF-κBを活性化し，p38により活性化されたAP1とNF-κBがMUC5ACのプロモーターに結合し発現を誘導する[48]．Gram陽性菌のリポタイコ酸は血小板活性化因子受容体やGPCRに結合し，EGFRを活性化する[47]．この活性化EGFRがRasを刺激し，ムチン産生につながる．

歯周病原因菌の一種である *Porphyromonas gingivalis* のリポ多糖はムチンの産生低下，唾液腺腺房細胞のアポトーシスを増強する[49]．この機序としてp38，Erk系によるNOシンターゼ発現亢進によるNO産生の促進が考えられるが，細胞のタイプが違うと同じシグナル伝達系で正反対の反応が起こるようである．アミロイドA3はMUC3の産生を増加し，腸管病原性大腸菌（enteropathogenic *Escherichia coli*：EPEC）の結合阻害効果を持つ．また *Lactobacillus plantarum* はMUC2，MUC3の発現を誘導する．*Listeria monocytogenes*（リステリア菌；回遊病の原因菌）は粘液の大量放出を起こすが毒素listeriolysinは膜結合型脂質受容体に結合し，膜結合型ムチンのMUC3，MUC4，MUC12を増加させるがMUC5ACなど分泌型ムチンは誘導されない．一方 *Listeria monogenes* の細胞内侵入阻止にはMUC5ACのゲル形成，膜結合型ムチンとの共有，非共有結合が必要であり，*Listeria monogenes* では誘導されないMUC5ACの誘導ののためには常在のGram陰性菌のもつリポ多糖が重要な役割を果たす[50]．病原体側でムチンの産生を抑制し，バリアーの突破を図る機構も存在する．*Helicobacter pylori* は鞭毛を使い，粘液バリアーの突破を目指すが，一方でムチンの小胞分泌やUDP-galactosyltransferaseを阻害することでムチンの新生を阻害する．この機序ではMUC1，MUC5AC，MUC6の産生が影響を受ける[51]（図7）．

●病原体感染によるムチンの化学的変化

腸管の損傷，正常細菌叢の変化，病原体の侵入に

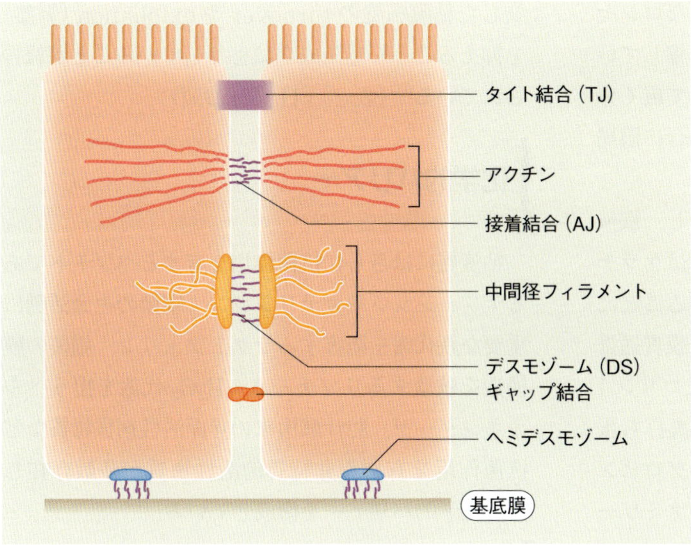

図8　細胞間接着機構
細胞間接着装置複合体は細胞頂端面（apical）（細胞極）より，タイト結合（tight junction：TJ），接着結合（adherens junction：AJ），デスモゾーム（desmosome：DS）の3つの領域に分かれている．これらに加えてギャップ結合（gap junction）がある．これらの機構は文字どおり物理的なバリアーとして働くが，これらの複合体の構成蛋白質を標的にした感染経路も存在する．

より杯細胞の機能変化，粘液の化学組成の変化が起こる．病原体感染時には杯細胞のムチンは中性から酸性に変化（硫酸化）する．細菌成分 HPA（helix pomatia agglutinin）は *N*-acetyl-D-galactosamine と結合し，LFA（lamix flavus agglutinin）はシアル酸と結合し，GSA（griffonia simplicifolia agglutinin-II）は *N*-acetyl-D-glucosamine と結合するが，感染時にはムチンのこれらの結合性が化学的に増強され，競合阻害の増強に寄与する[52]．

上皮細胞間接着機構

消化管や気管の内腔面は一層の上皮細胞シートに覆われている．上皮細胞の側底面（basolateral）の隣接する細胞間には細胞間接着装置複合体が存在する．細胞間接着装置複合体は細胞頂端面（apical）（細胞極）より，タイト結合，接着結合（adherens junction：AJ），デスモゾーム（desmosome：DS）の3つの領域に分かれている[53]（図8）（3章a参照）．

このなかで，タイト結合は最も頂端面側を帯状に取り巻く構造で，超薄切片法では互いの脂質二重膜が距離ゼロにまで接近するキッシングポイントとして，また凍結割断レプリカ法では，タイト結合ストランドと呼ばれる紐状構造を呈する．タイト結合はこのように，密な結合を形成することで細胞間隙をシールして，物質の選択的透過性を制御するバリアー機能と，細胞膜の細胞頂端面領域と側底面の境界を形成し，これらの領域間で膜蛋白質や脂質が拡散するのを防ぎ，細胞の極性形成を維持するフェンス機能を持つ．このタイト結合に関与する蛋白質には，3種類の膜貫通分子と，さまざまな膜裏打ち分子がある．膜貫通分子には，ともに4回膜貫通型だがお互いにまったく相同性を示さない 60 kDa のオクルディン，23 kDa のクローディンファミリーと JAM（junction adhesion molecule）があり，膜裏打ち分子としては ZO-1，ZO-2 などがあり，これらを介してアクチンなどの細胞骨格と密接に関連し，高次の蛋白質複合体を形成している[54-57]．

接着結合はタイト結合に隣接し，カドヘリンが必須の接着分子として機能している．カドヘリンが細胞内で β-カテニン，α-カテニンと複合体を形成し，この α-カテニンを介して F-アクチンと連結している．カドヘリンは1回膜貫通型の接着分子であり，細胞外領域でホモのトランス結合をすることで，近傍する細胞同士の細胞間接着を形成する．このカドヘリンの細胞間接着活性は Ca^{2+} に依存している．接着結合にはネクチン（nectin）が局在している．ネクチンは Ca^{2+} 非依存性の免疫グロブリン様接着分子であり，細胞外領域は3つの免疫グロブリン様ループを持っている．ネクチンはネクチン1～4の4種のメンバーからなり，ネクチン-4を除いてC末端にPDZドメインの結合に必要なコンセンサスを持つ．カドヘリンが接着結合に濃縮しているものの接着面の頭頂側から基底側にかけて広く分布しているのに対して，ネクチンは接着結合に限局している[58, 59]．

デスモゾームは接着結合の基底側に位置し，機械的な強度を上皮細胞層に与えている．これはケラチンフィラメントがアンカーリングされていることによる．デスモゾームの構成分子としては，膜貫通蛋白質のデスモソーマルカドヘリン（デスモコリン1〜3，デスモグレイン1〜4），細胞質内の裏打ち蛋白質であるアルマジロファミリー（プラコグロビン1〜3，プラコフィリン1〜3），プラキンファミリー（デスモプラキン，プレクチン，エンボプラキン，ペリプラキン）などがある．これらデスモゾーム分子の異常が細胞間接着の脆弱性を引き起こすことが知られている（例：天疱瘡；デスモグレイン1あるいは3に対する自己抗体）．なお接着結合，デスモゾームでは細胞間の距離は15〜20 nmに保たれている[60]．

これらに加えて，ギャップ結合（gap junction）と呼ばれる隣接する細胞質間を直接連結する結合がある．ギャップ結合部では細胞間は2〜4 nmであり，コネキシン（connexin）という膜4回貫通蛋白質がそれぞれの細胞で円筒形の六量体を形成し（connexon），隣接する細胞のconnexonと結合することでチャネルを構成する．このチャネルを通し，細胞質から細胞質へ無機イオン，糖，アミノ酸，cAMPなどを相互に通過させている．

微生物の感染は，まず刷子縁への接着，毒性因子の放出，細胞への侵入であるが，細胞間の間隙を侵入路とする感染もある（paracellular pathway）．*Clostridum perfringens*の産生する腸毒素（CPE）の受容体がクローディン-3および4であり，抗原取り込みにタイト結合が関与していることが示唆される[61]．なお上皮細胞と基底膜との結合に関して，赤痢菌（*Shigella*）などの病原菌感染時に，赤痢菌の産生するエフェクターと呼ばれる毒素の1つOspE蛋白が，β_1インテグリンの産生増強を通じて粘膜上皮の基底膜との結合を強化することで，感染した粘膜細胞のturnoverやexfoliation（剥離）を抑えることが感染成立に寄与していることが報告されている[62]（**表2**）（11章a参照）．

化学的バリアー

粘液層にはさらに抗菌作用を有するペプチドであるデフェンシンやカテリシジン，細菌の生命活動に重要な鉄代謝を阻害するラクトフェリン，細菌の膜構造を破壊するリゾチーム，H_2O_2代謝を担うペルオキシダーゼ，胆汁酸由来の界面活性剤様物質など抗菌作用を有する非特異的活性物質が多数存在して，化学的バリアーを構成している．

抗菌ペプチド

抗菌ペプチド（antimicrobial peptide：AMP）は昆虫，植物（さらにウイルス，細菌）から高等脊椎動物まで幅広く存在する低分子の抗菌物質であり，アルギニンやリシンなどの塩基性アミノ酸を多く含み（プラスに荷電），マイナスに荷電した微生物細胞膜と電気的に結合・反応することによって抗菌作用を発揮する．Gram陽性菌・陰性菌のみならず，真菌（*Candida*など），ウイルス（単純ヘルペスウイルス，HIV-1など）などに対して広い抗微生物スペクトラムを示すことから，進化の初期段階で発生した主要な自然免疫系（innate immunity）抗菌物質として考えられている．さらに宿主の免疫担当細胞を活性化・動員する作用を有することが明らかになり，抗菌ペプチドは自然免疫だけでなく獲得免疫（acquired immunity）においても重要な生体防御ペプチドとして現在認識されている．

抗菌ペプチドは1〜10 μg/mLの濃度で直接抗微生物作用するが，感染・炎症局所ではより高い濃度で観察される．高濃度の塩や血清の存在下では抗菌作用は激減するが，炭酸イオンや重炭酸イオンが存在すると病原体の細胞膜が薄くなり，塩や血清の存在下でも抗菌ペプチドに感受性を持つ．抗菌ペプチドは一般にプラスに荷電した塩基性領域と疎水性領域を持つ両親媒性分子であり，抗菌ペプチドの塩基性領域をマイナスに荷電した菌膜表面に結合させた

表2 各種抗菌ペプチド，ラクトフェリン，リゾチームの特徴と産生細胞

名称	特徴	産生細胞
α-デフェンシン	両親媒性物質の特徴を生かして細菌膜の透過性を変化（ポアを形成）させ菌の代謝を阻害する．ヒトでは6種類（HNP-1〜6）が知られており，HNP-1〜4は好中球で，HNP-5および-6は小腸のPaneth細胞で産生される．	好中球，Paneth細胞
β-デフェンシン	抗菌機序はα-デフェンシンと同様である．皮膚，粘膜などの上皮細胞で産生される．ヒトでは6種類が知られており，構成的に発現するもの（hBD-1）と炎症・感染により発現するもの（hBD-2〜6）がある．	上皮細胞（皮膚，気管，胃，胆管，生殖器）
θ-デフェンシン	アカゲザル，オランウータンで確認されているがヒトではコード領域の上流に終止コドンがあり翻訳されない．α-デフェンシンと相同性が高い．	アカゲザル白血球（ヒトでは発現なし）
カテリシジン	抗菌機序はα-デフェンシンと同様である．リポ多糖に対して強い結合能をもつ（エンドトキシン中和作用）．	上皮細胞，炎症細胞，Paneth細胞
ラクトフェリン	鉄結合性蛋白で鉄の消費により，病原微生物の増殖を抑制するほか，リポ多糖の陰イオンコアへの結合による電荷状態の撹乱により殺菌する．	上皮細胞，好中球（文献73）
trefoil factor family	分泌型ムチン同士をクロスリンクすることで粘稠性を高め物理的障壁機能を強化する．	杯細胞
リゾチーム	加水分解酵素・細菌溶解酵素．細菌細胞壁ペプチドグリカンの*N*-アセチルムラミン酸と*N*-アセチルグルコサミン間のβ1-4結合を分解．	Paneth細胞
ペルオキシダーゼ	H_2O_2（カタラーゼ）反応に関与し酸化的触媒反応で反応性オキシダント，ラジカル種の産生により殺菌．	好中球
ホスホリパーゼA_2	Gram陰性・陽性細菌の細胞膜のリン脂質をすみやかに変性する．	膵腺房細胞，炎症細胞Paneth細胞
コンドロイチン硫酸	寄生虫の接着分子が粘膜上皮に結合するのを阻止し，寄生虫が粘膜内に侵入することを阻害．	粘膜肥満細胞
界面活性物質	病原体の凝集，オプソニン作用，貪食後の殺菌作用の増強，細胞膜透過性亢進による増殖抑制．	肺胞Ⅱ型細胞 各種上皮細胞

後に，疎水性領域を菌膜に挿入し菌膜の透過性を変化させ，菌の代謝を障害して抗菌作用を発揮する．細菌膜はホスファチジルグリセロールやカルジオリピンなどの酸性リン脂質を豊富に含み，さらに，Gram陰性菌ではリポ多糖を含む外膜が，またGram陽性菌ではタイコ酸などを含むペプチドグリカン層が存在し，マイナスに荷電しているために抗菌ペプチドの親和性が高い．

一方，宿主細胞（真核細胞）の細胞膜はホスファチジルコリンやスフィンゴミエリンなどの中性リン脂質を多く含むことから抗菌ペプチドの親和性は低い．また真核細胞にはコレステロールも存在し，細胞膜を安定化させている．したがって，抗菌ペプチドは宿主細胞（真核細胞）に比べて病原菌に対してより低い濃度で細胞傷害作用（抗菌作用）を発揮する．

このように抗菌ペプチドは，菌膜に普遍的に存在する陰性荷電分子を認識するために，多種類の菌に対して抗菌作用を示し（抗菌スペクトラムが広い），抗生剤とは作用機序がまったく異なるために耐性菌を生じにくい．また抗菌ペプチドはケモカイン様作用を示し，好中球のアポトーシスを抑制してその寿命を延長させ機能を維持することで，感染防御に有利な効果をもたらす．デフェンシン（defensin）とカテリシジン（cathelicidine）が哺乳動物において特に重要であるが，これらは協同的（synergisitic）に働くことが知られている．なお抗菌ペプチドは腸管では主にPaneth細胞から分泌される[63-67]（3章b参照）．

●デフェンシン

約20〜50個のアミノ酸からなるペプチドであり，アルギニン（R；arginine）やリシン（K；lysine）な

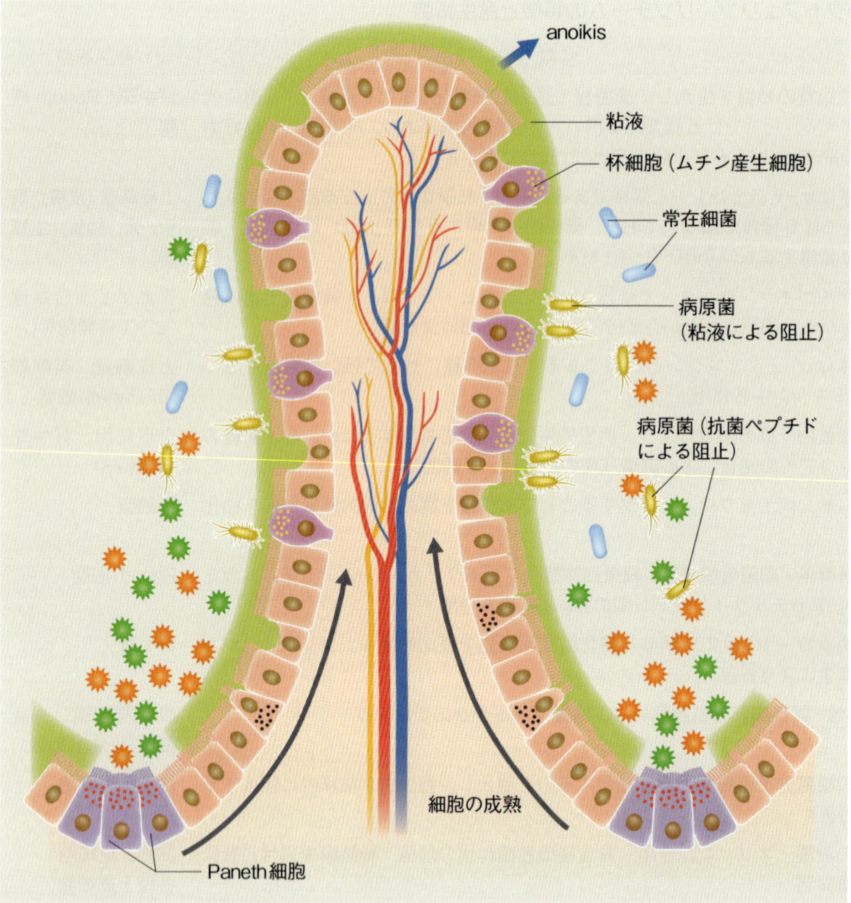

図9　物理的バリアーと化学的バリアーの概観
粘膜細胞は陰窩の底の増殖域から陰窩絨毛軸に沿って移動するあいだに成熟し，絨毛の先端でプログラム死する．この現象はanoikisと呼ばれており，細胞内感染病原体の排除に役立っている．黄色の顆粒を持つ細胞が杯細胞で粘液中のムチンを分泌している．図中の絨毛周囲を覆っている黄緑色の層は粘液で，図中，黄色の楕円に鞭毛を持った病原菌の侵入をstreamおよび糖鎖による競合阻害で上皮への接近を阻止している．赤い顆粒を持つ細胞はPaneth細胞で図中の赤および緑の星型で示した抗菌ペプチドを分泌し，陰性荷電した病原菌に対して抗菌作用を発揮する．黒い顆粒を持つ細胞は腸管の内分泌細胞を示す．

どの塩基性アミノ酸を多く含んでいる．デフェンシンは3つの分子内ジスルフィド（S-S）結合をもったβシート構造をとり，ジスルフィド結合の位置や環状構造の有無によって，α，β，θのサブグループに分類される．

α-デフェンシン

ジスルフィド結合の位置がC1-C6，C2-C4，C3-C5のデフェンシン．6種が同定されている．1から4は主に好中球で発現することからHNP（human neutrophil peptide）-1～4と呼ばれ，骨髄において好中球の成熟段階の初期（前骨髄球）に転写・翻訳され，好中球のアズール顆粒に蓄えられる．HNPは好中球以外に，$\gamma\delta$T細胞，B細胞，NK細胞，単球でも発現している．5および6は小腸陰窩のPaneth細胞で発現しており，human defensin（HD）-5, 6と呼ばれる．human defensinはPaneth細胞の分泌顆粒に前駆体ペプチドとして蓄えられているが，トリプシンによってプロセシングを受け，成熟型ペプチドに変換される．マウスの腸管α-デフェンシンはcryptdinと呼ばれ，前駆体はmatrix metalloproteinase-7（matrilysin）によってプロセシングを受け，成熟型ペプチドに変換される．matrilysinの欠損マウスでは病原性腸内細菌への感受性が高まる．疾患との関連では，重症感染症を伴うKostmann症候群（morbus Kostmann；先天性好中球減少症）において，HNPの減少とLL-37（後述のカテリシジン：cathelicidine）が欠損することが報告されている[68]．またヒト回腸Crohn病においてhuman defensinの発現低下[69]やアトピー性皮膚炎でのhBD-3とLL-37の発現低下（皮膚感染に対する感受性の高さに関与）が報告されている[70]．

β-デフェンシン

ジスルフィド結合の位置がC1-C5，C2-C4，C3-C6であるデフェンシン human *β*-defensin（hBD）は，主に皮膚，粘膜，肺などの上皮組織に発現している．構成的に発現しているhBD-1と，炎症・感染刺激により誘導的に発現するものがある．

θ-デフェンシン

環状のペプチドで，形がギリシャ文字の*θ*（theta）と似ていることからこう呼ばれている．*α*-デフェンシンとペプチドが相同性を示すことから環状の*α*-デフェンシンといえる．アカゲザル，オランウータンで確認されているが，ヒトではコード領域の上流に終止コドンがあり，翻訳されない[71]．

●カテリシジン

前駆体はN末端のシグナルペプチドcathelinドメインとC末端の抗菌ペプチドからなる．ウシ，ブタなどでは複数のカテリシジン分子が同定されているが，ヒトでは一種類のカテリシジン，LL-37しか見いだされていない．アミノ酸37個からなり，N末端のアミノ酸が2つのロイシン（L；leucine）であることからこう呼ばれている．好中球，*γδ*T細胞，B細胞，NK細胞，単球，肥満細胞，皮膚，気道，消化器（舌，口腔，食道，腸管）での発現が知られている．骨髄において好中球の成熟段階の中期（骨髄球）に転写・翻訳され，好中球の特殊顆粒に蓄えられる．一方，上皮組織では感染，炎症刺激により誘導発現される．前駆体からの切り出しにはproteinase 3が関与している．機能としては好中球，単球，T細胞の遊走活性，樹状細胞のHLA-DR増加，肥満細胞の脱顆粒などがある．

エンドトキシン中和作用をもち，LL-37はリポ多糖に対して強く結合することでリポ多糖とリポ多糖結合蛋白質（LPS-binding protein：LBP）複合体の形成を阻害し，リポ多糖結合蛋白質によるリポ多糖のCD14陽性細胞への輸送とそれに続くサイトカイン生成を抑制し，エンドトキシンショックに防御的に働く．このリポ多糖中和作用はLL-37はデフェンシンと比較して強い[64, 72]．

ラクトフェリン

ラクトフェリン（lactoferrin）は分子量が約80 kDaの鉄結合性の糖蛋白質で，その構造はNローブとCローブと呼ばれる2領域から構成され，各ローブは鉄1原子を結合できる．ラクトフェリンは多くの哺乳動物の乳汁に含まれているが，ヒトで最も高濃度であり，初乳ではその含量は特に高く，乳児の発育や感染防御に重要な役割を果たす．乳汁以外にも涙液，唾液などの外分泌液，血漿，好中球などに広く分布し，抗菌作用，抗ウイルス作用，ビフィズス菌増殖，細胞増殖調節作用，免疫調節作用など多彩な機能をもつ．*H. pylori*感染，C型肝炎ウイルス感染の防御，大腸腺腫の予防，ロタウイルスによる下痢の低減，ヒトサイトメガロウイルスの線維芽細胞や胎児由来の肺細胞への感染阻止などの機能が知られている．ペプシンの作用によりラクトフェリンから25個のペプチドからなる抗菌作用の強いラクトフェリシンが作られる．Gram陰性菌の場合，ラクトフェリンが外膜を構成するリポ多糖の陰イオンコア領域に結合して，電荷状態を攪乱することによりリポ多糖分子の解離が引き起こされ，膜透過性が上昇する．さらにリポ多糖分子の解離により，リゾチームに対する感受性も高くなる．また*Salmonella*菌に対して，外膜分子のポーリンと結合して膜構造を変化させることで各種抗生物質に対する感受性を高めて細菌の排除に貢献することが知られている[73-75]．

trefoil factor family：TFF

三つ葉のクローバー状の構造を有した蛋白質で，哺乳類においては3種類が確認されている．ムチン同士をクロスリンクすることでその粘稠性を高めムチンの物理的障壁機能を高めている．ムチンとともに杯細胞で産生分泌され，臓器，細胞特異性があり，pS2/TFF1は主に胃，SP/TFF2は胃の壁細胞と十二指腸のBrunner腺，ITF/TFF3は小腸および大腸の杯細胞に発現がみられ，それぞれMUC5AC，MUC6，MUC2の発現と強く関連している．TFFの主な機能として，潰瘍などにおいて周辺の正常な上皮細胞を増殖を伴わずに遊走させること（motogen）で粘膜を修復する作用（epithelial restitution），および粘性を増すなどの，粘液を安定化させる作用（stabilization）がある．一方，多くの癌細胞で，本来発現が認められないTFFが認められる（異所性発現）．TFFの異所性発現がアポトーシスの抑制や癌細胞の転移能に貢献している可能性が考えられている[76]．

リゾチーム

リゾチーム（lysozyme）はムラミダーゼ（muramidase）とも呼ばれ，129個のアミノ酸からなる分子量約14 kDの単一鎖の加水分解酵素であり細菌溶解酵素である．この酵素は血清に比較してさまざまな分泌液中に高レベル（平均約500 μg/mL）で存在し，細菌細胞壁の一部を特異的に破壊することで殺菌抗菌作用を発揮する．つまり，細菌細胞壁ペプチドグリカンの主要構成成分である*N*-アセチルムラミン酸と*N*-アセチルグルコサミン間のβ1-4結合を分解する．さらにリゾチームには細菌自己溶解素の活性化，細菌の凝集誘導，そして付着抑制などの機能があることもわかっている．リゾチームはラクトフェリンとも相乗的に作用して細菌の排除をするなど幅広い生物活性をもって病原微生物の侵入阻止にかかわっている．Gram陽性菌には有効であるが，Gram陰性菌には無効である．好中球の顆粒成分として知られている[63]．

ペルオキシダーゼ

この酵素自体には殺菌作用はなく，H_2O_2反応（カタラーゼ）に関与し，その酸化的触媒反応を使って反応性オキシダント，ラジカル種を産生することで殺菌作用に寄与していることが知られている．同様な酵素は多核白血球や好酸球によってもミエロペルオキシダーゼ，好酸球ペルオキシダーゼとして産生されている．この酵素はハロゲン化物のCL-BR-IやチオシアンSCNの酸化還元過程における触媒に不可欠で，この反応を介して連鎖球菌や乳酸桿菌などに対して殺菌作用を発揮する[77]．

ホスホリパーゼ A_2

ホスホリパーゼ（phospholipase）A_2（PLA_2）はコブラ毒中に見いだされた．リン脂質の2位の脂肪酸エステル結合を加水分解する酵素で，プロスタグランジンやロイコトリエンなどエイコサノイド生合成の初期段階であるアラキドン酸遊離の律速酵素である．分泌型と細胞内局在型があり，膵臓に高濃度に存在している．分泌型のPLA_2（グループIIA）は細胞膜を加水分解することによりGram陽性菌に対して抗菌作用を発揮する．Gram陰性菌に対してはPLA_2に加えて殺菌・透過性増強蛋白質（bactericidal/permeability-increasing protein：BPI）が必要である．TNF-α，IL-1，IL-6によりPLA_2産生が誘導されることが報告されている[78-81]．

コンドロイチン硫酸

コンドロイチン硫酸プロテオグリカンは粘膜肥満細胞から分泌され，寄生虫の*Strongyloides*属の排除に関与する．プロテオグリカンのような巨大分子は，基底膜などの膜を越えて拡散しにくいため肥満細胞による排除では，肥満細胞が上皮内に侵入し管腔内に顆粒内容を放出する必要がある[82]．

界面活性物質

腸管に排出される胆汁酸中にはサーファクタント蛋白A（surfactant protein：SP-A），サーファクタント蛋白D（SP-D）などの界面活性物質が含まれる．これらはコレクチンファミリーに属し，コラーゲン様ドメインとC型レクチンドメインを有するリポ蛋白質である．大腸菌，*Klebsiella*，溶血性連鎖球菌，肺炎球菌，結核菌，原虫，真菌など多種多様な病原微生物と結合し抗菌作用を発揮する．その機序としては病原体の凝集，オプソニン作用，貪食後の殺菌作用の増強，細胞膜透過性亢進による増殖抑制による．またToll-like receptorに結合するCD14などと結合することも知られている．呼吸器系では肺胞II型細胞で肺サーファクタントが合成され，肺胞全体を覆い肺胞虚脱を防ぎ安定な呼吸を維持しているが，ここでもSP-A，SP-DはToll-like receptorを介したリポ多糖などに惹起される炎症の制御，貪食受容体の細胞内局在増強による細菌貪食の促進などを介して生体防御に寄与している[83, 84]．

おわりに

物理的バリアーと化学的バリアー機構に関してムチンを中心に解説した．研究の進展に伴い単純と思われていたこれらの機構の背後にも複雑な制御機構が存在することが明らかになりつつある．病原体に対する水際防御の機能に加え，ほかの免疫機構との関連，発癌や自己免疫疾患など各種病態発現との関連など今後明らかにすべき課題は多い．

（明石浩史，今井浩三）

◉引用文献

1. 清野 宏，石川博通，名倉宏．粘膜免疫 腸は免疫の司令塔，第1版，中山書店，2001；p.2-40，p.49-54，p.177-222.
2. 土井多恵子．消化管における粘膜免疫システム．炎症と免疫2006；14：451-457.
3. 清野 宏．粘膜免疫における自然免疫．Molecular Medicine 1999；36：520-526.
4. 玉川浩司，清野 宏．Innate immunityとしての粘膜免疫．現代医療2001；33：969-975.
5. Lievin-Le Moal V, Servin AL. The front line of enteric host defense against unwelcome intrusion of harmful microorganism: mucins, antimicrobial peptides, and microbiota. Clinical Microbiology Review 2006; 19: 315-337.
6. 堀口安彦．細菌感染と粘膜バリアー．Biotherapy 2004；18：51-58.
7. Chauhan SC, Vannatta K, Ebeling MC, et al. Expression and functions of transmembrane mucin MUC13 in ovarian cancer. Cancer Res 2009; 69: 765-774.
8. Kinoshita M, Nakamura T, Ihara M, et al. Identification of human endomucin-1 and -2 as membrane-bound O-sialoglycoproteins with anti-adhesive activity. FEBS Lett 2001; 499: 121-126.
9. Pallesen LT, Pedersen LR, Petersen TE, et al. Characterization of human mucin (MUC15) and identification of ovine and caprine orthologs. J Dairy Sci 2008; 91: 4477-4483.
10. Chekmasova AA, Rao TD, Nikhamin Y, et al. Successful eradication of established peritoneal ovarian tumors in SCID-Beige mice following adoptive transfer of T cells genetically targeted to the MUC16 antigen. Clin Cancer Res 2010; 16: 3594-3606.
11. Bidlingmaier S, He J, Wang Y,et al. Identification of MCAM/CD146 as the target antigen of a human monoclonal antibody that recognizes both epithelioid and sarcomatoid types of mesothelioma. Cancer Res 2009; 69: 1570-1577.
12. Kerschner JE, Khampang P, Erbe CB, et al. Mucin gene 19 (MUC19) expression and response to inflammatory cytokines in middle ear epithelium. Glycoconj J 2009; 26: 1275-1284.
13. Li G, Zhang H, Lv J, et al. Tandem repeats polymorphism of MUC20 is an independent factor for the progression of immunoglobulin A nephropathy. Am J Nephrol 2006; 26: 43-49.
14. Itoh Y, Kamata-Sakurai M, Denda-Nagai K, et al. Identification and expression of human epiglycanin/MUC21: a novel transmembrane mucin. Glycobiology 2008; 18: 74-83.
15. 玉置 淳．気道分泌とMUC遺伝子．呼吸2003；22：1056-1061.
16. 竹内英之，入村達郎．ムチンの分子生物学—構造と機能，分類—．胆と膵2005；26：435-440.
17. 岡原 聡，後藤 啓，有村佳昭ほか．自然免疫におけるムチン制御．感染炎症免疫2003；33：70-71.
18. Duraisamy S, Kufe T, Ramasamy S, et al. Evolution of the human MUC1 oncoprotein. Int J Oncol 2007; 31: 671-677.
19. Levitin F, Stern O, Weiss M, et al. The MUC1 SEA module is a self-cleaving domain. J Biol Chem 2005; 280: 33374-33386.
20. Chaturvedi P, Singh AP, Batra SK. Structure, evolution, and biology of the MUC4 mucin. FASEB J 2008; 22: 966-981.
21. 高橋 徹，林 敏昭，能戸久哉ほか．MUC1特異的CTL. Surgery Frontier 1999；6：220-226.
22. 高木秀安，佐々木茂，今井浩三．MUC1．肝胆膵2002；44：753-757.
23. Carraway KL, Ramsauer VP, Haq B, et al. Cell signaling through membrane mucins. Bioessays 2003; 25: 66-71.
24. Lingwood D, Simons K. Lipid rafts as a membrane-organizing principle. Science 2010; 327: 46-50.
25. Staubach S, Razawi H, Hanisch FG. Proteomics of MUC1-containing lipid rafts from plasma membranes and exosomes of human breast carcinoma cells MCF-7. Proteomics 2009; 9: 2820-2835.
26. 湯山耕平，鈴木直子，笠原浩二．三量体Gタンパク質と脂質ラフト．生体の科学2009；60：181-186.
27. 鈴木宏治．脂質ラフト．International Review of Thrombosis 2008; 3: 359-361.
28. 村瀬琴乃，小林俊秀．ラフトの構造と機能．The Lipid 2006; 17: 304-308.
29. 藤本豊士，藤田秋一．脂質ラフト．生体の科学2008；59：334-335.
30. Patra SK, Bettuzzi S. Epigenetic DNA-methylation

regulation of genes coding for lipid raft-associated components: a role for raft proteins in cell transformation and cancer progression (review). Oncol Rep 2007; 17: 1279-1290.
31. Specian RD, Oliver MG. Functional biology of intestinal goblet cells. Am J Physiol 1991; 260 (2 Pt 1): C183-193.
32. Walters JR. Recent findings in the cell and molecular biology of the small intestine. Curr Opin Gastroenterol 2005; 21: 135-140.
33. Zhan M, Zhao H, Han ZC. Signalling mechanisms of anoikis. Histol Histopathol 2004; 19: 973-983.
34. Bradbury NA. Protein kinase-A-mediated secretion of mucin from human colonic epithelial cells. J Cell Physiol 2000; 185: 408-415.
35. Branka JE, Vallette G, Jarry A, et al. Early functional effects of Clostridium difficile toxin A on human colonocytes. Gastroenterology 1997; 112: 1887-1894.
36. Theodoropoulos G, Carraway KL. Molecular signaling in the regulation of mucins. Journal of Cellular Biochemistry 2007; 102: 1103-1116.
37. Leid M, Kastner P, Chambon P. Multiplicity generates diversity in the retinoic acid signalling pathways. Trends Biochem Sci 1992; 17: 427-433.
38. Lee HW, Ahn DH, Crawley SC, et al. Phorbol 12-myristate 13-acetate up-regulates the transcription of MUC2 intestinal mucin via Ras, ERK, and NF-kappa B. J Biol Chem 2002; 277: 32624-32631.
39. Hatayama H, Iwashita J, Kuwajima A, et al. The short chain fatty acid, butyrate, stimulates MUC2 mucin production in the human colon cancer cell line, LS174T. Biochem Biophys Res Commun 2007; 356: 599-603.
40. Song KS, Lee WJ, Chung KC, et al. Interleukin-1 beta and tumor necrosis factor-alpha induce MUC5AC overexpression through a mechanism involving ERK/p38 mitogen-activated protein kinases-MSK1-CREB activation in human airway epithelial cells. J Biol Chem 2003; 278: 23243-23250.
41. Koo JS, Kim YD, Jetten AM, et al. Overexpression of mucin genes induced by interleukin-1 beta, tumor necrosis factor-alpha, lipopolysaccharide, and neutrophil elastase is inhibited by a retinoic acid receptor alpha antagonist. Exp Lung Res 2002; 28: 315-332.
42. Andrianifahanana M, Moniaux N, Batra SK. Regulation of mucin expression: Mechanistic aspects and implications for cancer and inflammatory diseases. Biochim Biophys Acta 2006; 1765: 189-222.
43. Vermeer PD, Panko L, Welsh MJ, et al. erbB1 functions as a sensor of airway epithelial integrity by regulation of protein phosphatase 2A activity. J Biol Chem 2006; 281: 1725-1730.
44. Nadel JA. Innate immune mucin production via epithelial cell surface signaling: Relationship to allergic disease. Curr Opin Allergy Clin Immunol 2007; 7: 57-62.
45. Nadel JA, Burgel PR. The role of epidermal growth factor in mucus production. Curr Opin Pharmacol 2001; 1: 254-258.
46. Fischer BM, Cuellar JG, Diehl ML, et al. Neutrophil elastase increases MUC4 expression in normal human bronchial epithelial cells. Am J Physiol Lung Cell Mol Physiol 2003; 284: L671-L679.
47. McNamara N, Basbaum C. Signaling networks controlling mucin production in response to Gram-positive and Gram-negative bacteria. Glycoconj J 2001; 18: 715-722.
48. Chen R, Lim JH, Jono H, et al. Nontypeable Haemophilus influenzae lipoprotein P6 induces MUC5AC mucin transcription via TLR2-TAK1-dependent p38 MAPK-AP1 and IKKbeta-IkappaBalpha-NF-kappaB signaling pathways. Biochem Biophys Res Commun 2004; 324: 1087-1094.
49. Somiany BL, Slomiany A. Porphyromonas gingivalis lipopolysaccharide interferes with salivary mucin synthesis through inducible nitric oxide synthase activation by ERK and p38 kinase. Biochem Biophys Res Commun 2002; 297: 1149-1153.
50. Liévin-Le Moal V, Servin AL, Coconnier-Polter MH. The increase in mucin exocytosis and the upregulation of MUC genes encoding for membrane-bound mucins induced by the thiol-activated exotoxin listeriolysin O is a host cell defence response that inhibits the cell-entry of Listeria monocytogenes. Cell Microbiol 2005; 7: 1035-1048.
51. Tanaka S, Mizuno M, Maga T, et al. H. pylori decreases gastric mucin synthesis via inhibition of galactosyltransferase. Hepatogastroenterology 2003; 50: 1739-1742.
52. 石渡賢治，名和行文．粘膜防御機構．臨床免疫 2002；37：707-714.
53. 福原達朗，清水一也，高井義美．細胞接着のしくみ - 細胞間接着と細胞内シグナリング．G.I. Research 2003; 11: 82-87.
54. Schneeberger EE, Lynch RD. The tight junction: a multifunctional complex. Am J Physiol Cell Physiol 2004; 286: C1213-1228.
55. Tsukita S, Yamazaki Y, Katsuno T, et al. Tight junction-based epithelial microenvironment and cell proliferation. Oncogene 2008; 27: 6930-6938.
56. 園田紀之，古瀬幹夫，月田承一郎．細胞間をシールする分子機構：タイトジャンクションの接着分子オクルディンとクローディンの構造と機能．医学のあゆみ 2000；194：358-362.
57. 小海康夫，桑原和英，森　道夫．タイト結合と病気．病理と臨床 2000；18：1227-1231.
58. Trzpis M, McLaughlin PM, de Leij LM, et al. Epithelial cell adhesion molecule: more than a carcinoma

marker and adhesion molecule. Am J Pathol 2007; 171: 386-395.

59. Niessen CM, Gottardi CJ. olecular components of the adherens junction. Biochim Biophys Acta 2008; 1778: 562-571.
60. Waschke J. The desmosome and pemphigus. Histochem Cell Biol 2008; 130: 21-54.
61. Van Itallie CM, Betts L, Smedley JG 3rd, et al. Structure of the claudin-binding domain of Clostridium perfringens enterotoxin. J Biol Chem 2008; 283: 268-274.
62. Kim M, Ogawa M, Fujita Y, Yoshikawa Y, et al. Bacteria hijack integrin-linked kinase to stabilize focal adhesions and block cell detachment. Nature 2009; 459: 578-582.
63. 大場一生, 大曲勝久, 河野 茂. 抗菌物質. 肝胆膵 2005; 51:511-516.
64. 長岡 功. 抗菌ペプチドとその作用メカニズム. 臨床検査 2007;51:1037-1045.
65. Zasloff M. Antimicrobial peptides of multicellular organisms. Nature 2002; 415: 389-395.
66. Porter EM, Bevins CL, Ghosh D, et al. The multifaceted Paneth cell. Cell Mol Life Sci 2002; 59: 156-170.
67. Wehkamp J, Chu H, Shen B, et al. Paneth cell antimicrobial peptides: topographical distribution and quantification in human gastrointestinal tissues. FEBS Lett 2006; 580: 5344-5350.
68. Pütsep K, Carlsson G, Boman HG, et al. Deficiency of antibacterial peptides in patients with morbus Kostmann: an observation study. Lancet 2002; 360: 1144-1149.
69. Wehkamp J, Salzman NH, Porter E, et al. Reduced Paneth cell alpha-defensins in ileal Crohn's disease. Proc Natl Acad Sci USA 2005; 102: 18129-18134.
70. Ong PY, Ohtake T, Brandt C, et al. Endogenous antimicrobial peptides and skin infections in atopic dermatitis. N Engl J Med 2002; 347: 1151-1160.
71. Tran D, Tran P, Roberts K, et al. Microbicidal properties and cytocidal selectivity of rhesus macaque theta defensins. Antimicrob Agents Chemother 2008; 52: 944-953.
72. Nagaoka I, Hirota S, Niyonsaba F, et al. Augmentation of the lipopolysaccharide-neutralizing activities of human cathelicidin CAP18/LL-37-derived antimicrobial peptides by replacement with hydrophobic and cationic amino acid residues. Clin Diagn Lab Immunol 2002; 9: 972-982.
73. Kruzel ML, Actor JK, Boldogh I, et al. Lactoferrin in health and disease. Postepy Hig Med Dosw (Online) 2007; 61: 261-267.
74. 神津隆弘. ラクトフェリン. がん分子標的治療 2008;6:42-46.
75. 江頭昌典. ロタウイルス感染症-ラクトフェリンが下痢症状を軽減. チャイルドヘルス 2007;10:32-33.
76. Wong WM, Poulsom R, Wright NA. Trefoil peptides. Gut 1999; 44: 890-895.
77. Malle E, Furtmüller PG, Sattler W, et al. Myeloperoxidase: a target for new drug development? Br J Pharmacol 2007; 152: 838-854.
78. Müller CA, Autenrieth IB, Peschel A. Innate defenses of the intestinal epithelial barrier. Cell Mol Life Sci 2005; 62: 1297-1307.
79. Beers SA, Buckland AG, Koduri RS, et al. The antibacterial properties of secreted phospholipases A2: a major physiological role for the group IIA enzyme that depends on the very high pI of the enzyme to allow penetration of the bacterial cell wall. J Biol Chem 2002; 277: 1788-1793.
80. Nevalainena TJ, Grahamb GG, ScottcKF. Antibacterial actions of secreted phospholipases A2. Biochimica et Biophysica Acta (BBA)-Molecular and Cell Biology of Lipids 2008; 1781: 1-9.
81. 伊佐地修司, 久留宮隆, 長沼達史ほか. ホスホリパーゼA2測定の臨床的意義. 胆と膵 2002;23:469-476.
82. Maruyama H, Yabu Y, Yoshida A, et al. A Role of Mast Cell Glycosaminoglycans for the Immunological Expulsion of Intestinal Nematode, Strongyloides venezuelensis. J Immunol 2000; 164; 3749-3754.
83. 黒木由夫, 山添雅己, 澤田 格ほか. 肺サーファクタント蛋白質(SP-A, SP-D)の免疫調節機構. 臨床検査 2008; 52:851-859.
84. Kuzmenko AI, Wu H, Wan S, et al. Surfactant protein A is a principal and oxidation-sensitive microbial permeabilizing factor in the alveolar lining fluid. J Biol Chem 2005; 280: 25913-25919.

5

粘膜関連リンパ組織の特徴と組織構築分子基盤

a

粘膜免疫の形態学的ユニーク性

はじめに

胃や腸の上皮は脆弱な一層の細胞からできているうえ，常に外界に曝露されている（図1）．したがって，そこには強力かつ多重のバリアー機構が必要である．それは脳の血液脳関門のような固定したものではなく，動的で柔軟性をもつことも要求される．気道上皮は消化管上皮と由来が同じで，やはり基本的には単層の上皮である．気道では空気だけが通過し，吸気中の異物はかなりのものが鼻腔で除去される．一方消化管では，ありとあらゆる異物が（一見何の制限もなく）侵入し，微生物が常在し，自ら分泌する消化液にさらされている．このような過酷な状況にある消化管には，ほかの粘膜にはみられない特有の防御機構が発達している．

この項では，形態学的にみた消化管での粘膜免疫の特徴を概説する．

大量の分泌液

消化管の特徴は，ほかの管腔臓器に比べて分泌能力が著しく高いことである．唾液腺，膵臓，肝臓，十二指腸腺などの付属腺のほか，粘膜自体が腺機能をもっている．こういった腺組織からの大量の分泌液で粘膜表面を洗い流すことは，われわれが手を洗うように，粘膜表面を清潔にするという点では非常に効果的である．その液体中に，抗菌物質が含まれていればなおさらである．

唾液は弱酸性で多種類の（少量ではあるが）消化酵素のほかに，リゾチーム，ラクトフェリン，IgAなどの抗菌物質を含む（4章e，8章a参照）．上皮細胞成長因子（epidermal growth factor：EGF）などの増殖因子も含まれており，傷の修復にも役立っている．口の中の傷は炎症を起こすことなく，すばやく修復されることから実感できよう．胃液の特徴は，やはりpH1〜2の強酸性になっていることである．これだけでも通常の細菌は生きていけない．さらに，胃酸によって活性化される分解酵素であるペプシンやキチナーゼは，食物消化と同時に微生物に防御的に働くであろう．キチナーゼはキチン質をまとう真菌類を死滅させる能力をもっている．腸管から分泌されるもので粘膜防御を担うのは，IgAな

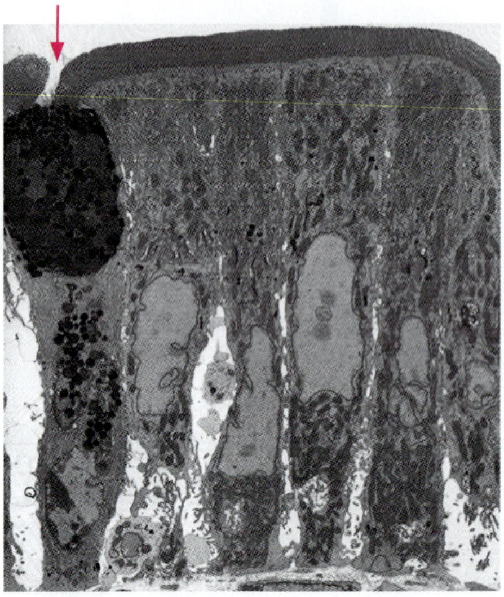

図1 単層円柱上皮で構成される小腸上皮の電顕像（ラット）

左端に杯細胞（矢印）が見える．細胞間がかなり開いていることに注目．

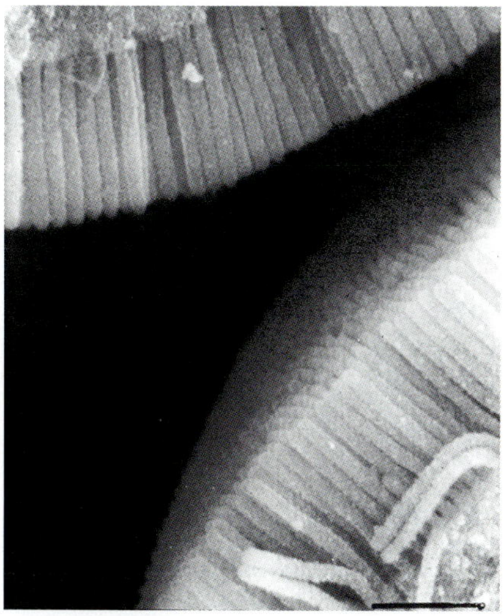

図2　腸上皮の管腔面を覆う微絨毛の林（線条縁または刷子縁という）の走査電顕像

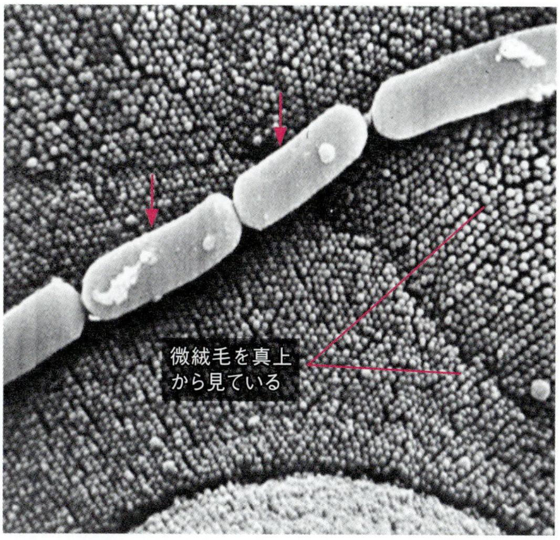

図3　図2を上から見たもの
微絨毛の上に細菌（矢印）が乗っているが，微絨毛がびっしり生えているため，細菌は侵入できない．

どを含む粘膜表層の粘液層であろう．また，大腸では塩素イオンとともに水の分泌が盛んに起こる（下痢が起こる）が，有害なものや変調をきたした腸内細菌叢を排除する点では効果的である．

上皮の特異性

腸上皮は外界と常に接しているため，単層でも抗原の侵入に耐えられるように強固なバリアー機構を備えている．上皮の主要な構成細胞である吸収上皮細胞（円柱上皮細胞ともいう）は消化酵素を産生し，栄養素の取り込みを行う細胞で，腸細胞（enterocyte）とも呼ばれる．この細胞の管腔側の細胞境界には途切れることがなく，接着装置が発達しており，薄いけれども上皮を“一枚板”に仕立て上げている．この閉じ目構造は，古くは閉鎖堤（terminal bar）と呼ばれていた．腸細胞の管腔側表面には微絨毛が密生していることも特徴であり，線条縁（striated border；小皮縁，刷子縁ともいう）と呼ばれる．線条縁があるため，上皮細胞の表面積は1,000倍以上増大し吸収効率も増加するといわれるが，それにしても見事な微絨毛の林である（図2，3）．

この構造物には，別の重要な働きがある．微絨毛のあいだのすき間は非常に狭く細菌は線条縁の中に侵入できない．管腔内の食物は分泌された消化液によって消化されるが，この消化は途中の段階までで，アミノ酸や単糖レベルまで分解する終末消化は“微絨毛の林”の中で行われる．線条縁は細菌が侵入できない聖域を提供し，終末消化に必要な酵素は微絨毛の表面に付着している．もし，管腔内で終末消化まで行われると，細菌に栄養素を横取りされてしまうからである．電顕観察中に細菌が上皮細胞に侵入している像に出会うことがあるが，細菌の侵入部位では微絨毛が消失している．また，微絨毛を失った細胞に細菌が好んで接着することが多い．

上皮細胞の更新

腸の上皮細胞は，体の中で最も寿命の短い細胞の一つである．吸収上皮細胞の寿命は，陰窩で誕生して絨毛の先端で死ぬまで，マウス・ラットでは2，3日と計算されている（ヒトでは約1週間）[1]．この短い寿命は，過酷な環境にいる上皮細胞がウイルス感染する前に，あるいは癌化する前に，生きのいい若い細胞に取り替えられることを意味している．空腹期収縮という，胃から回腸末端部まで腸管をしごく蠕動が，空腹期には約2時間に1回の周期で起こ

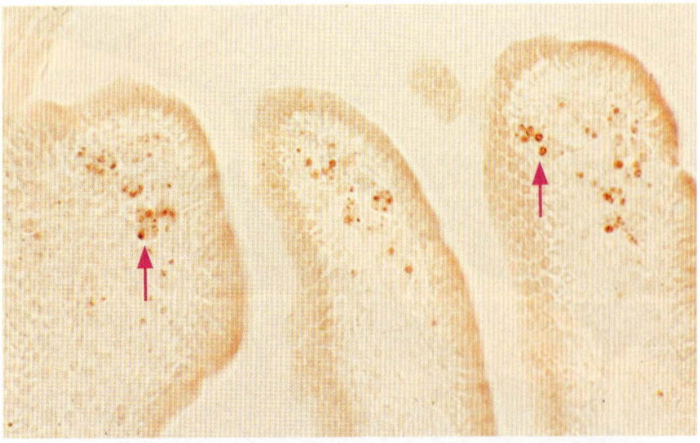

図4　モルモットの小腸でTUNEL法によりアポトーシス小体を検出すると，多くは固有層のマクロファージ内に出現する（矢印）

る．これは，腸管内の食べかすとともに老化した細胞を除去するのに有効である．食事の前に，腸粘膜の表面は新調され，ピカピカの状態になっているといえる．

絨毛の先端では，寿命を終えた上皮細胞がアポトーシスを起こして死ぬ．しかし，TUNEL法などのアポトーシス検出法では，そういった細胞（アポトーシス小体）を検出することは難しく，電顕観察でもクロマチンの凝集を伴うアポトーシス像はさほどみられない．典型的なアポトーシス像は，上皮列から離れた細胞や，管腔内に脱落した細胞で初めて観察される．つまり，上皮細胞はまだ生きている状態で上皮列からはじかれた後に，アポトーシスを起こすと考えるべきであろう．

さて，寿命を終えた細胞は絨毛の先端で管腔内へ脱落するというのが定説である．実際，マウスやラットの腸では，アポトーシスを起こした上皮細胞を管腔内に多数みつけることができる．しかし，一部の動物（モルモットやサル）では，アポトーシスを起こした上皮細胞は固有層のマクロファージに貪食される[1]．アポトーシスの証明法であるTUNEL法でも，固有層内マクロファージの細胞質中に多数のアポトーシス小体が観察される（図4）．老化した腸上皮細胞の処理方法には，管腔内に捨てる方法と固有層側に取り込む方法の2通りがあり（図5），種差を含めて後述する．いずれの場合でも，老化細胞が上皮列から外れる場合に，隣接する細胞とのあいだにジッパーや巾着様の接着構造が出現し，上皮

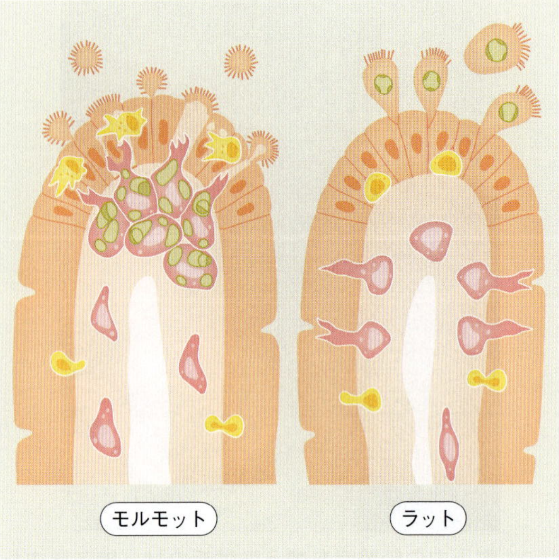

図5　モルモットとラット（マウス）において老化した上皮細胞の処理機構を示す模式図

ピンク色はマクロファージ，黄色はリンパ球を示す．モルモットでは，細胞質の一部のみが管腔内に脱落し，大部分は固有層のマクロファージに貪食される（ピンク色のマクロファージ内に取り込まれアポトーシスを起こした上皮細胞〈アポトーシス小体〉は緑色で示してある）．

に穴が開くことはない．

防御にかかわる液性因子

杯細胞（3章b参照）は上皮内に散在する粘液分泌細胞で，糖質に富む粘液を産生分泌する．小腸では大腸に近い側ほど多く，大腸の陰窩上皮の大部分はこの細胞で占められている．この細胞が分泌する粘液は，上皮表面を覆い（表層粘液ゲル層），食物の通過を容易にすると同時に細菌や物質に対するバリアーとしても働く．特に，細菌に対してはこの層に含まれるIgAが最も威力を発揮する．これ以外にも，ラクトフェリンやPaneth細胞（3章b参照）が産生する抗菌物質がこの液層に含まれる．粘液そのものには積極的な抗菌作用はないと信じられてきた．ところが，杯細胞が自ら産生する糖鎖を介して特定の寄生虫感染に対抗している事実がある．名和らによれば，虫体からのシグナルがT細胞非依存性に杯細胞を刺激し，粘液糖鎖の変化を引き起こし，虫体の定着を阻止するという[2]．

Paneth細胞は陰窩の底に集中して存在する細胞

で，その形態から，蛋白性物質を産生放出すると考えられてきた．この細胞が分泌する顆粒成分として，細菌溶解酵素であるリゾチームとデフェンシンが知られている（4章e参照）．無菌動物を通常飼育（有菌状態）に移すとPaneth細胞がいっせいに顆粒を放出することからも，微生物を殺す役割が想定される．ただし，デフェンシンは高濃度でしか作用を発揮しないので，せいぜい陰窩内で働き，幹細胞の守護にかかわっているという考えが一般的である．Paneth細胞と杯細胞は起源に共通点があり，両者の移行型がみられる点は興味深い．

消化管付属リンパ性組織

構造的および液性防御システムについて述べてきた．消化管におけるより強力で特異性が高い防御の主体は，リンパ球とマクロファージが担当する細胞性の防御システムである．もちろん，これら以外にも顆粒球，形質細胞，肥満細胞，線維芽細胞などが関与する．上皮内リンパ球を除けば，これら免疫担当細胞は通常固有層に存在する．ここは組織学的には“疎性結合組織”に分類されるが，線維芽細胞（細網細胞）の網工のなかに遊走細胞がつまっており，リンパ性組織あるいは細網組織ととらえたほうがよい．リンパ球が量的に最も多く，それらの集積はリンパ節や胸腺のような大きな集塊を作らず消化管全体に散在している．Peyer板に代表される免疫学的微細構造を有しているリンパ組織を腸管関連リンパ組織（gut-associated lymphoid tissue：GALT）と総称する．最も小さいリンパ性組織はリンパ球浸潤（lymphocyte infiltration）で，現在ではその多くはクリプトパッチとみなすことができる[3]．リンパ球がより密集し，球状あるいは楕円状に成長したものを孤立リンパ濾胞と呼び，消化管では胚中心（明中心）が発達している場合が多い．クリプトパッチと孤立リンパ濾胞の中間型というべきものも存在する．孤立リンパ濾胞が緩やかに集合したものが集合リンパ濾胞で，Peyer板と虫垂がその例である（5章参照）．

通常GALTには加えられないが，消化管に関係するリンパ性装置に，乳斑（milky spot）[4]とFabricius嚢がある．乳斑は大網に点在する乳白色の斑点で，血管とリンパ管が発達している．乳斑の中心をリンパ球の集団が占め，まわりをマクロファージが囲む．このなかから毛細リンパ管が起こり，大網のリンパ管へ流れる．乳斑はよく研究に用いられているマウス・ラット以外に，ヒトでも多数存在する．腹腔内の癌細胞や異物（注入された墨粒子も）は集中的に乳斑に吸い寄せられ，乳斑のマクロファージに貪食される[4]．大網の乳斑は，消化管壁を通り抜けた異物に対する最後の砦といった役割を持つ．

鳥類特有のFabricius嚢は肛門に隣接する排泄腔の背側にある袋状のリンパ性器官で，排泄腔に連絡する．嚢の内面はひだに富み，ひだの中に多数のリンパ濾胞が密集するので，立派な集合リンパ濾胞といえる．鳥類において，B細胞が分化成熟する場所がここにある．そもそも，B細胞のBはbursa-derivedを意味する名称であったのが，後に骨髄（bone marrow-derived）に転用されたものである．Fabricius嚢は，Peyer板に似て，外来抗原を取り込むことができる特殊な上皮がリンパ濾胞を覆っている．Fabricius嚢は哺乳動物には存在しないが，偶蹄類や食肉類の回腸Peyer板がFabricius嚢に匹敵するという考えがある[5,6]．

消化管の壁には神経系が発達し，その総量は脊髄や脳に匹敵するといわれる．自律神経系に分類されるが，交感神経系でも副交感神経系でもない，第三の自律神経系と呼ばれる．消化管の免疫系にも同様の考え方が適用できるかもしれない．つまり，各種腸管関連リンパ組織は，量的には胸腺やリンパ節をはるかにしのぎ，また独自の進化を遂げた消化管固有の免疫担当組織といえる．

上皮内リンパ球

腸上皮内には大量のリンパ球が存在する．これらは常在するので，上皮の正常な構成メンバーに加えるべきであろう（吸収上皮細胞，杯細胞，Paneth細胞，内分泌細胞に次いで5番目の細胞になる）．

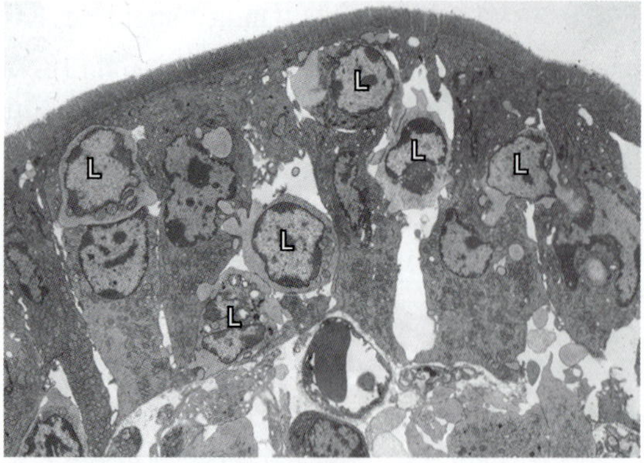

図6 絨毛上皮の電顕像（モルモット）
細胞間には広いスペースがあり，ここをリンパ球（L）が自由に動き回っているように見える．

上皮内（上皮間）リンパ球の免疫学的側面については，4章dで解説し，ここでは形態学的な特徴を述べることにする．

腸上皮の管腔側は，タイト結合，接着結合およびデスモゾームよりなる接着複合体（junctional complex）によってきつく閉じられている．しかし，その下の細胞側面にはときおりデスモゾームが発達する程度で，潜在的空間が広がっている．通常の標本ではすき間はないが，組織を固定するときの条件により，このスペースは大きく広がる柔軟性を有している．リンパ球などの小型の細胞はここを自由に移動できる（図1，6）．上皮内リンパ球の多くは基底膜近傍に挟まっているが，管腔側の線条縁近くにもみられる．リンパ球はこのスペースを横方向にも縦方向にも自由に動き回る様子がうかがえる．

上皮内リンパ球の形態学的特徴の一つは，広い細胞質を持ち，そこに顆粒を含むことである．このようなリンパ球は，大顆粒リンパ球（large-granular lymphocyte：LGL）に分類される．マウスの腸上皮から単離したリンパ球の大多数に，電子密度の高い（暗調の）顆粒がみられる（図7）．大顆粒リンパ球の形態をとるものは，ナチュラルキラー（NK）細胞や細胞傷害性T細胞（cytotoxic T lymphocyte：CTL）で，キラー活性が高くアポトーシスを誘導する力が強い．これらのリンパ球は，顆粒成分であるグランザイムやパーフォリンに対する抗体やそのmRNA同定法によりよく染まる（図8）．*in vivo* でのCD3の抗体投与により上皮内リンパ球が活性化し，上皮（陰窩の上皮であるが）のアポトーシスが誘導され，粘膜傷害をきたす．パーフォリン欠損マウス動物ではその傷害の程度は抑えられるという[7]．NK細胞や細胞傷害性T細胞は，ほかにもTNF（tumor necrosis factor）ファミリーに属するFasリガンドやTRAIL（TNF-related apoptosis-inducing ligand）を発現する．細胞死因子（death factor）であるFasやTRAIL受容体は正常な大腸上皮細胞の細胞膜にも存在するので，攻撃の標的になりうるが，生理的なアポトーシスにおいてこれらの系の関与は低いといわれる．

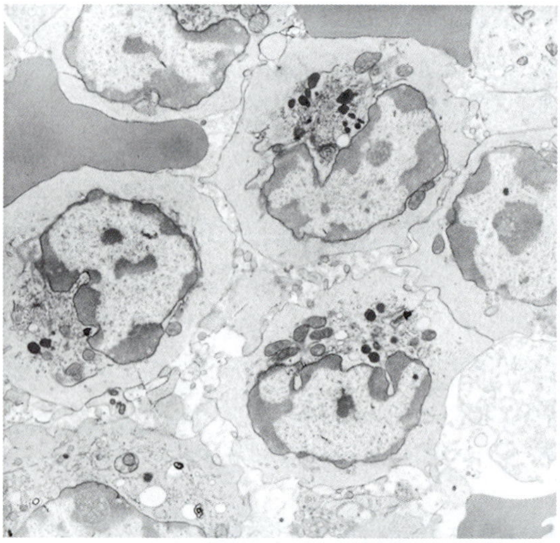

図7 単離した上皮内リンパ球の電顕像（マウス）
ほとんどの細胞は広い細胞質を持ち，そこに顆粒を含んでいる．

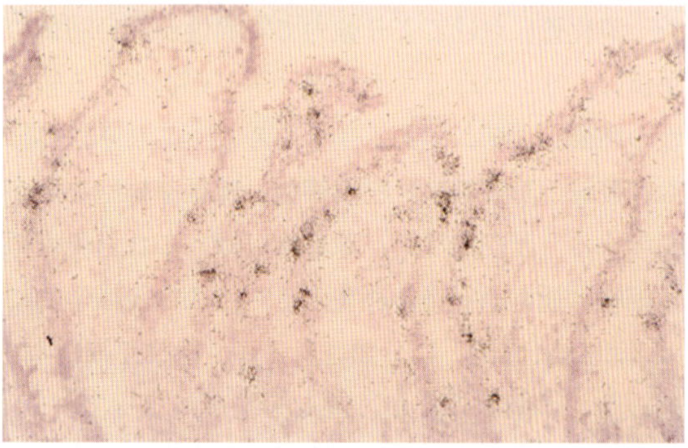

図8 ラットの小腸でグランザイムのmRNA発現を *in situ* hybridization法で検出
シグナル（銀粒子の集積）は主に絨毛の上皮内にみられる．

上皮内リンパ球のもうひとつの形態学的特徴は，

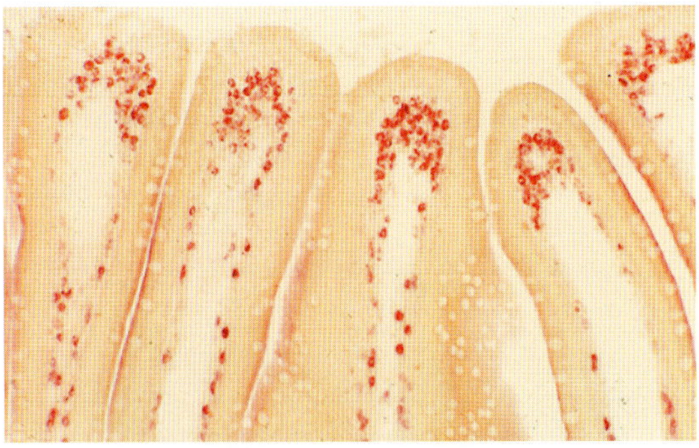

図9　絨毛先端に集積するマクロファージ（サル）
酸性ホスファターゼの酵素組織化学でマクロファージが赤く染まっている．

細胞質突起を持ち，それらを隣接する上皮細胞の中に深く挿入していることである[1)]．このようなリンパ球の突起は，NK 細胞が癌細胞を攻撃するときによくみられる．以上の特徴から，上皮内リンパ球は腸上皮細胞を攻撃し，アポトーシスを起こす役割を担っていることが予想される．重要な点は，異常時や病的な上皮細胞に対してばかりでなく，正常な上皮細胞に対しても攻撃することである[8)]．

腸上皮はかなり生きのいい状態で上皮列からはじかれると上で述べた．老いた上皮細胞（アポトーシスは起こしていない）をリンパ球が攻撃し，アポトーシスを誘導し，除外する役回りを担っているようである（肩たたきに似ている）．この“肩たたき”は上皮細胞の集団に対していっせいに実行されるのではなく，散発的に（散在性に）起こるはずである．もし上皮細胞の集団が同時にアポトーシスを起こすと，上皮バリアーに大きな穴が開くことになるからである．

マクロファージ

侵入した外来抗原や微生物を処理するために，腸粘膜の固有層にマクロファージが多数存在するのは当然かもしれない．しかし，正常状態においても，上皮下の決まった部位に同規模のマクロファージの集積がみられる（図9）．最もわかりやすい例は，絨毛先端部のマクロファージの集積で，十二指腸から回腸末端部まですべての絨毛にみられる[8)]．したがって，この集積は腸粘膜で起こる正常な現象と関係しているはずである．このようなマクロファージの集積が絨毛先端にみられるのはモルモットとサルである．

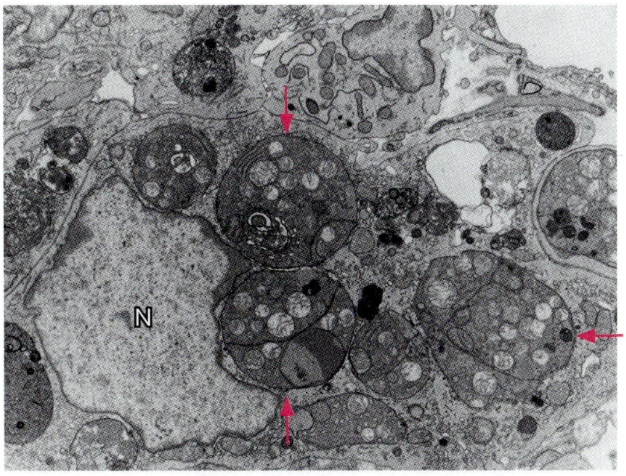

図10　上皮直下固有層のマクロファージ（モルモット）
細胞質内には大型のファゴソーム（食胞）（矢印）が充満し，その中味は細胞成分であることがわかる．N は核をさす．

モルモットなどで絨毛先端部を電顕で観察すると，マクロファージの細胞質には大小のファゴソーム（食胞）が存在し，その中には粗面小胞体，ミトコンドリア，Golgi 装置などの細胞小器官やクロマチンが凝集した核が未消化のままで含まれていた[8)]（図10）．未消化の細胞成分が常に観察されるということは，マクロファージが絶えず細胞を貪食していることになる．食べられる細胞は，絨毛先端で寿命を終える上皮細胞である．固有層のマクロファージから伸びる突起が上皮内に侵入し，上皮細胞を飲み込み，固有層に引きずり込む場面もとらえられる．マクロファージが上皮細胞を貪食することは，ブロモデオキシウリジン（bromodeoxyuridine：BrdU）による細胞標識法の追跡でも確認できる（図4）．マクロファージによる上皮細胞の貪食の意義は，よくわからない．重要な蛋白源を回収することに貢献するのだろうか．上皮細胞のもつ情報を処理して腸間膜リンパ節に行き，抗原をリンパ球に提示することは大いにあり得る．マクロファージによる貪食の前段階として，上皮内リンパ球によるアポトーシスの誘導があることは上で述べた．

教科書的には，寿命を終えた上皮細胞は管腔内に

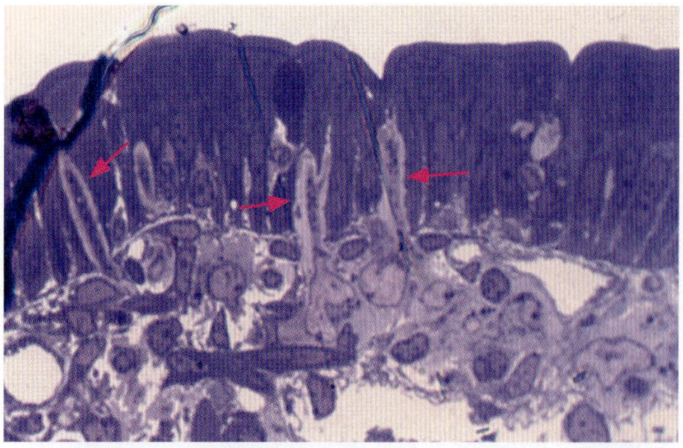

図11　絨毛の固有層のマクロファージから太い突起が上皮内に挿入されている（矢印）（ラット小腸）

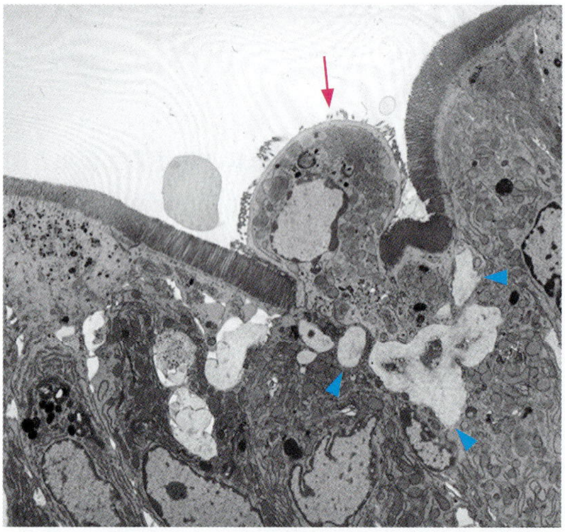

図12　上皮内に挿入されたマクロファージの突起（矢頭で指す白く見える部分）がアポトーシス像を示す上皮細胞（矢印）を押し出している場面（ラットの小腸）

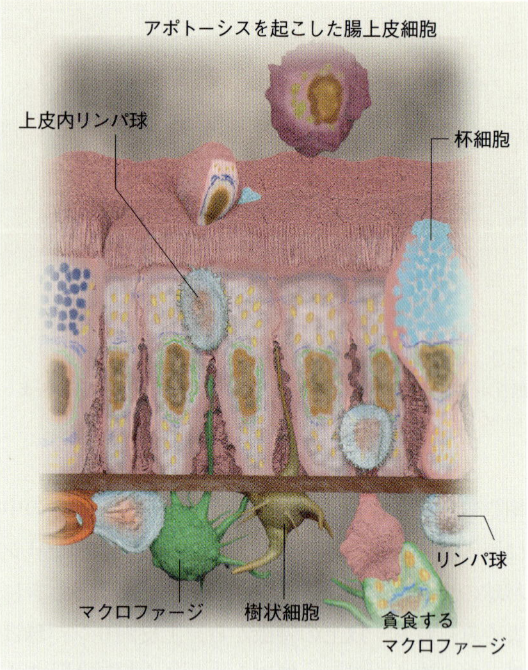

図13　腸上皮のアポトーシスと上皮を取り巻く免疫担当細胞

脱落するとされており，上記の新しい処理機構はこの定説とは異なる．ただし，動物による差異があり，少なくともマウス・ラットでは寿命を終えた上皮細胞は定説どおり管腔内に脱落する（図5）．ヒトはやや複雑で，小腸ではマウス・ラット型の処理が行われるが，大腸では上皮直下に多数のマクロファージが集積し，上皮細胞を貪食する像が観察される．以前から，ヒトの大腸，特に直腸では上皮直下にPAS陽性のマクロファージが集積することが知られ，PAS陽性物質は粘液を取り込んだためと説明されているが，細胞の貪食処理の結果，PAS陽性物質が蓄積することも事実である．

マウス・ラットでは，マクロファージの集積はないのか，という疑問をもたれるかもしれない．モルモットやサルほどの集塊はないが，絨毛の一定の場所にマクロファージ（および樹状細胞）の集積がみられる．ただし，これらは上皮細胞を貪食していない．その代わり，上皮直下のマクロファージは上皮内に突起を深く侵入させている（図11）．これらの突起は線条縁近くまで伸び，上皮細胞を押し出すような形態をとることがある．そういった上皮細胞には，しばしばアポトーシス像がみられる（図12，13）．したがって，マクロファージが上皮列からの上皮細胞の排除や，アポトーシスの誘導に関与している可能性がある．マクロファージが放出する因子のなかでは，特にTNF-αが上皮細胞にアポトーシスを誘導することが知られている[9]．

アポトーシスの亢進と腸粘膜の破綻

腸上皮は，アポトーシスを誘導する因子（毒素，細菌，ウイルス，抗癌薬など）に触れる機会が多い．これら外来因子が強く作用するとアポトーシスを誘導し，上皮バリアーの破綻と粘膜傷害を招く．病原性大腸菌に感染し，激しい下痢を起こしている腸ではアポトーシスが異常に亢進している[10]．赤痢菌感染では，Fas/Fasリガンド系の活性化とともに，上皮細胞や固有層の細胞（T細胞など）のアポトーシスが強く誘導される．

潰瘍性大腸炎や移植片対宿主病（graft versus host disease）でも腸上皮のアポトーシスが増加している（10章b, j参照）．潰瘍性大腸炎では固有層のマクロファージがFasリガンドを強く発現し，Fas/Fasリガンド系が活性化していることが粘膜傷害の一因になっている．同様に，非常時に活性化するTRAIL/TRAIL受容体系によるアポトーシスは，ウイルス感染した上皮細胞を除去するのに重要であるらしい[11]．ヨーロッパに多いセリアック病（グルテン腸症）は絨毛の消失を伴う下痢性疾患であり，CD8陽性の上皮内リンパ球が著しく増加している（10章d参照）．おそらく，増加した細胞傷害性T細胞が上皮細胞のアポトーシスを強く誘導する結果，絨毛の短縮・消失を招いているのであろう．

マクロファージと樹状細胞は管腔内に突起を伸ばすか？

最近の研究で，腸絨毛の樹状細胞が管腔内へ突起を伸ばし，管腔内の細菌や外来抗原にじかに接触することが注目された[12]．上皮直下のマクロファージや樹状細胞が突起を上皮内に差し込む像は頻繁に観察される．その証拠に基底膜の特定の部位には大小の穴が開いており，細胞突起が常時上皮内に侵入していることを物語っている（図14）．しかし，突起が管腔内に顔を出すことは，通常ではあり得ない．突起の先端はせいぜい，細胞接着装置の手前までで止まっている．厚めの凍結切片を使って免疫染色した際に，切れ方（切片の向き）次第で，一見顔を出しているようにみえる場合があるのでこの点注意を要する．

上皮内リンパ球が消化管腔内に遊出するか否か，上皮とともに管腔内に脱落するか否かについては結論が出ていない．扁桃では，管腔内にリンパ球の小集団が認められ，唾液小体と呼ばれているが，その意義については不明である．

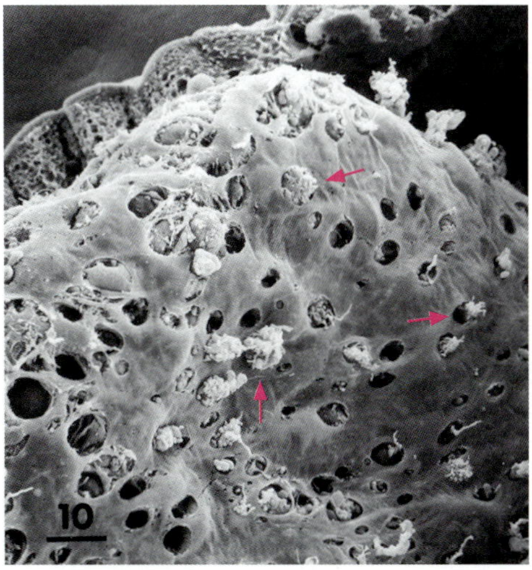

図14　絨毛の基底膜には，細胞や突起（矢印）が挟まっていたために大小の穴が開いている（モルモット小腸）

動物によって，また絨毛の部位によってこの穴のサイズは異なる．

おわりに

腸上皮は組織学では「単層円柱上皮」に分類される単純な上皮ではあるが，免疫担当細胞がそれを取り巻き，形態学的にも複雑で，かつ激しい動きがある．上皮細胞を中心にこれらの細胞が，外界と内界の狭間で起こるさまざまな現象に関わっている．それらの現象は，免疫の，また生体防御の基本型（プロトタイプ）になっている場合が多い．

（岩永敏彦）

引用文献

1. Iwanaga T. The involvement of macrophages and lymphocytes in the apoptosis of enterocytes. Arch Histol Cytol 1995; 58: 151-159.
2. 内山ふくみ，名和行文：腸管寄生虫感染モデル―「粘液学」への序章．清野　宏ほか（編）．粘膜免疫―腸は免疫の司令塔，中山書店，2001；p.204-221.
3. Ishikawa H, Naito T, Iwanaga T, et al. *Curriculum vitae* of intestinal intraepithelial T cells: their developmental and behavioral characteristics. Immunol Rev 2007; 215: 154-165.
4. Shimotsuma M, Shields JW, Simpson-Morgan MW, et al. Morpho-physiological function and role of omental

milky spots as omentum-assocciated lymphoid tissue (OALT) in the peritoneal cavity. Lymphology 1993; 26: 90-101.
5. Griebel PJ, Hein WR. Expanding the role of Peyer's patches in B-cell ontogeny. Immunol Today 1996; 17: 30-39.
6. Yasuda M, Tanaka S, Arakawa H, et al. A comparative study of gut-associated lymphoid tissue in calf and chicken. Anat Rec 2002; 266: 207-217.
7. Merger M, Viney JL, Borojevic R, et al. Defining the roles of perforin, Fas/FasL, and tumour necrosis factor α in T cell induced mucosal damage in the mouse intestine. Gut 2002; 51: 155-163.
8. Han H, Iwanaga T, Uchiyama Y, et al. Aggregation of macrophages in the tips of intestinal villi in guinea pigs: their possible role in th phagocytosis of effete epithelial cells. Cell Tissue Res 1993; 271: 407-416.
9. Satsu H, Ishimoto Y, Nakano T, et al. Induction by activated macrophage-like THP-1 cell of apoptotic and necrotic cell death in intestinal epithelial Caco-2 monolayers via tumor necrosis factor-α. Exp Cell Res 2006; 312: 3909-3919.
10. Wada Y, Mori K, Iwanaga T. Apoptosis of enterocytes induced by inoculation of a strain of attaching and effacing *Escherichia coli* and verotoxin. J Vet Med Sci 1997; 59: 815-818.
11. Sträter J, Walczak H, Pukrop T, et al. TRAIL and its receptors in the colonic epithelium: a putative role in the defence of viral infections. Gastroenterology 2002; 122: 659-666.
12. Niess JH, Brand S, Gu X, et al. CX_3CR1-mediated dendritic cell access to the intestinal lumen and bacterial clearance. Science 2005; 307: 254-258.

b Peyer板

はじめに

消化管の主な機能は食物を消化して栄養として取り込むことにある．だが，免疫を自己とほかを見分ける手段であると考えたときに，われわれが摂取する自分以外の生物組織はすべて非自己であり，異物として拒絶されてしかるべき存在である．これを消化管通過の過程で拒絶することなく，栄養素単位への消化が不完全でも体内に栄養素として取り込むためには，食物抗原に対する免疫活動を抑え込むシステムが免疫に備わっている必要がある．免疫寛容という考え方である[1]．

一方で，消化管内は病気を引き起こす微生物が多数含まれる場所でもあり，これらによる感染防御としての効果的な免疫反応も必要とされる．このように，免疫反応を抑え込む負の免疫反応と，多数の微生物に対する防御のための正の免疫反応の両方を同時にこなさなければならないのが腸管免疫の特徴である[2]．

このような消化管の粘膜免疫システムではさまざまな免疫器官と免疫細胞が，免疫反応とその恒常性の維持にかかわっている．腸管免疫のなかでも有名な免疫担当組織に Peyer 板と呼ばれる腸管関連リンパ組織（gut-associated lymphoid tissue：GALT）があり，それらの2つの役割の中心であると考えられてきたのだが，この項では Peyer 板が腸管免疫で果たしている正と負の役割について説明する．

Peyer 板の分布とほかの二次リンパ組織との違い

1677 年，スイスの医師パイエル（Joseph Conrad Hans Peyer）は，小腸の解剖研究をしている際に，小腸内部の絨毛がところどころ未発達で，フラットに見える領域がパッチワーク状に点在していることを発見した．そしてこれをその小腸内腔から見た外見により，Peyer's patch（パイエル板，パイエルのパッチ）と名付けた[1]．

人間の小腸では数十個から 200 個程度存在するといわれる Peyer 板は組織学的にみると，小腸の壁に点在するリンパ濾胞と呼ばれる免疫細胞がたくさん集まった組織の集合体からなる二次リンパ組織である．顕微鏡的には同じく二次リンパ組織であるリンパ節と，一見するとよく似た組織構築を持っているのだが，詳細に観察してみるとその構築は異なる．

リンパ節においても Peyer 板においても，免疫組織器官内は大きく 2 つの領域に分けてみることができる．すなわち，抗原特異的な抗体を産生する B 細胞領域と，その周辺を取り囲む T 細胞領域で構成される（図 1）．B 細胞領域の中央部分には胚中心（germinal center）と呼ばれる部分があり，濾胞領域（follicular area）とも呼ばれ，抗原特異的な抗体を作る免疫反応の最前線であると考えられている．濾胞領域に対する対比から T 細胞領域は傍濾胞領域（parafollicular area）と呼ばれるが，樹状細胞などによって提示された抗原に対してどのように反応していくかを決めていくのが傍濾胞領域の

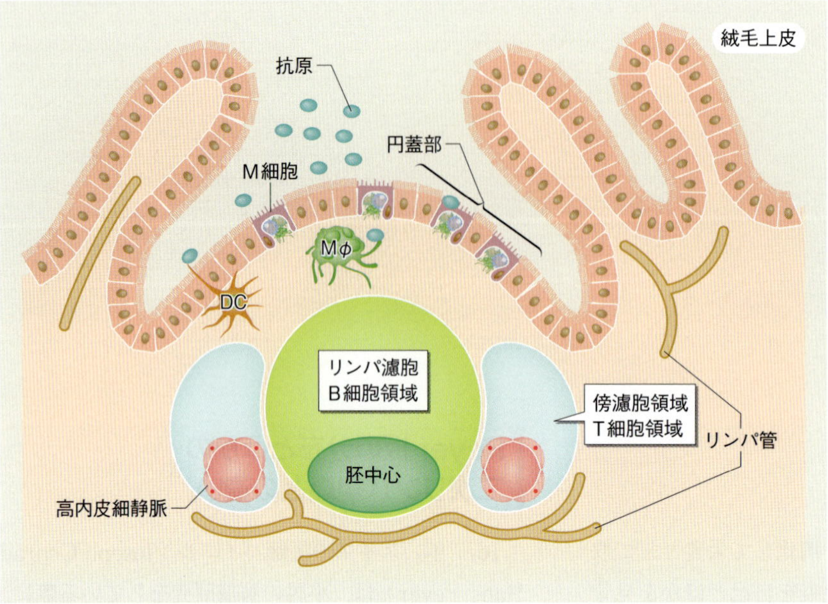

図1 Peyer板の構造

リンパ節と異なり，Peyer板は周囲をリンパ管に覆われているわけではなく，抗原取り込み口として円蓋部が腸管内腔に接している．この部分の上皮にはM細胞と呼ばれる抗原取り込みに特化した上皮細胞があり，これに取り込まれた抗原は直下のマクロファージや樹状細胞に受け渡される．一部の樹状細胞は突起を腸管内腔に伸ばして直接抗原を取り込むと考えられている．取り込まれた抗原は樹状細胞などによってT細胞に提示され，抗原特異的なB細胞による抗体産生へとつながっていく．リンパ球の出口としてのリンパ管は円蓋部の反対側に密に張り巡らされている．Peyer板においても高内皮細静脈がT細胞領域に存在し，外部からリンパ球が流入する．

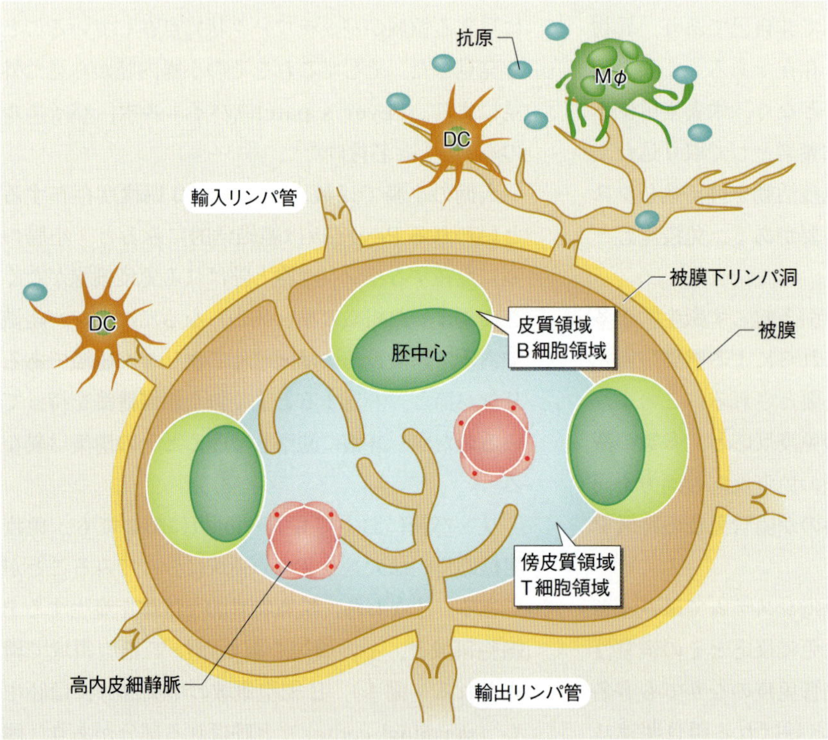

図2 リンパ節の構造

リンパ節は表面をリンパ管（リンパ洞）で覆われている（物理的に言えば最外層には硬い被膜がある）．体内に侵入した抗原は樹状細胞（DC）やマクロファージ（M φ）で消化される．これらの細胞はその後，リンパ管を通ってリンパ節に到達して抗原をリンパ球に提示する（ダイレクトにリンパ管を流れてリンパ節に到達する抗原もある）．リンパ管はリンパ洞につながっているが，弁の向きでリンパ節に入る輸入リンパ管と，出ていく輸出リンパ管とに分かれる．T細胞領域で認識された抗原に対してはB細胞領域で特異的抗体が作られる．T細胞やB細胞は高内皮細静脈を介してリンパ節内に供給される．

T細胞の重要な役割でもある[3)]．

これらの免疫細胞の分布の様子そのものはリンパ節とPeyer板，あるいは脾臓においていずれもよく似ているのだが，大きく異なっているのはそれぞれの免疫器官の外界との接触形態，つまりどういう経路でその組織に抗原が取り込まれるかという点である．

リンパ節の場合，組織は線維性の被膜に囲まれていて，抗原は輸入リンパ管を通じて樹状細胞などによってリンパ節内に持ち込まれる（**図2**）．脾臓においてはリンパ管ではなくて血管を通じて抗原が臓器内に持ち込まれる．それぞれリンパ管，血管という全身に張り巡らされたネットワークの中に組み込まれた全身性免疫システムの中に存在する前線基地といえる存在である．ところが，Peyer 板の場合は被膜構造も輸入リンパ管もなくて，その代わりに消化管内腔，粘膜面から抗原を取り込む装置が備わっていて，免疫システム全体の枠の中から外れ，粘膜免疫に特化して発達している．いわば孤立無援で前線に立たされている前線の斥候部隊である（図 1）．

Peyer 板の微小構造

小腸粘膜表面の大部分は，絨毛上皮で覆われていて，腸管内容物から消化された栄養分を吸収するのが主な仕事である．ところが Peyer 板の腸管管腔側の粘膜は絨毛表面を覆う粘膜上皮細胞とは構造の異なる背の低い一層の円柱上皮層で覆われていて，これを濾胞関連上皮層（follicle-associated epithelium：FAE）と呼ぶ．上述のごとく，これを肉眼解剖で見た姿から Peyer 板という名前がついたわけだが，ここが消化管内腔の抗原を効率よく Peyer 板の中に取り込むための入り口になっていて，Peyer 板という免疫装置の機能を明瞭に現している部分でもある．

Peyer 板以外の粘膜面である小腸絨毛の表面は，ねばねばした多量の粘液層で覆われており，有害な外来異物が簡単に粘膜上皮そのものに接触できない構造になっている．粘液を構成する主成分であるムチンは多数の糖鎖をもち，これに細菌などの病原体が結合し粘膜上皮細胞に容易に侵入できない物理的バリアーとなる．腸管上皮の一部である杯細胞からは腸管内腔に向かって持続的に粘液が放出され，これも病原体などの物理的排出に役立っている（3 章 b，4 章 e 参照）．粘液を通過するような小さな分子以外は粘膜上皮に到達させない仕組みである．

一方，Peyer 板の濾胞関連上皮層ではこれらの物理的バリアーの層が薄く，栄養を取り込む微絨毛も短く疎であり，これらの粘膜上皮面には消化管内の抗原が容易に接触できるようになっている．このなかでも特徴的なのは濾胞関連上皮層に存在する M 細胞（microfold cell あるいは membrane cell から由来するとされる）と呼ばれる特殊な細胞である（図 1）（3 章 c 参照）．ほかの絨毛上皮はもちろん，濾胞関連上皮層の円柱上皮細胞とも異なって，M 細胞には微絨毛が存在しない．つまり M 細胞は栄養の吸収ではなく抗原の処理に特化した細胞構築を持っているのである．

M 細胞は積極的に消化管内の抗原を取り込んで“トランスサイトーシス”と呼ばれる輸送方法でそれを免疫細胞に提示する．実際，M 細胞はその基底膜側にポケット構造を発達させている．ポケット内には，その中に T 細胞，B 細胞や樹状細胞などの免疫担当細胞が集結しており，M 細胞から取り込まれた外来抗原に対する免疫反応を即座に開始することができる．これにより，Peyer 板は消化管管腔に接触して直接抗原を取り込んで免疫反応を起こし，抗体を産生する細胞の分化誘導を起こすことができるわけである（最終的に抗体を産生する形質細胞が分化増殖するのは Peyer 板の外の粘膜下の組織であると考えられている）．

濾胞関連上皮層直下の粘膜下組織は上皮下ドーム領域（sub-epithelial dome：SED）と呼ばれ，比較的未熟な樹状細胞が分布していて，M 細胞を介して取り込んだ抗原を処理しながら分化，移動して Peyer 板の傍濾胞領域，濾胞領域へと移動して抗原を提示する．ここにはいくつかのサブセットの未分化樹状細胞が分布しており，それぞれ異なる免疫反応を誘導すると考えられている（8 章 c 参照）．

Peyer 板の形成過程

このようにして血管やリンパ管のネットワークという全体の免疫システムからは離れて，消化管内腔へ向けた特殊な免疫装置として Peyer 板は構成されている．このような Peyer 板という末梢免疫器官が，冒頭に述べたような食物取り込みを許容する免疫寛容と，微生物の攻撃を拒絶する免疫反応という，腸管免疫における正と負の反応にどのようにか

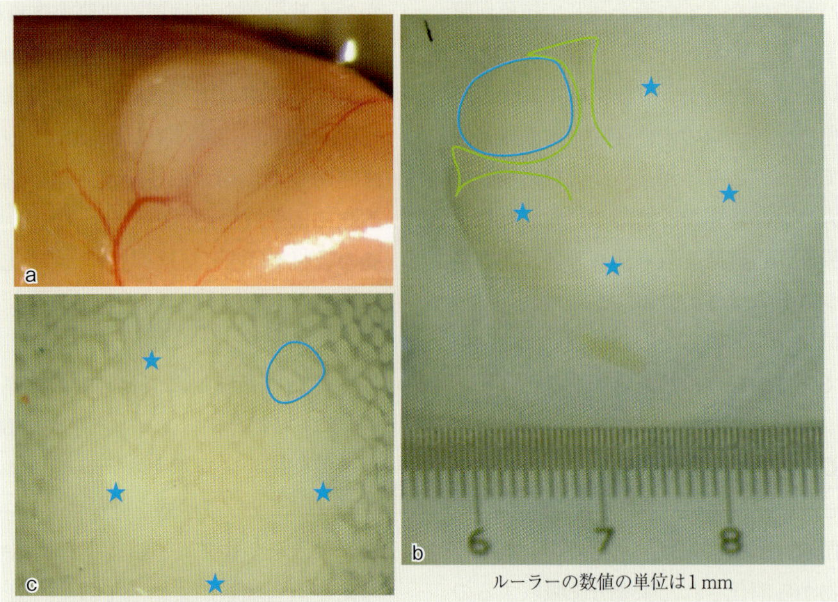

図3 Peyer板の実体顕微鏡写真

マウスのPeyer板の実体顕微鏡写真．a．安楽死直後の腸管表面のPeyer板．周囲に比して突出した白い組織なので容易に見分けがつく．太い血管が濾胞と濾胞の間の傍濾胞領域に潜り込んでいる様がうかがえる．この画像では濾胞が3つ見えるが，濾胞は2個から6個であり，その数によってPeyer板の大きさは変わる．通常のSPF飼育のC57BL/6Jマウスで直径1.2〜3.0 mm程度である．b．ホルマリン固定標本．星印あるいは水色のサークルがリンパ濾胞（B細胞領域）を示している．薄い緑色で示しているのは傍リンパ濾胞領域（T細胞領域）である．図1のPeyer板断面図と対照のこと．c．bの組織を腸管内腔面から観察した．星印あるいは水色のサークルが円蓋部（ドーム領域）を示している．水色のサークル内には絨毛がないのがわかる．また，bとcの画像の星やサークルの位置関係から，リンパ濾胞直上に円蓋部が存在することもわかる．

かわってくるのかについて，ここ数年の研究で次々に明らかにされてきた．

人間の場合，Peyer板は直径が数ミリと，非常に小さくて手術の際に腸を見ていても，外側からの肉眼視ではまったくわからないこともあり，臨床医学研究ではほとんど無視されていた．ところが，実験用のマウスの場合，小さな小腸の表面の明瞭な白い突起としてPeyer板が確認できることから，さまざまな免疫学的研究の対象となり，その役割や構築過程の解明が少しずつ進んできていた（図3a）．遺伝子操作技術の進展に伴い，さまざまな分子の遺伝子を操作して先天的に欠失させた遺伝子改変動物がさまざま作られてきた．このなかでPeyer板やリンパ節発生に異常を持つ遺伝子変異動物が何種類も偶然に作製されてきたことから，まず，Peyer板の発生研究が一気に進んだ[4]．

これらの分子群のなかでPeyer板発生の鍵を握る分子が，リンパ球分化増殖に必須のサイトカインIL-7とその受容体であるIL-7Rα，および炎症性サイトカインの一つであるリンフォトキシンLTαおよびLTβとその受容体であるLTβRである．これらの欠損動物ではPeyer板形成不全が認められたことから，これらのマウスを用いてPeyer板発生過程が詳細に解析された．その結果，Peyer板発生過程ではIL-7Rα陽性Lin（分化系列マーカー）陰性のリンパ組織誘導細胞（lymphoid tissue-inducer：LTi細胞）が胎仔発生過程で腸管の反腸間膜側に移動し，そこでLT$\alpha\beta$を産生すること，これが間質のリンパ組織構成細胞（lymphoid tissue organizer：LTo細胞）の分化を誘導することでPeyer板原基が形成されることが明らかとなった[5]（図4）．

胎仔発生時期のこれらの分子の役割がPeyer板形成に重要であることは遺伝子操作のみならず，

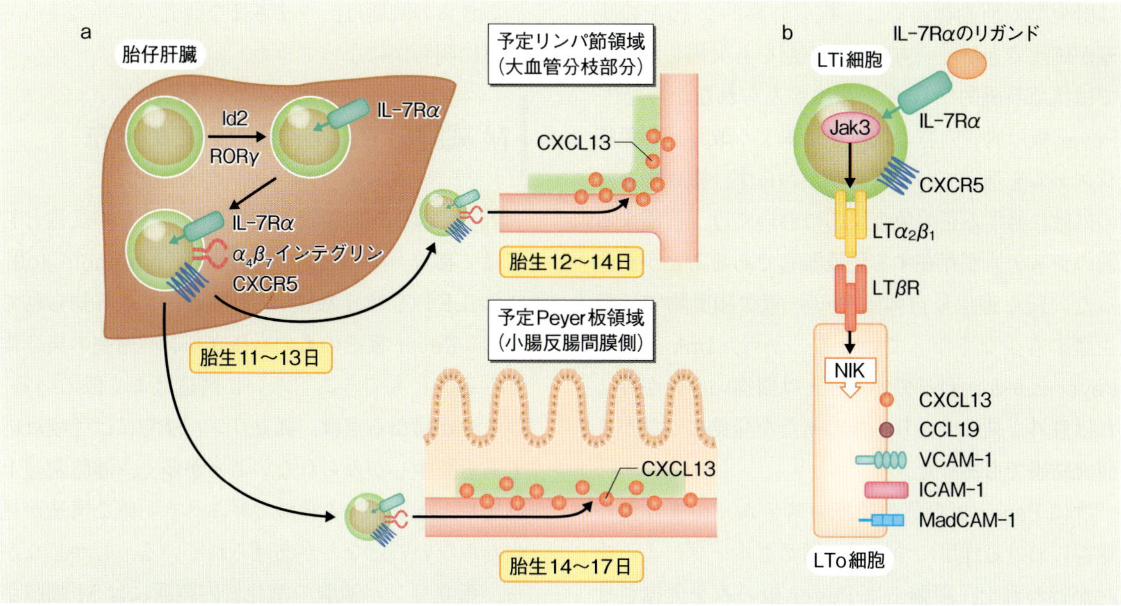

図4 Peyer板とリンパ節の発生にかかわる細胞と分子

a. 胎仔肝臓でId2，RORγなどの転写因子の調節下でIL-7Rα陽性で系列マーカー陰性の細胞が出現する．この一部は$\alpha_4\beta_7$インテグリンおよびCXCR5を発現し，血流に乗って予定リンパ節領域と予定Peyer板領域に移動する．これらの予定領域間質ではCXCL13が発現している．それぞれの細胞の形成時期や組織形成時期は厳密に決まっており，それらの時期に重要な分子の機能を阻害する特異的抗体などを投与することでリンパ組織発生がブロックできる．

b. 予定リンパ節/Peyer板領域に移動したIL-7Rα陽性細胞は，そこでIL-7Rαのリガンドからの刺激を受けてリンフォトキシン複合体($LT\alpha_2\beta_1$)を発現し，特殊な間質細胞のLTβRから信号を伝達する．信号を受けた間質細胞はVCAM-1などの接着分子やケモカインを発現し，末梢リンパ組織を形成する．IL-7Rα陽性細胞をリンパ組織誘導細胞(LTi細胞)，VCAM-1陽性間質細胞をリンパ組織構成細胞(LTo細胞)と呼ぶ．上の図の中に書かれた分子群は，接着因子を除き，すべて末梢リンパ組織形成に必須の分子である．

IL-7RαやLTβRへのリガンドの結合を阻害する抗体やキメラ蛋白投与によっても確認された[6,7]．これを利用して，Peyer板欠損動物の作製が可能となったことからPeyer板の機能研究が行われた．

Peyer板欠損動物での免疫反応

腸管上皮の粘膜が作りだす物理的な生体防御メカニズムについて触れたが，消化管を含む粘膜上皮には免疫的な防御システムが存在する．それが細菌特異抗原に対して特異的に産生される分泌型IgA（secretory IgA：SIgA）である．IgAは消化管のみならず気管粘膜や乳汁中にも分泌されるなど，粘膜免疫の主体をなしている（8章a参照）．IgA抗体は単量体として血清中にも存在するが，粘膜面には2量体として存在する．この2量体のIgAはさらにpolymeric Ig receptor（poly-IgR）の分泌成分（secretory component：SC）とも結合した形で粘膜中に長くとどまり，直接細菌をトラップして防御システムとして働いている．いわば正の免疫反応の主役の一つがIgAである．これらのIgA産生にはPeyer板が重要な役割を果たしているであろうことは，IgA陽性細胞がPeyer板近傍の粘膜下の粘膜固有層に多数存在することから推測されていた[8]．

では，このIgA産生に本当にPeyer板が重要な役割を果たしているのかどうか？ その研究は山本らによって行われた．山本らは野生型マウス発生過程でLTβRへのシグナルを阻害し，Peyer板だけが欠損した動物，および遺伝子操作でPeyer板とリンパ節の両方が欠損した動物を用いて経口免疫反応について検討した．卵白アルブミン（ovalbumin：OVA）と粘膜免疫のアジュバントであるコレラ毒素（cholera toxin：CT）を，これらの動物に投与した．すると，Peyer板のみを欠損した動物では野生型対照動物同様に，抗原特異的な IgA の生産が確認できた．一方，リンパ節をも欠損した動物では抗原特異的な IgA の産生がみられなかった[9]．Peyer 板は腸管内腔の抗原を効率よく取り込む免疫システムを備えているにもかかわらず，微生物などの外敵に対する正の免疫反応においては，代償する別のシステムが存在する免疫器官であることがわかった．IgA 産生量自体は Peyer 板欠損動物では野生型より少なくなっていたことから，IgA 産生に Peyer 板がかかわっていることは間違いないが，これは意外な結果であり，後の新たな発見につながる研究結果でもあった．

次に Peyer 板の負の免疫システム，つまり免疫寛容における作用についても同じグループによる検討が行われた．藤橋らは Peyer 板のみを欠損させた動物と野生型対照動物に卵白アルブミンの経口大量投与を行い，この状態での卵白アルブミン免疫に対して通常の免疫システムが正常に反応するかどうかの検討を行った．野生型対照動物では全身型の免疫反応である特異的 IgG の産生や卵白アルブミン特異的な Th1 細胞や Th2 細胞の誘導が抑えられていたのに対して，Peyer 板欠損動物では経口大量投与の効果がほとんど認められなかった[10]．つまり，負の免疫制御システムに関しては Peyer 板の存在が非常に重要であることが示唆されたのである．

ここまでの知見を簡単にまとめると以下のようになる．

1. Peyer 板には消化管内腔からの抗原取り込みに適した濾胞関連上皮層や M 細胞という構築があり，粘膜免疫で重要な抗原特異的な IgA 産生にかかわっているが，ほかにもそれを代償するシステムがあるらしい．
2. Peyer 板は経口免疫寛容においては重要な役割を持っている．これが欠損すると経口免疫寛容があまりうまく作動しない（完全にこの作用が失われていれば Peyer 板欠損動物はさまざまな食物アレルギーで苦しむ可能性が高いが，そうではないことからこちらも代償機構の存在が示唆される）．

これらの問題は，さまざまな研究の進展に伴って次第に明らかになってきた．

M 細胞の Peyer 板以外での分布

Peyer 板以外の腸管免疫特異的なリンパ装置としては，孤立リンパ濾胞（isolated lymphoid follicle：ILF）（5 章 d 参照）の存在が古くから知られている．Peyer 板そのものも孤立リンパ濾胞の集合体とみることもできるぐらいに構造はよく似ている．いくつか異なる点は，孤立リンパ濾胞には免疫反応である胚中心がみられないことが多く，濾胞関連上皮層や上皮下ドーム領域と呼ぶべき明確な構造が見当たらないことなどがあげられている．しかしながら，孤立リンパ濾胞の消化管内腔面には M 細胞が存在することが，近年の M 細胞特異的抗原を認識する抗体やリガンド分子の開発により明らかになってきた．つまり Peyer 板が存在しなくても，Peyer 板に比較してはるかにたくさん存在する孤立リンパ濾胞が同じような役割を果たすことが十分に予想されるのである．また，Peyer 板が欠損している動物の一つであるケモカイン受容体 CXCR5 欠損マウスに新生仔の時期に野生型の LTi 細胞を移植すると，孤立リンパ濾胞が Peyer 板のように肥大して Peyer 板様の構造をとることからも[11]，孤立リンパ濾胞に Peyer 板の機能を代償しうる能力があることが想像できる．

さらに驚くべきことには，M 細胞が，実は Peyer 板や孤立リンパ濾胞と関係のない絨毛突起先端部分にも存在していたことも明らかにされた[12]．感染源の侵入門戸であり異物取り込みの場でもある M 細胞が，Peyer 板のように粘膜免疫担当細胞が組織化され機能しているリンパ節様組織から遠く離れ，上皮細胞層から形成される絨毛の先端部に存在することは予想外であった．この“絨毛 M 細胞”は，正常なマウスの腸管粘膜だけではなく，Peyer 板が欠損しているような遺伝子改変マウスでも存在していることも明らかにされた（3 章 c 参照）．

以上のことから，Peyer 板は効率的にたくさんの異物を取り込んで免疫細胞群に抗原を提示する免疫組織であるものの，これが存在していなくても小腸管腔面のいたるところにM細胞が分布し，小規模な抗原取り込みと提示が可能であることが明らかとなったのである．

IgA 産生システムと Peyer 板の関係

Peyer 板のような粘膜免疫組織に取り込まれた抗原は樹状細胞によってリンパ球に提示され，抗原の認識による特異的抗体の選択，さらにIgMからIgAへのクラススイッチを経てIgAを産生する形質細胞の前駆細胞（細胞表面IgA陽性細胞）が分化誘導される（8章b参照）．分化誘導されたIgA前駆B細胞はPeyer板を離れ，所属リンパ節から循環血液に乗って，血液を介して全身を回って粘膜組織へと再分布し，そこでIgA産生細胞（形質細胞）へと最終分化すると考えられている．IgA前駆B細胞を産生するPeyer板のような組織を誘導組織と呼ぶ．一方，誘導組織から循環血液に乗って全身をめぐった後，粘膜組織に戻ることを共通粘膜免疫システム（common mucosal immune system：CMIS），戻った後IgA前駆B細胞からSIgAを産生する形質細胞へと分化させる粘膜下組織のような組織のことを実効組織と呼んでいる（6章a参照）．

Peyer 板は共通粘膜免疫システムの起点としてB細胞に免疫反応を効率的に起こさせる誘導組織であるが，面白いことに実効組織のIgA産生細胞を調べてみると，Peyer板以外で分化誘導されたと思われるIgA産生細胞が多数認められる．表面マーカーの違いから，抗体を産生するB細胞はB-1細胞とB-2細胞に分けることができる（8章e参照）．Peyer板のB細胞はほとんどすべてがB-2細胞であり，これは骨髄の血液幹細胞から骨髄内で分化して出てきたB前駆細胞が末梢リンパ器官で分化するものである．これに対して，B-1細胞は胎仔肝臓で分化を遂げた後は腹腔内などで自己再生を繰り返しながら分化するB細胞であると考えられている．実効組織には，この両方のB細胞系列由来のIgA産生細胞が分布しているのである[13,14]．

つまり，Peyer板はIgA産生の重要な免疫器官ではあるが，それはB-2細胞に限ったことであり，B-1細胞に関しては，直接に実効組織でIgA産生細胞へと分化が進みうると考えられるために，存在しなくてもIgA産生は可能なのである．腹腔に由来するB-1細胞にどのようにして抗原が提示されるのかについては，絨毛突起の粘膜下組織に存在する樹状細胞や，上皮内リンパ球（intraepithelial lymphocytes：IELs）の役割，さらには絨毛M細胞の役割について精力的な研究が進められているところであり[14]，いずれ明らかにされてくるであろう．

Peyer 板の研究の臨床応用の可能性

ここまで書いてきた内容をみると，消化管粘膜免疫器官として，Peyer板はそれほど重要な器官ではないのではないかと思うかもしれない．しかし，Peyer板が欠損した状態では，ほかの免疫器官や細胞が同じ役割を果たして二重のシステムで補償できるようになっているということは，裏を返せばPeyer板の持つそれらの機能と役割は，生体としては失いたくないきわめて重要なものであるということもできる．実際にPeyer板の研究をさらに進めて，Peyer板の持つ機能や，細胞，分子，あるいはその形成プロセスをターゲットに疾患の治療方法を開発していくことは間違いではないと考えられる．

具体的なアプローチをいくつか紹介してみよう．抗原を効率的に取り込むM細胞は絨毛にも存在するが，やはりPeyer板にまとまって，しかもSEDという免疫細胞の集まりの真上に存在する．このM細胞を標的に免疫することができれば，効果的な経口免疫ワクチンの投与が可能であると考えられる．実際，絨毛M細胞の同定に用いたモノクローナル抗体の認識分子がM細胞特異的な糖鎖構造であることが明らかにされ，この抗体にワクチン分子を結合させた経口ワクチン投与を行い，そのワクチンの対象である細菌感染が非常に効率よく阻止できることが示された[15,16]（3章c，12章a参照）．

M細胞にはこれ以外にも最近になっていくつかの分子が特異的に発現していることが明らかとなっ

た．たとえばGP2分子はM細胞表面に発現している分子であるが，これがFimH抗原を発現している細菌の表面に結合して菌体を効率よくトランスサイトーシスして抗原提示できる受容体であることが明らかになった[17]（3章c参照）．これらの特異的抗原結合分子が明らかになれば，それらを標的とした経口ワクチンを開発することができる．M細胞がPeyer板以外にもあるといいながら，*Salmonella*の経口感染防御にはPeyer板の存在が必須であるとわかったことなどから[18]，個別の受容体の分布についても詳細が検討されていく必要がある．

最近再び注目されて，実際に治療が始まっているアレルギー治療方法に，食物アレルギー患者へアレルゲンを短期間に大量摂取させることでアレルギー反応を抑え込むというダイナミックな治療方法がある[19]．斬新なようだが，アレルゲンを食べることでアレルギー反応を抑え込むという，経口免疫寛容を利用したアレルギー治療は昔からある方法で，日本でも漆職人が漆かぶれをなくすために毎日漆を食べるということは実学として行われていた（9章c，12章f参照）．しかし科学としてみたときにはそのメカニズムがどうなっているのか，分子レベルでより正確に把握し，安全な治療方法として確立するためには，その状況を実験的に作りだしたときに，免疫寛容に重要な器官であるPeyer板の細胞や分子の挙動を詳細に解明することが非常に重要になってくるだろう．

おわりに

以上のことから，臨床応用として腸管免疫を考えていくうえでPeyer板という組織は今後も注目されてより詳細な研究がなされていくべき免疫器官であると考える．

（吉田尚弘）

◉引用文献

1. Wu HY, Weiner HL. Oral tolerance. Immunol Res 2003; 28: 265-284.
2. Mason KL, Huffnagle GB, Noverr MC, et al. Overview of gut immunology. Adv Exp Med Biol 2008; 635: 1-14.
3. Hoorweg K, Cupedo T. Development of human lymph nodes and Peyer's patches. Semin Immunol 2008; 20: 164-170.
4. Randall TD, Carragher DM, Rangel-Moreno J. Development of secondary lymphoid organs. Annu Rev Immunol 2008; 26: 627-650.
5. Nishikawa S, Honda K, Vieira P, et al. Organogenesis of peripheral lymphoid organs. Immunol Rev 2003; 195: 72-80.
6. Yoshida H, Honda K, Shinkura R, et al. IL-7 receptor alpha+ CD3(−) cells in the embryonic intestine induces the organizing center of Peyer's patches. Int Immunol 1999; 11: 643-655.
7. Rennert PD, Browning JL, Mebius R, et al. Surface lymphotoxin alpha/beta complex is required for the development of peripheral lymphoid organs. J Exp Med 1996; 184: 1999-2006.
8. Fujihashi K, Kato H, van Ginkel FW, et al. A revisit of mucosal IgA immunity and oral tolerance. Acta Odontol Scand 2001; 59: 301-308.
9. Yamamoto M, Rennert P, McGhee JR, et al. Alternate mucosal immune system: organized Peyer's patches are not required for IgA responses in the gastrointestinal tract. J Immunol 2000; 164: 5184-5191.
10. Fujihashi K, Dohi T, Rennert PD, et al. Peyer's patches are required for oral tolerance to proteins. Proc Natl Acad Sci U S A 2001; 98: 3310-3315.
11. Finke D, Acha-Orbea H, Mattis A, et al. CD4+CD3− cells induce Peyer's patch development: role of alpha4beta1 integrin activation by CXCR5. Immunity 2002; 17: 363-373.
12. Jang MH, Kweon MN, Iwatani K, et al. Intestinal villous M cells: an antigen entry site in the mucosal epithelium. Proc Natl Acad Sci U S A 2004; 101: 6110-6115.
13. Fagarasan S, Honjo T. Regulation of IgA synthesis at mucosal surfaces. Curr Opin Immunol 2004; 16: 277-283.
14. Suzuki K, Fagarasan S. Diverse regulatory pathways for IgA synthesis in the gut. Mucosal Immunol 2009; 2: 468-471.
15. Nochi T, Yuki Y, Matsumura A, et al. A novel M cell-specific carbohydrate-targeted mucosal vaccine effectively induces antigen-specific immune responses. J Exp Med 2007; 204: 2789-2796.
16. Kuolee R, Chen W. M cell-targeted delivery of vaccines and therapeutics. Expert Opin Drug Deliv 2008; 5: 693-702.
17. Hase K, Kawano K, Nochi T, et al. Uptake through glycoprotein 2 of FimH(+) bacteria by M cells initiates mucosal immune response. Nature 2009; 462: 226-230.
18. Hashizume T, Togawa A, Nochi T, et al. Peyer's

patches are required for intestinal immunoglobulin A responses to Salmonella spp. Infect Immun 2008; 76: 927-934.

19. Clark AT, Islam S, King Y, et al. Successful oral tolerance induction in severe peanut allergy. Allergy 2009; 64: 1218-1220.

C

クリプトパッチ

はじめに

腸管は，動物の生存に欠かせない栄養素を外界から摂取するために必須の器官である．ヒトやマウスの腸管粘膜は外界である腸管腔と一層の上皮細胞で隔てられている．また，ヒトやマウスの腸管腔には普段から腸内常在細菌（フローラ；下部腸管ほど多数）が定着するが，食物摂取などに伴って病原微生物，寄生虫，有害物質なども頻繁に侵入する．魚類，鳥類，哺乳類など，すべての脊椎動物の腸管粘膜固有層や上皮細胞間には多数の免疫担当細胞が分布する．これらの細胞は腸管内へ侵入する外来抗原物質に対する生体防御に重要な役割を担うと考えられる．

クリプトパッチの同定

マウスの腸管上皮内リンパ球（intraepithelial lymphocytes：IEL）は大多数が成熟T細胞である（90％以上がCD3陽性）．末梢リンパ組織に存在するT細胞はほとんどが $\alpha\beta$ 型抗原受容体（TCR$\alpha\beta$）を保持し，$CD4^+$ または $CD8\alpha\beta^+$ の表面形質を示す（4章d参照）．これに対し，マウス小腸にはTCR$\alpha\beta$を保持する上皮内リンパ球（$\alpha\beta$-IEL）とTCR$\gamma\delta$を保持する上皮内リンパ球（$\gamma\delta$-IEL）がそれぞれ40〜70％，30〜60％存在し，CD4/CD8分子の発現により多様なサブセット（$CD4^-8^-$，$CD4^+8^-$，$CD8\alpha\alpha^+$，$CD8\alpha\beta^+$，$CD4^+8^+$）に区分される．胸腺はT細胞の発達分化に必須であり，先天的に胸腺を欠損するヌード（*nu/nu*）マウスの末梢リンパ組織には，T細胞が激減しており，検出限界以下の場合もある．これに対し，ヌードマウスの小腸には，野生型マウスより数は少ないものの多数のIELが存在することから，胸腺非依存性に発達分化するT細胞の存在することが提示された（T細胞の胸腺外発達分化）．

ヌードマウスに存在するIELの大多数はTCR$\gamma\delta$を保持しCD8$\alpha\alpha$型の表面形質を示す．また，胸腺摘除マウスに骨髄細胞や胎仔肝臓細胞を移入したキメラマウスにはCD8$\alpha\alpha$型$\alpha\beta$-IELやCD8$\alpha\alpha$型$\gamma\delta$-IELが発達分化する．これらの結果は，CD8$\alpha\alpha$型IELが胸腺外で発達分化するT細胞であることを強く支持する．

IELが胸腺外発達分化する解剖学的局所を明らかにするためにマウスの腸管が精査され，胃を除く腸管全域の粘膜固有層にリンパ球の小集積が存在することが見いだされ，クリプトパッチ（cryptopatch：CP）と命名された[1]（**図1**）．クリプトパッチはC57BL/6マウスの小腸に約1,500カ所存在し，1つのクリプトパッチあたり平均1,000個のリンパ球を含んでいる．クリプトパッチリンパ球の大多数は骨髄の造血幹細胞や未熟胸腺細胞が発現するc-kit（stem cell factorの受容体）やIL-7受容体（IL-7R）を保持し，T細胞に発現されるThy-1やLFA-1もみられる．さらに，胸腺細胞の極一部が発現するPgp-1（40〜50％），HSA（20〜30％），IL-2Rα（10〜20％）を保持する細胞も認められる．一方，成熟T細胞やB細胞の表面分子であるCD3，TCR$\alpha\beta$，TCR$\gamma\delta$，B220，Igμ，Igκを保持するクリプトパッ

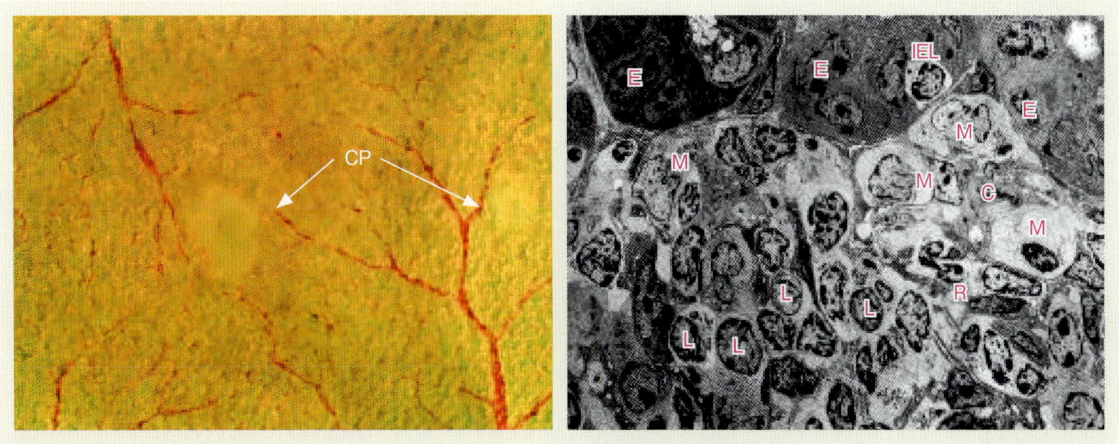

図1 クリプトパッチの存在

左：マウス小腸の実体顕微鏡像. 多数の絨毛の中にクリプトパッチ (CP) が認められる.
右：マウスクリプトパッチの電子顕微鏡像. CPの中心部にリンパ球 (L) が多数存在し, 周辺部にはマクロファージ様細胞 (M) がみられる. また, クリプトパッチには毛細血管 (C) がみられ, 樹状突起を保持する細網細胞 (R) が存在する. 腸管上皮細胞 (E). 上皮内リンパ球 (IEL).
(Saito H, et al. 1998[2] より)

チ細胞は検出限界すれすれであり, きわめて少数である (<2 %). これらの知見は, クリプトパッチリンパ球には数多くの未熟な T 前駆細胞が含まれることを示唆する.

クリプトパッチはヌードマウスや老齢マウスにも認められ, Peyer 板や全身のリンパ節を欠損する *aly/aly* マウスにも存在する. また, クリプトパッチは野生型マウスと同様に severe combined immunodeficiency (SCID) マウス (抗体遺伝子・TCR 遺伝子の再構成機構に欠陥があり, 成熟した B 細胞・T 細胞が存在しない) にも十分認められる. これらの事実は, クリプトパッチが胸腺やリンパ節とは独立したリンパ組織であることを支持する.

クリプトパッチの生理的機能

クリプトパッチリンパ球は, 存在部位, 表面形質, 発達の経路などから, IEL の胸腺外発達分化に関与する T 前駆細胞が集積する解剖学的局所と考えられる. そこで, クリプトパッチに IEL の前駆細胞が存在することを確かめるために, ヌードマウスのクリプトパッチから $c\text{-kit}^{+}Lin^{-}$細胞 (Lin ; CD3, B220, Mac-1, Gr-1, TER119) を調製し, 2Gy の X 線を照射した SCID マウスに移入した. 5 週間後に解析した結果, 移入 SCID マウスの小腸上皮細胞間に $\alpha\beta$-IEL, $\gamma\delta$-IEL の出現が確認された[2]. これに対し, クリプトパッチの $c\text{-kit}^{-}$細胞, Peyer 板細胞, または腸間膜リンパ節細胞を移入した SCID マウスの小腸上皮細胞間には成熟 T 細胞は認められなかった. これらの結果は, クリプトパッチの $c\text{-kit}^{+}Lin^{-}$細胞に, IEL へ発達分化する T 前駆細胞が存在することを強く支持する.

クリプトパッチの生理的役割を追究するために種々のミュータントマウスのクリプトパッチを調べたところ, IL-7Rα 鎖欠損マウスは野生型マウスに比べてクリプトパッチの数が著しく減少しており (~90 個/マウス), サイズも小さかった. さらに, 多くのサイトカイン受容体に共通して存在する common cytokine receptor γ (CRγ) 鎖を欠損する $CR\gamma^{-/Y}$ マウスにはほとんどクリプトパッチが認められなかった. このクリプトパッチを欠如する $CR\gamma^{-/Y}$ マウスには, 少数の $Thy\text{-}1^{+}CD4$型 $\alpha\beta$-IEL および $Thy\text{-}1^{+}CD8\alpha\beta$型 $\alpha\beta$-IEL など, 明らかに胸腺由来の T 細胞のみが検出された[3]. これらの結果は, クリプトパッチを欠如する $CR\gamma^{-/Y}$ ミュータントマウスには胸腺外発達分化する IEL サブセット ($CD8\alpha\alpha$型 $\alpha\beta$-IEL, $CD8\alpha\alpha$型 $\gamma\delta$-IEL) が存在しないことを提示する.

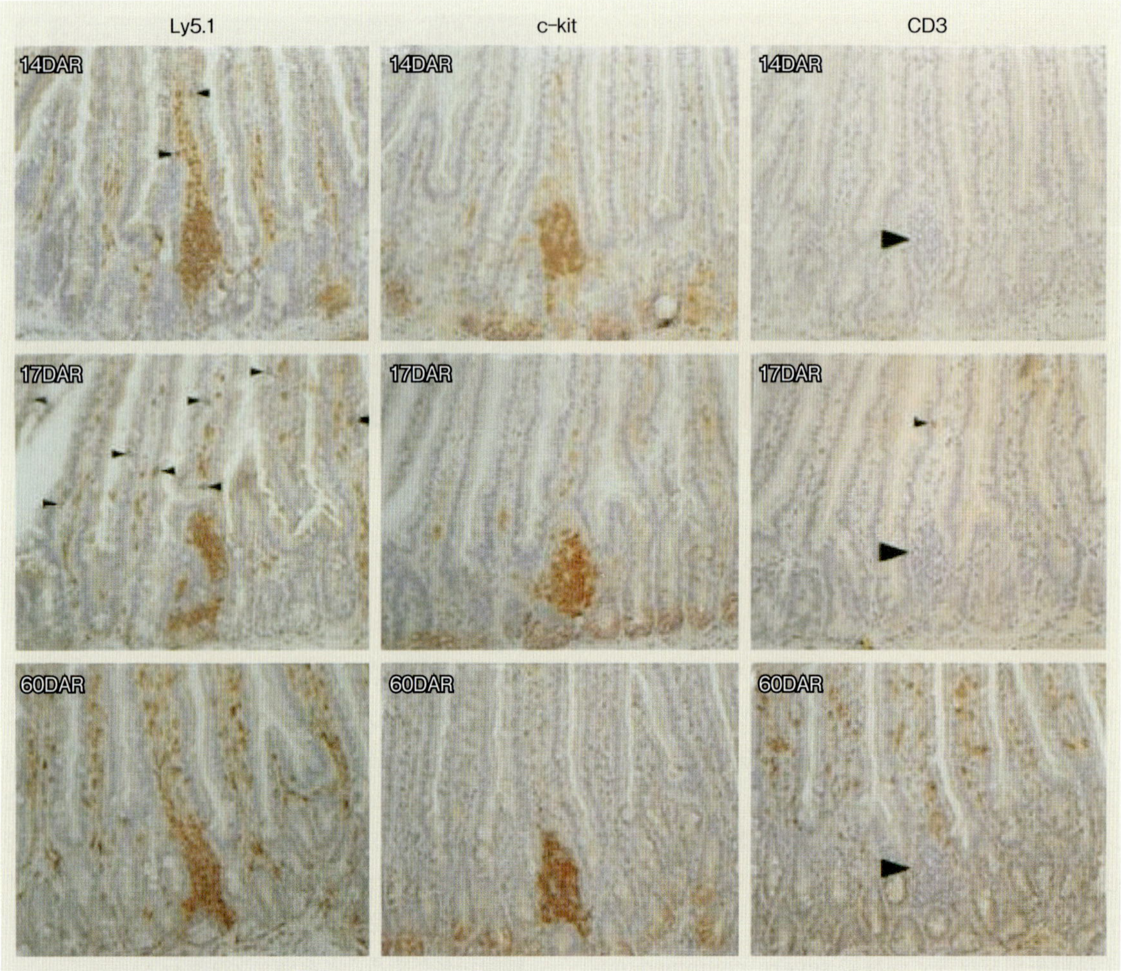

図2 クリプトパッチと上皮内リンパ球の発達分化

6 Gy の X 線を照射した *nu/nu* CR$\gamma^{-/Y}$（胸腺とクリプトパッチを欠損する）マウスに野生型マウスの骨髄細胞を移入し，移入後 14 日（14 DAR），17 日（17 DAR），60 日（60 DAR）に小腸を採取して，移入骨髄細胞に由来する細胞（Ly5.1$^+$），c-kit$^+$細胞，CD3$^+$細胞の出現を観察した．（Suzuki K, et al. 2000[4] より）

野生型マウスの IEL は接着分子の一つである $\alpha_E\beta_7$ インテグリンを保持し，腸管上皮細胞の E-カドヘリンと相互作用をすると考えられている．胸腺を欠損するがクリプトパッチは正常に存在するマウス（*nu/nu* SCID マウス）の IEL も $\alpha_E\beta_7$ を保持し，CD3ε の mRNA を発現するのに対し，胸腺とクリプトパッチの両者を欠損するマウス（*nu/nu* CR$\gamma^{-/Y}$ マウス）の IEL には $\alpha_E\beta_7{}^+$ 細胞が少なく，CD3ε mRNA 発現や TCRβ 鎖/TCRδ 鎖遺伝子の再構成が認められなかった[3]．これらの結果は，クリプトパッチが IEL 前駆細胞の $\alpha_E\beta_7{}^+$ 細胞への分化や CD3/TCR 複合体発現に重要な役割を担うことを示している．

次に，クリプトパッチの発達と IEL の分化の関連を解明するために，野生型マウスの骨髄細胞を *nu/nu* CR$\gamma^{-/Y}$ マウスに移入し，経時的にクリプトパッチの出現と IEL の発達分化を追究した[4]（**図2**）．クリプトパッチは，骨髄細胞移入後 5 日までは検出されないが，その後徐々に増加し 14 日後に *nu/nu* マウスのレベルに匹敵するクリプトパッチ数に達した．さらに，クリプトパッチの構築に引き続いて，移入骨髄細胞由来の CD3$^+$IEL が出現した．移入後 60 日には IEL の各サブセット（TCR$\alpha\beta^+$，TCR$\gamma\delta^+$，CD4$^+$，CD8$\alpha\beta^+$，CD8$\alpha\alpha^+$など）が検出可能とな

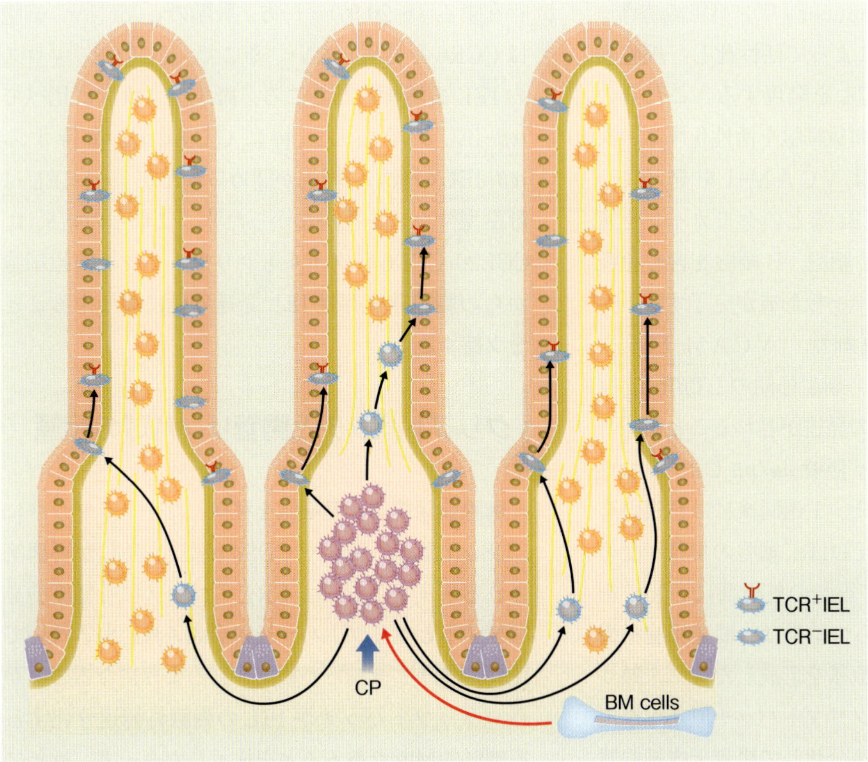

図3　*nu*/*nu* マウスにおける IEL の胸腺外発達分化モデル

った[4)].

クリプトパッチで T 細胞の発達分化が起こることを再確認するために，クリプトパッチ細胞における T 細胞系列特異的な遺伝子の mRNA 発現を解析した[4)]．クリプトパッチの c-kit$^+$Lin$^-$細胞は CD3ε 遺伝子や生殖細胞 TCR 遺伝子（再構成していない TCR 遺伝子）の mRNA 発現がみられた．一方，クリプトパッチの c-kit$^-$Lin$^+$細胞の mRNA には pre-Tα 遺伝子や再構成した TCRβ 鎖/TCRδ 鎖遺伝子の mRNA が認められた．また，胸腺細胞と比較した場合，著しく低いレベルではあるが，クリプトパッチ細胞に TCR 遺伝子再構成に必須の RAG-2 遺伝子の mRNA 発現が認められた[3)]．これらの結果は，クリプトパッチの c-kit$^+$Lin$^-$細胞に T 前駆細胞が存在し，これらが TCR 遺伝子の再構成を引き起こして，腸管上皮細胞間へ移行した後に成熟 T 細胞，すなわち $\alpha\beta$-IEL や $\gamma\delta$-IEL，へと発達分化するシナリオを支持する（図 3）．

クリプトパッチの発達分化制御機構

腸管には明確な構造を示す各種リンパ組織が発達し，腸管関連リンパ組織（gut-associated lymphoid tissue：GALT）と呼ばれる．Peyer 板，孤立リンパ濾胞（isolated lymphoid follicle：ILF），腸間膜リンパ節（mesenteric lymph nocle：MLN）などが代表的な GALT である．GALT の形成に腫瘍壊死因子（tumor necrosis factor：TNF）ファミリーからのシグナル伝達が重要な役割を担うことが明らかにされている．lymphotoxin α（LTα）遺伝子欠損マウスには Peyer 板，ILF，MLN が認められない[5)]．さらに，TNF-related activation-induced cytokine（TRANCE）遺伝子欠損マウスには Peyer 板は存在するものの MLN が認められない[6)]．

Peyer 板の形成機構には以下のようなシナリオが明らかにされている[7)]．まず，Peyer 板が発達分化する解剖学的局所に移行してきた c-kit$^+$CD4$^+$

CD3⁻lymphoid tissue inducer（リンパ組織誘導：LTi）細胞がIL-7刺激によって活性化し，細胞表面に$LT\alpha_1\beta_2$やTRANCEを発現する．これらの$LT\alpha_1\beta_2$やTRANCEが間質細胞を活性化する．次に，活性化間質細胞はVCAM-1を発現し，CXCL13，CCL19，CCL21などのケモカインを産生してPeyer板原基へT細胞，B細胞を含む免疫担当細胞を遊走させ，Peyer板形成が完了する．クリプトパッチにも間質細胞（$VCAM\text{-}1^+$）や$TRANCE^+$細胞が存在し，新生仔期のLTβR-Ig投与によりクリプトパッチの発達が遅れることも報告されている[8]．また，6 Gy照射*nu/nu* $CR\gamma^{-/Y}$マウスに骨髄細胞を移入すると，1週間後には粘膜固有層に移入骨髄細胞由来の$CD11c^+$細胞の集積が認められ，10日後に$CD11c^+$細胞の集積部に$c\text{-}kit^+$細胞が検出される[4]．これらの結果は，間質細胞や樹状細胞がクリプトパッチ原基を形成した後に未熟リンパ球（$c\text{-}kit^+Lin^-$）がクリプトパッチ原基へ遊走し，T前駆細胞にまで発達分化して腸管上皮細胞間へ移行することを提示する（**図3**）．

腸管上皮細胞はさまざまなケモカインを産生し，GALTの構築や生体防御に重要な役割を担っている．クリプトパッチ細胞もケモカイン/ケモカイン受容体を発現することから，クリプトパッチ形成におけるケモカインの関与が追究された[9]．$c\text{-}kit^+$骨髄幹細胞にレトロウイルス発現ベクターによってCCL25を導入し（intrakine：IK），致死量のX線を照射したマウスに移入した．IK導入幹細胞から分化するリンパ骨髄系細胞では，細胞内に発現するIK，すなわちCCL25が対応する受容体（CCR9）を捕捉するために，CCR9の細胞表面発現が阻止される．IK細胞移入によって再構築したマウスのGALTを精査した結果，クリプトパッチが著しく減少し，存在するクリプトパッチのサイズも小さかった．また，野生型マウスでは，クリプトパッチの$CD11c^+$細胞がCCL25を産生し$c\text{-}kit^+Lin^-$細胞がCCR9を発現することが確かめられた[9]．

腸管上皮細胞はCCL20を産生し，CCR6がCCL20の受容体である．クリプトパッチおよび粘膜固有層の$c\text{-}kit^+Lin^-$細胞の中には$CCR6^+$細胞が存在する（～20％）．一方，骨髄の$c\text{-}kit^+Lin^-$細胞はCCR6を発現しない．そこで，$CCR6^{-/-}$マウスのIELを解析したところ，野生型マウスに比べて$\alpha\beta$-IELが増加し，特にCD8ααを保持する$\alpha\beta$-IELの著しい増加が認められたが，$\gamma\delta$-IELは野生型マウスと差がなかった[10]．これらの結果は，CCL20/CCR6シグナルもクリプトパッチ前駆細胞からの胸腺非依存性IEL発達分化に関与することを支持する．

クリプトパッチと腸管リンパ球の起源

胸腺摘除後に骨髄細胞を移植したキメラマウスにCD8αα型$\alpha\beta$-IELやCD8αα型$\gamma\delta$-IELが再構築される事実や，*nu/nu* $CR\gamma^{-/Y}$マウスに骨髄細胞を移植するとクリプトパッチが形成され，引き続いてIELの各サブセットが検出されるようになることから，クリプトパッチがIELの胸腺外発達分化する解剖学的局所であることを提示した．一方，近年になってクリプトパッチの生理学的役割についてさまざまな方法で検証が行われている．

Guy-GrandらはRAG-2プロモーターの下流にグリーン蛍光蛋白質（green fluorescent protein：GFP）の遺伝子を導入したトランスジェニック（transgenic：Tg）マウス（FVBマウス）を解析した[11]．このFVBマウスではRAG-2を発現する細胞はGFP^{high}となり，RAG-2の発現がみられない細胞ではGFP^-となる．解析の結果，*nu/nu* FVBマウスや新生仔期に胸腺摘除したFVBマウスでは，MLNにGFP^{high}細胞が存在するもののクリプトパッチにはGFP^{high}細胞は認められないことから，クリプトパッチはリンパ球産生の場ではないとの結論に達した．一方，胸腺を保持するFVBマウスではMLNやPeyer板にGFP^{high}細胞が認められないことから，胸腺外T細胞発達分化は胸腺のない状態で起こる代償的な分化経路であることが提示された[11]．しかしながら，胸腺に加え，MLNやPeyer板を欠損する*nu/nu aly/aly*マウスにも十分な$\gamma\delta$-IELの発達分化がみられることから，MLNやPeyer板が胸腺外発達分化IELサブセットの唯一

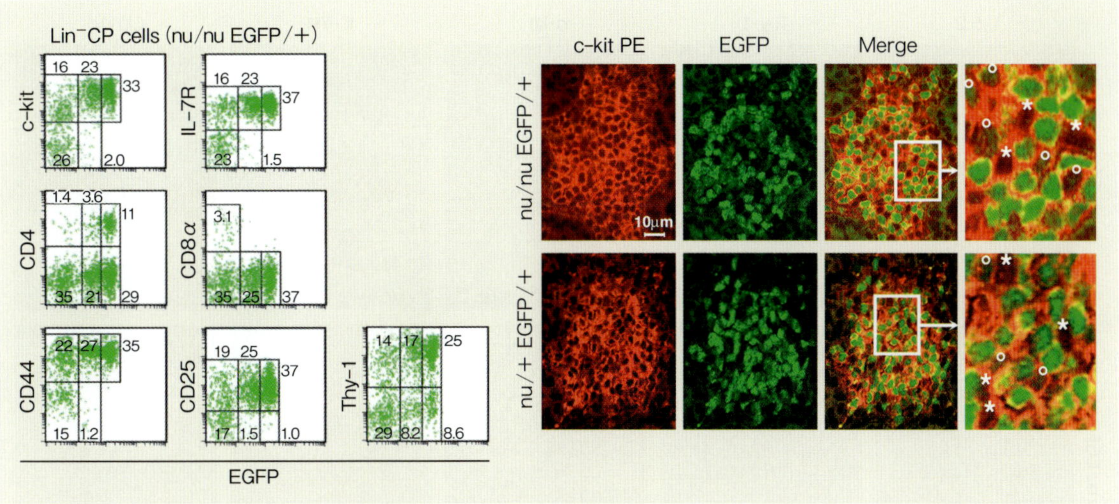

図4 *nu/nu Rorc* (*γt*)$^{EGFP/+}$マウスおよび *nu/+ Rorc* (*γt*)$^{EGFP/+}$マウスの Lin$^-$クリプトパッチ細胞に RORγt^{high}, RORγt^{low}, RORγt$^-$リンパ球が存在する事実の証明

左：Flow cytometric analysis による *nu/nu Rorc* (*γt*)$^{EGFP/+}$マウスの Lin$^-$クリプトパッチ細胞の解析によって，RORγt^{high}, RORγt^{low}, RORγt$^-$リンパ球が多彩なサブセットで構成されることがわかる．
右：蛍光二重染色によって，*nu/nu Rorc* (*γt*)$^{EGFP/+}$マウスおよび *nu/+ Rorc* (*γt*)$^{EGFP/+}$マウスの c-kit$^+$クリプトパッチ細胞に RORγt$^+$リンパ球 (○) や RORγt$^-$リンパ球 (★) の分布することがわかる．
(Naito T, et al. 2008[14] より)

の供給源であるとは考えにくい[12]．

Peyer 板やリンパ節の形成を誘導する LTi 細胞は retinoic acid-related orphan receptor γt (RORγt) を発現する．そこで，*Rorc* (γt)$^{EGFP/+}$マウス（RORγt 遺伝子内に *EGFP* 遺伝子を挿入した knock-in マウス）を調べたところ，クリプトパッチの Lin$^-$c-kit$^+$IL-7Rα$^+$細胞は RORγt を発現するが IEL は RORγt を発現しないことが報告された[13]．さらに，*Rorc* (γt)$^{EGFP/+}$マウス同士を交配して得られた *Rorc* (γt)$^{EGFP/EGFP}$ マウス（RORγt 欠損マウス）ではクリプトパッチがみられず αβ-IEL が激減したが，γδ-IEL は正常であった．最後に，*Rorc* (γt)遺伝子の支配下に *Cre* 遺伝子を導入した Tg マウスと R26R マウス（*LoxP* 遺伝子の下流に *EGFP* 遺伝子を導入したマウス）を交配して得られた *Rorc* (γt)-*Cre*^{TG}/R26R マウスを用いて，発達分化の過程で RORγt 遺伝子を発現した細胞（ひとたび RORγt 遺伝子を発現した細胞の子孫はすべて EGFP$^+$で green となる）のその後を調べた（fate mapping）．その結果，ほぼすべての αβ-IEL サブセットは RORγt 発現細胞から発達分化することが確かめられた[13]．これらの結果から，γδ-IEL の分化はクリプトパッチに依存しないこと，αβ-IEL は CD4$^+$CD8$^+$胸腺細胞からクリプトパッチを経由せずに分化すること，が提示された．そこで，IEL の発達分化における RORγt の生理的役割を精密かつ詳細に再確認するために，*nu/+ Rorc* (γt)$^{EGFP/+}$マウスと *nu/nu* Rorc (γt)$^{EGFP/+}$マウスのクリプトパッチ細胞の表面形質を注意深く調べたところ，c-kit$^+$Lin$^-$細胞には EGFP を発現するサブセット（EGFP^{high}）に加えて EGFP^{low} および EGFP$^-$細胞が認められた（図4）．これらの結果から，すべての c-kit$^+$Lin$^-$クリプトパッチ細胞が RORγt を発現するのではなく RORγt$^-$ T 前駆細胞も十分存在することが明らかとなった[14]．

次に，*nu/nu Rorc* (γt)$^{EGFP/EGFP}$ マウスの腸管を精査したところ，先の報告[13]とは異なり，c-kit と IL-7R の発現は減弱しているものの Thy-1$^+$細胞と CD11c$^+$細胞を含む少数のクリプトパッチが認められた（～53/マウス）[14]（図5）．また，*nu/+ Rorc* (*γt*)$^{EGFP/EGFP}$ マウスは *nu/+ Rorc* (*γt*)$^{EGFP/+}$マウスと同様に αβ-IEL，γδ-IEL のすべてのサブセッ

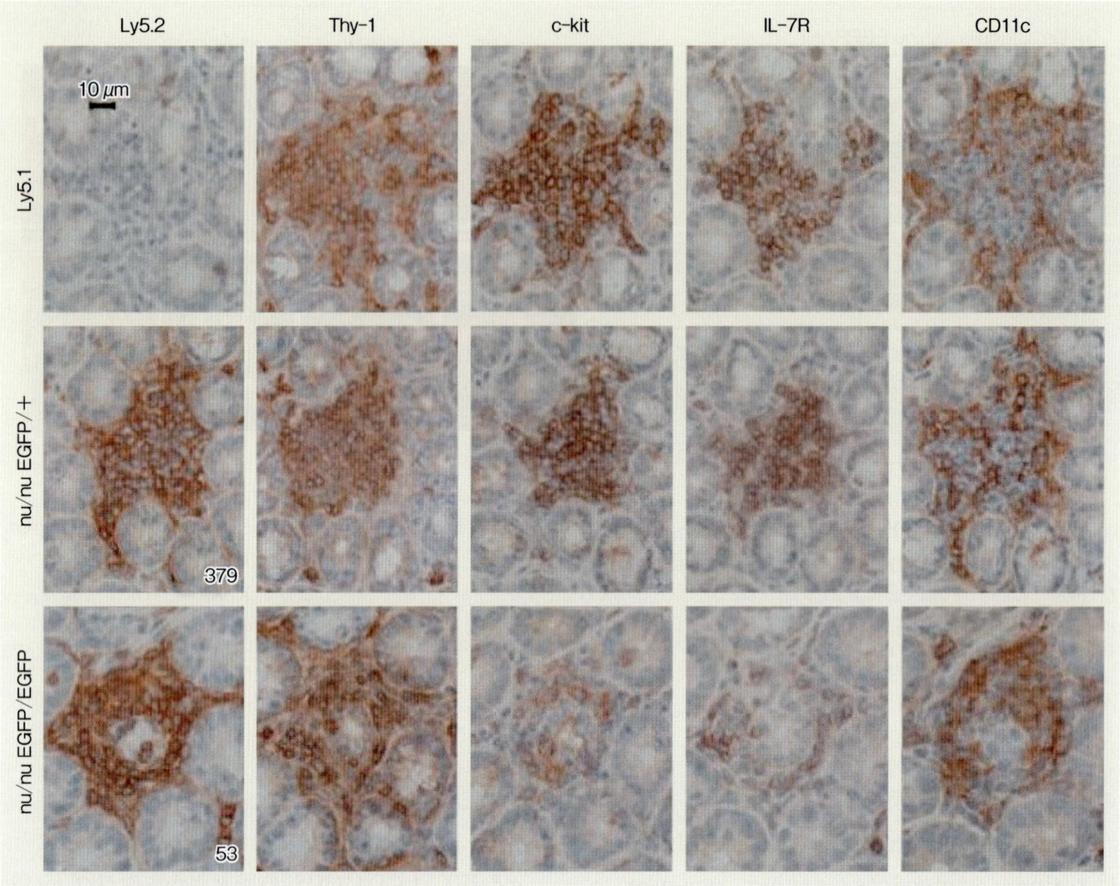

図5 RORγt欠損マウスにおけるクリプトパッチの同定

野生型マウス，RORγtを発現するヌードマウス（nu/nu EGFP/+），RORγtを欠損するヌードマウス（nu/nu EGFP/EGFP）の小腸を取り出し，免疫組織学的に観察した．RORγt欠損マウスに数は減少するもののクリプトパッチは存在し，Thy-1$^+$細胞やCD11c$^+$細胞が認められた．一方，c-kit$^+$およびIL-7R$^+$細胞数は減少していた．
（Naito T, et al. 2008[14]より）

表1 クリプトパッチや上皮内リンパ球の発達分化に関する異なる知見

	Ebertらの報告[13]	Naitoらの報告[14]
1	c-kit$^+$Lin$^-$CP細胞はすべてRORγt$^+$細胞である．	c-kit$^+$Lin$^-$CP細胞にはRORγt^{high}，RORγt^{low}，RORγt$^-$細胞が存在する．
2	RORγt$^{EGFP/EGFP}$マウスにはクリプトパッチが検出されない．	RORγt$^{EGFP/EGFP}$マウスではクリプトパッチの減少，小型化が認められるが十分存在する．
3	γδ-IELはクリプトパッチに由来しない．	γδ-IELはクリプトパッチ中のRORγt$^-$細胞に由来する可能性が十分考えられる．
4	αβ-IELはすべて胸腺由来である．	一部のαβ-IELは胸腺外発達分化する可能性がある．

トを正常に保持していた[14]．以上の結果は，クリプトパッチの発達にRORγtは必須でなく，RORγtを欠損してもIELは発達分化することを示している．Ebertら[13]とNaitoらが精査したRORγt欠損マウスのクリプトパッチ，IELおよび粘膜固有層リンパ球の所見[14]の相違を**表1**に示した．

マウスのγδ-IELは主にVγ1鎖またはVγ7鎖を使用する．そこで，LMD（laser-assisted microdissection）法を用いて小腸からクリプトパッチを選択的に切り出し，$\gamma\delta$-IELとクリプトパッチ細胞のVγ7遺伝子配列を比較した．その結果，Vγ7-J配列がin frameである割合はIELが78％，クリプトパッチ細胞が53％であり，Vγ7鎖のCDR3配列のうち，IELの66％とクリプトパッチ細胞の71％は塩基配列が一致していた[15]．これらの結果は，クリプトパッチが$\gamma\delta$-IEL前駆細胞の集積部位であることを強く支持する．

おわりに

腸管は多数のリンパ球を保持する体内最大級のリンパ組織である．胸腺の有無がはっきりしない一部の魚類を含め，GALTはすべての脊椎動物に存在し，腸管にリンパ球の集積が認められる[16]．これらの事実が，腸管リンパ球は腸管に由来するという考えを導いたと思われる．近年になって，多くの研究者が免疫組織化学的手法や遺伝子改変マウスを用いて腸管リンパ球の起源を追究した．

本項ではマウスクリプトパッチがIEL前駆細胞の存在する解剖学的局所であることを解説した．今後はクリプトパッチにおけるIEL前駆細胞の発達分化機構を分子レベルで明らかにすることにより，IELの発達分化におけるクリプトパッチの役割がより明確になることを期待したい．

（南野昌信，内藤智昭，石川博通）

◉引用文献

1. Kanamori Y, Ishimaru K, Nanno M, et al. Identification of novel lymphoid tissues in murine intestinal mucosa where clusters of c-kit$^+$ IL-7R$^+$Thy1$^+$lympho-hemopoietic progenitors develop. J Exp Med 1996; 184: 1449-1459.
2. Saito H, Kanamori Y, Takemori T, et al. Generation of intestinal T cells from progenitors residing in gut cryptopatches. Science 1998; 280: 275-278.
3. Oida T, Suzuki K, Nanno M, et al. Role of gut cryptopatches in early extrathymic maturation of intestinal intraepithelial T cells. J Immunol 2000; 164: 3616-3626.
4. Suzuki K, Oida T, Hamada M, et al. Gut cryptopatches: direct evidence of extrathymic anatomical sites for intestinal T lymphopoiesis. Immunity 2000; 13: 691-702.
5. De Togni P, Goellner J, Ruddle NH, et al. Abnormal development of peripheral lymphoid organs in mice deficient in lymphotoxin. Science 1994; 264: 703-707.
6. Kim D, Mebius RE, MacMicking JD, et al. Regulation of peripheral lymph node genesis by the tumor necrosis factor family member TRANCE. J Exp Med 2000; 192: 1467-1478.
7. Yoshida H, Honda K, Shinkura R, et al. IL-7 receptor α^+CD3$^-$ cells in the embryonic intestine induces the organizing center of Peyer's patches. Int Immunol 1999; 11: 643-655.
8. Taylor RT, Patel SR, Lin E, et al. Lymphotoxin-independent expression of TNF-related activation-induced cytokine by stromal cells in cryptopatches, isolated lymphoid follicles, and Peyer's patches. J Immunol 2007; 178: 5659-5667.
9. Onai N, Kitabatake M, Zhang YY, et al. Pivotal role of CCL25 (TECK)-CCR9 in the formation of gut cryptopatches and consequent appearance of intestinal intraepithelial T lymphocytes. Int Immunol 2002; 14: 687-694.
10. Lügering A, Kucharzik T, Soler D, et al. Lymphoid precursors in intestinal cryptopatches express CCR6 undergo dysregulated development in the absence of CCR6. J Immunol 2003; 171: 2208-2215.
11. Guy-Grand D, Azogui O, Celli S, et al. Extrathymic T cell lymphopoiesis: Ontogeny and contribution to gut intraepithelial lymphocytes in athymic and euthymic mice. J Exp Med 2003; 197: 333-341.
12. Nonaka S, Naito T, Chen H, et al. Intestinal $\gamma\delta$ T cells develop in mice lacking thymus, all lymph nodes, Peyer's patches, and isolated lymphoid follicles. J Immunol 2005; 174: 1906-1912.
13. Ebert G, Littman DR. Thymic origin of intestinal $\alpha\beta$ T cells revealed by fate mapping of RORγt$^+$cells. Science 2004; 305: 248-251.
14. Naito T, Shiohara T, Suematsu M, et al. RORγt is dispensable for the development of intestinal mucosal T cells. Mucosal Immunol 2008; 1: 198-207.
15. Podd BS, Thoits J, Whitley N, et al. T cells in cryptopatch aggregates share TCRγ variable region junctional sequences with $\gamma\delta$ T cells in the small intestinal epithelium of mice. J Immunol 2006; 176: 6532-6542.
16. Matsunaga T. Did the first adaptive immunity evolve in the gut of ancient jawed fish? Cytogenet Cell Genet 1998; 80: 138-141.

d

孤立リンパ濾胞

はじめに

ヒトは消化管という広大な表面積を有する管によって，外界に接している．したがって，摂食という生命維持のために必須な生理的行為により外界からの病原性細菌やウイルスが消化管を通して体内に侵入してくることになる．消化管はそれ自体が免疫担当組織であり，侵入してきた病原微生物や食物由来の抗原による侵襲に対応し，生体にとって有害なものを選択的に排除するシステムが存在する．一方，ヒトの腸管には常に10^{14}を超える数の細菌が常在し，それらが産生する物質は栄養素となるだけでなく，病原性細菌の感染や悪性腫瘍を抑制する物質として働く[1,2]．腸管における健康と正常な消化吸収機能を保つため，免疫システムは一方で病原微生物を排除し，他方で腸内常在菌叢を維持しなければならない．さまざまな免疫機構がこれらの複雑なバランス関係の成立に関与しているが，その中心的な役割を果たしているのが腸管関連リンパ組織と分泌型IgA（secretory IgA：SIgA）抗体を中心とした粘膜免疫システムであると考えられている[3-5]．

経口的に侵入もしくは投与された抗原に対する腸管のSIgA抗体応答を成立させるにあたって，重要な役割を果たしているのが共通粘膜免疫システム（common mucosal immune system：CMIS）と呼ばれる循環帰巣経路である[5-7]．共通粘膜免疫システムはその役割により，2つの組織に分けられる．一つは誘導組織と呼ばれ，粘膜面を介して侵入，もしくは投与された抗原を認識・処理し，各種免疫担当細胞が活性化される場所であり，活性化したリンパ球が作用する部位を実効組織と呼んでいる．消化管における誘導組織として重要な役割を果たしているのが腸管関連リンパ組織である．その代表例としては小腸壁に存在するPeyer板があげられる．腸管内に侵入あるいは投与された抗原は腸管関連リンパ組織に取り込まれ，そこに存在する免疫担当細胞を活性化する．活性化された免疫担当細胞は共通粘膜免疫システムを介して実効組織に到達し，IgA前駆B細胞の形質細胞への分化を誘導し，多量体のIgAを産生する．産生されたIgAは上皮細胞から産生されるpoly-Ig receptor（pIgR）と結合し，粘膜面へ運搬され，SIgAとなって腸管粘膜面における病原性微生物の侵入に対して防御を行う[5-7]（6章参照）．

近年，腸管にはPeyer板（5章b参照）やコロニックパッチ（colonic patch）（5章e参照）のほかに腸管関連リンパ組織が存在することが明らかとなってきた．その一つは腸管粘膜固有層のクリプト間に存在するクリプトパッチ（cryptopatch）（5章c参照）であり，もう一つは粘膜固有層に存在する孤立リンパ濾胞（isolated lymphoid follicle）である（図1）．これらのリンパ組織はPeyer板[8]やコロニックパッチ[9]と異なり，胎生期ではなく，出生後に形成される．また，孤立リンパ濾胞は腸内細菌刺激によって，クリプトパッチから形成されるという非常にユニークな特徴を有する．

本項では孤立リンパ濾胞の構造と特徴，形成機序を中心に解説を加える．

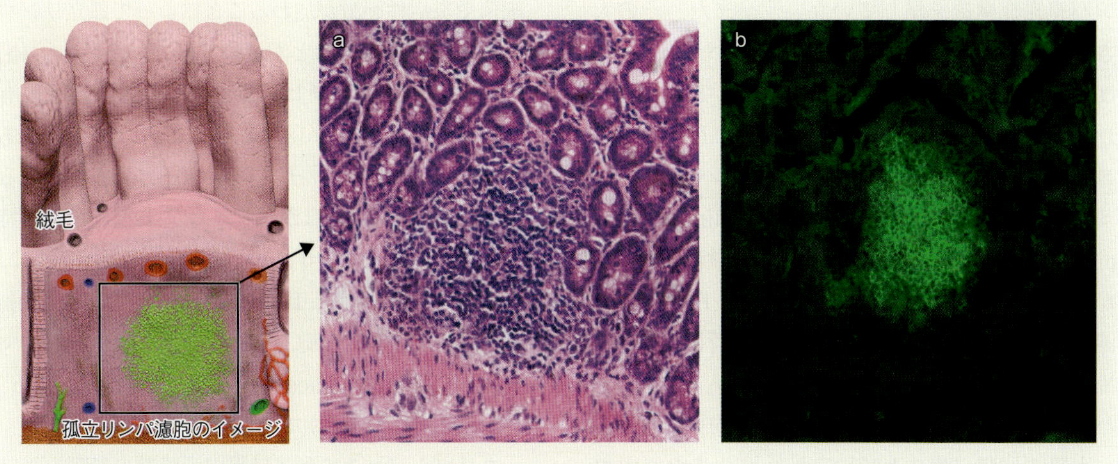

図1 腸管粘膜固有層に存在する孤立リンパ濾胞
孤立リンパ濾胞は腸間膜の付着部位とは反対側の粘膜固有層に存在し，その構造は1個のB細胞濾胞域で構成される．a. HE染色（Hashizume T, et al. 2008[39]より）．b. 蛍光染色像．

組織構造

孤立リンパ濾胞は小腸および大腸に認められるが，特に回腸の遠位に多数存在する[10-12]．また，同様の組織はヒトの腸管でも観察される[13-15]．腸間膜が付着する部位とは反対側の粘膜固有層に存在し，その構造は1個のB細胞濾胞域で構成され，B細胞濾胞域の周りを樹状細胞，T細胞およびIL-7R$^+$c-kit$^+$細胞が取り囲んでいる．しかしながら，Peyer板にみられるようなT細胞からなる傍濾胞域（interfollicular region）は存在しない．濾胞域にはIgM$^+$B細胞およびIgA$^+$B細胞が認められる．IgA$^+$B細胞の割合はほかの末梢リンパ節や腸間膜リンパ節のそれより高く，Peyer板と同程度である．さらに濾胞域内にはPNA陽性を示す胚中心の存在も確認されている．また，孤立リンパ濾胞は濾胞関連上皮層（follicle-associated epithelium：FAE）で覆われ，腸内抗原の旺盛な取り込み能を有するM（microfold）細胞が認められる[11, 12]（**表1**）．

以上のように孤立リンパ濾胞の組織構造はPeyer板と非常に類似している．しかしながら，その形成機序はPeyer板と大きく異なっている．第1に，Peyer板は胎生期に形成されるが，孤立リンパ濾胞は出生後に形成される．第2に，Peyer板の形成は腸内環境に影響を受けないが，孤立リンパ濾胞は腸内常在菌を含めた外来刺激によってリンパ組織様構造へと成熟していく[11, 12, 16-18]．したがって，出生後は同程度の成熟度を示すPeyer板と異なり，孤立リンパ濾胞はさまざまな成熟段階を示す組織構造がみられる．たとえば，無菌マウスの孤立リンパ濾胞は未成熟なB220$^+$細胞の集積として存在し，リ

表1 マウスPeyer板と孤立リンパ濾胞の特徴

		Peyer板	孤立リンパ濾胞
数		8〜12個（小腸に存在）	150〜300個（大腸や回腸に集中）
構造	濾胞域（B細胞領域）	あり	あり
	傍濾胞域（T細胞領域）	あり	なし
	胚中心	あり	あり
	M細胞	あり	あり
	IgA$^+$細胞の割合	5〜12％	8〜13％
形成時期		胎生期	出生後
形成機序		不可逆的	可逆的
形成に対する腸内環境の影響		ほとんど影響を受けない	腸内の外来刺激によってリンパ組織様構造へと成熟

ンパ組織様構造を呈していない[12]．また，その大きさは正常マウスの小腸ではクリプトパッチと同程度であるが，Peyer板欠損マウスでは，Peyer板の1/4程度の大きさを呈する[12]．さらに，IgAクラススイッチの関連分子である活性化誘導シチジン脱アミノ酵素（activation-induced cytidine deaminase：AID）欠損マウスでは腸内細菌数が増加するが，孤立リンパ濾胞は過形成し正常なPeyer板の濾胞に匹敵する大きさを呈する[16]．腸管にはPeyer板は平均8〜12個が小腸に存在するが，孤立リンパ濾胞は150〜300個存在し[11, 12]，腸内細菌数の多い大腸や回腸に集中している[10-12, 15]．また，マウス1個体のPeyer板に含まれる細胞総数は10^7前後であるのに対して，マウス1個体の孤立リンパ濾胞における細胞総数は正常マウスで〜10^6[11, 12]，AID欠損マウスでは10^8[16]にも達し，Peyer板内の細胞数を上回る．

孤立リンパ濾胞の形成は可逆的であり，AID欠損マウスに抗菌薬を投与して腸管内の細菌数を減少させることにより，孤立リンパ濾胞の数および過形成は抑制される[16]．さらに，孤立リンパ濾胞が形成された成年マウスにリンフォトキシンβ受容体（lymphotoxin beta receptor：LTβR）と免疫グロブリンの融合蛋白を投与して，LTβRを介するシグナルを競合的に阻害することにより孤立リンパ濾胞は消失し[19]，孤立リンパ濾胞が形成されていないLTα欠損マウスに正常マウスの骨髄を移入することにより再構築することが可能である[20]（**表1**）．

形成システムの分子基盤

LT$\alpha^{-/-}$マウスや*aly/aly*マウスの小腸には孤立リンパ濾胞が形成されていない[11]ことから，孤立リンパ濾胞の形成におけるリンフォトキシン依存性シグナルの重要性が示唆される．また，組織構造の成熟化には腸内常在菌を含む外来刺激ならびにリンフォトキシンを産生するB細胞が必要であるが，これらのB細胞は抗原に感作された細胞ではない[12, 21]．

近年の研究で，小腸に存在するクリプトパッチに細菌や炎症性刺激が加わることによって孤立リンパ濾胞が形成されることが示唆されている[10, 15, 22]（**図2**）．クリプトパッチは小腸，大腸の腸管粘膜固有層のクリプト間に存在するリンパ球の凝集塊である[23]．クリプトパッチ内には20〜30％を占める$CD11c^+$樹状細胞のほかは，多くがT前駆細胞の特徴を有する．つまり，c-kit，IL-7Rα，Thy1，CD4を発現するが，T細胞受容体（T cell receptor：TCR）やB細胞，マクロファージの特異的マーカー，顆粒球のlineageを発現しない細胞（Lin^- $c\text{-}kit^+IL\text{-}7R\alpha^+$細胞）である[15, 23, 24]．

クリプトパッチの形成は腸内細菌叢の影響を受けず，T細胞やB細胞の発生とも関連性がない．また，リンパ節やPeyer板の形成に重要な役割を果たすnuclear factor-kappa B（NF-κB）も必要としない[23]．しかしながら，IL-7Rα欠損マウスやcommon cytokine-receptor γ-chain（IL-7Rの構成部分）欠損マウスでは形成されないことから[23, 24]，クリプトパッチの形成にはIL-7刺激が必要であろう（クリプトパッチの構造，形成過程の詳細については5章cを参照）．

クリプトパッチは当初，胸腺非依存性，腸上皮細胞間T細胞（intestinal intraepithelial lymphocyte）の分化の場であると考えられていた．しかしながら，クリプトパッチ細胞は胎生期のリンパ組織誘導（lymphoid tissue-inducer：LTi）細胞や成人のダブルポジティブ胸腺細胞のように核ホルモン受容体retinoic acid receptor-related orphan receptor-γt（ROR-γt）を発現していることから，LTi細胞と同様の働きをする細胞ではないかと考えられるようになってきた[15]．

LTi細胞はリンパ節やPeyer板の原基の初期にみられる造血細胞であり，間葉細胞の活性に不可欠な膜結合型の$LT\alpha_1\beta_2$を発現している[25, 26]．活性化された間葉細胞は新たなLTi細胞，T細胞，B細胞，樹状細胞を遊走してリンパ組織の形成を行う[8]．興味深い点は，胎生期にリンパ節やPeyer板の原基に集積するLTi細胞とクリプトパッチ細胞は同様の細胞マーカーを発現している点である．さらに，LTi細胞，クリプトパッチ細胞ともに，その

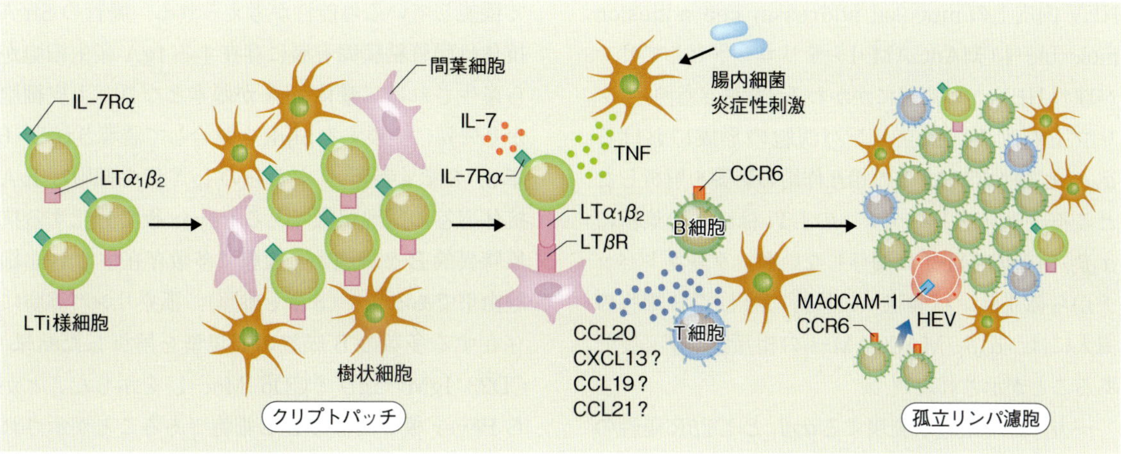

図2　孤立リンパ濾胞の形成機序

腸管粘膜固有層に存在する $Lin^-c\text{-}kit^+IL\text{-}7R\alpha^+$ 細胞（LTi様細胞）は $LT\alpha_1\beta_2$ および IL-7Rα依存性に集積し，クリプトパッチを形成する．外来刺激によりクリプトパッチの樹状細胞から産生された腫瘍壊死因子（TNF）により LTi（リンパ組織誘導）様細胞の $LT\alpha_1\beta_2$ 発現が増強され，LTβR を発現する間葉細胞と結合し，CCL20 を産生して，CCR6 を発現する B 細胞を遊走する．また，LTi 細胞と同様に CXCL13 や CCL19，CCL21 などのケモカインの産生を促すと考えられる．さらに，孤立リンパ濾胞の HEV（高内皮細静脈）には MAdCAM-1 が発現し，$\alpha_4\beta_7$ を発現する B 細胞を孤立リンパ濾胞内に集積する．

発生は ROR-γt および basic helix-loop-helix transcription factor の ID2 に依存している[15]．したがって，ROR-γt 欠損マウスは LTi 細胞の欠如によりリンパ節や Peyer 板の形成不全だけでなく，腸管には $Lin^-c\text{-}kit^+IL\text{-}7R\alpha^+$ 細胞，クリプトパッチ，孤立リンパ濾胞が認められない[15]．また，LTi 細胞は胎生期のリンパ節や Peyer 板の原基には多数存在するが，成年マウスのリンパ節や Peyer 板には認められない．一方，出生後の腸管粘膜固有層には LTi 様細胞が存在し，それらは生後 1～2 週齢でクリプトパッチに集積する[15]．さらに，リンパ節や Peyer 板の形成には LTi 細胞が発現する $LT\alpha_1\beta_2$ が必須であるが，孤立リンパ濾胞は胎生期の LTi 細胞が発現する $LT\alpha_1\beta_2$ では形成されない[15, 25, 27]．しかしながら，出生後，孤立リンパ濾胞形成時には $LT\alpha_1\beta_2$ が不可欠となる[11, 12, 28]．

以上の研究成果を総合すると，$Lin^-c\text{-}kit^+IL\text{-}7R\alpha^+$ クリプトパッチ細胞は LTi 様細胞であり，クリプトパッチが $LT\alpha_1\beta_2$ 依存性に孤立リンパ濾胞の形成を誘導すると考えることができる（図2）．

クリプトパッチによる孤立リンパ濾胞の形成

孤立リンパ濾胞は腸内常在菌によって誘導形成される．また，LTαや腫瘍壊死因子（tumor necrosis factor：TNF）がその形成過程に関与する[11, 12, 19]ことから，クリプトパッチに 20～30 %の割合で存在する樹状細胞が TNF を産生し，$Lin^-c\text{-}kit^+IL\text{-}7R\alpha^+$ 細胞を活性化しているのかもしれない．そして，活性化された $Lin^-c\text{-}kit^+IL\text{-}7R\alpha^+$ 細胞が $LT\alpha_1\beta_2$ の発現を促進することによってリンパ節や Peyer 板形成時における LTi 細胞と同様の機能を示し[8]，クリプトパッチ内の LTβR を発現する間葉細胞による CXCL13 や CCL19，CCL21 などのケモカインの産生を促すと考えられる．さらに，クリプトパッチから孤立リンパ濾胞への移行には CCR6 を発現する B 細胞の集積が必須であることが示されている[29]ことから，CCL20 の産生も促進されているのであろう（図2）．

リンパ節や Peyer 板には，リンパ球がリンパ組織内に流入する際に門戸となる高内皮細静脈（high endothelial venule：HEV）という特徴的な血管構造があり，リンパ球上の $\alpha_4\beta_7$ インテグリンは，

HEV内皮上のmucosal addressin cell adhesion molecule-1（MAdCAM-1）をリガンドとしてリンパ球のHEVへの接着にかかわる（7章a参照）．クリプトパッチ，孤立リンパ濾胞の形成における$\alpha_4\beta_7$とMAdCAM-1の相互作用の影響を解析したところ，クリプトパッチへのLTi様細胞の集積に$\alpha_4\beta_7$/MAdCAM-1は関与しないが，クリプトパッチから孤立リンパ濾胞への移行に際してB細胞の流入には，$\alpha_4\beta_7$/MAdCAM-1の相互作用が必要であることが示された[30]．

一方，LTi細胞が発現する$\alpha_4\beta_1$とLTβR陽性の間葉細胞が発現するVCAM-1の相互作用はリンパ節やPeyer板の形成に重要な役割を果たすが[26, 31-34]，これらの分子を介したシグナルはクリプトパッチの形成のみならず，クリプトパッチから孤立リンパ濾胞への移行に際しても何ら役割を果たしていない[30]．

以上の結果から，クリプトパッチから孤立リンパ濾胞への移行は以下のようなメカニズムと考えることができる．第一に，腸内常在菌を含めた外来刺激により活性化されたクリプトパッチ内の樹状細胞がTNFを産生して$Lin^-c\text{-}kit^+IL\text{-}7R\alpha^+$細胞を活性化する．活性化された$Lin^-c\text{-}kit^+IL\text{-}7R\alpha^+$細胞はPeyer板やリンパ節形成時のLTi細胞と同様に$LT\alpha_1\beta_2$を発現してLTβRを発現する間葉細胞を活性化する．活性化された間葉細胞はCCL20の産生を促進することによってCCR6を発現したB細胞を遊走する．さらに，$\alpha_4\beta_7$とMAdCAM-1の相互作用もB細胞の孤立リンパ濾胞への流入に重要な役割を果たしている．また，Peyer板同様，孤立リンパ濾胞の組織構造の成熟化には，CXCL13やCCL19，CCL21とその受容体の相互作用も関与しているのかもしれない（図2）．

孤立リンパ濾胞と腸管免疫応答

上述のように，孤立リンパ濾胞の組織構造におけるPeyer板との類似性を考慮すると，腸管の分泌型IgA（secretory IgA：SIgA）抗体応答において孤立リンパ濾胞がPeyer板と同様に誘導組織として機能している可能性が考えられる．腸管のSIgA抗体は腸管粘膜固有層に存在するIgA産生細胞から産生される二量体IgAが基本となり，上皮細胞が基底膜に発現するpIgRと結合して誘導される（6章a，8章a参照）．これらのIgA産生細胞はIgA抗体応答の誘導組織であるPeyer板で分化する抗原特異的B-2細胞か，腹腔に多数存在するB-1細胞由来である[35, 36]（8章e参照）．孤立リンパ濾胞に存在する多数のB細胞の表現型を解析した結果，$CD23^+IgM^{low}IgD^{high}CD5^-Mac\text{-}1^-$を示したことからPeyer板と同様のB-2細胞であることが示された[11]．また，小腸および大腸の孤立リンパ濾胞内の細胞からIgAクラススイッチの関連分子であるAID，Iμ-Cα transcript，Iα-Cμ circle transcriptのmRNAの発現が認められている[18, 37]（8章b参照）．

これらの報告は，腸管における抗原特異的IgA抗体応答において，孤立リンパ濾胞がPeyer板と同様，誘導組織として機能している可能性を示唆している．腸管における抗原特異的IgA抗体応答に際して，孤立リンパ濾胞がどのような役割を果たしているかを解析するいくつかの実験が行われている[19-21, 38, 39]．胎生期のLTβR依存性シグナル伝達経路を遮断することによりPeyer板と腸間膜リンパ節が欠損し，孤立リンパ濾胞のみ存在しているマウス（PP/MLN欠損マウス）を作製することができるが，PP/MLN欠損マウスの腸管における全IgA産生量は正常マウスと同程度[19]であることから，孤立リンパ濾胞はSIgAを産生する腸管関連リンパ組織であることが示唆される．また，Peyer板欠損マウスに蛋白抗原[19]や*Salmonella typhimurium*[21]を経口免疫しても，腸管の抗原特異的IgA抗体応答が誘導されることから，孤立リンパ濾胞は腸管の抗原特異的SIgA抗体応答において，誘導組織としての機能を果たすリンパ組織であると考えられる．しかしながら，PP/MLN欠損マウスでは*Salmonella*に対するSIgA抗体応答はみられなかったことから[20]，SIgA抗体応答においては孤立リンパ濾胞のみならず腸間膜リンパ節も必要なのかもしれない．

孤立リンパ濾胞は胎生期に形成されるPeyer板と異なり，出生後に形成される誘導性の組織であり，その形成には腸内の常在細菌を含む外来刺激が不可欠である．また，上述のようにPeyer板欠損マウスやAID欠損マウスでは過形成とともに組織中に含まれる細胞数が増加することから，孤立リンパ濾胞は腸管内の新たな侵襲に対してすでに存在するPeyer板や腸間膜リンパ節のほかに多数の細胞を動員する誘導性のリンパ組織としての役割を有しているのではないだろうか．

おわりに

孤立リンパ濾胞の構造，形成機序，腸管粘膜免疫における役割について解説を加えた．孤立リンパ濾胞は出生後に形成される誘導性のリンパ組織であり，その形成は腸内細菌を含めた外来刺激によって活性化されたクリプトパッチ内のLTi様細胞が誘導すると考えられる．したがって，孤立リンパ濾胞は腸管内の常在菌叢や新たな感染に対して適切な数の腸管関連リンパ組織を維持するために形成されるのではないだろうか．クリプトパッチが腸管内の常在菌叢や外来刺激を常に監視し，異常が生じれば孤立リンパ濾胞を形成して，すでに存在するPeyer板や腸間膜リンパ節とともに侵襲に対処するシステムが構築されているのかもしれない．炎症性腸疾患では孤立リンパ濾胞の過形成がみられる[13, 40-42]．したがって，孤立リンパ濾胞の形成機序を明らかにすることで腸管感染症や炎症性腸疾患を抑制する免疫応答を誘導するのに十分な数のリンパ組織を形成することが可能となるかもしれず，さらなる研究の進展が期待される．

（山本正文）

◉引用文献

1. Guarner F, Malagelada JR. Gut flora in health and disease. Lancet 2003; 361: 512-519.
2. Hooper LV, Gordon JL. Commensal host-bacterial relationships in the gut. Science 2001; 292: 1115-1118.
3. Brandtzaeg P, Pabst R. Let's go mucosal: communication on slippery ground. Trends Immunol 2004; 25: 570-577.
4. Mowat AM. Anatomical basis of tolerance and immunity to intestinal antigens. Nat Rev Immunol 2003; 3: 331-341.
5. Kiyono H, Kunisawa J, McGhee J, et al. The mucosal immune system. Paul WE (editor). Fundamental immunology. Lippincott-Raven, Philadelphia, 2008; p.983-1030.
6. Kunisawa J, Nochi T, Kiyono H. Immunological commonalities and distinctions between airway and digestive immunity. Trends Immunol 2008; 29: 505-513.
7. Kiyono H, Fukuyama S. NALT-versus Peyer's-patch-mediated mucosal immunity. Nat Rev Immunol 2004; 4: 699-710.
8. Mebius RE. Organogenesis of lymphoid tissues. Nat Rev Immunol 2003; 3: 292-303.
9. Dohi T, Rennert PD, Fujihashi K, et al. Elimination of colonic patches with lymphotoxin beta receptor-Ig prevents Th2 cell-type colitis. J Immunol 2001; 167: 2781-2790.
10. Pabst O, Herbrand H, Worbs T, et al. Cryptopatches and isolated lymphoid follicles: dynamic lymphoid tissues dispensable for the generation of intraepithelial lymphocytes. Eur J Immunol 2005; 35: 98-107.
11. Hamada H, Hiroi T, Nishiyama Y, et al. Identification of multiple isolated lymphoid follicles on the antimesenteric wall of the mouse small intestine. J Immunol 2002; 168: 57-64.
12. Lorenz RG, Chaplin DD, McDonald KG, et al. Isolated lymphoid follicle formation is inducible and dependent upon lymphotoxin-sufficient B lymphocytes, lymphotoxin beta receptor, and TNF receptor I function. J Immunol 2003; 170: 5475-5482.
13. Yeung MM, Melgar S, Baranov V, et al. Characterisation of mucosal lymphoid aggregates in ulcerative colitis: immune cell phenotype and TcR-gammadelta expression. Gut 2000; 47: 215-227.
14. Moghaddami M, Cummins A, Mayrhofer G. Lymphocyte-filled villi: comparison with other lymphoid aggregations in the mucosa of the human small intestine. Gastroenterology 1998; 115: 1414-1425.
15. Eberl G, Littman DR. Thymic origin of intestinal alphabeta T cells revealed by fate mapping of RORgammat+cells. Science 2004; 305: 248-251.
16. Fagarasan S, Muramatsu M, Suzuki K, et al. Critical roles of activation-induced cytidine deaminase in the homeostasis of gut flora. Science 2002; 298: 1424-1427.
17. Pabst O, Herbrand H, Friedrichsen M, et al. Adaptation of solitary intestinal lymphoid tissue in response to microbiota and chemokine receptor CCR7 signaling. J Immunol 2006; 177: 6824-6832.
18. Kweon MN, Yamamoto M, Rennert PD, et al. Prenatal blockage of lymphotoxin beta receptor and TNF receptor p55 signaling cascade resulted in the accelera-

tion of tissue genesis for isolated lymphoid follicles in the large intestine. J Immunol 2005; 174: 4365–4372.
19. Yamamoto M, Kweon M-N, Rennert PD, et al. Role of gut-associated lymphoreticular tissues in antigen-specific intestinal IgA immunity. J Immunol 2004; 173: 762–769.
20. Hashizume T, Momoi F, Kurita-Ochiai K, et al. Isolated lymphoid follicles are not IgA inductive sites for recombinant Salmonella. Biochem Biophys Res Commun 2007; 360: 388–393.
21. Lorenz RG, Newberry RD. Isolated lymphoid follicles can function as sites for induction of mucosal immune responses. Ann NY Acad Sci, Weiner HL, Mayer L, Strober, W (editors). The New York Academy of Sciences, New York, 2004; p.44–57.
22. Eberl G. Inducible lymphoid tissues in the adult gut: recapitulation of a fetal developmental pathway? Nat Rev Immunol 2005; 5: 413–420.
23. Kanamori Y, Ishimaru K, Nanno M, et al. Identification of novel lymphoid tissues in murine intestinal mucosa where clusters of c-kit+ IL-7R+ Thy1+ lympho-hemopoietic progenitors develop. J Exp Med 1996; 184: 1449–1459.
24. Suzuki K, Oida T, Hamada H, et al. Gut cryptopatches: direct evidence of extrathymic anatomical sites for intestinal T lymphopoiesis. Immunity 2000; 13: 691–702.
25. Yoshida H, Honda K, Shinkura R, et al. IL-7 receptor alpha+ CD3(−) cells in the embryonic intestine induces the organizing center of Peyer's patches. Int Immunol 1999; 11: 643–655.
26. Mebius RE, Rennert P, Weissman IL. Developing lymph nodes collect CD4+CD3− LTbeta+ cells that can differentiate to APC, NK cells, and follicular cells but not T or B cells. Immunity 1997; 7: 493–504.
27. Yoshida H, Naito A, Inoue J, et al. Different cytokines induce surface lymphotoxin-alphabeta on IL-7 receptor-alpha cells that differentially engender lymph nodes and Peyer's patches. Immunity 2002; 17: 823–833.
28. Taylor RT, Lugering A, Newell KA, et al. Intestinal cryptopatch formation in mice requires lymphotoxin alpha and the lymphotoxin beta receptor. J Immunol 2004; 173: 7183–7189.
29. McDonald KG, McDonough JS, Wang C, et al. CC chemokine receptor 6 expression by B lymphocytes is essential for the development of isolated lymphoid follicles. Am J Pathol 2007; 170: 1229–1240.
30. Wang C, McDonough JS, McDonald KG, et al. Alpha4beta7/MAdCAM-1 interactions play an essential role in transitioning cryptopatches into isolated lymphoid follicles and a nonessential role in cryptopatch formation. J Immunol 2008; 181: 4052–4061.
31. Mebius RE, Schadee-Eestermans IL, Weissman IL. MAdCAM-1 dependent colonization of developing lymph nodes involves a unique subset of CD4+CD3− hematolymphoid cells. Cell Adhes Commun 1998; 6: 97–103.
32. Finke D, Acha-Orbea H, Mattis A, et al. CD4+CD3− cells induce Peyer's patch development: role of alpha4beta1 integrin activation by CXCR5. Immunity 2002; 17: 363–373.
33. Finke D. Fate and function of lymphoid tissue inducer cells. Curr Opin Immunol 2005; 17: 144–150.
34. Mebius RE, Streeter PR, Michie S, et al. A developmental switch in lymphocyte homing receptor and endothelial vascular addressin expression regulates lymphocyte homing and permits CD4+CD3− cells to colonize lymph nodes. Proc Natl Acad Sci U S A 1996; 93: 11019–11024.
35. Hardy RR, Hayakawa K. CD5 B cells, a fetal B cell lineage. Adv Immunol 1994; 55: 297–339.
36. Fagarasan S, Honjo T. T-Independent immune response: new aspects of B cell biology. Science 2000; 290: 89–92.
37. Shikina T, Hiroi T, Iwatani K, et al. IgA class switch occurs in the organized nasopharynx- and gut-associated lymphoid tissue, but not in the diffuse lamina propria of airways and gut. J Immunol 2004; 172: 6259–6264.
38. Yamamoto M, Rennert P, McGhee JR, et al. Alternate mucosal immune system: organized Peyer's patches are not required for IgA responses in the gastrointestinal tract. J Immunol 2000; 164: 5184–5191.
39. Hashizume T, Togawa A, Nochi T, et al. Peyer's patches are required for intestinal immunoglobulin A responses to Salmonella spp. Infect Immun 2008; 76: 927–934.
40. Carlsen HS, Baekkevold ES, Johansen FE, et al. B cell attracting chemokine 1 (CXCL13) and its receptor CXCR5 are expressed in normal and aberrant gut associated lymphoid tissue. Gut 2002; 51: 364–371.
41. Kaiserling E. Newly-formed lymph nodes in the submucosa in chronic inflammatory bowel disease. Lymphology 2001; 34: 22–29.
42. Spahn TW, Herbst H, Rennert PD, et al. Induction of colitis in mice deficient of Peyer's patches and mesenteric lymph nodes is associated with increased disease severity and formation of colonic lymphoid patches. Am J Pathol 2002; 161: 2273–2282.

e

コロニックパッチ

はじめに

大腸にも小腸 Peyer 板（5 章 b 参照）と同等の構造を持つリンパ組織が存在するが，その発生や機能については Peyer 板ほど詳細な研究は行われておらず，不明な点も多い．このため，名称の日本語訳を含め，厳密に統一されて定義されていない．しかし，解剖学的分類が最も明瞭であり発生学的にも重要と思われるので，本項ではこの分類法と汎用されている名称を用いて解説する．

マウスでの局在と構造

マウスの正常な大腸においては，大腸壁での解剖学位置に違いのある，少なくとも 2 種類の二次リンパ組織が存在する（表 1）．1 つは，粘膜筋板を越えて漿膜に達するコロニックパッチ（colonic patch, 大腸 Peyer 板），もうひとつは粘膜筋板を越えず，粘膜固有層に限局するリンパ球集団，大腸孤立リンパ濾胞（isolated lymphoid follicle：ILF）である（図 1）．

表1　マウスおよびヒトの結腸リンパ組織の名称

	種類と名称	
	粘膜筋板の欠損を伴うリンパ球の凝集	粘膜筋板は保たれ，粘膜固有層に限局するリンパ球の凝集
マウス	コロニックパッチ (colonic patch)/大腸 Peyer 板	孤立リンパ濾胞 (ILF)
ヒト	コロニックパッチ，大腸 Peyer 板 (colonic patch)/リンパ球凝集 (lymphoid aggregate) /孤立リンパ濾胞 (ILF)	粘膜固有層内リンパ球凝集 (ILF)/リンパ球凝集 (lymphoid aggregate)/孤立リンパ濾胞 (ILF)

（赤字は本項で用いる呼称）

マウスのコロニックパッチは，定常状態では大腸壁の厚さのうちに収まっており肉眼では見分けにくいが，大腸壁を進展した状態で固定し，開いてメチレンブルーなどの色素でコントラストをつけて実態顕微鏡で観察すると，陰窩を欠く領域として見える

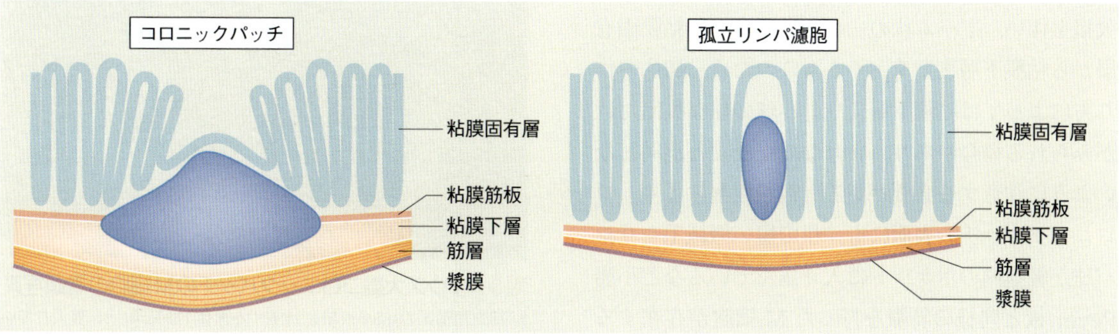

図1　マウス大腸のコロニックパッチと孤立リンパ濾胞

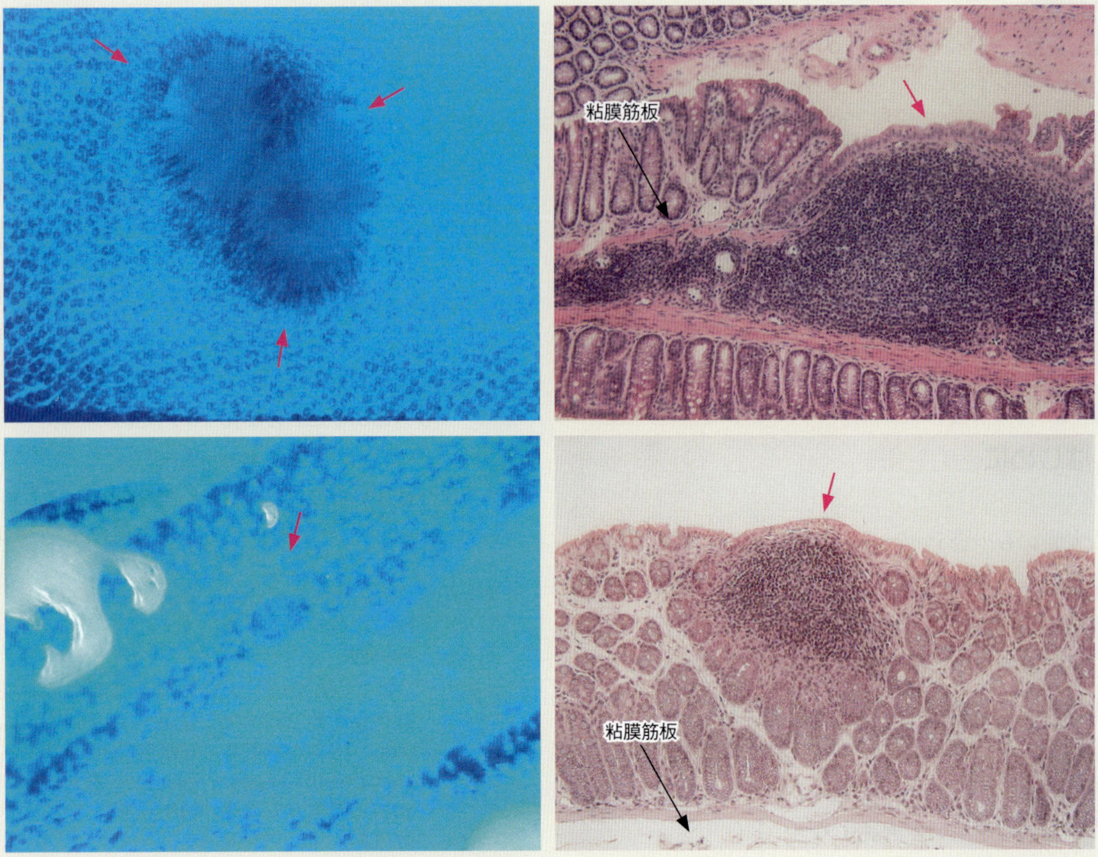

図2 マウス大腸のコロニックパッチと孤立リンパ濾胞

上段：コロニックパッチ.
下段：孤立リンパ濾胞.
左：ホルマリン固定後メチレンブルー染色の実態顕微鏡写真.
右：凍結切片のヘマトキシリン-エオジン染色.

（**図2**）．通常，肛門から約1 cmの所に1つは存在し，大腸全長にわたって一匹につきほぼ7〜8個が不規則に分布するが[1]，マウスの種によって，数や大きさが異なっている．コロニックパッチは粘膜筋板の欠損を伴い，ドーム状の一層の上皮直下の粘膜固有層から粘膜下層までを占める．このため，切片の作り方によっては粘膜下層にリンパ球の粗な集団だけがみられる場合があり，異常な細胞浸潤と混同しないように注意する必要がある．電顕観察により，コロニックパッチの表面にも，粗で短い微絨毛やリンパ球が細胞内のポケットに入り込んでいるなど小腸Peyer板と同様の特徴を持ったM細胞が存在する（**図3**）．小腸Peyer板に比べて濾胞の数は少ない

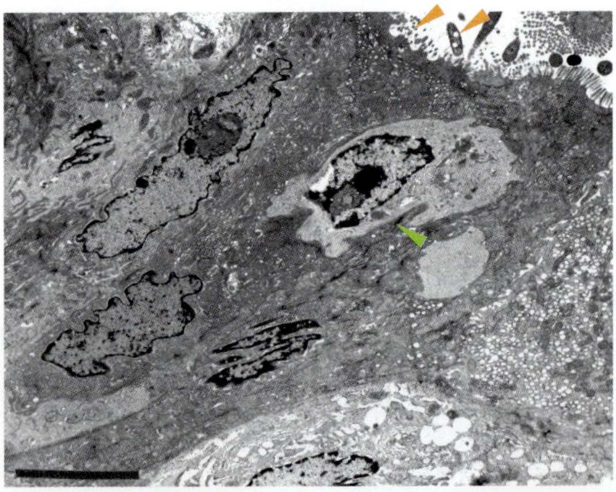

図3 マウス大腸コロニックパッチのM細胞の電顕写真

M細胞頂端面のmicrofoldに付着する菌体（橙矢印）と，貫入しているリンパ球（緑矢印）．barは5 μm.

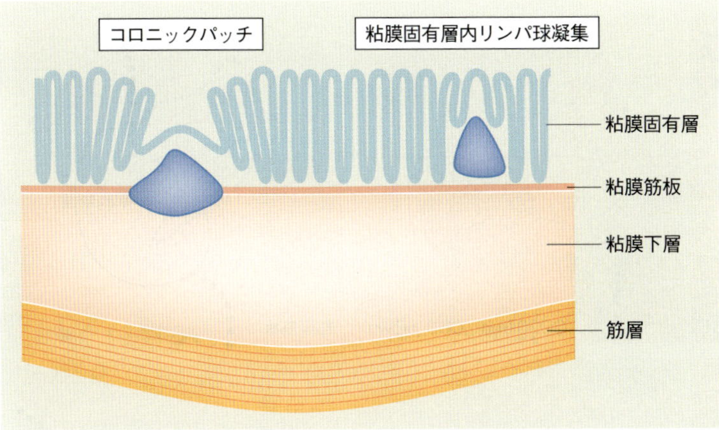

図4 ヒト大腸リンパ濾胞（コロニックパッチ）と粘膜固有層内リンパ球凝集（大腸ILF）の模式図

ものの同様にT細胞領域，B細胞領域に明瞭に分かれている．またマウスの盲腸先端には比較的大きなリンパ組織（盲腸リンパ組織：cecal patch）が1つある．これも解剖学的にはコロニックパッチとほぼ同様であるが，濾胞の数が多く盲腸粘膜内に平坦に広がっている．T/B細胞の占める割合や，T細胞のうち$CD4^+$細胞$CD8^+$細胞の比率，B細胞中のIgA，IgM，IgG陽性細胞の比率は，小腸Peyer板，盲腸リンパ組織，コロニックパッチのどれにおいても，ほぼ同等であった[2]．

マウス大腸の粘膜固有層内に存在するILF（図2）は，コロニックパッチとも小腸ILFとも異なり，その形成はリンフォトキシン受容体シグナルに依存せず，主にB細胞からなる細胞凝集である．発生の分子機構は小腸ILFとも，コロニックパッチとも異なるが，特異的な器官形成のメカニズムはまだ同定されていない．また機能についても詳細は5章dを参照されたい．

ヒト大腸のリンパ組織

ヒト大腸粘膜においては，虫垂以外にはPeyer板のように肉眼的に確認できる大きさのリンパ組織は存在しないが，組織学的には非常に多くのリンパ濾胞が認められる．これらのリンパ濾胞は大腸メラノーシス（色素沈着）の場合や色素でコントラストをつけ拡大内視鏡を用いる場合以外[3]ほとんど観察することができないが，摘出標本の酢酸固定を行うと表面の陥凹として認められる．これらのリンパ濾胞はいわゆるマウスの孤立リンパ濾胞（ILF）とは異なり，粘膜筋板の欠損を伴っており，リンパ球集団のほとんどの部分は粘膜下層に位置し，固有層に一部がはみ出た形になっている（図4,5）．また，B細胞領域がリンパ球凝集の中心から比較的管腔側を占め，下半分がT細胞領域となっているものが多い．ドーム部分の上皮にはM細胞の存在も示されている．したがって，比較的小型のリンパ球集団ではあるが，解剖学的にはPeyer板と同等で，マウスのコロニックパッチに相当するものなので，本項ではコロニックパッチと呼ぶ．時に複数の胚中心を持つものがある．ヒト大腸リンパ濾胞は，かなり規則的に大腸全域にわたって分布しているが，分布密度は報告によって結腸では0.1個（粘膜筋板の長さ1mmあたり）[4]，15.0個/cm^2 [5]，2.7個/cm^2 [6]などとなっており，このばらつきの原因は観察方法の違いと思われるが詳細は不明である．直腸に最も高い密度で存在するという点では報告間の差はない．手術摘出標本で2cm以上の長さの切片を作製すると，コロニックパッチが比較的規則的な間隔をあけて観察される．大腸はリンパ濾胞に富む臓器であり，全長にわたってまんべんなく，抗原取り込み能を持つリンパ組織が存在していることになる．

このほかに，マウスILFと同様，粘膜筋板の欠損を伴わず粘膜固有層内に限局したリンパ球凝集である“粘膜固有層内リンパ球凝集（大腸ILF）”も観察される．酢酸固定によって観察されるリンパ濾胞

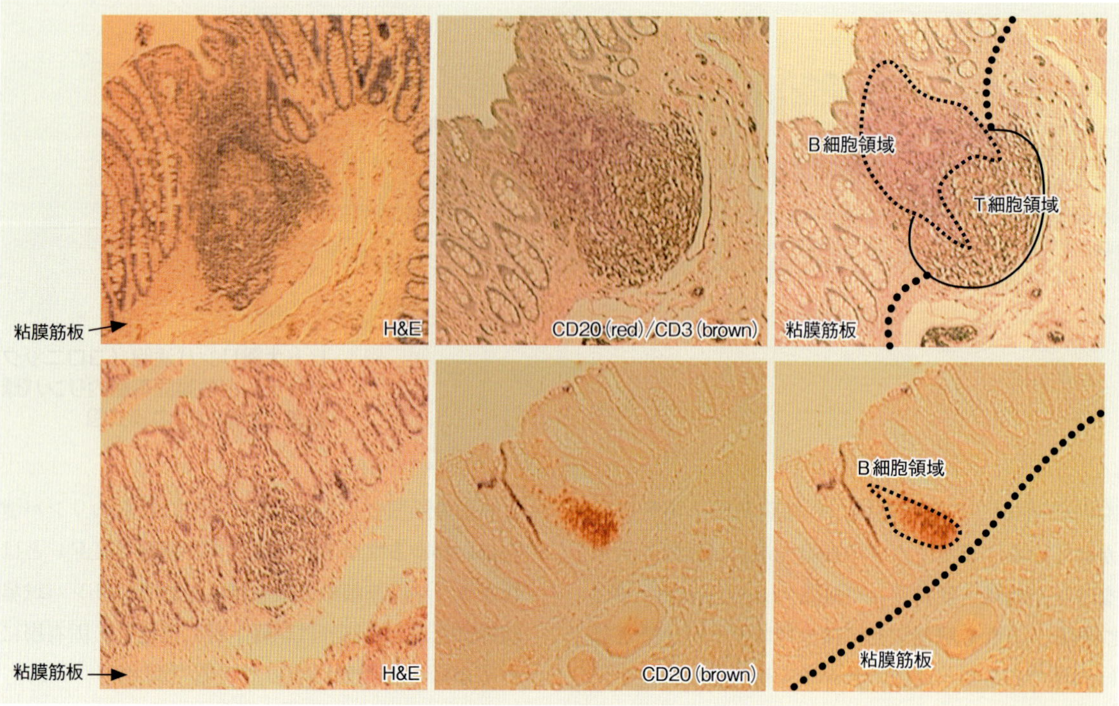

図5 ヒトコロニックパッチ（上段）と粘膜固有層内リンパ濾胞（大腸ILF，下段）
上段右・中：コロニックパッチではT細胞領域とB細胞領域は明瞭に分かれる．
下段右・中：粘膜固有層内リンパ球凝集はB細胞が主な細胞成分でT細胞領域ははっきりしない．
（図5，図6ともに国立国際医療センター白井裕子博士による）

には，この粘膜固有層内リンパ濾胞も含まれていると思われ，コロニックパッチに相当するリンパ球凝集と区別しない研究者が多く，コロニックパッチと大腸ILFとを合わせてILFあるいはリンパ球凝集と呼ばれている．しかし，このリンパ球集団はマウスのILFと同様，主にCD20陽性B細胞からなり，T細胞領域が明らかでない点においてもコロニックパッチとは区別されるべきものである（図4）．大腸ILFそのものの分布や構成細胞の詳細はよくわかっていない．後で述べるように，粘膜固有層内リンパ球凝集はヒトでもその数や大きさが変化するもののようである．

発生と形態維持の分子基盤

マウスのコロニックパッチ形成には，Peyer板と同様，胎生期15.5日の時点でリンフォトキシンβ（LTβ）受容体を介するシグナルを必要とする．これは，この時期に可溶性リンフォトキシンβ受容体を投与することによってシグナルを遮断すると，生まれてきたマウスにはPeyer板とコロニックパッチが欠損していることから明らかとなった[7]．IL-7を介するシグナルもリンパ組織の形成に重要であり，IL-7受容体に対する抗体を胎生期に投与すると生まれてきたマウスでは小腸Peyer板の形成は阻害される．しかし，コロニックパッチについてはマウスの種によってシグナル依存性が異なる[8]．大腸のILFは胎生期のリンフォトキシンβ受容体シグナルを遮断しても形成されるのでこのシグナル経路には依存していない．間質におけるFoxl1発現を欠くマウスでは胎生期小腸Peyer板の形成が遅延するが，大腸ではコロニックパッチと思われるリンパ濾胞が肥大する[9]．このように大腸には小腸とは異なるユニークなリンパ組織発生の分子基盤が存在するが，いまだに明らかにされていない点が多い．また，小腸Peyer板が完全に成熟するには，

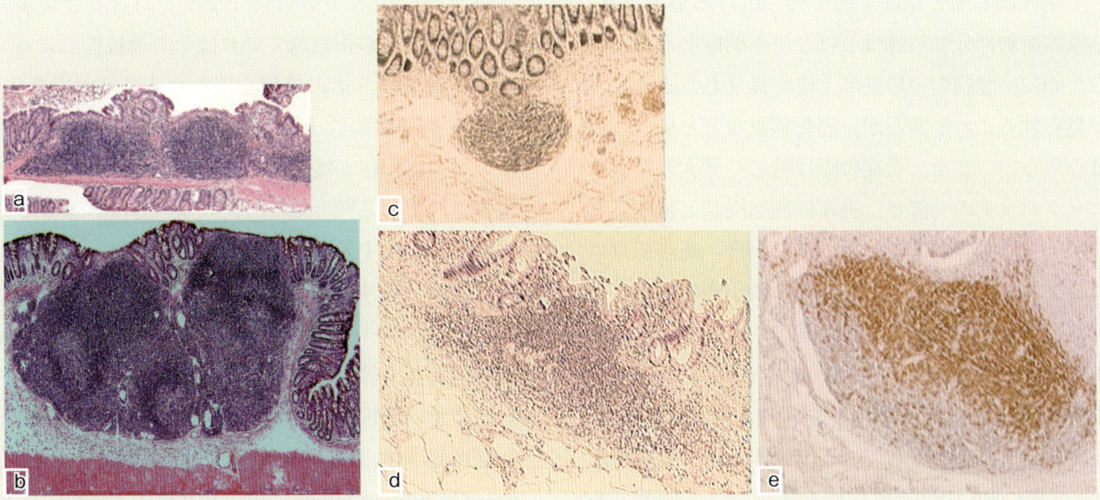

図6 潰瘍性大腸炎で肥大したコロニックパッチ

a〜d. H&E染色. a. 正常マウスコロニックパッチ. b. BALB/cマウスにトリニトロベンゼンスルホン酸/エタノール混合液を注腸して誘導した腸炎で，肥大したコロニックパッチ. c. ヒト正常コロニックパッチ. d. 潰瘍性大腸炎コロニックパッチ. e. 潰瘍性大腸炎コロニックパッチのCD20抗体によって示されたB細胞領域（茶色）.

生後に腸内細菌叢からの刺激が必要であり，多くの報告がこれを証明しているが，コロニックパッチを同時に観察した報告がなく正確なことはわからない．腸内細菌の主な共生部位が大腸であり，今後，無菌マウスとの比較や加齢変化の解析が必要である．

リンフォトキシンβ受容体シグナルは，コロニックパッチの器官形成だけでなく，その維持にも必須である．正常な成体マウスに可溶性リンフォトキシンβ受容体を一週間おきに2回投与して，リンフォトキシンβ受容体シグナルを遮断すると，Peyer板とともにコロニックパッチも平坦となり，濾胞樹状細胞（follicular dendritic cell）の減少とともに，胚中心が消失する．この変化は可逆的である．これはコロニックパッチにおけるT細胞およびB細胞の維持に，リンフォトキシンシグナルが定常的に必要であることを示している．

機能と病理

Peyer板と同様，コロニックパッチは経大腸粘膜免疫に対する液性免疫応答の一部を担っており，特にIgAクラススイッチの場であるとされている．胎生期に抗IL-7受容体抗体で処理し，コロニックパッチを欠損しているマウスでは，経直腸免疫により誘導される大腸におけるIgA産生細胞数が，正常マウスに比べて減少する[8,10]．また，ケモカイン受容体であるCCR7欠損マウスでは，経直腸免疫後の抗原特異的便中IgA力価が低下し，コロニックパッチへの樹状細胞の流入にCCR7の関与が示唆される[10]．この結果はCCR6が小腸Peyer板での細胞保持に必要とされるのと対照的であり，免疫応答の大腸特異的なケモカイン要求性の一端を示している．しかしながら，コロニックパッチやPeyer板が欠損しても免疫応答が完全に抑制されることはないので，これら以外にも抗原を取り込み，提示する場はあると考えられる．したがって，コロニックパッチは獲得免疫応答に不可欠というよりは，免疫増幅と調節の場として機能していると考えられる．コロニックパッチは，ヒト免疫不全ウイルス初期感染の門戸としても，またワクチンのターゲットとしても重要であると考えられ，この面からも現在注目されている．

大腸の炎症の際にはコロニックパッチは肥大する．マウスでは，漿膜側に突出してくるので，肉眼的に観察可能となる．組織像では，濾胞全体が腫大して粘膜固有層と粘膜下層を押し広げる形となり，粘膜固有層部分の辺縁はしばしば不明瞭となる．このために，濾胞の中に陰窩上皮が孤立したような像が見られることがあるが，癌転移巣などと混同してはならない．また，炎症の際は特に，肥大したコロニックパッチの一部と，炎症性細胞浸潤とは注意して区別する必要がある．マウスの場合，炎症でコロニックパッチが肥大しても，その数が変化することはなく，胎生期にその発生が規定されることと一致する．マウスコロニックパッチの肥大は，IFN-γ またはIL-12遺伝子欠損マウスや，経大腸免疫の際にアジュバントとしてコレラ毒素を用いた場合など，Th2型応答が強調される状態で特に顕著である．これは，そのような状況でリンパ球が活性化されると，B細胞領域の拡大が強いためと考えられる．胎生期に可溶性リンフォトキシン受容体βで処理してコロニックパッチを欠損させたマウスでは，正常マウスに比べてハプテン誘導型大腸炎での潰瘍形成など炎症の程度が強くなる．これは，コロニックパッチ欠損マウスでの腸炎で，IFN-γの作用が強調されるからで，IFN-γ中和抗体やIFN-γ欠損マウスではコロニックパッチ欠損により炎症が軽度となる[7]．デキストラン硫酸を飲水内に混合して誘導する腸炎も，コロニックパッチ欠損マウスで炎症の程度が高くなってしまう[11]．炎症におけるコロニックパッチ・ILFの役割はさらに検証が必要であるが，大腸で作用する制御性T細胞の産生とのかかわりがあるかもしれない[12]．

ヒト，マウスのどちらの場合においても，正常な状態の大腸で粘膜下層だけに限局するリンパ球集団やリンパ濾胞が現れることはない．ひとつの切片で粘膜筋板に接する粘膜下層のリンパ球集団が見える場合，連続切片で確認すると，必ず粘膜筋板の欠損を伴って粘膜固有層にまたがるコロニックパッチの構造となっている．したがって，粘膜下層に粘膜筋板を越えないリンパ濾胞がみられた場合は病的なものと考えてよい．Crohn病（10章c参照）では粘膜下層を含め大腸壁のあらゆる部位にリンパ濾胞や肉芽腫がみられる．潰瘍性大腸炎（10章b参照）においては，固有層の炎症細胞浸潤が著しく，コロニックパッチの辺縁が不明瞭になっている場合が多いが，粘膜筋板が保たれていればその連続性によってコロニックパッチの位置を確かめることができる．Crohn病や潰瘍性大腸炎の大腸病変部では，大腸リンパ組織の径が増大し，その数が増加していると報告されている[6]．径の増大については，筆者らの解析とも一致するが，その数については，肥大のために観察しやすくなり算定に入った可能性もあり，さらにコロニックパッチと粘膜固有層内リンパ球凝集の区別なく算定されているので，その内容にはさらに詳しい解析が必要である．また，炎症性腸疾患などの研究において，粘膜固有層細胞（lamina propria mononuclear cells：LPMC）として，手術標本から酵素分解により単核細胞を分離し，種々の解析が行われている．マウスの場合はコロニックパッチを除いてLPMCを分離することが可能であるが，ヒトの場合，標本からコロニックパッチをすべて除くことは非常に困難であるから，当然コロニックパッチと粘膜固有層内リンパ球凝集の細胞に，真のLPMCが混在したものを解析していることになる．正常組織，病理組織のどちらであってもリンパ球の数としてはこのなかでコロニックパッチ由来の細胞数の占める割合が非常に高いと推測される．樹状細胞，マクロファージについても，マウスを用いた研究ではPeyer板内の細胞と粘膜固有層に存在するものは区別して扱われているが，ヒトの場合ではコロニックパッチ内の細胞を混合して扱っていることになる．ヒト小腸の生検および大腸手術摘出標本をメチレンブルーで染色し，リンパ濾胞の部分を切り取って残りの部分と比較した報告によると[13]，LPMCとリンパ濾胞細胞ではT/B細胞ともに細胞構成に違いが認められ，無刺激で培養したときのサイトカイン産生は大腸リンパ濾胞細胞でLPMCよりIL-4，IL-6，IL-10の分泌が高いという違いも報告されている．

虫垂

ヒト虫垂は，胎生期には粘膜固有層のリンパ球集団として観察され，出生の時点では胚中心は認められないが[14)]，生後急速に発達する．ヒト虫垂の器官形成や機能の分子基盤については報告が非常に少ない．またマウスの盲腸リンパ組織に相当するとはいえ，その構造が大きく違い，マウスモデルの情報をヒトに外挿するにはかなり無理があるように思われる．

20歳以前に虫垂切除を受けた患者では潰瘍性大腸炎の発症率が低いことが，複数の研究施設から以前より報告されていた[15,16)]．最近のコホート研究により，虫垂のないことではなく，虫垂炎の病歴が潰瘍性大腸炎の発症率低下あるいは軽症化に関連していることが報告された[17)]．この事実は，虫垂炎と，潰瘍性大腸炎へのかかりやすさの遺伝的背景に何らかの関連があることとともに，虫垂が大腸の免疫を調節している可能性も示唆している．今のところ，そのメカニズムは不明であるが，虫垂における抗体産生促進によるのか，T細胞を含めた免疫能調節能と腸内細菌叢との相互作用があるのか，などのアプローチが行われている．

おわりに

マウスのコロニックパッチの解剖学的特徴は，ヒトの大腸孤立リンパ濾胞といわれているものに相当する．大腸のリンパ組織は，今後，内視鏡技術の発展や微量試料での網羅的解析技術とともに病理学・診断学の上でも重要となる可能性がある．

（土肥多恵子）

◉引用文献

1. Owen RL, Piazza AJ, Ermak TH. Ultrastructural and cytoarchitectural features of lymphoreticular organs in the colon and rectum of adult BALB/c mice. Am J Anatomy 1991; 190: 10-18.
2. Dohi T, Fujihashi K, Rennert PD, et al. Hapten-induced colitis is associated with colonic patch hypertrophy and T helper 2-type responses. J Exp Med 1999; 189: 1169-1180.
3. Fujimura Y, Kamoi R, Iida M. Pathogenesis of aphthoid ulcers in Crohn's disease: correlative findings by magnifying colonoscopy, electron microscopy, and immunohistochemistry. Gut 1996; 38: 724-732.
4. O'Leary AD, Sweeney EC. Lymphoglandular complexes of the colon: structure and distribution. Histopathology 1986; 10: 267-283.
5. Langman J, Rowland R. The number and distribution of lymphoid follicles in the human large intestine. J Anat 1986; 149: 189-194.
6. Nascimbeni R, Di Fabio F, Di Betta E, et al. Morphology of colorectal lymphoid aggregates in cancer, diverticular and. Mod Pathol 2005; 18: 681-685.
7. Dohi T, Rennert PD, Fujihashi K, et al. Lymphotoxin-b receptor-immunoglobulin fusion protein inhibits murine colonic patch genesis and Th2-type colitis. J Immunol 2001; 167: 2781-2790.
8. Chang S, Cha H-R, Uematsu S, et al. Colonic patches direct the cross-talk between systemic compartments and large intestine independently of innate immunity. J Immunol 2008; 180: 1609-1618.
9. Fukuda K, Yoshida H, Sato T, et al. Mesenchymal expression of Foxl1, a winged helix transcriptional factor, regulates generation and maintenance of gut-associated lymphoid organs. Dev Biol 2003; 255: 278-289.
10. Lee A, Chang S-Y, Kim J-I, et al. Dendritic cells in colonic patches and iliac lymph nodes are essential in mucosal IgA induction following intrarectal administration via CCR7 interaction. Eur J Immunol 2008; 38: 1127-1137.
11. Spahn T, Herbst H, Rennert PD, et al. Induction of colitis in mice deficient of Peyer's patches and mesenteric lymph nodes is associated with increased disease severity and formation of colonic lymphoid patches. Am J Pathol 2002; 161: 2273-2282.
12. Leithäuser F, Meinhardt-Krajina T, Fink K, et al. Foxp3-Expressing CD103+ Regulatory T Cells Accumulate in Dendritic Cell Aggregates of the Colonic Mucosa in Murine Transfer Colitis. Am J Pathol 2006; 168: 1898-1909.
13. Junker Y, Bode H, Wahnschaffe U, et al. Comparative analysis of mononuclear cells isolated from mucosal lymphoid follicles of the human ileum and colon. Clin Exp Immunol 2009; 156: 232-237.
14. Erdohazi M, Read CR. A histological study of the appendix vermiformis. A possible alternative to rectal biopsy in neurological diagnosis. Dev Med Child Neurol 1967; 9: 98-101.
15. Radford-Smith GL, Edwards JE, Purdie DM, et al. Protective role of appendicectomy on onset and severity of ulcerative colitis and Crohn's disease. Gut 2002; 51: 808-813.
16. Hanauer SB. Update on the etiology, pathogenesis and diagnosis of ulcerative colitis. Nat Clin Pract Gastroenterol Hepatol 2004; 1: 26-31.
17. Frisch M, Pedersen BV, Andersson RE. Appendicitis, mesenteric lymphadenitis, and subsequent risk of ulcerative colitis: cohort studies in Sweden and Denmark. Bmj 2009; 338: b716.

f

鼻咽頭関連リンパ組織

はじめに

ヒトの気道および消化管の入り口に位置するWaldeyer扁桃輪を形成する口蓋扁桃やアデノイドは，粘膜面に露出したリンパ組織である．したがって，経気道および経口的に侵入する外来抗原が最初に取り込まれる二次リンパ組織として，扁桃は感染防御メカニズムにおける重要な免疫組織の一つと考えられる．ところが，実験動物として重用されているマウスなど齧歯類には，上咽頭および中咽頭に明確なリンパ組織は認められない．その一方で，マウスの鼻腔底にリンパ組織が認められ，一般にこれを鼻咽頭関連リンパ組織（nasopharynx-associated lymphoid tissue：NALT）と呼ぶ（図1）．NALTが解剖学的に口蓋扁桃やアデノイドなどのヒトWaldeyer扁桃輪に相当するリンパ組織であるかはいまだ結論は得られていないが，その解剖学的および機能的な特徴に類似点が多いことからしばしばマウスにおける“扁桃”としてNALTが研究対象にされている[1]．

本項では，主にマウスのNALTについて解剖学的特徴，組織形成メカニズム，さらには免疫学的機能について解説する．

呼吸器免疫システムにおけるNALTの解剖学的特徴

粘膜関連リンパ組織（mucosa-associated lymphoid tissue：MALT）と呼ばれる二次リンパ組織が気道や消化管に数多く発達しており，NALTは

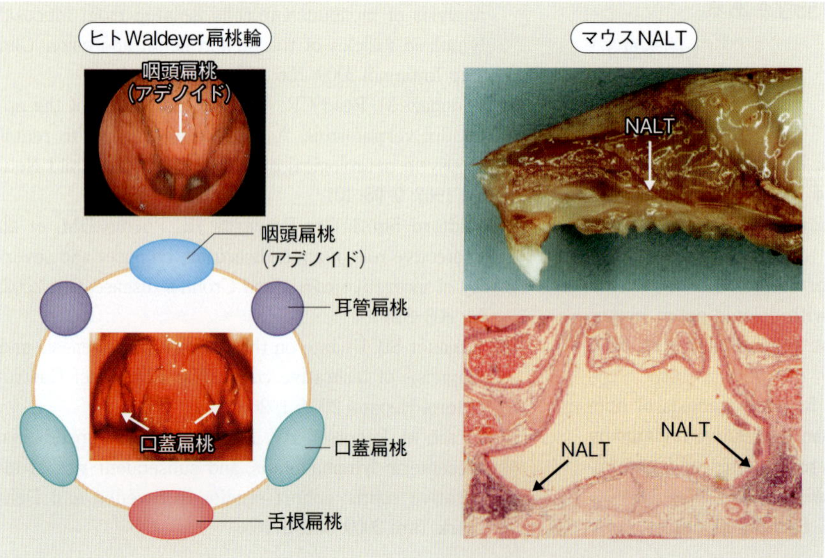

図1　ヒトとマウスの上気道におけるNALT

ヒトの鼻腔・口腔粘膜には咽頭扁桃（アデノイド），耳管扁桃，口蓋扁桃，舌根扁桃が輪をなすように発達し，Waldeyer扁桃輪と呼ばれる．一方，マウスなどの齧歯類には鼻腔底に鼻咽頭関連リンパ組織（NALT）が観察される（口蓋扁桃と咽頭扁桃の写真は鹿児島大学耳鼻咽喉科・頭頸部外科学教室黒野祐一教授より提供していただいた）．

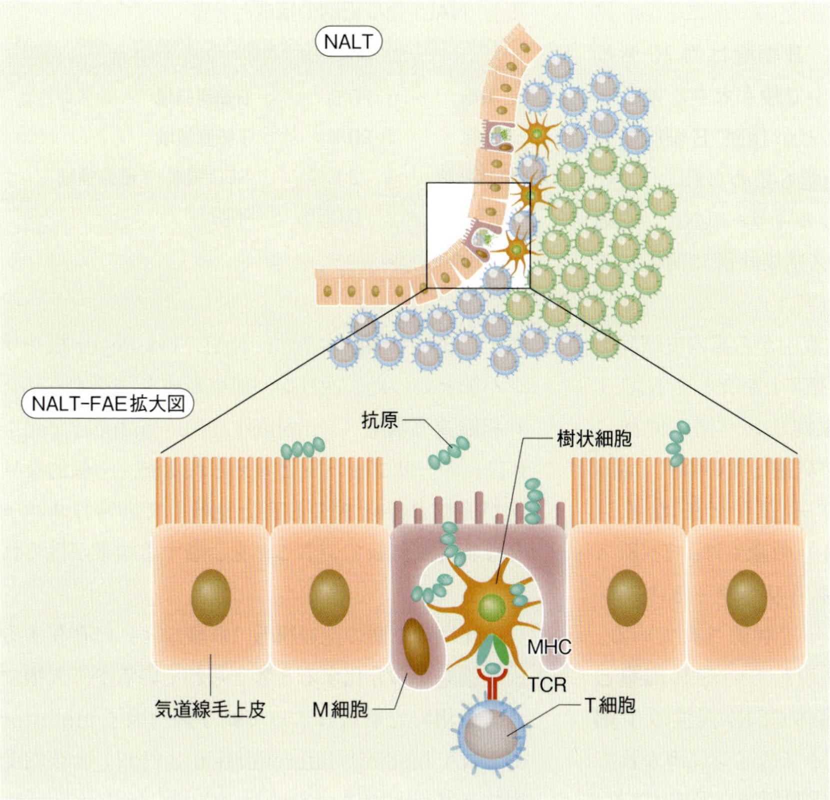

図2 NALT M細胞
粘膜関連リンパ組織（MALT）を覆う上皮層にはM細胞が発達している．NALT M細胞は線毛を持たず，高いトランスサイトーシス活性によって管腔内の抗原を取り込み，ポケット構造に入り込む樹状細胞などの免疫担当細胞に抗原を受け渡す．樹状細胞は抗原を分解し，そのペプチド断片をMHCに乗せてT細胞に提示する．抗原特異的T細胞は樹状細胞による抗原提示により活性化し，サイトカイン産生などを通してさまざまな免疫応答を誘導・制御する．

代表的な気道系粘膜関連リンパ組織の一つとして知られている．粘膜関連リンパ組織として共通する最大の特徴の一つは，M（microfold）細胞を介した抗原取り込み機構である．

NALTの粘膜面は線毛上皮，杯細胞そしてM細胞などによって構成される濾胞関連上皮層（follicle-associated epithelium：FAE）に覆われている[2)]．NALT M細胞の形態的特徴としては，以下の4点があげられる．

①M細胞マーカーとして知られているUEA-1に親和性が高い．

②基底膜側に造血系免疫担当細胞と接する場としてのポケット様の構造を認める．

③気道上皮の特徴である線毛が発達していない．

④杯細胞のような分泌顆粒が認められない．

さらに，機能的特徴として細菌，ウイルス，蛋白質抗原の高い取り込み能と，基底膜側のポケットで樹状細胞などの抗原提示細胞に取り込んだ抗原を受け渡すことが知られている．リンパ節では主に輸入リンパ管から抗原が流入するが，NALTには輸入リンパ管がないことを考えると，M細胞を介した抗原取り込み機構はNALTを介した抗原特異的免疫誘導システムの最初のステップとして非常に重要である（図2）．

NALTにおける単核球中に占める樹状細胞の割合は2％程度であり，その他の二次リンパ組織と比較しても特に大差はない[3)]．NALTに局在する樹状細胞は主に$CD11b^+$，$CD8^+$，さらに$B220^+$形質細胞様樹状細胞に分類することができる[4)]．樹状細胞中のCD11b/CD8比はおよそ2，また形質細胞様樹状細胞の占める割合は1〜3％である．

これらの樹状細胞分画の傾向はその他の二次リンパ組織と大差はないが，経鼻投与されるアジュバントなどによって変化する．NALTにおけるT細胞の割合は約20％で，そのなかでCD4/CD8比はおよそ2である．$CD4^+$T細胞は主にTh0型で存在するが，粘膜アジュバントや抗原の性状によってTh1型やTh2型のヘルパーT細胞に分化することができる[5]．さらにCD4$^+$T細胞の一部にFoxp3$^+$制御性T細胞も存在する[6]．B細胞は約70％とNALTの免疫担当細胞のなかで最も大きな割合を占めている．B細胞のほとんどがIgM$^+$B細胞であり，ごくわずかにIgA$^+$B細胞も認められる[7]．近年，NALTにおいてナチュラルキラー（NK）T細胞が0.05％存在し，ウイルス感染防御に関与していることが明らかとなった[8]（**表1**）．

これらの免疫担当細胞は血液中から高内皮細静脈（high endothelial venule：HEV）を介してNALTに流入する．NALTでは末梢リンパ節と同様にPNAd陽性の高内皮細静脈が発達している[3]．高内皮細静脈の発達やリンフォイドケモカイン（CXCL13，CCL19，CCL21）の産生は，TNFスーパーファミリーの一つであるリンフォトキシン（lymphotoxin：LT）によって制御されている．CXCL13の受容体を主に発現しているB細胞とCCL19およびCCL21の受容体CCR7陽性のT細胞は，これらのリンフォイドケモカインに導かれてNALTに遊走し，T細胞/B細胞領域を形成する[9]．

NALT B細胞領域では脾臓の濾胞と同じく濾胞樹状細胞（follicular dendritic cell：FDC）が局在し，抗原感作によって濾胞樹状細胞ネットワークが発達して胚中心が形成される．この胚中心形成にも脾臓と同様にリンフォトキシンが不可欠である．

このように，NALTはよく組織化されているリンパ器官であることから，経気道的に侵入してきた病原体や抗原に対して迅速かつ効率よく免疫応答することは容易に予想される．

表1　NALT免疫細胞の構成と分布

	構成比率	分布
B細胞	70％	B細胞領域
T細胞	20％	T細胞領域
樹状細胞	2％	SED領域，T細胞領域
NKT細胞	0.05％	不明

SED：subepithelial dome

NALT形成のユニーク性

Peyer板や末梢リンパ節の組織形成は胎生期に開始するが，マウスのNALTは出生後にならないと観察されない[10]．その理由でNALTの発生には外界からの刺激が必要なのではないかと推測できる．しかし，無菌マウスにも正常にNALTが形成されるため，少なくとも気道細菌を介したシグナルは重要ではない．NALT形成はNALT形成誘導細胞（NALT inducer cell：NALTi）のNALT原基への遊走によって開始する[10]．NALTiはPeyer板やリンパ節といった二次リンパ組織形成を誘導するリンパ組織誘導細胞（lymphoid tissue-inducer cell：LTi）の一サブセットと考えられるが，一般的なリンパ節やPeyer板のLTiと比較して非常にユニークな特性を持っていることを示唆する結果が得られている．

LTiは胎生期の造血組織（肝臓など）に存在する前駆細胞から分化すると考えられているが，欠損マウスを用いた解析によって転写抑制因子inhibitor of DNA binding/differentiation 2（Id2）と核内受容体retinoic acid receptor-related orphan receptor γt（RORγt）が，そのマスター遺伝子として同定された[11]．Id2$^{-/-}$マウスではPeyer板やリンパ節と同じくNALT形成も阻害されている．ところが，RORγt$^{-/-}$マウスでは正常なNALTの発生が認められることから，NALTiの分化はRORγtに依存しないと考えられる[10]．

二次リンパ組織形成に最も中心的な役割を担っている分子はリンフォトキシンとその受容体（LTβ receptor：LTβR）である[11]．一般に，LTiはIL-7によって活性化されリンフォトキシンの発現が亢進される．膜型リンフォトキシンヘテロ3量体（LT$\alpha_1\beta_2$）はリンパ組織原基におけるLTβRに結合する．このLTβRを発現する間質細胞（リンパ組織構成細胞：lymphoid tissue organizer cell：LTo）はLTβRの細胞内シグナルであるNIK依存性NF-κBシグナル（non-canonical pathway）を介して接着分子（VCAM-1，MAdCAM-1）やケモカイン（CXCL13）を発現する．これらの接着分子やケモカインに導かれてさらに多くのLTiがリンパ組織原基へ遊走する．すなわち，LTiとLToの

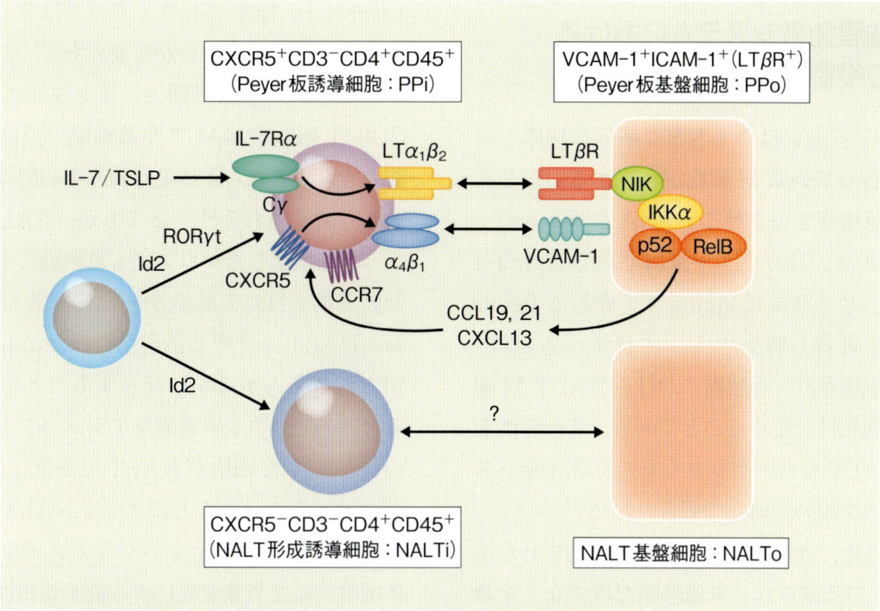

図3　Peyer板とNALTにおけるユニークな組織形成分子細胞メカニズム

Peyer板誘導細胞（PPi）の分化は，転写制御因子Id2とRORγtにより制御される．PPiにおいて，CXCR5を介したシグナルは$\alpha_4\beta_1$インテグリンの立体構造に変化をもたらし，Peyer板基盤細胞（PPo）に発現するVCAM-1との親和性が高められる．$\alpha_4\beta_1$インテグリンとVCAM-1を介したPPiとPPoの安定した相互作用のなかで，PPiはIL-7Rを介したシグナルを受け取り，膜型リンフォトキシン（LT$\alpha_1\beta_2$）を発現する．LT$\alpha_1\beta_2$はLTβRを介してNIK-IKKα-p52/RelBによるシグナル伝達系（NF-κB non-canonical pathway）を活性化し，PPoはリンフォイドケモカイン（CXCL13, CCL19, CCL21）などの遊走因子を発現する．これら遊走因子はさらに多くのPPiを集め，組織形成プログラムにポジティブフィードバックが成立する．一方，NALT形成誘導細胞（NALTi）の分化はId2により制御されるものの，RORγtは必要でないことが示唆されている．また，NALTiはCXCR5を発現せずそのケモカインを中心とした遊走機構は明らかとなっていない．さらに，NALT組織形成にLT$\alpha_1\beta_2$は必須ではない．

あいだにポジティブフィードバックが存在する（図3）．その後，主に間質細胞や血管内皮細胞によって産生されるCXCL13やCCL21によってB細胞/T細胞領域や樹状細胞の局在が決まり，二次リンパ組織はやがて成熟する[11]．

ところが興味深いことに，IL-7R$\alpha^{-/-}$マウスやLT$\alpha^{-/-}$マウスなど二次リンパ組織形成が著しく障害されている遺伝子欠損マウスの多くでNALTが認められる（表2）．したがって，NALTの初期形成にはLTiのLT$\alpha_1\beta_2$発現を誘導するIL-7RαシグナルやLTβRを介したNF-κBシグナルは必要としない[3]．さらに，リンパ節の組織形成に必須なTrance（RANKL）にも依存しないことが明らかになった．したがって，出生後NALT原基に遊走した後，NALTiは未知のシグナル伝達経路を用いてNALT原基の間質細胞に接着分子やケモカインの発現を誘導していると考えられる（図3）．現在，さまざまな角度からNALT形成特異的なメカニズムを解明する取り組みが進められている．

表2　遺伝子欠損による二次リンパ組織形成障害

遺伝子欠損マウス	NALT	Peyer板	末梢リンパ節
IL-7Rα	＋	－	＋
Trance (RANKL)	＋	＋	－
リンフォトキシンα	＋	－	－
aly/aly (NIK)	＋	－	－
RORγt	＋	－	－
Id2	－	－	－

（＋：組織形成あり，－：組織形成なし）

上気道粘膜免疫システムにおける NALT の役割

NALT の粘膜面にはさまざまな病原体抗原と高い親和性を持っている M 細胞が存在する．たとえば，消化器感染症を引き起こす RNA ウイルスの一種レオウイルスにはカプシド蛋白である sigma-1 が存在する．ウイルスは sigma-1 を介して Peyer 板 M 細胞に接着し感染する．注目すべき点は，sigma-1 が気道系リンパ組織における NALT M 細胞にも高い親和性を認めることである．この特性を利用して NALT をターゲットとした経鼻免疫システムがマウスを用いた研究で報告された[12]．

これによると，sigma-1 とともに取り込まれた抗原は NALT で認識され，気道粘膜だけでなく全身性に抗原特異的免疫応答が効率よく誘導された．したがって，NALT M 細胞は解剖学的にも機能的にも呼吸器免疫システムの門戸といえる．しかし，M 細胞には取り込んだ抗原を T 細胞に抗原提示する機能は認められていない．したがって，M 細胞から大量に侵入してきた病原体や抗原は同細胞ポケットやその直下に存在するプロフェッショナルな抗原提示細胞である樹状細胞によってすみやかに分解・断片化されて，その MHC 分子上に提示されると考えられる．全身および腸管免疫システムでは，近年さまざまな種類の樹状細胞が同定され，それぞれ T 細胞や B 細胞における抗原特異的免疫応答を中心的にコントロールしていることが明らかとなりつつある（8 章 c，d，9 章 e 参照）．樹状細胞の増殖因子の一つ Fms 様チロシンキナーゼ 3 リガンド（Flt3L）をウイルスベクターなどによって NALT 内で強発現させると，NALT 樹状細胞数の増加と活性化が認められた[4]．この Flt3L 発現ベクターをアジュバントに用いると，強力に抗原特異的な細胞性および液性免疫応答を粘膜系と全身系両方に誘導される[4]．このように，NALT 樹状細胞は経鼻投与された抗原や病原体をナイーブな NALT T 細胞に抗原提示し，抗原特異的 T 細胞の増殖，活性化を誘導する（図 4）．

ウイルス感染に対しては抗原特異的分泌型 IgA（secretory IgA：SIgA）だけではなく $CD8^+$T 細胞による細胞傷害活性が重要である．たとえば，インフルエンザ感染早期に，インフルエンザ特異的 $CD8^+$T 細胞が NALT や鼻粘膜，頸部リンパ節で認められ，これらが感染防御の中心的役割を担っていると考えられる[13]．ところが，NALT や頸部リンパ節を摘出したマウスでも鼻粘膜にインフルエンザ特異的 $CD8^+$T 細胞が同様に認められたことから，NALT を介する誘導系のほかにもその誘導を司るシステムがほかに存在することを示唆している．一方で，コレラ毒素をアジュバントにした場合のように Th2 細胞が NALT で優位に分化すると，Th2 サイトカインなどによって NALT の胚中心では IgM^+B 細胞は IgA へクラススイッチを起こし体細胞高頻度突然変異による抗原親和性を獲得する（6 章 a，c，8 章 b 参照）[7]．さらに，高親和性 IgA^+ B 細胞は NALT で記憶 B 細胞に分化することも可能である[14]．この B 細胞の分化は上気道において NALT で主に認められることから，上気道免疫での抗原特異的 IgA 産生細胞の誘導機構の起点として NALT の重要性が示唆される（図 4）．こうして誘導された IgA^+B 細胞は IgA 産生形質細胞へ最終分化し，上皮細胞と共同で SIgA を産生し呼吸器細菌感染から粘膜組織を防御する（8 章 a 参照）[15]．

おわりに

上気道粘膜に存在する NALT は経気道抗原を認識する最前線のリンパ組織であろう．組織学的には NALT は Peyer 板など二次リンパ組織の特徴の多くを共有する．ところが，NALT の形成メカニズムは Peyer 板やリンパ節とまったく異なる．NALT 形成メカニズムの全容解明とそのユニーク性の意義を明らかにすることは，上気道免疫システムを理解するうえで，これからの課題として残されている．また上気道免疫誘導組織である NALT をターゲットとした経鼻ワクチンは，マウスでの有効性が明確になりつつある．これまでの知見をもとにヒトへの応用が期待される．

（福山　聡，長竹貴広，清野　宏）

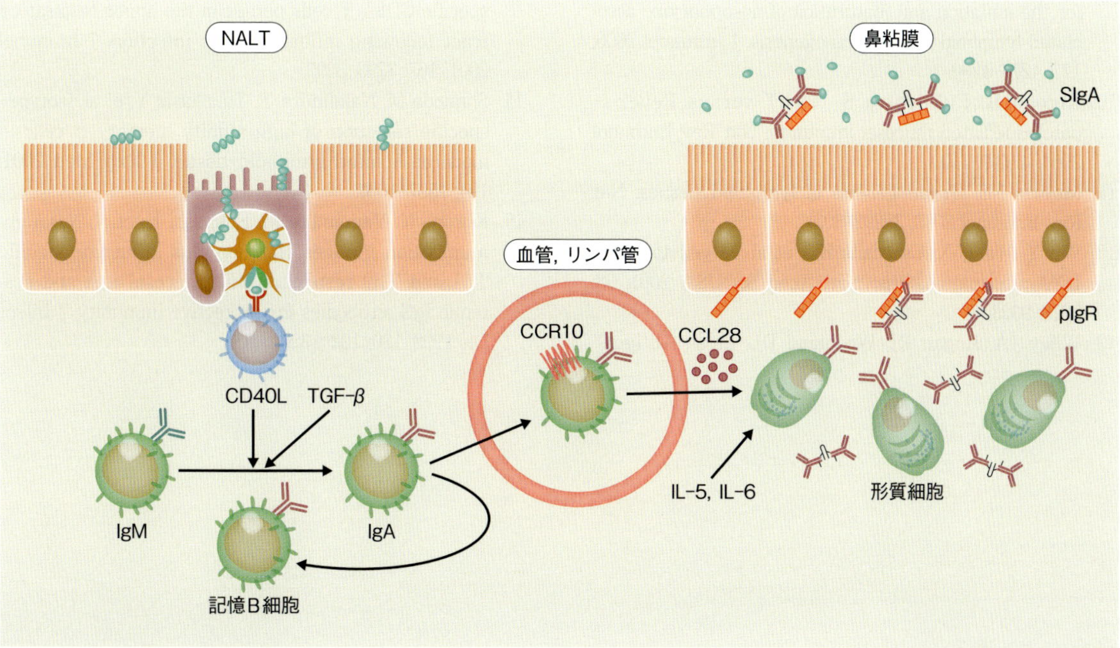

図4 上気道粘膜免疫システム

鼻腔内の抗原は鼻咽頭関連リンパ組織-濾胞関連上皮層（NALT-FAE）に発達するM細胞に取り込まれる．抗原情報はM細胞の直下に存在する樹状細胞などに受け渡され，断片化された後にMHCとともにT細胞へ提示される．抗原提示により活性化された抗原特異的T細胞はB細胞の抗体クラススイッチ反応に重要なCD40Lを発現する．NALTに数多く存在するIgM^{+}B細胞のうち，抗原特異性を持ったものはT細胞からのCD40Lを介した刺激を受けて活性化し，TGF-βなどのサイトカインによって抗体クラススイッチ反応を起こし，IgAを細胞膜に表出するようになる．IgAを細胞膜へ表出したB細胞は血流やリンパ循環に乗って全身を巡った後に鼻粘膜へと遊走してくる．この遊走にはCCR10/CCL28が関与していると考えられている．IgA^{+}B細胞は，鼻粘膜においてIL-5やIL-6などのサイトカインを受け取ると二量体もしくは多量体IgAを産生する形質細胞へと最終分化する．二量体/多量体IgAは鼻粘膜上皮細胞が発現するpIgRと結合し分泌型IgA（SIgA）となって管腔内へと放出される．こうして産生されたSIgAは鼻腔内において細菌やウイルスなどが粘膜面に付着するのを阻害すると考えられる．一方，NALTに留まるIgA^{+}B細胞が確認されており，これらは記憶B細胞として機能すると考えられている．

◉引用文献

1. Mestecky J, Blumberg R, Kiyono H, et al. Chapter 31 The mucosal immune system. Paul WE (editor). Fundamental Immunology, 5th ed., Acad Press, San Diego, 2003; p.965-1020.
2. Park HS, Francis KP, Yu J, et al. Membranous cells in nasal-associated lymphoid tissue: a portal of entry for the respiratory mucosal pathogen group A streptococcus. J Immunol 2003; 171: 2532-2537.
3. Fukuyama S, Hiroi T, Yokota Y, et al. Initiation of NALT organogenesis is independent of the IL-7R, LTβR, and NIK signaling pathways but requires the Id2 gene and $CD3^{-}CD4^{+}CD45^{+}$ cells. Immunity 2002; 17: 31-40.
4. Sekine S, Kataoka K, Fukuyama Y, et al. A novel adenovirus expressing Flt3 ligand enhances mucosal immunity by inducing mature nasopharyngeal-associated lymphoreticular tissue dendritic cell migration. J Immunol 2008; 180: 8126-8134.
5. Hiroi T, Iwatani K, Iijima H, et. al. Nasal immune system: distinctive Th0 and Th1/Th2 type environments in murine nasal-associated lymphoid tissues and nasal passage, respectively. Eur J Immunol 1998; 28: 3346-3353.
6. Takamura K, Fukuyama S, Nagatake T, et al. Regulatory role of lymphoid chemokine CCL19 and CCL21 in the control of allergic rhinitis. J Immunol 2007; 179: 5897-5906.
7. Shikina T, Hiroi T, Iwatani K, et al. IgA class switch occurs in the organized nasopharynx- and gut-associated lymphoid tissue, but not in the diffuse lamina propria of airways and gut. J Immunol 2004; 172: 6259-6264.
8. Kamijuku H, Nagata Y, Jiang X, et al. Mechanism of NKT cell activation by intranasal coadministration of alpha-galactosylceramide, which can induce cross-protection against influenza viruses. Mucosal Immunol 2008; 1: 208-218.
9. Fukuyama S, Nagatake T, Kim DY, et al. Cutting edge: Uniqueness of lymphoid chemokine requirement

for the initiation and maturation of nasopharynx-associated lymphoid tissue organogenesis. J Immunol 2006; 177: 4276-4280.
10. Kiyono H, Fukuyama S. NALT-versus Peyer's-patch-mediated mucosal immunity. Nat Rev Immunol 2004; 4: 699-710.
11. Mebius RE. Organogenesis of lymphoid tissues. Nat Rev Immunol 2003; 3: 292-303.
12. Wu Y, Wang X, Csencsits KL, et al. M cell-targeted DNA vaccination. Proc Natl Acad Sci USA 2001; 98: 9318-9323.
13. Wiley JA, Hogan RJ, Woodland DL, et al. Antigen-specific $CD8^+$ T cells persist in the upper respiratory tract following influenza virus infection. J Immunol 2001; 167: 3293-3299.
14. Shimoda M, Nakamura T, Takahashi Y, et al. Isotype-specific selection of high affinity memory B cells in nasal-associated lymphoid tissue. J Exp Med 2001; 194: 1597-1607.
15. Kurono Y, Yamamoto M, Fujihashi K, et al. Nasal immunization induces Haemophilus influenza-specific Th1 and Th2 responses with mucosal IgA and systemic IgG antibodies for protective immunity. J Infect Dis 1999; 180: 122-132.

g 涙道関連リンパ組織（TALT）

はじめに

眼球は眼瞼と涙器によって物理的にも免疫学的にも保護されている．眼球周辺から鼻腔までは涙嚢，鼻涙管でつながっており，これらは結膜も含め粘膜組織で構成されていて涙液の通り道（涙道：tear duct）を形成している．ヒトでは眼関連リンパ組織（eye-associated lymphoid tissue：EALT）として結膜関連リンパ組織（conjunctiva-associated lymphoid tissue：CALT）と涙道関連リンパ組織（tear duct-associated lymphoid tissue：TALT）が報告されている[1, 2]．結膜関連リンパ組織に関しては，眼球表面に近いこともあり，結膜炎や角膜炎といった関連する症例が多く[3]（13 章 a 参照），病理学的，組織学的な基礎研究データも数多く報告されている．また，実験動物においては，ウサギ，イヌ，ネコなどに結膜関連リンパ組織が発達する一方，マウスやラットなどの齧歯類には結膜関連リンパ組織が発達しないことが報告されている[4]．しかしながら，TALT に関してはヒトにおいてその存在が報告されているにすぎず[1, 2, 5, 6]，実験動物を用いた報告にいたっては皆無に等しい．概して，眼免疫系の理解は，腸管免疫系や呼吸器免疫系といったほかの粘膜免疫系に比べて遅れているといわざるを得ないが，その要因の一つとして，眼免疫系の解析を実験的汎用性の高いマウスを用いて行うことが困難であったことがあげられる．実際に，結膜関連リンパ組織，TALT ともにその組織形成メカニズムについては報告がなされておらず，それらの免疫応答制御に対する寄与についても不明な点が多い．

最近マウスにおける TALT が発見され，種々の遺伝子欠損マウスを用いた比較・解析を通して，初めて TALT の組織形成メカニズムとその免疫学的機能が明らかになってきた[7]．

本項では，このマウス TALT に関する最近の知見について紹介する．

マウス TALT の同定と組織形成機構について

マウス TALT はヒトと同じく涙道の涙嚢部に存在し，頭部の前頭断切片，矢状断切片で図 1 のように確認できる．TALT の組織形成の時期については，腸管に存在する二次リンパ組織である Peyer 板の発生が認められる胎生 18 日目から，前項の 5 章 f で紹介されている鼻咽頭関連リンパ組織（nasopharynx-associated lymphoid tissue：NALT）の発生時期である生後 10 日目までのあいだで経時的に組織切片を調製し，ヘマトキシリンエオジン（HE）染色による解析が行われた．その結果，TALT では生後 7 日目から原基への血球系細胞の集積を認めることから，鼻咽頭関連リンパ組織と同様に出生後にその組織形成が開始されていることがわかった．

Peyer 板に代表される二次リンパ組織の構築は，リンパ組織誘導（lymphoid tissue-inducer：LTi）細胞と呼ばれる，$CD3^{-}CD4^{+}CD45^{+}$で表される細胞が組織原基に流入すると開始されることが知られている[8]（5 章参照）．免疫組織染色を用いた実験から，生後 7 日目の TALT 原基においても $CD3^{-}$

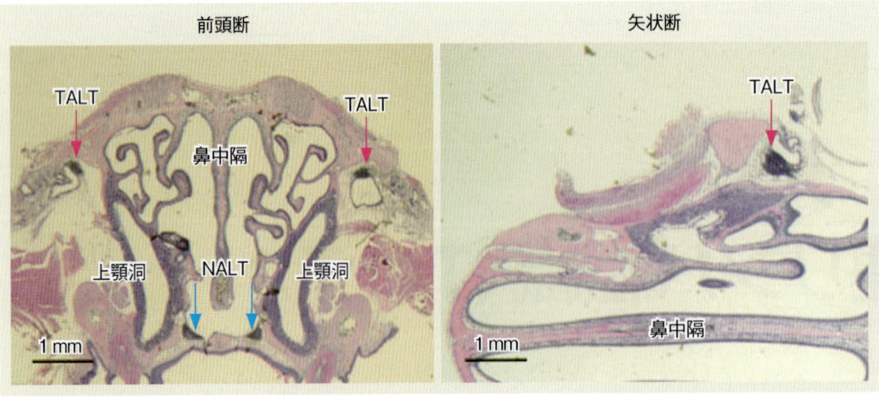

図1 マウスTALTの同定とその解剖学的位置
マウス頭部の組織切片をHE染色で観察すると，左右の涙嚢内側に球状のTALTが観察される．一方，鼻腔底側壁には左右一対の鼻咽頭関連リンパ組織（NALT）が観察される．
（Nagatake T, et al. 2009[7]を改変）

$CD4^+CD45^+$リンパ組織誘導細胞が観察された．生後10日目にはリンパ組織誘導細胞数の増加や，樹状細胞の集積，さらにはPNAd陽性で表される高内皮細静脈（high endothelial venule：HEV）の発達が確認された．次に，TALT原基で観察される細胞群のうち，どの血球系細胞群がTALT誘導（TALT inducer：TALTi）細胞として働いているかの検討が行われた．

生後7日のTALT原基にはB220陽性B細胞が観察されたことから，B細胞を欠損するIgh-6欠損マウスでのTALTを観察したところ，内含するリンパ球の減少を認めるもののほぼ正常なTALTの構築が認められた．加えて，T細胞欠損マウスにおいても同様の結果を得た．したがって，B細胞，T細胞はTALT組織形成には必須ではないことが考えられる．また，CD11c陽性樹状細胞は生後10日目になって初めてTALT原基に遊走することを考えると，TALT組織形成の初期段階を担う細胞群とは考えにくい．

これらの事実は，生後7日目のTALT原基に集積する$CD3^-CD4^+CD45^+$細胞が，ほかの二次リンパ組織形成の場合と同様に，TALTi細胞として機能していることを示唆するものである．

ヒトのTALT形成は，約30～40％にすぎないという疫学的報告がある[2,5,6]．また，マウスではTALT形成が出生後に開始されることから，次にTALT形成における外的環境因子の一つである常在菌の関与が検討された．その結果，無菌マウスや微生物に対する応答に必須であるMyD88欠損マウスにおいてもTALT形成は野生型SPFマウスと同程度認められたことから，鼻咽頭関連リンパ組織と同様に，TALTの組織形成には常在菌を含む細菌の感染・認識に関係がないことが明らかとなった．これまでのところ，野生型マウスでは必ずTALTを確認することができており，ヒトの場合と異なっているが，ヒトでは涙器粘膜を全体にわたって観察することが難しいためにTALTが見いだされないことも考えられる．

末梢リンパ節やPeyer板の組織形成メカニズムは，各項で述べられているようにリンパ組織誘導細胞の表面マーカーも含めて，かなり詳細に明らかにされている（5章b～f参照）．その中心となるのはリンパ組織誘導細胞側のIL-7Rと間質細胞側のリンフォトキシンβ受容体（lymphotoxin beta receptor：LTβR）シグナル伝達系であり，またリンパ組織誘導細胞の遊走にはリンフォイドケモカイン（CXCL13，CCL19，CCL21）が重要な役割を担う．しかしながら，TALTはほかの二次リンパ組織とは異なるユニークな組織形成プログラムにより発達する（**図2**）．すなわち，TALT組織形成は末梢リンパ組織やPeyer板の形成に必須なIL-7Rα，LTα，NIK，CXCL13に非依存的に起こる（**図2**）．さらに，リンパ組織誘導細胞の発生に必須と考えられている転写因子RORγtやId2にも依存していない（**図2**）．

TALT原基に集積する$CD3^-CD4^+CD45^+$細胞が，Peyer板のそれとは異なりRORγtやId2に非依存的に分化するユニークなリンパ組織誘導細胞群

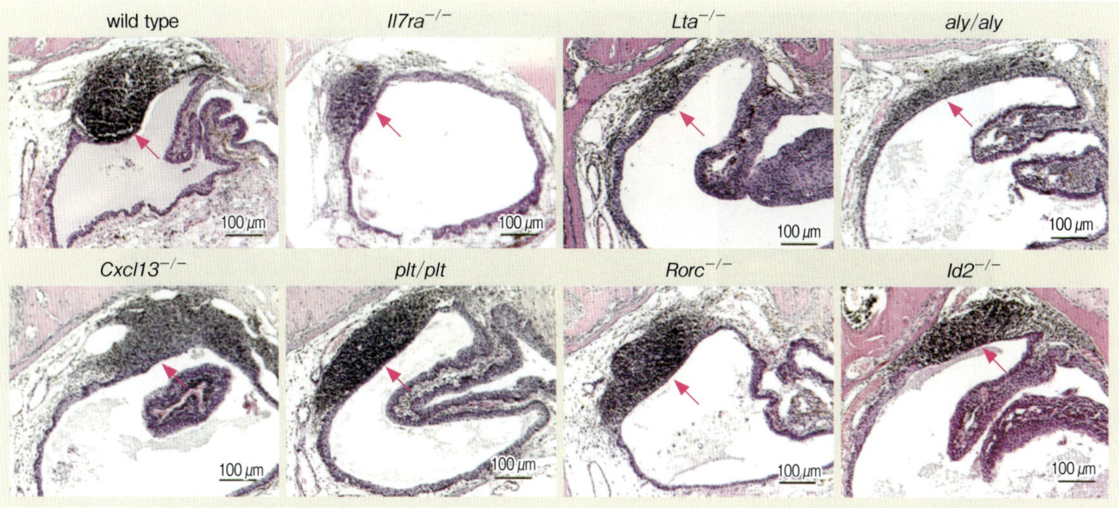

図2　ユニークなTALT組織形成プログラム
TALT組織形成機構はPeyer板や鼻咽頭関連リンパ組織などほかの二次リンパ組織形成機構とは異なる．Peyer板を欠損する*Il7ra*$^{-/-}$マウス，*Lta*$^{-/-}$マウス，NIKに変異の入った*aly/aly*マウス，*Cxcl13*$^{-/-}$マウス，*Ccl19*と*Ccl21*に変異の入った*plt/plt*マウス，*Rorc*$^{-/-}$マウス，さらには，Peyer板も鼻咽頭関連リンパ組織も欠損している*Id2*$^{-/-}$マウスにおいてもTALTが認められる．
（Nagatake T, et al. 2009[7]を改変）

であることが示唆されている．Peyer板原基の$CD3^-CD4^+CD45^+$細胞とTALT原基の$CD3^-CD4^+CD45^+$細胞を単離し，RT-PCRによって遺伝子発現を検討すると，Peyer板原基の$CD3^-CD4^+CD45^+$細胞ではRORγtとId2の発現が認められるのに対し，TALT原基の$CD3^-CD4^+CD45^+$細胞ではこれらの遺伝子発現が認められず，TALTi細胞の分化がこれら転写制御因子に依存しないことを示している．これらの結果は，TALT組織形成にかかわる細胞，およびその分子メカニズムが末梢リンパ節やPeyer板，鼻咽頭関連リンパ組織など，これまでに知られているリンパ組織形成機構とは異なるユニークなものであることを物語っている．

TALTの免疫学的構造

Peyer板や鼻咽頭関連リンパ組織といった粘膜関連リンパ組織の上皮層は，濾胞関連上皮層（follicle-associated epithelium：FAE）の存在によって特徴づけられる．組織学的に涙嚢上皮が重層扁平上皮細胞からなるのに対して，成体におけるTALTの濾胞関連上皮層は単層の扁平上皮細胞である．呼吸器粘膜の鼻咽頭関連リンパ組織-濾胞関連上皮層と比べた場合，TALT-濾胞関連上皮層は線毛を持たず，また杯細胞を含有しないという特徴を持つ．TALT-濾胞関連上皮層のドーム構造の直下には，そこを通して侵入してくる微生物などの抗原を認識する樹状細胞と，広大なB細胞領域，さらにB細胞濾胞を取り巻くT細胞領域が存在し，典型的な粘膜関連リンパ組織の構造をとっている（図3）．TALTにはPNAd陽性で示される高内皮細静脈が

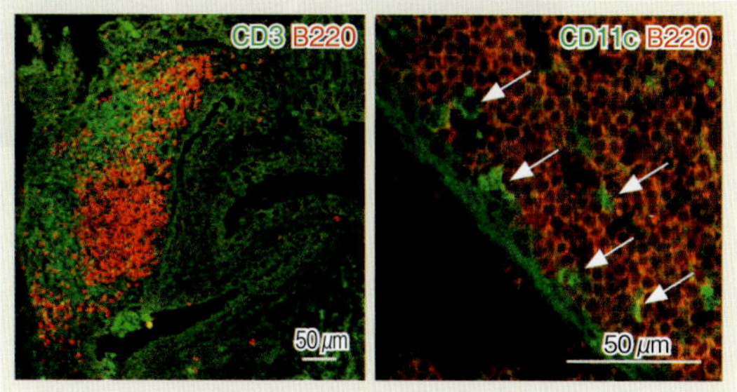

図3　TALTの免疫学的構造の特徴
TALTはほかの粘膜関連リンパ組織と同様，B細胞領域とT細胞領域が明瞭に区域化され（左），濾胞関連上皮層の直下には多数の樹状細胞（矢印）が観察される（右）．
（Nagatake T, et al. 2009[7]を改変）

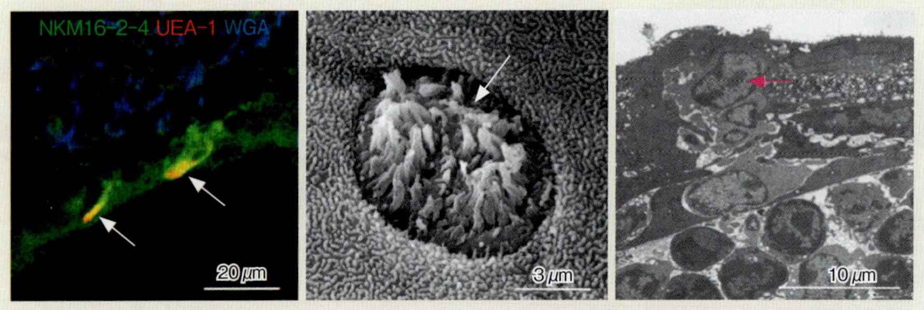

図4 TALT-濾胞関連上皮層（FAE）に発達するM（microfold）細胞

TALT-濾胞関連上皮層（FAE）を免疫組織染色で検討すると，M細胞マーカーのNKM16-2-4陽性UEA-1陽性WGA陰性の上皮細胞が見いだされた（左）．走査型電子顕微鏡解析（SEM）により周囲の扁平上皮とは異なった微絨毛をもつ細胞がTALT-FAEに同定された（中）．透過型電子顕微鏡解析（TEM）により，直下に白血球を内含するるポケットを有した上皮細胞がTALT-FAEに観察された（右）．これらの結果は，TALT-FAEにM細胞が発達することを示している．
（Nagatake T, et al. 2009[7]を改変）

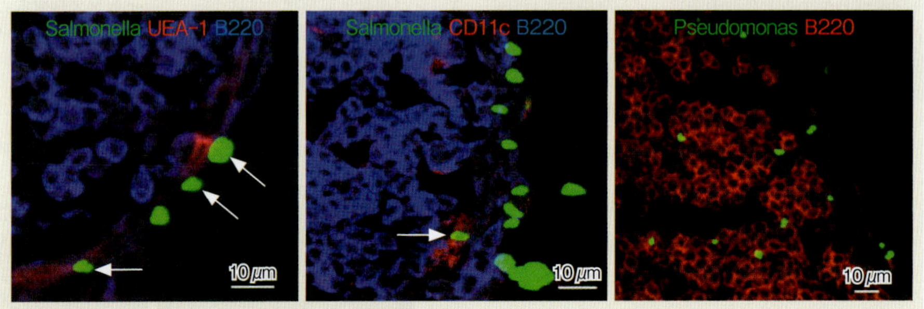

図5 TALT-M細胞による涙道抗原の取り込み

眼球粘膜より投与した，矢印で示した*Salmonella*がTALT-M細胞によって取り込まれる（左）．TALT-FAE直下には樹状細胞（赤色）が存在し，M細胞によって取り込まれた抗原を受け取る（中）．眼球粘膜から投与した*Pseudomonas aeruginosa*がTALTに取り込まれる（右）．
（Nagatake T, et al. 2009[7]を改変）

発達する一方，鼻咽頭関連リンパ組織-高内皮細静脈と同様にMAdCAM-1陰性であることから，眼免疫系のリンパ球遊走システムは腸管免疫系とは異なり$\alpha_4\beta_7$インテグリン/MAdCAM-1に非依存的であるといえる．

眼免疫系におけるTALTの機能について

このように，TALTは末梢リンパ節やPeyer板，さらには鼻咽頭関連リンパ組織とも異なる発生メカニズムを有していることがうかがえるが，その免疫学的・生理学的機能はあるのだろうか．濾胞関連上皮層直下の免疫系細胞群の構造から，Peyer板や鼻咽頭関連リンパ組織と同様に抗原取り込みの場としても機能していることが推察される（3章c，d参照）．実際，抗原取り込みに特化した細胞と考えられているM（microfold）細胞がTALT-濾胞関連上皮層上にも存在していることが，電子顕微鏡やM細胞特異的抗体などを用いた免疫組織染色実験などから明らかになっている（図4）．また，野生型マウスに*Salmonella*や*Pseudomonas aeruginosa*を点眼すると，それらの細菌がM細胞を介してTALT内部に取り込まれ，濾胞関連上皮層直下に存在する樹状細胞によって認識されている像も観察されている（図5）．さらに，粘膜抗原としてよく知られているコレラ毒素（cholera toxin：CT）を点眼すると，B細胞への抗原提示能を有する濾胞樹状細胞（follicular dendritic cells：FDC）網と胚中心（germinal center：GC）の形成がTALT内で認められるようになる．興味深いことに，点眼による免疫はTALTだけではなく，鼻咽頭関連リンパ組織内での濾胞樹状細胞網，胚中心形成を誘導する．このことは，涙道を介した解剖学的構造上のつながりにより，眼球周囲からの感染や抗原投与などにTALTと鼻咽頭関連リンパ組織が協調的に働くことで対峙していることを示唆している．

コレラ毒素の点眼投与によって誘導されたTALT-胚中心では，抗体のクラススイッチに必須である活性化誘導シチジン脱アミノ酵素（activation-induced cytidine deaminase：AID）が活性化され，涙道の広範囲にわたってIgA陽性形質細胞が認められた．このなかには，コレラ毒素のBサブユニット（CTB）特異的IgAを産生する細胞が含まれる．加えて，コレラ毒素の点眼投与は脾臓内におけるCTB特異的IgG産生細胞の誘導も引き起こすことから，眼球周辺粘膜を介した抗原投与は，局所的な粘膜免疫のみならず，全身性の免疫応答をも惹起できることが明らかとなった．

おわりに

TALTは構造学的にも機能的にもPeyer板を代表とする粘膜関連リンパ組織に属し，眼球から涙道を通り侵入する抗原や微生物の認識部位として働き，それに続く免疫応答惹起の場として機能している．一方，その組織形成はほかの二次リンパ組織とは異なったユニークなプログラムにより開始されることが考えられる．今後，このTALT組織形成メカニズムの全容を含め，アレルギー性結膜炎や感染症など眼粘膜免疫疾患における眼関連リンパ組織の構造的，機能的役割のさらなる解明が期待される．

（佐藤慎太郎，長竹貴広，清野　宏）

◉引用文献

1. Knop N, Knop E. Conjunctiva-associated lymphoid tissue in the human eye. Invest Ophthalmol Vis Sci 2000; 41: 1270-1279.
2. Knop E, Knop N. Lacrimal drainage-associated lymphoid tissue (LDALT): a part of the human mucosal immune system. Invest Ophthalmol Vis Sci 2001; 42: 566-574.
3. Chodosh J, Kennedy RC. The conjunctival lymphoid follicle in mucosal immunology. DNA Cell Biol 2002; 21: 421-433.
4. Chodosh J, Nordquist RE, Kennedy RC. Comparative anatomy of mammalian conjunctival lymphoid tissue: a putative mucosal immune site. Dev Comp Immunol 1998; 22: 621-630.
5. Paulsen FP, Paulsen JI, Thale AB, et al. Mucosa-associated lymphoid tissue in human efferent tear ducts. Virchows Arch 2000; 437: 185-189.
6. Paulsen FP, Schaudig U, Maune S, et al. Loss of tear duct-associated lymphoid tissue in association with the scarring of symptomatic dacryostenosis. Ophthalmology 2003; 110: 85-92.
7. Nagatake T, Fukuyama S, Kim DY, et al. Id2-, RORgammat-, and LTbetaR-independent initiation of lymphoid organogenesis in ocular immunity. J Exp Med 2009; 206: 2351-2364.
8. Mebius RE. Organogenesis of lymphoid tissues. Nat Rev Immunol 2003; 3: 292-303.

6

粘膜を介した獲得免疫誘導

a 誘導組織と実効組織

はじめに

粘膜免疫は消化管，上下気道，泌尿生殖器などの粘膜に成立している．さらに膵臓，結膜，涙腺，唾液腺，乳腺などの外分泌腺もその守備範囲である．粘膜はガス交換（肺），消化吸収（腸管），感覚器活動（眼，鼻，口腔，喉頭），生殖（子宮や膣）などの生理機能を担うため，透過性の高い脆弱な障壁にすぎない．これらの組織は生命活動の維持に重要であるがゆえに，病原微生物の侵入に対して格段に優れた防御機構を備える必要がある．しかしながら粘膜の脆弱性，高浸透性は，常に微生物感染の危険にさらされていることにほかならず，事実大部分の病原微生物は粘膜を介して侵入する．粘膜を介して発症する下痢症，急性呼吸器感染症，肺結核症，麻疹などは人類，とりわけ開発途上国の乳幼児・学童の主な死因である．

粘膜はまた病原性を持たない多様な異物の侵入門戸でもある．特に腸管では一人あたり年間 10～15 kg という膨大な量の食餌性蛋白にさらされている．同時に正常な大腸では，少なくとも 1,000 種類の微生物が宿主との共生関係のもとに生育し，常在微生物叢と呼ばれている．これは主に細菌から構成されており，少なくとも大腸内容物 1 mL あたり 10^{12} 個以上にのぼり，生体内で最大の細胞集団といえる．常在細菌叢は宿主にとって無害であり，むしろ多くの有益な役割を果たしている．

食餌性蛋白や常在細菌叢は獲得免疫系によって認識される外来性抗原を多く含む．しかしこのような本来無害な抗原に対して防御的な獲得免疫を成立させることは不適切であり無駄である．実際無害な外来性抗原に対する無用な免疫応答の誘導は，セリアック病（小麦に含まれるグルテン蛋白に対する免疫応答）や炎症性腸疾患の一つである Crohn 病（腸内細菌に対する過剰免疫応答）などに代表される全身疾患の原因になると考えられている（10 章 c, d 参照）．このため腸管粘膜免疫システムには病原微生物と食餌性抗原・腸内細菌叢を識別する術が発達している．

粘膜に帰属する免疫応答誘導組織ならびに実効組織

粘膜に帰属する免疫誘導リンパ組織は抗原に感作されていないナイーブリンパ球の播種，移動，集積の場であり，T 細胞依存性の獲得免疫応答の誘導（発達，分化）を担保するリンパ組織である．粘膜免疫誘導組織の特殊性の多くは抗原の取り込みが粘膜に面した M（microfold）細胞によって寡占的に行われることに起因する（後述）．このような範疇に入る粘膜免疫誘導リンパ組織としてヒトの場合では，Peyer 板，扁桃リンパ腺などがあげられる．これら免疫誘導組織を介した T 細胞依存性免疫応答は獲得免疫の最大の特徴である多様性と免疫記憶を担保することができる．

一方，粘膜に帰属する実効組織は，Peyer 板に代表される誘導組織で感作（増殖・分化）された活性化 T 細胞，B 細胞の播種，移動，集積の場であり，また各抗原感作エフェクター細胞に託された機能を実際に発動（発現）する場といえる．具体的には粘

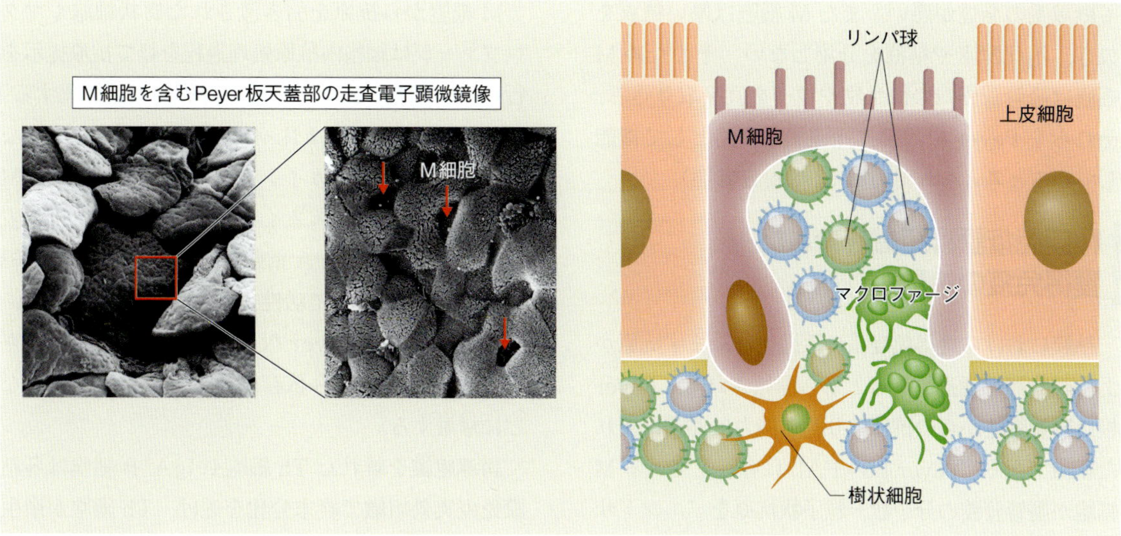

図1　Peyer板

Peyer 板は腸管での免疫応答の誘導相において非常に重要な役割を担う．Peyer 板はドーム様のリンパ球の集合体であり，腸管管腔に隆起した特徴ある形態をとっている．Peyer 板の天蓋部は腸管上皮細胞のほか，特殊な微小ひだ細胞（microfold cell：M 細胞）が存在している．M 細胞はほかの吸収上皮細胞に比べて微絨毛の発達が悪い．また M 細胞は厚い糖衣を欠き，消化酵素や粘液を分泌しない．そのため M 細胞は腸管管腔内の微生物や粒子状抗原を取り込み，それらを M 細胞の基底側に控えている樹状細胞をはじめとする抗原提示細胞へ送達する重要な経路として機能している．

膜固有層，粘膜上皮，外分泌腺などがあげられる．しかし粘膜固有層は，単に実効組織としての働きのみならず，T 細胞に依存しない獲得免疫応答の誘導を担保する組織としての機能を併せ持つことが最近明らかになってきた（6 章 b，8 章 d 参照）．このような粘膜固有層において誘導される T 細胞の関与しない IgA 産生免疫応答においても抗原認識の“多様性と免疫記憶”を担保できるのかについては不明のままである．

腸管における粘膜免疫応答誘導組織および実効組織

常時外界と接し，病原微生物をはじめ多彩な抗原侵襲に曝露されている粘膜には必然的に高次複雑な生体防御システムが発達しており，その防御システムを構成する免疫細胞の総数は 10^{11} 個以上といわれている．特に“非自己”と接触する機会の多い消化管粘膜にはよく発達したリンパ組織が認められる．

腸管粘膜に点在する誘導組織は腸管関連リンパ組織（gut-associated lymphoid tissue：GALT）と総称され，相互に密接な連携をとりながら分泌型 IgA・細胞傷害性 T 細胞（cytotoxic T lymphocytes：CTL）を中心とした感染免疫，粘膜誘導型免疫寛容などの抗原特異的獲得免疫応答を誘導する．腸管関連リンパ組織に帰属する粘膜免疫誘導組織は末梢リンパ節と似通った解剖学的構造を有している．ただし腸管関連リンパ組織は輸入リンパ管を欠き，抗原の取り込みは M 細胞によって寡占的に行われる．腸管関連リンパ組織に帰属する誘導組織には Peyer 板（小腸），孤立リンパ濾胞（大腸）などが含まれる（5 章参照）．

Peyer 板はドーム様のリンパ節の集合体であり，腸管管腔に隆起した特殊な形態を呈している（図 1）．Peyer 板の中心には B 細胞濾胞が形成され，その辺縁には T 細胞領域が局在している．上皮下ドーム領域には樹状細胞，T 細胞，B 細胞が豊富に存在する．ドーム領域は一層の濾胞関連上皮層（follicle-associated epithelium：FAE）によって腸管管腔から隔てられている．この FAE には腸管上皮細胞に加え，特殊な上皮細胞である M 細胞が存在する（図 1）．M 細胞はほかの吸収上皮細胞に比べて微絨毛の発達が悪い．またM細胞は厚い糖衣を欠き，消化酵素や粘液を分泌しない．そのためM細胞は腸管管腔内の微生物や粒子を直接取り込み，それらをPeyer板内部に送達する経路として機能していると考えられている（3章c, d参照）．

粘膜免疫誘導組織を介した獲得免疫の始動

粘膜における獲得免疫系の活性化は，まず抗原が上皮細胞層を通過することから開始される．Peyer板は腸管管腔からの抗原取り込み能力に非常に優れた組織である．Peyer板のFAEに存在しているM細胞が腸管管腔の分子状・粒子状抗原を“エンドサイトーシス”や“ファゴサイトーシス”を介して取り込んでいる．取り込まれた抗原は細胞内を通過しM細胞の基底膜側から細胞外へ“トランスサイトーシス”という過程を経て運搬される．

M細胞の基底膜はポケット様の構造をとり，ポケット内にはリンパ球や樹状細胞が存在している（図1）．M細胞から“トランスサイトーシス”を介して運搬された抗原は樹状細胞に取り込まれた後にT細胞に提示される．抗原を取り込んだ樹状細胞はPeyer板ドーム内のT細胞濾胞，あるいは輸出リンパ管を経て腸間膜リンパ節へ遊走し，ナイーブT細胞に対して抗原提示を行う．

抗原刺激によって誘導・活性化された抗原特異的リンパ球は，血流やリンパ流に乗って全身を駆け巡り，近傍ないしは遠隔の粘膜で覆われた組織において抗原特異的分泌型IgA（secretory IgA：SIgA）の産生を担保する．実際にSIgAを産生・分泌する鼻腔・上気道・消化管・涙腺・唾液腺・乳腺などの組織を実効組織（IgA effector tissue）という．誘導組織と実効組織を連結するのが共通粘膜免疫システム（common mucosal immune system：CMIS）であり，このCMISを介したSIgAによる粘膜バリアーを構築することで無数の非自己抗原が存在する外界と粘膜下に存在する自己の内部環境を識別（峻別）して病原微生物の侵入を阻止し，また共生細菌との共存を図り，外部環境と生体内での免疫学的恒常性を維持する．

M細胞から抗原を引き渡された樹状細胞やマクロファージは細胞内抗原処理過程を経て抗原提示を行い，T細胞・B細胞を抗原特異的に活性化する．その結果，Th細胞はIL-4・IL-5・IL-6・IL-10などのTh2型サイトカインを産生し，B細胞はIgMからIgAへのクラススイッチを経てIgAを細胞表面に発現した状態IgA前駆細胞になる（IgA^+B細胞）．このようにして活性化されたTh細胞・IgA^+ B細胞の一部はPeyer板に残り免疫記憶を成立させ，その他はCMIS依存的に腸管の粘膜固有層などに帰巣する．

誘導組織を離れたTh細胞やIgA^+B細胞は各粘膜免疫実効組織で終末分化を遂げ，Th細胞が産生するIgA誘導サイトカインといわれるIL-5・IL-6・IL-10の作用により，IgA^+B細胞は形質細胞へと分化しIgAを産生するようになる．粘膜固有層で産生・分泌されたIgAはJ鎖を介した二量体構造・多量体構造となっており，粘膜上皮細胞の基底側に発現するpolymeric Ig receptor（pIgR）と会合する．pIgRはIgA抗体のFc領域を介して結合し，分泌成分（secretory component：SC）としてSIgAを構成し，上皮細胞頂端側へ逆行輸送する．その後，SIgAは管腔へ向けて放出される．このようにして管腔に放出されたSIgAは淋菌などの病原細菌が産生するIgAプロテアーゼに抵抗性を示し，さらに粘液中に含まれるムチンやラクトフェリン・リゾチームなどの抗菌ペプチドとともに粘膜バリアーをより強固なものとする（4章e参照）．このようにPeyer板を介したCMIS系粘膜免疫誘導機構を刺激することで腸管粘膜をはじめとした消化管のみならず，全身の粘膜にSIgAを中心としたバリアーが形成され，“非自己”の侵入・増殖を阻止している．

誘導組織から実効組織へ—両者を連結する分子基盤（図2）

粘膜誘導組織においてナイーブリンパ球が抗原刺激を受け，活性化すると細胞表面上のインテグリン分子の発現を変化させ，エフェクターリンパ球として粘膜実効組織への遊走指向性を獲得する．粘膜に

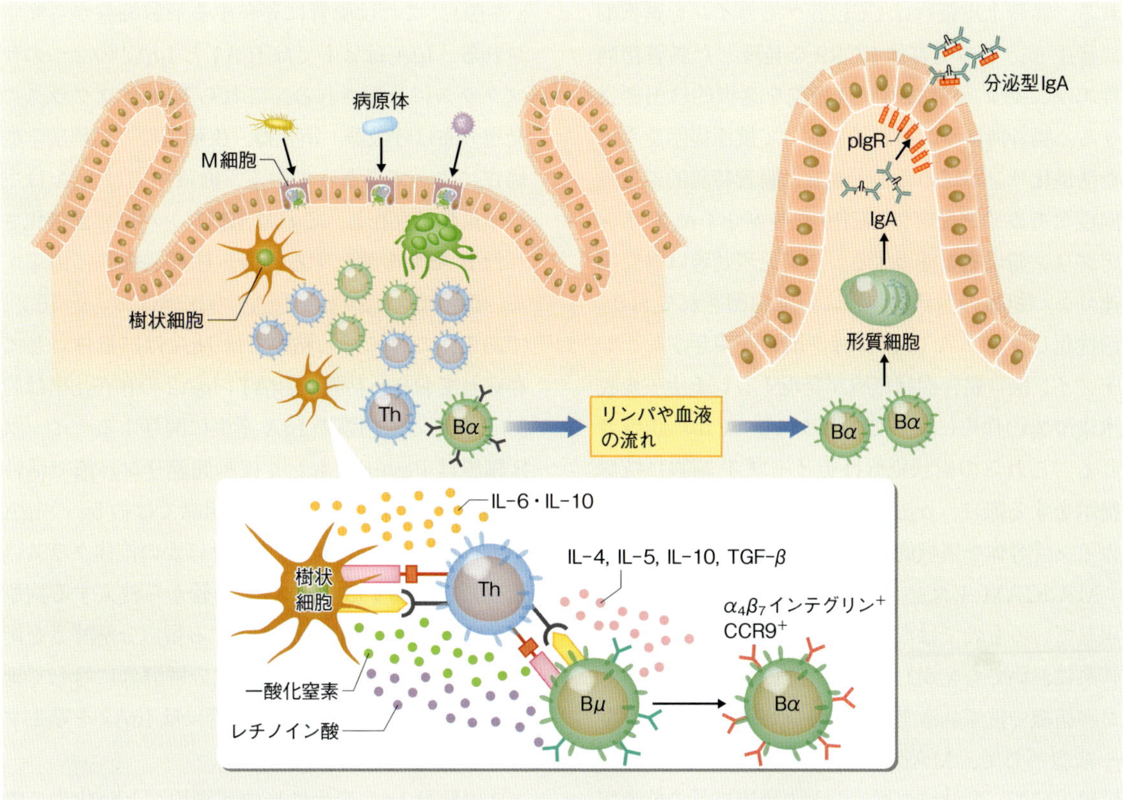

図2 誘導組織と実効組織間のリンパ球遊走機構

Peyer 板で活性化されたリンパ球は腸間膜リンパ節を経由し，リンパ行性に胸管へ移行する．さらに血流に乗って全身を循環した後，Peyer 板の近傍，あるいは遠隔の腸管粘膜固有層へとホーミングする．この粘膜固有のリンパ球循環は，インテグリンとケモカインに対する指向性によって規定される．腸管指向性リンパ球には活性型$\alpha_4\beta_7$インテグリンが発現しており，消化管粘膜の血管内皮細胞に発現するMAdCAM-1を認識する．また腸管上皮細胞はCCL25ケモカインを選択的に産生しており，その受容体CCR9を発現したエフェクターT細胞，形質芽細胞を選択的に引き寄せる．CCR9の発現は腸管関連リンパ組織（GALT）の樹状細胞によって制御されており，活性化ビタミンA（レチノイン酸）が関与する．

存在するリンパ球の運命は，ナイーブT細胞とB細胞がそれぞれ胸腺と骨髄を移出するときに始まる．この時点では，血流を循環するナイーブリンパ球がどの組織での免疫応答に参画するかは未定である．ナイーブリンパ球はまず高内皮細静脈を介してPeyer板や腸間膜リンパ節へと到達する．このリンパ節への移動には末梢リンパ節と同様に末梢リンパ組織から産生されるCCL21やCCL19ケモカインによって制御される．これらのケモカインはナイーブリンパ球が発現しているCCR7ケモカイン受容体に結合する．ナイーブリンパ球がリンパ組織内で抗原と遭遇しない場合は，移出リンパ管を介して血流へ再移行する．一方，ナイーブリンパ球が腸管関連リンパ組織において抗原提示を受けた場合には，活性化後，CCR7やL-セレクチンの発現を低下させる．つまりほかの末梢リンパ節への遊走指向性を消失する．

Peyer板で活性化されたエフェクターリンパ球は，リンパ管を経て腸間膜リンパ節を経由した後，胸管へと移行する．さらに血流に乗って全身を循環した後，抗原感作Peyer板の近傍ないしは遠隔の腸管粘膜固有層へと移行する．

腸管特異的遊走指向性はリンパ球上の$\alpha_4\beta_7$インテグリンの発現によって規定されている．$\alpha_4\beta_7$インテグリンは腸管壁に分布する血管内皮細胞に発現しているMAdCAM-1を認識する．さらに腸管で感作を受けたリンパ球は，腸管上皮細胞から産生される組織特異的なケモカインによってリクルートされる．腸管上皮細胞はCCL25ケモカインを選択的に産生し，その受容体CCR9を発現した腸管指向性エフェクターT細胞，B細胞を選択的に引き寄せる．腸管関連リンパ組織において抗原提示を受けた活性化リンパ球のみが上述した腸管特異的遊走指向性ケモカイン受容体CCR9や接着分子$\alpha_4\beta_7$インテグリン発現能を獲得する．この発現誘導は腸管関連リンパ組織の樹状細胞によって制御されており，活性化ビタミンA（レチノイン酸）が関与する．レチノイン酸は腸管樹状細胞が発現するレチナール脱水素酵素の作用によって，ビタミンAから誘導される．これらの樹状細胞はナイーブT細胞に抗原提示をする際に，$\alpha_4\beta_7$インテグリンやCCR9ケモカイン受容体を選択的に誘導する（7章参照）．

MAdCAM-1は必ずしも腸管の血管に限って発現しているものではなく，ほかの粘膜に分布する血管系においても発現している．そのため腸管関連リンパ組織で抗原刺激を受けたリンパ球はエフェクター細胞として，MAdCAM-1を発現する呼吸器，泌尿生殖器，乳汁分泌器官などの腸管以外の粘膜組織への遊走も可能である．このような粘膜免疫システムのみが有する統制されたリンパ球の循環経路は，前述のように共通粘膜免疫システムと称される．これは粘膜ワクチンが示す重要な特徴の一つであり，ある粘膜を介した局所免疫によって当該粘膜のみならず，遠隔の粘膜ないしは腺組織における免疫応答を併せて誘導することを意味している．このような現象は多くの実験系において証明されてきたが，なかでも最も興味深いものとして，ヒト免疫不全ウイルス（HIV）ワクチンの経鼻免疫によって泌尿生殖器誘導される抗原特異的IgA免疫応答があげられる．さらに腸管粘膜における自然感染ないしはワクチン接種によって乳腺において抗原特異的IgAが産生誘導されることが示されており，これは母乳を介した乳児への受動的獲得免疫の賦与として非常に意義深いものである．

実効組織における獲得免疫応答の発現

粘膜の主要な免疫グロブリンはIgAである（8章a参照）．これは腸管に存在する形質細胞から産生される．IgAはヒトではIgA1とIgA2の2つのサブクラスに分類される．これらIgAサブクラスの発現分布は呼吸器，消化器，生殖器などの解剖学的局在によって異なっている．血液中ではIgAは主に単量体で存在し，これは末梢リンパ節で活性化されたB細胞を源とする骨髄定住形質細胞に由来する．血液でのIgA1とIgA2の比率はおよそ10：1である．これに対し粘膜ではIgAは二量体として存在しており，粘膜のIgA1：IgA2の存在比率は約3：2である．粘膜のIgA産生に関与するナイーブB細胞はPeyer板もしくは腸間膜リンパ節で活性化刺激を受ける．ヒトの粘膜組織では約5gのIgAが毎日産生されており，これはほかの抗体クラスの産生量を凌駕する（図3）．腸管から侵入する病原微生物の多くはIgA1を消化する蛋白分解酵素を産生するが，IgA2はこれら蛋白分解酵素に対して抵抗性を示す．このことから腸管にはIgA2を産生する形質細胞が多い．

B細胞はIgA産生性形質芽細胞へと分化する際に，粘膜への循環帰巣に重要である$\alpha_4\beta_7$インテグリンとケモカイン受容体CCR9やCCR10を合わせて発現する．IgA産生性形質芽細胞が腸管粘膜固有層へ遊走し，IgA産生性形質細胞へと終末分化を遂げた後，二量体IgAが腸管上皮細胞下へ分泌される．さらに二量体IgAは上皮細胞を通過し，腸管管腔側に存在する抗原を捕捉する（図4）．この過程には前述のように腸管上皮細胞の基底膜に発現しているpIgRが関与している．この受容体は二量体化IgAなどの多量体抗体に高親和性を示し，二量体化IgAや五量体化IgMを管腔側へと送達する．この逆行輸送の過程でpIgRは分解されるが，その一部はIgAに会合したまま維持され，分泌成分と呼ばれる．このようにしてSIgAが産生される（図4）．

腸管管腔に分泌されたSIgAは分泌成分の糖鎖を介して，上皮層を覆っている粘液（ムチン）に結合し，その場で微生物の接着阻害作用や微生物由来の毒素の中和作用を示す．上記のような管腔側での役割に加え，IgAは細胞内においてリポ多糖（内毒素）

小腸粘膜固有層に観察されるIgA産生細胞

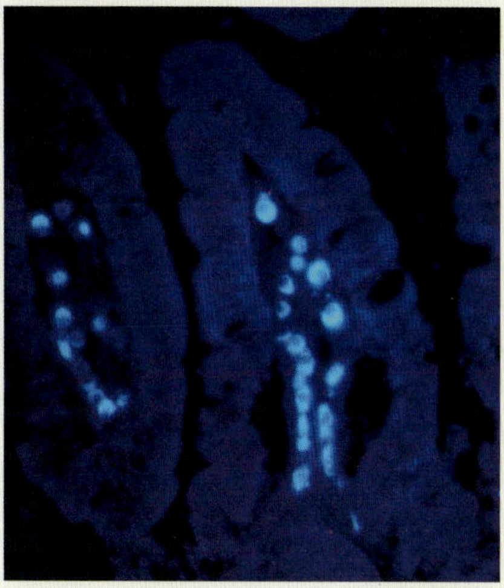

粘膜および外分泌液に含まれる免疫グロブリン
（ヒト；mg/100 mL）

	IgG	IgM	IgA
唾液	1.44	0.21	19.4
腸内容物	0.4	0.8	16.6
血清	1,300	62	220
初乳	16.8	61.0	1,230

• 成人1日あたり4～5 g産生される

図3 腸管粘膜における分泌型IgA（SIgA）抗体
SIgAは粘膜で産生される主要な免疫グロブリンである．血液や全身の末梢リンパ組織のB細胞は主としてIgG抗体を産生する事実とは大きく異なる．粘膜固有層で産生された二量体IgA抗体は腸管上皮細胞の産生する分泌成分（SC）の付加を受けて腸管の管腔側にSIgAとして放出される．SIgAはあたかも“錆び止めのペンキ”のように粘膜の表層をくまなく被覆し，粘膜の第一線の防御バリアーとして粘膜を侵襲する病原微生物の排除や殺傷に当たる．

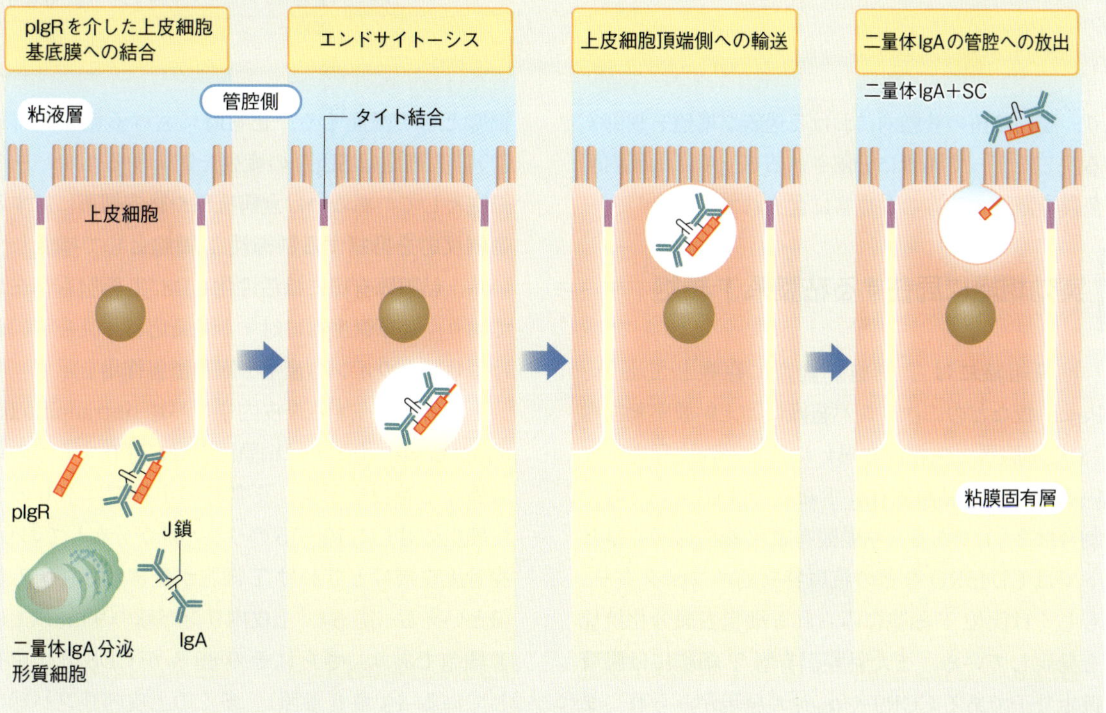

図4 腸管粘膜固有層で産生されたIgAの管腔側への輸送の機構
粘膜固有層で最終分化した形質細胞が，二量体IgAを腸管上皮細胞下へと分泌する．さらに二量体IgAは上皮細胞を通過し，腸管管腔側へ運搬される．この過程には粘膜上皮基底側に発現している多量体免疫グロブリン受容体（polymeric immunoglobulin receptor：pIgR）が関与する．pIgRは二量体IgAに高親和性を示す．管腔側への輸送の過程でpIgRは分解されるが，その一部は二量体IgAに会合した状態のまま維持され，分泌成分（secretory component：SC）と呼ばれる．

やHIVウイルス粒子を中和する．SIgAは古典的補体経路の活性化能やオプソニン化能に乏しいことから，炎症反応を誘発することはない．このことからSIgAは腸管炎症を抑制し，炎症反応に随伴する病原微生物の腸管粘膜への侵入を阻害する．またSIgAは腸内細菌叢との共生関係の構築に重要であ

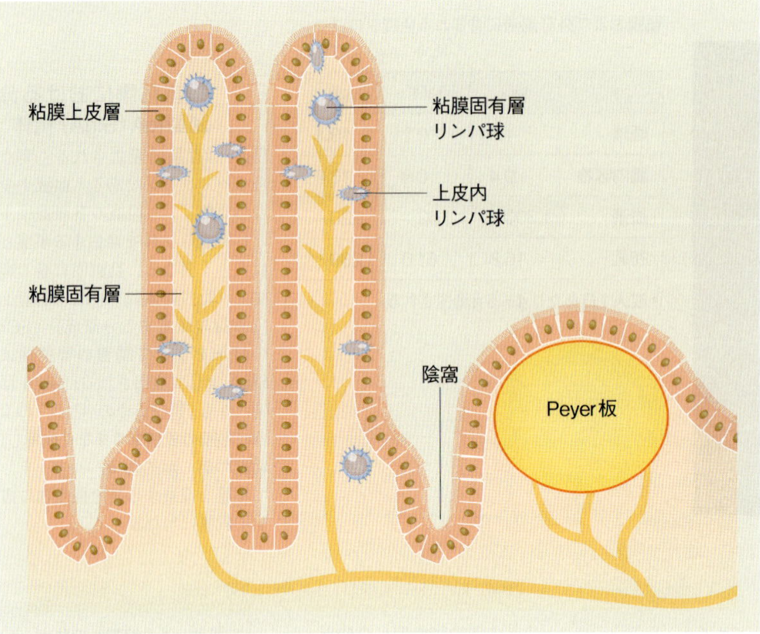

図5　小腸粘膜におけるリンパ球の解剖学的局在
腸管粘膜には定常状態においてもリンパ球が豊富に存在しており，Peyer板などの二次リンパ組織に加えて粘膜面全体にびまん性に分布している．腸管粘膜においてリンパ球は上皮細胞層と粘膜固有層の2つの領域に分かれて存在しており，それぞれ粘膜固有層リンパ球，上皮内リンパ球と呼称されている．

り，腸内細菌の管腔内における過剰な増殖を制御する．したがって腸管に分泌されるSIgAには腸内細菌叢を認識するものが豊富に含まれている．

実効組織に局在する粘膜系T細胞

粘膜組織にはT細胞が豊富に存在しており，Peyer板などの二次リンパ組織に加え粘膜実効組織（上皮細胞層と粘膜固有層）にびまん性に存在している（図5）．粘膜固有層T細胞ではCD4：CD8の割合は3：1である．粘膜固有層T細胞の多くはヒトではCD45ROなどの抗原特異的エフェクター，もしくは記憶T細胞にみられる細胞表面分化抗原を発現している．また粘膜固有層T細胞には腸管遊走分子であるCCR9や$\alpha_4\beta_7$の発現がみられ，まれにCCL5などの炎症性のケモカインに対する受容体の発現も観察される．粘膜固有層T細胞はT細胞マイトジェンや蛋白質抗原に対する増殖応答性は低い．しかしながら炎症がみられない正常な腸管においても，IFN-γ，IL-5，IL-10などのサイトカインを豊富に分泌することが知られている．セリアック病や大腸炎の際には，粘膜固有層CD4$^+$T細胞は局所的な組織損傷を引き起こすエフェクターT細胞として機能する．正常時における粘膜固有層CD4$^+$T細胞はSIgAの産生を制御するヘルパーT細胞として，あるいは食餌抗原や腸内細菌に対する過剰反応を抑制する制御性T細胞として機能している．粘膜固有層には活性化CD8$^+$T細胞も存在しており，病原微生物に対する免疫応答や炎症時におけるサイトカインの産生や細胞傷害作用を示す．

上皮層に存在する上皮内リンパ球（intraepithelial lymphocyte：IEL）は粘膜固有層に存在するものとは異なる特徴を示す．正常時の小腸では100の上皮細胞に対して10〜15のリンパ球が分布しており，腸管上皮層はとりわけT細胞が豊富に存在する組織といえる（図5）．上皮内リンパ球の90％以上はT細胞であり，さらにその80％がCD8分子を有している（4章d参照）．多くの上皮内リンパ球は活性化状態で存在しており，細胞傷害性T細胞のように細胞内にグランザイムやパーフォリンを含む顆粒を有している．上皮内リンパ球が発現するT細胞受容体は多様性に乏しく，特定の抗原によって局所的に増殖していることを示唆する．小腸上皮内リンパ球はCCR9ケモカイン受容体を発現し，また粘膜固有層T細胞が発現する$\alpha_4\beta_7$インテグリンに代わって$\alpha_E\beta_7$インテグリンを発現している．

$\alpha_E\beta_7$ インテグリンの受容体であるE-カドヘリンは腸管上皮細胞に発現しており，上皮内リンパ球を上皮層に保持するうえで重要な役割を果たしている．上皮内リンパ球の機能については微生物感染に対する生体防御能や損傷した粘膜上皮の修復・再生能などが知られている．

おわりに

消化管をはじめとした諸臓器で作動する粘膜免疫システムは経口免疫寛容に代表され固有の免疫応答制御機構を駆使して，生体の構造的・機能的恒常性の維持に寄与している．粘膜で産生される免疫グロブリンの大部分はSIgAであり，このIgA産生制御機構の解明と感染症への応用研究が積極的にすすめられてきた．SIgAを中心とした獲得免疫の強化は，AIDSやインフルエンザに代表される新興・再興感染症の有力な治療・予防法として，その有効性が詳細に検討されるとともに，全身免疫システムではみられない粘膜免疫の特殊性を示す数々の興味深い作動機構の解明につながっている．

（高橋一郎）

◉**参考文献**（本項に記載した内容をさらに深く理解したい読者のための参考文献）

1. Kiyono H, Fukuyama S. NALT-versus Peyer's-patch-mediated mucosal immunity. Nature Rev Immunol 2004; 4: 699-710.
2. Mestecky J, Nguyen H, Czerkinsky C, et al. Oral immunization: an update. Curr Opin Gastroenterol 2008, 24: 713-719.
3. Neutra MR, Kozlowski PA. Mucosal Vaccines: the promise and the challenge. Nature Rev Immunol 2006; 6: 148-158.
4. Kunisawa J, Nochi T, Kiyono H. Immunological commonalities and distinctions between airway and digestive immunity. Trends Immunol 2008; 29: 505-513.
5. Neutra MR, Kraehenbuhl J-P. Cellular and molecular basis for antigen transport across epithelial barriers. Mestecky J (editors). Mucosal Immunology. Academic Press, 2005; p.111-130.
6. Coombes JL, Powrie F. Dendritic cells in intestinal immune regulation. Nature Rev Immunol 2008; 8: 435-446.
7. Mora JR, Bono MR, Manjunath N, et al. Selective imprinting of gut-homing T cells by Peyer's patch dendritic cells. Nature 2003; 424: 88-93.
8. Mora JR, Iwata M, Eksteen B, et al. Generation of gut-homing IgA-secreting B cells by intestinal dendritic cells. Science 2006; 314: 1157-1160.
9. Iwata M, Hirakiyama A, Eshima Y, et al. Retinoic acid imprints gut-homing specificity on T cells. Immunity 2004; 21: 527-538.
10. Cerutti A, Rescigno M. The biology of intestinal immunoglobulin A responses. Immunity 2008; 28: 740-750.
11. Tezuka H, Abe Y, Iwata M, et al. Regulation of IgA production by naturally occurring TNF/iNOS-producing dendritic cells. Nature 2007; 448: 929-993.
12. Uematsu S, Fujimoto K, Jang M, et al. Regulation of humoral and cellular gut immunity by lamina propria dendritic cells expressing Toll-like receptor 5. Nature Immunol 2008; 9: 769-776.
13. Mestecky J, Nguyen H, Czerkinsky C, et al. Oral immunization: an update. Curr Opin Gastroenterol 2008; 24: 713-719.
14. Brave A, Hallengard D, Schroder U, et al. Intranasal immunization of young mice with a multigene HIV-1 vaccine in combination with the N3 adjuvant induces mucosal and systemic immune responses. Vaccine 2008; 26: 5075-5078.

b Th1/Th2/Treg細胞とサイトカインによる分泌型IgA誘導・制御機構

はじめに

免疫系は，病原体の侵入を皮膚や粘膜組織でいち早く感知し，最前線で病原体を一次排除する自然免疫と，全身のリンパ組織により侵入した病原体を強力かつ持続的に攻撃する獲得免疫に分類できる．

自然免疫が抗原非特異的であるのに対し，獲得免疫は抗原特異的かつ記憶として残り，抗原の再刺激に効率的に対応する．免疫応答は抗体を主体とする体液性応答とリンパ球や白血球を主体とする細胞性応答に大別できるが，起源を異にする免疫担当細胞の相互作用により調節される．この細胞間相互作用はサイトカインによる情報伝達で代替される．

サイトカインは免疫応答，炎症，造血など，生体の防御や恒常性を維持する細胞群の増殖や分化を制御する生理活性分子の総称である．一つのサイトカインは多種類の細胞に作用し（作用の多様性），多種類のサイトカインが単個細胞に作用し，類似の生物活性を示す（作用の重複性）．免疫応答に関与する新しい細胞群がみつかるたびに新規のサイトカインが同定されてきている．サイトカイン研究に注目が集まる所以である．

近年，粘膜免疫が脚光を浴びている．粘膜面で最も重要な免疫応答の一つであるIgA産生を例にあげても，粘膜局所に存在する免疫細胞の多様性，局所での腸内共生菌と免疫細胞との相互作用など日々新しい概念が提唱され，発見が相次いでいる．

本項では，サイトカインによるIgA産生の制御機構について，最新の知見を交えながら紹介したい．

自然免疫と獲得免疫

微生物やウイルスなどの病原体が生体内に侵入すると，宿主の免疫細胞が感知し，活性化され，それを排除する．病原体の侵入にいち早く対応するのが自然免疫である．樹状細胞，マクロファージ，ナチュラルキラー（NK）細胞，NKT細胞，顆粒球（好中球，好酸球，好塩基球や肥満〈マスト〉細胞）が自然免疫を担当する細胞であり，それらの細胞は病原体の発現する分子パターン（pathogen-associated molecular patterns：PAMPs）を認識するToll-like receptor（TLR）を発現している（4章参照）．TLRには，Gram陽性菌の菌体成分であるリポタイコ酸や酵母の菌体成分であるザイモサンを認識するTLR2，ウイルスの2本鎖RNAを認識するTLR3，Gram陰性菌の菌体成分であるリポ多糖を認識するTLR4，鞭毛フラジェリンを認識するTLR5，ウイルスの1本鎖RNAを感知するTLR7，細菌の非メチル化DNAを認識するTLR9などがあり，細菌やウイルス抗原の種類に応じた免疫応答を誘導する[1)]（4章a参照）．自然免疫を担う細胞には病原性細菌を消化，殺傷する貪食能が備わっており，貪食作用によりすみやかに寄生体を排除する．

自然免疫が抗原識別後すみやかに作動するのに対し，獲得免疫は誘導されるのに時間がかかる．獲得免疫を担うT細胞とB細胞は細胞表面の抗原特異的な受容体を利用し，抗原断片を認識し強力，持続的な感染防御を発現する．病原体を感知した樹状細胞は，その抗原情報を抗原特異的なヘルパーT細胞（Th）に提示し活性化し，サイトカイン産生を誘導する．活性化されたTh細胞は抗原特異的な細胞傷害性T細胞（cytotoxic T lymphocytes：CTL）やB細胞を活性化し，それらの分化を誘導するとともに，エフェクター機能を発現させる．

近年，自然免疫に関与する細胞や分子の研究の急速な進歩は目覚しく，自然免疫系の賦活が獲得免疫をフルに活性化するのに必須であり，免疫系の制御に両者が密接に連携していることを示す報告が多い．

Th 細胞亜集団

サイトカインは，特定の刺激に応答し細胞から分泌され，細胞の発生，増殖，分化，遊走，活性化，細胞死を誘導し，免疫応答を調節する．T細胞は $CD4^+$Th細胞と，$CD8^+$CTL細胞に大別される．Th細胞は胸腺で分化，成熟した後，未熟なTh（Th0）細胞として末梢組織に移行し，抗原（蛋白質やそのペプチド）刺激と副刺激シグナルによりサイトカインを産生するT細胞へと分化する．Th細胞は産生するサイトカインの種類により少なくとも4つの異なる亜集団（Th1，Th2，Th17，制御性T細胞〈regulatory T cell：Treg〉）に分類できる（図1）．

Th1細胞はIL-2，IL-12，IFN-γ，TNF-αを産生し，ウイルスや細胞内寄生菌に対する細胞性免疫を活性化する．Th2細胞はIL-4，IL-5，IL-6，IL-10，IL-13などを産生し，抗体産生を増強するとともに細胞外寄生菌を排除する．また，炎症細胞の生成や活性化に関与する．Th17細胞は，IL-17AやIL-17F，IL-21などを産生し，自己免疫疾患，炎症に関与し，真菌の排除にも重要である．制御性T細胞はTGF-βやIL-10を産生し，T細胞やB細胞の機能を抑制するのみならず樹状細胞による抗原提示も抑制する．Th1細胞の産生するサイトカイン（Th1サイトカイン）とTh2サイトカインは標的細胞に拮抗的に作用するため，Th1とTh2細胞のどちらが優位に活性化されるかで，免疫応答の質（細胞性免疫と体液性免疫）とバランスが決定される．Th17細胞の分化は，Th1サイトカインであるIFN-γやTh2サイトカインであるIL-4による抑制を受け，IL-23によりその増殖が惹起される．

Th1型の免疫応答はウイルスや細胞内寄生菌により引き起こされるのに対し，Th2型の免疫応答はアレルゲンや寄生虫抗原など細胞外抗原により惹起される．そのため，これら病原体抗原を認識するTLRを発現しているマクロファージや樹状細胞などが産生するサイトカイン，T細胞受容体（T cell receptor：TCR）と共分子であるCD28複合体が，Th0細胞からTh1あるいはTh2細胞への分化決定の鍵を握る．T-betはIL-2プロモーターに会合するT-box遺伝子ファミリーとして同定された遺伝子であり，Th1細胞特異的に発現する転写因子である[2)]．Th0細胞がIL-12によるSTAT4の活性化や，T細胞受容体/CD28複合体からのシグナルによるSTAT1の活性化を受けるとT-betの発現が誘導されTh1細胞への分化が促進される．一方，IL-4によるSTAT6の活性化とT細胞受容体刺激によるNF-κB（nuclear factor-kappa B）の活性化がGATA3の発現を誘導し，Th0からTh2細胞への分化を誘導する（図1）[3)]．

研究によると，抗原ペプチドとT細胞受容体との結合親和性の強さがTh1とTh2の分化の決定に重要であり[4)]，サイトカインや副刺激シグナルは分化した細胞の極性化（polarization）と増殖に必要であるらしい．T-bet非依存性にTh1細胞への分化誘導が起こりうることも報告されている[5)]．

SOCS分子はチロシンリン酸化されたサイトカイン受容体やキナーゼと結合することで，JAK/STATシグナル伝達系を阻害し，Th1とTh2細胞分化のバランスを制御している[6)]．IL-12によりTh1細胞特異的に発現が誘導されるSOCS5は，IL-4依存的に誘導されるSTAT6の活性化を妨げることで，Th2細胞への分化を抑制する．一方，Th2細胞に特異的に発現するSOCS3はIL-4依存的に発現が制御され，IL-12によるSTAT4の活性化を抑制し，Th1細胞への分化を妨げる[7)]．また，樹状細胞に発現するJaggedは，T細胞上に発現するNotchと会合した後に核内へと移行し，IL-4の

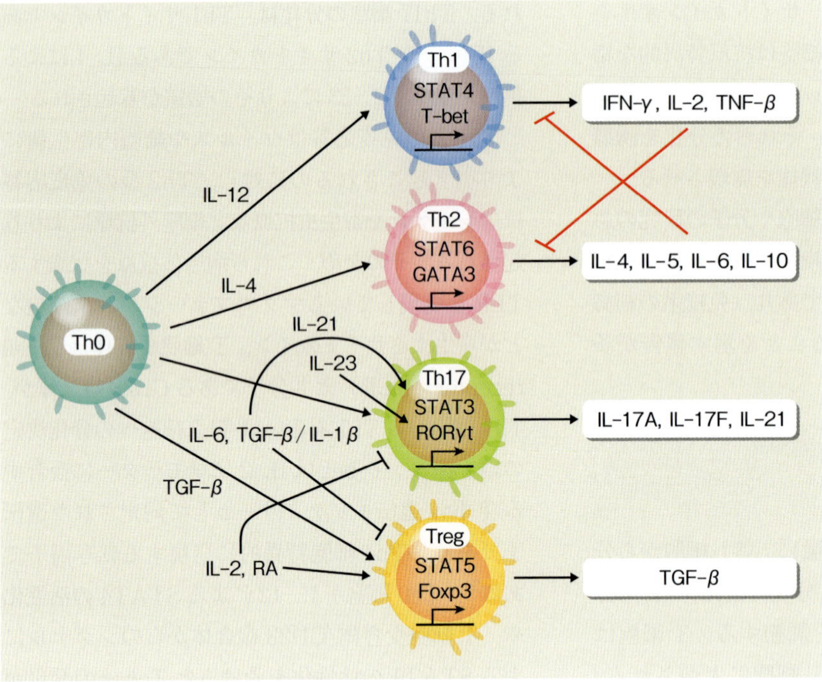

図1 Th 細胞亜集団の分化と産生するサイトカイン

Th0 細胞は IL-12 により Th1 細胞へ，IL-4 により Th2 細胞へ分化する．Th17 細胞は IL-6 存在下で TGF-β（マウス）あるいは IL-1β（ヒト）により誘導される．TGF-β は IL-2，レチノイン酸（RA）により Treg への分化を誘導する．

転写を誘導する[8]．Notch シグナルが直接 GATA3 プロモーターに作用し，その発現を誘導することも知られている．このように，転写因子の発現動態によって Th1 や Th2 細胞への分化のバランスが維持され，免疫応答が一方的に Th1 や Th2 型に過剰に傾くことを防いでいる[9]．

Th1 や Th2 細胞に比べ，Th17 細胞は比較的最近同定された Th 細胞亜集団である[10]．これまで関節リウマチや Crohn 病などの慢性炎症疾患は Th1，Th2 型の免疫応答のみでは説明がつかなかったが，Th17 細胞の概念を導入することで説明が可能となってきている．Th1，Th2 細胞がそれぞれ IL-12，IL-4 により分化が誘導されるのに対し，マウスにおける Th17 細胞の誘導は TGF-β と IL-6 により促進されるが，ヒトでの Th17 の誘導に TGF-β は必須の因子ではなく，TGF-β の代わりに IL-1β が必要であるらしい[11]．IL-12 および IL-4 がそれぞれ STAT4，STAT6 を誘導することで，Th1，Th2 細胞への分化に関与するように，Th17 細胞の生成は IL-6 が STAT3 を介し IL-17 産生を促進することで亢進される．さらに IL-6 は IL-21 を誘導することによっても STAT3 の発現を促し，Th17 細胞を誘導する（**図1**）．IL-6 および IL-23 により発現が誘導される retinoic acid-related orphan receptor gamma（RORγt）が Th17 細胞のマスター遺伝子である．RORγt は IL-23 受容体（R）を誘導するので，RORγt 並びに IL-23 が Th17 細胞の分化，増殖に重要な因子であることがうかがえる[12]．また，小腸粘膜固有層に存在し TLR5 を発現している $CD11b^{high}CD11c^{high}$ 樹状細胞はレチノイン酸と TLR5 リガンドによる刺激により TGF-β を産生し Th17 細胞の分化を誘導することが明らかにされている[13]（8 章 d 参照）．さらに，腸内共生菌により活性化される $CD70^{high}CD11c^{low}$ 樹状細胞由来のアデノシン三リン酸（adenosine triphosphate：ATP）が Th17 細胞を誘導することが示された[14]．この発見は，腸内共生菌と ATP が Th17 細胞の分化に重要であることを示すだけでなく，Th17 細胞が腸管に多く存在する理由の説明を可能にした（8 章 f 参照）．

制御性 T 細胞は $CD4^+CD25^+$ 細胞中に高頻度で存在し，免疫応答を抑制的に調節するとともに，自己免疫疾患や炎症性疾患の発症に関与している（10 章 a 参照）．さらに，Th 細胞や B 細胞と同様に，制御性T細胞も獲得免疫の誘導や活性化に影響を与える．制御性T細胞には自然発生性の制御性T細胞と末梢組織で誘導される制御性T細胞が存在するが，後者の制御性T細胞に特異的な分子マーカーは存在せず，制御性T細胞の分化経路や分化に必要な刺激は不明な点が多い．Foxp3は制御性T細胞のマスター遺伝子であり，自然発生性の制御性T細胞にも，末梢組織で誘導される制御性T細胞にも発現している．$CD4^{+}CD25^{-}$T細胞にFoxp3を強制発現させると制御性T様の機能を有する細胞に分化することから，Foxp3は制御性T細胞の発達や機能の調節を司っていると考えられる[15]．制御性T細胞はTGF-β，IL-2，レチノイン酸がTh0細胞に作用することで誘導される（**図1**）．TGF-βはIL-6存在下でTh0を制御性T細胞ではなく，Th17細胞へ分化させる．IL-2はTh0細胞のTh17細胞への分化を抑制し制御性T細胞への分化を促進する．さらに腸管粘膜に存在する樹状細胞はレチノイン酸を産生し，TGF-βとともにIL-6により誘導されるTh17細胞への分化を阻害し，制御性T細胞への分化を増強する．

このように，Th0細胞から各Th細胞亜集団への分化はサイトカインにより緻密に調節されるばかりでなく，それぞれの亜集団がお互いの分化を正あるいは負に制御することで，免疫応答のバランスを維持する．また，腸管免疫を活性化する重要な因子である腸内共生菌が，Th細胞分化にも影響を与えていることが明らかにされつつある．

粘膜免疫

全身免疫系において，病原体に対する感染防御は主にIgG抗体に依存するが，粘膜面においてはIgA抗体が中心的な役割を担う．粘膜面での抗体産生細胞の80％以上がIgA抗体産生細胞であることは，腸管免疫が全身免疫とは異なる独特の免疫機構であることを強く示唆している．腸管でのIgA産生は共通粘膜免疫システム（common mucosal immune system：CMIS）依存的な経路とCMIS非依存的な経路によって誘導され，それぞれが異なるメカニズムによりIgA産生を制御するのは興味深い点である（**図2**）．

CMIS依存性のIgA産生

最もよく知られるCMIS依存的なIgA産生に小腸Peyer板を起点とした経路があげられる．Peyer板は小腸絨毛中に存在するドーム状のリンパ組織であり，T細胞，B細胞や，マクロファージ，樹状細胞といった免疫応答の主力を担う細胞が多く集まるリンパ組織である（5章b参照）．その表面は一層の特殊な上皮細胞である濾胞関連上皮層（follicle-associated epithelium：FAE）により覆われている．濾胞関連上皮層には腸管管腔の抗原取り込みに特化した形態を有するM細胞が点在し，M細胞から取り込まれた微生物抗原はM細胞直下の上皮下ドーム（subepithelial dome：SED）領域に存在する樹状細胞にとらえられる（3章c，d参照）．抗原情報を提示する樹状細胞は上皮下ドーム領域からPeyer板中のT細胞領域，あるいは腸間膜リンパ節へ移動し，主要組織適合複合体（major histocompatibility complex：MHC）クラスIIに結合したペプチドによるT細胞受容体刺激や，B7-CD86などの副刺激分子を介し抗原特異的なTh細胞を活性化する．この抗原特異的Th細胞はCD40リガンド（L）-CD40とT細胞受容体-主要組織適合複合体/抗原ペプチド，さらにIL-2，IL-4，IL-10，IL-21などのサイトカインを介しB細胞へと抗原情報を提示する．抗原情報を受け取ったB細胞は胚中心と呼ばれる微小環境を形成する．また，Macphersonらは微生物を捕らえた樹状細胞が腸間膜リンパ節へ遊走し，T細胞依存的な経路とT細胞非依存的な経路によってB細胞への抗原提示と活性化が起こると報告している[16]．Th細胞に活性化された表面（surface）IgM^{+}B細胞は，免疫グロブリン（Ig）H鎖定常部位の遺伝子の組換え（たとえばC_{μ}からC_{α}）を経てsurface IgA^{+}B細胞へと分化する．このC_{μ}からC_{α}へのクラススイッチ組換え（class switch recombination：CSR）には，活性化シチジン脱アミノ酵素（activation-induced cytidine deaminase：AID）の発現が必須である[17]（8章b参照）．CSRにおい

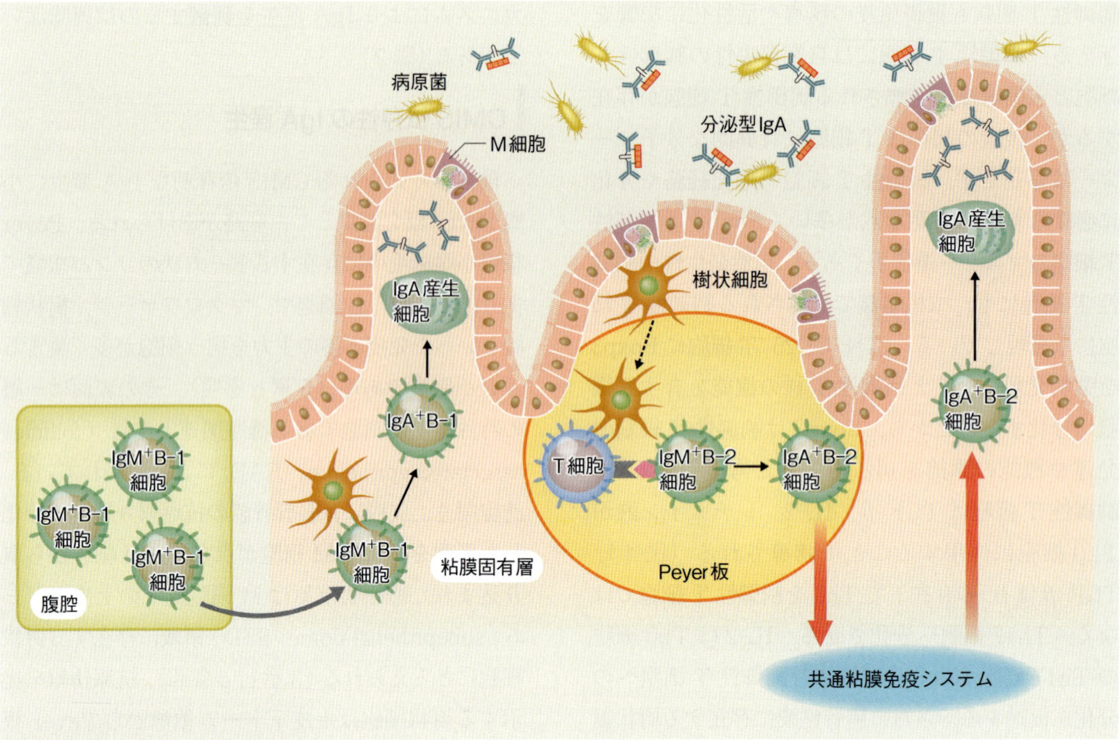

図2 小腸IgA産生の誘導機構

腹腔IgM$^+$B-1細胞は小腸粘膜固有層へと遊走し，IgA$^+$B-1細胞を経てIgA産生細胞へと分化する．一方，Peyer板IgM$^+$B-2細胞はIgA$^+$B-2細胞へと分化した後に，共通粘膜免疫システムを介し粘膜固有層へと遊走し，IgA産生細胞へと分化する．

てもサイトカインが重要な役割を果たす．TGF-βはC_μからC_αへのCSRを惹起するのみならず，IgMやIgG1産生を抑制し，IgA産生を誘導する[18]．このTGF-βによるIgA産生誘導は，IL-2，IL-5の存在下で劇的に増加する[19]．IL-5はIgA産生の増強だけでなく，IgA前駆B細胞のIgA産生細胞への分化の決定にも関与する[20]．こうしたサイトカインによるB細胞分化誘導は，TGF-βとIL-5によるIgA$^+$B細胞の誘導だけでなく，IL-4によるIgG1，IgE誘導，IFN-γによるIgG2a誘導などが知られている（**図3**）．

最近，胚中心でB細胞の分化を誘導するCD4$^+$濾胞性ヘルパーT（Tfh）細胞は，Foxp3$^+$CD4$^+$T細胞がPeyer板においてFoxp3の発現を消失し分化したものであることが明らかにされている[21]．胚中心でsurface IgA$^+$B細胞へと分化が誘導されたB細胞はCMISを介し，腸間膜リンパ節や全身経由して再び腸管粘膜固有層へと戻ってくる．その後，これらのB細胞は最終的に粘膜固有層においてIL-2，IL-5，IL-6などによりIgA産生細胞への分化が誘導され，二量体のIgAを産生し，上皮

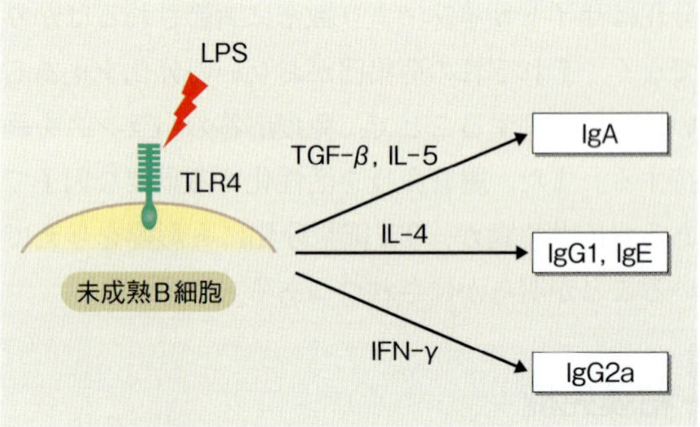

図3 リポ多糖（LPS）刺激時にB細胞が分化する抗体産生細胞のクラスはサイトカインにより制御される

未成熟なB細胞がIL-5，TGF-β存在下でリポ多糖刺激を受けるとIgAへ，IL-4存在下ではIgG1またはIgEへ，IFN-γ存在下では，IgG2aへの分化が増強されることから，サイトカインがこれらのB細胞分化を調節していることがうかがえる．

細胞が基底膜側に発現するpIgAと結合して分泌型IgA（secretory IgA：SIgA）を形成する．

CMIS非依存性のIgA産生

B細胞は細胞表面マーカーの違いからB-1細胞（$Mac-1^{+}B220^{low}\ IgM^{high}\ IgD^{low}\ CD23^{-}CD43^{+}IL-5R\alpha^{+}$）とB-2細胞（$Mac-1^{-}B220^{+}IgM^{low}\ IgD^{high}\ CD23^{+}CD43^{-}IL-5R\alpha^{-}$）に分類される．B-1細胞はさらにCD5を発現するB-1a細胞とCD5を発現しないB-1b細胞に分けられる[22]．B-1とB-2細胞は細胞表面マーカーばかりでなく，その起源や機能が異なることが知られている．B-2細胞が骨髄の造血幹細胞を起源とし生涯を通じ末梢組織に供給され続けられるのに対し，B-1細胞は胎児期に発生して末梢組織に分布した後自己増殖（self-replenishing）により維持されると考えられている．事実，致死量の放射線照射後に骨髄細胞を移植されたマウスではB-1細胞の回復はほとんどみられないが，B-1細胞を豊富に含む腹腔内滲出細胞を移入するとB-1細胞の回復が観察される．

成獣マウスにおいて，B-1細胞は腹腔や胸腔中に多く存在し，B-2細胞が主に局在する脾臓やリンパ節にはほとんど見いだされないことから，B-1とB-2細胞は生体内での局在が異なるようである．しかしながら，IgA産生細胞の主要な局在組織である小腸粘膜固有層にB-1とB-2細胞由来のIgA産生細胞がほぼ同数存在することが示されており[23]，B-1とB-2細胞がそれぞれ異なる経路を介し腸管粘膜固有層へ遊走することでIgA産生を行っていることは明らかである．小腸Peyer板でT細胞依存的に分化したIgA^{+}B-2細胞がCMISを介して小腸粘膜固有層に遊走するのに対し[24]，IgA^{+}B-1細胞はCMISを介さず腹腔内より腸管粘膜固有層へ遊走しIgA産生に貢献する[25]．腸管粘膜固有層においてIgA^{+}B-2細胞がIgA産生細胞へ最終分化するには，サイトカイン刺激が必要である．IgA^{+}B-2細胞はIL-5受容体とIL-6受容体を発現しているが，IgA^{+}B-1細胞は主としてIL-5受容体のみが発現している．サイトカイン受容体の組織特異的な発現や細胞選択的な制御がIgA産生に重要であることがうかがえる．

B-2細胞がT細胞依存性の抗原に応答し高親和性の抗体を産生するのに対し，B-1細胞は微生物をはじめとするT細胞非依存性の抗原に応答し低親和性の抗体を産生する．そのため，特に微生物抗原などT細胞非依存性の抗原が多く存在する粘膜面においては，B-1細胞によるIgA産生が重要であるのかもしれない．

IL-5とIgA産生

B-1細胞とIL-5依存性IgA産生

IL-5はマウスB細胞の分化とIg産生を増強するサイトカインであり，B-1細胞の発生，増殖，IgA産生を制御する．IL-5を恒常的に高発現するIL-5遺伝子改変マウスでは血中IgM，IgG3，IgE値が野生マウスよりも10倍以上高い．一方，IL-5受容体α鎖欠損（$IL-5R\alpha^{-/-}$）マウスは野生マウスに比べ腹腔内のB-1細胞が30％以下にまで減少し，血中IgMおよびIgG3値が低下している．さらに，腸管において$IL-5R\alpha^{-/-}$マウスは野生マウスよりも糞便中のIgA量が少なく，小腸粘膜固有層中のIgA産生細胞数も減少している．このような$IL-5R\alpha^{-/-}$マウスを用いた実験結果から，IL-5がB-1細胞の生存維持や，IgA抗体を含む自然抗体の産生に顕著な影響を及ぼすことがわかる[22]（図4）．

Moonらは IL-5がB-1細胞に直接作用し，その細胞径や細胞数の維持，さらに自己増殖能，自然抗体の産生を調節していることを示した．また，$IL-5R\alpha^{-/-}$B-1細胞はリポ多糖（lipopolysaccharide：LPS）受容体（TLR4/MD2複合体とRP105）の発現程度は野生マウスのそれと違いがないが，リポ多糖依存性IgA産生が低いので，IL-5がB-1細胞におけるTLR4シグナルの伝達を調節していることが推察される[22]．

野生型マウスをトリニトロフェニル結合（trinitrophenyl：TNP）-リポ多糖とコレラ毒素（cholera toxin：CT）により免疫すると鼻腔洗浄液と唾液中のTNP特異的IgA産生が増加し，トリニトロフェ

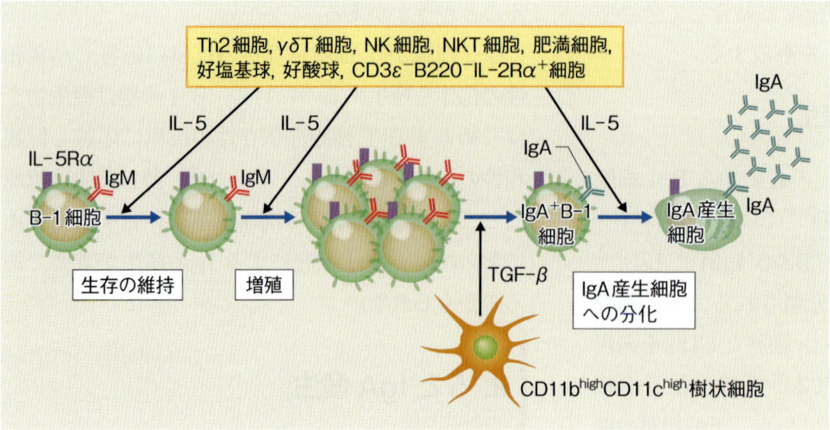

図4 B-1細胞によるIgA産生はIL-5が中心的な役割を担う

B-1細胞は，IL-5により生存の維持や増殖が促され，TGF-βによりIgMからIgAへのクラススイッチが誘導される．さらにIL-5がIgA^+B-1細胞のIgA産生細胞への分化を促進する．

ニル結合リポ多糖単独免疫に比べて多くのIgA^+B-1a細胞が誘導され，$CD5^+B220^+$B-1a細胞，IgA^+B-1a細胞中のIL-5$R\alpha^+$B細胞の割合が増加する．一方，トリニトロフェニル結合リポ多糖とコレラ毒素で免疫する際に抗IL-5抗体を投与すると鼻腔管や顎下腺でのトリニトロフェニル特異的IgA産生が著しく減少することから，コレラ毒素刺激が粘膜に局在するB-1a細胞のIL-5Rαの発現を調節している可能性が考えられる．T細胞非依存性抗原に対するIgA産生にIL-5が重要な役割を果たすことが類推される[26]．

粘膜局所のIL-5産生細胞

IL-5産生細胞として，Th2細胞，$\gamma\delta$T細胞，肥満細胞，NK細胞，NKT細胞，好酸球が知られている．

Moonらは小腸や胃に存在する非造血系の細胞群もIL-5を産生しうる結果を提示している．さらに，主要なIgA産生の誘導組織である小腸Peyer板で新規のIL-5産生細胞が同定されたことは興味深い．この細胞はリンパ球様の形態を示し，その表面分子は$CD4^-c\text{-}kit^-CD3\varepsilon^-B220^-IL\text{-}2R\alpha^+$（$CD3\varepsilon^-B220^-IL\text{-}2R\alpha^+$細胞）の表現型で定義され，IL-2依存的にIL-5を産生する．$CD3\varepsilon^-B220^-IL\text{-}2R\alpha^+$細胞はPeyer板に約1.5％存在する．これらの細胞を除去して*in vitro*でPMA（phorbol 12-myristate 13-acetate）とA23187存在下で培養すると，除去しないPeyer板細胞に比べ，IL-5の産生は著明に減少する．$CD3\varepsilon^-B220^-IL\text{-}2R\alpha^+$細胞がPeyer板における主要なIL-5産生細胞であるのかもしれない．

リポ多糖とIL-2存在下でPeyer板B細胞と上記の細胞群を共培養するとIgA産生が亢進することから，$CD3\varepsilon^-B220^-IL\text{-}2R\alpha^+$細胞が産生するIL-5によりIgA産生細胞が増加し，IgA産生が増強されると考えられる[27]．マウスの粘膜組織でIL-5産生の時空間的な制御機構を解明することが，粘膜でのIgA産生の制御を明らかにすることにつながるかもしれない．ヒト粘膜でのIgA産生の制御にIL-5がどのようにかかわるのか，今後さらに検討を進める必要がある．

ビタミンAによるIgA産生とIL-5

ビタミンAの誘導体である酢酸レチニールがコレラ毒素免疫後のコレラ毒素特異的なIgA産生量を増加させることから，IgA産生にビタミンAが重要な役割を担っていることが類推される．ビタミンA欠損動物での解析や疫学研究により，ビタミンAがIgA産生に影響することが明らかにされている[28]．ビタミンA欠乏はTh1細胞の発達を促進し，Th2細胞への分化を阻害する．さらにコレラ毒素で免疫したマウスはIgA産生のみならずIL-5の産生も増加するとの報告がある．IL-5$R\alpha^{-/-}$マウスを用いた解析で，ビタミンA摂取時の粘膜IgA産生の増強がIL-5産生を介していることが明らかになった[29]．定常状態において野生マウス，IL-

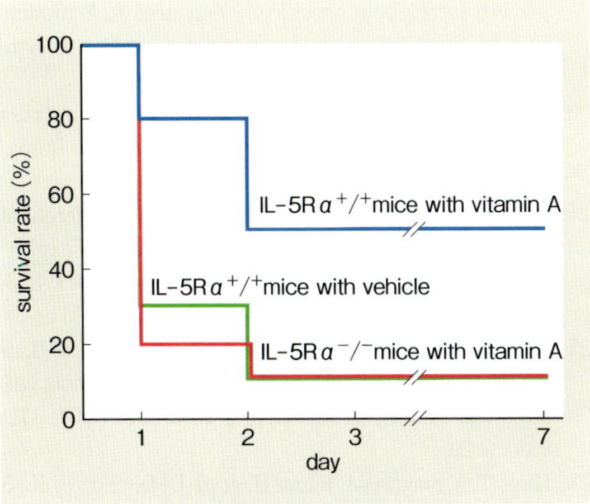

図5　ビタミンAは高濃度コレラ毒素を免疫されたIL-5Rα$^{-/-}$マウスの生存率を改善しない

IL-5Rα$^{+/+}$マウス（n=20）とIL-5Rα$^{-/-}$マウス（n=10）に20％蛋白質配合食を2週間自由摂取させ，そのあいだ酢酸レチニールを1 mg/dayで投与した．投与開始日に20 mgのコレラ毒素で免疫し，14日目に0.4 mgのコレラ毒素を投与した．その後の生存率を観察した．（Nikawa T, et al. 2001[29]より）

5Rα$^{+/-}$マウス，IL-5Rα$^{-/-}$マウスの小腸粘膜のIgA産生量に差はみられないが，酢酸レチニールを投与すると投与量依存性に野生マウスとIL-5Rα$^{+/-}$マウスでは小腸粘膜中のIgA産生量が増加する．一方，IL-5Rα$^{-/-}$マウスではたとえ大量の酢酸レチニールを投与してもIgA産生量に変化はみられない．興味深いことに，定常状態において野生マウスとIL-5Rα$^{-/-}$マウスのあいだにIgA-, IL-4-, IL-5-, IL-6-産生細胞数の差はみられないが，ビタミンA投与によって野生マウスではIgA産生細胞数が増加するのに対し，IL-5Rα$^{-/-}$マウスでは増加が観察されない．一方，IL-4-，IL-5-，IL-6-産生細胞数は野生マウス，IL-5Rα$^{-/-}$マウスともにビタミンA投与による影響はない．

酢酸レチニール投与はコレラ毒素免疫されたマウスの小腸でのコレラ毒素特異的IgA産生量を増加させる．NikawaらはIL-5Rα$^{+/+}$，IL-5Rα$^{-/-}$マウスに高濃度のコレラ毒素を投与し経時的に生存率を調べた．高濃度のコレラ毒素免疫をしたIL-5Rα$^{+/+}$マウスでは，酢酸レチニールの投与により生存率が有意に増加するのに対し，IL-5Rα$^{-/-}$マウスでは酢酸レチニールを投与してもコレラ毒素特異的IgAは増加しないし，コレラ毒素への抵抗性はみられず，低い生存率を示した（**図5**）．

以上から，IL-5Rα$^{-/-}$マウスではビタミンA摂取による小腸粘膜面でのIgA産生の増加がみられないこと，さらに，IL-5Rα$^{-/-}$マウスではコレラ毒素免疫によるコレラ毒素特異的IgA産生がみられないことから，ビタミンAによるIgA産生の増強はIL-5を介していることがわかる．

おわりに

粘膜面でのIgA産生は免疫担当細胞が産生する各種サイトカインにより，精巧かつ効率的に調節されている．しかしながら，サイトカインを産生している細胞がどの細胞であるのか，またそうした細胞はどこで分化しているのかなど，いまだに不明な点が多い．今後，サイトカイン産生についてより詳細な解析が行われることで，粘膜免疫システムの中核を担うIgAに関する研究がさらに躍進されることが期待される．

（柳橋　努，高津聖志）

◉引用文献

1. Akira S, Uematsu S, Takeuchi O. Pathogen recognition and innate immunity. Cell 2006; 124: 783–801.
2. Szabo SJ, Kim ST, Costa GL, et al. A novel transcription factor, T-bet, directs Th1 lineage commitment. Cell 2000; 100: 655–669.
3. Das J, Chen CH, Yang L, et al. A critical role for NF-kappa B in GATA3 expression and TH2 differentiation in allergic airway inflammation. Nat Immunol 2001; 2: 45–50.
4. Tamura T, Ariga H, Kinashi T, et al. The role of antigenic peptide in CD4$^+$ T helper phenotype development in a T cell receptor transgenic model. Int Immunol 2004; 16: 1691–1699.
5. Ariga H, Shimohakamada Y, Nakada M, et al. Instruction of naive CD4$^+$ T-cell fate to T-bet expression and T helper 1 development: roles of T-cell receptor-mediated signals. Immunology 2007; 122: 210–221.
6. Yasukawa H, Sasaki A, Yoshimura A. Negative regulation of cytokine signaling pathways. Annu Rev Immunol 2000; 18: 143–164.
7. Seki Y, Hayashi K, Matsumoto A, et al. Expression of the suppressor of cytokine signaling-5 (SOCS5) negatively regulates IL-4-dependent STAT6 activation

and Th2 differentiation. Proc Natl Acad Sci USA 2002; 99: 13003-13008.
8. Seki Y, Inoue H, Nagata N, et al. SOCS-3 regulates onset and maintenance of T (H) 2-mediated allergic responses. Nat Med 2003; 9: 1047-1054.
9. Bowen H, Kelly A, Lee T, et al. Control of cytokine gene transcription in Th1 and Th2 cells. Clin Exp Allergy 2008; 38: 1422-1431.
10. Harrington LE, Hatton RD, Mangan PR, et al. Interleukin 17-producing CD4+ effector T cells develop via a lineage distinct from the T helper type 1 and 2 lineages. Nat Immunol 2005; 6: 1123-1132.
11. Chen Z, Laurence A, O'Shea JJ. Signal transduction pathways and transcriptional regulation in the control of Th17 differentiation. Semin Immunol 2007; 19: 400-408.
12. Zhou L, Ivanov, II, Spolski R, et al. IL-6 programs T (H)-17 cell differentiation by promoting sequential engagement of the IL-21 and IL-23 pathways. Nat Immunol 2007; 8: 967-974.
13. Uematsu S, Fujimoto K, Jang MH, et al. Regulation of humoral and cellular gut immunity by lamina propria dendritic cells expressing Toll-like receptor 5. Nat Immunol 2008; 9: 769-776.
14. Atarashi K, Nishimura J, Shima T, et al. ATP drives lamina propria T (H) 17 cell differentiation. Nature 2008; 455: 808-812.
15. Hori S, Nomura T, Sakaguchi S. Control of regulatory T cell development by the transcription factor Foxp3. Science 2003; 299: 1057-1061.
16. Macpherson AJ, Uhr T. Induction of protective IgA by intestinal dendritic cells carrying commensal bacteria. Science 2004; 303: 1662-1665.
17. Muramatsu M, Kinoshita K, Fagarasan S, et al. Class switch recombination and hypermutation require activation-induced cytidine deaminase (AID), a potential RNA editing enzyme. Cell 2000; 102: 553-563.
18. Sonoda E, Matsumoto R, Hitoshi Y, et al. Transforming growth factor beta induces IgA production and acts additively with interleukin 5 for IgA production. J Exp Med 1989; 170: 1415-1420.
19. Coffman RL, Lebman DA, Shrader B. Transforming growth factor beta specifically enhances IgA production by lipopolysaccharide-stimulated murine B lymphocytes. J Exp Med 1989; 170: 1039-1044.
20. Horikawa K, Takatsu K. Interleukin-5 regulates genes involved in B-cell terminal maturation. Immunology 2006; 118: 497-508.
21. Tsuji M, Komatsu N, Kawamoto S, et al. Preferential generation of follicular B helper T cells from Foxp3 + T cells in gut Peyer's patches. Science 2009; 323: 1488-1492.
22. Moon BG, Takaki S, Miyake K, et al. The role of IL-5 for mature B-1 cells in homeostatic proliferation, cell survival, and Ig production. J Immunol 2004; 172: 6020-6029.
23. Hiroi T, Yanagita M, Iijima H, et al. Deficiency of IL-5 receptor alpha-chain selectively influences the development of the common mucosal immune system independent IgA-producing B-1 cell in mucosa-associated tissues. J Immunol 1999; 162: 821-828.
24. Gohda M, Kunisawa J, Miura F, et al. Sphingosine 1-phosphate regulates the egress of IgA plasmablasts from Peyer's patches for intestinal IgA responses. J Immunol 2008; 180: 5335-5343.
25. Kurashima Y, Kunisawa J, Higuchi M, et al. Sphingosine 1-phosphate-mediated trafficking of pathogenic Th2 and mast cells for the control of food allergy. J Immunol 2007; 179: 1577-1585.
26. Kataoka K, Fujihashi K, Sekine S, et al. Nasal cholera toxin elicits IL-5 and IL-5 receptor alpha-chain expressing B-1a B cells for innate mucosal IgA antibody responses. J Immunol 2007; 178: 6058-6065.
27. Kuraoka M, Hashiguchi M, Hachimura S, et al. CD4(−) c-kit(−)CD3epsilon(−)IL-2Ralpha(+) Peyer's patch cells are a novel cell subset which secrete IL-5 in response to IL-2: implications for their role in IgA production. Eur J Immunol 2004; 34: 1920-1929.
28. Semba RD. The role of vitamin A and related retinoids in immune function. Nutr Rev 1998; 56: S38-48.
29. Nikawa T, Ikemoto M, Kano M, et al. Impaired vitamin A-mediated mucosal IgA response in IL-5 receptor-knockout mice. Biochem Biophys Res Commun 2001; 285: 546-549.

c

細胞性免疫（CTL）の誘導と樹状細胞

はじめに

ヒトの体内には，異物に共通する物性あるいは紋様の特徴を識別する受容体をあらかじめ発現し，侵入異物に対してすみやかに応答する自然免疫（innate immunity）と，侵入した異物の構造を記憶し，その再度の侵入への備えとして構築される構造特異性を有した獲得免疫（acquired immunity）双方の協力体制による体内防御システムが構築されている（図1）.

この2つのシステムの本質的な差違として，前者自然免疫システムには記憶形成過程が存在しないため，異物への応答はすみやかに起こるものの，何度異物に遭遇しても応答性はほとんど変化しないのに対し，後者の獲得免疫システムは記憶の形成に少々時間がかかるため，初期侵入に対する応答性は自然免疫に比べて弱いものの，異物への遭遇回数に応じて加速度的に反応速度ならびに反応強度が増強することが知られている.

前者の自然免疫システムは，さまざまな病原体を

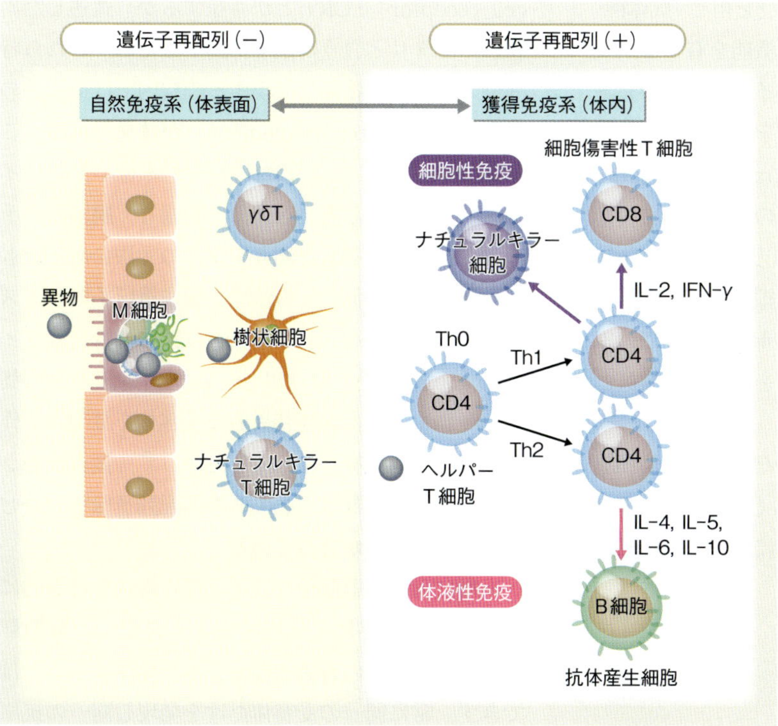

図1　自然免疫と獲得免疫
ヒトの体内に構築されている免疫システムの二重構造性：体表面に配置された異物に共通する物性あるいは紋様の特徴を識別する受容体をあらかじめ発現し，侵入異物に対してすみやかに応答する自然免疫システム（innate immunity）と，体内を循環する侵入した異物の構造を記憶しその再度の侵入への備えとして構築される構造特異性を有した獲得免疫（acquired immunity）システム.

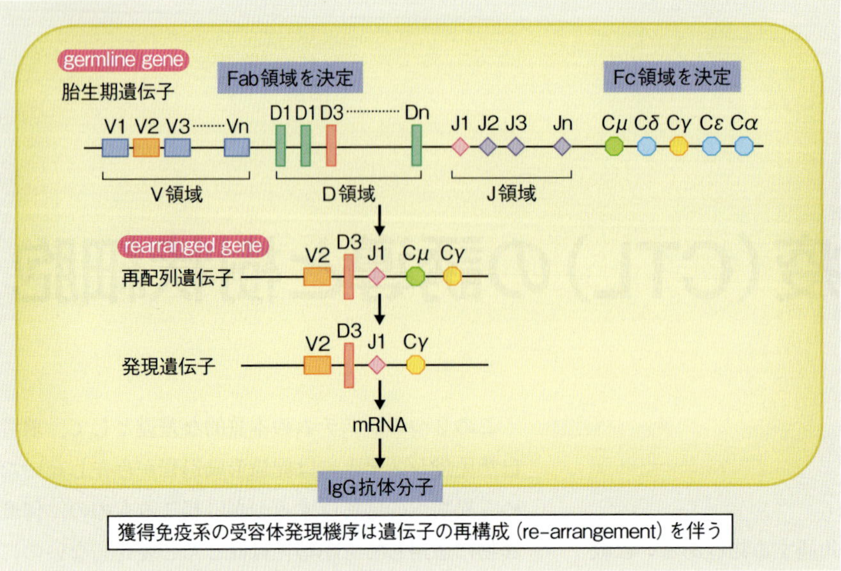

図2 侵入異物に対する記憶形成と特異性の獲得
遭遇した異物にピッタリと合う構造を構築するため，これらの特異性の高い受容体群を発現する細胞内では遺伝子の再配列（gene-rearrangement）が誘発される．オーダーメイドのワイシャツを仕立てる際，首周り，胸回り，胴回り，手の長さなどのサイズを測りちょうどその寸法に合ったものを作るのと酷似した方法で，構成遺伝子のサイズが決まっているV，D，J領域より異物の構造にフィットする遺伝子を選出し再配列遺伝子を構築し，それをもとに特異的な受容体を細胞内で作成し細胞表面に提示する．

含む異物の侵入門戸である皮膚・粘膜などの体表面に主として配置されるのに対し，後者獲得免疫システムは，体内を循環する血液中や脾臓・リンパ節などのリンパ臓器内を主たる存在部位とし，さらにその一部は自然免疫システムとともに体表面にも配置され異物の特異的排除を担う．このとき細胞外に浮遊する異物に対しては，体液性免疫を担う“抗体群”がその異物に直接結合し排除する機能を有する．これに対して，細胞内に侵入したウイルスなどの異物を制御するためには，細胞性免疫を担う主体としての“細胞傷害性T細胞（cytotoxic T lymphocytes：CTL）”が異物侵入細胞そのものを破壊・排除する．このCTLは同時に，自己制御能を失い異常な増殖能を獲得した各種の腫瘍細胞なども攻撃・排除する能力を有するため，ウイルス感染免疫のみならず，腫瘍免疫の中心的な役割を演じる細胞群として注目を集めている．

本項では，これらウイルス感染ならびに腫瘍細胞の制御を担う獲得免疫系に属するCTLと，その効率的な誘導の鍵を握る自然免疫系に属する樹状細胞との関係について概説する．

獲得免疫の異物認識受容体と抗原特異性

異物に対する特異的な認識応答を担う受容体群として，抗体受容体（immunoglobulin receptor：IgR；通常抗体とも表現される）とT細胞受容体（T cell receptor：TCR）とが存在するが，遭遇した異物にピッタリと合う構造を構築するため，これら特異性の高い受容体群を発現する細胞内では遺伝子の再配列（gene-rearrangement）が誘発される．これは図2に示したように，オーダーメイドのワイシャツを仕立てる際，首周り，胸回り，胴回り，手の長さなどのサイズを測り丁度その寸法にあったものを作るのと酷似した方法で，構成遺伝子のサイズが決まっているV，D，J領域から異物の構造にフィットする遺伝子を取り出し，再配列遺伝子を構築し，それをもとに異物特異的な受容体を細胞内で作製し細胞表面に提示する．したがって，獲得免疫システムの受容体群は，必ずこの再配列遺伝子を介して提示されるのが特徴である．

一般に再配列遺伝子によって異物構造を特異的に識別できる受容体を発現するようになった細胞群は，もはやほかの特異的な受容体を発現することはできず，常に同一の受容体だけを発現し同一の抗原

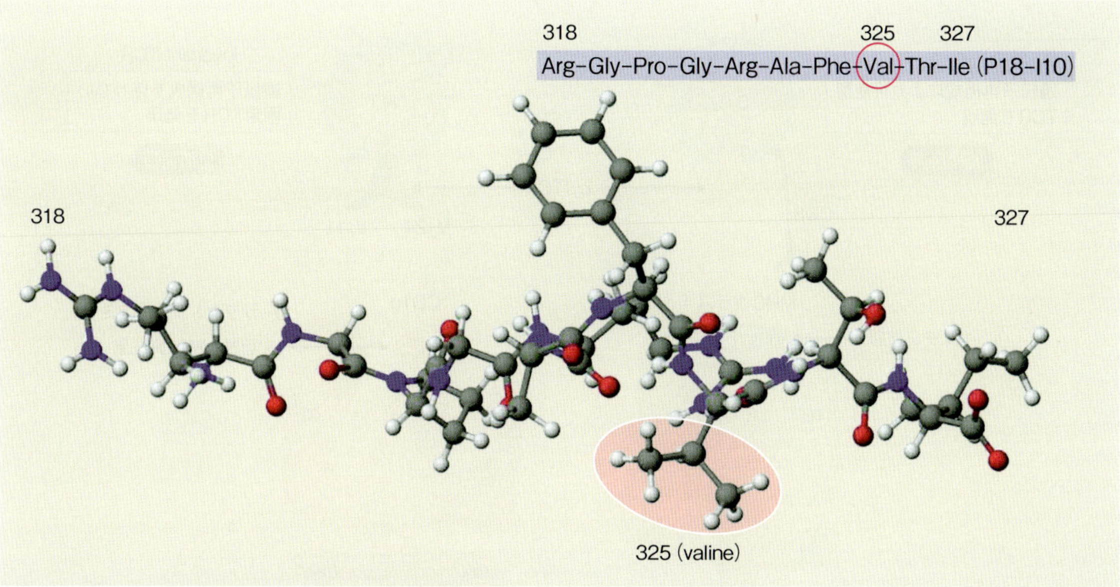

図3 エピトープ内のCTL抗原特異性を決定する325（V）

ヒト免疫不全ウイルス（HIV）の表面蛋白 gp160 特異的な CTL クローンの認識エピトープが変異の激しい超可変部位（V3 領域）に存在するとともに，この CTL クローンが 10 個のアミノ酸からなる抗原決定基（エピトープ P18-I10：318-327）内のわずか 1 個のアミノ酸（325 番目のバリン〈V〉）が特異性の鍵を握ることが見いだされた．
（Nakagawa Y, et al. 2007[4] より）

分子に応答する状態となる．したがってこうした細胞を同一抗原を用いて繰り返し刺激することによって，単一の抗原特異的受容体発現細胞（クローン）を多数得ることができる．

ヒト免疫不全ウイルス（HIV）の表面蛋白 gp160 特異的な CTL クローンの認識エピトープが変異の激しい超可変部位に存在することが見いだされる[1] とともに，この 10 個のアミノ酸からなる抗原決定基（エピトープ）内のわずか 1 個のアミノ酸が CTL クローン特異性の鍵を握ることが発見された[2]（図3）．さらに，ウイルスがこの部分の変異をすることによって CTL の認識から逃避（escape）すること，ならびに免疫の仕方によっては変異前後のエピトープに交差認識性を示す CTL が誘導可能であることを示した[3]．また，この部分のアミノ酸を自然界に存在する L 型からその光学異性体である D 型に変更しただけで認識ができなくなること，さらに D 型に置換したアミノ酸を有するペプチドを用いて D 型特異的な CTL クローンを誘導し，それがもはや L 型アミノ酸は識別できないことも見いだした[4]．このように，CTL の示す抗原特異性はかなり厳密に再配列遺伝子によって規定されているが，CTL を誘導するために図 3 に示した特異性を決定する P18-I10 で免疫したマウスの免疫細胞を，P18-I10内の325番目の分枝鎖型アミノ酸（aliphatic amino acid）であるバリンを環状型アミノ酸（aromatic amino acid）であるチロシンに置換した 10 個のアミノ酸からなるペプチド P18-I10（V-Y）で刺激したところ，P18-I10 および P18-I10（V-Y）の双方に交差性を有した CTL を誘導できることが見いだされた[3]．

自然免疫と獲得免疫における抗原提示分子

これまで述べてきたように，獲得免疫系の特徴である記憶や特異性は遺伝子再構成により構築された受容体群によって担われている．そして，この獲得免疫系に侵入異物に関する情報を提示している分子が主要組織適合遺伝子複合体（major histocompatibility complex：MHC）である．この MHC 分子は個人個人では異なるものの個体内では共通であり，すべての有核細胞上に発現している MHC クラス I

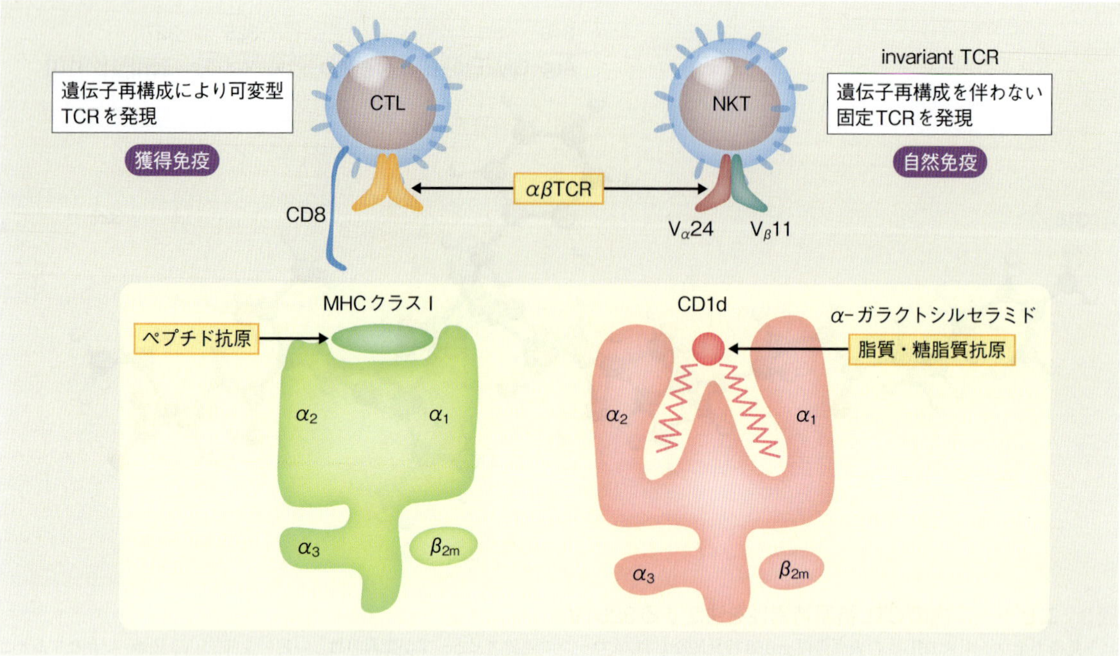

図4　CD1d分子から提示された糖脂質抗原を認識するヒトNKT細胞

CTLにペプチド抗原を提示するMHCクラスⅠ分子と酷似する構造を有したCD1d分子により提示された糖脂質抗原α-ガラクトシルセラミドやその類似体は，$V_{\alpha}24$に$V_{\beta}11$の組み合わせによる固定型TCR（Invariant TCR）を発現したヒトナチュラルキラーT（NKT）細胞が認識応答する．このNKT細胞の中で，CD4分子を発現したものはHIVに対する感受性を有しており，筆者らはこのHIVに感染したNKT細胞がHIVの感染伝播に関与する可能性を想定している．

分子と，樹状細胞，マクロファージ，B細胞などの抗原提示細胞群にだけ発現しているMHCクラスⅡ分子とに大別される．通常前者MHCクラスⅠ分子は，細胞内で複製したウイルス粒子の断片や腫瘍細胞由来の因子を提示することによりCD8分子陽性のCTLを活性化させ，ウイルス感染細胞あるいは腫瘍細胞の破壊・制御を担う獲得免疫を誘導する．これに対して後者のMHCクラスⅡ分子は，細胞外から取り込んだウイルス粒子の断片や腫瘍細胞由来の因子を提示することによりCD4分子陽性のヘルパーT細胞を活性化させ，特異的抗体誘発などを介してウイルスや腫瘍細胞そのものを制御し，それらの破壊産物の体内除去を担う獲得免疫を誘導する．これらMHC分子は個体ごとに異なっており，したがって同一のウイルスや腫瘍であってもCTLや抗体が認識するエピトープは個々の個体ごとに異なることが判明している．

こうした個体内の獲得免疫システムに異物情報を提示する個特異的なMHC分子に対して，近年ヒトのあいだにおける共通の異物情報提示分子の存在が明らかとなってきた．この種特異的な抗原提示分子群をCD1分子群と呼ぶが，驚くべきことにその構造はMHCクラスⅠ分子と酷似していた．このCD1分子群は，さらにCD1a，CD1b，CD1cの亜群からなるグループⅠ CD1分子と，CD1dによるグループⅡ CD1[5]に大別され総称して非古典的MHC分子とも呼ばれ，ガラクトシルセラミドやスルファチドなどの糖脂質を遺伝子再構成がほとんど認められない比較的固定型のTCR（invariant TCR）を発現したT細胞群に提示する[6,7]．グループⅠ CD1に関しては不明な点が多いが，CD1d分子が提示したα-ガラクトシルセラミドやその類似体を$V_{\alpha}24$に$V_{\beta}11$を組み合わせた固定型TCRを発現したヒトナチュラルキラーT（NKT）細胞が認識応答することが判明している（図4）（4章c参照）．

CD1d分子がヒト，サル，チンパンジーの個体内でそれぞれ種特異的に保存されていることが確認さ

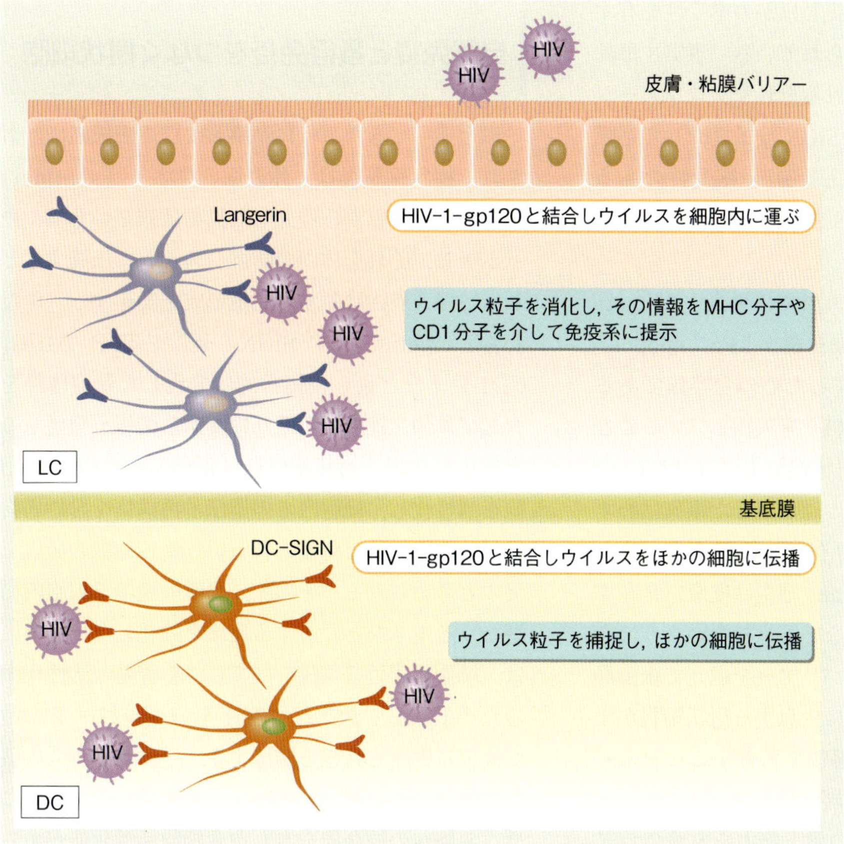

図5 体表面に配置されたLangerhans細胞群（LC）と樹状細胞群（DC）の役割分担

体表面樹状細胞は，皮膚あるいは粘膜において外界異物と直接に接触可能と考えられる基底膜より外側に配置されたLangerhans細胞群（LC）と，基底膜より内側に存在し基底膜を越えて侵入した異物を捕捉しその侵入を伝達する樹状細胞群（DC）とに大別される．前者のLCはLangerinを介して粘膜面に生着したウイルスなどの異物を細胞内に取り込み分解・消化した後，自身の表面に発現した抗原提示分子を介してそのエピトープ断片を提示し，CTLを始めとしたウイルス制御を担う細胞群を活性化する．これに対し，後者のDCはウイルスなどの侵入を受けた場合，そのウイルスを捕捉し他の感受性を有する細胞群に伝播すると考えられている[9]．

れ，その際抗原提示にかかわるα_1およびα_2ドメイン部分がヒトとチンパンジーのあいだ，そしてアカゲザルやアフリカミドリザルなどのサルのあいだで一致していることが見いだされた[8]．このことは，ウイルス群の感染対象とCD1分子との関係，すなわちヒトとチンパンジーがHIVに感染し，サル属はSIVに感染することと関連があるものと推測される．

以上を鑑みるに，現在問題となっているインフルエンザウイルスを取り上げた場合，トリインフルエンザやブタインフルエンザなどそれぞれのウイルスが個別の感染宿主を持っている事実は，これらウイルスと闘うシステムが個体内で異なるMHC分子群に規定された獲得免疫よりも，種特異的なCD1分子群を主体とした自然免疫に強く関連したものであることを，強く物語っている．

体表面に配置された樹状細胞群の特性

このCD1分子群を発現した細胞として最も注目を集めているのが，粘膜および皮膚といった体表面に配置された樹状細胞である．この樹状細胞は図5に示すように，皮膚あるいは粘膜において外界異物と直接に接触可能と考えられる基底膜より外側に配置されたLangerhans細胞群（LC）と，基底膜より内側に存在し基底膜を越えて侵入した異物を捕捉しその侵入を体内防御システムに伝達する樹状細胞群（DC）とに大別される．前者のLangerhans細胞群はLangerinを介して粘膜面に生着したウイルスなどの異物を細胞内に取り込み分解・消化した後，自身の表面に発現した抗原提示分子を介してそのエピトープ断片を提示し，CTLをはじめとしたウイルス制御を担う細胞群を活性化する．これに対し，後者の樹状細胞群はウイルスなどの侵入を受けた場合，そのウイルスを捕捉しほかの感受性を有する細胞群に伝播すると考えられている．事実，母乳中の樹状細胞亜群と想定される母乳マクロファージ群が，表面に発現したDC-SIGN分子を介して粘膜から侵入したHIVを捕捉し，HIV感受性のあるCD4陽性細胞群にウイルスを伝播することが確認されている[10]．

一方において，基底膜より外側に生息するLangerhans細胞群は，細菌表面を覆うLPS（lipopolysaccharide）を認識応答するための受容体であるToll-like receptor 4（TLR4）を欠損していることが報告された[11]．通常の樹状細胞上にはTLR4が発現していることを考えると，こうした事実はわずか1 mm以内の表皮内に存在し，循環する血液との接触を持たないLangerhans細胞は皮膚に常在する細菌の侵入に対して過剰な応答をしないようになっている．そして基底膜のバリアーを越えて細菌群が侵入した場合には，そこに生息する樹状細胞がすみやかにTLR4を介した警報を鳴らすことを示している．以上，体表面最外層に配置されたLangerhans細胞群は，細胞内への侵入能力を有するウイルス群に対しては，これらを取り込み分解処理することによってすみやかにその情報を主要組織適合遺伝子複合体（MHC）ならびにCD1といった抗原提示分子とともに細胞表面に提示し，その制御にかかわる細胞群を活性化するものの，細胞内へ侵入せず局所に共生する細菌群に対しては，それらが体内の循環系にまで侵入しない限り過剰に反応しないものと推察される．これに対して基底膜より内側に生息する樹状細胞群は，ウイルス群を捕捉・取り込み，それを保持するとともに時にその伝播役を担うものの，基底膜を越えて侵入した細菌群に対してはいち早くその存在をキャッチし，すみやかにその排除を進め，全身に警報を鳴らすものと考えられる．このような差違は，細菌群は植物性の細胞壁を有するまったくの異物であるのに対し，ウイルス群はその表面の脂質二重膜を含め動物性の細胞に類似した構造を有することに起因するものと推測される．

自然免疫と獲得免疫をつなぐ樹状細胞

以上述べてきたように粘膜および皮膚組織に配置された樹状細胞群は，体表面の見張り（sentinel）細胞として外界から侵入した異物情報をいち早くキャッチし，それを体内の防御システムに伝達するとともに侵入異物に対する記憶形成を喚起する．すなわちLangerinやDC-SIGN，そしてTLR，MHC，CD1分子など自らに恒常的に発現した受容体群を介して異物を捕捉し，それに関する情報を発信する自然免疫を担う樹状細胞群は獲得免疫を担うT細胞を活性化し，細胞内での遺伝子再構築を含め異物に対する特異的な免疫応答を担う受容体群の発現を促すと考えられる．その際，局所の環境を細胞内に潜むウイルスなどに対する攻撃を強化したい場合には，細胞傷害性T細胞（CTL）を誘発・活性化するためIL-12を放出し，Th1型のヘルパーT細胞が優位に働ける状態を誘導する．逆にウイルスの破壊産物などが蓄積し，異物除去を促進したい場合には，異物への結合能を有し貪食細胞活性化能がある抗体産生を促進するためIL-10を放出し，Th2型ヘルパーT細胞が優位に働ける状態を惹起する．こうした環境調整を担う樹状細胞であるが，最近これら樹状細胞群自体が表面に33D1分子を発現した群団とDEC-205を発現した群団の2つの亜群から構成されることが判明してきた[12]（図6）．前者33D1分子を発現している樹状細胞は，活性化するとIL-10を放出し抗体産生をしやすいTh2優位の局所環境を作り出すのに対し，後者DEC-205を発現している樹状細胞は活性化に伴いIL-12を放出し，CTLなどを誘発しやすいTh1優位の局所環境を作り出すことが判明した．この33D1陽性樹状細胞群とDEC-205陽性樹状細胞群とはまったく異なる亜群であることも報告されている[13,14]が，Moriyaらも同様の結果を得ている[15]．

一方先述したように，細胞外から取り込まれた分子は断片化され，MHCクラスIIとともに細胞表面に提示されてCD4陽性のヘルパーT細胞を選択的に活性させるため，従来エピトープペプチドあるい

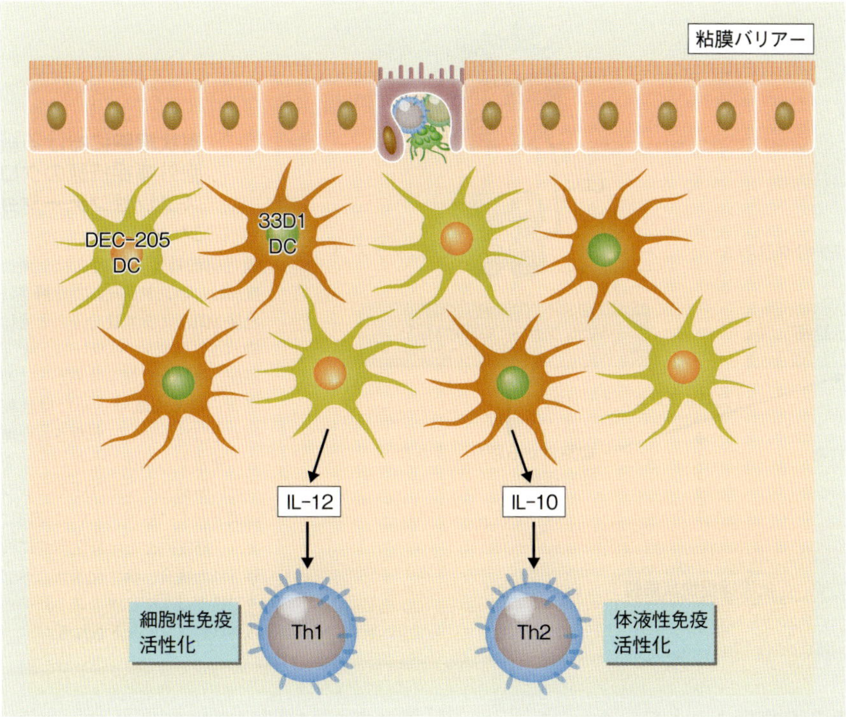

図6　33D1 陽性樹状細胞群と DEC-205 陽性樹状細胞群

はエピトープを含むウイルス蛋白質を用いて CD8 陽性の CTL を選択的に誘導することは困難であると考えられてきた．MHC クラスⅠ分子によって提示される CTL のエピトープペプチドを別途誘導した樹状細胞とともに試験管の中で培養し，それを動物個体に戻した場合エピトープ特異的な CTL が感作されることが見いだされた[16]．そして上述したように，この方法を用いて自然界には存在しない D 体アミノ酸を含有するペプチドに対する特異的 CTL を誘導することに成功した[4]．また，ウイルス由来の蛋白断片を樹皮から抽出した配糖体（サポニン）を基に考案した ISCOM（immuno-stimulating complex）とともに皮内に接種した場合，長期間にわたって CTL が感作されることを発見した[17]．このことは，こうした植物由来の配糖体が皮内に生息する樹状細胞内に取り込まれたウイルス蛋白断片を MHC クラスⅡ分子からではなく，MHC クラスⅠ分子から提示できるようになること，すなわちクロスプレゼントできることを示している．さらにウイルス蛋白とウイルス核酸が放出されるウイルス感染時を想定し，樹状細胞にウイルス蛋白を取り込ませた後その樹状細胞をウイルス核酸を代表する poly（I：C）で TLR3 を介したシグナルを送り込むことによって，このクロスプレゼンテーション現象が誘発されることが見いだされた[18]．また，この際 LPS によって TLR4 を介したシグナルを送った場合には，このような現象は誘発されなかったことから，TLR3 を介した刺激がこのクロスプレゼンテーションを誘発するためには重要であるものと考えている．

おわりに

最近，このクロスプレゼンテーション現象がエピトープを含んだ蛋白質をコレラ毒素とともに経口投与した場合にも誘発されることが見いだされた[19]．現在，コレラ毒素が粘膜樹状細胞に働きかけ異物蛋白質をクロスプレゼントするメカニズムが検討されている[20]．以上のことを図7にまとめてみた．果たしてこの場合にも TLR3 からの刺激が入ることが重要であるのか否かは今後の検討を待たなければならないが，コレラ毒素と抗原蛋白の経口投与によ

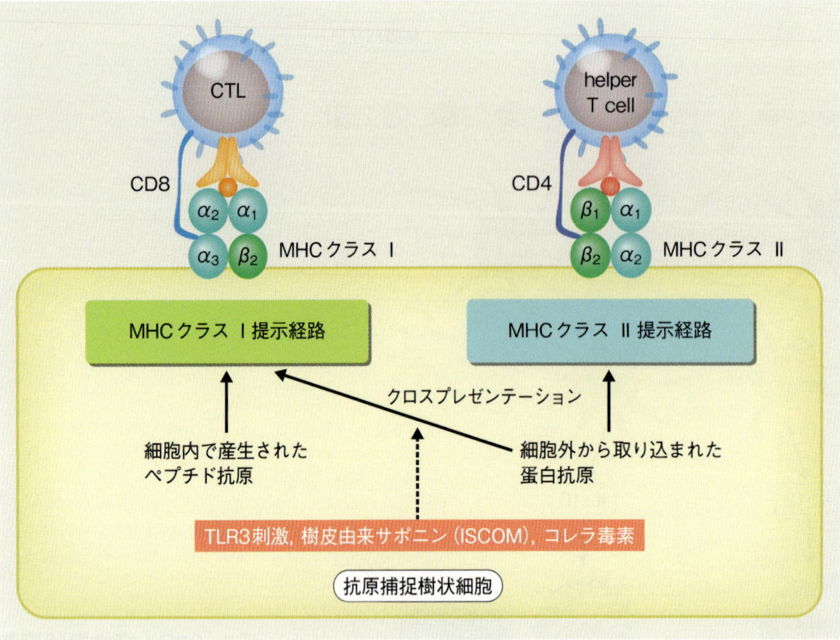

図7 樹状細胞における細胞外捕捉抗原のクロスプレゼンテーション

通常細胞外より捕捉された蛋白抗原は，エンドソームで分解された後MHCクラスII分子とともに提示され特異的ヘルパー$CD4^+$T細胞の活性化に関与するが，この際蛋白抗原を取り込んだ樹状細胞がTLR3を介して刺激された場合，樹皮から抽出したサポニンをもとに構築したISCOMやコレラ毒素とともに皮内あるいは経口により，経皮内または経粘膜的に投与された場合，断片化されたペプチド抗原はMHCクラスI分子からクロスプレゼントされる．

って得られたCTLを主体とした免疫ネットワークが，消化管に植えたエピトープを発現した腫瘍のみならず，皮内に移植した腫瘍に対しても強い増殖抑制効果を発揮することを観察している．また，この経口免疫法は腫瘍を移植した後にも十分な抗腫瘍効果を示した．

以上の結果は，異物を取り込んだ粘膜樹状細胞群を効率よく選択的に活性化させることで，強力なCTLを主体とした細胞性免疫バリアーを体表面に構築・維持することができれば，粘膜や皮膚に発生した感染や腫瘍を予防できるのみならず，それらに対する治療が可能となることを示唆している．こうした細胞性免疫を主体とした免疫バリアーを全身に構築し維持する手法の開発は，さまざまな疾病制御への新たな道を提供するものと期待したい．

（高橋秀実）

◉引用文献

1. Takahashi H, Cohen J, Hosmalin A, et al. An immunodominant epitope of the human immunodeficiency virus envelope glycoprotein gp160 recognized by class I major histocompatibility complex molecule-restricted murine cytotoxic T lymphocytes. Proc Natl Acad Sci U S A 1988; 85: 3105-3109.
2. Takahashi H, Merli S, Putney SD, et al. A single amino acid interchange yields reciprocal CTL specificities for HIV-1 gp160. Science 1989; 246: 118-121.
3. Takahashi H, Nakagawa Y, Pendleton CD, et al. Induction of broadly cross-reactive cytotoxic T cells recognizing an HIV-1 envelope determinant. Science 1992; 255: 333-336.
4. Nakagawa Y, Kikuchi H, Takahashi H. Molecular analysis of TCR and peptide/MHC interaction using P18-I10-derived peptides with a single D-amino acid substitution. Biophys J 2007; 92: 2570-2582.
5. Takahashi H. Antigen presentation in vaccine development. Comp Immunol Microbiol Infect Dis 2003; 26: 309-328.
6. Cui J, Shin T, Kawano T, et al. Requirement for Valpha14 NKT cells in IL-12-mediated rejection of tumors. Science 1997; 278: 1623-1626.
7. Kawano T, Cui J, Koezuka Y, et al. CD1d-restricted and TCR-mediated activation of valpha14 NKT cells by glycosylceramides. Science 1997; 278: 1626-1629.
8. Saito N, Takahashi M, Akahata W, et al. Analysis of evolutionary conservation in CD1d molecules among primates. Tissue Antigens 2005; 66: 674-82.
9. de Witte L, Nabatov A, Pion M, et al. Langerin is a natural barrier to HIV-1 transmission by Langerhans cells. Nature Med 2007; 13: 367-371.
10. Satomi M, Shimizu M, Shinya E, et al. Transmission of macrophage-tropic HIV-1 by breast-milk macrophages via DC-SIGN. J Infect Dis 2005; 191: 174-181.
11. Takeuchi J, Watari E, Shinya E, et al. Down-regulation of Toll-like receptor expression in monocyte-derived Langerhans cell-like cells: implications of low-

responsiveness to bacterial components in the epidermal Langerhans cells. Biochem Biophys Res Commun 2003; 306: 674–679.
12. Dudziak D, Kamphorst AO, Heidkamp GF, et al. Differential antigen processing by dendritic cell subsets in vivo. Science 2007; 315: 107–111.
13. Sancho D, Mourao-Sa D, Joffre OP, et al. Tumor therapy in mice via antigen targeting to a novel, DC-restricted C-type lectin. J Clin Invest 2008; 118: 2098–2110.
14. Trumpfheller C, Caskey M, Nchinda G, et al. The microbial mimic poly IC induces durable and protective CD4 + T cell immunity together with a dendritic cell targeted vaccine. Proc Natl Acad Sci USA 2008; 105: 2574–2579.
15. Moriya K, Wakabayashi A, Shimizu M, et al. Induction of tumor-specific acquired immunity against already established tumors by selective stimulation of innate DEC-205 (+) dendritic cells. Cancer Immunol Immunother 2010; in press.
16. Takahashi H, Nakagawa Y, Yokomuro K, et al. Induction of CD8+ cytotoxic T lymphocytes by immunization with syngeneic irradiated HIV-1 envelope derived peptide-pulsed dendritic cells. Int Immunol 1993; 5: 849–857.
17. Takahashi H, Takeshita T, Morein B, et al. Induction of CD8+ cytotoxic T cells by immunization with purified HIV-1 envelope protein in ISCOMs. Nature 1990; 344: 873–875.
18. Fujimoto C, Nakagawa Y, Ohara K, et al. Polyriboinosinic polyribocytidylic acid [poly (I:C)]/TLR3 signaling allows class I processing of exogenous protein and induction of HIV-specific CD8+ cytotoxic T lymphocytes. Int Immunol 2004; 16: 55–63.
19. Wakabayashi A, Nakagawa Y, Shimizu M, et al. Suppression of an already established tumor growing through activated mucosal CTLs induced by oral administration of tumor antigen with cholera toxin. J Immunol 2008; 180: 4000–4010.
20. Higuchi T, Shimizu M, Owaki A, et al. A possible mechanism of intravesical BCG therapy for human bladder carcinoma: involvement of innate effector cells for the inhibition of tumor growth. Cancer Immunol Immunother 2009; 58: 1245–1255.

d

生理的ならびに病態形成局面におけるTh17とiTreg細胞の役割

はじめに

正の免疫応答を起こすエフェクターT細胞としてTh1およびTh2細胞が古くから知られていたが，近年，新たなエフェクターT細胞としてTh17細胞が発見され，自己免疫疾患，細菌感染，腫瘍促進に重要であることが明らかになった．Th17の分化誘導にはIL-6やIL-23によって活性化されるSTAT3とTGF-βシグナルが必須である．しかし一方でTGF-βはナイーブT細胞をFoxp3陽性制御性T細胞（regulatory T cell：Treg）に転換することも明らかにされている．胸腺由来のTregをnaturally occurring Treg（nTreg）と呼び，一方TGF-βによって誘導されるTregをinducible Treg（iTreg）と呼び，区別することが一般的になっている．Th17とiTregはエフェクターとサプレッサーでありながら兄弟関係にある．これらは腸管免疫においても重要な役割を果たす．またTh17自身にはIL-10を産生するregulatory Th17と呼ばれる集団も存在する．さらにIL-17はTh17以外からも産生され，炎症応答に重要な役割を果たすことがわかってきた．

ヘルパーT細胞

ヘルパーT細胞には，正の応答を起こすエフェクターT細胞と，積極的に負の応答を促す抑制性T細胞が存在し，互いに相互抑制することで適正な免疫応答が進行する．エフェクターT細胞としてTh1およびTh2細胞が，また制御性T細胞として胸腺由来のFoxp3陽性nTregが古くから知られていた．Th1はIL-12によって分化誘導され主にIFN-γを産生する．マクロファージを活性化し細胞内寄生細菌の排除のほか，炎症性疾患に関与する．Th2はIL-4によって分化し，IL-4，IL-5，IL-13などを産生する．好酸球やIgEを介して寄生虫感染防護に働くほかアレルギー性疾患に関与する．nTregはFoxp3をマスター遺伝子とし，Th1やTh2の抑制に働く（図1）．

これまで多くの疾患（および疾患モデル動物）の病態がTh1，Th2とそのバランスの破綻という概念のもと説明され理解され，T細胞がかかわるすべての病態はTh1，Th2のみで説明可能であるようにすら錯覚されていた．ところが2000年にTh1，Th2とは異なり，IL-17を産生する$CD4^+$T細胞サブセットが存在することがKamradtらによって初めて報告された[1)]．IL-17（IL-17A）は1993年にクローニングされ，1995年にはT細胞から分泌されることが知られていた．IL-17受容体は血球系の細胞だけでなく上皮細胞や線維芽細胞などに広く発現しており，IL-17はこれら多くの細胞に作用し，IL-6，TNF-α，G-CSFやCXCL1/2，IL-8などの好中球遊走ケモカイン，iNOS，COX-2などの産生を誘導する．特に好中球誘導に重要であり（4章b参照），したがってIL-17は好中球を主体とした強力な炎症を惹起する炎症性サイトカインである．またIL-17はβ-デフェンシンなどの抗菌ペプチドを誘導するほか，真菌感染の防御にも重要な役割を果たす（図2）．

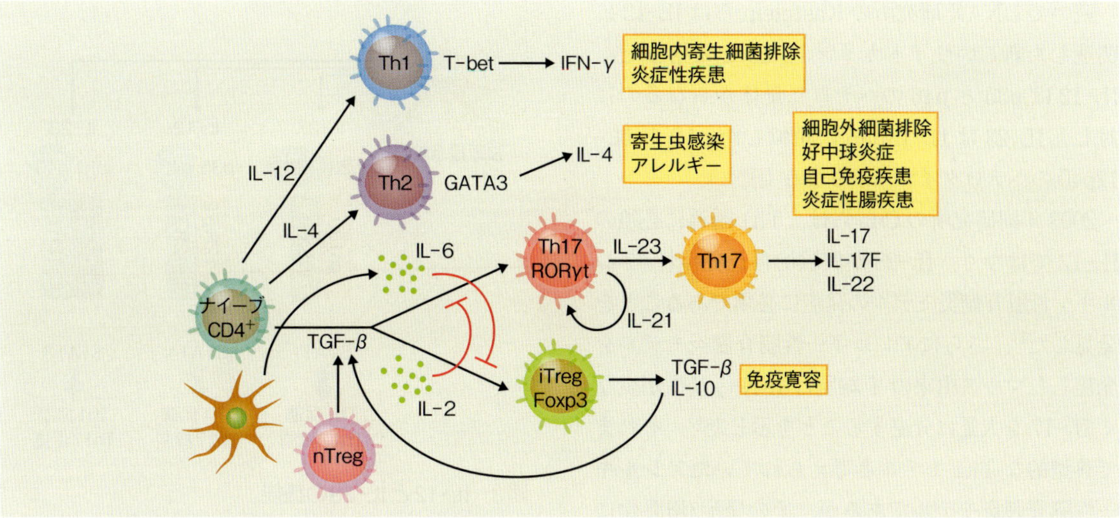

図1　サイトカインによるヘルパーT細胞分化制御

Th1はIL-12によって分化誘導され，主にIFN-γを産生する．マクロファージを活性化し細胞内寄生細菌の排除のほか，炎症性疾患に関与する．Th2はIL-4によって分化し，IL-4，IL-13などを産生する．好酸球やIgEを介して寄生虫感染防護に働くほかアレルギー性疾患に関与する．Th17はTGF-βとIL-6によって誘導され，IL-21がオートクラインで増殖し，IL-23はさらにTh17の増幅と維持，活性化に寄与する．IL-23はTh17の炎症反応に重要である．Th17は自己免疫疾患，好中球炎症，細胞外細菌排除などに寄与する．抑制性T細胞としては胸腺由来のnTregとTGF-βによって誘導されるiTregが知られる．nTreg，iTregともに増殖にIL-2を必要とする．
ヘルパーT細胞の分化を規定するマスター転写因子としてTh1においてはT-betが，Th2ではGATA-3，Th17ではRORγt，TregではFoxp3が知られている．Th17分化はほかのThによって抑制される．IL-2，IL-4，IFN-γ，IL-27などはTh17分化を抑制する方向に働く．そのほかIL-1，PGE_2，レチノイン酸やダイオキシンなどがTh17分化を促進する（**表1**参照）．

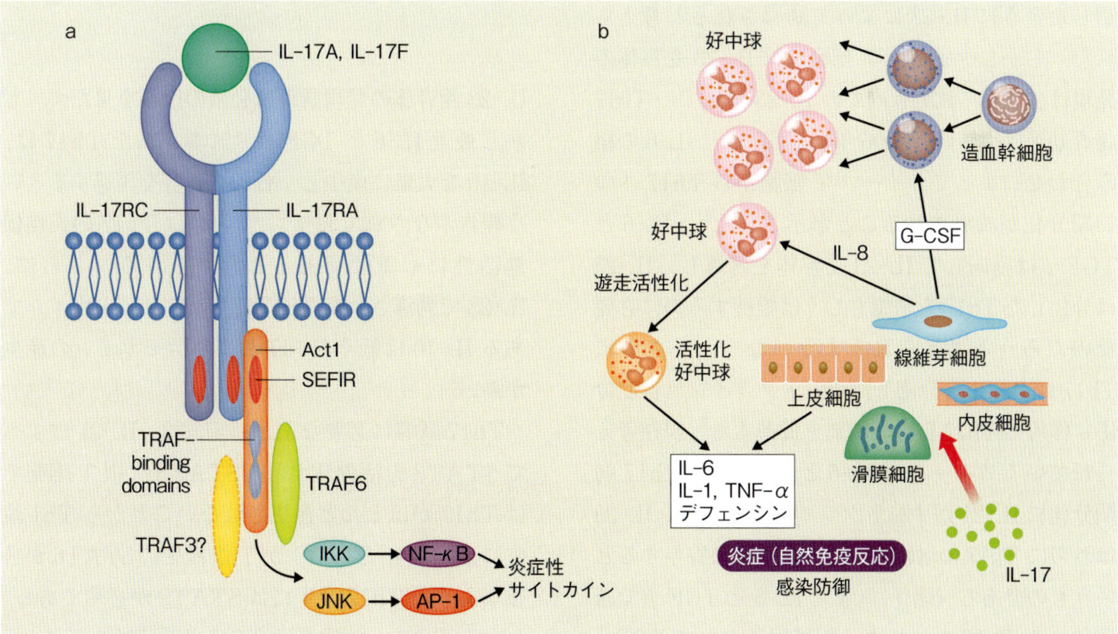

図2　IL-17受容体とその作用

a. IL-17はIL-17RAとIL-17RCからなるヘテロダイマー受容体に結合し，TRAF6を介してNF-κBやJNKを活性化する．IL-1シグナルに似ているがMyD88を用いるその下流でIL-6などの炎症性メディエータの発現を誘導する．
b. IL-17受容体は血球系の細胞だけでなく上皮細胞や線維芽細胞などに広く発現しており，IL-17はこれら多くの細胞に作用し，IL-6，TNF-α，G-CSFやCXCL1/2，IL-8などの好中球遊走ケモカイン，iNOS，COX-2などの産生を誘導する．特に好中球誘導に重要であり，したがってIL-17は好中球を主体とした強力な炎症を惹起する．またIL-17はβ-デフェンシンなどの抗菌ペプチドを誘導する．

続いてDNAX研究所のKasteleinらはIL-12に関連した新しいサイトカインIL-23を発見した[2]. IL-12はp35とp40のヘテロ二量体からなるのに対し，IL-23はIL-12p35に類似したp19とIL-12p40のヘテロダイマーからなる（図3）.

2003年同研究所のCuaらは，Th1誘導に必須のIL-12ではなく，IL-23が実験的自己免疫性/アレルギー性脳脊髄炎モデルの発症に必須であることを発見した[3]. さらにアレルギー性脳脊髄炎モデルを発症したマウス由来のT細胞はIFN-γ産生が少なくIL-17を大量に分泌することを示した[4]. それまで典型的なTh1モデルと考えられていたアレルギー性脳脊髄炎モデルであるが，その発症/増悪化にはTh1とは異なるIL-17を産生するT細胞集団すなわちTh17が必要であることが初めて明らかにされた[5].

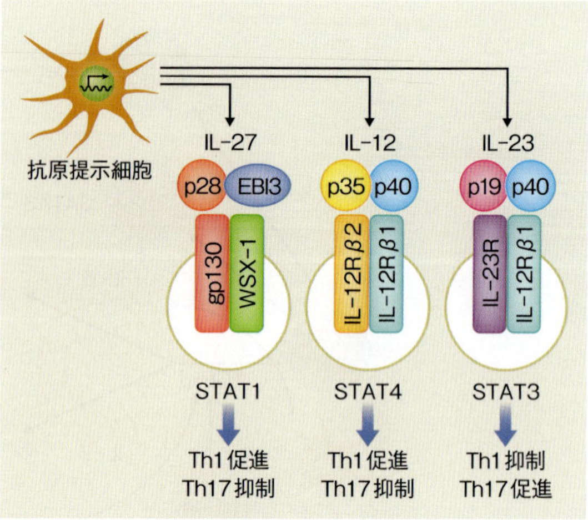

図3 IL-12とIL-23の機能

IL-12はp35とp40のヘテロ二量体からなるのに対し，IL-23はIL-12p35に類似したp19とIL-12p40のヘテロダイマーからなる．p35はIL-12受容体（IL-12R）β2鎖に，p40はIL-12Rβ1鎖に結合し主にSTAT4が活性化される．IL-23受容体はp19に結合するIL-23受容体（IL-23R）とIL-12受容体（IL-12R）β1からなり，STAT3を主に活性化する．IL-27は直接サブユニットの共有はないがp35に類似したp28とp40に類似したEBI3という分子からなる．受容体はIL-6受容体gp130とWSX-1でSTAT1とSTAT3を活性化する．以上は主に樹状細胞などから分泌されTh分化を制御する．これらの仲間にIL-35も知られておりTregから分泌され免疫抑制に関与するとされる．IL-35はp35とEbi3のヘテロダイマーからなる．

Th17を誘導するサイトカインとそのシグナル

当初Th17はIFN-γやIL-4によるシグナルを抑制したときにIL-23によって誘導されると考えられた．しかしナイーブT細胞にはIL-23受容体の発現は少なく，試験管内でのIL-23単独でのTh17誘導効果は小さい．2006年にTGF-βとIL-6の組み合わせによってナイーブT細胞からTh17への初期分化が誘導されることが示された[6]. IL-6とTGF-βは協同してIL-23受容体を誘導し，IL-23は分化したTh17を増幅もしくは維持するのに必要なのだろうと考えられるようになった．さらにTh17はIL-21を分泌し，オートクライン（自己分泌）作用でTh17自身の増殖を促進する．現在考えられているスキームはIL-6とTGF-βがTh17初期分化にIL-21がオートクラインで増殖に，IL-23はさらにTh17の増幅と維持，活性化に寄与するというものである（図1）．またIL-6とTGF-βで誘導されるTh17のマスター転写因子としてRORγt（RAR-related orphan receptor gamma）も報告された[7]. Th1においてT-bet（T-box expressed in T cells）がIFN-γやIL-12受容体の発現に重要であるように，Th17ではRORγtがIL-17やIL-23受容体の発現誘導に必須の役割を果たす．しかし最近IL-6とTGF-βで誘導されたTh17は，IL-10を大量に産生し，むしろ寛容を誘導するという報告がなされており[8]，IL-23はTh17の炎症促進活性にも重要であると考えられる．さらに，IL-23で誘導されたTh17は抑制性サイトカインであるIL-10は低くIL-17およびケモカインの産生が高い．

Th17誘導に必要なIL-6，IL-23，IL-21はすべてSTAT3を活性化する．STAT3欠損T細胞ではTh17がほとんど産生されないことからTh1産生にSTAT4，STAT1がTh2産生にSTAT6が必須なようにTh17産生にはSTAT3が必須である．しかしRORγtの誘導はTGF-βだけでも起こる．このときSmadシグナルは必須ではない[9]. STAT3と未知のTGF-βシグナルがどのようにRORγtを誘導し，Th17分化を促進するのかは明らかになっていない．

そのほかTh17とiTreg分化を制御する因子が次々と報告されている．特にIL-1は転写因子IRF4やRORγtを促進することでTh17分化の促進と維持に重要である[10]．IRF4欠損マウスではTh17誘導が著しく減弱する．またプロスタグランジンE_2（PGE_2）もcAMP-CREBを介してTh17の促進に働く．一方IL-4，IFN-γ，IL-27，IL-2はTh17分化を強力に抑制する．しかし，これらのサイトカインがどのようなメカニズムでTh17を抑制するのかは不明である．Th17分化を制御するサイトカインなどとその転写因子を**表1**にまとめた．

IL-23の作用

IL-12とIL-23は，それぞれTh1，Th17を誘導する．IL-12とIL-23は主にマクロファージや樹状細胞から産生される．同じp40を共有するが特異的サブユニットであるp35とp19の発現制御機構は異なっている．IL-12のファミリーとしては**図3**に示すIL-27，IL-12，IL-23がよく知られている．IL-12はSTAT4を，IL-23はSTAT3を主に活性化する．IL-27はTh17分化を抑制するが，その場合はSTAT1を活性化する．IL-12とIL-23の発現誘導機構は異なる．Toll-like receptor（TLR）の使われ方も異なりリポ多糖（TLR4を活性化）ではIL-12が強く誘導されるが，真菌感染と関係が深いペプチドグリカン（TLR2を活性化）ではIL-23が優位になる．またβ-グルカンやザイモサン（zymozan）ではdectin-1-syk経路を介してIL-23が誘導される[11]．消化管においてIL-23レベルが高いことは，消化管腔に存在する細菌叢の成分がIL-23を誘導しやすい刺激を与えているものと考えられる．またIL-23はPGE_2の刺激でも誘導される．PGE_2存在下で誘導された骨髄由来の樹状細胞はリポ多糖刺激によってIL-12よりもIL-23産生が優位になることが報告されている[12]．またPGE2受容体EP4アゴニストはTNBS誘導性腸炎モデルを悪化させるが，これにはIL-23産生の増加とTh17の誘導増加が相関する[13]．

IL-23は，腸炎において特に重要と考えられる．IL-23受容体遺伝子の変異がヒト炎症性腸疾患と強く関連することが知られている．Duerrらは Crohn病および潰瘍性大腸炎とIL-23受容体遺伝子の染色体1p31のあいだに非常に有意義な関連性を見いだした．まれな多型である（rs11209026，c.1142G>A，p.Arg381Gln）はCrohn病を防ぐ働きがあり，そのほかのIL-23の受容体の遺伝子多型異常も独立して関連している[14]．またマウスモデルのみならずヒトにおいて抗p40抗体（IL-23とIL-12を同時にブロックする）はCrohn病の治療に有効であることが示されている[15]．

表1　サイトカインや低分子化合物によるTh17とiTregの分化制御

サイトカインなど	転写因子	Th17 (RORγt)	iTreg (Foxp3)
TGF-β	Smad	必要	必要
IFN-γ, IL-27	STAT1	抑制	影響少ない
IL-6, IL-21, IL-23	STAT3	促進	抑制
IL-4	STAT6	抑制	抑制
IL-2	STAT5	抑制	促進
IL-1	NF-κB	促進	抑制
レチノイン酸	RARα RXRα	抑制	促進
ダイオキシン FICZ（天然リガンド）	AhR	促進	抑制
プロスタグランジンE_2（PGE_2）	EP2/4-cAMP	促進	抑制/促進

先に述べたように，マウスにおいてTGF-βとIL-6が未成熟なTh17を誘導するのに対し，IL-23は未成熟Th17に対し炎症性の強い成熟型Th17を誘導する．TGF-βとIL-6は転写因子RORγtを誘導する．RORγtはIL-23受容体とIL-17の転写に必須の働きをする．IL-23受容体はSTAT3を活性化し，RORγtと相まってIL-17の転写を促進すると考えられる．そのほかIL-23はIL-22およびケモカインやケモカイン受容体を発現させることでTh17をより炎症性にしていると考えられている．多くの報告ではIL-23/IL-17軸は腸炎の促進に働くことが示されている[16,17]．しかしIL-23による腸炎はIL-17がなくても起こることが示されており，IL-23による腸炎はIL-17依存性と非依存性の経路が考えられる．たとえばいくつかの腸炎モデル

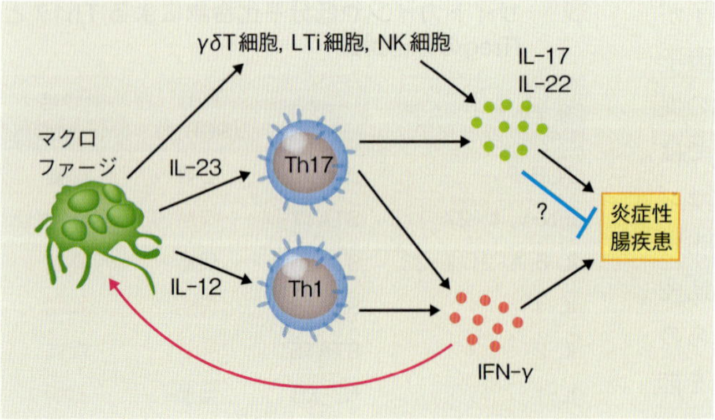

図4　炎症性腸疾患におけるIL-23の作用
Crohn病腸管ではTh17細胞からIL-23依存性にIL-17, IL-22とともにIFN-γが誘導される. IFN-γが腸炎の主要な誘導因子であり, IL-17やIL-22はむしろ腸上皮細胞の傷害の抑制に働く可能性が示唆されている. IL-23はγδT細胞やNK細胞, LTi（lymphoid tissue-inducer）細胞からもIL-17を誘導する. これらのIL-17も腸炎を促進する場合と抑制する場合があるらしい. IFN-γ存在下で誘導されたマクロファージは, IL-23高産生型の炎症性マクロファージへと転換しさらなるTh17/1型免疫亢進, 炎症慢性化を引き起こす.

ではIL-17抗体投与やIL-17受容体欠損はむしろ症状を悪化させる[18]. 一方細菌感染に由来する腸炎では抗IL-17抗体は腸炎を抑制する[17]. さらにTh17などから産生されるIL-22は腸炎に対し保護的に作用する[19]. 病態によってTh17あるいはIL-17, IL-22の役割は異なることに注意が必要であろう.

ヒトにおいてはIL-23は同様にTh17を誘導するものの, IFN-γも同時に産生する集団（Th17/1）も強く誘導する. このTh17/1から誘導されるIFN-γが腸炎の主因ではないか, という考えも出されている[20]. さらにIFN-γ存在下で誘導されたマクロファージはIL-23高産生型の炎症性マクロファージへと転換し, さらなるTh17/1細胞の誘導亢進, 炎症慢性化を引き起こす.

なおIL-23はTh17だけでなく, γδT細胞, NK細胞, LTi（lymphoid tissue-inducer）様細胞などからもIL-17産生を誘導することが知られている. これらの細胞の一部はRORγtを恒常的に発現しており, IL-23受容体が細胞表面に発現しているために即時にIL-23に応答してIL-17やIL-22が産生される[21]. Powrieらのグループは最近マウスにおける*Helicobacter hepaticus*感染による腸炎ではThy1, stem cell antigen 1（SCA-1）, RORγt, IL-23受容体, T-betを発現するinnate lymphoid cellsがIL-17, IL-22, IFN-γの主要な産生源であるとしている[17]. IL-23によるIL-17産生に関与する細胞と腸炎における役割について図4にまとめた.

Th17関連サイトカインの作用

IL-23欠損マウスとIL-17A欠損マウスを比較するとコラーゲン誘導性関節炎モデルやアレルギー性脳脊髄炎モデルはIL-23欠損では完全に抑制されるのに対し, IL-17A欠損では部分的にしか抑制されない. これはTh17由来のIL-17A以外のサイトカインも疾患発症に関与することを示唆している.

Th17からはIL-17（＝IL-17A）のほかIL-17F, IL-21, IL-22などが分泌される. Th17あるいはこれらのサイトカインが関与する疾患としては, 関節リウマチ, 多発性骨髄腫, 炎症性腸疾患, 全身性エリテマトーデス, 肝炎, 喘息, 乾癬, ぶどう膜炎などが考えられている[9]. しかし, ヒト疾患との関係は完全には解明されていない. IL-22はSTAT3を活性化することで角化細胞の過増殖を引き起こすが, 肝炎では保護的に作用する. さらに腸上皮細胞からムチンの産生を促進して腸炎の抑制に働く. また*Klebsiella pneumoniae*や*Citrobacter rodentium*感染防御にも重要である.

IL-17には相同性を持つ6個のファミリー分子（IL-17A～F）が存在する. 通常IL-17といえばIL-17Aを指す. IL-17FはIL-17ファミリーのなかで最もIL-17Aと相同性が高く, IL-17Aと受容体を共有している. 岩倉らのグループはIL-17A欠損マウスのほかに, 新たにIL-17F欠損, およびIL-17A/F二重欠損マウスを作製することにより, IL-17Fの役割を解析した[22]. その結果, アレルギー性脳脊髄炎モデルやコラーゲン誘導関節炎, IL-1

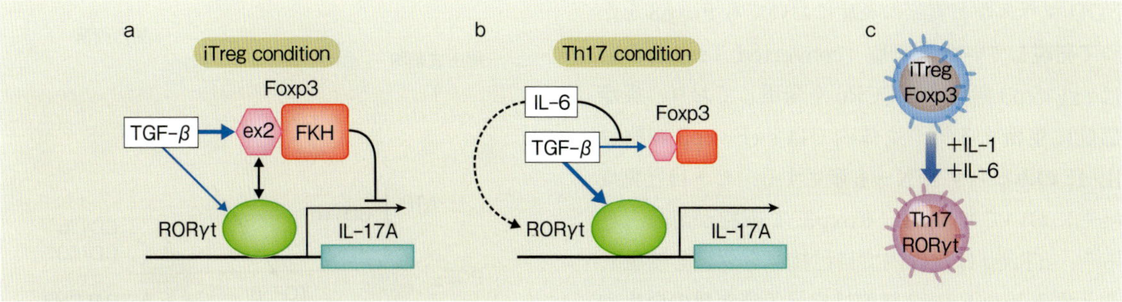

図5　Foxp3によるRORγtの抑制

TGF-βはFoxp3陽性の誘導性制御性T細胞（iTreg）に転換する．RORγtはTGF-β単独でも誘導される．IL-6はRORγt誘導を促進し，Foxp3の発現を抑制する．

a. iTreg条件下ではFoxp3がRORγtに直接結合し，RORγtの転写活性化を抑制する．

b. Th17条件下ではIL-6がRORγtの誘導を増強するとともにFoxp3の発現を低下させる．その結果RORγtが優位となりIL-17の転写が促進される．

c. Foxp3陽性iTregをIL-6とIL-1培養するとFoxp3の発現が低下しIL-17を産生するようになる．

依存性関節炎などの自己免疫疾患や，遅延型過敏症や接触型過敏症などのアレルギー性炎症応答の発症においては，IL-17FではなくIL-17Aが中心的な役割を果たしていることがわかった．マクロファージやT細胞からはIL-17Aのみが効率的に炎症性メディエータを誘導できることと関係があるのかもしれない．

一方，黄色ブドウ球菌（*Staphylococcus aureus*）やマウス病原性大腸菌である*Citrobacter rodentium*の粘膜上皮感染防御においては，IL-17FはIL-17Aと同等か，むしろIL-17Fのほうが重要な役割を果たしていることが明らかとなった．これには，IL-17Fによる腸管上皮における抗菌ペプチドであるデフェンシンの発現誘導が寄与していると考えられる（4章e参照）．

Th17とiTreg

IL-6単独ではTh17を誘導することはできない．活性化された樹状細胞とT細胞を共培養する際は外部からTGF-βを加えなくてもTh17を誘導できるが，抗TGF-β抗体を加えるとTh17は誘導されない．したがって血清もしくは細胞由来の微量のTGF-βによってもTh17誘導が可能である．T細胞特異的にTGF-βを欠損させたマウスではアレルギー性脳脊髄炎モデルが誘導されないことからT細胞，特にTregからのTGF-βがTh17の誘導に重要であると考えられている．Tregは細胞表面にlatent-form（前駆体型）のTGF-β（latency-associated peptide：LAP）を強く発現している．これを樹状細胞に発現する$\alpha_v\beta_6$もしくは$\alpha_v\beta_8$インテグリンが活性化型TGF-βに転換すると考えられている[23]．

ではTGF-βは抑制性iTregと炎症性Th17分化をどのように制御しているのか？　TGF-βはFoxp3陰性のナイーブT細胞をFoxp3陽性の誘導性制御性T細胞（iTreg）に転換する[24]．RORγtはTGF-β単独でも誘導される．IL-6/STAT3シグナルはRORγt誘導を促進し，Foxp3の発現を抑制する（図5）．さらにFoxp3がRORγtに直接結合し，RORγtの転写活性化を抑制することが見いだされた[25, 26]．すなわちIL-6の重要な役割はRORγtの発現を増強するとともに，Foxp3の発現を減少させ，Foxp3によるRORγt抑制を解除することである．実際にTh17分化条件ではRORγtとFoxp3を同時に発現する細胞が検出される．またFoxp3陽性iTregをIL-6とIL-1培養するとFoxp3の発現が低下し，IL-17を産生するようになる[27]．

さらに興味深いことにヒト末梢血のnTregもIL-1，IL-2やIL-15存在下で増幅するとFoxp3の発現は保持しながらIL-17を産生する集団が現れる．最近ではIL-1の重要性が指摘されている[28]．

NOD マウスなど実際の炎症においても Foxp3 をかつて発現していた T 細胞（converted Treg あるいは exFoxp3 細胞）は CCR6 を発現しており，炎症部位に集積する[29]．生体内では exFoxp3 細胞は IL-17 のみならず IFN-γも産生する．ヒト自己免疫疾患においても IL-17$^+$ Foxp3$^+$ T 細胞が認められる[28]．nTreg は胸腺内で自己抗原を認識して生じるとすると exFoxp3 細胞は自己免疫疾患の発生や慢性化に重要な意義を持つ可能性がある．

腸管免疫における Th17 と iTreg の意義

消化管ではいうまでもなく，細菌の侵入に対する防御と食物に対する経口免疫寛容の二者を両立させなければならない．すなわち正の免疫応答と負の抑制機構が共存する場といえる．Th17 と iTreg がこのバランスを保つ重要なメカニズムと考えられる．特に TGF-βは消化管で多く発現しており，Th17 と iTreg の発達に寄与していると考えられる．

ビタミン A の代謝産物であるレチノイン酸は，TGF-βによる iTreg を強力に分化誘導し，Th17 を抑制する[30]．同様の効果はビタミン D にも報告されている．レチノイン酸単独での誘導効果はなく，やはり iTreg 誘導に TGF-βは必要である．おそらく Foxp3 が強力に誘導される結果として RORγt は抑制され，Th17 は減少する．消化管には活性化型の TGF-βが多く存在し，かつ寛容誘導型の抗原提示細胞が存在し，食物抗原や腸内細菌に対する寛容の誘導をつかさどっている可能性が指摘されていた．消化管における寛容誘導型の樹状細胞の一部がレチノイン酸合成酵素の一つである RALDH2 を高発現している[31]（9 章 e 参照）．これらの樹状細胞によって産生されたレチノイン酸が TGF-βによる iTreg の誘導を促進していることが確認されており，TGF-βとレチノイン酸による iTreg の誘導が消化管における寛容のメカニズムである可能性が考えられる．一方細菌が侵入して樹状細胞などが IL-6 や IL-23 を高産生すると Th17 が誘導，活性化されやすくなり細菌排除が行われる（図 6）．

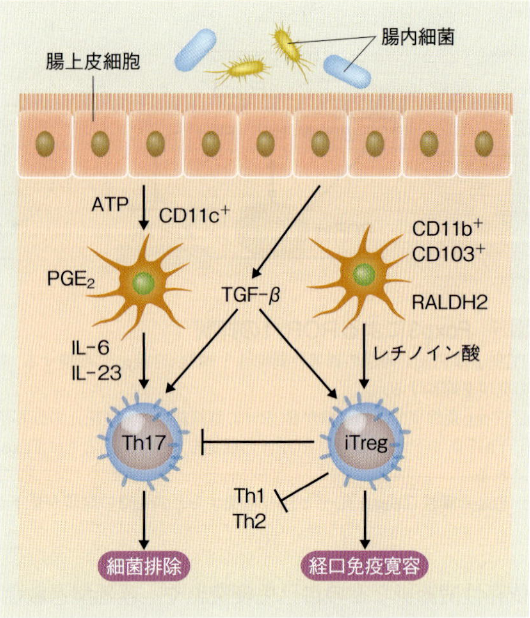

図 6　腸管での iTreg と Th17 の誘導とその意義

腸管の樹状細胞にはいくつかの subpopulation が存在する．Th17 分化誘導には，CD70^{high}CD11c^{low} の樹状細胞が重要であり，細菌由来の ATP が IL-6 や IL-23 の産生を促進することで Th17 分化を促進する．一方 CD11b$^+$/CD11c^{low}/CCR6$^-$/CD103$^+$ といった特徴を持つ樹状細胞はレチノイン酸合成酵素の一つである RALDH2 を高発現している．これらの樹状細胞によって産生されたレチノイン酸が環境中の TGF-βによる iTreg の誘導を促進している．Th17 と iTreg のバランスが消化管における免疫応答と寛容の鍵を握ると考えられる．

炎症メディエータである PGE_2 は樹状細胞から IL-23 の産生を促進するほか，T 細胞に直接作用して Th17 分化を促進する[32, 33]．PGE_2 はマクロファージなどからの IL-12 を抑制するので Th1 を抑制し，Th17 型の炎症を増悪化させる因子といえる．消化管では腸上皮細胞およびマクロファージによって産生される PGE_2 の発現が高く，Th17 を誘導することで腸内細菌に対する感染防御に働く可能性が考えられる[34]．

ダイオキシン受容体である aryl hydrocarbon receptor（AhR）が iTreg と Th17 の分化を制御し，アレルギー性脳脊髄炎モデルやコラーゲン誘導性関節炎モデルを制御することが報告されている[35, 36]．AhR は Th17 で発現が高く，FICZ（天然リガンド）では Th17 が促進されアレルギー性脳脊髄炎モデルも悪化する．しかし AhR の合成リガンド TCDD

ではTregが誘導され疾患に抑制的に働くとされる．木村らはAhR欠損マウスでは関節炎モデルが誘導されないことを示している[37]．AhRはSTAT1を抑制することでTh17分化の促進に働いている．AhRは環境物質とTh17型炎症を結ぶ鍵となる分子かもしれない．

Th17の発達と腸内細菌

IL-17産生細胞は粘膜において定常的に多数存在する．その多くは小腸の粘膜固有層に存在する$CD4^{+}TCR\alpha\beta$（Th17）と$CD8\alpha\alpha TCR\gamma\delta$T細胞である．無菌状態にしたマウスの小腸では，この自然発生的Th17がみられないことから腸内細菌の重要性が明らかである．驚くべきことに，TLR経路のシグナルを伝えるのに必須の分子であるTRIFもMyd88も粘膜固有層でのIL-17の産生のためには必要でなかった．したがってこの細菌に由来するTh17の自然発生には，TLR以外の経路が重要であると考えられる[38]．Littmannらのグループはすべての細菌ではなく，一群の特殊な腸内細菌がTh17を誘導しやすいことを報告している[38]（8章f参照）．

竹田らのグループは，腸内細菌をなくすと定常的に存在する消化管腸内Th17がなくなることに気がついた．このTh17分化誘導には，$CD70^{high}CD11c^{low}$の樹状細胞が重要であり，細菌由来のアデノシン三リン酸（adenosine triphosphate：ATP）が粘膜固有層の$CD70^{high}CD11c^{low}$の樹状細胞のATP受容体を介してIL-6やIL-23の産生を促進することでTh17が生じると報告した[39]（図6）．しかし，大腸では別の現象が起こるようである．別のグループは大腸では，Th17はむしろ無菌状態のほうで多くみられることを報告している[40]．これらの相違の原因は現在のところ不明である．自然発生的なTh17は主に小腸で認められる．小腸では大腸よりも上皮内リンパ球（intraepithelial lymphocytes：IELs）や粘膜固有層リンパ球（lamina propria lymphocytes：LPLs）が多く認められ，また大多数の共生細菌は大腸に存在する．このような環境の違いによるものかもしれない．

ヒトTh17

当初ヒトTh17はマウスTh17といろいろな点で異なっていると報告された．ヒトではIL-1が重要な誘導因子であり，TGF-βはむしろ抑制的に働くとされた．ヒトではIFN-γとIL-17の両方を産生するTh17細胞がかなりの割合で認められる．しかしこれら初期のヒトTh17の研究はすべてIL-2で強力にT細胞を増幅して得られた結果であり，記憶Th17細胞をみている懸念があった．実際，最近ヒトでもナイーブT細胞ではTh17はIL-6とTGF-βで誘導されるという報告がなされた[41]．さらに峰岸らは弧発性1型高IgE症候群患者にSTAT3のDNA結合能が失われる変異を発見した[42]．この変異*STAT3*は共存する正常*STAT3*に対してドミナント・ネガティブに作用するため，患者細胞におけるSTAT3のDNA結合能は正常の1/4しかない．このような変異を持つ患者のT細胞はIL-17産生能が著しく低下し，Th17が誘導されないことが報告された[37, 44]（図7）．同様にIL-23受容体として働く*IL12RB1*に変異のあるヒトT細胞もTh17分化が障害されている（図7）[45]．おそらくこれらの患者でみられる易真菌感染性やアトピー性皮膚炎はTh17の分化欠損によって説明される．

IL-17産生γδT細胞

小腸ではIL-17産生細胞は主に$CD4^{+}$T細胞，すなわちTh17であるが，脾臓ではγδT細胞やNK細胞も重要な産生源であることが知られている．特にγδT細胞はIL-23に応答して即時にIL-17を産生できる集団が存在し，感染防御などに働くと考えられる[46]．

脳虚血（梗塞）モデルにおいてIL-23やIL-17が役割を検討された．虚血後再還流が起こると炎症細胞が浸潤し梗塞層が拡大する．IL-17欠損マウスではこの梗塞層の拡大が抑制されていた．γδT細胞は通常末梢にはαβ型のT細胞の5％程度しか存在

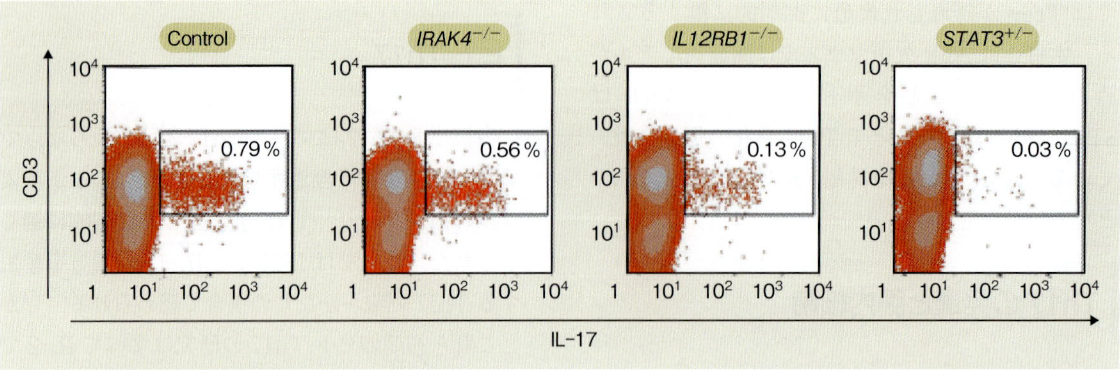

図7 ヒト遺伝子変異保有者におけるTh17分化

IRAK4, *IL12RB1* 遺伝子欠損，もしくはドミナント・ネガティブ型 *STAT3* 変異体をもつ患者の末梢単核球をPMAとイオノマイシンで刺激後CD3抗体とIL-17抗体によって染色した．IL-23が作用しない *IL12RB1* 欠損および *STAT3* 欠損ではIL-17産生T細胞が減少している．特に *STAT3* 変異では著減している．
(Ma CS, et al. 2008[43] より)

しないが，脳内での比率は30％程度に増えていた．さらにIL-17はTh17ではなく γδT 細胞から産生され，これは浸潤マクロファージからのIL-23に依存していた[47]．γδT 細胞は今後IL-17の産生源としてヒト炎症性疾患との関係も注目されるであろう．

おわりに

Th17の免疫疾患への関与については現在多くの報告がなされつつある．特に腸炎，乾癬，ぶどう膜炎などではTh17の重要性が確立されつつある．抗IL-6（IL-6R）抗体や抗IL-23抗体の効果も多くの実験系で検証されつつあり，これまでTh1型と思われてきた病態に再考を迫っている．Th17の抑制とiTregの誘導が免疫疾患治療の新たな戦略として大きくクローズアップされていることは間違いない．今後の進展が待たれる．

（吉村昭彦，高田伊知郎，森田林平）

●引用文献

1. Infante-Duarte C, Horton HF, Byrne MC, et al. Microbial lipopeptides induce the production of IL-17 in Th cells. J Immunol 2000; 165: 6107-6115.
2. Oppmann B, et al. Novel p19 protein engages IL-12p40 to form a cytokine, IL-23, with biological activities similar as well as distinct from IL-12. Immunity 2000; 13: 715-725.
3. Cua DJ, et al. Interleukin-23 rather than interleukin-12 is the critical cytokine for autoimmune inflammation of the brain. Nature 2003; 421: 744-748.
4. Langrish CL, et al. IL-23 drives a pathogenic T cell population that induces autoimmune inflammation. J Exp Med 2005; 201: 233-240.
5. Wynn TA. T (H)-17: a giant step from T (H) 1 and T (H) 2. Nat Immunol 2005; 6: 1069-1070.
6. Veldhoen M, et al. TGFbeta in the context of an inflammatory cytokine milieu supports de novo differentiation of IL-17-producing T cells. Immunity 2006; 24: 179-189.
7. Ivanov II, et al. The orphan nuclear receptor RORgammat directs the differentiation program of proinflammatory IL-17+ T helper cells. Cell 2006; 126: 1121-1133.
8. McGeachy MJ, et al. TGF-beta and IL-6 drive the production of IL-17 and IL-10 by T cells and restrain T (H) -17 cell-mediated pathology. Nat Immunol 2007; 8: 1390-1397.
9. Yanf XO, et al. Molecular antagonism and plasticity of regulatory and inflammatory T cell programs. Immunity 2008; 29: 44-56.
10. Chung Y, Chang SH, Martinez GJ, et al. Critical regulation of early Th17 cell differentiation by interleukin-1 signaling. Immunity 2009; 30: 576-587.
11. Lyakh L, et al. Regulation of interleukin-12/interleukin-23 production and the T-helper 17 response in humans. Immunol Rev 2008; 226: 112-131.
12. Khayrullina T, Yen JH, Jing H, et al. In vitro differentiation of dendritic cells in the presence of prostaglandin E2 alters the IL-12/IL-23 balance and promotes differentiation of Th17 cells. J Immunol 2008; 181: 721-735.
13. Sheibanie AF, Yen JH, Khayrullina T, et al. The pro-

inflammatory effect of prostaglandin E2 in experimental inflammatory bowel disease is mediated through the IL-23-- > IL-17 axis. J Immunol 2007; 178: 8138-8147.
14. Duerr RH, Taylor KD, Brant SR, et al. A genome-wide association study identifies IL23R as an inflammatory bowel disease gene. Science 2006; 314: 1461-1463. Epub 2006 Oct 26.
15. Mannon PJ, Fuss IJ, Mayer L, et al. Anti-interleukin-12 antibody for active Crohn's disease. N Engl J Med 2004; 351: 2069-2079.
16. Leppkes M, Becker C, Ivanov II, et al. RORgammaexpressing Th17 cells induce murine chronic intestinal inflammation via redundant effects of IL-17A and IL-17F. Gastroenterology 2009; 136: 257-267. Epub 2008 Oct 9.
17. Buonocore S, Ahern PP, Uhlig HH, et al. Innate lymphoid cells drive interleukin-23-dependent innate intestinal pathology. Nature 2010; 464: 1371-1375.
18. Sarra M, Pallone F, Macdonald TT, et al. IL-23/IL-17 axis in IBD. Inflamm Bowel Dis 2010 Mar 10. [Epub ahead of print]
19. Zenewicz LA, Yancopoulos GD, Valenzuela DM, et al. Innate and adaptive interleukin-22 protects mice from inflammatory bowel disease. Immunity 2008; 29: 947-957.
20. Kamada N, Hisamatsu T, Okamoto S, et al. Unique CD14 intestinal macrophages contribute to the pathogenesis of Crohn disease via IL-23/IFN-gamma axis. J Clin Invest 2008; 118: 2269-2280.
21. Colonna M. Interleukin-22-producing natural killer cells and lymphoid tissue inducer-like cells in mucosal immunity. Immunity 2009; 31: 15-23.
22. Ishigame H, et al. Differential roles of interleukin-17A and -17F in host defense against mucoepithelial bacterial infection and allergic responses. Immunity 2009; 30: 108-119.
23. Travis MA, Reizis B, Melton AC, et al. Loss of integrin alpha (v) beta8 on dendritic cells causes autoimmunity and colitis in mice. Nature 2007; 449: 361-365. Epub 2007 Aug 12.
24. Chen W, et al. Conversion of peripheral CD4+CD25− naive T cells to CD4+CD25+ regulatory T cells by TGFbeta induction of transcription factor Foxp3. J Exp Med 2003; 198: 1875-1886.
25. Ichiyama K, et al. Foxp3 inhibits RORgammat-mediated IL-17A mRNA transcription through direct interaction with RORgammat. J Biol Chem 2008; 283: 17003-17008.
26. Zhou L, et al. TGF-beta-induced Foxp3 inhibits T (H) 17 cell differentiation by antagonizing RORgammat function. Nature 2008; 453: 236-240.
27. Yang XO, et al. Molecular antagonism and plasticity of regulatory and inflammatory T cell programs. Immunity 2008; 29: 44-56.
28. Afzali B, Mitchell P, Lechler RI, et al. Translational mini-review series on Th17 cells: induction of interleukin-17 production by regulatory T cells. Clin Exp Immunol 2010; 159: 120-130. Epub 2009 Nov 11.
29. Zhou X, Bailey-Bucktrout SL, Jeker LT, et al. Instability of the transcription factor Foxp3 leads to the generation of pathogenic memory T cells in vivo. Nat Immunol 2009; 10: 1000-1007. Epub 2009 Jul 26.
30. Mucida D, et al. Reciprocal TH17 and regulatory T cell differentiation mediated by retinoic acid. Science 2007; 317: 256-260.
31. Denning TL, et al. Lamina propria macrophages and dendritic cells differentially induce regulatory and interleukin 17-producing T cell responses. Nat Immunol 2007; 8: 1086-1094.
32. Khayrullina T, Yen JH, Jing H, et al. In vitro differentiation of dendritic cells in the presence of prostaglandin E2 alters the IL-12/IL-23 balance and promotes differentiation of Th17 cells. J Immunol 2008; 181: 721-735.
33. Boniface K, Bak-Jensen KS, Li Y, et al. Prostaglandin E2 regulates Th17 cell differentiation and function through cyclic AMP and EP2/EP4 receptor signaling. J Exp Med 2009; 206: 535-548.
34. Koga K, et al. Cyclic adenosine monophosphate suppresses the transcription of proinflammatory cytokines via the phosphorylated c-Fos protein. Immunity 2009; 30: 372-383.
35. Quintana FJ, et al. Control of T (reg) and T (H) 17 cell differentiation by the aryl hydrocarbon receptor. Nature 2008; 453: 65-71.
36. Veldhoen M, et al. The aryl hydrocarbon receptor links TH17-cell-mediated autoimmunity to environmental toxins. Nature 2008; 453: 106-109.
37. Kimura A, et al. Aryl hydrocarbon receptor regulates Stat1 activation and participates in the development of Th17 cells. Proc Natl Acad Sci U S A 2008; 105: 9721-9726.
38. Ivanov II, Frutos Rde L, Manel N, et al. Specific microbiota direct the differentiation of IL-17-producing T-helper cells in the mucosa of the small intestine. Cell Host Microbe 2008; 4: 337-349.
39. Atarashi K, Nishimura J, Shima T, et al. ATP drives lamina propria T (H) 17 cell differentiation. Nature 2008; 455: 808-812. Epub 2008 Aug 20.
40. Zaph C, Du Y, Saenz SA, et al. Commensal dependent expression of IL-25 regulates the IL-23-IL-17 axis in the intestine. J Exp Med 2008; 205: 2191-2198.
41. Yang L, et al. IL-21 and TGF-beta are required for differentiation of human T (H) 17 cells. Nature 2008; 454: 350-352.
42. Minegishi Y, et al. Dominant-negative mutations in the DNA-binding domain of STAT3 cause hyper-IgE

syndrome. Nature 2007; 448: 1058-1062.
43. Ma CS, et al. Deficiency of Th17 cells in hyper IgE syndrome due to mutations in STAT3. J Exp Med 2008; 205: 1551-1557.
44. Milner JD, et al. Impaired T (H) 17 cell differentiation in subjects with autosomal dominant hyper-IgE syndrome. Nature 2008; 452: 773-776.
45. de Beaucoudrey L, et al. Mutations in STAT3 and IL-12RB1 impair the development of human IL-17-producing T cells. J Exp Med 2008; 205: 1543-1550.
46. O'Brien RL, Roark CL, Born WK. IL-17-producing gammadelta T cells. Eur J Immunol 2009; 39: 662-666.
47. Shichita T, et al. Pivotal role of cerebral interleukin-17-producing gamma-delta T cells in the delayed phase of ischemic brain injury Nat Med (in press)

7

粘膜免疫における
ダイナミックな細胞移動

a

接着分子とケモカインの関与

はじめに

腸管は上皮細胞や多様な免疫細胞サブセットから構成され，その発生，恒常性の維持や特定の病態形成には接着分子やケモカインが重要な役割を果たす．これを裏打ちすることに，これらの個々の分子に対する欠損マウスでは種々の異常が腸管免疫機構にみられるとともに，ヒト型抗体を用いた接着分子，ケモカインの機能抑制は難治性炎症性腸疾患において多くの場合，強力な治療効果を示す．

本項では，生理的，病理的状況における腸管での接着分子，ケモカインの役割について解説する．

ケモカインと接着分子

ケモカインは細胞にケモタキシスを誘導できるサイトカイン（chemotactic cytokine の略）の総称で，分子量 10,000 程度の塩基性，ヘパリン結合性の分泌型蛋白質である．N 末端にシステインを含む保存されたモチーフを持ち，そのアミノ酸配列の特徴により，4 つのファミリー（CXC，CX_3C，CC，C）に分類される．すなわち，CXC 型，CX_3C 型ではそれぞれシステイン残基のあいだに任意のアミノ酸残基が 1 個あるいは 3 個存在する．CC 型ではシステイン残基が 2 個連続して存在し，C 型ではシステイン残基が 1 個だけ存在する．

ケモカインをその機能からみると，炎症時に誘導され炎症細胞の誘導に関与する炎症性ケモカイン（inflammatory chemokine），恒常的に発現してリンパ球や樹状細胞移動に関与するホメオスタティック・ケモカイン（homeostatic chemokine）に分類できる．しかし，上記の構造分類とこの機能分類のあいだには関連性はない．

ケモカインが作用する標的細胞の細胞膜上にはケモカイン結合性の受容体が発現する．どれも N 末端は細胞外，C 末端は細胞内に位置し，細胞膜を 7 回貫通する G 蛋白質共役型受容体（G-protein coupled receptor：GPCR）である．結合するケモカイン（リガンド）の種類によって CXC，CC，CX_3C，C ケモカイン受容体の 4 種に分類される．

ケモカイン受容体は三量体 G 蛋白質と共役して，PI3 キナーゼ，PLCβ，MAP キナーゼなどを活性化することにより，細胞運動の促進，細胞分化，生存の促進などにつながるシグナルを伝達する．細胞運動に関しては，ケモカインが受容体に結合すると細胞内にシグナルが入り（outside-in signal），その結果，細胞内のシグナル伝達系を介して細胞膜上のインテグリンにシグナルが伝わり，インテグリンが活性化される（inside-out signal）．これに伴い，細胞運動が活発になる[1)]（図 1）．

本項で扱われるケモカイン，ケモカイン受容体を表 1 に示す．炎症性ケモカインは通常，一夫多妻的で複数種類の受容体をもち，一方，ホメオスタティック・ケモカインの多くは単一あるいは限られた種類の受容体を持つ．

腸管関連リンパ組織発生時における接着分子，ケモカインの関与

腸管関連リンパ組織（GALT）の発生には，接着

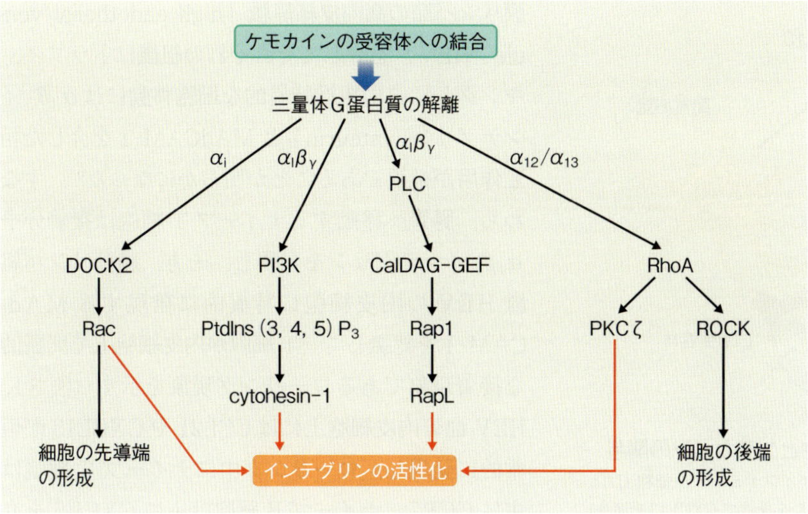

図1　ケモカイン受容体を介したシグナルとインテグリンの活性化
ケモカイン受容体にケモカインが結合すると，受容体と共役する三量体G蛋白質が解離して，種々のシグナル伝達経路が活性化される（outside-in signal：青矢印）．その結果，インテグリンの活性化が誘導される（inside-out signal：赤矢印）．

表1　腸管に発現する主なケモカインとその受容体

ケモカイン		対応するケモカイン受容体	
種類	主な産生部位	種類	主な産生細胞
CXCL13	腸管原基の間質細胞，濾胞内樹状細胞	CXCR5	腸管原基のインデューサー細胞，B細胞
CXCL12	腸管上皮細胞，リンパ節HEV，間質細胞	CXCR4	リンパ球
CCL11	腸管粘膜固有層の単核球	CCR3	好酸球
CCL17	小腸粘膜固有層の樹状細胞	CCR4	腸管のTreg
CCL19	リンパ節HEV，間質細胞	CCR7	リンパ球，樹状細胞
CCL20	Peyer板濾胞上皮細胞，大腸上皮細胞	CCR6	B細胞，Th17細胞，一部の樹状細胞
CCL21	リンパ節HEV，間質細胞	CCR7	リンパ球，樹状細胞
CCL22	小腸粘膜固有層の樹状細胞	CCR4	腸管のTreg
CCL25	小腸上皮細胞	CCR9	腸管指向性T細胞
CCL28	腸管上皮細胞	CCR10	活性化T細胞
CX3CL1	腸管の上皮細胞，内皮細胞	CX3CR1	回腸粘膜固有層の樹状細胞

腸管に恒常的に発現している主なケモカインとその受容体を示す．これらのホメオスタティック・ケモカイン以外に，炎症時には多くの炎症性ケモカインが産生され，一般に炎症性ケモカインは複数の受容体に結合し，複数種類の白血球に作用する．

分子，ケモカインの関与が必須である．発生の最も初期には，インデューサー細胞と呼ばれる骨髄由来のリンパ組織誘導（LTi）細胞がTNFファミリー・サイトカインの1つであるリンフォトキシン（LT$\alpha_2\beta_1$）を発現し，一方，中胚葉由来の間質細胞がTNF受容体ファミリーの1つであるLTβ receptorを発現し，LTα/LTβRを介した相互作用が起こる[2,3]．この結果，局所の間質細胞には特定のケモカイン（CXCL13）の発現が誘導され，その結果，その受容体であるCXCR5を発現するLTi細胞やB細胞が活性化され，マウスでは胎生期14.5〜15.5日でPeyer板の形成が始まる（図2）．この時期には常在細菌叢が腸管には存在しないことから，Peyer板の初期発生は細菌非依存的であるが，その後のB細胞による濾胞形成，成熟には常在細菌叢からの刺激が必要である（5章b参照）．

これに対して，クリプトパッチ（cryptopatch：CP）（5章c参照）や孤立リンパ濾胞（isolated lymphoid follicle：ILF）（5章d参照）のような孤立性腸管リンパ組織（solitary intestinal lymphoid tissue：SILT）の発生には，Peyer板の場合と同様に，LTi細胞と間質細胞の相互作用が重要ではあるが，

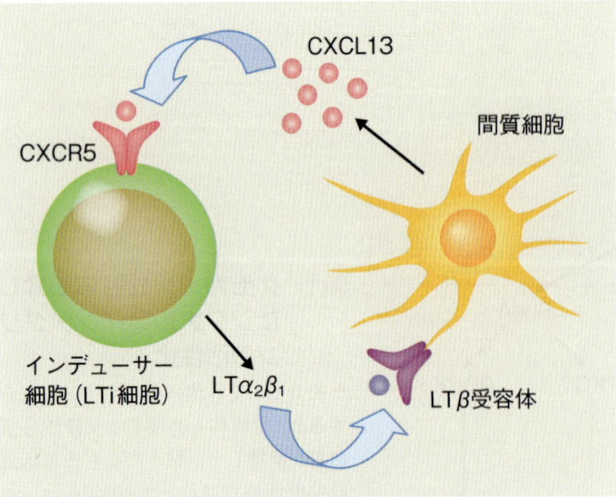

図2 腸管関連リンパ組織の発生とケモカインの関与
Peyer板発生時には，局所の間質細胞がインデューサー細胞（LTi細胞）から産生されるLT$\alpha_2\beta_1$のシグナルを受けてCXCL13を産生し，これがLTi細胞上のCXCR5に結合すると，さらにLT$\alpha_2\beta_1$が産生される．Peyer板の場合には胎生期にこのポジティブフィードバック反応が始まる．一方，孤立性腸管リンパ組織の場合には生後に同様の反応が始まり，CXCR5非依存的なシグナルが関与するらしい．

CXCR5を介したシグナルは重要ではないらしい．また，SILTの発生は生後であり，SILTにおけるB細胞の成熟には常在細菌叢が関与する[4]．

すなわち，腸管関連リンパ組織におけるケモカインの関与は組織によって異なり，Peyer板の形成にはCXCL13/CXCR5相互作用が必須であるが，SILTの発生には必須ではない．SILTの形成はCXCR5とCCR7のダブル欠損マウスでもみられることから，CCL19，CCL21も関与しないらしい[4]．

腸管関連リンパ組織の恒常性維持における接着分子，ケモカインの関与

粘膜固有層のT細胞

●ナイーブT細胞

ヒツジを用いたリンパ球トラフィッキング実験において，末梢リンパ節，腸管系リンパ節からそれぞれ流出するT細胞を別々に回収，標識して静脈内投与すると，末梢リンパ節由来のT細胞は末梢リンパ節へ，腸管系リンパ節由来のT細胞は腸管系リンパ節へ戻る傾向があることがわかった[5]．その後の解析から，これらのT細胞はPeyer板，腸間膜リンパ節の高内皮細静脈（high endothelial venule：HEV）を介してそれぞれの組織にトラフィッキングし，この組織特異的な細胞移動には$\alpha_4\beta_7$インテグリン（integrin）とMAdCAM-1を介した相互作用が必須であることが明らかになった[6]．すなわち，腸管へ移動するナイーブT細胞は接着分子$\alpha_4\beta_7$インテグリンを発現し，一方，腸管リンパ組織HEVの内皮細胞に特異的に発現するMAdCAM-1を認識して，T細胞が内皮細胞上で間断的な接着現象であるローリング現象を示す（図3）．HEV血管内皮細胞上にはCCL21やCXCL13が恒常的に発現し，ローリング中にナイーブT細胞は主にCCR7，ナイーブB細胞は主にCXCR5を介してインテグリンLFA-1の活性化を受け[7,8]，リンパ組織の実質内に移動するようになる．マウスでは腸管リンパ組織でのリンパ球ローリングには，リンパ球上のL-セレクチンとHEV上のPNAdも一部関与するらしいが，ヒトではその重要性は明らかではない．

●エフェクターT細胞

一方，活性化を受けたリンパ球の小腸への動態を規定する機構は少し異なる．腸管に移住するエフェクターT細胞には$\alpha_4\beta_7$インテグリンとCCR9が発現し，一方，小腸，大腸の粘膜固有層の小静脈内腔にはMAdCAM-1とCCR9リガンドであるCCL25/TECKが選択的に発現する[6]．マウスでは，抗$\alpha_4\beta_7$インテグリン抗体あるいは抗MAdCAM-1抗体の投与によりエフェクターT細胞の小腸へのトラフィッキングは選択的に阻害され，これらの抗体投与は実験性腸炎に対して強い抑制効果を示す[6]．ヒトでも，ヒト型抗$\alpha_4\beta_7$インテグリン抗体投与が潰瘍性大腸炎に対して治療効果を示す[9]．これらの結果は，エフェクターT細胞の腸管への移動において$\alpha_4\beta_7$インテグリン/MAdCAM-1相互作用がきわめて重要であることを示しているが（図4），一方，ロタウイルス感染モデルにおいては，β_7陽性CD8 T細胞，β_7陰性細胞のどちらの投与においてもウイルス感染が排除されることから[10]，エフェクターT細胞の腸管へのトラフィッキングには，これら以外のほかの接着分子の関与もあるよ

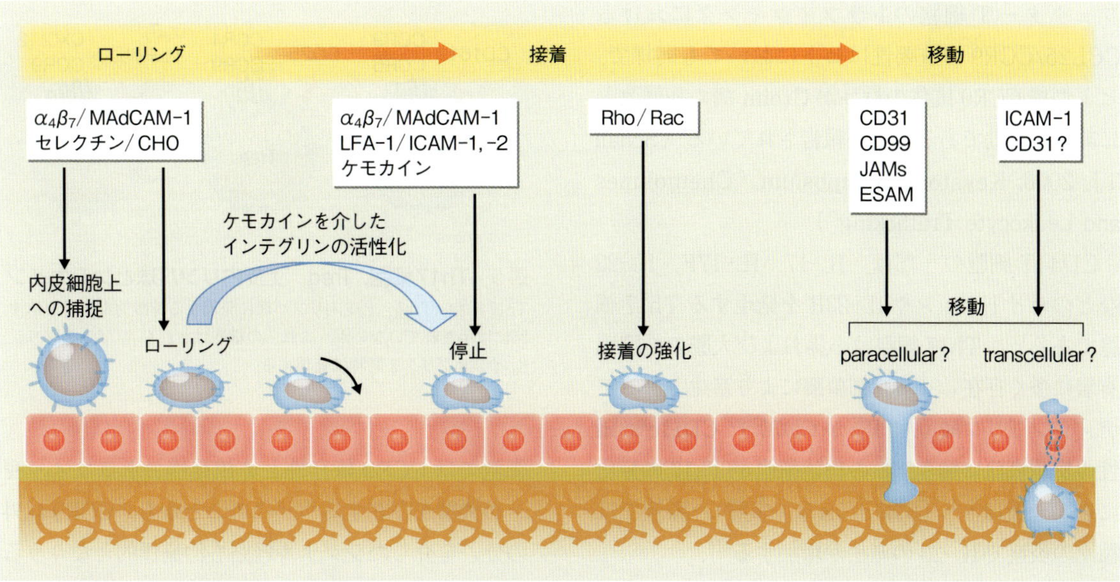

図3　恒常時における腸管リンパ組織へのナイーブT細胞のトラフィッキングとケモカインの関与
ナイーブT細胞は$\alpha_4\beta_7$インテグリンを発現し，内皮細胞上のMAdCAM-1を認識することにより，血管内腔でローリング，接着する．この際，ケモカインを介してインテグリンの活性化が起こり，細胞はより強い接着を起こすようになる．次に内皮細胞の間隙（paracellular）あるいは内皮細胞体の中（transcellular）を通り抜けて血管外に移動（transmigration）する．この際には多くの分子の関与が示唆されているが，なお不明な点が多い．腸間膜リンパ節へ流入する際に重要なケモカインはT細胞では主にCCR7リガンド（CCL21，CCL19），B細胞ではCXCL13である．

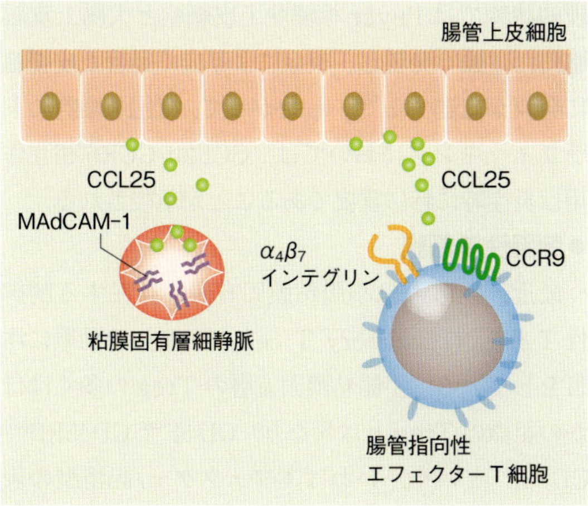

図4　腸管粘膜固有層へのエフェクター細胞のトラフィッキングとケモカインの関与
小腸上皮細胞はCCL25を発現する．その近傍の血管内皮細胞にはCCL25が発現するとともに，接着分子MAdCAM-1が発現する．一方，腸管指向性のエフェクターT細胞はCCL25の受容体であるCCR9とMAdCAM-1のリガンドである$\alpha_4\beta_7$インテグリンを発現する．エフェクターT細胞の腸管へのトラフィッキングは，主に$\alpha_4\beta_7$インテグリン/MAdCAM-1およびCCL25/CCR9相互作用が協調的に働くことにより成立するが，後に述べるようにCCR9非依存性の機構も存在する．

うである．

それでは，CCL25/CCR9相互作用はなぜT細胞トラフィッキングにおいて重要なのであろうか？

ヒト，マウスともに小腸に存在するT細胞のほとんどはCCR9陽性である．一方，CCR9リガンドであるケモカインCCL25は小腸上皮細胞に選択的に発現するが，大腸上皮細胞には発現しない[6]．小腸上皮細胞での選択的CCL25発現は無菌マウスやリンパ球欠損マウスでもみられることから，腸管の細菌叢やリンパ球の存在によって誘導されるのではないが，その発現調節機構は現在のところ不明である．CCL25は*in vitro*において$\alpha_4\beta_7$陽性細胞のMAdCAM-1への接着を誘導し，マウスに抗CCL25抗体，あるいはCCR9抗体を投与すると，CD4あるいはCD8タイプのエフェクターT細胞の腸管へのトラフィッキングが阻害される．このエフェクター T 細胞のトラフィッキングにおける CCL25/CCR9 の重要性はヒトにおいても同様で，ヒト型抗 CCR9 抗体の投与が Crohn 病の病態改善に非常に有効であることが報告されている（Schall TJ, 2008; Keystone Symposium, "Chemokines and Leukocyte Trafficking"）.

CD4 T 細胞の一部は，IL-17，IL-17F，IL-22 などのサイトカインや IL-23R を発現する Th17 細胞である[11]．Th17 細胞は小腸および大腸の粘膜固有層に多く存在し，常在細菌叢により産生されるアデノシン三リン酸（ATP）が $CD70^{high}$ $CD11c^{low}$ 陽性の樹状細胞に働き，この樹状細胞が Th17 の分化に影響を及ぼす[12]（6 章 d，8 章 f 参照）．腸管では種々の炎症で IL-23 の産生が増加する[11].

Crohn 病患者の小腸病巣では Th17 細胞が増加し，Crohn 病を含む難治性炎症性腸疾患患者では IL-23R 遺伝子の変異が認められることがある（10 章 b, c 参照）．これらのことから，Th17 細胞が注目されているが，最近，ヒトにおいて CD161 という C 型レクチンが Th17 細胞の新しいマーカー分子であることが報告されている[13]．$CD161^+$Th17 細胞は $\alpha_4\beta_7$ インテグリン陽性，CCR9 陽性であり，Crohn 病患者病巣に浸潤していることから腸管指向性をもつことが示唆される（図 5）．*in vitro* の共培養実験から，これらの細胞は腸管上皮細胞株や筋線維芽細胞株から，それぞれ，CCL20，CXCL5，CXCL8 などの炎症性ケモカインや CCL20，IL-6，TNF などの炎症性サイトカイン，ケモカインを産生させることが報告されており，病状の悪化に直接に関与しうる細胞であることが注目される[13].

これらのことから，現在，難治性 IBD においては，$\alpha_4\beta_7$/MAdCAM-1 相互作用，CCL25/CCR9 相互作用が新しい治療標的として注目を浴びている．後にも述べるように，最近，腸管指向性リンパ球における選択的な $\alpha_4\beta_7$ インテグリン，CCR9 発現誘導機構が明らかになりつつあるが，これについては樹状細胞のところで述べる.

ただし，CCR9 だけでは腸管へのエフェクター細胞のトラフィッキングは説明できない．CD8 T 細胞では CCR9 依存性が強いようであるが，CD4 T 細胞では CCR9 依存性と非依存性のトラフィッキング機構が存在する[14]．このことから，CCR9 以外の分子を介したシグナル経路も治療標的となりうる可能性がある．最近の報告ではすべての Th17 細胞に CCR6 が発現し，CCR6 欠損 Th17 細胞の腸管指向性は低い[15]．このことは Th17 細胞の動態には CCR6 を介したシグナルも重要であることが示唆される．ただし，CCR6 リガンドである CCL20 は生理的状態では Peyer 板濾胞上皮細胞と大腸上皮細胞にだけ強く発現し，炎症により広く腸管上皮細胞に発現が亢進する[16]．したがって，Th17 細胞のトラフィッキングにおいては，CCL20/CCR6 相互作用は炎症時に特に重要であることが示唆される.

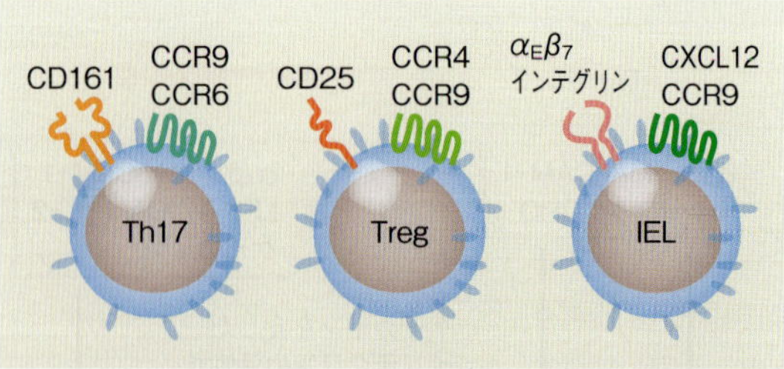

図 5 Th17 細胞，Treg，上皮内リンパ球とケモカイン
Th17 細胞，Treg，上皮内リンパ球に発現する特徴的な分子を示す．図には示されていないが，これらの細胞はどれも β_1 インテグリン，β_2 インテグリンを同時に発現する.

●制御性 T 細胞

最近，Guo らは小腸粘膜固有層に存在する制御性 T 細胞（regulatory T cell：Treg）の動態に注目をしている．小腸粘膜固有層の Treg の多くはほかの組織の Treg とは異なり，$CD44^{high}$ $CD45RB^{low}$ $CD62L^-$ という，いわばエフェクター/記憶型の表現型を持ち，CCR4 と CCR9 を高発現するが（図 5），CCR7 の発現は低い[17]．上に小腸上皮細胞が CCR9 リガンドである CCL25 を発現することを述べたが，小腸粘膜固有層にはさらに CCR4 リガンドである CCL17/CCL22 を産生する細胞が別に存在する．それが樹状細胞である．小腸粘膜固有層の樹状細胞は，ほかの組織由来の樹状細胞とは異なり，CCL17 と CCL22 を高発現し，一方，粘膜固有層の Treg はこれらのケモカインに対してケモタキシスを示す．小腸粘膜固有層では Treg と樹状細胞が多くの場合，隣接して存在することから，小腸では樹状細胞がCCL17とCCL22の産生を介してTregの局在の維持に関与する可能性が示唆される[17]．後にも述べるように，小腸粘膜固有層の樹状細胞はレチノイン酸（retinoic acid：RA）生成に必要なretinal dehydrogenase（RALDH：レチナール脱水素酵素）を特異的に発現し，RAはT細胞に働いて腸管指向性の性質を与える[18]とともに，TGF-βと協調して働くことによりFoxp3発現を誘導してTregの生成にかかわる[19]（7章b参照）．

上皮内リンパ球

腸管上皮細胞の間隙には上皮内リンパ球（intraepithelial lymphocytes：IEL）と呼ばれる多くのリンパ球が存在する．多くのものはCD8分子を発現し，さらにCD8，T細胞受容体（TCR）の発現状態によって，CD8αβ TCRαβ型，CD8αα TCRαβ型，CD8αα TCRγδ型に分類される．ヒトではCD8αβ TCRαβ型のものが多い．マウスではCD8αα TCRγδ型が多いが，加齢とともに次第にその割合が減少する[6]．上に述べたように，小腸上皮細胞はCCL25を恒常的に発現する．マウスではCD8αα型のIELはCCL25の受容体であるCCR9を発現し，抗CCL25抗体投与によりCD8αα型IELの数が強く減少することから，CCR9を介したシグナリングがIELの存在に重要であることがわかる．しかし，CCR9陽性細胞の腸管へのトラフィッキング，成熟分化，上皮領域への移動のいずれにおいてCCL25/CCR9相互作用が重要であるかは明らかでない．一方，CCR9欠損マウスでもCD8αβ型IELの数はあまり変わらないことから，ほかのケモカインシグナルがその発生，局在に関与するらしい．これらのケモカインはどれも，IEL上に発現する$\alpha_E\beta_7$インテグリンとβ_1インテグリンを活性化することによりその局在に関与していると思われる[6]（**図5**）．

腸管上皮細胞ではケモカインCXCL12が恒常的に産生され，ヒトでは粘膜固有層T細胞にもIELにもその受容体であるCXCR4が発現している．CXCL12を$\alpha_4\beta_7$陽性T細胞に添加するとMAdCAM-1への接着を誘導されることから，CXCL12がT細胞の腸管へのトラフィッキングに働く可能性が示唆されるが，CXCR4欠損マウスが胎生致死であることから，腸管におけるCXCL12/CXCR4相互作用の重要性は明らかではない．

粘膜固有層T細胞，上皮内T細胞ともにそのケモカイン受容体発現がよく似ており，これらの細胞の組織内局在がケモカインだけによって規定されているかについては現在のところ不明である[6]．

B細胞とIgA陽性形質細胞

B細胞のPeyer板や腸間膜リンパ節へのトラフィッキングはCXCR5，CCR7依存的である．CXCR4も補助的に働くようであり，CXCR4欠損B細胞は特にCCR7リガンド欠損状態では腸間膜リンパ節へはほとんど移動せず，Peyer板へのトラフィッキングも大きく低下する[20]．これはT細胞でも同様である[21]．解析から，CXCL12を介したシグナルがCCR7シグナルと相乗的に働く可能性が示されている[21]．

小腸粘膜固有層には形質細胞が豊富に存在し，その多くがIgAを産生する．血流中の形質細胞前駆細胞はCXCR4，CCR9，CCR10などのケモカイン受容体を発現し，一方，小腸上皮細胞にはCXCR4リガンドのCXCL12やCCR9リガンドのCCL25が恒常的に発現する．このほかに，小腸，大腸を含む粘膜上皮細胞にはCCR10リガンドのCCL28が広く発現する．形質細胞の小腸での局在にはCCR9が重要であり，CCR9欠損マウスでは小腸粘膜固有層の形質細胞は半減するが，大腸では変化がない[6]．

ロタウイルス感染の場合には，小腸粘膜固有層で形質細胞が増加するが，その増加は抗CCL25抗体と抗CCL28抗体を投与したときにだけ阻害され，どちらかの抗体単独投与では効果がない[22]．また，CCR9欠損マウスではウイルス感染時に小腸粘膜固有層での形質細胞増加が一定程度みられるが，これは抗CCL28抗体投与により阻害される[22]．これらのことから，形質細胞の小腸粘膜固有層への動員にはCCL25，CCL28のケモカインが相乗的に働いていると思われる．

樹状細胞

小腸粘膜固有層，Peyer 板および腸間膜リンパ節には表現型の異なる少なくとも数種類の樹状細胞サブセットが存在する．解析では，小腸粘膜固有層の樹状細胞には $CD11c^{high}$ $CD11b^{low}$ $CD8\alpha^{int}$ と $CD11c^{high}$ $CD11b^{high}$ $CD8\alpha^{-}$ のものがあり，どれも恒常的に CCR7 依存的に腸間膜リンパ節に移動する[23]．この両者ともに β_7 インテグリンを高発現する．一方，Peyer 板の樹状細胞は β_7 インテグリンの発現が弱く，$CD8\alpha^{high}$ と $CD8\alpha^{-}$ のものがあり，どれも腸間膜リンパ節へ恒常的に移動するが，その移動は CCR7 シグナル非依存的である[23]．

回腸の粘膜固有層の樹状細胞は CX_3CR1 を発現して，細菌の管腔側からの取り込みに関与するが[24]，CCR6 は発現しない．一方，Peyer 板樹状細胞の一部は CCR6 を発現し，CCR6 リガンドである CCL20 は濾胞上の上皮細胞に恒常的に発現する．*Salmonella typhimurium*（ネズミチフス菌）感染では CCR6 陽性樹状細胞が局所で増加し，T 細胞の活性化に必須の役割を果たす[25]．しかし，CCR6 欠損マウスでは *S. typhimurium* 感染に対して樹状細胞が動員されず，感染防御ができないことから，炎症時の Peyer 板においては CCR6 が樹状細胞動員に重要な役割を果たす[25]．

以上のことから，小腸では恒常的状態と病的状態では異なるケモカイン受容体を介したシグナルが樹状細胞の動態を制御することが示唆される．

最近，これらの小腸樹状細胞がレチノイン酸の産生を介して小腸へのリンパ球の動態および小腸におけるリンパ球分化に大きな機能的関与をすることが報告されている．食物を介してビタミン A が体内に吸収されると，レチノールに変化して細胞内に入り，アルコール脱水素酵素によりレチナールに変化し，さらに RALDH の働きにより最終的にレチノイン酸となる（図 6）．特に小腸樹状細胞は，RALDH2 を発現して T 細胞に作用し，$\alpha_4\beta_7$ インテグリンと CCR9 の発現を誘導し，腸管指向性のトラフィッキング能力を付与する[18]．また，RA は B 細胞に作用して IgA へのクラススイッチングを誘導し[26,27]，T 細胞に作用して Treg[19] や Th17[19,27] への分化を促進する（図 6）（8 章 f 参照）．

ただし，Treg への誘導の場合，レチノイン酸の作用はヒトとマウスで少し異なるようである．ヒトではレチノイン酸単独でナイーブ T 細胞から Treg への誘導が起こるが[26]，マウスでは TGF-β の働きがあるほうが Treg 誘導の効率がよい[17,28,29]．マウスでは CD103 陽性樹状細胞は TGF-β2 とともに TGF-β の活性化に必要な tissue plasminogen activator や TGF-β 結合蛋白質を発現する[30]．上に述べた小腸の Treg が，しばしば樹状細胞と隣接して存在するが[17]，Treg はこのようにして樹状細胞からレチノイン酸と TGF-β の作用を受けているのかもしれない．一方，Denning らは小腸粘膜固有層由来のマクロファージも RALDH を産生し，TGF-β，IL-10，RA 依存性に Treg を誘導できることを報告している[31]．

Th17 細胞の誘導に関しては，粘膜固有層の樹状細胞のなかでも CD103 陰性である $CD11c^{high}$ $CD11b^{+}$ 樹状細胞が効率のよい Th17 細胞の誘導にかかわるらしい[27,31]．

また，Th17 細胞の誘導には TGF-β と IL-6 が重要な役割を果たすが，樹状細胞表面には上に述べた機構以外に TGF-β の活性化を起こす機構が特異的に存在する．Sheppard らのグループは，樹状細胞の表面から $\alpha_v\beta_8$ インテグリンを選択的に欠損させると TGF-β 依存的な Treg 誘導が誘導できなくなり，マウスに IBD が誘導されやすくなることを報告した[32]．$\alpha_v\beta_8$ インテグリンは TGF-β1 上の RGD 配列を認識して TGF-β の活性化に関与する．大腸の樹状細胞では ATP の存在下で $\alpha_v\beta_8$ インテグリンの発現が上昇し，Th17 細胞を誘導するが，germ-free マウス由来の大腸樹状細胞では $\alpha_v\beta_8$ インテグリンの発現が低く，Th17 細胞の誘導も弱い[12]（8 章 f 参照）．これらのことは，腸管上皮細胞での $\alpha_v\beta_8$ インテグリンの発現は常在細菌叢の存在により ATP 産生を介して誘導され[12]，これが局所での TGF-β の活性化にかかわることを示唆する．

ただし，ここで気をつけないといけないのは，これらの機能をもつ粘膜固有層樹状細胞が同一のサブ

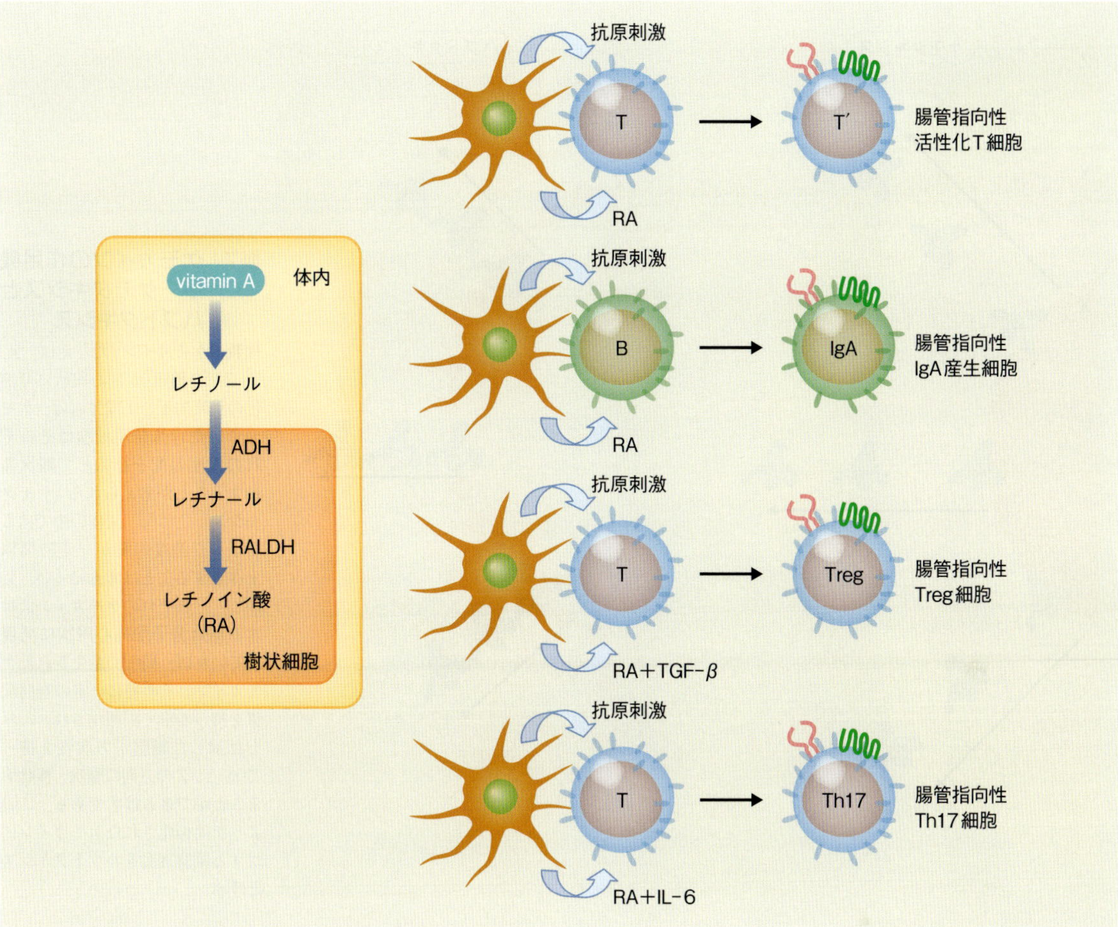

図6 腸管における樹状細胞とリンパ球分化

ビタミンAが体内に入ると，レチノールとなり，アルコール脱水素酵素（ALH）の働きによりレチナールとなる．腸管の樹状細胞はレチナール脱水素酵素（RALDH2）を特異的に発現するためにレチナールからレチノイン酸（RA）を産生することができる．樹状細胞から産生されたRAが抗原とともにリンパ球に働くと，$\alpha_4\beta_7$インテグリンとCCR9の発現を誘導し，活性化された細胞に腸管指向性を付与する．さらに，RAとTGF-βが一緒に働くとTregが誘導され，一方，RAとIL-6が働くとTh17細胞が誘導されるようになる．ただし，これらの機能をもつ樹状細胞が同一のサブセットに属するのかは不明で，複数の樹状細胞サブセットが異なる機能を発揮する可能性がある．

セットに属するとは限らず，複数の樹状細胞サブセットからなる可能性がある．

形質細胞様樹状細胞

形質細胞様樹状細胞（plasmacytoid dendritic cell：pDC）は，一般にはⅠ型インターフェロンを大量に産生することによりウイルスの侵入などに対する自然免疫反応に関与すると考えられている．しかし，Peyer板に存在するpDCは刺激後もⅠ型インターフェロン産生能は低い[33]．最近，pDCが経口免疫寛容にかかわることが報告されている[34]．ただし，この場合に重要なのは，小腸粘膜固有層に存在するpDCよりも腸間膜リンパ節や肝臓に存在するpDCであるらしい．前者のほとんどはCCR9を強く発現し，CCR9欠損マウスではきわめて低下していることから，pDCの小腸へのトラフィッキングにはCCR9が必要であることがわかる[35]．そして，炎症時には小腸のpDCはTNF-αを大量に産生して，小腸粘膜固有層への樹状細胞のトラフィッキングを誘導する[35]．すなわち，小腸ではCCR9を介したシグナルによって，pDCだけでなく，間接的に樹状細胞のトラフィッキングも影響を受けて

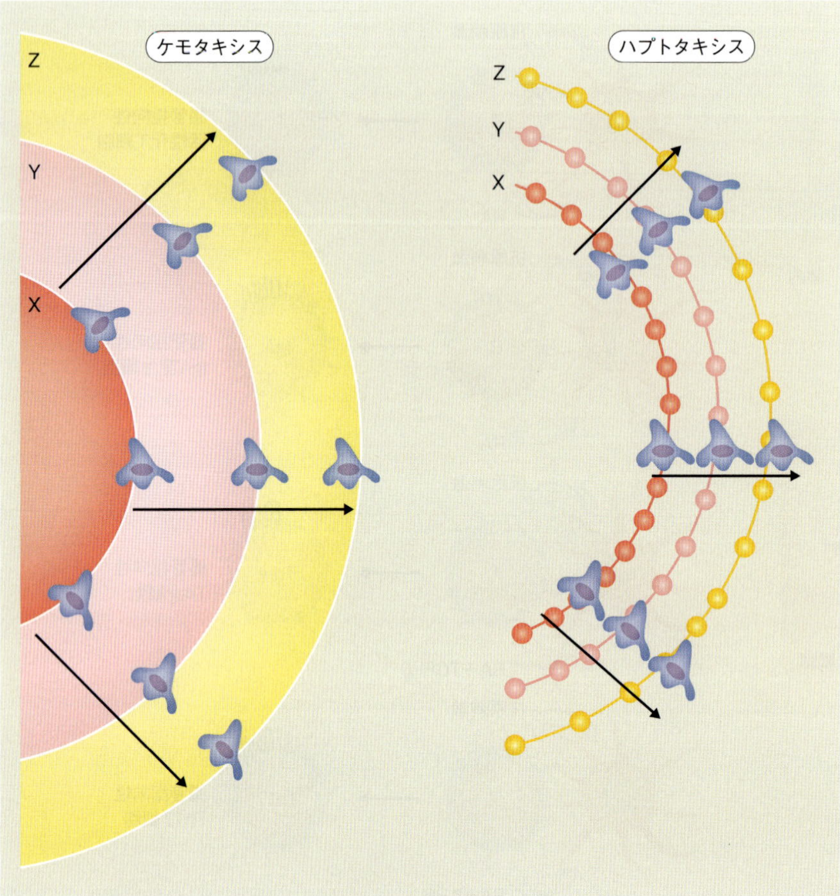

図7 ケモカインの作用機序－ケモタキシスとハプトタキシス

複数のケモカイン（たとえば，X，Y，Zの3種類）が同心円状に可溶性の濃度勾配を形成すれば，ケモカイン受容体発現細胞はそれぞれの濃度勾配を認識して順次移動することが考えられる（ケモタキシス）．しかし，生体の中ではこのような濃度勾配が一定時間以上存在することは考えにくい．しかし，それぞれのケモカインに対する結合分子が同心円状に発現していれば，局所で産生されたケモカインはその場に一定の空間配置を持った形で固相化され，これを認識した細胞が方向性を持ってX，Y，Zの方向に順次，移動することができるはずである．このような固相化されたケモカインに対する細胞運動をハプトタキシスと呼ぶ．

いるらしい．これに対して，CCR9欠損マウスでは腸間膜リンパ節や肝臓のpDCは正常に存在することから，これらの組織へのpDCトラフィッキングはCCR9非依存的と考えられる[35]．

好酸球

小腸粘膜固有層には多数の好酸球が存在するが，小腸における好酸球の機能は不明である．小腸の好酸球は末梢血好酸球と比べて核の分葉度が少なく，L-セレクチン，PSGL-1やIL-5Rの発現が低いことから，血流中を循環しているものとは性質が異なることが示唆される．小腸の好酸球を回収して静脈内投与すると，小腸へのトラフィッキングは百日咳毒素により阻害されることから，ケモカインの関与がうかがわれる．小腸好酸球ではCCR3，CCR9，CXCR4，CXCR6などのケモカイン受容体発現がみられ，一方，CCR3リガンドであるCCL11/eotaxin，CCR9リガンドであるCCL25に対してケモタキシスを示し，これは百日咳毒素により阻害された（Jung YJ，Woo S，Jang MH：投稿準備中）．現在，好酸球の小腸へのトラフィッキングをつかさどる機構についてさらに解析を進めている．

おわりに

腸管には多数の細胞サブセットが存在し，種々のケモカインが産生されている．この局所的なケモカイン産生に呼応して，対応するケモカイン受容体を産生する細胞が腸管にトラフィッキングしてくる．これまでのところ，ほとんどの場合，個々のケモカインの役割だけが解析されているが，同一細胞がしばしば複数のケモカインを産生することから，ケモカイン同士の相互作用が重要な可能性があり，今後のさらなる解析が必要である．また，ケモカインの作用機序はこれまで，方向性をもった運動であるケモタキシスを介したものと考えられてきたが（**図7**左），可溶性物質であるケモカインが局所にそのまま存在することは考えにくく，むしろ局所に固相化されたケモカインに対するハプトタキシスのほうがケモカインの作用機序として考えやすいかもしれない[36)]（**図7**右）．今後，経口免疫寛容や難治性炎症性腸疾患における接着分子やケモカインの役割がさらに明らかにされることが期待される．

腸管以外の粘膜組織，特に呼吸器系での接着分子，ケモカインについては，腸管で見られるような組織特異的な分子群は報告されていない．詳しくは別の総説[37, 38)]にゆずる．

（宮坂昌之，張　明浩，郭　子進，深水玲子，梅本英司，Noel Verjan Garcia）

◉引用文献

1. Kinashi T. Intracellular signaling controlling integrin activation in lymphocytes. Nat Rev Immunol 2005; 5: 546-559.
2. Mebius RE. Organogenesis of lymphoid tissues. Nat Rev Immunol 2003; 3: 292-303.
3. Drayton DL, et al. Lymphoid organ development: from ontogeny to neogenesis. Nat Immunol 2006; 7: 344-353.
4. Förster R, et al. Homeostatic chemokines in development, plasticity, and functional organization of the intestinal immune system. Sem Immunol 2008; 20: 171-180.
5. Cahill RN et al, Two distinct pools of recirculating T lymphocytes: migratory characteristics of nodal and intestinal T lymphocytes. J Exp Med 1977; 145: 420-428.
6. Johansson-Lindbom B, Agace WW. Generation of gut-homing T cells and their localization to the small intestinal mucosa. Immunol Rev 2007; 215: 226-242.
7. Ebisuno Y, Tanaka T, et al. Cutting Edge: The B cell chemokine CXCL13/B-lymphocyte chemoattractant is expressed in the high endothelial venules of lymph nodes and Peyer's patches and affects B cell trafficking across high endothelial venules. J Immunol 2003; 171: 1642-1646.
8. Kanemitsu N, Ebisuno Y, Tanaka T, et al. CXCL13 is an arrest chemokine for B cells in high endothelial venules. Blood 2005; 106: 2613-2618.
9. Feagan BG, et al. Treatment of ulcerative colitis with a humanized antibody to the a4b7 integrin. N Engl J Med 2005; 352: 2499-2507.
10. Kuklin NA, et al. $\alpha 4\beta 7$ independent pathway for $CD8^+$ T cell-mediated intestinal immunity to rotavirus. J Clin Invest 2000; 106: 1541-1552.
11. Ahern PP, et al. The interleukin-23 axis in intestinal inflammation. Immunol Rev 2008; 226: 147-159.
12. Atarashi K, et al. ATP drives lamina propria T (H) 17 cell differentiation. Nature 2008; 455: 808-812.
13. Kleinschenk MA, et al. Circulating and gut-resident human Th17 cells express CD161 and promote intestinal inflammation. J Exp Med 2009; 206: 525-534.
14. Stenstad H, et al. Gut-associated lymphoid tissue-primed $CD4^+$ T cells display CCR9-dependent and-independent homing to the small intestine. Blood 2006; 107: 3447-3454.
15. Wang C, et al. The roles of CCR6 in migration of Th17 cells an dregulation of effector T-cell balance in the gut. Mucosal Immunol 2009; 2: 173-183.
16. Williams IR. CCR6 and CCL20. Partners in intestinal immunity and lymphorganogenesis. Ann NY Acad Sci 2006; 1072: 52-61.
17. Guo Z, Jang MH, et al. $CD4^+$ $CD25^+$ regulatory T cells in the small intestinal lamina propria show an effector/memory phenotype. Int Immunol 2008; 20: 307-315.
18. Iwata M, et al. Retinoic acid imprints gut-homing specificity on T cells. Immunity 2004; 21: 527-538.
19. Mucida D, et al. Reciprocal Th17 and regulatory T cell differentiation mediated by retinoic acid. Science 2007; 317: 256-260.
20. Okada T, et al. Chemokine requirements for B cell entry to lymph nodes and Peyer's patches. J Exp Med 2002; 196: 65-75.
21. Bai Z, Hayasaka H, et al. CXCL12 promotes CCR7-dependent naive T-cell trafficking to lymph nodes and Peyer's patches. J Immunol 2009; 182: 1287-1295.
22. Feng N, et al. Redundant role of chemokines CCL25/TECK and CCL28/MEC in IgA^+ plasmablast recruitment to the intestinal lamina propria after rotavirus infection. J Immunol 2006; 176: 5749-5759.
23. Jang MH, Sougawa N, et al. CCR7 is critically important for migration of dendritic cells in intestinal lamina propria to mesenteric lymph nodes. J Immunol 2006; 176: 803-810.
24. Niess JH, et al. CX3CR1-mediated dendritic cell access to the intestinal lumen and bacterial clearance. Science 2005; 307: 254-258.
25. Salazar-Gonzalez RM, et al. CCR6-mediated dendritic cell activation of pathogen-specific T cells in Peyer's patches. Immunity 2006; 24: 623-632.
26. Tokuyama Y , Tokuyama H. Retinoids as Ig Isotype-

Switch Modulators: The Role of Retinoids in Directing Isotype Switching to IgA and IgG1 (IgE) in association with IL-4 and IL-5. Cell Immunol 1996; 170: 230-234.

27. Uematsu S, et al. Regulation of humoral and cellular gut immunity by lamina propria dendritic cells expressing Toll-like receptor 5. Nat Immunol 2008; 9: 769-776.
28. Kang SG, et al. Vitamin A metabolites induce gut-homing FoxP3+ regulatory T cells. J Immunol 2007; 179: 3724-3733.
29. Sun C-M, et al. Small intestine lamina propria dendritic cells promote de novo generation of FoxP3 T cells via retinoic acid. J Exp Med 2007; 204: 1775-1785.
30. Coombes JL, et al. A functionally specialized population of mucosal CD103+ DCs induce FoxP3+ regulatory T cells via a TGF-β and retinoic acid-dependent mechanism. J Exp Med 2007; 204: 1757-1764.
31. Denning TL, et al. Lamina propria macrophages and dendritic cells differentially induce regulatory and interleukin 17-producing T cell responses. Nat Immunol 2007; 8: 1086-1094.
32. Travis MA, et al. Loss of integrin $\alpha v\beta 8$ on dendritic cells causes autoimmunity and colitis in mice. Nature 2007; 449: 361-365.
33. Contractor N, et al. Cutting edge: Peyer's patch plasmacytoid dendritic cells (pDCs) produce low levels of type I interferons: possible role for IL-10, TGFbeta, and prostaglandin E2 in conditioning a unique mucosal pDC phenotype. J Immunol 2007; 179: 2690-2694.
34. Goubier A, et al. Plasmacytoid dendritic cells mediate oral tolerance. Immunity 2008; 29: 464-475.
35. Wendland M, et al. CCR9 is a homing receptor for plasmacytoid dendritic cells to the small intestine. Proc Natl Acad Sci USA 2007; 104: 6347-6352.
36. Miyasaka M, Tanaka T. Lymphocyte trafficking across high endothelial venules: Dogmas and Enigmas. Nat Rev Immunol 2004; 4: 360-370.
37. Medina-Tato DA, et al. Leukocyte navigation mechanisms in airway diseases. Drug Discovery Today 2006; 11: 866-879.
38. Palmqvist C, et al. Chemokines and their receptors as potential targets for the treatment of asthma. Br J Pharmacol 2007; 151: 725-736.

b レチノイン酸の関与

はじめに

レチノイン酸は，ビタミンAの多彩な生理活性の多くを担う活性代謝産物である．粘膜免疫においてもいくつかの重要な役割を担っている．レチノイン酸は，粘膜上皮の新陳代謝を促進するとともに，粘液を分泌する杯細胞の数を上昇させてバリアー機能を増強する．また，Th2細胞の分化を促進し，IgAクラスを含めた抗体産生を増強する．そして，リンパ球に小腸組織へのホーミング特異性をインプリントする．さらに誘導型 $Foxp3^{+}$ 制御性T細胞の分化を促進し，炎症促進性のTh17細胞の分化を抑制することで，経口免疫寛容や炎症抑制にも関与すると考えられている．

ビタミンA補給は世界で多くの子どもたちの命を救ってきた．1986年，Sommerら（Johns Hopkins大学）は，ビタミンA補給が，栄養不良の子どもたちに生じやすい持続性下痢の症状を緩和して，死亡率を低下させることを報告した[1)]．栄養不良は感染症に対する抵抗力を著しく低下させ，持続性下痢だけでなく，マラリア，肺炎，麻疹などによる死のリスクを増大させる．ビタミンA補給は，腸管感染症に加えて麻疹の症状を緩和する．肺など下部呼吸器の感染症に対しても，麻疹の合併症がある場合には有効である．ビタミンA補給は特に5歳以下の乳幼児の死亡率を有意に低下させる．

1990年代半ばには，ユニセフ（国連児童基金）によるビタミンA補給プログラムも始まり，1998年からの6年間だけでも200万以上の命が救われたと見積もられている．下痢に対する効果には，レチノイン酸による腸管へのリンパ球の配備が大きく寄与していると考えられる．一方，麻疹に対する効果には，レチノイン酸による抗体産生促進作用が主に寄与している可能性がある．

本項では，リンパ球の小腸組織への移動に関するレチノイン酸の役割を中心に解説する．

ビタミンA欠損と腸管免疫

ビタミンA欠損餌を用いて作製されたビタミンA欠損マウスには，SPF飼育条件下では外見上の異常はほとんど認められない．しかし，小腸の粘膜固有層および上皮間には，本来存在すべきT細胞がほとんどみられない（図1）[2)]．一方，肺組織におけるT細胞の分布は正常と変わりがない．つまり，T細胞を小腸組織に配備するためにはビタミンAが必須であるが，肺組織への配備には必須ではないと考えられる．IgA^{+} 細胞についても，ビタミンA欠損マウスでは小腸組織に分布する細胞数が著しく減少している[3)]．

これらの結果は，栄養不良の乳幼児が容易に腸管感染症としての下痢を起こし，ビタミンA補給がこれを緩和するという事実をよく説明する．ではリンパ球の小腸組織への配備に，ビタミンAがどのように関与しているのであろうか．

小腸組織特異的なリンパ球ホーミング

ナイーブT細胞は，血流とともに全身を巡回し

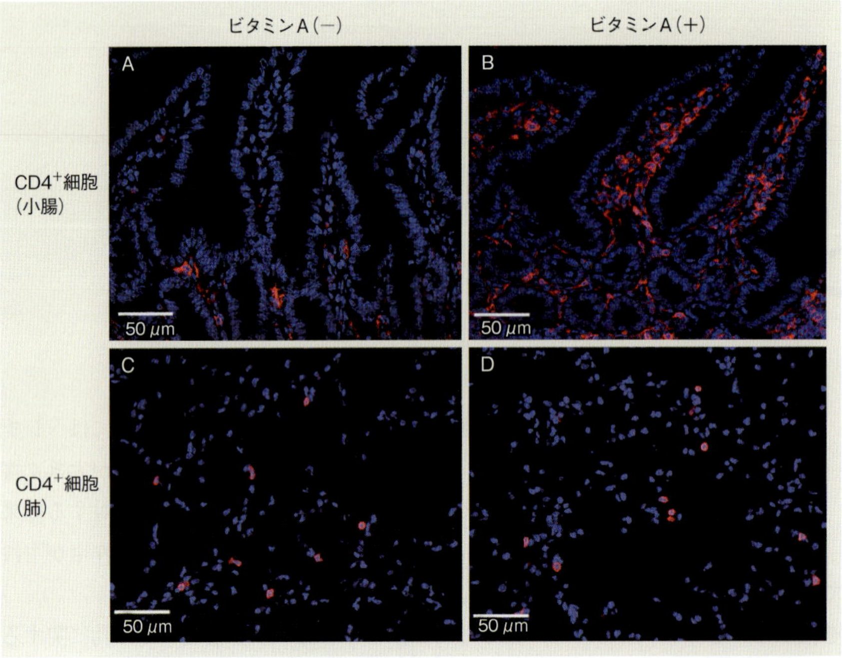

図1 ビタミンA欠損マウスにおけるT細胞の分布

ビタミンA欠損マウス(A, C)とコントロール・マウス(B, D)の小腸組織(A, B)および肺組織(C, D)における$CD4^+$細胞(赤色)の分布(青色は細胞核). ビタミンA欠損マウスでは, 小腸粘膜固有層から$CD4^+$T細胞が消失しているが, 肺組織における分布はコントロールと変わらない.
(Iwata M, et al. 2004[2]よりElsevierの許可を得て転載)

表1 T細胞の組織特異的ホーミング受容体

組織	T細胞上のホーミング受容体		組織特異的な細胞接着分子とケモカイン
小腸	細胞接着分子	$\alpha_4\beta_7^{high}$	MAdCAM-1
	ケモカイン受容体	CCR9	CCL25(TECK)
大腸	細胞接着分子	$\alpha_4\beta_7^{high}$	MAdCAM-1
		$\alpha_4\beta_1$(VLA-4)*	VCAM-1
	ケモカイン受容体	CCR10	CCL28*
		CCR6*	CCL20(MIP-3α/LARC)*
皮膚	細胞接着分子	E-, P-セレクチンリガンド	E-, P-セレクチン
		$\alpha_4\beta_1$(VLA-4)	VCAM-1
	ケモカイン受容体	CCR4	CCL17(TARC)
		CCR10	CCL27(CTACK)

*:炎症時に発現が誘導または促進される

ながら, 時に二次リンパ組織に移入し, 再びリンパ管を介して血管に戻ることを繰り返す. しかし, 二次リンパ組織で抗原感作を受けると, その二次リンパ組織が所属する組織に選択的に移入する能力を獲得する. これは, ある抗原が体内に侵入したとき, その抗原に対して特異的に反応するT細胞を, その侵入部位に効率的に送り込むための合目的的なメカニズムだと考えられる. リンパ球がリンパ組織に移入することや, このように抗原感作を受けた元の組織に移入することを"ホーミング"という. 特に小腸組織と皮膚組織へのホーミング特異性は明確に異なることが知られている. 小腸組織にT細胞がホーミングするためには, ホーミング受容体$\alpha_4\beta_7$インテグリンとケモカイン受容体CCR9を発現する必要がある(**表1**).

ビタミンA欠損マウスでは, リンパ組織(例:脾臓, 腸間膜リンパ節, Peyer板)に$\alpha_4\beta_7^+CD4^+$エフェクター/記憶T細胞がほとんどみつからない(ただし, 皮膚を担当する末梢リンパ節にはビタミンAレベルに関わらずみつからない)[2]. 一方, 皮

表2　IgA$^+$記憶B細胞とIgA抗体産生細胞の主な組織特異的ホーミング受容体

組織	ホーミング受容体		組織特異的な細胞接着分子とケモカイン
小腸	細胞接着分子 ケモカイン受容体	$\alpha_4\beta_7^{high}$ CCR9 CCR10	MAdCAM-1 CCL25 (TECK) CCL28 (MEC)
大腸	細胞接着分子 ケモカイン受容体	$\alpha_4\beta_7$ CCR10 CXCR4*	MAdCAM-1 CCL28 (MEC) CXCL12
その他の粘膜組織**	細胞接着分子 ケモカイン受容体	$\alpha_4\beta_1$*** $\alpha_4\beta_7$*** CCR10	VCAM-1 MAdCAM-1 CCL28 (MEC)

*：大腸へのホーミングに必須ではない
**：気道，尿生殖路，唾液腺，乳腺など
***：$\alpha_4\beta_1$と$\alpha_4\beta_7$の寄与の程度は組織によって異なる

膚組織，特に炎症皮膚へのホーミングには，E-セレクチンリガンド（E-lig），P-セレクチンリガンド（P-lig），または$\alpha_4\beta_1$インテグリン，そしてケモカイン受容体CCR4またはCCR10などの発現が関与する（12章d，13章i参照）．B細胞のホーミングにも同様なメカニズムが関与すると考えられている．ただし，IgA抗体産生細胞の小腸組織へのホーミングには，CCR9だけでなくCCR10も関与しうることが知られている（**表2**）．

大腸組織へのホーミングには，T細胞の場合は主に$\alpha_4\beta_7$とCCR10の組み合わせが関与し，B細胞の場合は$\alpha_4\beta_7$とCCR10が関与する（**表2**）．

一方，ナイーブT細胞をレチノイン酸の存在下で抗CD3抗体と抗CD28抗体を用いて活性化すると，小腸特異的ホーミング受容体$\alpha_4\beta_7$とCCR9の発現が誘導され，レチノイン酸の非存在下では皮膚特異的ホーミング受容体E-ligとP-ligの発現およびCCR4のmRNA発現が誘導される[2)]．レチノイン酸は，E-ligとP-ligの発現およびそれらの生成に必要なフコシルトランスフェラーゼVIIのmRNAやCCR4のmRNA発現を抑制する．ナイーブB細胞についても同様に，レチノイン酸の存在下で活性化すると$\alpha_4\beta_7$とCCR9を特異的に発現する[3)]．腸管関連リンパ組織では，レチノイン酸を産生してリンパ球に提供する主な細胞は樹状細胞である（8章c, d参照）．

ビタミンAの摂取とレチノイン酸の生成

ビタミンAは自然条件下ではすべて食物から摂取される．狭義のビタミンAはレチノールを指すが，広義ではレチノール（ビタミンA_1）と3-デヒドロレチノール（ビタミンA_2）およびこれらの誘導体を含む．通常摂取するビタミンAの多くはビタミンA_1であり，ビタミンA_2は淡水魚の肝臓などに含まれる．植物ではカロテンやクリプトキサンチンなどのプロビタミンAの形で生合成され，動物界に供給される（**図2**）．ビタミンAの生理活性の多くはレチノイン酸が担っているが，代謝産物レチナールについても少数の重要な役割が知られている．網膜の光感受性分子ロドプシンの形成には11-*cis*-レチナールが必須であり，また，レチナールが脂肪組織における脂質生成とインスリン抵抗性を抑制することもわかっている．

小腸で吸収されたビタミンAは，主に肝臓でレチニルエステルの形で蓄えられる．必要に応じて基本形のレチノールに変換され，血中へと放出される．その血中濃度はほぼ一定（1〜3 μM）に保たれ，そのほとんどはレチノール結合蛋白質（retinol-binding protein：RBP）に結合して運ばれる．標的細胞に取り込まれると細胞内レチノール結合蛋白質（cellular retinol-binding protein：CRBP）と結合

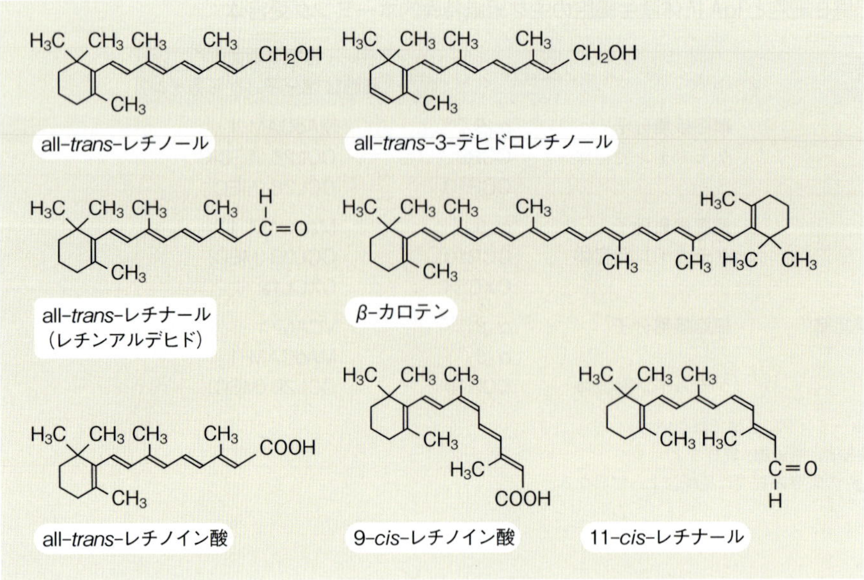

図2 ビタミンA(レチノール)と主な誘導体の化学構造

ビタミンAの基本形レチノールから,レチナールを経てレチノイン酸が生成される.*β*-カロテンからは,開裂反応によりレチナールが生成される.主要な生理的レチノイン酸はall-*trans*型であり,RARに結合する.9-*cis*-レチノイン酸はRARとRXRに結合するが,その生体での存在の有無は未確定である.レチノイン酸は酸素,光,熱によって分解されやすく,その取扱いには注意を要する[7].

する.そして代謝産物への変換は,細胞内で酵素依存性に生じる.

レチノイン酸生成の主要経路は,レチノールからレチナールへのステップとレチナールからレチノイン酸へのステップの2段階からなる(**図3**).ほとんどの細胞は,レチノールをレチナールに変換する酵素として,アルコール脱水素酵素(alcohol dehydrogenase:ADH)のサブファミリーまたは短鎖脱水素酵素/還元酵素(SDR)ファミリーの酵素を発現している.しかし,レチナールからレチノイン酸に変換する酵素であるレチナール脱水素酵素(retinal dehydrogenase:RALDHまたはaldehyde dehydrogenase:ALDH1A)ファミリー酵素は,限られた細胞にしか発現していない.そのアイソフォームには,RALDH1(ALDH1A1),RALDH2(ALDH1A2)およびRALDH3(ALDH1A3)がある.

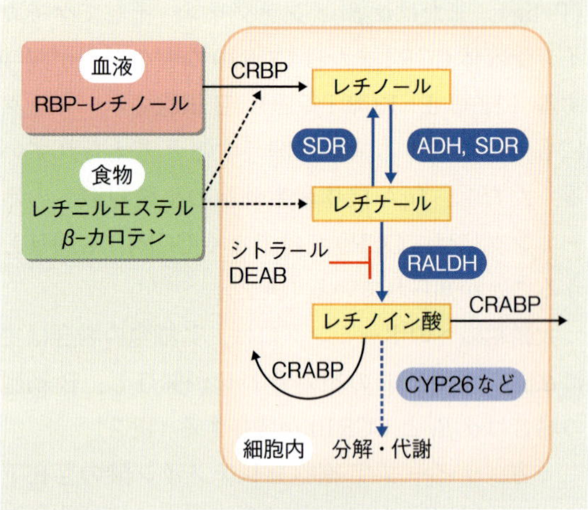

図3 レチノイン酸生成の主要経路

血液中でRBPに結合して運ばれてきたビタミンA(レチノール)は,標的細胞内でアルコール脱水素酵素(ADH)または短鎖脱水素酵素/還元酵素(SDR)によりレチナールに変換される.小腸では,ビタミンA誘導体やプロビタミンAを含む食物からいったんレチノールまたはレチナールへと変換され,一部が直接利用される場合がある.レチナールはレチナール脱水素酵素(RALDH)によってレチノイン酸へと変換され,産生細胞自身または近傍の細胞に作用する.RALDHの発現がレチノイン酸産生能に重要である.レチノイン酸はCYP26などによって分解される.

リンパ球ホーミングにおける樹状細胞の役割

小腸所属リンパ組織であるPeyer板や腸組織からのリンパが流入する腸間膜リンパ節(mesenteric lymph node:MLN)には,RALDH2アイソフォームを発現する樹状細胞が存在する(**図4**).SPFマウスにおいては,これらは$CD11c^{high}CD4^{-/low}CD8\alpha^{int}CD11b^{-/low}F4/80^{low/int}CD45\ RB^{low}CD86^{high}$ MHCクラス$II^{high}B220^{-}CD103^{+}$の表面マーカープロファイルを持つ成熟樹状細胞である[4].また,小腸粘膜固有層では,RALDH2 mRNAを発

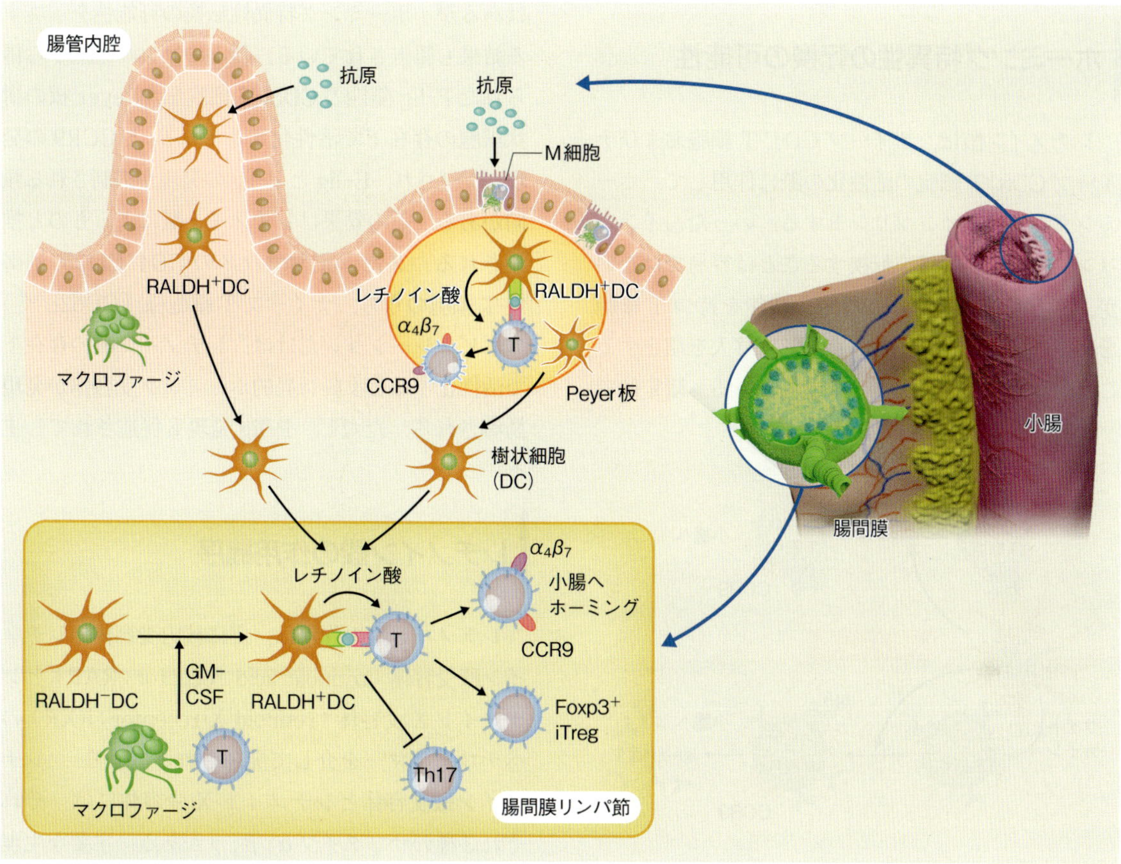

図4　小腸組織へのT細胞ホーミング

Peyer板または腸絨毛からM細胞などによって取り込まれた抗原は，樹状細胞（DC）によって処理される．DCは，腸間膜リンパ節に移動してこの抗原の一部を提示する．Peyer板DCの一部は，Peyer板に留まって抗原提示を行う．Peyer板と腸間膜リンパ節のDCの中には，RALDH（主にRALDH2アイソフォーム）を発現し，レチノイン酸産生能を持つものが存在する．抗原提示の際にT細胞にレチノイン酸を与えることで，T細胞に小腸組織へのホーミング特異性をインプリントする．なお，これらのレチノイン酸産生DCは，ナイーブT細胞から誘導型 $Foxp3^+$ 制御性T細胞（iTreg）への分化を促進し，炎症性Th17細胞への分化を抑制する．

現する樹状細胞が高い頻度で存在し，$CD11c^{high}CD11b^{high}F4/80^{mod}CD103^+$ の表面マーカーを持っている[5,6]（図4）．腸間膜リンパ節の $RALDH2^+$ 樹状細胞には，粘膜固有層またはPeyer板でRALDH2を発現してから腸間膜リンパ節に移入してきたものや腸間膜リンパ節内でRALDH2発現を獲得したものが存在すると思われるが，その全体像は明らかではない．さらに，RALDH1とRALDH2のmRNAを発現する $CD11b^+CD11c^-$ マクロファージが存在するとの報告もある．一方，皮膚組織などからのリンパが流入する腋下，鼠径部，膝下などの末梢リンパ節，そして脾臓にはRALDH発現樹状細胞はほとんど存在しない．

T細胞が，二次リンパ組織で抗原感作を受け，ホーミング特異性を獲得するには，その抗原を提示した樹状細胞の役割が重要である．腸間膜リンパ節やPeyer板の樹状細胞を用いて，ナイーブT細胞を抗原刺激すると，レチノイン酸依存性に $\alpha_4\beta_7$ インテグリンとCCR9の発現が特異的に誘導され，小腸へのホーミング特異性がインプリントされる（図4，5）．この反応はRALDHの阻害薬によって抑制される[2,7]．他方，末梢リンパ節の樹状細胞を用いて，ナイーブT細胞を抗原刺激すると，皮膚へのホーミング受容体の一部であるE-ligやP-ligの発現が促進される．

ホーミング特異性の転換の可能性

レチノイン酸は，ナイーブ $CD4^+$T 細胞およびナイーブ $CD8^+$T 細胞の活性化の際に作用して，ホーミング特異性をインプリントする．いったんインプリントされた特異性を転換することは容易ではないが，もし可能になれば，特定の機能を持つ T 細胞を特定の組織に送り込むことや逆に移入を阻止することで，疾患治療に役立つ可能性がある．限定的ではあるが，ホーミング特異性転換の可能性を示唆する結果も報告されている．種々のリンパ組織から得られた P-lig 陽性の $CD8^+$T 細胞を，Peyer 板の樹状細胞の存在下で活性化すると $\alpha_4\beta_7$ と CCR9 の発現が促進され，E-lig と P-lig の発現が抑制される傾向がある．この効果はレチノイン酸によるものと推測される．また，正常マウスの $CD4^+CD25^+$制御性 T 細胞のうち，ナイーブ T 細胞様（$CD62L^{high}$）のポピュレーションだけは，レチノイン酸の存在下で活性化すると小腸特異的ホーミング受容体が発現誘導される．ただし，P-lig 発現も促進されてしまう．

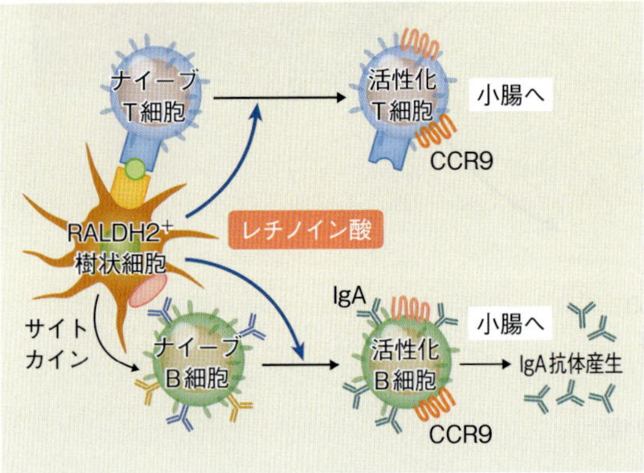

図5 レチノイン酸は T，B 細胞に小腸へのホーミング特異性をインプリントする

腸間膜リンパ節や Peyer 板にはレチノイン酸産生能を持つ樹状細胞が存在しており，抗原提示の際に T，B 細胞にレチノイン酸を与えることにより，$\alpha_4\beta_7$ と CCR9 を特異的に発現させ，小腸へのホーミング特異性をインプリントする．これらの樹状細胞が産生する IL-6 などのサイトカインは，レチノイン酸とともに T 細胞非依存性 IgA 抗体産生を促進する．なお，樹状細胞は B 細胞にインタクトな抗原を提示できる．

レチノイン酸の作用機序

レチノイン酸の作用は，主に核内受容体のレチノイン酸受容体（retinoic acid receptor：RAR）とレチノイド X 受容体（retinoid X receptor：RXR）のヘテロダイマーを介して発揮される（**図6**）．レチノイン酸受容体とレチノイド X 受容体には，それぞれ 3 種のサブタイプ α，β，γ がある．主要な生理的レチノイン酸である all-*trans*-レチノイン酸は，生理的濃度ではレチノイン酸受容体に結合し，レチノイド X 受容体には結合しない．一方，9-*cis*-レチノイン酸はレチノイン酸受容体にもレチノイド X 受容体にも結合するが，体内での存在はまだ確定的ではない．しかし，9-*cis*-レチノイン酸に匹敵する

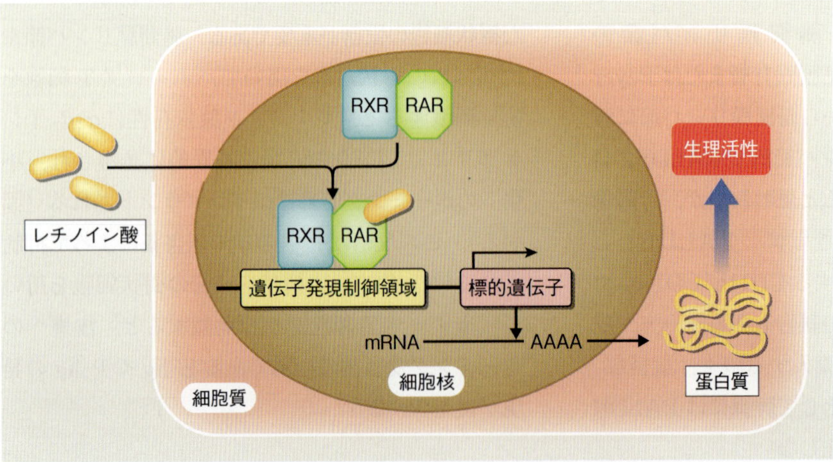

図6 RAR/RXR を介したレチノイン酸の作用機序

レチノイン酸は，ほとんどの場合，核内受容体 RAR と RXR のヘテロダイマーを介して生理活性を発揮する．all-*trans*-レチノイン酸は RAR に結合し，RXR には結合しない．レチノイン酸の結合した RAR/RXR ヘテロダイマーは，特定の遺伝子の発現調節領域に存在するレチノイン酸応答配列またはそのハーフサイトなどに結合し，その遺伝子の発現を調節する．これによって生理活性を発揮する．

ほど高い親和性でレチノイドX受容体に結合して活性化をもたらす生理的分子は見いだされていない．生理的レチノイン酸としては，ほかに13-*cis*型や9，13-di-*cis*型などの存在が知られている．

レチノイン酸受容体/レチノイドX受容体ヘテロダイマーが機能を発揮するためには，少なくともレチノイン酸受容体へのリガンド結合による活性化が必要である．活性化したヘテロダイマーは，核内に移行し，多くの場合，レチノイン酸応答配列（retinoic acid-response element：RARE）への結合を介して，転写因子として特定の遺伝子の転写を調節する（図6）．小腸組織特異的ホーミング受容体$\alpha_4\beta_7$とCCR9の発現は，レチノイン酸受容体α，βの合成作動薬Am80によっても誘導される．また，腸間膜リンパ節やPeyer板の樹状細胞による抗原提示でT細胞に誘導される$\alpha_4\beta_7$とCCR9の発現は，レチノイン酸受容体α，βの拮抗薬LE135またはレチノイン酸受容体α，β，γの拮抗薬LE540によって抑制される[2,4]．T細胞には通常レチノイン酸受容体βが発現していないので，レチノイン酸受容体αへのリガンド結合がこれらのホーミング受容体発現に重要だと考えられる．しかし，レチノイン酸受容体αがホーミング受容体発現の制御にどのように関与するのか，その分子機序については，まだ明らかになっていない．なお，レチノイドX受容体とヘテロダイマーを形成するビタミンD受容体のリガンド，1α, 25-dyhydrocyvitamin D_3は，レチノイン酸による$\alpha_4\beta_7$とCCR9の発現誘導を抑制する[8,9]．

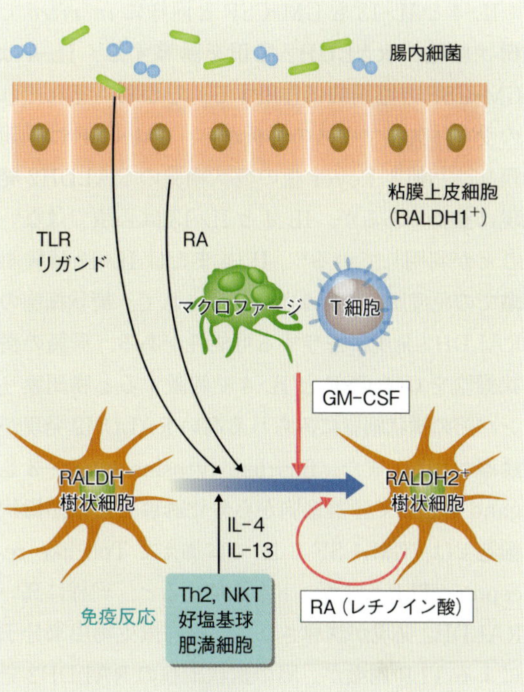

図7 小腸および腸管関連リンパ組織におけるレチノイン酸産生樹状細胞の分化誘導モデル

小腸組織またはその腸管関連リンパ組織において，樹状細胞がレチノイン酸産生能を獲得するにはRALDH2の発現が重要である．その発現には複数の因子が関与しうるが，なかでも顆粒球マクロファージ刺激因子（GM-CSF）が主要な役割を果たす．未熟樹状細胞には，レチノイン酸自体がGM-CSFによるRALDH2発現誘導の必須補助因子となる．初期のレチノイン酸は腸管上皮細胞またはMLN間質細胞の一部から供給される可能性がある．GM-CSFはマクロファージまたはT細胞などが産生する．小腸での免疫反応によってIL-4やIL-13が産生されると，GM-CSFと相乗的にRALDH2発現を樹状細胞に誘導する．腸内微生物由来のTLRリガンドは，GM-CSFによるRALDH2発現を促進する．

レチノイン酸産生樹状細胞の誘導

レチノイン酸を産生する樹状細胞は，リンパ球ホーミングを制御するばかりでなく，誘導型$Foxp3^+$制御性T細胞やTh17細胞の分化を抑制することで経口免疫寛容や炎症反応の制御に重要な役割を果たすと考えられる（図4）（8章f，9章c〜e参照）．レチノイン酸産生能力の鍵を握るRALDH2の発現には，小腸組織の微小環境内にみられる複数の因子が関与すると思われる．なかでもサイトカインの顆粒球マクロファージ刺激因子（granulocyte-macrophage colony stimulating factor：GM-CSF）が重要な役割を担っている（図7）[4]．小腸組織には，$GM\text{-}CSF^+$マクロファージ様細胞が存在する．レチノイン酸自体も必須補助因子として，オートクライン（自己分泌）またはパラクライン（傍分泌）に作用する可能性がある．その初期に必要となるレチノイン酸は，RALDH1を発現する粘膜上皮細胞や，RALDH1, 2, 3を発現する一部の腸間膜リンパ節間質細胞が提供する可能性がある[10]．ただし，RALDH1は，RALDH2やRALDH3に比べてレチノイン酸生成効率が低い．

IL-4とIL-13もGM-CSFと同様に*in vitro*で樹状細胞にRALDH2発現を誘導する．IL-4はGM-CSFと協調的に作用する．しかし，それぞれの受容体欠損マウスの解析から，GM-CSFは腸間膜リンパ節とPeyer板の樹状細胞のRALDH2発現に重要であるが，IL-4とIL-13は必須ではないことが判明している[4)]．IL-4またはIL-13は腸組織での免疫反応の際などに産生されて，樹状細胞のRALDH2発現に寄与する可能性がある．脾臓の樹状細胞をGM-CSFとIL-4で刺激すると腸間膜リンパ節の樹状細胞にみられる高いRALDH2発現が誘導される．また，fms-like tyrosine kinase 3 ligandを用いて骨髄細胞から分化誘導した未熟樹状細胞では，GM-CSFとIL-4に加えてToll-like receptor（TLR）リガンドを添加すると，同様に高いRALDH2発現が誘導される．腸内微生物由来分子によるTLR刺激が，腸の樹状細胞のRALDH2発現に寄与している可能性が考えられる[4, 5)]．なお，非SPFマウスのPeyer板ではRALDH1$^+$樹状細胞の存在が示唆されているが，SPFマウスにはみられない．その誘導条件は不明である．また，ザイモサンを注射したマウスでは，脾臓の樹状細胞がRALDH2とRALDH1を一過性に発現する[11)]．この発現にはTLR2の関与がある．

実験的に，あるいは治療目的で多数の樹状細胞を得るために，*in vitro*で末梢血単球や骨髄細胞からGM-CSFを用いて分化誘導することが行われている．この方法で得られた直後の樹状細胞はRALDH2を発現している可能性がある．

ところで，樹状細胞以外でもRALDH2発現が誘導されるケースが報告されている[12)]．ヒト好塩基球は，肥満細胞由来IL-3で刺激されると，PI3キナーゼとnuclear factor-kappa B（NF-κB）の活性化に依存してRALDH2を発現する．好塩基球とIL-3の存在下で，ナイーブCD4$^+$T細胞を抗CD3抗体と抗CD28抗体で刺激するとインテグリンα_4とβ_7およびCD38の発現が促進されることが示された．IL-3刺激で好塩基球に発現誘導されたRALDH2がレチノイン酸を生成し，近傍で活性化されるT細胞のホーミング受容体発現に影響を与えた可能性が考えられる．

レチノイン酸の代謝と分解

生体内でレチノイン酸の濃度と局在は厳密な制御を受けていると思われる．胚組織などでは，レチノイン酸の合成だけでなく，細胞内レチノイン酸結合蛋白質（cellular retinoic acid-binding protein：CRABP）への結合とチトクロムP450（CYP26）などによる分解がこの制御に関与する（図3）．グルクロン化やイソマー化などもレチノイン酸代謝に関与する．しかし，粘膜免疫におけるレチノイン酸の代謝分解過程は明らかになっていない．

おわりに

小腸腸管関連リンパ組織に存在する樹状細胞の一部はレチノイン酸を産生して，ナイーブリンパ球に小腸ホーミング特異性をインプリントする．さらに制御性T細胞とTh17細胞への分化誘導の制御にも関与するが，これには小腸粘膜固有層のレチノイン酸産生樹状細胞の関与も重要だと考えられる．つまり，リンパ球の配備と免疫反応の制御にとって，樹状細胞におけるレチノイン酸産生能の制御は重要であり，その攪乱は種々の免疫学的疾患，炎症性疾患，あるいは感染症へのリスクを増大させる可能性がある．樹状細胞において主要なレチノイン酸生成酵素であるRALDH2の発現を誘導する小腸組織微小環境因子としては，GM-CSFをはじめとする複数の因子が関与するものと思われる．常在因子ばかりでなく，食餌，免疫反応，微生物感染などによって導入または誘導される因子もある．レチノイン酸産生能獲得機序およびレチノイン酸によるホーミング受容体発現制御の機序を明らかにし，利用することによって，種々の疾患に対する新たな予防法・治療法開発への展開が期待される．

（岩田　誠）

◉引用文献

1. Sommer A, Tarwotjo I, Djunaedi E, et al. Impact of

vitamin A supplementation on childhood mortality. A randomised controlled community trial. Lancet 1986; 1: 1169-1173.
2. Iwata M, Hirakiyama A, Eshima Y, et al. Retinoic acid imprints gut-homing specificity on T cells. Immunity 2004; 21: 527-538.
3. Mora JR, Iwata M, Eksteen B, et al. Generation of gut-homing IgA-secreting B cells by intestinal dendritic cells. Science 2006; 314: 1157-1160.
4. Yokota A, Takeuchi H, Maeda N, et al. GM-CSF and IL-4 synergistically trigger dendritic cells to acquire retinoic acid-producing capacity. Int Immunol 2009; 21: 361-377.
5. Uematsu S, Fujimoto K, Jang MH, et al. Regulation of humoral and cellular gut immunity by lamina propria dendritic cells expressing Toll-like receptor 5. Nat Immunol 2008; 9: 769-776.
6. Jaensson E, Uronen-Hansson H, Pabst O, et al. Small intestinal $CD103^+$ dendritic cells display unique functional properties that are conserved between mice and humans. J Exp Med 2008; 205: 2139-2149.
7. Iwata M. Retinoic acid production by intestinal dendritic cells and its role in T-cell trafficking. Semin Immunol 2009; 21: 8-13.
8. Mora JR, Iwata M, von Andrian UH. Vitamin effects on the immune system: vitamins A and D take centre stage. Nat Rev Immunol 2008; 8: 685-698.
9. Sigmundsdottir H, Pan J, Debes GF, et al. DCs metabolize sunlight-induced vitamin D_3 to 'program' T cell attraction to the epidermal chemokine CCL27. Nat Immunol 2007; 8: 285-293.
10. Hammerschmidt SI, Ahrendt M, Bode U, et al. Stromal mesenteric lymph node cells are essential for the generation of gut-homing T cells in vivo. J Exp Med 2008; 205: 2483-2490.
11. Manicassamy S, Ravindran R, Deng J, et al. Toll-like receptor 2-dependent induction of vitamin A-metabolizing enzymes in dendritic cells promotes T regulatory responses and inhibits autoimmunity. Nat Med 2009; 15: 401-409.
12. Spiegl N, Didichenko S, McCaffery P, et al. Human basophils activated by mast cell-derived IL-3 express retinaldehyde dehydrogenase-II and produce the immunoregulatory mediator retinoic acid. Blood 2008; 112: 3762-3771.

C 脂質メディエータの関与

はじめに

脂質は細胞膜の主要構成成分であり，かつ蛋白質，糖質と並ぶ重要なエネルギー供給源である．また脂質のなかには生理活性を示すものが存在し，これらを総称し脂質メディエータ，もしくは生理活性脂質と呼ぶ[1)]．脂質メディエータの受け手となる細胞には各脂質メディエータに特異的な受容体が発現しており，その相互作用に伴う生体応答のさじ加減は脂質メディエータの産生と受容体の発現の厳密な制御により決定される．免疫担当細胞には脂質メディエータの産生細胞として機能するもの，逆に受容体を介しシグナルを受け取るものが存在し，免疫制御や炎症反応にかかわっている．

本項では免疫担当細胞の遊走制御分子として注目されているスフィンゴシン1-リン酸（sphingosine 1-phosphate：S1P）を中心に，粘膜免疫遊走制御における脂質メディエータの役割について紹介する．

スフィンゴシン1-リン酸（S1P）

スフィンゴシン1-リン酸（S1P）は細胞増殖促進や抗アポトーシス，細胞運動調節など多彩な作用を示す脂質メディエータであるが，最近新たな機能としてリンパ球の遊走制御が注目されている[2)]．S1Pは生体膜の主要成分の一つであるスフィンゴミエリンやセラミドが分解されてできるスフィンゴシンが，スフィンゴシンキナーゼの働きにより細胞内でリン酸化されることで生じる（**図1**）．生体内においてはS1Pは主に血小板や赤血球から産生され，血漿中のS1P濃度は数百nMのレベルで維持されている[3,4)]．一方で産生されたS1PはS1Pリアーゼや脱リン酸化酵素の働きにより分解される．免疫誘導の場であるリンパ組織においてはS1Pリアーゼが高濃度で発現したことからS1P濃度が数nMと低く維持されている[5)]．その結果，血液・リンパ液とリンパ組織のあいだで“血液・リンパ液>リンパ組織”というS1Pの濃度勾配が生じる．

受容体に関しては，現在までに5種類のS1P受容体が同定されている．いずれもG蛋白質共役型受容体であるが，そのシグナル経路に関与するG蛋白質の種類が異なるため，S1P結合後の反応は各受容体のタイプにより異なる[6)]．リンパ球においてはGiを介してRas-ERKやホスホリパーゼC，Racの活性化を行う1型S1P受容体（$S1P_1$）が強く発現している[7)]．1型S1P受容体はリンパ球の遊走制御，特に胸腺や二次リンパ組織などのリンパ組織から外に出る過程である移出のステップにおいて機能することが報告されている[2,7)]．リンパ球上の1型S1P受容体は，ナイーブリンパ球では高レベルで発現しており，リンパ組織での分化や活性化の過程において低下し，移出の直前に発現を回復させる．これにより1型S1P受容体を高発現するリンパ球は上述のS1Pの濃度勾配に従い，二次リンパ組織から血中へ移行する（**図2**）．

S1Pを標的とした免疫抑制薬としてFTY720が知られている[8)]．FTY720は冬虫夏草の一種である*Isaria sinclairii*が産生するミリオシンをもとに作

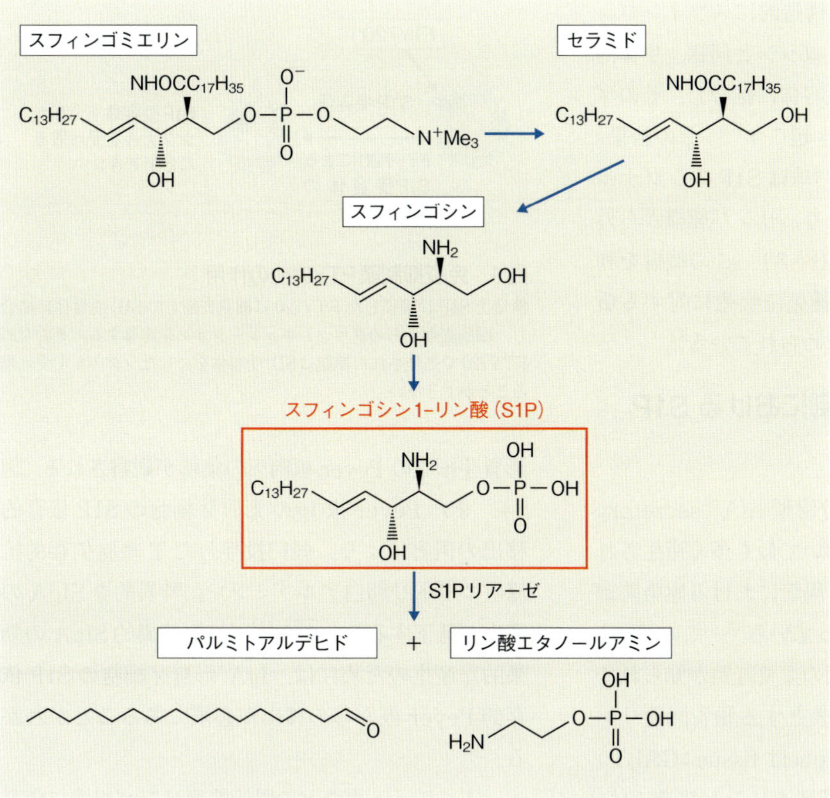

図1 スフィンゴシン1-リン酸（S1P）の産生経路

生体膜の主要成分であるスフィンゴミエリンやセラミドは，スフィンゴミエリン分解酵素やセラミド分解酵素の働きで，スフィンゴシンへと変換される．スフィンゴシンはスフィンゴシンキナーゼの働きにより，リン酸化されS1Pとなる．一方，S1PはS1Pリアーゼの働きによりパルミトアルデヒドとリン酸エタノールアミンに分解される．

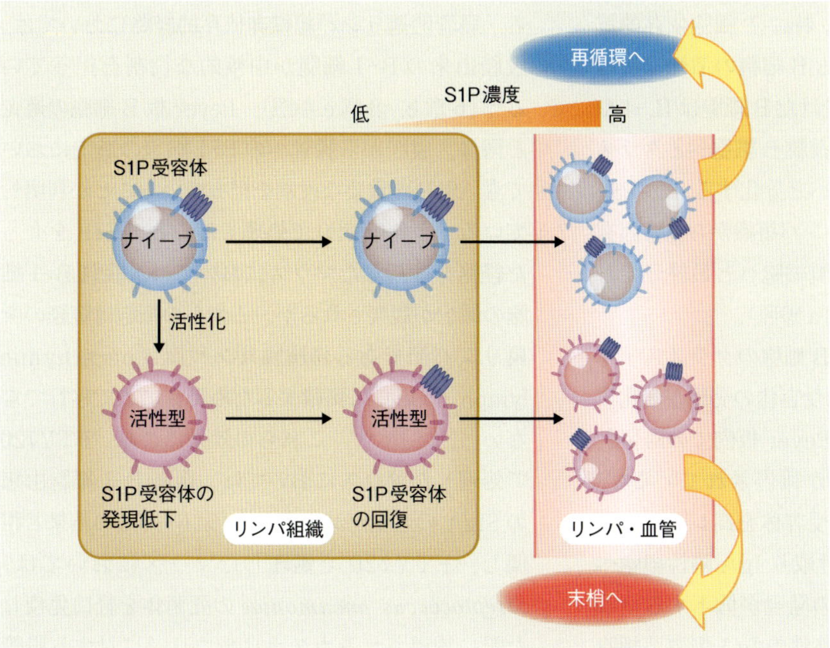

図2 S1Pによるリンパ球のリンパ組織移出制御

S1P受容体を発現しているナイーブリンパ球は，抗原や微生物からの刺激を受け，活性化されるとS1P受容体の発現を低下させ，リンパ組織からの移出を抑制する．これによりリンパ組織における分化のための時間を獲得する．その後，分化が進んだ活性型リンパ球はS1P受容体の発現を回復させ，S1Pの濃度勾配に従いリンパ組織から末梢へ移行する．

られた免疫抑制薬である[8]．構造的にスフィンゴシンと類似しており，スフィンゴシンと同様，生体内でリン酸化された後，S1P受容体に結合し，そのダウンレギュレーションを引き起こす[7]．その結果，FTY720で処理されたリンパ球はS1Pのシグナルを受け取ることができなくなり，リンパ組織から外に出ることができなくなる（図3）．この機構を利用し，FTY720は現在，各種免疫疾患に対する新規免疫抑制薬として開発が進められている[8]．

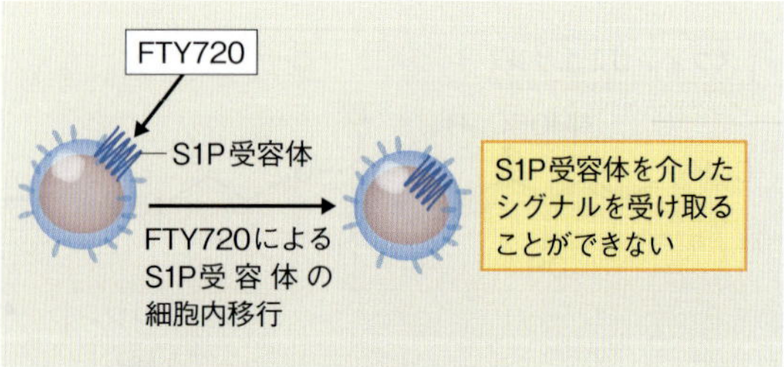

図3 免疫抑制薬FTY720の作用

構造上S1Pに類似したFTY720は細胞表面上のS1P受容体に結合し，細胞表面からのダウンレギュレーションを誘導する．そのためFTY720で処理された細胞はS1P受容体を介したシグナルを受け取ることができない．

分泌型IgAの産生制御におけるS1Pの役割

腸管において産生される分泌型IgA（secretory IgA：SIgA）は，生体内において最も多く産生される抗体アイソタイプであり，腸管における感染防御分子として重要な役割を担っている[9]．このSIgAの産生誘導経路として2種類の主要経路が知られている．一つがPeyer板を代表とする腸管関連リンパ組織（gut-associated lymphoid tissue：GALT）を介した経路である[10]．腸管関連リンパ組織では，腸管関連リンパ組織上皮細胞層に存在するM細胞を介して取り込まれた抗原，特にT細胞依存的抗原である蛋白質抗原に対するB細胞の活性化が起こる．この際，抗原刺激を受けたB細胞はIL-4やTGF-βの作用を受け，IgA前駆B細胞へとクラススイッチし，IgA形質芽細胞へと分化する．その後，IgA形質芽細胞は腸管関連リンパ組織から腸管固有層へ移行し，そこでIgA形質細胞へと最終分化し多量体IgAを産生する（6章a参照）．

このPeyer板内におけるB細胞のクラススイッチの過程において，1型S1P受容体の発現が変化することで，IgA陽性細胞のPeyer板内での滞留と移出が制御されていることが報告されている[11]．ナイーブB細胞は1型S1P受容体を高レベルで発現しているが抗原刺激を受け取りIgA陽性細胞へと分化することで，受容体の発現が低下する（図4）．その後，IgA^{high} B220陰性のIgA形質芽細胞へと分化が進むと受容体の発現が回復する．そのため，FTY720を投与しS1Pを介した経路を遮断したマウスにおいては，S1P受容体を発現するIgA^+形質芽細胞のPeyer板内への集積が観察される（図5）．またPeyer板IgA^+形質芽細胞のS1P依存的移出の阻害により，経口投与したT細胞依存的抗原（ニワトリ卵白アルブミン）に特異的なSIgAの産生が低下することから[11]，抗原特異的SIgAの効果的な産生のためには，IgA^+形質芽細胞のS1P依存的Peyer板からの移出が必須であることがわかる．

一方，Peyer板などの腸管関連リンパ組織に依存しない経路も腸管SIgA産生においては重要である．腸管関連リンパ組織非依存的経路においては，腹腔由来のB-1細胞が中核的な役割を担っている[12]（6章b，8章e参照）．Peyer板B細胞の遊走と同様，腹腔から腸管へのB-1細胞の遊走においても，S1Pが重要な役割を担っていることが判明している[13]．FTY720で処理することでS1Pを介した経路を遮断したマウスにおいては，腹腔B-1細胞の減少が観察されるが，これらの細胞は腹腔の所属リンパ節である傍胸腺リンパ節（parathymic lymph node）に集積するため腸管にまで移行できない（図6）[13,14]．これらの効果により，FTY720で処理したマウスにおいては，腹腔B-1細胞由来のSIgAの産生が減少する[13]（図6）．この結果と相関し，FTY720で処理したマウスにおいては，*Streptococcus pneumoniae*の死菌体を経口免疫した際に誘導されるホスホリルコリンに対する腸管IgAの産生が減少する[13]．

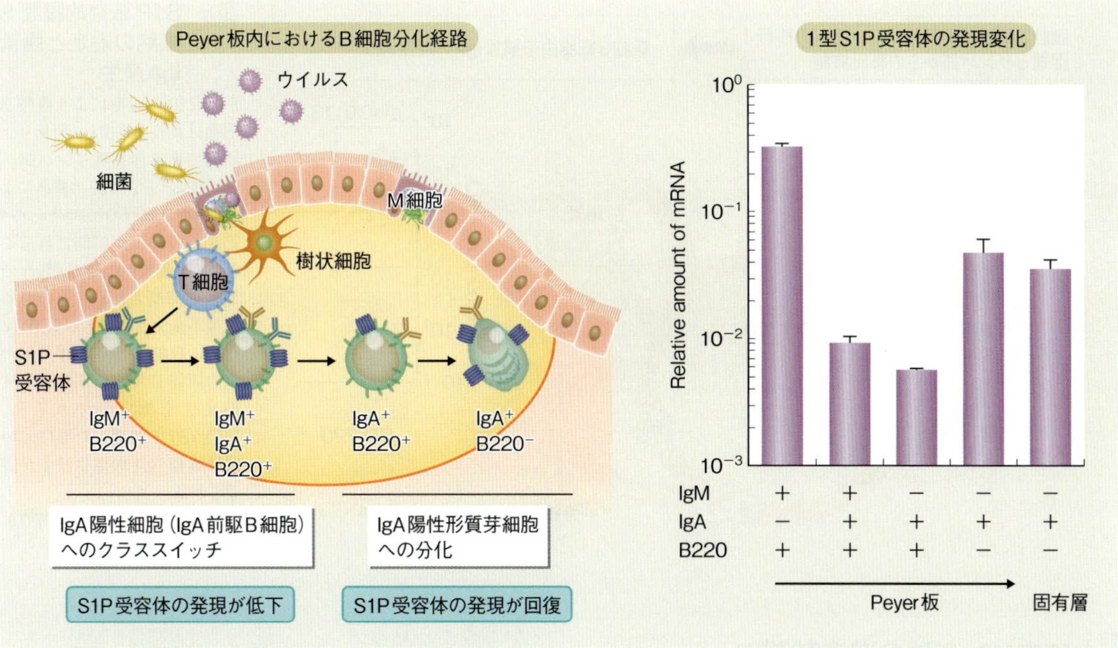

図4　Peyer板B細胞の分化に伴うS1P受容体発現変化

Peyer板内において，IgM陽性B細胞はIL-4やTGF-βなどのサイトカインの影響を受け，IgAとIgM両陽性のB細胞へとクラススイッチする．その際，S1P受容体の発現低下が起こる．その後，IgA前駆B細胞がIgA陽性形質芽細胞となる過程において，S1P受容体の発現回復が起こる．（Gohda M, et al. 2008[11]より改変）

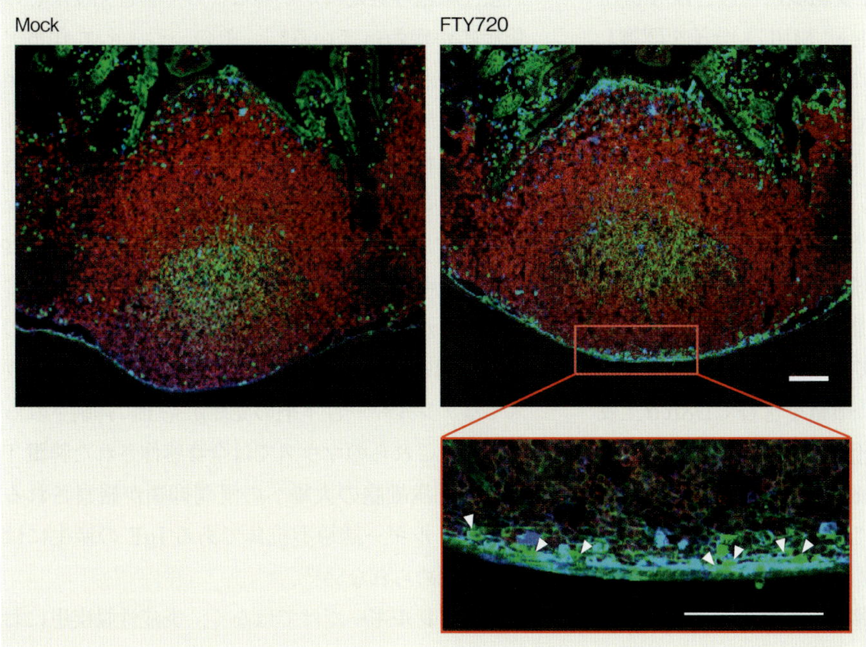

図5　S1P機能抑制によるIgA形質芽細胞のPeyer板への集積

S1P受容体の発現低下を引き起こす免疫抑制薬であるFTY720で処理したマウスのPeyer板においては，$IgA^{high}B220^{-}$の形質芽細胞の同組織からの移出阻害が惹起され，同細胞群の集積がPeyer板の管腔反対側において観察される．（Gohda M, et al. 2008[11]より改変）

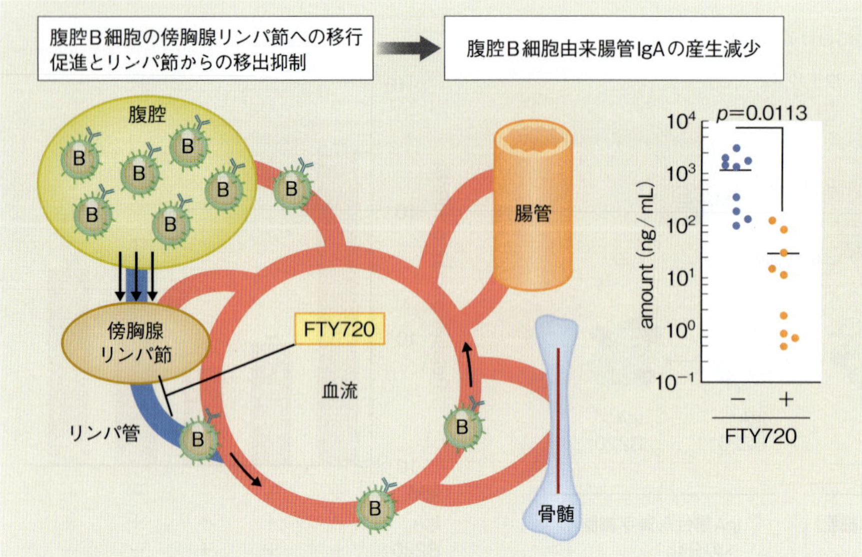

図6 S1P依存的腹腔B細胞の遊走と腸管IgA産生

FTY720の投与により腹腔B細胞は腹腔を移出し，所属リンパ節である傍胸腺リンパ節へ移行する．FTY720の働きにより，腹腔B細胞の傍胸腺リンパ節からの移出が抑制されることにより腸管への遊走，IgAの産生が抑制される．そのため免疫不全マウスであるSCIDマウスに腹腔B細胞を移入した際の腹腔B細胞由来腸管IgAの産生を測定してみると，FTY720で処理した群においては腸管IgAの産生減少が観察される．

(Kunisawa J, et al. 2007[13]より改変)

上皮内リンパ球の遊走制御におけるS1Pの関与

腸管T細胞の遊走制御において，S1Pに依存しない経路が存在する．外界と直接接している腸管上皮細胞層には，非古典的主要組織適合複合体（major histocompatibility complex：MHC）分子を認識し自然免疫に関与するγδT細胞を多く含む上皮内リンパ球（intraepithelial lymphocyte：IEL）が観察される[15]（4章d参照）．この上皮内リンパ球の胸腺から腸管への遊走において，S1Pへの異なる依存性が認められる（図7）[16]．FTY720で処理したマウスの大腸上皮内リンパ球においては，細胞数の減少が確認されたが，その細胞のほとんどはCD4もしくはCD8αβを発現している細胞であり，上皮内リンパ球に特徴的なγδT細胞を含むCD8αα上皮内リンパ球はほとんど変化しなかった（図7）．この結果と相関し，CD8αα陽性上皮内リンパ球の前駆細胞と考えられているT細胞受容体（T cell receptor：TCR）発現ダブルネガティブ胸腺細胞はS1P非依存的に胸腺から移出し，腸管へ遊走している（図7）[16]．これら上皮内リンパ球が示す異なるS1P依存性の免疫学的な意義については不明であるが，S1P非依存的経路の存在は腸管において，生体防御の多様性をもたせるための一つの経路ではないかと考えられる．

腸管免疫疾患とS1P

S1Pは通常のリンパ球の遊走制御だけではなく，病態性細胞の遊走にかかわることで腸管免疫疾患の発症にかかわっている[17]．その一つとして食物アレルギーがあげられる．現在用いられている食物アレルギーモデルでは，アレルゲンの全身感作により活性化されたT細胞，ならびに肥満（マスト）細胞が同一アレルゲンの経口投与により大腸へ浸潤した結果，アレルギー性下痢を引き起こす[18]．この食物アレルギーの発症にかかわる病態性細胞の遊走にS1Pがかかわっていることから，食物アレルギーの誘導期間にS1Pを介したシグナルを遮断したマウスではアレルギー性下痢の発症が完全に抑制される（図8）．これらのマウスでは全身感作された脾臓T細胞や肥満細胞の大腸への浸潤抑制が観察されるが，アレルギー誘導型抗体であるIgEの産生には変化が認められない[19]．

食物アレルギーだけではなく，炎症性腸疾患においてもS1Pが関与している[20-22]．これらのモデルにおいても食物アレルギーの場合と同様，病原性T細胞の大腸への浸潤がFTY720により抑制される[21, 22]．同様の結果が喘息モデルを用いた研究か

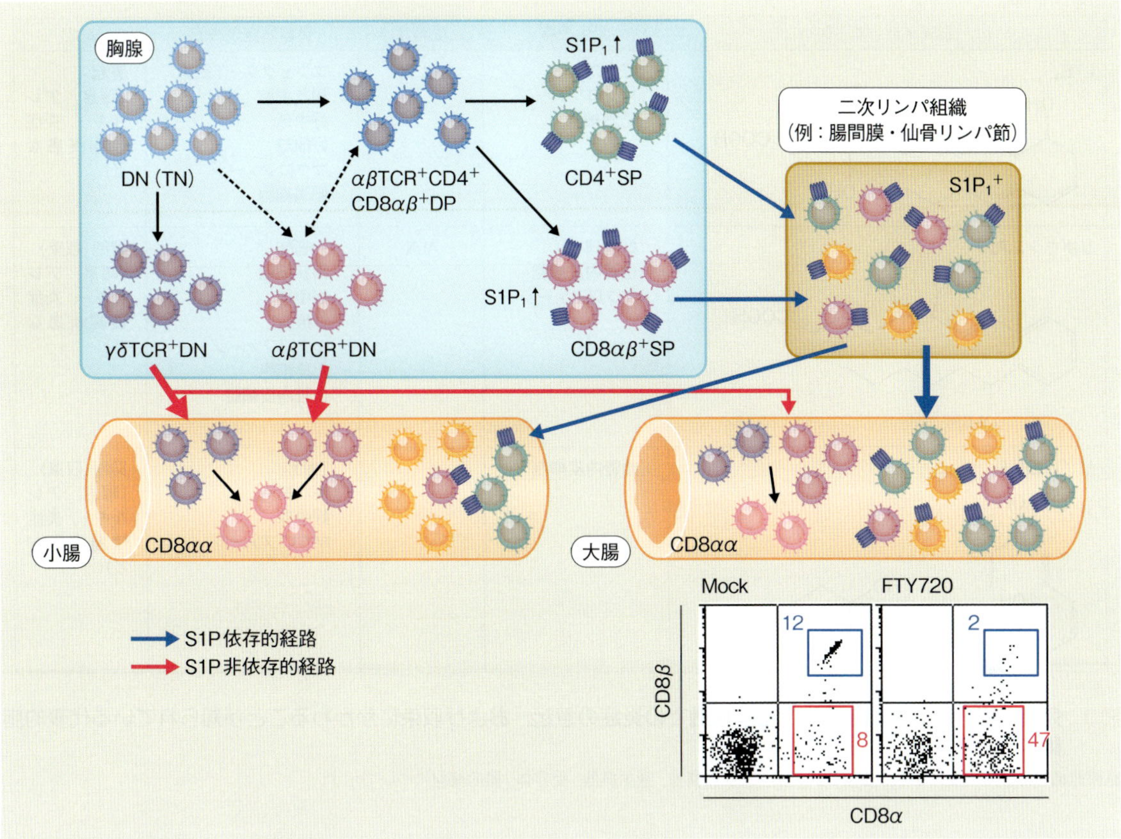

図7　腸管上皮内リンパ球の胸腺からの遊走における異なるS1P依存性

胸腺においてダブルネガティブ（DN）細胞からダブルポジティブ（DP）細胞をへて，CD4もしくはCD8αβを発現するシングルポジティブ（SP）細胞はS1P依存的に胸腺を移出し，二次リンパ組織を経て，腸管に移行し，上皮内リンパ球へと分化する（青）．一方，胸腺細胞の一部として存在するT細胞受容体（TCR）発現DN細胞はS1P非依存的に腸管へと遊走し，CD8αα発現上皮内リンパ球へと分化する（赤）．そのためFTY720を投与したマウスの大腸においてはS1P依存的細胞であるCD8αβ上皮内リンパ球が減少するが（FACS青枠），非依存的細胞であるCD8αα上皮内リンパ球は正常に観察される（FACS赤枠）．
（Kunisawa J, et al. 2007[16]より改変）

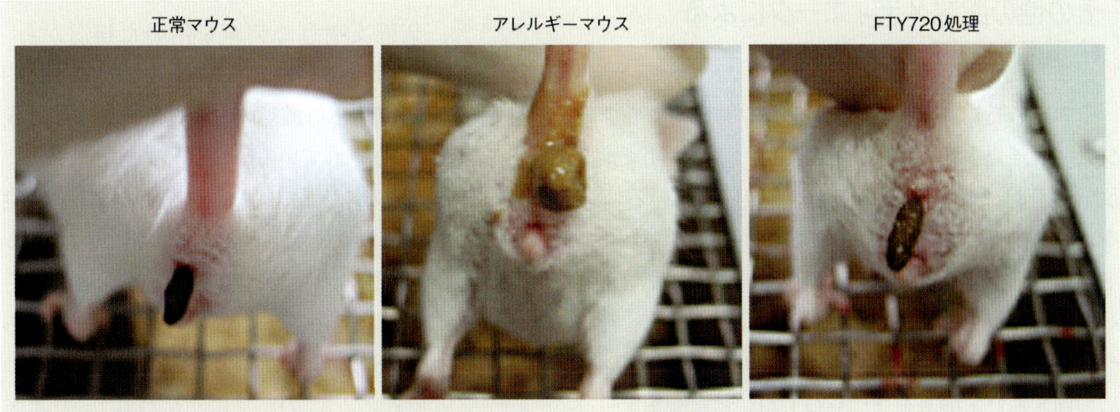

図8　FTY720によるアレルギー性下痢の発症抑制

ニワトリ卵白アルブミンで全身感作を行ったマウスに，ニワトリ卵白アルブミンを繰り返し経口投与すると一過性の下痢症状を呈する（アレルギー性下痢）．アレルギー誘導の際，FTY720で処理すると，アレルギー性下痢の発症が抑制される（FTY720処理）．
（Kurashima Y, et al. 2007[19]より改変）

脂質メディエータ	産生細胞	受容体	受容体発現細胞	炎症
LTB_4 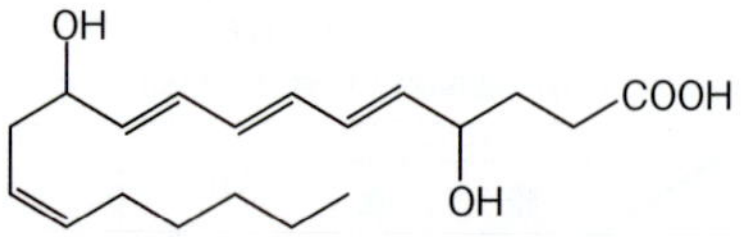	好中球 マクロファージ 肥満細胞	BLT_1	エフェクターT細胞 樹状細胞 好中球 好酸球 マクロファージ 肥満細胞	惹起 （喘息，アレルギー，炎症性腸疾患など）
リポキシンA_4 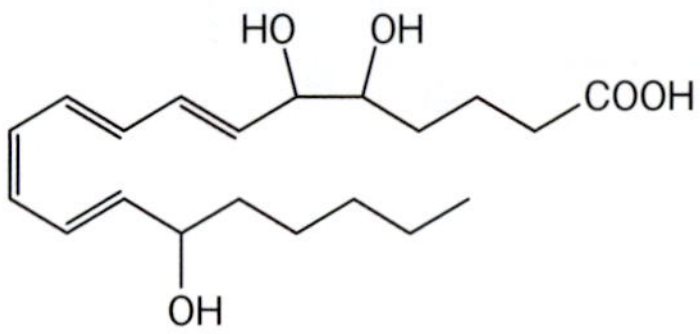	好中球 血管内皮細胞 マクロファージ	ALX	T細胞 樹状細胞 好中球 好酸球 マクロファージ 上皮細胞 血管内皮細胞	抑制（収束） （喘息，アレルギー，炎症性腸疾患など）
リゾルビンE_1 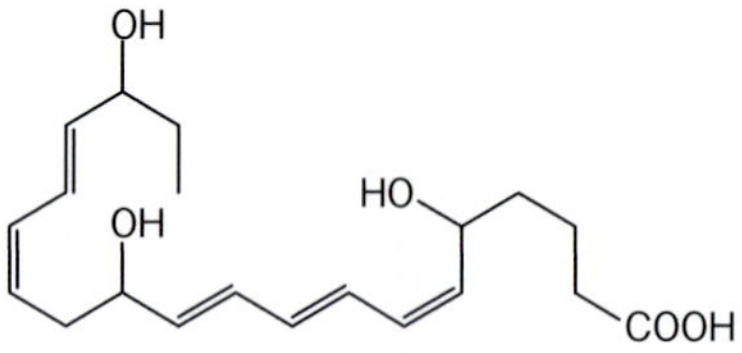	血管内皮細胞	－	T細胞 樹状細胞 好中球 マクロファージ	抑制（収束） （喘息，アレルギー，炎症性腸疾患など）

図9 免疫細胞の遊走制御を介し，粘膜組織での炎症の惹起，および収束にかかわることが知られている代表的脂質メディエータ

粘膜組織における炎症にかかわる脂質メディエータの構造，産生細胞，受容体，標的細胞について示す．

らも明らかになっている[23]．これらの結果は，各種粘膜免疫疾患の発症において，特に病態性細胞の遊走にS1Pが関与していることを強く示唆する結果であり，これらを標的とした治療戦略の開発が期待されている．

その他の脂質メディエータによる粘膜免疫制御

その他の脂質メディエータとしてプロスタグランジンやロイコトリエン（leukotriene：LT）が炎症反応の惹起に関与することが広く知られている[1]．なかでも5-リポキシゲナーゼの働きによりアラキドン酸から生じる脂質メディエータであるロイコトリエンは炎症部位において産生され，遊走制御を行うことで炎症反応にかかわる[24]．ロイコトリエンは大別すると水酸基を2つもつLTB_4と水酸基を一つ持ちシステイン残基を介してペプチドと結合しているCysLTs（LTC_4，D_4，E_4）に分類され，遊走活性を有するのはLTB_4である．LTB_4は炎症反応に伴い主に自然免疫系細胞（マクロファージ，肥満細胞，好中球）から産生される（図9）．一方，S1P受容体と同様G蛋白質共役型受容体であるLTB_4受容体（BLT_1）も主に好中球やマクロファージに発現しているが，さらにエフェクターT細胞や樹状細胞においても強い発現が観察される（図9）[25,26]．気管支喘息モデルを用いた検討から，BLT_1欠損マウスにおいてはCD4 T細胞やIL-13産生CD8 T細胞，好酸球の浸潤抑制を伴う喘息症状の抑制が観察されている[27,28]．

一方，起炎反応だけではなく，炎症の収束にも脂質メディエータが関与することが報告されている（図8）．リポキシンA_4はロイコトリエンと同じくアラキドン酸から産生される脂質メディエータであるが，ロイコトリエンと異なり炎症の収束にかかわる[29]．リポキシンA_4の産生にかかわる15-リポキシゲナーゼは粘膜組織に高レベルで発現している[30]．粘膜組織においてリポキシンA_4は主に好中球やマクロファージから産生されるが，興味深いことにこれらの前駆体は粘膜上皮細胞や血小板から供給されることから，リポキシン A_4 は細胞間の分子の受け渡しにより産生すると考えられる[29]．リポキシン A_4 の受容体である ALX は好中球やリンパ球に発現している．ALX も G 蛋白質共役型受容体であり，細胞骨格のリン酸化を制御することで細胞遊走，特に細胞を停留させる働きを示す．これらの機能から，リポキシン A_4 は腸炎[31]や喘息[32]に効果があると報告されている．

リゾルビン E_1 は $\omega3$ 脂肪酸のエイコサペンタエン酸を由来とする脂質メディエータで，リポキシン A_4 と同様，炎症の収束を促進する[29]．リゾルビン E_1 にも好中球や樹状細胞の遊走の阻害機能があることが知られており（図 9），炎症性腸疾患モデル[33]や歯周病モデル[34]において，強力な抗炎症作用があることが示されている．

おわりに

本項では S1P による腸管免疫担当遊走制御を中心に脂質メディエータを介した粘膜免疫遊走制御について概説した．S1P は全身系免疫システムと同様の S1P 依存的遊走制御機構だけではなく，CD8$\alpha\alpha$ 陽性上皮内リンパ球のように腸管免疫に特有の経路も存在していることがわかった．これは腸管免疫システムが有する全身系免疫システムとの共通性と独自性を示す一つの好例であるといえる．また，その他の脂質メディエータも免疫細胞の遊走を制御することで，病態形成や生体防御に関与することが示されている．これらの脂質メディエータの多くは食餌性脂質を由来とすることから，今後は食餌性脂質そのものや脂質代謝にかかわる常在細菌などの外的環境因子との関連を解明することが重要であると考えている．これらの研究により，S1P をはじめとする脂質代謝という観点からみた腸管免疫制御法ならびに腸管免疫疾患に対する新規予防・治療戦略が構築できるものと期待される．

（國澤　純）

◉引用文献

1. Shimizu T. Lipid mediators in health and disease: Enzymes and receptors as therapeutic targets for the regulation of immunity and inflammation. Annu Rev Pharmacol Toxicol 2008; 49: 123-150.
2. Schwab SR, Cyster JG. Finding a way out: lymphocyte egress from lymphoid organs. Nat Immunol 2007; 8: 1295-1301.
3. Yatomi Y, Yamamura S, Ruan F, et al. Sphingosine 1-phosphate induces platelet activation through an extracellular action and shares a platelet surface receptor with lysophosphatidic acid. J Biol Chem 1997; 272: 5291-5297.
4. Pappu R, Schwab SR, Cornelissen I, et al. Promotion of lymphocyte egress into blood and lymph by distinct sources of sphingosine-1-phosphate. Science 2007; 316: 295-298.
5. Schwab SR, Pereira JP, Matloubian M, et al. Lymphocyte sequestration through S1P lyase inhibition and disruption of S1P gradients. Science 2005; 309: 1735-1739.
6. Sanchez T, Hla T. Structural and functional characteristics of S1P receptors. J Cell Biochem 2004; 92: 913-922.
7. Matloubian M, Lo CG, Cinamon G, et al. Lymphocyte egress from thymus and peripheral lymphoid organs is dependent on S1P receptor 1. Nature 2004; 427: 355-360.
8. Chiba K. FTY720, a new class of immunomodulator, inhibits lymphocyte egress from secondary lymphoid tissues and thymus by agonistic activity at sphingosine 1-phosphate receptors. Pharmacol Ther 2005; 108: 308-319.
9. Kunisawa J, McGhee J, Kiyono H. Mucosal S-IgA enhancement: development of safe and effective mucosal adjuvants and mucosal antigen delivery vehicles. Kaetzel C (editor). Mucosal Immune Defense: Immunoglobulin A, Kluwer Academic/Plenum Publishers, New York, 2007; p.346-389.
10. Kunisawa J, Nochi T, Kiyono H. Immunological commonalities and distinctions between airway and digestive immunity. Trends Immunol 2008; 29:505-513.
11. Gohda M, Kunisawa J, Miura F, et al. Sphingosine 1-phosphate regulates the egress of IgA plasmablasts from Peyer's patches for intestinal IgA responses. J Immunol 2008; 180: 5335-5343.
12. Kunisawa J, Kiyono H. A marvel of mucosal T cells and secretory antibodies for the creation of first lines of defense. Cell Mol Life Sci 2005; 62: 1308-1321.
13. Kunisawa J, Kurashima Y, Gohda M, et al. Sphingosine 1-phosphate regulates peritoneal B-cell trafficking for subsequent intestinal IgA production. Blood 2007; 109: 3749-3756.
14. Kunisawa J, Gohda M, Kurashima Y, et al. Sphingo-

sine 1-phosphate-dependent trafficking of peritoneal B cells requires functional NFkappa B-inducing kinase in stromal cells. Blood 2008; 111: 4646-4652.
15. Kunisawa J, Takahashi I, Kiyono H. Intraepithelial lymphocytes: their shared and divergent immunological behaviors in the small and large intestine. Immunol Rev 2007; 215: 136-153.
16. Kunisawa J, Kurashima Y, Higuchi M, et al. Sphingosine 1-phosphate dependence in the regulation of lymphocyte trafficking to the gut epithelium. J Exp Med 2007; 204: 2335-2348.
17. Rivera J, Proia RL, Olivera A. The alliance of sphingosine-1-phosphate and its receptors in immunity. Nat Rev Immunol 2008; 8: 753-763.
18. Kweon MN, Yamamoto M, Kajiki M, et al. Systemically derived large intestinal CD4+ Th2 cells play a central role in STAT6-mediated allergic diarrhea. J Clin Invest 2000; 106: 199-206.
19. Kurashima Y, Kunisawa J, Higuchi M, et al. Sphingosine 1-phosphate-mediated trafficking of pathogenic Th2 and mast cells for the control of food allergy. J Immunol 2007; 179: 1577-1585.
20. Mizushima T, Ito T, Kishi D, et al. Therapeutic effects of a new lymphocyte homing reagent FTY720 in interleukin-10 gene-deficient mice with colitis. Inflamm Bowel Dis 2004; 10: 182-192.
21. Fujii R, Kanai T, Nemoto Y, et al. FTY720 suppresses CD4 + CD44^{high}CD62L- effector memory T cell-mediated colitis. Am J Physiol Gastrointest Liver Physiol 2006; 291: G267-274.
22. Deguchi Y, Andoh A, Yagi Y, et al. The S1P receptor modulator FTY720 prevents the development of experimental colitis in mice. Oncol Rep 2006; 16: 699-703.
23. Sawicka E, Zuany-Amorim C, Manlius C, et al. Inhibition of Th1- and Th2-mediated airway inflammation by the sphingosine 1-phosphate receptor agonist FTY720. J Immunol 2003; 171: 6206-6214.
24. Ohnishi H, Miyahara N, Gelfand EW. The role of leukotriene B4 in allergic diseases. Allergol Int 2008; 57: 291-298.
25. Goodarzi K, Goodarzi M, Tager AM, et al. Leukotriene B4 and BLT1 control cytotoxic effector T cell recruitment to inflamed tissues. Nat Immunol 2003; 4: 965-973.
26. Friedrich EB, Tager AM, Liu E, et al. Mechanisms of leukotriene B4-triggered monocyte adhesion. Arterioscler Thromb Vasc Biol 2003; 23: 1761-1767.
27. Miyahara N, Takeda K, Miyahara S, et al. Requirement for leukotriene B4 receptor 1 in allergen-induced airway hyperresponsiveness. Am J Respir Crit Care Med 2005; 172: 161-167.
28. Miyahara N, Takeda K, Miyahara S, et al. Leukotriene B4 receptor-1 is essential for allergen-mediated recruitment of CD8+ T cells and airway hyperresponsiveness. J Immunol 2005; 174: 4979-4984.
29. Serhan CN, Chiang N, Van Dyke TE. Resolving inflammation: dual anti-inflammatory and pro-resolution lipid mediators. Nat Rev Immunol, 2008; 8: 349-361.
30. Serhan CN. Lipoxins and aspirin-triggered 15-epi-lipoxins are the first lipid mediators of endogenous anti-inflammation and resolution. Prostaglandins Leukot Essent Fatty Acids 2005; 73: 141-162.
31. Fiorucci S, Wallace JL, Mencarelli A, et al. A b-oxidation-resistant lipoxin A4 analog treats hapten-induced colitis by attenuating inflammation and immune dysfunction. Proc Natl Acad Sci USA 2004; 101: 15736-15741.
32. Levy BD, De Sanctis GT, Devchand PR, et al. Multi-pronged inhibition of airway hyper-responsiveness and inflammation by lipoxin A4. Nat Med 2002; 8: 1018-1023.
33. Arita M, Yoshida M, Hong S, et al. Resolvin E1, an endogenous lipid mediator derived from omega-3 eicosapentaenoic acid, protects against 2,4,6-trinitrobenzene sulfonic acid-induced colitis. Proc Natl Acad Sci USA 2005; 102: 7671-7676.
34. Hasturk H, Kantarci A, Ohira T, et al. RvE1 protects from local inflammation and osteoclast-mediated bone destruction in periodontitis. FASEB J 2006; 20: 401-403.

8

分泌型IgA誘導における分子・細胞環境

a 分子構造と機能

はじめに

あらゆる免疫機能を誘導するのに最も重要となるのは，常在細菌や病原性細菌，多量の食物抗原やアレルゲンといった外的環境からの刺激である．これらは主として，広大な粘膜表面に曝露されることにより，宿主の自然免疫および獲得免疫を惹起し，生体防御と生存に非常に重要な役割を果たす．粘膜免疫を特色づけるのは分泌型抗体の存在であり，その抗体の働きにより粘膜バリアーの統合を弱めることなく外来抗原の絶え間ない侵襲を抑制し，なおかつ全身系に刺激が入りすぎることを防いでいる[1]．ヒトの外分泌物中には全アイソタイプの免疫グロブリンが確認されているが，その量やそれぞれの比率は血清中にみられるものとは異なっていることが特徴である（**表1**）．涙，唾液，初乳，母乳，鼻腔や腸管内の分泌液といったすべての分泌物（ただし男女の生殖器分泌物や尿は例外）において，最も多量に含まれるのがIgAアイソタイプの抗体であることは際立った特徴といえる[1]．しかし，外分泌物相互ではIgA量もほかの免疫グロブリン量も大きく異なっており，また全般的に同量の外分泌物と血清を比べた場合，総免疫グロブリン量は血清中のほうが高い．

表1　ヒトの外分泌物中の免疫グロブリン量（μg/mL）

分泌液	IgA	IgG	IgM
涙液	80～400	微量～16	0～18
鼻汁	70～846	8～304	0
耳下腺性唾液*1	15～319	0.4～5	0.4
唾液	194～206	42	64
気管支肺胞分泌液	3	13	0.1
初乳および母乳	470～12,340	40～168	50～610
肝内胆汁	58～77	88～140	6～18
胆汁	92	12	46
十二指腸分泌液	313	104	207
空腸分泌液	32～276	4～340	2
結腸分泌液	240～827	1	微量～860
腸管分泌液*2	166	4	8
尿	0.1～1.0	0.06～0.56	－
精液	11～23	16～33	0～8
子宮頸部分泌液	3～133	1～285	5～118
膣分泌液	35	52	－

免疫グロブリン量の誤差が大きくなっているが，これは試料を洗浄液で希釈するという回収方法，適切な標準試料流量の使用（SIgAか単量体IgAか）を含む測定方法，また刺激して分泌を促すか否か被験者のホルモンバランスおよび健康状態によるものである．
*1：未刺激もしくは刺激後
*2：全腸管の洗浄液

分泌型IgA（SIgA）の構造

外部に放出される分泌型免疫グロブリンA（secretory IgA：SIgA）は血清中のものと比較すると，その分子形態，構成鎖などの組成，IgAサブクラスの比率などの点で特有の生物学・生化学的特徴を持っている[2]．ヒトでは血清中のほぼすべてのIgAは2つの重鎖（α鎖）と2つの軽鎖（κ鎖とλ鎖）からなる単量体で存在し，その内の約85％がIgA1サブクラス，残りの約15％がIgA2サブクラスである[2,3]．多量体IgA（polymeric IgA：pIgA）は結合鎖（J鎖）を持ち，血清中にはpIgA全体の1～

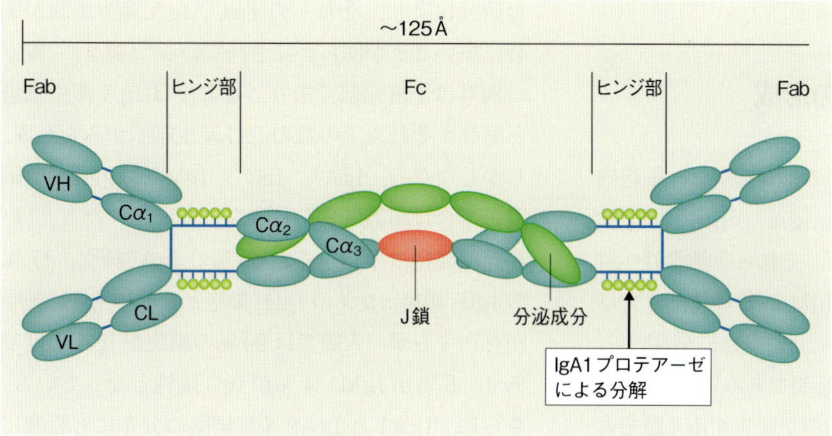

図1　二量体SIgAの分子構造
分泌型IgA（SIgA）は通常，単量体IgAがJ鎖により二量体（もしくは多量体）構造を形成し，そこにpIgR由来の分泌成分が結合した高分子である．その抗体のFabとFcの連結ヒンジ部は病原細菌由来IgA1プロテアーゼにより切断される部位である．

10％しか存在しない．

対照的に，SIgAの約90％が多量体（二量体や三量体）である．pIgAは，J鎖や上皮内輸送に必要となる分泌成分（secretory component）と結合しており，また，どこで分泌されるのかによるが，IgA2サブクラスの割合が大きい[3]．典型的な二量体SIgA分子の構造は図1に示すとおりである．

2つのIgA分子が互いのFc領域でジスルフィド結合を介して結合しており，J鎖がα鎖の最後から2番目のCys残基同士をつないでいる[2]．分泌成分は非共有結合で2つの単分子と相互作用しているのだが，そのうちの片方だけにはジスルフィド結合で接着している．またJ鎖と分泌成分は共有結合していない．

α鎖

哺乳類のα鎖は分子量が約50 kDaで，1つの可変部と3つの定常領域からなっている．IgA1のα鎖の真ん中には，ヒンジ部と呼ばれる，蝶番に似た特徴的な領域がCαドメインとCα$_2$ドメインのあいだで存在する．この13アミノ酸の領域は3～5つのO結合型糖鎖の側鎖を有している．IgAは一般的な蛋白分解酵素には高い抵抗性を示すが，ヒンジ部には，バクテリアの産生するIgA1特異的プロテアーゼに感受性の高いペプチド結合が存在するため，ここで切断を受けやすい．さまざまな種のIgA分子を構造的，遺伝学的に比較した研究から，IgA2サブクラスが系統発生学的により古い形状であることと，IgA1サブクラスはヒンジ部をコードする遺伝子が挿入されることによって，ヒト科の霊長類に生じたものであるということが明らかにされている[2]．

Fcα領域，なかでもそのC末端はIgMのμ鎖と高い配列の相同性を示すが，多量化や，α鎖，μ鎖の，J鎖との結合能に関与する特徴的なC末端“テール”（約18アミノ酸からなる）もここに含まれる．

J鎖

J鎖はpIgAやIgM中にある分子量15 kDaの特徴的なポリペプチド鎖であり，N結合型糖鎖を持ち，免疫グロブリン構造をとるように折りたたまれている[2]．哺乳類と鳥類のJ鎖は一次構造と抗原認識の交差性において非常に高い相同性を持つことから，それらの基本特性は進化を通じて保存されてきたことがわかる．pIgAやIgMはJ鎖を取り込まないと分泌成分と結合することができないのである．

分泌成分

分泌成分はpolymeric Ig receptor（pIgR）の細胞外部分であり，上皮細胞内輸送を経てもpIgAやIgMと結合したままになっている（下記参照）．分泌成分は分子量約70 kDaのポリペプチドで高度に糖鎖修飾を受けており（～22％），免疫グロブリンドメイン様の構造をとる[4]．5つのドメインそれぞれには分子内ジスルフィド結合と，pIgAとの共有結合にかかわる不安定なジスルフィド結合が含まれている．

分泌型IgA（SIgA）の形成

粘膜組織や分泌腺に存在する形質細胞は，細胞内で単量体のIgA（monomeric IgA：mIgA）とJ鎖を用いてpIgAをまとめあげ，それらを細胞外へ放出する[2]．J鎖は，pIgAやIgMの多量化だけではなく，それらが分泌成分や上皮細胞に発現するpIgRと相互作用するために必要である[7]．

粘膜組織や分泌腺の形質細胞が産生するJ鎖を含むpIgAやIgMは，近傍の上皮細胞の基底膜側に発現するpIgRに認識されてpIgA-pIgRまたはpIgM-pIgM複合体を形成し，pIgRが切断され分泌成分となった複合体として細胞内輸送を受けた後，管腔側の表面へ放出される（下記参照）．したがって，最終的なSIgAや分泌型IgM（SIgM）は，J鎖と多量体の免疫グロブリンを産生する形質細胞と，pIgR/分泌成分を提供する上皮細胞の2種類の細胞によって作り出されていることになる．

免疫グロブリンアイソタイプの分布と粘膜組織での免疫グロブリン産生細胞

一日の免疫グロブリンの総産生量は，すべてのアイソタイプを含めた場合，体重70 kgのヒトで8 g程度であることが知られている[1,2]．IgAが約5 g，IgGが約2.5 g，IgMが約0.6 g，それと微量のIgDとIgEが日々産生されている．その約1/3は主に肝臓で代謝され，残りの2/3が能動的または受動的に分泌物として体外へ出ている．実に，一日3g以上のIgAが広大な粘膜表面に放出されるのである．

SIgAがどの組織で産生されているのかを調べた研究があるが，それによると，SIgAの99 %は粘膜組織や分泌腺に限局して産生されている[1,2]．pIgAを静脈注射すると唾液や腸管分泌物に現れる．また，血漿中に多量のpIgAを有する多発性骨髄腫患者では，健常人にpIgAを静脈注射したときよりは少ないものの，1 %のモノクローナルIgAが唾液中でみられる．さまざまな粘膜組織や分泌腺での免疫グロブリン産生細胞の分布をより詳しく検討した研究により，それらの組織でIgA産生細胞が顕著に多いことが明らかにされている[8]（図2）．唯一の例外は子宮頸部であり，ここではIgA産生細胞と同等かそれ以上の数のIgG産生細胞がみられる．しかしながら，IgA^+，IgG^+，IgM^+，IgD^+形質細胞の割合は組織特異的に異なっている．たとえば，鼻腔粘膜には平均すると69 %のIgA^+細胞，17 %のIgG^+細胞，6 %のIgD^+細胞と6 %のIgM^+細胞が存在するが，大腸では90 %の細胞がIgA陽性であり，6 %がIgM，4 %がIgG陽性となっている．さらに，IgA1とIgA2産生細胞の分布にも組織による特徴がある[2,3,8]．

全身系のリンパ組織（脾臓，末梢リンパ節，骨髄など）とたいていの粘膜関連組織（鼻腔，胃，小腸粘膜，扁桃腺，割合は少ないが腺組織）はIgA2産生細胞よりもIgA1産生細胞を多く含んでいるが，大腸と女性の生殖器では逆にIgA2産生細胞の割合が大きい．実験的な証拠は得られていないものの，このように，IgA1とIgA2産生細胞の分布に組織特異性が生じるのは，IgA1，IgA2それぞれの前駆細胞の由来が違うことや，もしかするとそれらの遊走特性の違いに関係しているのだろうと考えられている．それ以外にも，粘膜組織での抗原感作によるクローン増殖も関与している可能性がある．前述のIgA1優位の粘膜組織と非粘膜組織におけるIgA1，IgA2産生細胞の分布が似かよっていることや，血清とさまざまな分泌物中にIgA1がみられることが，SIgAがどの部位に由来するのかを考えるうえで新たな証拠となっている[2]．したがって，これらの知見と，感染や粘膜および全身の免疫感作によって誘導されるIgA抗体の抗原特異性が血清中のものと粘膜面でのもので大きく異なることを考え合わせることで，全身系と粘膜系が互いに独立のものであるという強力な証拠が得られるのである[9]（図2）．

全身系と粘膜系におけるIgAを分子の形状の点から分析すると，異なる集団であるpIgAとmIgA分泌細胞は各組織へ特徴的に分布していることがわかる[1,2,8]．一般的には，健常な骨髄中のIgA産生細胞はmIgAを産生する[1]．*in vitro*でヒトのリンパ節や脾臓を培養すると両方の形態が含まれるよう

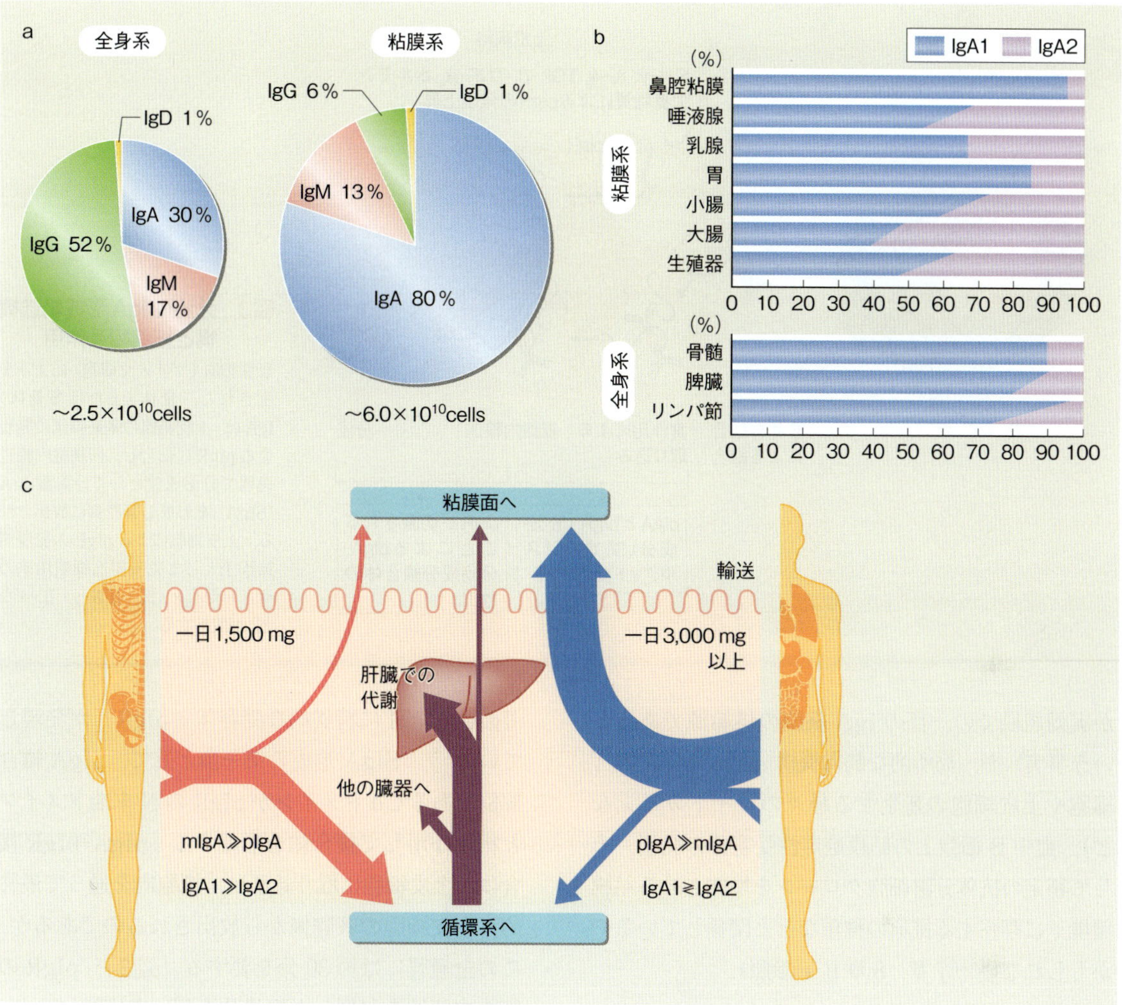

図2 全身系と粘膜系でのIgA抗体産生の比較と特徴

全身系と粘膜免疫系では，液性獲得免疫の主役である抗体アイソタイプの分布や産生量が異なる．さらにIgAに関してはヒトの場合IgA1とIgA2のサブクラスからなり，その産生比率や産生細胞数の分布も異なる．

a. 全身系と粘膜系免疫における各種抗体アイソタイプ産生比率

b. 全身系と粘膜系免疫関連組織間におけるIgA1とIgA2サブクラスの産生比率

c. 全身系と粘膜系免疫間における抗体産生量の比較

pIgA：polymeric IgA（多量体IgA），mIgA：monomeric IgA（単量体IgA）

になるが，たいていはmIgAが多くなっている．対照的に，腸管ではpIgAのほうが多い．血清や粘膜分泌物，また全身系や粘膜系のリンパ組織の細胞の溶解物を解析すると，J鎖を有するpIgAが優位に認められる．興味深いことに，ヒトのリンパ芽球様細胞株，*in vitro*で分裂促進因子により刺激された末梢血リンパ球，多発性骨髄腫やB細胞白血病の患者から採取された骨髄形質細胞，そして粘膜組織の細胞は免疫グロブリンのアイソタイプとは無関係にJ鎖を産生している．J鎖の産生は，同時に行われる免疫グロブリンの産生とは無関係である[2,3]．

このように，免疫グロブリンのアイソタイプとは無関係にJ鎖を高産生しているという点，pIgAの産生が優位であるという点，およびいくつかの組織（大腸と子宮頸部）においてはIgA2の産生割合が多いという点において，粘膜組織の形質細胞は全身系の形質細胞と異なっている．これらのIgAの特性である構造の差異は，細胞の出自（粘膜誘導組織

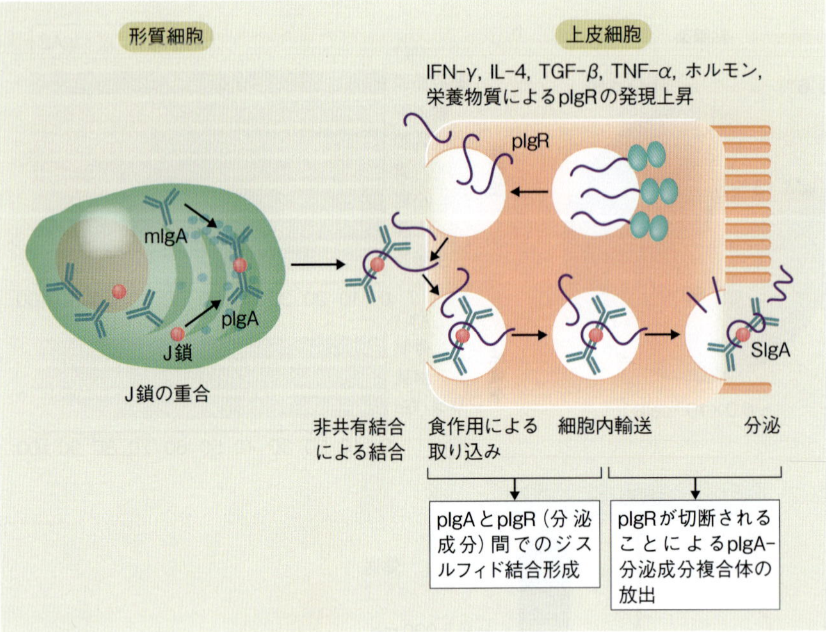

図3 分泌型IgA形成輸送機構と細胞相互作用
形質細胞（プラズマ細胞）により産生された二量体（または多量体）IgAは，上皮細胞の基底膜側に発現するpIgRに結合し，同細胞内輸送過程で分泌成分として分泌型IgA（SIgA）を形成し管腔側に放出される．上皮細胞によるpIgRの発現調節因子として免疫担当細胞由来のサイトカイン（例，IFN-γ，IL-4など）が関与する．

が実効組織での一部のIgA細胞の供給源であるという事実）や，局所的な制御機構（たとえば粘膜T細胞や上皮細胞の産生する種々のサイトカインなど），血中B細胞上の粘膜遊走性受容体の発現，そして特定の抗体分泌細胞クローンを増幅させる粘膜環境下に存在する抗原の種類などと関係しているのかもしれない[8]（7章，8章b, e参照）．

効率的なSIgAの輸送機構とそれに関与する細胞相互作用

SIgAの構造に関する分析により，典型的なSIgA分子は2つ，または4つのmIgA分子およびJ鎖と，分泌成分から成り立っていることが明らかとなった．細胞質内にJ鎖を介して形成されたpIgAにおいて，J鎖は，pIgAが上皮細胞上のpIgRと相互作用するうえでも必要不可欠である[4,7]．具体的には，J鎖がpIgAやIgMに取り込まれることによって，α鎖もしくはJ鎖上にpIgR（分泌成分）への結合部位が形成されると考えられている．

ヒトでは消化管上皮細胞の基底膜側，子宮頸管内や腺房の上皮細胞上，大小の分泌腺（涙腺，乳腺，大小の舌下腺）の腺管内上皮細胞にJ鎖を含むpIgAやIgMに特異的な受容体（pIgR）が発現している[4,8]．SIgA形成の第一歩として，pIgA結合部位であるCαドメインがpIgRのN末端ドメインと相互作用して複合体を形成する．pIgA-pIgR複合体は上皮細胞に取り込まれ，細胞内を通って最終的に上皮細胞の管腔側から放出されるのであるが，この全過程には約30分を要する（図3）．pIgRの細胞内領域を欠損した変異体を用いた実験により，この領域が，pIgRが基底膜側に発現し，エンドサイトーシスを受け，細胞内輸送されるためのシグナルをつかさどっていることがわかっている．pIgRは最終的に蛋白質分解を受けて切断され分泌成分となり，pIgAと分泌成分の複合体がSIgAとして放出される．pIgRの細胞内および膜貫通領域は再び細胞内に取り込まれ，分解を受けるか頂端から放出される．ほかの受容体とは異なりpIgRは再利用されず，代わりに結合分泌成分としていつまでもリガンド（pIgA）と結合したままとなる[4,10]．

局所はもちろん，遠位で産生される多数の物質がpIgRの発現に影響を及ぼしている[4,10]．上皮細胞株（たいていは腸管や子宮内膜由来）を用いた実験では，これらのpIgRの発現は粘膜組織や分泌腺で局所的に産生されるサイトカインにより，相加的，相乗的に上昇する．なかでも最もよくわかっているのがIFN-γとIL-4という（6章b，8章f参照），ほかの実効システムでは拮抗的に作用する2つのサイトカインの相乗的効果である．

TNF-α，IL-1α，IL-1β，TGF-βといったほかのサイトカインもpIgRの発現を上昇させる．女性の生殖器や乳腺由来の上皮細胞はホルモン刺激，特にエストロゲン，プロラクチン，アンドロゲンによる刺激でpIgRを発現する．さらに，上皮細胞をある種の多糖（ガラクトース）やビタミンA，微生物成分などと共培養することでもpIgRの発現が変化すると考えられている[4]．

pIgAの上皮細胞内輸送は広大な粘膜表層の防御にとって欠かせないものである．加えて，そのような細胞内輸送は単品のpIgAだけに限られるわけではない．蛋白質，糖蛋白質，多糖抗原と結合したpIgA抗体からなる免疫複合体も，肝細胞上に発現するpIgRによって循環系から取り除かれる．粘膜組織で認められる免疫複合体も類似の機構によって上皮細胞を介して管腔側に除去されると考えられている[4,10]．

粘膜系抗体の機能

さまざまな体内の分泌液には多種多様な抗原特異性を有する異なるアイソタイプの免疫グロブリンが存在する．それらの特徴的な分布や生物学的特性は，関連する表面や組織が，それぞれ非常に異なった抗原曝露を受けており，その多様性に対して適切な防御を行う必要があるという状況を反映している[1]．

単量体での抗原親和性が低いものでも，IgAやIgMアイソタイプの粘膜系抗体の場合は，IgA二量体では4個，IgA四量体では8個，IgM五量体では10個という多数の抗原結合部位のおかげで強力な結合力を発揮することができる．その結果，粘膜系抗体は抗原を効率良く認識し，また生物学的活性のある抗原を中和する能力を増強することができる（図4）[11,12]．さらにα鎖やμ鎖，分泌成分自身が有する多量の多糖は，抗原特異的抗体としての機能だけではなく，非特異的に微生物が粘膜表面に接着するのを阻害している[11,12]．さまざまな微生物抗原に特異的なモノクローナル抗体を分泌するIgAハイブリドーマを移植したマウスや，そのような特異性のあるIgA抗体を受動的に投与したマウスに，さまざまな粘膜経路で侵入する病原体を感染させた数多くの実験によって，腸管管腔における粘膜系抗体（例：SIgA）が防御機能を持ち，かつ，その防御機能が必要不可欠であることが明確に示されている．

直接的機能

粘膜系抗体は効率的に粘膜表面から可溶性，粒子性の抗原を除去する．このため，摂取した食餌性抗原特異的な抗体や*in vitro*でハプテン化された食物蛋白質に対する抗体を過剰に有する動物個体では，コントロール群個体と比較するとそのような食物蛋白質の吸収が大幅に減ることになる[11]．逆に，IgAを欠損する個体はコントロール群個体に比べて食餌性抗原の取り込み量が増加する[13]．しかしながら，抗原の取り込みには抗体のアイソタイプが大きく影響している．抗炎症効果と複数の抗原結合部位を有するSIgAは優れた取り込み阻害効果を示すが，他方，抗原特異的なIgG抗体は補体の活性化を促すことで，炎症や組織破壊を誘導し，粘膜の生理的影響を及ぼし，関係のない多種多様な抗原の吸収量を増加させうる[11]．

抗原特異的粘膜系抗体の中には，病原性微生物に対する特異性を有するものだけではなく常在細菌に特異的なものもあり，それらが結合し，上皮細胞に結合するのを効果的に防いでいる[11,12]．SIgAは微生物を覆って負に帯電させるとともに親水性にすることで，微生物が粘膜表面に接着しようとするのを防いでいるのである．さらに，特異的SIgA抗体や同抗体が有する多糖による凝集が相乗的に促進され，微生物は粘膜表面から効果的に除去される．

SIgAを構成するα鎖や分泌成分のN結合型多糖側鎖にみられる末端の糖質[12,14]は，Gram陽性，陰性細菌が腸管，呼吸器，尿生殖器の粘膜上皮細胞に発現する糖質特異的受容体に結合するのを防いでい

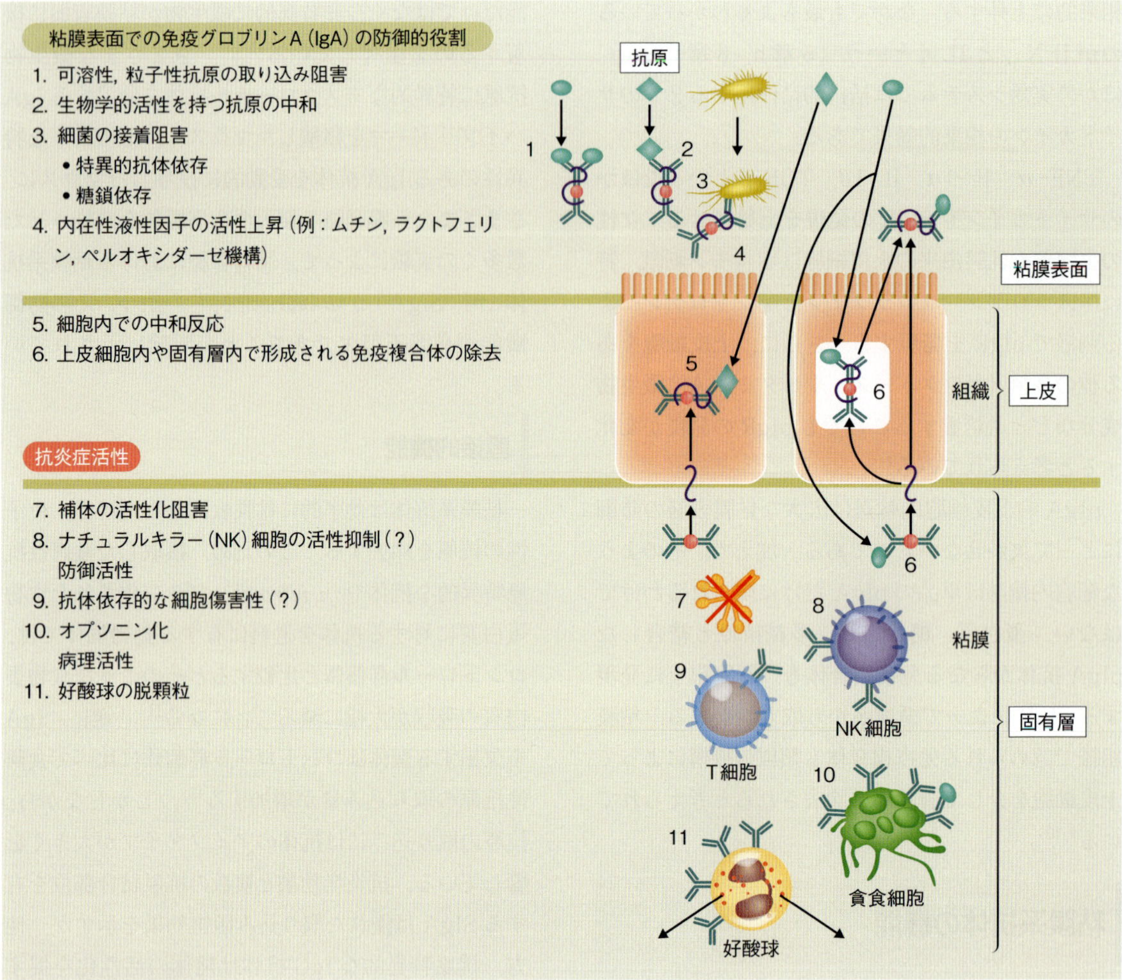

図4　粘膜抗体の機能

分泌型IgA（SIgA）抗体を中心として，抗体は粘液層，上皮細胞層，粘膜固有層において，防御活性（接着・取り込み阻害，中和効果など），細胞活性，抗炎症活性としての機能を発揮している．

る[11]．SIgAはウイルス，酵素，毒素といったいろいろな抗原と各々の特異性を反映する重要なエピトープと結合することにより，それらの生物学的活性を中和する．中和活性は抗体分子のFab部位に関係するのだが，免疫グロブリンのウイルスや毒素の中和活性を比較した実験から，同じ抗原特異性を持つ抗体であってもpIgAからなるSIgAといった多量体のほうが，mIgAやIgGなどの単量体よりも効果的な中和作用を有していることが明らかにされている[11]．外分泌されたものによる“細胞外の”ウイルスの中和に加え，pIgAはpIgRによる上皮細胞内輸送のあいだに細胞内ウイルスの中和も可能であろうことが，Sendai virus，インフルエンザウイルス，ヒト免疫不全ウイルス（human immunodeficiency virus：HIV）を用いた *in vitro* の実験で示されている．

間接的機能

SIgAの感染防御効果は，外分泌物に含まれるいくつかの自然免疫系液性因子との相互作用によってもさらに増強されうる．ほとんどの外分泌物に豊富に含まれるムチンはSIgAと結合し，SIgAに覆われた微生物が粘液層に捕捉されるのを助けている[11]（3章b，4章e参照）．外分泌物に含まれる抗微生物活性を有する内在因子として，ほかにもラクトフェリンやペルオキシダーゼ-H_2O_2-チオシアネートシステムなどがあげられるが，これらもSIgAと結びつくことでその活性が強化されると考えられている[11]（4章e参照）．IgA抗体による補体経路の活性化に関しては生体内において生理学的に重要であるかどうかはいまだに議論の的になっている．たとえばヒトIgAと抗原からなる免疫複合体は，それに類似するIgG抗体と比較して効率的な補体活性化能を示さない．さらに，外分泌物中には直接補体系を活性化しうるほどの補体成分は含まれていない．しかしながら，人工的に凝集させたIgAや多糖の部分を変異させたIgAは，補体第二経路やレクチン経路により補体経路を活性化させることができる[11]．多種多様な抗原に常時曝されている粘膜組織では，多量のIgAがその抗炎症作用を駆使して，補体活性化経路を制御しながら補体により引き起こされる炎症を制御し，生理的恒常性と生体防御としての炎症の両者をたくみに粘膜防御層として制御している[11]．

粘膜面におけるSIgAの機能は特異的抗体のサブクラスの分布にも依存している．異なる粘膜関連組織にもともと存在する，または免疫によって誘導された抗体のうち，蛋白質や糖蛋白質抗原に対するものはIgA1サブクラスが主であるのに対して，多糖類抗原やリポ多糖，リポタイコ酸などに対するものはIgA2サブクラスが主となる[2]．

IgA1は細菌由来のIgA1プロテアーゼによりヒンジ部が分解を受ける．この酵素は，*Streptococcus pneumoniae*, *Haemophilus influenzae*, *Neisseria meningitidis*という細菌性髄膜炎の三大原因菌や淋病菌（*N. gonorrhoeae*）により産生され，これら病原体の病原性因子の一つであると考えられている．このようにIgA特異的プロテアーゼで分解された抗原結合フラグメントα（Fabα）に覆われた細菌は，IgMやIgGによって引き起こされる補体依存的な殺菌作用に対して抵抗性を付与される可能性があることが*in vitro*の解析から示されている[11]．

外分泌物中ではSIgAが最も多くみられるアイソタイプなのだが，IgMやIgGアイソタイプの抗体が持つ防御効果も多くの研究で明らかになっている．たとえば，IgA欠損個体では，SIgMやIgGがSIgAの機能を代替している[2,11,15]．さらに，全身性免疫（特に多糖-蛋白質抱合ワクチンによるもの）を施した場合，強力かつ長期的なIgG免疫応答が誘導され，小児で中耳炎や髄膜炎を引き起こす上気道病原菌（*H. influenzae*, *N. meningitidis*）の感染を防ぐことができる．

Fcα受容体

pIgAを外分泌物中へ選択的に細胞内輸送するのには上皮細胞のpIgRが必須であるが，これ以外にも構造的にも機能的にも異なるIgA受容体が上皮細胞以外の，さまざまな細胞にも発現している．たとえばKupffer細胞を含む肝細胞画分，腎臓のメサンギウム細胞，血液中の単球や好酸球が含まれており，また研究によってはB細胞やT細胞，ナチュラルキラー（NK）細胞にも発現しているとされている[16,17]．

最もよく調べられているのがFcαRI（CD89）であり，この受容体は血液中の好中球，好酸球や単球などの貪食細胞，また，扁桃，虫垂，リンパ節，肝臓，腎臓のマクロファージにも発現している．この糖蛋白質受容体はIgAの$C\alpha_2$と$C\alpha_3$ドメインの特異的な部位と相互作用する．IgAがFcαRIに結合することで，貪食作用の促進や抗体依存的な細胞傷害，好酸球の脱顆粒[17]，サイトカインの放出，細胞増殖といった，生物学的に重要なさまざまな現象が引き起こされる．

IgAのもう一つの受容体であるFcα/μRは，リンパ節や腸管のB細胞とマクロファージ上に発現しており，IgMも認識する．IgAやIgMに覆われた細菌はFcα/μRを介してB細胞に貪食されると考えられている[16]．ヒトのpIgA1は胎児肝臓や骨髄中の造血細胞，または糸球体メサンギウム細胞に発現しているトランスフェリン受容体（CD71）に優先的に結合する[16]．肝細胞に大量に発現しているアシアロ糖蛋白質受容体（ASGP-R）は，IgAなどの糖蛋白質と，それらの末端に存在するガラクトースと多糖部位の*N*-アセチルグルコサミンを介して結合する[2,16]．この受容体はIgAの代謝（異化作用）に重要である（前述のセクション「効率的なSIgAの輸送機構…」を参照）．

多様なIgA受容体の機能はまだ完全には解明されていない．IgAで覆われた細菌を貪食すると考えられている腸管のマクロファージは，IgA受容体を発現していないが[16]，対照的に，肝臓のKupffer細胞はIgA受容体を発現し，IgAに覆われた細菌を効率的に貪食する．好酸球の表面では分泌成分特異的受容体の共発現によってFcαRIの発現がより増強されており，そのためSIgAがこれらの細胞の脱顆粒を引き起こす，最も効率的な抗体アイソタイプとなっている[16,17]．それを反映するようにFcαRIの発現はアレルギー疾患（特に呼吸器アレルギー）の患者の好酸球で上昇している傾向がある[17]．

ヒトの腎臓メサンギウム細胞に発現しているIgA受容体の分子的特徴に関しては議論の余地があるが，IgA腎症患者の血清から分離された高分子量の免疫複合体や，ガラクトース欠損のIgA1，IgG，そして補体を含む免疫複合体が，*in vitro*でヒトのメサンギウム細胞の増殖を効率的に促進し，さまざまな免疫制御サイトカインを放出させることが明らかに示されている[15]．つまりこの結果は，メサンギウム細胞上のIgA受容体の発現調節とその受容体に結合する高分子量の免疫複合体の除去がうまくいかないことが，IgA腎症の病因に関係していることを示唆している（10章i参照）．

おわりに

粘膜抗体とも呼ばれるSIgAの存在は粘膜免疫システムのユニーク性の一つといえる．粘膜面では恒常的に多種多様な抗原，病原体，常在菌，生理活性物質，酵素などに曝される環境である．そのような中でSIgAは安定性を保持しつつ，異物を排除し，また常在菌との共生関係を構築する抗体として機能している．さらにSIgAの形成と産生過程には，B細胞を中心とする，免疫系細胞のみならず，上皮細胞も関わっており，粘膜免疫機構のネットワークとダイナミズムが反映されているのである．

（Jiri Mestecky）

（翻訳：大倉英明，佐藤慎太郎）

◉引用文献

1. Mestecky J, McGhee JR. Immunoglobulin A (IgA): Molecular and cellular interactions involved in IgA biosynthesis and immune response. Adv Immunol 1987; 40: 153-245.
2. Mestecky J, Moro I, Kerr MA, et al. Mucosal immunoglobulins. Mestecky J, Bienenstock J, Lamm ME, et al. (editors). Mucosal Immunology, 3rd ed., Elsevier/Academic Press, Amsterdam, 2005; p.153-181.
3. Mestecky J, Russell MW. IgA Subclasses. Monogr Allergy 1986; 19: 277-301.
4. Kaetzel CS. The polymeric immunoglobulin receptor: bridging innate and adaptive immune responses at mucosal surfaces. Immunol Rev 2005; 206: 83-99.
5. Kilian M, Russell MW. Microbial evasion of IgA functions. Mestecky J, Bienenstock J, Lamm ME, et al. (editors). Mucosal Immunology, 3rd ed. Elsevier/Academic Press, Amsterdam, 2005; p.291-303.
6. Low TL, Liu YS, Putnam FW. Structure, function, and evolutionary relationships of Fc domains of human immunoglobulins A, G, M, and E. Science 1976; 191: 390-392.
7. Johansen FE, Braathen R, Brandtzaeg P. Role of J chain in secretory immunoglobulin formation. Scand J Immunol 2000; 52: 240-248.
8. Brandtzaeg P, Johansen FE. Mucosal B cells: phenotypic characteristics, transcriptional regulation, and homing properties. Immunol Rev 2005; 206: 32-63.
9. Conley ME, Delacroix DL. Intravascular and mucosal immunoglobulin A: Two separate but related systems of immune defense? Ann Int Med 1987; 106: 892-899.
10. Kaetzel CS, Bruno MEC. Epithelial transport of IgA by the polymeric immunoglobulin receptor. Kaetzel CS (editors). Mucosal Immune Defense: Immunoglobulin A. Springer, New York, 2007; p.43-89.
11. Russell MW, Kilian M. Biological activities. Mestecky J, Bienenstock J, Lamm ME, et al. (editors). Mucosal Immunology, 3rd ed., Elsevier/Academic Press, Amsterdam, 2005; p.267-289.
12. Royle L, Roos A, Harvey DJ, et al. Secretory IgA *N*-and *O*-glycans provide a link between the innate and adaptive immune systems. J Biol Chem 2003; 278: 20140-20153.
13. Cunningham-Rundles C. Immunodeficiency and mucosal immunity. Mestecky J, Bienenstock J, Lamm ME, et al. (editors). Mucosal Immunology, 3rd ed., Elsevi-

er/Academic Press, Amsterdam, 2005; p1145-1157.
14. Mattu TS, Pleass RJ, Willis AC, et al. The glycosylation and structure of human serum IgA1, Fab, and Fc regions and the role of *N*-glycosylation on Fca receptor interactions. J Biol Chem 1998; 273: 2260-2272.
15. Mestecky J, Hammarström L. IgA-associated diseases. Kaetzel CS (editor). Mucosal Immune Defense: Immunoglobulin A. Springer, New York, 2007; p.321-344.
16. Woof JM, van Egmond M, Kerr MA. Fc receptors. Mestecky J, Bienenstock J, Lamm ME, et al. (editors). Mucosal Immunology, 3rd ed., Elsevier/Academic Press, Amsterdam, 2005; p.251-265.
17. Monteiro RC, Hostoffer RW, Cooper MD, et al. Definition of immunoglobulin A receptors on eosinophils and their enhanced expression in allergic individuals. J Clin Inves 1993; 92: 1681-1685.

b

IgAのクラススイッチ機構

はじめに

粘膜系B細胞は，免疫グロブリンA（IgA）クラススイッチと呼ばれるプロセスにより，粘膜免疫システムにおいて最も主要な抗体であるIgA抗体を産生する[1)]．IgA抗体の主な機能である免疫排除には，高親和性結合システムと低親和性結合システムという2つの異なる機構が存在することが近年明らかになってきた[2)]．前者は細菌由来毒素や病原体の中和を行い，後者は共生細菌の粘膜表面への到達阻止を担う[2)]．

高親和性IgA抗体は主に，濾胞性B細胞によるT細胞依存的（T cell-dependent：TD）IgAクラススイッチにより産生され，当過程には$CD4^+$T細胞表面上のCD40リガンド（CD40L）によるCD40刺激が必須である[1, 3)]．

一方，低親和性IgA抗体は，濾胞性ならびに濾胞外B細胞によるT細胞非依存的（T cell-independent：TI）IgAクラススイッチにより産生され，当過程には微生物由来のToll-like receptor（TLR）リガンドおよび種々の自然免疫メディエータ，たとえばTNFファミリーに属するB細胞活性化因子（B cell activating factor of TNF-family：BAFF，別名BLyS）やそのホモログである増殖誘導リガンド（a proliferation-inducing ligand：APRIL）からの刺激が深く関与する[1, 3)]．

特筆すべきは，TD，TI問わず，いずれのIgA抗体であっても，炎症反応を誘引することなく免疫防御ならびに異物排除を実現していることであり，こうして宿主-微生物間の相利共生関係が確立，維持されている[2)]．

本項では，①免疫応答におけるIgAクラススイッチの役割，②IgAクラススイッチにかかわる細胞およびシグナル伝達系，③IgAクラススイッチが実行される組織構造学的特徴について紹介する．

IgAクラススイッチの役割

免疫応答の防御機能を高めるには，B細胞の多様性が必須である．骨髄の前駆B細胞は，V（D）J遺伝子再構成により，免疫グロブリン重鎖（H）および軽鎖（L）それぞれの可変部エクソン［可変（V）断片，多様性（D）断片，結合（J）断片からなる］を種々のパターンで組み合わせることで抗原認識多様性を生み出す[4)]．この抗原非依存的なプロセスには，組換え活性化遺伝子（recombination activating gene：*RAG*）と呼ばれる酵素が必須であり，組換え活性化遺伝子により（重鎖遺伝子可変部における）V_HDJ_Hエクソンの形成，ならびに（軽鎖遺伝子可変部における）V_LJ_Lエクソン形成が行われた後，IgH鎖とIgL鎖が会合し，細胞表面IgM抗体として前駆B細胞表面に発現される[4)]．骨髄B細胞はその後，さらなる分化，IgD獲得などを経て，二次リンパ組織へと移行し，抗原依存的なB細胞成熟過程を開始する．

抗原存在下において成熟B細胞は，二次リンパ濾胞の胚中心へと移行し，そこで活性化誘導シチジン脱アミノ酵素（activation-induced cytidine deaminase：AID）と呼ばれる遺伝子修飾酵素[7)]によ

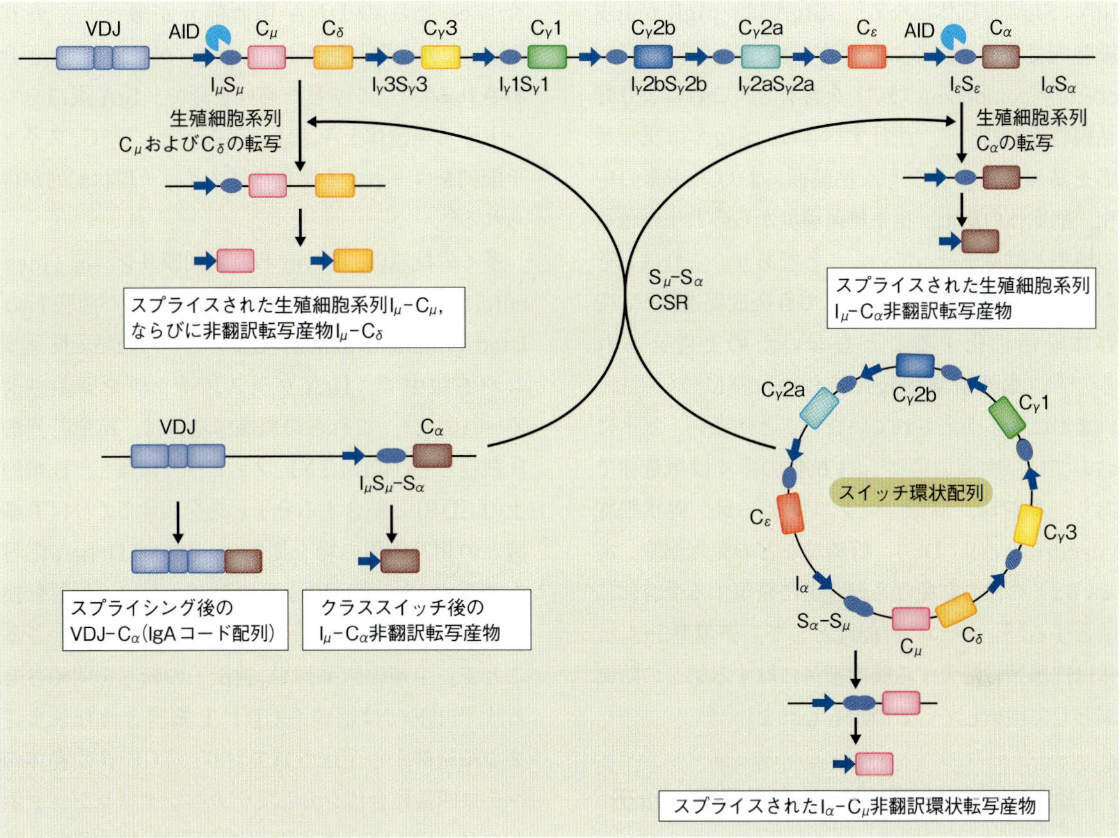

図1 IgAクラススイッチの分子機構

マウスIgH遺伝子座を例にとると，成熟B細胞は選択的RNA転写，スプライシングを通してIgM，IgDそれぞれをコードするVDJ-C_μおよびVDJ-C_δ mRNAを生成する．また成熟B細胞は，イントロンμ(I_μ)エクソンの上流プロモーターを目印として，生殖細胞系列であるC_μならびにC_δ遺伝子の転写誘導も実行する．IgAクラススイッチ組換え(CSR)においては，TGF-βなどの刺激により，I_αエクソンのプロモーターを介した生殖細胞系列C_α遺伝子の転写活性化が行われる．またこの過程には，I_αエクソンとC_αエクソンのあいだに存在するスイッチα(S_α)領域が深く関与する．生殖細胞系列の転写により，非翻訳転写産物であるI_α-C_α mRNAが生じるだけでなく，DNA編集酵素である活性化誘導シチジン脱アミノ酵素(AID)にS_α領域基質が与えられる．AIDはまた，転写活性化型S_μ領域のシチジン残基を脱アミノ化し，S_μ，S_α両領域における二本鎖DNAの切断ならびに染色体内消失によるクラススイッチ組換えの誘導を開始させる．クラススイッチ組換えはスイッチ環状配列として知られるスプライシング処理産物を生成するが，このエピソーム性DNAによりスイッチ環状転写体と呼ばれるI_α-C_μ mRNAが転写される．また，クラススイッチ組換え後に起こるIgH遺伝子座の転写により，IgAをコードするVDJ-C_α mRNAだけでなく非翻訳性のI_μ-C_α mRNAも生成される．

り抗原依存的に体細胞高頻度突然変異（somatic hypermutation：SHM）ならびにクラススイッチ[5, 6]を受ける．体細胞高頻度突然変異は，V_HDJ_HおよびV_LJ_Lエクソンに一塩基置換を誘導することで，抗原による高親和性免疫グロブリン変異体の選択に必須な構造学的相関性を生み出す[5]．またクラススイッチは，IgH定常領域においてIgM，IgDを規定するμ（C_μ），C_δ遺伝子をクラススイッチ組換え（class switch recombination：CSR）により，そのアイソタイプコード遺伝子C_γ，C_α，C_εに置換する[6]（**図1**）．

以上のような分子機構により，記憶B細胞，ならびにIgMやIgDと同じ抗原特異性を示すものの機能が異なるIgG，IgA，IgE抗体の抗体産生形質細胞が生み出されている．

粘膜においては，C_μからC_αへのクラススイッチ組換えにより単量体IgAが作られ，結合（J）鎖と結合することで多量体IgAが形成される[2]．この多量体IgAはその後，粘膜上皮細胞の基底膜側に発現するpolymeric Ig receptor（pIgR）と呼ばれる抗体輸送蛋白と結合し，J鎖依存的な上皮細胞トランスサイトーシスを経て，分泌型IgA（secretory

IgA：SIgA）抗体になる[2]．SIgAは，pIgRが上皮細胞内で切断されることで作られる分泌成分（secretory component：SC）を含有し，これにより好粘膜特性を持つ[2]．注目すべきは，SIgAは炎症反応を誘導することなく，粘膜面における毒素の中和，病原体の阻止，宿主無菌環境からの共生細菌叢の構築と維持を行っていることであり，これはおそらくSIgAが，補体に接着しても炎症促進性Fc受容体を活性化することもないためと考えられる[2,3,8]．血液循環型IgA抗体の役割については，いまだに明らかとされていないことが多い．ヒトにおいては，血液循環型IgA抗体の多くは単量体であり，顆粒球，単球，マクロファージ，樹状細胞（dendritic cell：DC），好酸球などの免疫細胞，あるいはその他の非免疫系細胞上に発現する受容体に結合する[3,8]．一つの可能性として，循環型IgA抗体は門脈系に侵入する腸内細菌に対する第2の防御網として機能しているのかもしれない[3,8]．

T細胞依存的（TD-）IgAクラススイッチ

C_μからC_αへのクラススイッチ組換えは，スイッチ（S）領域を目印に，上流のC_μ遺伝子が下流のC_δ遺伝子と交換されることでなされる（図1）．各C_H遺伝子の5′側に位置するS領域には，短いイントロン（I）エクソンとプロモーターが先行して存在しており，B細胞が活性化刺激を受けると，生殖細胞系列のC_H遺伝子転写が開始される[6]．生殖細胞系列の転写は，DNA編集酵素であるAIDにS領域基質を与えることから，クラススイッチ組換えに必要不可欠である[6,7]．生殖細胞系列のC_α遺伝子の転写にはI_αプロモーターの活性化が必須であり，まずI_α-S_α-C_α転写が起こった後，スプライシングされて非翻訳転写物I_α-C_αができる[6,8]．

一次転写物I_α-S_α-C_αはDNA鋳型鎖と会合し，AID構成蛋白複合体に認識される安定なDNA-RNA複合体を形成する[6,7]．本酵素はS領域DNAらせん両方のシトシン残基を脱アミノ化し，これにより二本鎖DNA切断が行われる多様なDNA領域が生み出される[6]．その後，非相同末端結合経路を介しS_αとS_μのDNA切断部分が融合し，介在DNA配列が取り除かれ，V_HDJ_HがC_αにつなぎ合わされる[6,8]．こうした過程を経て，IgA蛋白をコードする染色体上V_HDJ_H-C_α配列と，I_α-C_μスイッチ配列をコードする染色体外スイッチ環状配列が得られる[8]．

多くの抗原は，Peyer板，腸間膜リンパ節（mesenteric lymph node：MLN），孤立リンパ濾胞（isolated lymphoid follicle：ILF）といった粘膜関連リンパ濾胞中で，IgAクラススイッチを開始させる[1,2]（図2）．これらの組織構造体は，抗原特異的B細胞とCD40L（TNFファミリーに属し，B細胞上のCD40と結合する分子）を発現する$CD4^+$T細胞との相互作用の場を提供し，強いTD-IgA応答を誘導する[8]．CD40からのシグナルは，形質転換成長因子-β（TGF-β）からのシグナルと合わさることで，生殖細胞系列C_α遺伝子の転写を開始させる[8]．TGF-βは粘膜系$CD4^+$T細胞を含むさまざまな細胞群から産生されており，TGF-β受容体のヘテロ四量複合体を介してデカペンタプレジックホモログ（SMAD）転写因子の細胞質-核内移行を誘引する[8]（図2）．これらSMAD蛋白は，I_αプロモーター上のシス制御性SMAD結合因子（SMAD binding element：SBE）に結合し，生殖細胞系列のC_α遺伝子転写を誘導する[8]．CD40LがどのようにIgAクラススイッチ組換えに寄与するかについては，まだほとんど明らかになっていない．

CD40Lの休止B細胞上CD40への結合は，TNF受容体関連因子（TRAF）のアダプター蛋白の誘引を促し，IκB kinase（Ikk）を活性化させる[8]．この酵素複合体はNF-κB（IκB）蛋白の阻害因子をリン酸化することで，細胞質においてNF-κBを不活性状態に保つ[8]．Ikk複合体によるIκBαのリン酸化は，IκBαのユビキチン化ならびにプロテアソーム依存的な分解をもたらし，こうしてNF-κBは細胞質から核内へと移行することが可能となる[8]．ここで，NF-κBがシス制御性κB領域に結合し，AID遺伝子コード領域を含むB細胞主要遺伝子群の上流プロモーターの活性化が行われる[8]．注目すべきは，このNF-κBがI_αプロモーターに結合し

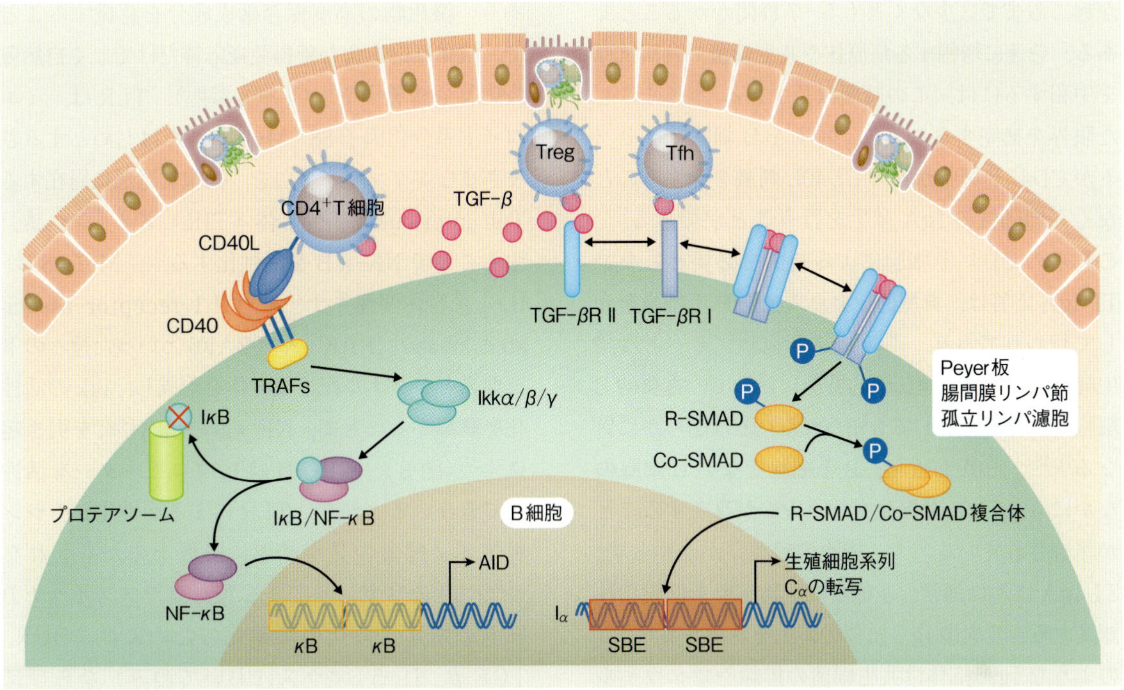

図2　T細胞依存的(TD)-IgAクラススイッチ機構

Peyer板や腸間膜リンパ節，孤立リンパ濾胞の制御性T細胞（Treg）や濾胞性ヘルパーT細胞（Tfh）といったCD4$^+$T細胞から産生されるTGF-βは，B細胞上のTGF受容体（TGFR）のヘテロ複合体（TGFRII，TGFRIサブユニットで構成）に結合する．リガンド依存的なリン酸化が起こると，TGFR複合体はR-SMAD-Co-SMAD蛋白複合体の核内移行を誘引する．その後，SMAD蛋白複合体はI_αプロモーター上のSBEシス制御性配列に結合し，この領域の遺伝子転写を誘導する．CD4$^+$T細胞はTGF-βに加えてCD40Lを発現しており，このCD40LはB細胞上に発現するCD40のオリゴマー化ならびにTRAFアダプター蛋白のCD40への誘引，Ikk複合体の活性化，IκBのリン酸化および分解を促し，その結果NF-κBは細胞質から核内へと移行し，AID遺伝子のプロモーターを活性化する．CD40を介したAIDの発現ならびにI_α転写の活性化は，TD-IgAクラススイッチ組換えの開始に必須である．

ないにもかかわらず，IgA産生に必要とされることである[8)]．これは，AID発現が生殖細胞系列C_α遺伝子の転写だけでなく，IgAクラススイッチ組換えにも必須であるという事実からも説明することができる[6)]．

IL-2，IL-4，IL-5，IL-6，IL-10といったTGF-β以外のサイトカインもまた，CD40Lとの組み合わせによりIgA産生を誘導または増強させ得る[8)]．これらサイトカインは，CD40活性化B細胞による外因性TGF-βの産生を増強させることで，自己分泌ループを介しIgAクラススイッチ組換えを引き起こしているのかもしれない[8)]．加えて，IL-2，IL-4，IL-5，IL-6，IL-10は転写シグナル変換活性化因子（signal transducer and activator of transcription：STAT）蛋白を誘導することで，IgAクラススイッチB細胞の増殖ならびに形質細胞分化を増強させる[8)]．これら転写因子には，複雑な形質細胞様免疫グロブリン分泌機構を制御するSTAT3も含まれ，STAT3はB細胞成熟蛋白-1（Blimp-1）やXボックス結合蛋白-1（XBP-1）を活性化，ならびにB細胞リンパ腫-6（Bcl-6），ペアボックス蛋白-5（Pax5）の不活性化に関与する[9)]．

以上をまとめると，TD-IgAクラススイッチはCD40LおよびTGF-βからのシグナルに大きく依存し，体細胞高頻度突然変異とともに粘膜関連リンパ濾胞内で行われる．こうして作られた高親和性SIgAは，粘膜面に存在する病原体，共生細菌の両方に対して高い抗原特異性を有する．

T細胞非依存的（TI-）IgAクラススイッチ

TD-IgA反応の大きな制限の一つは，免疫応答が起こるまでに少なくとも5~7日間かかることである．急速に増幅する病原体や共生細菌，食餌抗原を中和するには，この時間は長すぎる[1,2]．こうした限界を補完するために，特別なB細胞サブセットが$CD4^+$T細胞からのCD40L刺激を介することなく，即効性のIgA産生を行うことができる[10]．これらの$CD4^+$T細胞による制御を必要としないTI-IgA応答は，典型的なマウス腹腔B-1細胞を介して行われており，このB-1細胞サブセットは発生経路，表現型，遺伝学的特徴において，古典的B細胞（B-2細胞としても知られる）とは明らかに異なる[11-15]．しかし近年，B-1細胞でないB細胞のなかにも，TI-IgA産生を行うものが存在することが報告されている[16-18]．細胞の起源にかかわらず，TI-IgA応答は通常，多様な微生物抗原を低親和性認識する未変異型IgA抗体の産生を誘導する[2]．このようなIgA抗体は共生細菌の排除やロタウィルス，*Salmonella typhimurium*といった病原体の防御に働く[2,3]．

TI抗原はさまざまな自然免疫経路を介して，濾胞外および濾胞性B細胞の両方にIgAクラススイッチを引き起こす[1,12,17,19,20]．これらB細胞のなかには，腹腔B細胞，粘膜固有層（LP）B細胞のみならず，孤立リンパ濾胞B細胞も含まれる（**図3**）．細菌リポ多糖（lipopolysaccharide：LPS）をはじめとするTI抗原のなかには，TLRを介しB細胞を刺激するものがある一方，細菌多糖体のようにB細胞抗原受容体（BCR〈B cell antigen receptor〉または表面免疫グロブリン）を通じてB細胞を刺激するものも存在する[8]．TI抗原は樹状細胞を介することで，付加的なB細胞刺激シグナルを与える[8]．樹状細胞はTI抗原を粘膜面から捕捉しB細胞に抗原提示することに加え[21,22]，BAFFやAPRILといったCD40L関連性の可溶型IgAクラススイッチ組換え誘導因子を放出する[8,21,23]．TLRリガンドやBCRリガンド，さらにはBAFFやAPRILなどがどのようにIgAクラススイッチ組換えを誘導しているかについてはまだ十分に明らかとされていない．

TLRは高度に保存されたパターン認識受容体であり，微生物の高度保存構成成分を認識することで，抗体反応を含む獲得免疫応答だけでなく自然免疫応答も誘導する[24]（4章a参照）．TLRは，ミエロイド系分化因子88（MyD88）をはじめとするさまざまなアダプター蛋白を，細胞質尾部に局在するToll-interleukin-1受容体（TIR）ドメインへ誘引することでNF-κBを活性化する[24]．MyD88は，IL-1受容体関連キナーゼ（IL1-receptor-associated kinase：IRAK）やTRAF6といった種々の下流要素とシグナル伝達複合体を形成し，Ikkの活性化を誘導することで，NF-κBの核内移行を引き起こす[24]（**図3**）．NF-κBはI_αプロモーターを活性化できないことから，TLRによる活性化シチジン脱アミノ酵素の発現誘導に必要なのかもしれない[3]．TLRリガンドによるIgAクラススイッチB細胞の増殖，分化の最適化のためには，BCR，TGF-β，IL-5（マウスにおいてのみ）ならびにIL-10（ヒトにおいてのみ）からの付加的シグナルが必要である[3,20]（6章b参照）．

微生物構成成分は，B細胞上のTLRに結合するのみならず，樹状細胞からのBAFF，APRILの分泌を促す[17,23,25]．少なくともマウスにおいては，TGF-βまたはIL-10の存在下において[18,23]，BAFFやAPRILはCD40非依存的経路を介してIgAクラススイッチ組換えを誘導する[26]．また，この経路には膜貫通活性化因子やカルシウム変調サイクロフィリンリガンド相互作用蛋白（TACI）が関与する．BAFFとAPRILはまた，BAFF受容体（BAFF-R，別名BR3）やB細胞成熟抗原（B cell maturation antigen：BCMA），ヘパラン硫酸プロテオグリカン（heparan sulfate proteoglycan：HSPG）にも結合する[27]．BAFFのBAFF-Rへの結合により“生存シグナル”が，またBAFFもしくはAPRILのBCMAへの結合により“形質細胞生存シグナル”が伝達される[27]．形質細胞生存シグナルについては，APRILのHSPGへの結合によってももたらされる[27]．粘膜系IgA産生B細胞の生存におけるAPRIL，BCMA，HSPGの役割についてはまだ詳しくわかっていない．さらに，どのTACIがIgAクラススイッチ組換えを誘導してい

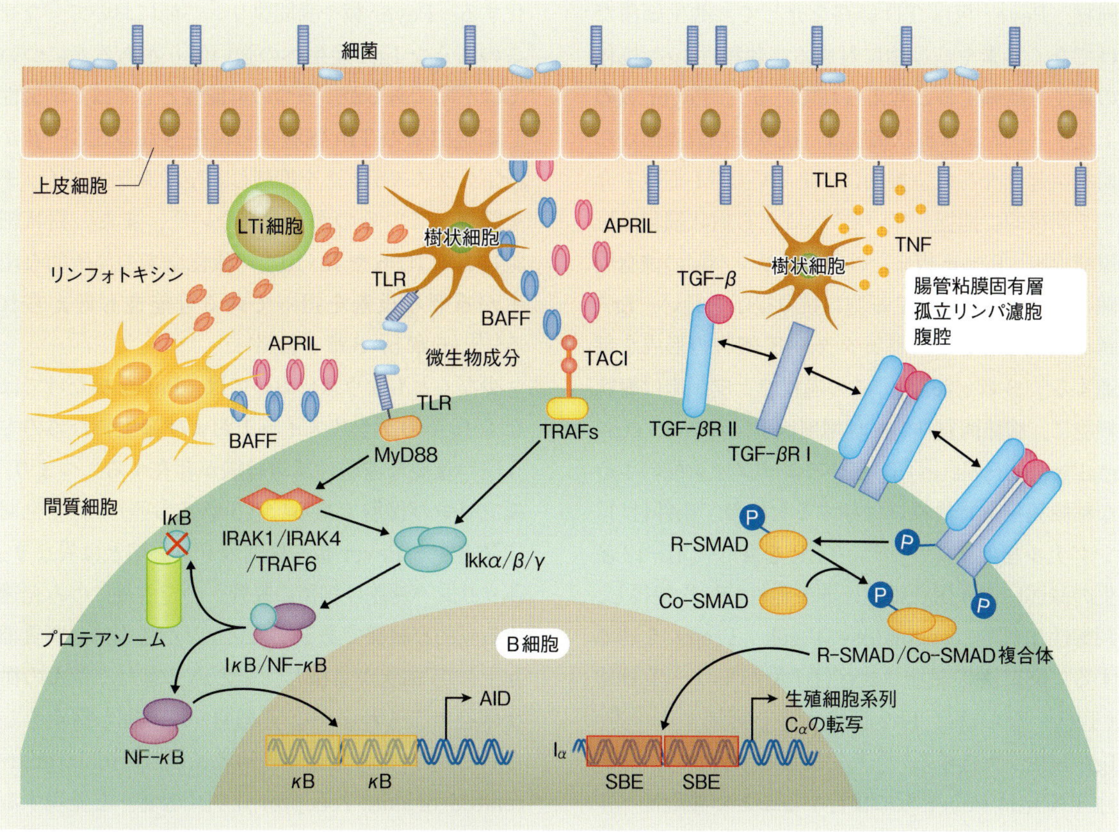

図3　T細胞非依存的（TI）-IgAクラススイッチ機構

腸管粘膜固有層（LP）や孤立リンパ濾胞（ILF），腹腔のB細胞は，微生物由来物質（リポ多糖〈LPS〉，フラジェリンなど）のToll-like receptor（TLR）を介した刺激により，TI-IgAクラススイッチ組換えを行う．また，類似の微生物由来シグナルにより，リンパ組織誘導細胞（lymphoid tissue-inducer cell：LTi細胞）によるリンフォトキシン産生や上皮細胞からのBAFF，増殖誘導リガンド（APRIL）産生が促される．リンフォトキシンはTLRを介して活性化された樹状細胞や間質細胞から，BAFFやAPRIL，TNF（資料不掲載）の産生を亢進させる．TNFの存在下では，樹状細胞や間質細胞は前駆体分子から活性型TGF-βを放出する．TLRはMyD88やIRAK1，IRAK4，TRAF6を誘引し，IκBのリン酸化および分解，加えてIkk複合体の活性化を誘導する．その後NF-κBは核内へと移行し，活性化シチジン脱アミノ酵素（AID）遺伝子のプロモーターを活性化する．BAFFやAPRILは，カルシウム変調サイクロフィリンリガンド相互作用蛋白（TACI）に結合することによりB細胞のクラススイッチを促す．受容体TACIは，TNFR関連因子（TRAFs）を自身の細胞内ドメインに誘引することで，NF-κBを活性化すると考えられている．TLRシグナル同様，TACIからのシグナルもまたAID発現を促進する．TGF-β依存的なI_α転写の活性化に加え，TLRならびにTACIを介したAID発現がTI-IgAクラススイッチ組換えの開始に必要不可欠である．

るかといったメカニズム的なところも不明なままである．CD40受容体と同様に，TACIはTRAF依存的にIkk複合体を活性化し，NF-κBの核内移行を引き起こす[8]．この転写因子がTACIのAID発現誘導に大きくかかわり，IgAクラススイッチ組換えに必須であるのかもしれない[8]．

以上をまとめると，TI-IgAクラススイッチはTLRリガンドやBCRリガンド，BAFFやAPRILといった多様な自然免疫シグナルを介し誘導される．これらシグナルは濾胞外B細胞を刺激し，主に共生細菌に対する低親和性IgA抗体を産生させる（一方ヒトにおいては，高親和性IgA抗体も一部産生される）．

濾胞領域におけるIgAクラススイッチ

前述のとおり，Peyer板をはじめとする粘膜関連リンパ濾胞は，IgAクラススイッチのための主要な誘導組織であることが広く認識されている[2]（5章b，d，6章a，b，8章e参照）．腸間膜リンパ節同様，Peyer板はTD経路を介して，共生細菌だけでなく毒素や病原体に対する高親和性IgA抗体の産生を誘導すると考えられている[2]．Peyer板の上皮下ドーム領域樹状細胞は，抗原を粘膜表面から樹状突起を介して直接的に，あるいはM細胞を介して間接的に捕捉している[8]．これら樹状細胞は抗原捕捉後，Peyer板または腸間膜リンパ節の濾胞周囲に集積する$CD4^+$T細胞に抗原提示を行い，IgA誘導機能を有するエフェクターT細胞の形成を促進する[8]（8章c参照）．この過程で上皮細胞は樹状細胞に，胸腺間質リンパ球増殖因子（thymic stromal lymphopoietin：TSLP）やレチノイン酸のような粘膜免疫系特異性を付与するための“条件付け”シグナルを与える[8,28,29]．TLRを介したIL-12産生の減弱により樹状細胞は非炎症性特性を獲得し，制御性T細胞（regulatory T cell：Treg）を誘導する．制御性T細胞は炎症性I型ヘルパーT細胞（Th1）ならびにTh2細胞応答を抑制する一方，IgA産生を促進する[8,28,29]．最近の研究から，制御性T細胞はPeyer板に移行することで濾胞性ヘルパーT（Tfh）細胞に分化することが示された[18]．微生物由来TLRリガンドによるB細胞内在性MyD88依存的シグナルと，CD40LやTGF-β，IL-21を介したTfh細胞からのシグナルが協同して，IgAクラススイッチ組換えならびに体細胞高頻度突然変異の誘導を同属T細胞-B細胞間相互作用の有無にかかわらず引き起こす可能性が考えられる[8,30,31]．

粘膜系樹状細胞は，調和のとれたTD-IgA応答を可能にするだけでなく，IgAクラススイッチB細胞上の$\alpha_4\beta_7$インテグリンをはじめとする特定のホーミング受容体の発現をレチノイン酸依存的に上昇させる[32]．この過程によりIgAクラススイッチB細胞は，粘膜上皮細胞から分泌されるケモカインの影響下で，Peyer板や腸間膜リンパ節から胸管および血液を経由して腸管粘膜固有層へと移行する腸管指向性などの能力を獲得する[8]．その後，IgAクラススイッチB細胞は，腸間膜リンパ節や腸管粘膜固有層でIL-6やIL-10などの成熟刺激に曝露され，IgA^+形質芽細胞ならびに形質細胞へと最終分化する．Peyer板や腸間膜リンパ節において，なぜこのようなIgA産生への強い偏りがあるかについては不明であるが，一つの可能性としては，制御性T細胞由来のTfh細胞から産生されるTGF-βがIgGクラススイッチを抑制し，IgAクラススイッチを誘導しているのかもしれない[18]．また，樹状細胞によるIL-6やIL-10，一酸化窒素の局所的な産生が重要な役割を担っている可能性も考えられる[8,33]（6章b，8章e参照）．

少なくともマウスにおいては，Peyer板だけではなくIgAのクラススイッチおよび産生のためのもう一つ重要な濾胞性誘導組織が存在する．つまり，孤立リンパ濾胞である[1,2]（5章d参照）．胚発生期に発達するPeyer板や腸間膜リンパ節とは異なり，孤立リンパ濾胞は細菌の腸管への定着後にのみ発達する動的な組織である．孤立リンパ濾胞は，間質細胞上にB細胞が集積し，その周りをたくさんの樹状細胞とごくわずかなT細胞が取り囲む構造をしている[1,2]．この集合体の形成には，retinoic acid-related orphan receptor γt（RORγt）を発現するリンパ組織誘導（lymphoid tissue-inducer：LTi）細胞が大きく関与する[1,2]（5章参照）．孤立リンパ濾胞は，TLR活性型樹状細胞ならびに間質細胞から産生されるBAFFやAPRIL，TGF-βを介して，TI-IgAクラススイッチに適した環境を提供する[20]．これらのIgA誘導細胞は，TLR活性型LTi細胞によって産生されるリンフォトキシン（lymphotoxin：LT）からの付加的な活性化シグナルを受容する[20]．樹状細胞とともに，LTi細胞もまた腫瘍壊死因子（TNF）を分泌し，これが今度は潜在性TGF-βの活性化を引き起こす[20]．

濾胞外領域におけるIgAクラススイッチ

リンパ濾胞機能を欠損したマウスやヒトにおいてもIgA産生が認められることから，濾胞外に存在するB細胞が粘膜IgAクラススイッチの付加的な供給源であることがわかる[1,17,34,35]．腸管粘膜固有層には，継続的にIgAクラススイッチ組換えを行うB細胞だけでなく，IgA誘導機能を有する上皮細胞や間質細胞，樹状細胞が存在することから，今まで粘膜免疫の実効組織として考えられていた腸管粘膜固有層においても粘膜IgAクラススイッチが行われる濾胞外領域の一つであることが示唆されている[17, 20, 33-38]．注目すべきは，腸管粘膜固有層は濾胞，胚中心，$CD4^{+}$T細胞あるいはCD40シグナルの非存在下においても，ある程度のIgAクラススイッチ組換えが維持されることである[17, 20, 34, 35]．このことは，腸管粘膜固有層微小環境がおそらく共生細菌からの自然免疫シグナルにより，T細胞非依存的にB細胞を活性化し得ることを示唆している[17, 33, 37]．この可能性を裏付けるように，B細胞の活性化，増殖，クラススイッチ組換えならびに体細胞高頻度突然変異がリンパ濾胞だけでなく，濾胞外リンパ領域においても，大部分はTLRやMyD88依存的経路を介して起こることが近年示されている[25, 39, 40]．腸管における付加的な濾胞外IgA誘導は，Peyer板の上皮下ドーム領域や濾胞周囲領域においても起こるであろう．これら濾胞外IgAクラススイッチを起こすB細胞の特性については未解明な点が多い．マウスにおいては腹腔B-1細胞が関与する可能性が考えられるが[12, 14, 15]，ヒトにおいては粘膜濾胞，脾臓，骨髄に由来するB細胞サブセットについても重要であると思われる[16, 8, 15]．

濾胞外領域には親和性成熟に必要な構造を欠くことからも，ここで一つの予測が立てられる．つまり，少なくともマウスにおいては，濾胞外領域は主に共生細菌との調和や封じ込めに重要な低親和性IgA抗体を産生していることが示唆される[2]．しかしながら，濾胞外領域においても抗原特異的な高親和性IgA抗体が付加的に産生される可能性はある．実際，現在では，体細胞高頻度突然変異は濾胞外領域においても起こることが知られており，したがって抗原による厳格なB細胞選択がない場合においても，適切なV（D）J基質が標的とされた際には，任意の低頻度突然変異が高親和性IgA抗体を生み出す可能性は排除できない[39]．また，エフェクター記憶B細胞のIgMまたはIgA1レパートアが粘膜関連リンパ濾胞から現れることから，濾胞外領域におけるクラススイッチ組換え，体細胞高頻度突然変異誘導シグナルがエフェクター記憶B細胞のIgMまたはIgA1レパートアの形成を行っている可能性もある．ヒトにおいては，この過程を通じて高親和性IgA2抗体の産生がもたらされ，IgA1抗体と比べ細菌による分解に対し高い耐久性を獲得するようになる[17]．腸管粘膜固有層のB細胞におけるIgAクラススイッチ機構には，細菌が重要な役割を担っていると考えられる．実際，腸管粘膜固有層の樹状細胞はToll-like receptorを介し細菌を感受することにより，IgA誘導機能を獲得する．これは，Toll-like receptorからのシグナルにより，BAFF，APRIL，そしておそらくはほかのIgA誘導サイトカインの発現も，一酸化窒素を介した直接的または間接的機構により増幅されるためである[8, 33, 37]．

おわりに

恒常的に広大な粘膜面を介して多種多様な抗原に曝露されている状況下で，その有用性と有害性を考慮した排除と共生において中心的役割を果たしているIgA抗体の誘導システムにはT細胞依存（TD）・非依存（TI）性にはじまり多様性と重要性をもって万全の体制をとっていることが明らかになってきた．また，それを支持するようにその誘導の場においても，Peyer板に代表される組織化された免疫担当リンパ組織（例：濾胞）だけではなく，腸管粘膜固有層の結合組織部位（例：濾胞外領域）においてもIgAクラススイッチができる分子・細胞環境が存在していることがわかってきている．

（Andrea Cerutti , Kang Chen）

（翻訳：柴田納央子，小幡高士）

◉引用文献

1. Suzuki K, Fagarasan S. Diverse regulatory pathways for IgA synthesis in the gut. Mucosal Immunol 2009; 2: 468-471.
2. Macpherson AJ, McKoy KD, Johansen FE, et al. The immune geography of IgA induction and function. Mucosal Immunol 2008; 1: 11-22.
3. Cerutti A, Rescigno M. The biology of intestinal immunoglobulin A responses. Immunity 2008; 28: 740-750.

4. Schlissel MS. Regulating antigen-receptor gene assembly. Nat Rev Immunol 2003; 3: 890-899.
5. Odegard VH, Schatz DG. Targeting of somatic hypermutation. Nat Rev Immunol 2006; 6: 573-583.
6. Stavnezer J, Guikema JE, Schrader CE. Mechanism and regulation of class switch recombination. Annu Rev Immunol 2008; 26: 261-292.
7. Muramatsu M, et al. Class switch recombination and hypermutation require activation-induced cytidine deaminase (AID), a potential RNA editing enzyme. Cell 2000; 102: 553-563.
8. Cerutti A. The regulation of IgA class switching. Nat Rev Immunol 2008; 8: 421-434.
9. Martins G, Calame K. Regulation and functions of Blimp-1 in T and B lymphocytes. Annu Rev Immunol 2008; 26: 133-169.
10. Fagarasan S, Honjo T. T-Independent immune response: new aspects of B cell biology. Science 2000; 290: 89-92.
11. Hayakawa K, Hardy RR. Normal, autoimmune, and malignant $CD5^+$ B cells: the Ly-1 B lineage? Annu Rev Immunol 1988; 6: 197-218.
12. Kroese FG, et al. Many of the IgA producing plasma cells in murine gut are derived from self-replenishing precursors in the peritoneal cavity. Int Immunol 1989; 1: 75-84.
13. Macpherson AJ, et al. A primitive T cell-independent mechanism of intestinal mucosal IgA responses to commensal bacteria. Science 2000; 288: 2222-2226.
14. Macpherson AJ, Uhr T. Induction of protective IgA by intestinal dendritic cells carrying commensal bacteria. Science 2004; 303: 1662-1665.
15. Rosado MM, et al. From the fetal liver to spleen and gut: the highway to natural antibody. Mucosal Immunol 2009; 2: 351-361.
16. Macpherson AJ, et al. IgA production without mu or delta chain expression in developing B cells. Nat Immunol 2001; 2: 625-631.
17. He B, et al. Intestinal bacteria trigger T cell-independent immunoglobulin A2 class switching by inducing epithelial-cell secretion of the cytokine APRIL. Immunity 2007; 26: 812-826.
18. Tsuji M, et al. Preferential generation of follicular B helper T cells from Foxp3+ T cells in gut Peyer's patches. Science 2009; 323: 1488-1492.
19. Macpherson AJ, Harris NL. Interactions between commensal intestinal bacteria and the immune system. Nat Rev Immunol 2004; 4: 478-485.
20. Tsuji M, et al. Requirement for lymphoid tissue-inducer cells in isolated follicle formation and T cell-independent immunoglobulin A generation in the gut. Immunity 2008; 29: 261-271.
21. Rescigno M, et al. Dendritic cells express tight junction proteins and penetrate gut epithelial monolayers to sample bacteria. Nat Immunol 2001; 2: 361-367.
22. Bergtold A, Desai DD, Gavhane A, et al. Cell surface recycling of internalized antigen permits dendritic cell priming of B cells. Immunity 2005; 23: 503-514.
23. Litinskiy MB, et al. DCs induce CD40-independent immunoglobulin class switching through BLyS and APRIL. Nat Immunol 2002; 3: 822-829.
24. Takeda K, Kaisho T, Akira S. Toll-like receptors. Annu Rev Immunol 2003; 21: 335-376.
25. Xu W, et al. Epithelial cells trigger frontline immunoglobulin class switching through a pathway regulated by the inhibitor SLPI. Nat Immunol 2007; 8: 294-303.
26. Castigli E, et al. TACI and BAFF-R mediate isotype switching in B cells. J Exp Med 2005; 201: 35-39.
27. Schneider P. The role of APRIL and BAFF in lymphocyte activation. Curr Opin Immunol 2005; 17: 282-289.
28. Rimoldi M, et al. Intestinal immune homeostasis is regulated by the crosstalk between epithelial cells and dendritic cells. Nat Immunol 2005; 6: 507-514.
29. Iliev ID, Mileti E, Matteoli G, et al. Intestinal epithelial cells promote colitis-protective regulatory T-cell differentiation through dendritic cell conditioning. Mucosal Immunol 2009; 2: 340-350.
30. Casola S, et al. B cell receptor signal strength determines B cell fate. Nat Immunol 2004; 5: 317-327.
31. Dullaers M, et al. A T cell-dependent mechanism for the induction of human mucosal homing immunoglobulin A-secreting plasmablasts. Immunity 2009; 30: 120-129.
32. Mora JR, et al. Generation of gut-homing IgA-secreting B cells by intestinal dendritic cells. Science 2006; 314: 1157-1160.
33. Tezuka H, et al. Regulation of IgA production by naturally occurring TNF/iNOS-producing dendritic cells. Nature 2007; 448: 929-933.
34. Kang HS, et al. Signaling via LTβR on the lamina propria stromal cells of the gut is required for IgA production. Nat Immunol 2002; 3: 576-582.
35. Crouch EE, et al. Regulation of AID expression in the immune response. J Exp Med 2007; 204: 1145-1156.
36. Fagarasan S, Kinoshita K, Muramatsu M, et al. In situ class switching and differentiation to IgA-producing cells in the gut lamina propria. Nature 2001; 413: 639-643.
37. Uematsu S, et al. Regulation of humoral and cellular gut immunity by lamina propria dendritic cells expressing Toll-like receptor 5. Nat Immunol 2008; 9: 769-776.
38. Shang L, et al. Toll-like receptor signaling in small intestinal epithelium promotes B-cell recruitment and IgA production in lamina propria. Gastroenterology 2008; 135: 529-538.
39. William J, Euler C, Christensen S, et al. Evolution of

autoantibody responses via somatic hypermutation outside of germinal centers. Science 2002; 297: 2066–2070.

40. Herlands RA, Christensen SR, Sweet RA, et al. T cell-independent and toll-like receptor-dependent antigen-driven activation of autoreactive B cells. Immunity 2008; 29: 249–260.

C

粘膜系樹状細胞（誘導組織）

はじめに

ウイルスや細菌などの病原体のほとんどは，消化管などの粘膜を介して生体内に侵入することが知られている．これら病原体の侵入に対して，粘膜面では抗原特異的な分泌型IgA（secretory IgA：SIgA）を主体とした免疫応答が誘導される．具体的に，SIgAは病原体の粘膜上皮細胞への付着・定着を阻止し，病原体の産生する毒素を中和することで感染防御に貢献している．また，SIgAは特に感染のない生理的な状態でさえ粘膜面に大量に産生され，その産生量は免疫グロブリンのなかで最も多い（40〜60 mg/kg/day）．これは，生体内の全形質細胞の80 %が粘膜に存在し，そのおよそ80 %がIgA産生形質細胞によって占められているためである．その一方で，IgAの半減期（26.6時間）はほかの免疫グロブリンと比較して短い（IgGは280時間，IgMは35.4時間）．これらのことから，粘膜組織ではIgAクラススイッチが選択的，恒常的，かつ効率的に誘導されていることが推測される．また，粘膜組織でのIgA産生形質細胞の出現には，誘導組織におけるIgAクラススイッチの誘導と実効組織へのIgA^+B細胞の移行が必要である．近年，これらの過程に粘膜の樹状細胞（dendritic cells：DC）が重要な役割を担っていることが明らかにされつつある．

本項では，マウスで得られた知見を中心にIgAクラススイッチ誘導機構における消化管粘膜樹状細胞の役割について概説する．

粘膜関連リンパ組織

消化管に代表される粘膜は常時さまざまな異物に曝露されており，食物抗原に対しては不応答を，微生物抗原に対してはSIgAを介した防御応答を誘導する，全身免疫系とは異なる生体防御機構（粘膜免疫系）を備えている．この免疫応答の誘導には，粘膜関連リンパ組織（mucosa-associated lymphoid tissue：MALT）と総称される誘導組織（リンパ組織）と実効組織（非リンパ組織），そしてこれら組織間を橋渡しする共通粘膜免疫システム（common mucosal immune system：CMIS）が重要である[1]．粘膜関連リンパ組織にはPeyer板，腸間膜リンパ節，孤立リンパ濾胞など消化管を担当する腸管関連リンパ組織（gut-associated lymphoid tissue：GALT）と，呼吸器を担当する鼻咽頭関連リンパ組織（nasopharyngeal-associated lymphoid tissue：NALT）などが存在する（実効組織を含めて粘膜関連リンパ組織と解釈する場合もある）．鼻咽頭関連リンパ組織は齧歯類に特有のリンパ組織であり，ヒトでは扁桃やアデノイドに相当するとされている[1]（5章参照）．

小腸に散在するPeyer板は，通常のリンパ組織にはみられないユニークな構造をしている（図1）[1]．すなわち，Peyer板は，線維性被膜や抗原の侵入口である輸入リンパ管を欠いているが，その代わりに濾胞関連上皮層（follicle-associated epithelium：FAE）と呼ばれる単層上皮細胞によって覆われ，これによって外界から隔てられている．また，

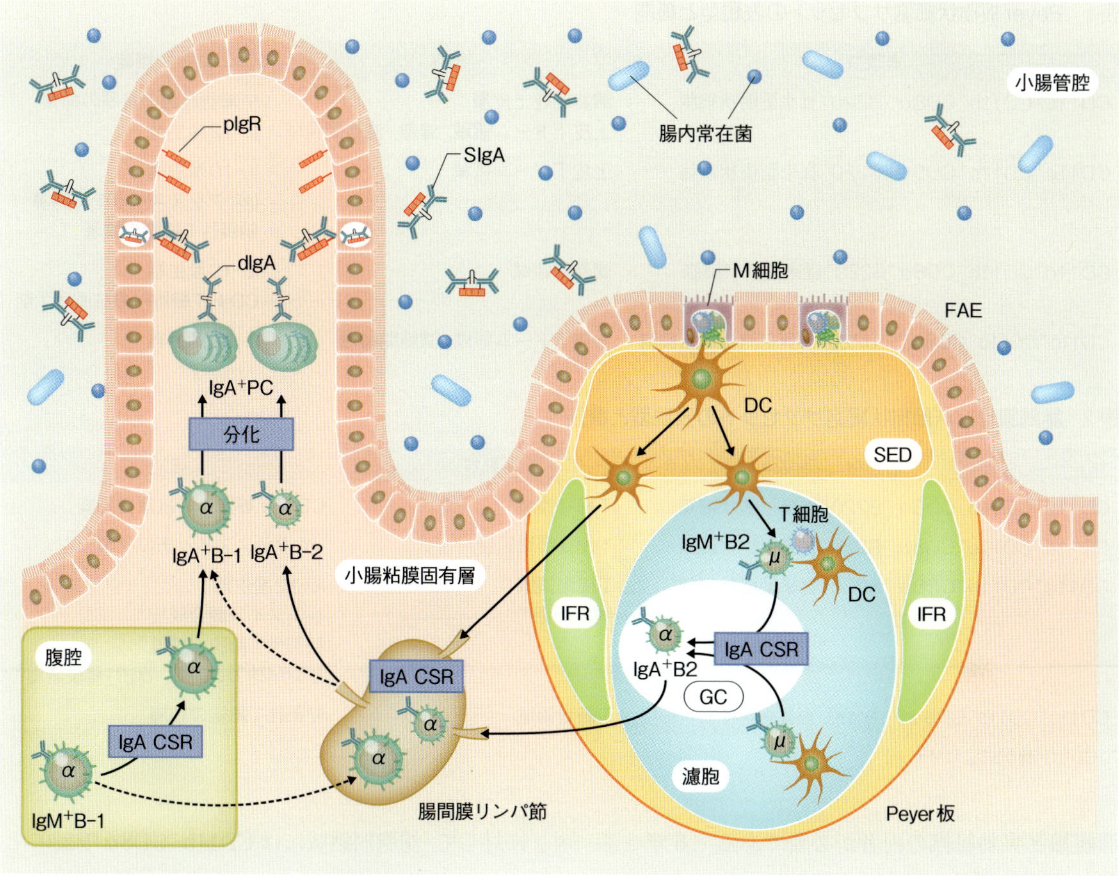

図1 消化管粘膜におけるIgA産生誘導機構

IgM⁺ナイーブB（B-2）細胞からIgA⁺B細胞へのIgAクラススイッチ組換え（class switch recombination：CSR）は主にPeyer板の胚中心（GC）で誘導される．この過程には，濾胞関連上皮層（FAE）内のM細胞によって取り込まれた腸内常在菌を捕食した上皮下ドーム領域（SED）の樹状細胞（DC）が重要である．IgA⁺B細胞（形質芽細胞）は腸間膜リンパ節を介して小腸粘膜固有層に移動し，そこでIgA⁺形質細胞（PC）に分化し，二量体IgA（dIgA）を生産する．dIgAは上皮細胞の基底膜に発現する分泌成分の膜結合型分子（pIgR）と結合し，トランスサイトーシスにより消化管腔側に移動し，分泌型IgA（SIgA）として放出される．B-1細胞のIgA CSRは腹腔，腸間膜リンパ節，粘膜固有層などで誘導されると考えられている．

濾胞関連上皮層には抗原の侵入口であるM細胞が多数見いだされる（3章c，d参照）．濾胞関連上皮層の直下には樹状細胞が高頻度で存在する上皮下ドーム領域（subepithelial dome：SED）が配置され，そこで樹状細胞はM細胞を介して取り込まれた抗原を捕食し，成熟する．成熟樹状細胞はT細胞領域である濾胞間領域（interfollicular region：IFR）や腸間膜リンパ節に移動し，T細胞へ抗原提示する．上皮下ドーム領域の下部にはB細胞領域である胚中心を含む濾胞が存在しており，そこでナイーブIgM⁺B220⁺B細胞からIgA⁺B220⁺B細胞へのIgAクラススイッチ，さらにIgA⁺B220⁻形質芽細胞への分化が誘導される．しかしながら，通常のリンパ組織とは異なりPeyer板には髄質や洞が存在しないため，IgA産生形質細胞への分化は誘導されない．また，同様の構造は鼻咽頭関連リンパ組織や孤立リンパ濾胞においても観察されるが，後者にはT細胞領域がほとんど存在しない[1]．

粘膜の実効組織には，上皮下に広がる結合組織である粘膜固有層（消化管，呼吸器，生殖器）や，分泌に特化した腺組織（涙腺，唾液腺，乳腺）などが含まれ，そこではIgA⁺形質芽細胞からIgA産生形質細胞への終末分化や粘膜面へのSIgAの産生が誘導される（図1）[1]．したがって，SIgA産生には誘

表1 Peyer板樹状細胞サブセットの表現型と機能

表現型	局在	機能
$CD11c^+CD11b^-CD8\alpha^-B220^-$従来型樹状細胞	濾胞関連上皮層 上皮下ドーム領域，濾胞，濾胞間領域	M細胞経由の抗原の捕食 IL-12産生能
$CD11c^+CD11b^+CD8\alpha^-B220^-$従来型樹状細胞	上皮下ドーム領域	IL-10産生能 IgAクラススイッチの誘導 制御性T細胞の誘導
$CD11c^+CD11b^-CD8\alpha^+B220^-$従来型樹状細胞	濾胞間領域	IL-12産生能 $CD4^+$T細胞への抗原提示能
$CD11c^+CD11b^-CD8\alpha^{+/-}B220^+$形質細胞様樹状細胞	上皮下ドーム領域，濾胞間領域	IL-12産生能

表2 腸間膜リンパ節樹状細胞サブセットの表現型と機能

表現型	局在	機能
$CD11c^+CD11b^-CD8\alpha^-B220^-$従来型樹状細胞	T細胞領域	$CD4^+$T細胞への抗原提示能
$CD11c^+CD11b^+CD8\alpha^-B220^-$従来型樹状細胞	T細胞領域周囲	IgAクラススイッチの誘導
$CD11c^+CD11b^-CD8\alpha^+B220^-$従来型樹状細胞	T細胞領域 濾胞周囲*	IL-12産生能 レチノイン酸合成能* 制御性T細胞の誘導* リンパ球のCCR9，$\alpha_4\beta_7$発現誘導*
$CD11c^+CD11b^-CD8\alpha^{+/-}B220^+$形質細胞様樹状細胞	T細胞領域	制御性T細胞の誘導

*：$CD103^+$樹状細胞サブセット

導組織と実効組織の両者が必要である（6章a参照）．近年，腸管の粘膜固有層が新たなIgAクラススイッチ誘導の場となることが報告された[2]（8章b，e参照）．しかしながら，その生理的意義，胚中心に依存しないクラススイッチ機構，IgA産生に対する貢献度などは不明である．

粘膜関連リンパ組織における樹状細胞サブセットとその分布

樹状細胞はCD11cを細胞表面に発現することから，ほかの細胞種と区別することができる．さらに，樹状細胞には多数のサブセットが存在し，これらサブセットもまた細胞表面マーカー（CD11b，CD8α，B220〈CD45R〉）の発現パターンの違いにより分類することができる[3]．

Peyer板では主に4種類のサブセットに分類される[3]（表1）．濾胞関連上皮層に存在する上皮細胞間樹状細胞は$CD11b^-CD8\alpha^-B220^-$である．上皮下ドーム領域には$CD11b^+CD8\alpha^-B220^-$と$CD11b^-CD8\alpha^-B220^-$の樹状細胞サブセットが存在するのに対して，濾胞間領域には$CD11b^-CD8\alpha^+B220^-$と$CD11b^-CD8\alpha^-B220^-$のサブセットが存在する．胚中心を含む濾胞には$CD11b^-CD8\alpha^-B220^-$樹状細胞と非造血細胞由来の濾胞樹状細胞が共存している．

Peyer板と同様，腸間膜リンパ節にも，主に4種類の樹状細胞サブセット（$CD11b^+CD8\alpha^-B220^-$，$CD11b^-CD8\alpha^+B220^-$，$CD11b^-CD8\alpha^-B220^-$）が存在し，特に$CD103^+$樹状細胞（$CD11b^-CD8\alpha^+B220^-$）は濾胞の周囲に多く観察される（表2）．興味深いことに，腸間膜リンパ節には$\alpha_L^{low}\beta_7^{high}$粘膜固有層樹状細胞サブセット（$CD11b^+CD8\alpha^-$，$CD11b^-CD8\alpha^{int}$）と$\alpha_L^{int}\beta_7^{int}$Peyer板樹状細胞サブセット（$CD11b^-CD8\alpha^+$）の両方が存在している．これは各樹状細胞サブセットが腸間膜リンパ節に遊走することを示している．実際，粘膜固有層樹状細胞はCCR7依存性に腸間膜リンパ節に遊走するのに対して，Peyer板樹状細胞はCCR7非依存性に遊走することが報告されている[3]．

一方，樹状細胞には上述の従来型樹状細胞（conventional DC：cDC）とは別に，形質細胞様樹状細胞（plasmacytoid DC：pDC）が存在し，従来型樹状細胞とは異なる細胞表面マーカーを発現する樹状細胞サブセット（形質細胞様樹状細胞：$CD11^{clo}$ $CD11b^{-}CD8\alpha^{+/-}B220^{+}Ly6C^{+}mPDCA1^{+}$）である．粘膜組織において，形質細胞様樹状細胞はPeyer板の上皮下ドーム領域や濾胞間領域，腸間膜リンパ節，小腸粘膜固有層，および扁桃に存在しているものの，その数は従来型樹状細胞よりも少ない[3)]．

IgAクラススイッチ誘導機構における樹状細胞の役割

アイソタイプクラススイッチ

免疫グロブリン遺伝子は可変部（V〈D〉J）領域と定常（C_H）領域から構成され，前者は抗原特異性を，後者はアイソタイプ特異性を抗体分子に付与する．アイソタイプクラススイッチとはB細胞の免疫グロブリン遺伝子の定常（C_H）領域を変化させる遺伝子組換え反応である．抗原刺激を受けたことのないナイーブB細胞の定常領域はIgMをコードするμ鎖（C_μ）であるが，抗原やサイトカインなどの刺激を受けることでほかの免疫グロブリンをコードする遺伝子につなぎ変えられる．IgAへのクラススイッチの場合にはα鎖（C_α）が選択される[2)]（8章b参照）．

T細胞依存性IgAクラススイッチ

IgAクラススイッチにはT細胞依存性経路とT細胞非依存性経路が存在する（図2）[2)]．T細胞依存性経路では，活性化$CD4^{+}$T細胞上に発現されるCD40リガンド（CD40L）と，間質細胞や濾胞T細胞などから生産されるTGF-βの刺激により，ナイーブB細胞にIgAクラススイッチが誘導される．この過程において，Peyer板の上皮下ドーム領域に存在する$CD11b^{+}$樹状細胞がTGF-βやIL-6を産生し，IgAクラススイッチをさらに増強させる．一方，非粘膜組織である脾臓の$CD11b^{+}$樹状細胞にはこのような作用は認められない．

T細胞依存性IgAクラススイッチに必須であるTGF-βの産生機構は非常にユニークである．TGF-βはまずlatency-associated peptideと結合した不活性な潜在型（latent）TGF-βとして産生され，次いでメタロプロテイナーゼ（matrix metallo-proteinase：MMP）などによる酵素分解，あるいはインテグリン（$\alpha_v\beta_6$や$\alpha_v\beta_8$）による物理的牽引を介して生理活性をもつTGF-βが遊離してくるものと考えられている[2)]．最近，腸管関連リンパ組織の樹状細胞はTGF-βの活性化に必要なMMP2，MMP9，MMP13，および$\alpha_v\beta_8$を構成的に発現していることが明らかにされた[3,4)]．また，TGF-βはIgAのみならず，IgG2bへのクラススイッチを誘導するにもかかわらず，粘膜組織でIgG2bはほとんど生産されない．この疑問は長らく明らかにされていなかったが，近年，濾胞性ヘルパーT（follicular helper T cell：Tfh）細胞から産生されるIL-21がTGF-βで誘導されるクラススイッチに選択性を付与することが明らかにされた[5)]．すなわち，IL-21はTGF-βで誘導されるIgG2bクラススイッチを阻害するのに対して，IgAクラススイッチを増強する（図3）．このようなシステムにより，粘膜ではTGF-βが豊富な環境が構築され，IgAクラススイッチが選択的に誘導される．

T細胞非依存性IgAクラススイッチ

T細胞非依存性経路では，粘膜樹状細胞から産生される増殖誘導リガンド（a proliferation-inducing ligand：APRIL）やTNFファミリーに属するB細胞活性化因子（B cell activating factor of the tumor necrosis factor〈TNF〉family：BAFF）の刺激によりB細胞にIgAクラススイッチが誘導される（図2）[2)]．このなかで，筆者らは腸管関連リンパ組織や小腸粘膜固有層に局在し，TNF-αと誘導型一酸化窒素合成酵素（iNOS）を構成的に発現する樹状細胞（Tip-樹状細胞：$CD11b^{+}CD8\alpha^{-}B220^{-}$）が一酸化窒素（NO）によるAPRILやBAFFの発現誘導を介してIgAクラススイッチを誘導することを報告している[6)]．

近年，腸管関連リンパ組織の樹状細胞が特異的に産生するビタミンAの代謝産物の一つであるレチノイン酸が，IL-5やIL-6と協調的にIgAクラス

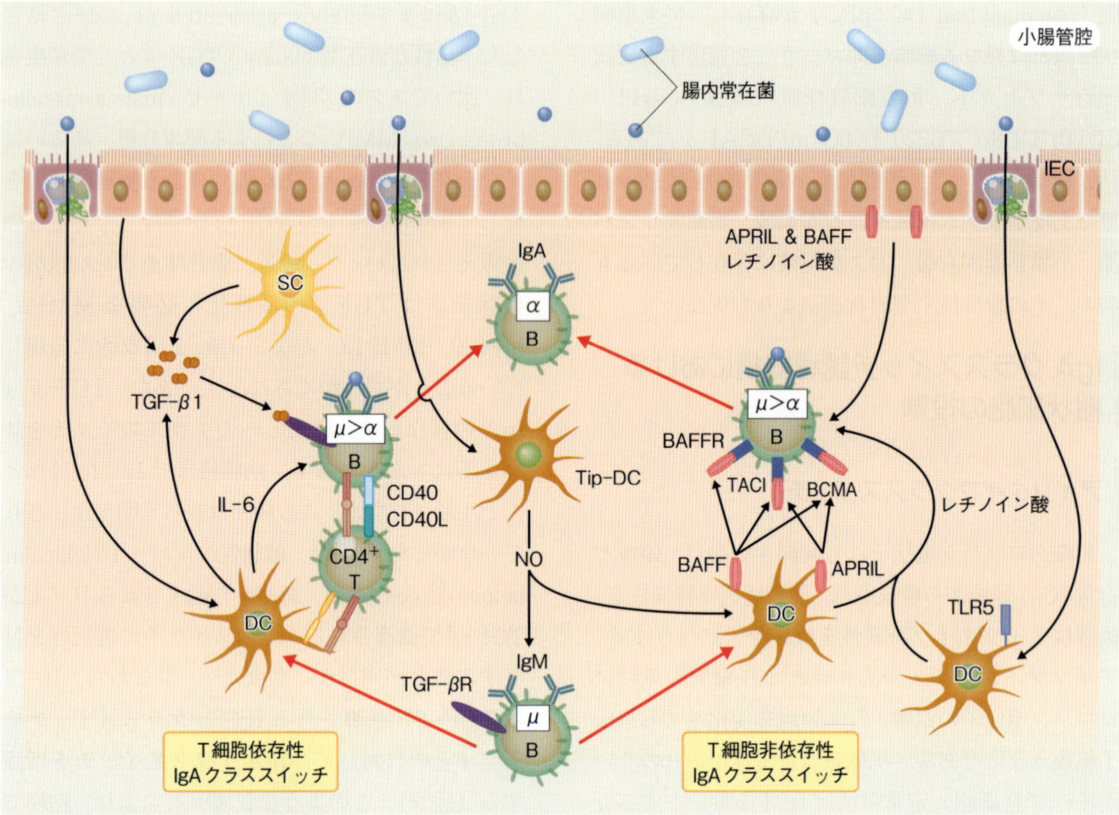

図2　IgAクラススイッチ誘導機構

IgAクラススイッチはT細胞依存性経路とT細胞非依存性経路に大別される．T細胞依存性経路ではT細胞上のCD40Lと樹状細胞（DC），間質細胞（SC），粘膜上皮細胞（IEC）の産生するTGF-β1の刺激により，一方，T細胞非依存性経路では樹状細胞やIECの産生するAPRIL/BAFFやレチノイン酸により，IgM$^+$ナイーブB（B2）細胞にIgAクラススイッチが誘導されIgA$^+$B細胞へと分化する．これらの機構を構築するうえで腸内常在菌が重要であることが知られていたが，近年，TLR5の刺激やTip-樹状細胞の産生する一酸化窒素（NO）が重要な役割を担うことが明らかにされた．B-1細胞は省略してある．

スイッチを誘導することが明らかにされた（図2）[2,7]（7章b参照）．レチノイン酸の生合成は2段階の酸化反応からなる．すなわち，食餌中に含まれるβ-カロテンの分解により生じたレチノール（ビタミンA）がアルコール脱水素酵素によりレチナールとなり，さらにレチナール脱水素酵素（retinal dehydrogenase：RALDH）によりレチノイン酸に変換される[7]（7章b参照）．これらレチノイン酸産生にかかわる酵素群を発現する樹状細胞サブセットは，腸間膜リンパ節ではCD103$^+$樹状細胞（CD11b$^{-/low}$CD8^{int} B220$^-$），小腸粘膜固有層ではTLR5$^+$樹状細胞（CD11b$^+$B220$^-$），また表現型は明らかにされていないもののPeyer板の上皮下ドーム領域にも存在することが見いだされている[7,8]．

また，APRILやBAFFは粘膜上皮細胞からも産生されることや，レチノイン酸は粘膜上皮細胞や腸間膜リンパ節の間質細胞からも産生することが見いだされているが[2,7]，樹状細胞は上皮細胞や間質細胞と異なり移動性をもつことから，IgAクラススイッチ誘導に関しては樹状細胞のほうがより効率的であると思われる．最近，孤立リンパ濾胞で誘導されるIgAクラススイッチはT細胞非依存性に誘導され，この過程には孤立リンパ濾胞の間質細胞と樹状細胞のクロストークが重要であることが明らかにされた[4]．このように，粘膜組織ではIgAクラススイッチが効率的に誘導される環境が構築されている．

B細胞には2種類のサブセットが存在する[1,2]（6

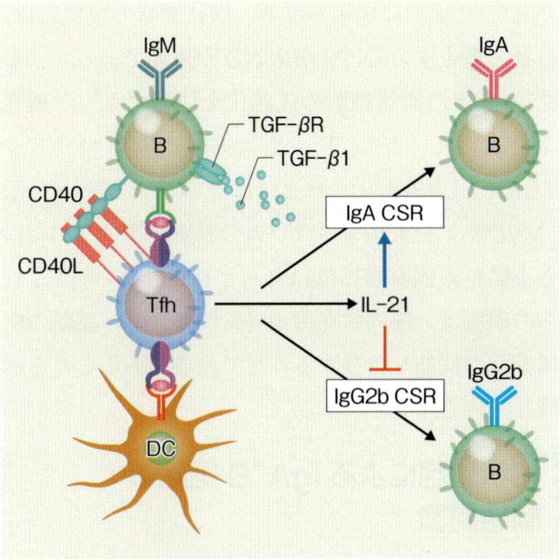

図3　濾胞T細胞由来IL-21によるIgAクラススイッチの選択的誘導

活性化T細胞上のCD40LとTGF-β1の刺激を受けたナイーブB細胞にはIgAあるいはIgG2bへのクラススイッチ組換え（CSR）を誘導するチャンスが与えられるが，Peyer板ではIgAへのクラススイッチが選択的に誘導される．この選択性は，濾胞T細胞（Tfh）から産生されるIL-21によって厳密に制御されている．IL-21はIgAクラススイッチを増強するのに対して，IgG2bクラススイッチを阻害する．

章b，8章e参照）．これまで紹介してきたB細胞はすべて骨髄に由来するB-2細胞であり，全身の二次リンパ組織や粘膜固有層に分布している．一方，胎児肝細胞に由来するB-1細胞は，腹腔，胸腔，粘膜固有層などに分布が限られている．B-1細胞もまたT細胞非依存性IgA産生に貢献している．事実，B-1細胞は小腸粘膜固有層のIgA産生形質細胞のおよそ半数を占めている[1,2]．しかしながら，B-1細胞のIgAクラススイッチ誘導機構はB-2細胞ほど明確でない．以前からB-1細胞は腹腔に多く存在し，そのほとんどがIgM^+細胞であるが，ごく少数のIgA^+細胞も存在することが知られていた．興味深いことに，一部の腹腔IgM^+B-1細胞には遺伝子レベルにおいてすでにIgAクラススイッチを終えた細胞（$C\alpha^+IgM^+$B-1細胞）が存在している．これらのことは，腹腔がB-1細胞のIgAクラススイッチの場であることを示唆している．また，B-1細胞にIgAクラススイッチを誘導する刺激としては，さまざまなサイトカイン（IL-5, IL-6, IL-15, TGF-β，BAFFなど）がその候補としてあげられている[1,2]．近年，小腸粘膜固有層の$TLR5^+$樹状細胞（$CD11b^+B220^-$）がレチノイン酸依存性にB-1細胞にIgAクラススイッチを誘導することが明らかにされた[8]（8章d参照）．また，B-1細胞のIgAクラススイッチは腸間膜リンパ節においても誘導される可能性が示唆されているが，この過程に樹状細胞が関与しているかどうかは明らかにされていない．

IgAクラススイッチ誘導機構における腸内常在菌の役割

IgA産生誘導に必須な環境を構築するうえで腸内常在菌が重要であると考えられている．事実，腸内常在菌を欠く無菌マウスでは，小腸粘膜固有層のIgA産生形質細胞数，血清や糞便中のIgAレベルが著しく低下している[2,9]．また，通常の常在菌叢をもつSPFマウスにおいて生理的に産生されるSIgAは腸内常在菌の成分を認識することや，Toll-like receptor（TLR）リガンドなどの腸内常在菌成分が非特異的にIgAクラススイッチを誘導することも知られている[2,9]．このなかで近年，腸内常在菌によるIgAクラススイッチ誘導機構にPeyer板の樹状細胞が重要な役割を担っていることが報告された[9]．すなわち，マウスに蛍光標識した生きた腸内常在菌*Enterobacter cloacae*を経口投与したところ，Peyer板の樹状細胞（$CD8\alpha^{-/+}$）は同常在菌を取り込み，常在菌を細胞内で生かした状態で，腸間膜リンパ節に遊走し，そこでナイーブB細胞にIgAクラススイッチを誘導する（図4）．一方，加熱処理した*E. cloacae*を経口投与したマウスでもIgAクラススイッチは誘導されるものの，生きた常在菌ほど効率的ではないという[9]．では，このような腸管関連リンパ組織の樹状細胞に特化した機能は腸内常在菌によって付与されているのであろうか．この疑問は腸内常在菌成分で処理した非粘膜樹状細胞を用いた実験により解決された[10]．すなわち，腸内常在菌成分のリコンビナント体で処理した骨髄由来樹状細胞をB細胞と共培養することによりIgA産生が誘導され，さらにこの誘導はAPRIL/

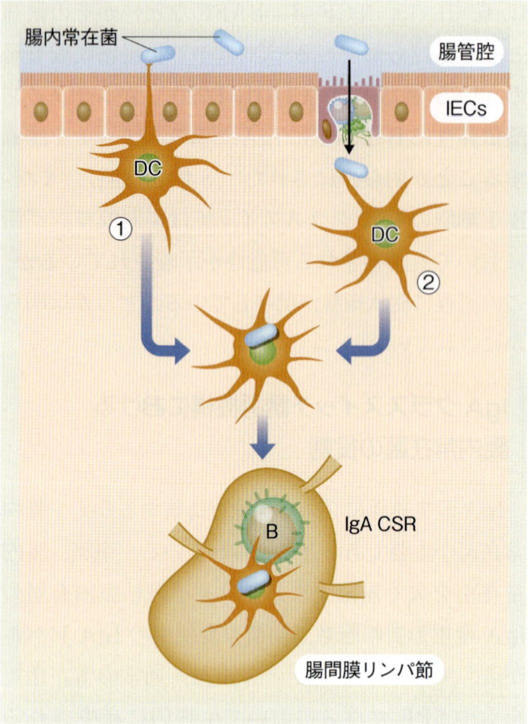

図4 腸内常在菌によるIgAクラススイッチ誘導
SPF マウスの Peyer 板や腸管粘膜固有層の樹状細胞は，① 腸管腔内に樹状突起を伸ばし腸内常在菌を捕捉，② M 細胞を介して侵入してきた常在菌を捕捉する．次いで，樹状細胞は常在菌を生かした状態で細胞内に留め，リンパ管を介して腸間膜リンパ節に移行する．そこで，樹状細胞は常在菌の刺激依存性にナイーブ B 細胞に IgA へのクラススイッチ組換え（CSR）を誘導する．無菌マウスの粘膜ではこのような反応が誘導されないために，IgA レベルが著減しているのかもしれない．

BAFF 依存性であることが明らかにされた．

腸内常在菌には IgA 産生誘導に特化した菌種が知られており，その一つに腸内常在菌の優勢菌である *Bacteroides* があげられる．なかでも，*Bacteroides fragilis* の産生する多糖 A（polysaccharide A：PSA）は共生因子として知られており，炎症性腸疾患モデルにおける腸炎の発症を抑制するなど粘膜免疫系のホメオスタシスを維持するうえで重要な役割を担っていることが示唆されている[11]．多糖 A が共生因子として機能を発揮するためには，樹状細胞による多糖 A の断片化が必要である．すなわち，多糖 A は樹状細胞上の TLR2 を介して細胞内に取り込まれ，この刺激により誘導された iNOS 由来 NO が多糖 A を断片化し，MHC クラス II 分子を介して T 細胞に提示される．樹状細胞の成熟には，自身の産生する iNOS 由来 NO が重要であるが，多糖 A もまた樹状細胞の成熟化を誘導する[11]．興味深いことに，粘膜 Tip-樹状細胞は無菌マウスや TLR（TLR2/4/9）あるいはそのアダプター分子（MyD88）を欠損するマウスの腸管関連リンパ組織や小腸粘膜固有層にはほとんど存在しない[6]．これらの事実は，腸内常在菌が腸管関連リンパ組織の樹状細胞の機能を付与するうえで重要であることを示唆している．

樹状細胞による IgA^+B 細胞の動態制御

抗原刺激を受けたことのないナイーブなリンパ球は血液・リンパ循環を介して全身のリンパ組織を巡回することはできるが，非リンパ組織に移行することはできない．しかし，リンパ球が二次リンパ組織（たとえば Peyer 板）で抗原刺激を受けた場合，その二次リンパ組織が所属する固有の非リンパ組織（たとえば小腸粘膜固有層）にホーミングすることが可能となる．Peyer 板から粘膜固有層への IgA^+ 形質芽細胞の移行には，共通粘膜免疫システムと称される粘膜に特化したホーミング機構が重要である．すなわち，IgA^+形質芽細胞は Peyer 板から遊出した後，リンパ管，腸間膜リンパ節，胸管，血液循環を経由して粘膜固有層や腺組織に移行し，そこで IgA 産生形質細胞に分化する[1,2]．この共通粘膜免疫システムを介した B 細胞の移行には，ケモカイン-ケモカイン受容体の相互作用が重要である（7 章 a 参照）．Peyer 板の胚中心に存在する間質細胞や Tfh 細胞はケモカイン CXCL13 を構成的に産生しており，その受容体である CXCR5 を発現する B 細胞はこの相互作用により濾胞や胚中心にとどまることができる．一方，クラススイッチを終えた IgA^+B 細胞は CXCR5 の発現を低下させることで，Peyer 板から末梢に移行することができるようになる（図 5）．この機構とは別に，脂質メディエータの一つであるスフィンゴシン 1-リン酸（sphingosine1-phosphate：S1P）を介したリンパ球の動態制御も知られている[1]（7 章 c 参照）．S1P は二次リン

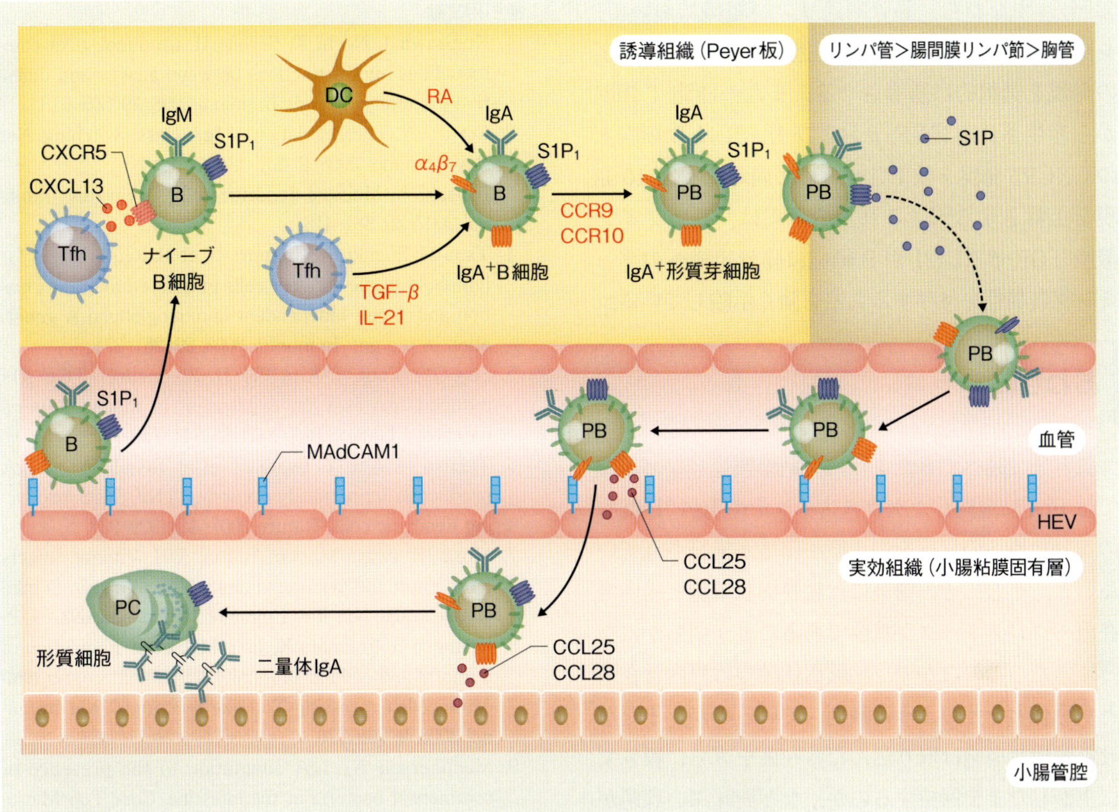

図5　誘導組織におけるホーミング特異性の付与と実効組織へのホーミング機構

$CXCR5^+$ナイーブB細胞は濾胞ヘルパーT細胞（Tfh）由来CXCL13との相互作用と，$S1P_1$の発現を低下させることでPeyer板に滞留する．その際，樹状細胞由来レチノイン酸（RA）の刺激によりナイーブB細胞にIgAクラススイッチおよびCCR9や$\alpha_4\beta_7$の発現が誘導される．次いで，Tfh細胞由来TGF-βとIL-21によりIgA^+B細胞にCCR10の発現増加とCXCR5の発現減少が誘導される．さらに，IgA^+B細胞はIgA^+形質芽細胞への分化とともに$S1P_1$の発現を回復させ，S1P依存性に末梢へ移行し，共通粘膜免疫システムを介して小腸の高内皮細静脈（HEV）上のMAdCAM1やCCL25/CCL28を介して粘膜固有層に移入し，形質細胞への終末分化が誘導される．

パ組織よりも血液中に高濃度で存在しており，S1Pの受容体である1型S1P受容体（$S1P_1$）を発現するリンパ球はS1Pの濃度勾配を検知することで，二次リンパ組織から末梢へ移行する．すなわち，腸管関連リンパ組織において，$S1P_1$を発現したナイーブB細胞はPeyer板内に移行した後，$S1P_1$の発現を低下させることで濾胞内にとどまる．このあいだにB細胞はIgAクラススイッチをすませ，再び$S1P_1$発現を回復させることでS1P依存性にPeyer板から末梢へ移行する（図5）．この機構はIgA^+ B-1細胞の腹腔から粘膜固有層への移行にも重要である[1]．

一方，粘膜固有層の粘膜上皮細胞や血管内皮細胞はIgA^+形質芽細胞を誘引するケモカインを構成的に生産している[1,2,7]．具体的には，小腸粘膜固有層の上皮細胞や内皮細胞ではケモカインCCL25やCCL28を，大腸粘膜固有層ではCCL28を選択的に生産している．これに対して，IgA^+形質芽細胞はCCL25の受容体であるCCR9やCCL28の受容体であるCCR10を発現している．また，粘膜上皮細胞にはMAdCAM1を発現しており，IgA^+形質芽細胞はその受容体である$\alpha_4\beta_7$を発現している．したがって，Peyer板から遊出したIgA^+形質芽細胞は共通粘膜免疫システムを介して全身を巡り，粘膜固有層静脈の高内皮細胞に発現するケモカインに導かれて粘膜固有層内に到達する．近年，この過程にPeyer板や腸間膜リンパ節の樹状細胞の産生するレチノイン酸が重要であることが報告された[7]（7章b

参照）．すなわち，腸管関連リンパ組織において，レチノイン酸はIgA$^+$形質芽細胞上のCCR9や$\alpha_4\beta_7$の発現を選択的に誘導させる．また，濾胞T細胞から産生されるTGF-βおよびIL-21はB細胞上のCXCR5発現を低下させるのと同時にCCR10発現を上昇させる[12]．これらの事実は，レチノイン酸やTGF-β/IL-21がB細胞に腸管組織へのホーミング特異性を付与することを強く示唆している．

おわりに

これまで述べてきたように，粘膜関連リンパ組織ではIgAに偏向したクラススイッチやIgA$^+$B細胞の実効組織への移行を促す微小環境が構築されていること，そしてその構築には粘膜樹状細胞と腸内常在菌のクロストークが重要であることが明らかになってきた．このなかで，粘膜樹状細胞は腸内常在菌と病原体とをどのように識別しているのか，またなぜ粘膜樹状細胞は取り込んだ常在菌を直ちに殺さずに生かしたまま保持するのか，など興味深い課題が残されている．昨今，鳥あるいはブタインフルエンザのパンデミックが懸念されており，効果的粘膜ワクチンの開発は喫緊の課題である．そして，粘膜樹状細胞の特性の解明やその人為的制御法の確立は効果的粘膜ワクチンの開発につながる可能性を秘めている．

（手塚裕之，安部由紀子，樗木俊聡）

◉引用文献

1. Kunisawa J, Nochi T, Kiyono H. Immunological commonalities and distinctions between airway and digestive immunity. Trends Immunol 2008; 29: 505-513.
2. Cerutti A. The regulation of IgA class switching. Nat Rev Immunol 2008; 8: 421-434.
3. Iwasaki A. Mucosal dendritic cells. Annu Rev Immunol 2007; 25: 381-418.
4. Tsuji M, Suzuki K, Kitamura H, et al. Requirement for lymphoid tissue-inducer cells in isolated follicle formation and T cell-independent immunoglobulin A generation in the gut. Immunity 2008; 29: 261-271.
5. Seo GY, Youn J, Kim PH, IL-21 ensures TGF-β1-induced IgA isotype expression in mouse Peyer's patches. J Leukoc Biol 2009; 85: 744-750.
6. Tezuka H, Abe Y, Iwata M, et al. Regulation of IgA production by naturally occurring TNF/iNOS-producing dendritic cells. Nature 2007; 448: 929-933.
7. Mora JR, Iwata M, von Andrian UH. Vitamin effects on the immune system: vitamin A and vitamin D take centre stage. Nat Rev Immunol 2008; 8: 685-698.
8. Uematsu S, Fujimoto K, Jang MH, et al. Regulation of humoral and cellular immunity by lamina propria dendritic cells expressing Toll-like receptor 5. Nat Immunol 2008; 9: 769-776.
9. Macpherson AJ. IgA adaptation to the presence of commensal bacteria in the intestine. Curr Top Microbiol Immunol 2006; 308: 117-136.
10. Konrad A, Cong Y, Duck W, et al. Tight mucosal compartmentation of the murine immune response to antigens of the enteric microbiota. Gastroenterol 2006; 130: 2050-2059.
11. Round JL, Mazmanian S. The gut microbiote shapes intestinal immune responses during health and disease. Nat Rev Immunol 2009; 9: 313-323.
12. Dullaer M, Li D, Xue Y, et al. A T cell-dependent mechanism for the induction of human mucosal homing immunoglobulin A-secreting plasmablasts. Immunity 2009; 30: 120-129.

d

粘膜系樹状細胞（実効組織）

はじめに

腸管粘膜固有層（lamina propria：LP）は，上皮と筋層のあいだに存在する腸管粘膜の実質である．腸管粘膜は食餌性抗原や常在細菌に常に曝露されているため，腸管は食物や常在細菌に対する免疫寛容を維持する機構を発達させてきた．その一方で，侵入してくる病原体に対しては認識を行い，それらを排除するために適切に防御免疫応答を誘導する[1)]．元来，腸管粘膜固有層は免疫の実効組織であって，誘導組織ではないと考えられてきた．しかしながら，近年腸管粘膜固有層の樹状細胞（dendritic cell：DC）が免疫の誘導に密接にかかわっていることが明らかになり，腸管粘膜固有層が免疫の実効組織だけでなく誘導組織としての役割を果たしていることがわかってきた．

本項では，最近明らかになった腸管粘膜固有層の樹状細胞（LPDC）サブセットやその免疫誘導における役割について概説する．

腸管粘膜固有層の抗原提示細胞サブセット

腸管粘膜固有層の抗原提示細胞（antigen presenting cell）群がCD11cとCD11bの発現パターンによって4つのサブセット，2種類の樹状細胞（$CD11c^{high}CD11b^{low}$ と $CD11c^{high}CD11b^{high}$），マクロファージ（$CD11c^{int}CD11b^{int}$）そして好酸球（$CD11c^{int}CD11b^{high}$）に分かれることが見いだされた[2)]（**図1a**）．$CD11c^{high}CD11b^{low}$ と $CD11c^{high}CD11b^{high}$ サブセットはMHC（major histocompatibility complex）クラスIIを高発現し，$DEC\text{-}205^{+}CD80^{+}CD86^{+}$であった．これらの2つのサブセットはCD103も陽性であった．興味深いことに，$CD11c^{high}CD11b^{high}$ サブセットはマクロファージマーカーのF4/80陽性で，マクロファージの性質を併せ持つ樹状細胞であった．$CD11c^{int}CD11b^{int}$ サブセットは，MHCクラス$II^{+}F4/80^{+}$であったが，CD103は陰性であった．$CD11c^{int}CD11b^{high}$ サブセットは，分葉した核とエオジン好染性の顆粒を持つ好酸球で，CD80は発現していたがMHCクラスIIは陰性であった（**図1b, c**）[3)]．

TLR5と自然免疫応答

Toll-like receptor（TLR）は，自然免疫における重要な受容体ファミリーで，哺乳類では13種類が報告されている[4)]（4章a参照）．TLRは樹状細胞やマクロファージといった抗原提示細胞によく発現しており，微生物が持つ特徴的な構造を認識して自然免疫応答を誘導する．個々のTLRはリガンドを認識すると，固有のシグナル伝達経路を活性化し，樹状細胞の成熟，サイトカイン産生を介して獲得免疫を活性化する．腸管上皮細胞におけるTLRの役割についてはよく解析されているが，腸管粘膜固有層の抗原提示細胞におけるTLRの役割はほとんど解析されてこなかった．例えばTLR5は細菌の鞭毛の構成蛋白であるフラジェリンを認識する受容体であり，腸管粘膜からの細菌の侵入を考えた時注目に値する．

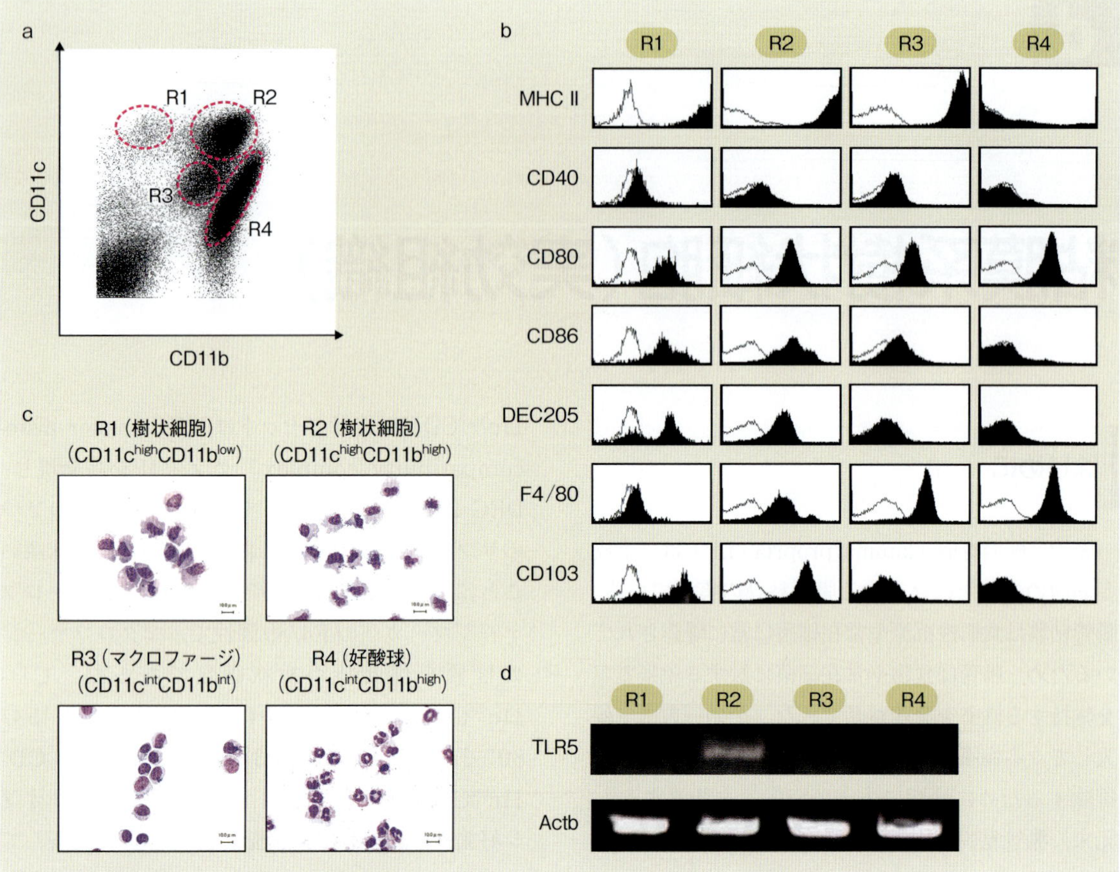

図1　小腸粘膜固有層の4つの抗原提示細胞サブセット

a：粘膜固有層の抗原提示細胞は，CD11cとCD11bの発現によって4つのサブセットに分かれる．
b：LPDC各サブセットの表面分子の発現．
c：May-Grunwald-Giemsa染色（Bar；10 mm）．
d：TLR5の発現（RT-PCR）．Actb：b-actin．
（Uematsu S, et al. 2008[3]より）

マウスでは，小腸の腸管粘膜固有層においてTLR5の発現が高いことがわかった[5]．小腸からさまざまな細胞を単離して発現を調べた結果，CD11c^{high}CD11b^{high}LPDCが特異的にTLR5を発現していることが明らかになった（**図1d**）[3]．CD11c^{high}CD11b^{high}LPDCは，フラジェリン刺激に反応してTLR5依存的に炎症性サイトカインであるIL-6やIL-12p40を産生し，抑制性サイトカインのIL-10は産生しなかった．また，TNF-αやIL-23の産生を認めなかった（**図2**）．脾臓樹状細胞（SPDC）などとは異なり，CD11c^{high}CD11b^{high}LPDCはTLR4を発現しておらずリポ多糖（lipopolysaccharide：LPS）に低反応性を示した．このようにCD11c^{high}CD11b^{high}LPDCは，フラジェリン刺激によって抑制性サイトカインではなく，炎症性サイトカインを強く誘導できる細胞であった[5]．

GALT非依存的IgA誘導：CD11c^{high}CD11b^{high}LPDCによるIgA産生

腸管は分泌型のIgAを大量に産生する臓器であるが，その主な誘導場所はPeyer板，孤立リンパ濾胞（isolated lymphoid follicle：ILF），腸間膜リンパ節（mesenteric lymph node：MLN）といった腸管関連リンパ組織（gut-associated lymphoid tissue：GALT）である[6]．GALTを起点としたIgA産生形質細胞の分化は，通常抗原依存的であり，T

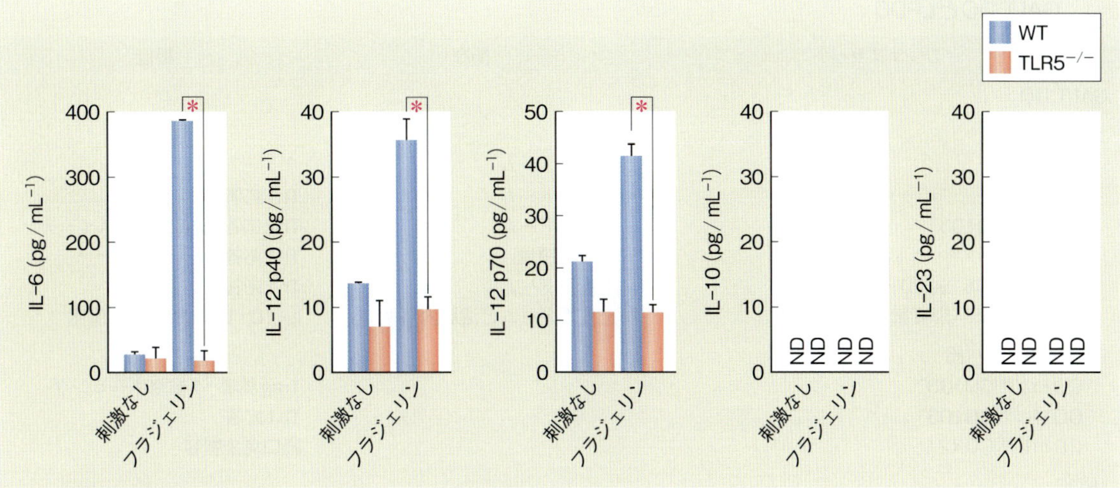

図2　CD11c^high^CD11b^high^LPDCのサイトカイン産生

野生型（WT）とTLR5欠損（$TLR5^{-/-}$）マウスの$CD11c^{high}CD11b^{high}$LPDCを未刺激またはフラジェリン（1 mg/mL）で刺激した際のサイトカイン産生．ND：検出限界以下．

＊：$p < 0.05$（unpaired Student's t-test）．

（Uematsu S, et al. 2008[3] より）

細胞および胚中心の形成が必要である．GALTに存在する樹状細胞のうち$CD103^+$のサブセットはレチノイン酸を分泌でき，分化したIgA^+形質細胞に$\alpha_4\beta_7$インテグリンやC-C chemokine receptor（CCR）9といった腸管ホーミング受容体を誘導することによって，腸管へホーミングするように"刷り込み"を行う[7]．

ところが，IgA^+形質細胞の分化には必ずしもT細胞や胚中心の形成が必要ではなく，GALTの樹状細胞が分泌するレチノイン酸が，樹状細胞やほかの細胞が誘導したサイトカインと協調的に働き，T細胞非依存的にIgA^+形質細胞を誘導できることが明らかになった[8]．さらに，IgM^+B細胞のうち，特に腹腔内のB-1細胞はスフィンゴシン1-リン酸（sphingosine 1-phosphate：S1P）依存的に直接腸管粘膜固有層に入り，間質細胞の助けを借りてIgA^+形質細胞に分化することが明らかとなり，腸管粘膜固有層が免疫誘導組織でもあることがわかってきた[9, 10]．腸管粘膜固有層の樹状細胞は上皮細胞のあいだに存在しており，ケモカイン受容体のCX_3CR1を発現している[11]．これらの樹状細胞は，リガンドのフラクタルカイン依存的に上皮細胞間隙から樹状突起を管腔内に出して抗原や病原体を捕捉する．一方，常在細菌を取り込んだ樹状細胞がIgAクラススイッチの誘導に必須の役割を果たすことが報告されている[12]（**表1**）[13]．

$CD11c^{high}CD11b^{high}$LPDCがIgA^+形質細胞の誘導にかかわるか検討された．SPDCはLPSで刺激をしてもまったく誘導することができなかったにもかかわらず，フラジェリンで活性化した$CD11c^{high}CD11b^{high}$LPDCは，*in vitro*においてT細胞非依存的にナイーブB細胞からIgA^+形質細胞を誘導することができた．GALTの樹状細胞と同様に，$CD11c^{high}CD11b^{high}$LPDCはレチナール脱水素酵素RALDH2を発現しており，レチノイン酸依存的にIgAのクラススイッチを誘導した[3]．

*in vivo*においてTLR5のシグナルが腸管粘膜固有層におけるIgA産生にかかわっているかを検討した．Id2はIdファミリーに属する転写因子で，Id2欠損マウスはGALTを形成できない．GALT非依存的なIgA産生を，Id2欠損マウスを用いて解析した．野生型マウスでは，非感染時に腸管粘膜固有層において約20％のIgA^+形質細胞が存在する．Id2欠損マウスでは，GALTがないにもかかわらず10％程度のIgA^+形質細胞が存在しており，腸管のIgAはGALTがなくても産生されることが確認さ

表1　GALT DCとLPDC

DCサブセット	局在	機能
GALT DC		
1. Peyer板		
CX3CR1$^+$	上皮下ドーム	?
CCR6$^+$	上皮下ドーム	Th1応答
CD11b$^+$CD103$^+$	上皮下ドーム	Th2応答・IgAクラススイッチ
CD8$^+$	濾胞内領域	Th1応答
CD11b$^-$CD8$^-$B220$^-$	上皮下ドーム	Th1応答
B220$^+$Ly6c$^+$（形質細胞様樹状細胞）	上皮下ドームと濾胞内領域	IL-10，TGF-β，PGE$_2$産生
2. 腸間膜リンパ節		
CD11c^{high}CD103$^+$		Treg誘導・T細胞ホーミング
CD11c^{high}CD103$^-$		Th1応答
CD11c^{high}COX2$^+$		経口免疫寛容
LPDC		
CD11c^{high}CD11b$^{high/low}$CD103$^+$	粘膜固有層	Treg誘導
CD11c$^{high/low}$CX3CR1$^+$CD70$^+$CD11b^{high}CD103$^-$	上皮内	Th17誘導
CD11c^{high}CD11c$^+$TLR5$^+$	粘膜固有層	Th17誘導・IgAクラススイッチ
CD11c^{low}iNOS$^+$TNF-α^+	粘膜固有層	IgAクラススイッチ

（Rescigno M, et al. 2009[13]より）

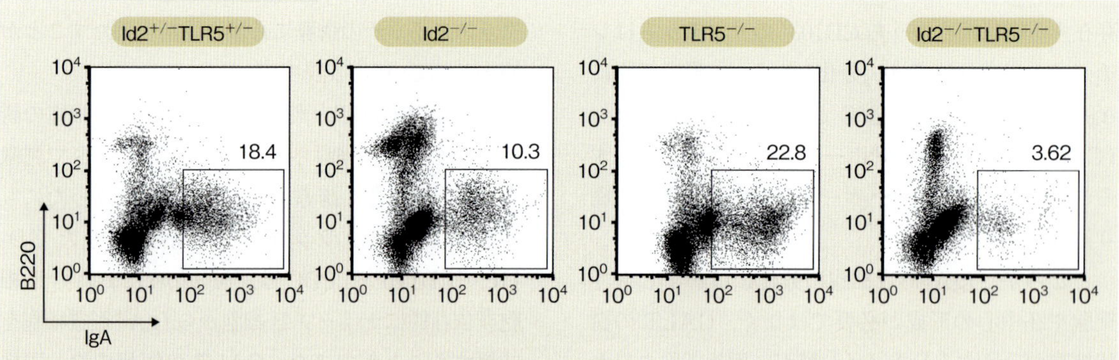

図3　TLR5はGALT非依存的なIgA産生に必須の役割を果たす

マウス腸管からLPCを単離しB220とIgAで染色したフローサイトメトリー．B220$^-$IgA$^+$形質細胞の数を示す．野生型のマウスでは，LPに約20％のIgA産生形質細胞が存在している．Id2$^{-/-}$マウスでは，GALTが存在せず，約半分にIgA産生形質細胞が減少する．TLR5$^{-/-}$では，その数に変化はないが，二重欠損マウスでは，IgA産生形質細胞が激減していた．TLR5は，GALT非依存的なIgA産生に必須の役割を果たしていた．（Uematsu S, et al. 2008[3]より）

れた．TLR5欠損マウスでは腸管粘膜固有層におけるIgA$^+$形質細胞の数は減少していないにもかかわらず，Id2/TLR5二重欠損マウスではIgA$^+$形質細胞の数が顕著に減少していた（**図3**）[3]．

以上のことから，GALT非依存的なIgA産生にTLR5を介するシグナルが必須の役割を果たすことが明らかになった．このように，CD11c^{high}CD11b^{high}LPDCはレチノイン酸を産生でき，レチノイン酸とTLR5刺激依存的に腸管粘膜固有層でIgA産生を誘導することがわかった．

CD11c^{high}CD11b^{high}LPDCによるヘルパーT細胞（Th）応答

CD11c^{high}CD11b^{high}LPDCはIgA産生だけでなく，Th応答においても重要な役割を果たしている．SPDCはTLR刺激依存的にIL-12を産生し，抗原

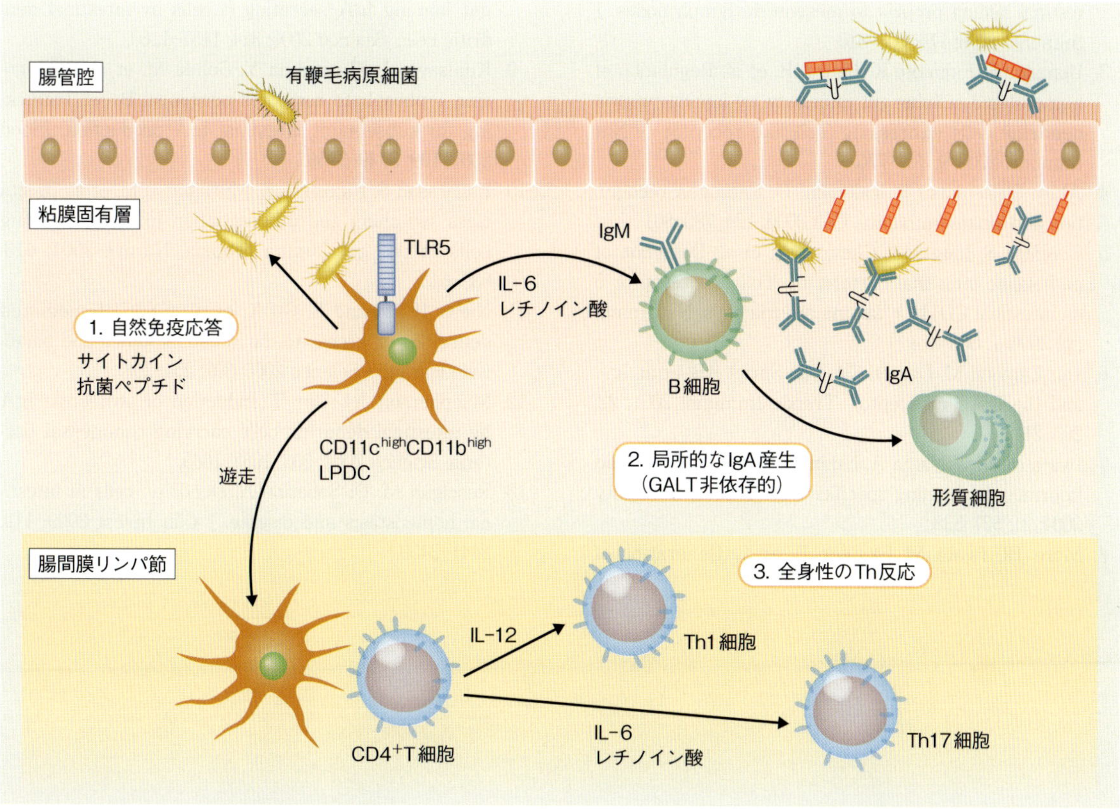

図4 CD11c^{high}CD11b^{high}LPDCの役割

CD11c^{high}CD11b^{high}LPDC はフラジェリンに反応して炎症性サイトカインを誘導し，また自己の産生するレチノイン酸を介してさまざまな免疫応答を誘導する．

特異的な Th1 細胞を誘導する．同様に，CD11c^{high}CD11b^{high}LPDC は TLR 刺激依存的に Th1 細胞を誘導した．興味深いことに，LPDC は Th1 細胞だけで Th17 細胞を誘導することが明らかになった（図4）．Th17 細胞は最近同定された新しいヘルパー T 細胞サブセットで，IL-17 を産生し自己免疫疾患の発症に密接にかかわると考えられている．Th17 細胞は小腸に多く存在していることが知られている．CD11c^{high}CD11b^{high}LPDC は TLR 刺激依存的に IL-6 を産生して，抗原特異的な Th17 細胞を誘導することができた．

おわりに

マウス小腸には 4 つの抗原提示細胞サブセットが存在し，そのなかで CD11c^{high}CD11b^{high}LPDC は TLR 依存的に IgA 産生を誘導するとともに，抗原特異的な Th1 細胞と Th17 細胞を誘導するユニークな細胞であった（図4）．今後ほかの細胞サブセットの解析が必要であり，抗原提示細胞間での機能相関は重要な課題である．また，CD11c^{high}CD11b^{high}LPDC は経口ワクチンのよい標的細胞になる可能性があり，また Crohn 病などの炎症性腸疾患の発症との関連も興味深い．ヒト腸管における樹状細胞の解析も必要不可欠だと考えられる．

（植松　智）

◉引用文献

1. Steinman RM, Hawiger D, Nussenzweig MC. Tolerogenic dendritic cells. Annu Rev Immunol 2003; 21: 685-711.
2. Jang MH, Sougawa N, Tanaka T, et al. CCR7 is critically important for migration of dendritic cells in in-

testinal lamina propria to mesenteric lymph nodes. J Immunol 2006; 176: 803-810.

3. Uematsu S, Fujimoto K, Jang MH, et al. Regulation of humoral and cellular gut immunity by lamina propria dendritic cells expressing Toll-like receptor 5. Nat Immunol 2008; 9: 769-776.
4. Akira S, Uematsu S, Takeuchi O. Pathogen recognition and innate immunity. Cell 2006; 124: 783-801.
5. Uematsu S, Jang MH, Chevrier N, et al. Detection of pathogenic intestinal bacteria by Toll-like receptor 5 on intestinal CD11c + lamina propria cells. Nat Immunol 2006; 7: 868-874.
6. van Egmond M, Damen CA, van Spriel AB, et al. IgA and the IgA Fc receptor. Trends Immunol 2001; 22: 205-211.
7. Iwata M, Hirakiyama A, Eshima Y, et al. Retinoic acid imprints gut-homing specificity on T cells. Immunity 2004; 21: 527-538.
8. Mora JR, Iwata M, Eksteen B, et al. Generation of gut-homing IgA-secreting B cells by intestinal dendritic cells. Science 2006; 314: 1157-1160.
9. Kunisawa J, Kurashima Y, Gohda M, et al. Sphingosine 1-phosphate regulates peritoneal B-cell trafficking for subsequent intestinal IgA production. Blood 2007; 109: 3749-3756.
10. Fagarasan S, Kinoshita K, Muramatsu M, et al. In situ class switching and differentiation to IgA-producing cells in the gut lamina propria. Nature 2001; 413: 639-643.
11. Niess JH, Brand S, Gu X, et al. CX3CR1-mediated dendritic cell access to the intestinal lumen and bacterial clearance. Science 2005; 307: 254-258.
12. Macpherson AJ, Uhr T. Induction of protective IgA by intestinal dendritic cells carrying commensal bacteria. Science 2004; 303: 1662-1665.
13. Rescigno M, Di Sabatino A. Dendritic cells in intestinal homeostasis and disease. J Clin Invest 2009; 119: 2441-2450.

e

IgA 免疫応答における B-1/B-2 細胞の役割

はじめに

腸管関連リンパ組織（gut-associated lymphoid tissue：GALT）は，恒常的に腸内細菌とのあいだで複雑かつ動的な相互作用を及ぼし合っている．腸管内には約 10^{14} 個の多種多様な常在細菌が存在しており，これらの細菌と宿主内部環境はただ一層の上皮細胞により隔てられている．通常，腸内常在細菌は宿主にとって重大な感染症の原因とはならないばかりでなく，その生理機能の維持と免疫系の形成に重要な役割を果たしている[1)]．ある種の細菌は，宿主が消化することのできない食事内容物を代謝することで栄養代謝に不可欠な役割を果たしている．また，常在細菌は病原性細菌と競合することでその生着を防いでいる．これらに加えて，腸内細菌は免疫系の恒常性維持に重要な役割を果たしている．無菌環境で飼育された動物では粘膜上皮の機能が損なわれており，さらには未発達なリンパ組織構造，未熟な免疫細胞（B/T 細胞の数が不十分），免疫グロブリン（immunoglobulin：Ig）産生の低下などが認められる．腸内常在細菌の定着に伴って生じる腸管免疫系の反応において，IgA 産生は最も顕著なものである[2)]．ヒトでは全形質細胞の約 80 %が腸管の粘膜固有層に存在しており，IgA は体全体において最も多量に存在する免疫グロブリンである．

腸管における IgA 産生細胞の生成に関してはこれまでにいろいろな研究が展開されており，いまだ十分な理解に達したとはいえないものの，研究の明確な基盤となる概念がいくつか確立されている．たとえば，IgA^+B 細胞は Peyer 板などの濾胞構造中で B-2 細胞により最も効率的に産生されることが知られているが，代替経路として B-1 細胞からも形成され得る．また，IgA^+B 細胞と IgA 形質細胞産生の場として Peyer 板以外の濾胞構造（孤立リンパ濾胞：isolated lymphoid follicle：ILF），あるいは濾胞構造を持たない組織（小腸，大腸における粘膜固有層）の存在も明らかとなっている[3)]．

本項では B-1 と B-2 細胞が腸管 IgA を産生する機構についてこれまでの研究を要約する．さらに，宿主-細菌間相互作用において分泌型 IgA（secretory IgA：SIgA）が腸内常在細菌叢の制御に果たす役割と，腸内常在細菌叢が腸管関連リンパ組織形成にどのように関与しているかについて考察したい．

B-1 細胞の特徴

B-1 細胞と B-2 細胞では，その存在場所，表面マーカー，産生する抗体の特異性，増殖特性などが異なっていることが知られている[4)]．B-1 細胞は主に腹腔内に存在し，脾臓やリンパ節ではまれである．表面分子として IgM の高発現と B220，IgD の低発現が認められ，CD23 は陰性である．一方，通常 B 細胞と呼ばれている B-2 細胞では，B220，IgD，CD23 が高発現しており，IgM は低発現である．腹腔内に存在する典型的な B-1 細胞では中等度レベルの Mac-1（α_M インテグリン）を，また，B-1a 細胞と呼ばれる亜集団では CD5 も細胞表面上に発現している．さらに，腹腔内 B-1 細胞は Mac-1 に加えて α_4，α_6，β_1，β_7 などほかのインテグリン，また，β_1やα_6インテグリンと関連するテトラスパニン分子であるCD9を高レベルで発現している[5]．これらの特性は腹腔内の環境において獲得されると考えられているが，その詳細についてはまだ明らかにされていない（後述）．

さらに，B-1とB-2細胞ではそのIgの抗原特異性が異なることも知られている．B-1細胞は，ホスファチジルコリン，免疫グロブリン（リウマチ因子），DNA，赤血球や胸腺細胞上の膜蛋白のような自己抗原，ホスホリルコリンのような細菌間に共通な抗原などをしばしば認識する．一般的なB-2細胞による抗体が高い抗原特異性を持つのに対して，これらのB-1細胞による抗体は低い抗原特異性をもつ傾向にある．B-1細胞の中で自己反応性細胞の増殖は悪性腫瘍や自己免疫疾患と関連していることが知られており，B-1細胞の細胞生物学的特性を明らかにしていくことはこれらの疾患について理解するうえでもたいへん重要である．

自己複製能力を持つこともB-1細胞の特徴としてあげられる．これは，何らかの原因によりB-1細胞において活性化が起こり，活性化STAT3が恒常的に発現しているためではないかと考えられている．B-1細胞は，自己複製により定常状態を維持しながら外来抗原非存在下において多量のIgM，IgG3，IgAを産生しており，自然免疫系において主要な役割を果たしていると考えられている[4]．

B-1細胞に関する研究の大部分はマウスを用いて行われており，ヒトのB細胞がマウスのB細胞と同様に分類できるかどうかについての結論は得られていない．例えば，ヒトではマウスにおけるB-2細胞由来の記憶B細胞がB-1細胞と同等の機能をもつとする考えがある．一方では，ヒトの腹腔内に存在するIgM^+B細胞の多くがCD5を発現していることや，同様の細胞がヒト胎児の脾臓にも存在し，マウスB-1細胞と同様に自己反応性抗体を産生することなどが知られている．さらには慢性リンパ性白血病（chronic lymphocytic leukemia：CLL）患者のB細胞がCD5を発現する場合があり，CLLはB-1細胞由来の腫瘍であるとも考えられている．しかしながら，CD5はB-1細胞の信頼できる表面マーカーではあるものの，CD5を発現するというだけではこれらの細胞がB-1細胞であるとするに足る証拠にはならず，ヒトにおけるB-1細胞の有無とその機能についての研究は今後多くの知見を積み重ねる必要がある分野である．

腹腔B-1細胞の腸管粘膜固有層への移動

B-1細胞は末梢のB-2細胞と比較して数は少ないが，自然抗体といわれ，“無抗原”マウスの血清中にも存在する低親和性IgMの産生に重大な役割を果たしている．一方，このようなIgM産生とは異なり，腸管IgAの産生には腸内常在細菌の存在が必要であり，B-1細胞による腸管IgA産生は抗原刺激により誘導されると考えられる．また，無菌マウスは通常の環境下で飼育された多様な常在細菌を持つマウスと比較して明らかに多くのB-1細胞を腹腔内に蓄積している．したがって，相当な数の腹腔B-1細胞が何らかの経路を介して腸内常在細菌の存在を感知して腹腔外へ遊走しているのではないかと考えられている．実験的に，正常マウスの腹腔内をリポ多糖（lipopolysaccharide：LPS）やペプチドグリカン（peptidoglycan：PG）で刺激するとB-1細胞は腹腔内から腸管粘膜固有層へと再分布し，IgA形質細胞へと分化する．このことから，Toll-like receptors（TLRs）を介した刺激がB-1細胞による腸管IgAの産生を一部誘導しているのではないかと考えられている．TLR刺激によるB-1細胞の腹腔外遊走には，インテグリンとテトラスパニンCD9の発現低下やG蛋白結合受容体の活性化が関連している[5]．これらの変化により細胞が局所の細胞外マトリックスから分離し，CXCL13（CXCR5のリガンド），CCL19（CCR7の既知リガンドの一つ）などのケモカインに反応して速い速度で移動することが可能になる（**図1**）．TLRの刺激に加えて，B-1細胞の遊走にはNF-κB-inducing kinase（NIK）を介したNF-κB系の活性化が必要であり，点突然変異によりNIK遺伝子が機能しなくなった*aly/aly*マウスのB-1細胞は，腸管への移動とIgA産生を行うことができない．

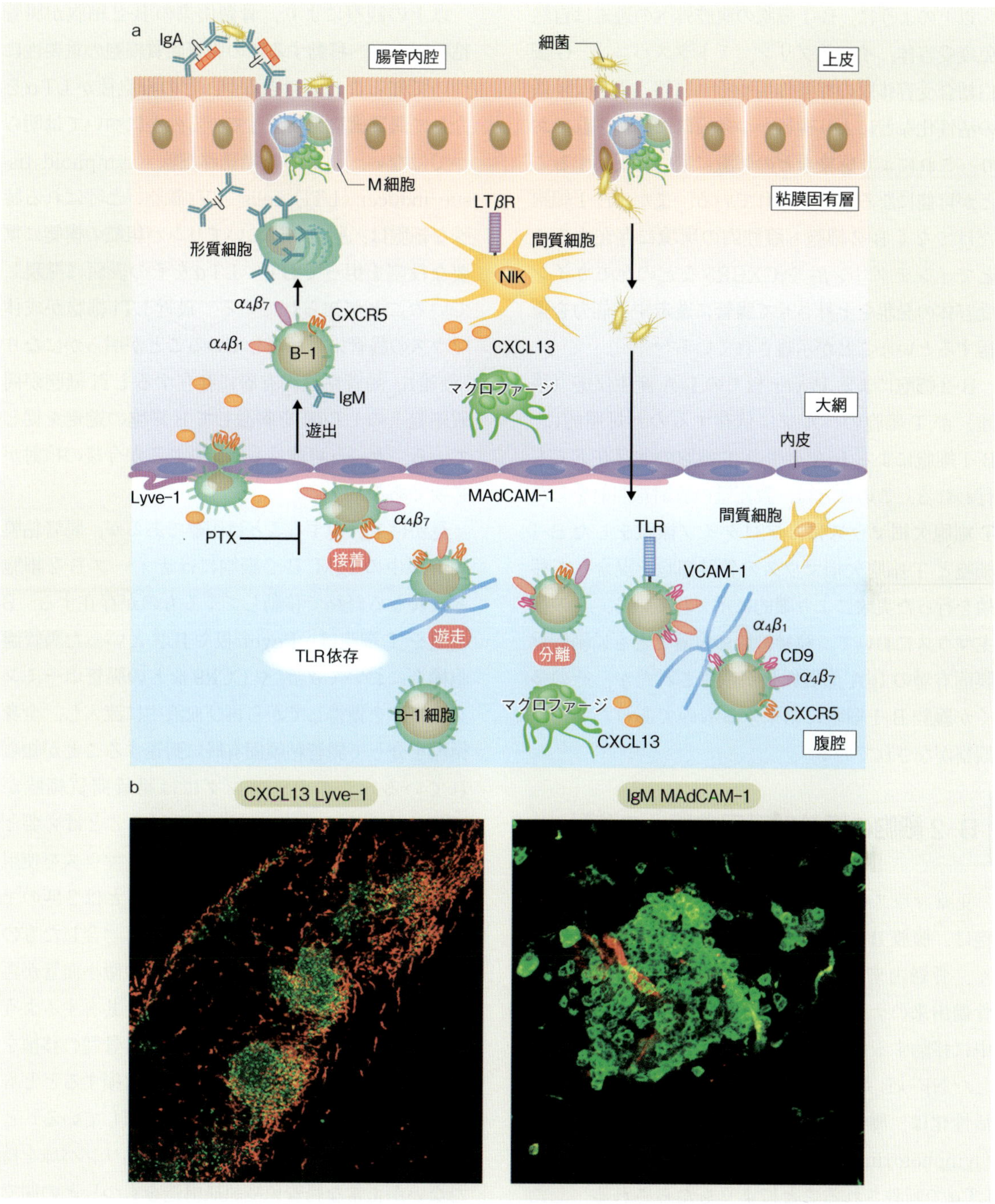

図1　腹腔B-1細胞はTLRsを介した刺激により活性化され粘膜固有層へ遊走する

a. B-1細胞は高レベルのインテグリン（$\alpha_4\beta_1$, $\alpha_6\beta_1$）がテトラスパニンCD9とともに発現し，間質細胞により産生される局所のマトリックス（VCAM-1）と強く接着することで腹腔内にとどまっている．細菌あるいは細菌成分によるToll-like receptorsのシグナルは，インテグリン-CD9複合体の発現低下を介してB-1細胞のマトリックスからの分離を誘導する．CD9の発現変化とG-蛋白結合受容体（たとえばCXCR5）の活性化により細胞外マトリックスを介した細胞運動性，血管内皮を介する細胞移動，大網を介した粘膜固有層への移動が増幅される．腸管粘膜固有層に到達した腹腔B-1細胞はIgA形質細胞へと分化する．CXCR5のリガンドであるCXCL13は腹腔マクロファージにより産生されるが，大網ではマクロファージと局所の間質細胞がともにCXCL13を分泌する．このように，B-1細胞には素早く移動してIg-産生細胞（形質細胞）へと分化する特質があるので，“自然記憶”B細胞といわれる．

b.（左）CXCL13（緑）とリンパ管内皮マーカー（Lyve-1）（赤）を染色した大網のホールマウント染色．（右）“milky spot”として知られるリンパ球集塊をIgM（緑）と接着分子MAdCAM-1（赤）で染色した拡大図．

以上のように，B-1細胞の腹腔外への遊走は自然免疫受容体，インテグリン，テトラスパニン，G蛋白結合受容体間の相互作用やそれに伴うNF-κB系の活性化などにより複雑かつ多段階に制御されており，これにより感染などの刺激に素早く反応することが可能になると考えられている．また，B-1細胞だけでなくB-2細胞も腹腔内の環境に存在することでインテグリンβ_7やCXCR5などのケモカイン受容体の発現を上昇させて腸管に遊走する能力を獲得するということが示唆されている[6,7]．

B-2細胞によるPeyer板でのIgA産生反応（後述）がT細胞のヘルプに依存するのと対照的に，B-1細胞によるIgA産生はT細胞の非存在下でも行われる．このことは，致死量の放射線照射をしたT細胞欠損マウスに，アロタイプ標識をしたB-1細胞とT細胞欠損マウスの骨髄細胞を混合して移植を行った実験により端的に示されている．この宿主マウスにおいて，移植細胞の定着とともに腸管粘膜固有層のIgA形質細胞が産生されたが，その多くが腹腔B-1細胞に由来するものであったという観察がなされている[2]．

B-2細胞の腸管粘膜固有層への移動

正常マウスの腸管粘膜固有層中に存在するB細胞は，腹腔B-1細胞に由来するものばかりではなく，骨髄由来のB-2細胞も数多く含まれている．骨髄由来のナイーブなB-2細胞が腸管粘膜固有層中に移動するためには，腸管間質細胞がNIKを介したNF-κB系の活性化を受ける必要がある．この活性化は，腸管間質細胞上に発現しているLTβR（lymphotoxin B receptor）がそのリガンドであるLTαで刺激されることによりもたらされる．したがって，LTβRの下流シグナルを欠く$LT\alpha^{-/-}$，$LT\beta R^{-/-}$，*aly/aly*マウスでは腸管粘膜固有層中のB細胞とIgA形質細胞が完全に欠損している．さらに，*aly/aly*マウスに正常な骨髄細胞を再構築してもIgA形質細胞は産生されないが，正常な腸管の間質細胞を同時に注入すると腸管のB細胞とIgA陽性細胞が回復する（図2a）．

以上の観察により，骨髄由来のB-2細胞が腸管粘膜固有層へ移動する際の腸管間質細胞の重要性について知ることができるが，どの細胞種がLTαを介して間質細胞を刺激しているのかについては明らかではない．リンパ組織誘導細胞（lymphoid tissue-inducer〈LTi〉cells：LTi細胞）と呼ばれる特殊な細胞は，胎生期においてリンパ組織の構築に重要な役割を担っており，LTαをその表面に発現していることが知られている．最近LTi細胞が成体マウスの腸管にも存在していることが明らかになり（後述），腸管粘膜固有層に存在するLTi細胞が間質細胞上のLTβRを刺激してB細胞の遊走を促している，という可能性も考えられるが今後の検討が必要である．

見かけ上区別することは困難であるが，腸管粘膜固有層中のIgM^+B-2細胞にはナイーブB-2細胞とは異なる経路で移動してくるものが存在する．B細胞やT細胞は，Peyer板やILFといった腸管濾胞構造において$\alpha_4\beta_7$やCCR9などの腸管ホーミング受容体を獲得してから再び血液中に流入し，全身循環を介して腸管粘膜固有層に到達することが知られている．このホーミングには腸管間質細胞がNIKを介したLTβRの刺激を受けることは必要とはならない．この知見は，parabiosisマウスを使用することにより得られた．parabiosisとは2匹のマウスの皮膚をそれぞれ切開して互いに吻合したもので，吻合されたマウスの間では皮膚の微小血管が再構築されて2匹のマウスは循環血液を共有するようになる（図2b）．これを利用して正常骨髄の移植をした*aly/aly*マウス（腸管B細胞を欠損するとともに正常な腸管免疫組織構造を全て欠損している）と$RAG\text{-}2^{-/-}$マウス（B細胞を含む成熟リンパ球を持たないが正常な腸管免疫組織構造をもつ）との間でparabiosisを作製すると，*aly/aly*マウス内に存在していた骨髄由来のナイーブなB-2細胞はマウス個体間の血液循環が共有されるに伴い$RAG\text{-}2^{-/-}$マウスの正常な腸管免疫組織内へと流入する（図2b）．このようにいったん正常な腸管免疫組織の環境を通過したB-2細胞は*aly/aly*マウスの粘膜固有層にも遊走する能力を獲得し，ここでIgA^+形質細

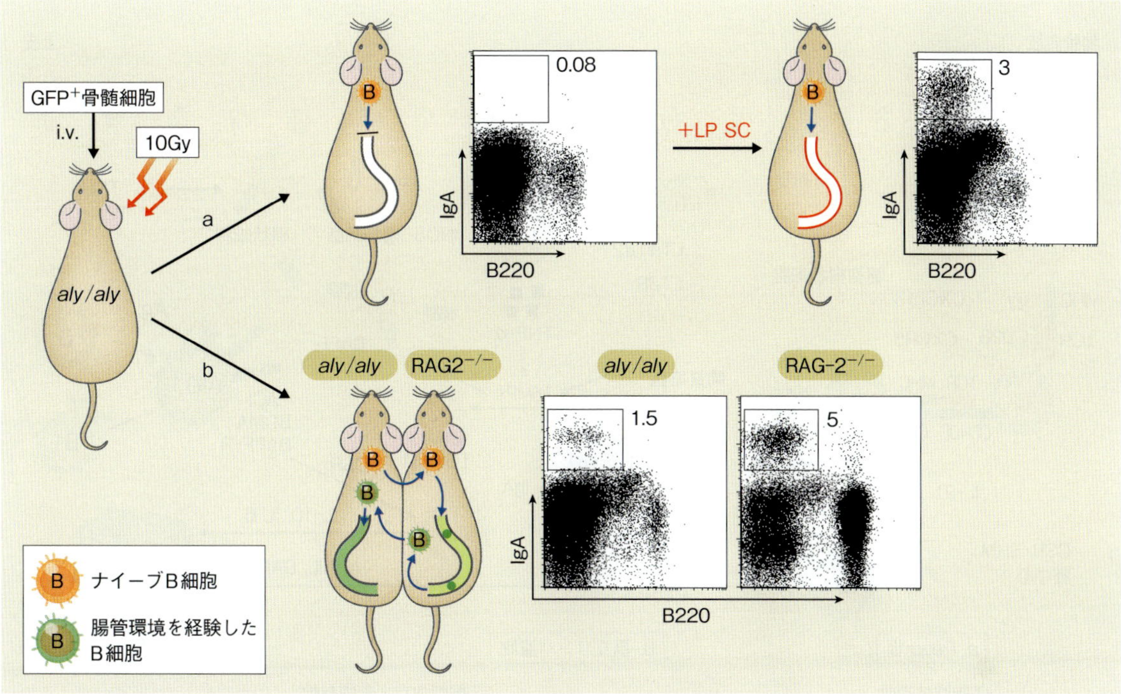

図2　*aly/aly*マウスの腸管粘膜固有層へのB-2細胞の移動とIgA形質細胞への分化

*aly/aly*マウスはLTβRの下流シグナルを伝達するNIK遺伝子に点突然変異をもち，LTβRシグナルが必要となるリンパ組織構築が行われない．このため腸管における免疫組織構造であるPeyer板やILF，さらには腸間膜リンパ節を含む全てのリンパ節が欠損しており，腸管内のB細胞とIgA$^+$形質細胞が全く存在しない．また，*aly/aly*マウスはリンパ球自体にも異常をもつが，正常リンパ球の挙動を調べるために致死量の放射線照射（10 Gy）を行って*aly/aly*マウス由来の骨髄由来細胞を除去してからGFPトランスジェニックマウスの骨髄細胞（全ての細胞が緑色蛍光色素を持つため他の細胞と区別が可能となる）を移植した．

a. 正常リンパ球を移入しても*aly/aly*マウスの腸管粘膜固有層ではIgA$^+$B220$^-$形質細胞は形成されない．したがって*aly/aly*マウスの腸管IgA産生が欠損している原因はリンパ球の異常ではなく，その他の腸管免疫組織構造の機能異常によることがわかる．*aly/aly*マウスに正常骨髄細胞と同時に腸管間質細胞（LP SC）を腹腔内に移入するとLP SCが*aly/aly*マウスの腸管に移動/定着し，それに伴ってIgA$^+$B220$^-$形質細胞が*aly/aly*マウスの腸管で認められるようになる．LP SCの移入によりPeyer板などが再形成される事はない．この実験により骨髄由来のB-2細胞が腸管に移動するためにはLP SCにおけるNIKを介したシグナルが必要であることがわかる．

b. GFP$^+$骨髄細胞を移入した*aly/aly*マウスとRAG-2$^{-/-}$マウスとの間でparabiosisを作製すると，GFP$^+$リンパ球はRAG-2$^{-/-}$マウスの腸管，特にPeyer板内に流入する．いったんRAG-2$^{-/-}$マウスの正常な腸管免疫組織内の環境を経験したB-2細胞はLP SCの移入をしなくても*aly/aly*マウスの腸管に移動してIgA$^+$B220$^-$形質細胞を形成することができるようになる．

FACSプロファイルは細胞移入してから10週後（a），あるいは細胞移入してから10週後にparabiosisを作製し，その15日後（b）に腸管粘膜固有層の細胞を単離してIgAとB220で染色し，GFP$^+$の細胞群にゲートをかけて表示している．

胞へと分化する（図2b）．この実験結果は，ナイーブB細胞が正常な腸管免疫組織環境を経験することによりその性質を変化させ，腸管へのホーミング効率が劇的に上昇することを示している．

腸管粘膜固有層におけるIgA産生

腸管粘膜固有層に移動した腹腔B-1細胞，IgM$^+$B-2細胞はその局所においてIgAへのクラススイッチ組換えを起こしていると考えられる（図3c）．B細胞がIgM$^+$からIgA$^+$へとクラススイッチ組換えを起こすためには抗原認識とそれに伴う活性化が必要である．Peyer板では，M細胞と呼ばれる特殊な上皮細胞が腸管内の外来抗原を取り込み，その後に抗原提示細胞-T細胞-B細胞間の相互作用により免疫反応が活性化されることが明らかとなっている（3章c参照）．粘膜固有層に存在する免疫細胞がどのように腸管内腔の外来抗原を認識しているのかという点については，マウスを用いた最近の研究により明らかとなりつつある．

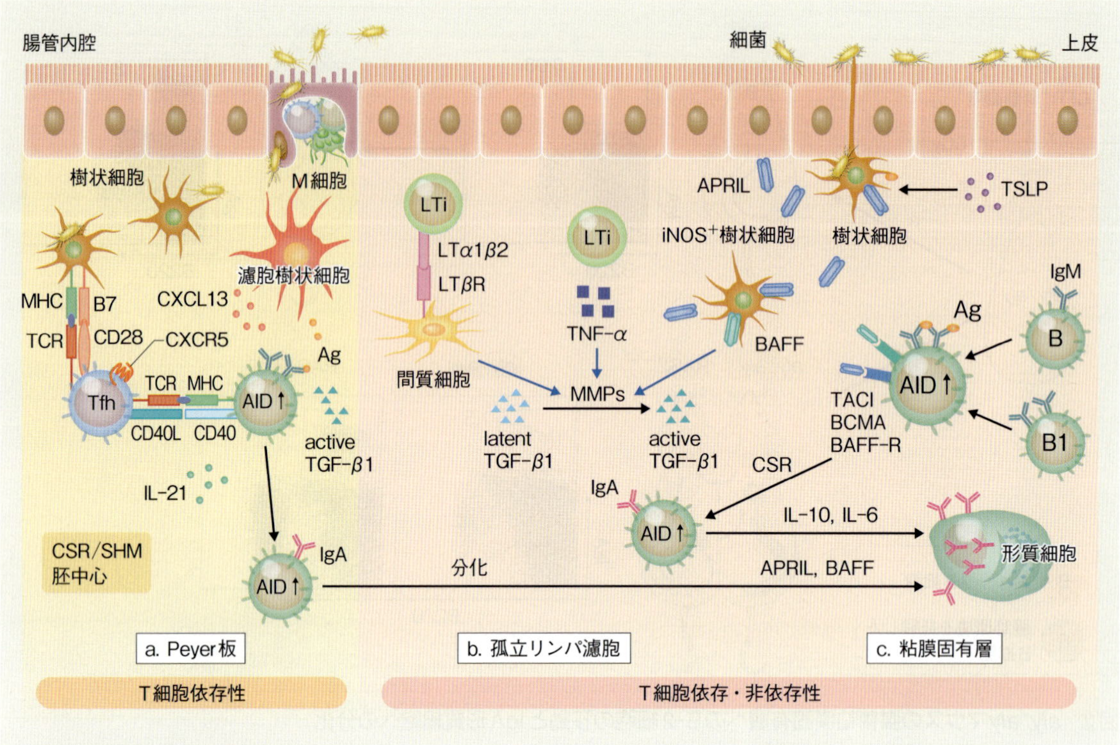

図3 腸管IgAの産生経路

a. Peyer板の胚中心におけるT細胞依存性のIgA$^+$B細胞の産生．M細胞の下に存在する樹状細胞が管腔内細菌を捕捉し，T細胞領域に移動する．活性化されたCD4$^+$T細胞はCXCR5の発現を上昇させCXCL13を分泌する濾胞樹状細胞ネットワーク内へと移動して，B細胞の活性化を惹起する（Tfh細胞）．MHCクラスII-TCRを介したB細胞-T細胞相互作用はPeyer板胚中心におけるB細胞の活性化，AIDの誘導，クラススイッチ組換え/SHMの実施において重要である．Peyer板においてIgA$^+$B細胞が主に産生されるのは，この環境で豊富に産生される活性化したTGF-β1による．
b. Peyer板の濾胞構造とは異なり，孤立リンパ濾胞におけるIgA$^+$B細胞の産生には必ずしもT細胞のヘルプが必要ではない．多量のTNF-αがTNF-α/iNOS産生性樹状細胞，さらにはLTi細胞によっても産生されている．TNF-αの刺激に伴い，間質細胞と樹状細胞が高レベルのMMPsを発現し，TGF-β1を不活性型から活性型へと変換する．iNOS$^+$樹状細胞により産生されたBAFFやAPRILとともに，活性化型TGF-β1はToll-like receptorの刺激を受けたB細胞をIgMからIgAへとスイッチさせる．
c. 腸管粘膜固有層のIgM$^+$B細胞は抗原非特異的な刺激，あるいは粘膜固有層の樹状細胞に提示された抗原によって活性化される．AIDを発現した活性化B細胞は，TGF-β1，BAFF，APRIL（後者は細菌の刺激により上皮細胞によっても産生される）の存在下でIgAへとクラススイッチ組換えをする．間質細胞や腸管樹状細胞により産生される因子（IL-6，IL-10，BAFF，APRIL）の働きによりIgA$^+$B細胞は形質細胞へと分化する．

第1に，腸管絨毛の上皮にもM細胞が存在し，腸管内腔から粒子抗原を取り込み得ることが示唆されている[9]．第2に，腸管上皮あるいは粘膜固有層に存在する樹状細胞が上皮のタイト結合を介して突起を伸展し，内腔抗原を直接サンプリングすることが報告されている[10,11]．

このようにして抗原を取り込んで活性化された樹状細胞は，BAFF（B cell activating factor of TNF-family）やAPRIL（a proliferation-inducing ligand）を産生することにより粘膜固有層のB細胞にクラススイッチ組換えを生じさせると考えられる．ヒトでは，細菌，上皮細胞，樹状細胞間の相互作用によりBAFFとAPRILを介してT細胞非依存性かつCD40非依存性に粘膜固有層のB細胞がクラススイッチ組換えを起こすことが示されている[12]．APRILはTLRsの刺激を介して腸管上皮細胞からも産生される．さらに，活性化された腸管上皮から分泌されるTSLP（thymic stromal lymphopoietin）がTNF/iNOS産生性樹状細胞によるAPRILとIL-10の産生を促して局所でのクラススイッチ組換えを増幅する[13]．

これらの結果は，粘膜固有層が腸内細菌により誘

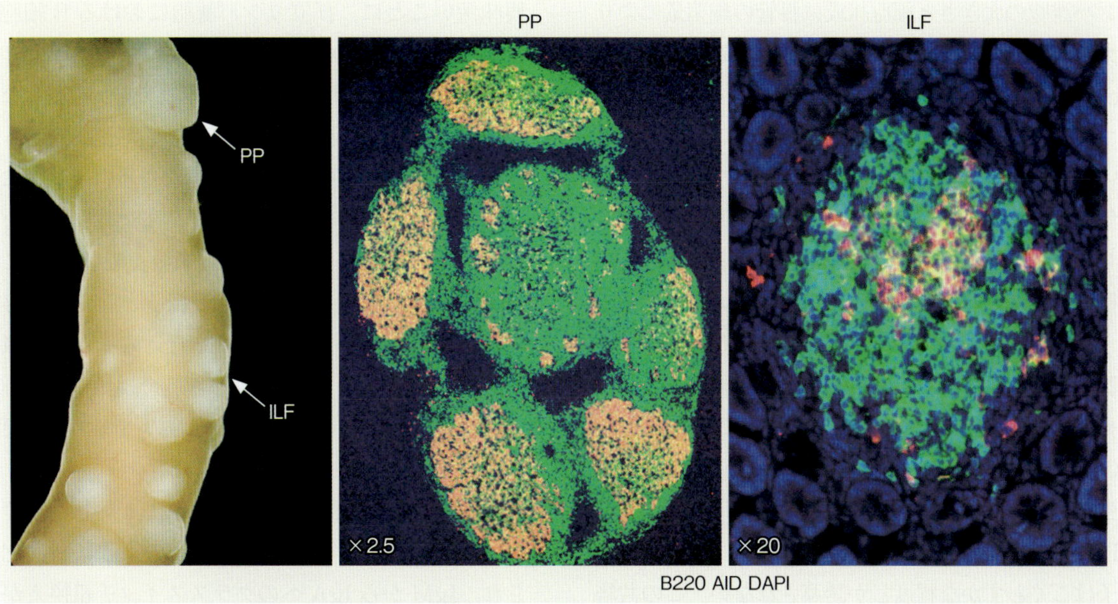

図4 小腸におけるリンパ濾胞構造内のB-2細胞

（左）$AID^{-/-}$マウスの上部小腸領域には多くの隆起した孤立リンパ濾胞（ILF）と肥大したPeyer板（PP）が認められる．Peyer板（中央）と孤立リンパ濾胞（右）の水平断面は野生型マウスの組織切片．抗B220抗体（緑）は濾胞構造中のB-2細胞を，抗AID抗体（赤）は活性化してクラススイッチ組換え，体細胞高頻度突然変異（SHM）を起こしていると思われるB-2細胞を染色している．組織構造を表すためDAPI（青）による核染色も示している．

導されるT細胞非依存性IgA産生の場であるということを示している．

孤立リンパ濾胞の形成

以上のように，腸管IgA^+B細胞は濾胞構造が存在しなくても産生され得る．しかしながら，濾胞構造を完全に欠損する遺伝子改変マウスではIgA^+B細胞の産生効率が低く，十分量の腸管IgAを産生するのに正常マウスよりも長期間を要することが観察されている[14]．したがって，リンパ濾胞構造は効率よく腸管IgAを産生するための重要な組織である．腸管におけるリンパ濾胞組織には，複数のリンパ濾胞を持ち大きな濾胞構造であるPeyer板と，単一のリンパ濾胞からなり小さな濾胞構造である孤立リンパ濾胞の2種類が知られており，腸管におけるB-2細胞は大部分がこれらの濾胞構造中に存在する（図4）．Peyer板は胎生期に形成されるが，その発生機構については5章bで詳述されているので参照されたい．一方，孤立リンパ濾胞は生後に形成され，B-2細胞からなる単一のリンパ濾胞を持ち腸管全体に散在している．孤立リンパ濾胞の形成には，“原基”となるクリプトパッチの存在が必要となる（5章c, d参照）．クリプトパッチは，腸管の陰窩（クリプト）のあいだに存在する造血系細胞の集団であり，その細胞成分として転写因子RORγtを発現するLTi細胞が含まれることが明らかとなった．$ROR\gamma t^+$LTi細胞と局所の間質細胞がLT-LTβRを介して相互作用を持つことが孤立リンパ濾胞の初期形成に必須であり，この過程が阻害された遺伝子改変マウス（$Id2^{-/-}$，$ROR\gamma t^{-/-}$，$LT\alpha^{-/-}$，$LT\beta^{-/-}$，$LT\beta R^{-/-}$，*aly/aly*マウス）では孤立リンパ濾胞が欠損している．後期の成熟段階においてはTNF-α/LTα-TNFRIを介する経路がB-2細胞の孤立リンパ濾胞内への遊走に役割を果たしている．

これらのシグナル経路に加えて孤立リンパ濾胞の形成には腸内常在細菌による刺激が必要である．実際，無菌マウスではクリプトパッチの形成はみられるが孤立リンパ濾胞は欠損している．また，孤立リンパ濾胞の大きさと細胞組成は腸管の細菌量により大きく変化する．たとえば，activation-induced cytidine deaminase（AID）欠損マウスは免疫グロブリンのクラススイッチ組換えを行うことができないためにIgAを欠損しているが，その小腸では嫌気性菌の増加に伴い孤立リンパ濾胞が過形成を起こしている（図4）[3]．では，腸内細菌はどのような機構で孤立リンパ濾胞の形成に関与しているのであろうか？ 試験管内で腸管間質細胞とRORγt$^+$LTi細胞を共培養すると腸管間質細胞においてケモカインや接着分子（CCL19，CXCL13，CCL20，MAdCAM-1など）の産生が誘導される．しかしながら，生後のRORγt$^+$LTi細胞は胎生期のものと異なり，LT$\alpha_1\beta_2$の発現が低下しているために，これらの因子はごくわずかな程度しか誘導されない．この共培養系にリポ多糖を加えることにより，これらリンパ球の遊走/定着に必要な因子の産生が著明に上昇する．このように腸管間質細胞がRORγt$^+$LTi細胞と細菌により同時に刺激されることにより，初めてB-2細胞などの免疫細胞が“原基”内に生着することが可能となり，孤立リンパ濾胞が形成されると考えられる．

孤立リンパ濾胞における IgA$^+$B細胞の産生

孤立リンパ濾胞においてもIgA$^+$B細胞の産生が行われている．このことは最近のRORγt$^{-/-}$マウスを用いた実験により直接証明された．RORγt$^{-/-}$マウスはLTi細胞を欠損しているために，Peyer板や孤立リンパ濾胞を含む一切の濾胞構造を持たず，腸管IgAの産生能は非常に低い．成体のRORγt$^{-/-}$マウスにRORγt$^+$LTi細胞を補充すると，胎生期に形成されるPeyer板やリンパ節などの組織は回復しないが，孤立リンパ濾胞は新たに形成され，それに伴い腸管IgAの産生能が劇的に上昇する．これらの新たに形成された孤立リンパ濾胞中のB細胞は，クラススイッチ組換えと体細胞高頻度突然変異（somatic hypermutation：SHM）に必須の分子であるAIDを発現し[15]，局所で活発にIgM$^+$からIgA$^+$へとクラススイッチ組換えを起こしている．興味深いことに，孤立リンパ濾胞におけるB細胞の活性化，AIDの誘導，IgA形質細胞の誘導はT細胞のヘルプとそれに伴う胚中心の形成が存在しない状況下でも行われ得る[14]．実際，specific pathogen free（SPF）環境下で飼育された正常マウスにおける孤立リンパ濾胞のうち多くのものは胚中心を持たないB細胞の集合である（未発表データ）．このように孤立リンパ濾胞ではT細胞と胚中心が存在しなくても腸管IgAの産生を行えることが特徴的である．ただし，孤立リンパ濾胞では胚中心が形成され得るし，その際にはT細胞のヘルプが必要である．

それでは，T細胞と胚中心が存在しない状況下で孤立リンパ濾胞内のB-2細胞はどのように活性化され，IgMからIgAへのクラススイッチ組換えが可能となるのであろうか？ これに関して，恐らく孤立リンパ濾胞中の樹状細胞がB-2細胞の活性化をもたらしているのではないかと考えられる．

第1に，脾臓やリンパ節の樹状細胞とは異なり，腸管の樹状細胞は常在細菌により活性化されて多量のTNF-αを発現しており，最近になってTNF-α/iNOS産生性樹状細胞が腸管IgA産生に必要であることが報告されている[13]（8章c参照）．第2に，腸管の樹状細胞はほかの細胞（たとえば脾臓の樹状細胞）とは異なり，TGF-β1を活性化する2つのマトリックスメタロプロテイナーゼ（matrix metalloproteinase：MMP），MMP9とMMP13を高レベルで発現している．第3に腸管の樹状細胞と間質細胞はBAFFとAPRILを分泌するが，これらはT細胞非依存的にIgAへのクラススイッチ組換えを増幅することが知られている．

以上から孤立リンパ濾胞中のB-2細胞はリポ多糖やTNF-α産生性樹状細胞により活性化され，T細胞非存在下であってもTGF-β1，BAFF，APRILの影響下でIgAへとクラススイッチ組換えを起こすと考えられる（図3b）．孤立リンパ濾胞内で産生されたIgA$^+$B細胞またはIgA形質芽細胞は粘膜固有層に存在する間質細胞，T細胞，樹状細胞により分泌されるIL-6，IL-10，BAFF，APRILなどの働きによりIgA形質細胞へと分化するものと考えられる．

Peyer 板における IgA^+B 細胞の産生

Peyer 板は腸管関連リンパ組織のなかで最も効率よく IgA 産生を行う組織であり，正常のマウスでは大部分の腸管 IgA^+形質細胞の前駆細胞が Peyer 板で形成されることが知られている．Peyer 板の濾胞構造中に存在する B 細胞は B-2 細胞であり，その多くが活性化されて AID を発現し，胚中心を形成している（図 4）．胚中心は B-2 細胞，抗原を捕捉した濾胞樹状細胞（follicular dendritic cells：FDCs），濾胞性ヘルパー T 細胞（follicular helper T cells：Tfh 細胞）間の相互作用により形成される特殊な微小環境である．Peyer 板の胚中心は，いくつかの点において末梢リンパ節や脾臓などの全身性リンパ組織とは異なる特徴を持っている．

第 1 に，通常の環境下で飼育されたマウスの Peyer 板には恒常的に胚中心が形成されているが，リンパ節や脾臓では外来抗原で刺激しない限り胚中心の形成はみられない．これは，Peyer 板の免疫細胞が腸内常在細菌により絶えず刺激を受けているためである．実際，無菌マウスの Peyer 板では胚中心の形成はほとんど認められないし，正常のマウスに抗生物質を与えて腸内細菌の多くを除去した場合には，Peyer 板の胚中心 B 細胞の数は著しく減少する．第 2 に，胚中心の形成には Tfh 細胞が重要な役割を果たしていることが知られている[16]が，Peyer 板では Tfh 細胞が制御性 $Foxp3^+$T 細胞から分化転換してくるという事実が最近見いだされた[17]．興味深いことに，この制御性 $Foxp3^+$T 細胞の Tfh 細胞への転換は Peyer 板においてのみみられる現象であり，脾臓や末梢リンパ節では認められない．したがって，Peyer 板と脾臓や末梢リンパ節の Tfh 細胞は異なる性質をもっている可能性が示唆されるが，今後の詳細な検討が必要である．第 3 に，Peyer 板の胚中心ではほとんどの B-2 細胞が IgM^+から IgA^+へとクラススイッチ組換えを起こすが，脾臓やリンパ節の胚中心では IgG^+細胞が産生される．Peyer 板で IgA^+細胞が産生されるための細胞/分子機構はいまだに明らかではない．

TGF-β1 は IgA へのクラススイッチ組換えに不可欠なサイトカイン（αスイッチ領域の上流に位置するイントロンプロモーターからの germline 転写を促す）であり，TGF-β 受容体を欠損するマウス（TGF-$\beta RII^{-/-}$マウス）では Peyer 板における IgA^+B 細胞が著明に減少している．多くの細胞種が TGF-β1 を分泌するが，このサイトカインは通常不活性型として産生されるためにさらなる活性化が必要である．活性化された TGF-β1 が主に Peyer 板のどの細胞に由来するのかは明らかではないが，筆者らの進行中の研究において濾胞樹状細胞（FDCs）が TGF-β1 を分泌/活性化し得ることが示されている（未発表データ）．また，Peyer 板の特殊な環境形成に樹状細胞が貢献しているという可能性が繰り返し示唆されている．樹状細胞は上皮下ドーム領域（subepithelial dome：SED）と呼ばれる上皮下領域に多数存在しており，ここで M 細胞を介して取り込まれた腸内常在細菌と接触して IgA 産生に役割を果たすようになると考えられている．また，Peyer 板の T 細胞も腸管樹状細胞の働きにより TGF-β1 などのサイトカインを産生し，樹状細胞や Peyer 板を覆っている上皮細胞から産生される IL-6，IL-10，レチノイン酸（retinoic acid：RA）などとともに B-2 細胞の IgM から IgA へのクラススイッチ組換えにかかわっている．さらに，胚中心内部の Tfh 細胞は IL-21 を産生するが，ヒトにおいて IL-21 は TGF-β1 と協調して IgA^+形質前駆細胞の分裂と分化を促進していることが示されている．

図 3a に Peyer 板の胚中心における B 細胞の活性化，AID の発現誘導，IgA へのクラススイッチ組換えが行われる機構の概略を示した．

腸管恒常性維持における IgA の生物学的意義

腸管内腔に分泌された IgA の役割について広く受け入れられている考え方は，腸内細菌が粘膜内へ侵入するのを阻害しているというものである．実際，新生仔マウスの腸管に生着した細菌は SIgA の

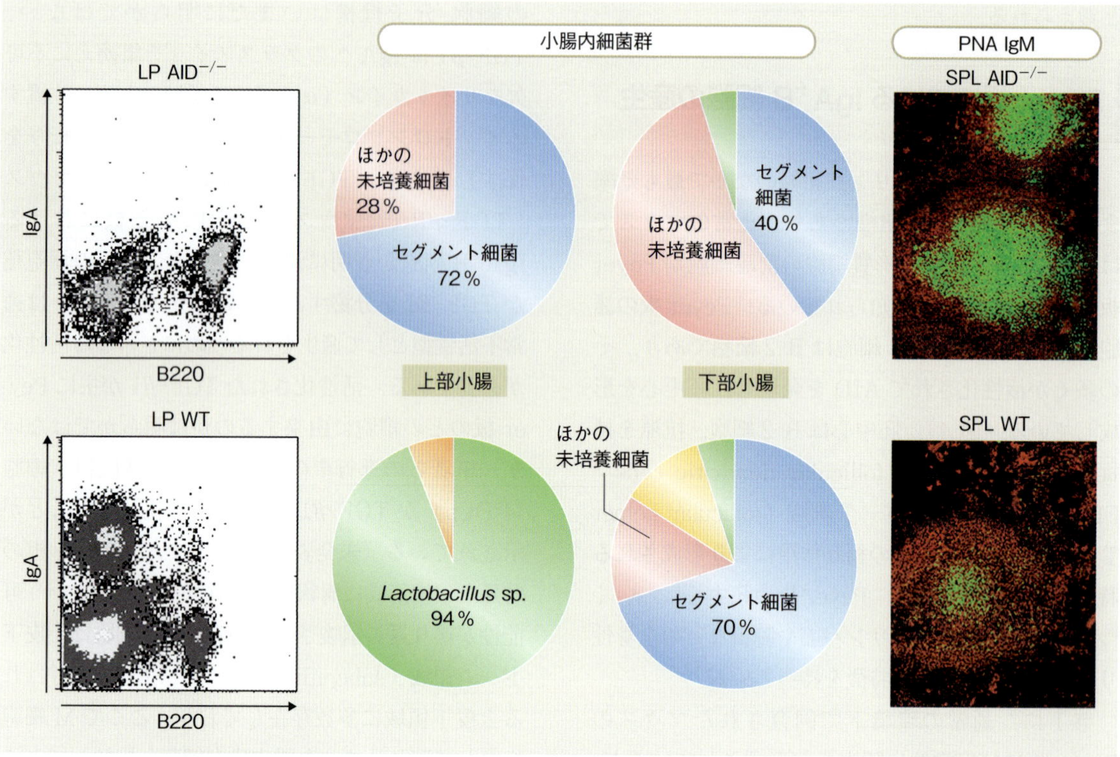

図5 IgAによる腸内細菌群の制御

AID$^{-/-}$マウス（上図）と野生型マウス（下図）における腸管粘膜固有層細胞のFACSプロファイル（左）と小腸内細菌の構成（中央）. FACSプロファイルは腸管粘膜固有層の細胞を単離してIgAとB220で染色したもの. AID$^{-/-}$マウスではクラススイッチ組換えが行われないために腸管のIgA^+B220^-形質細胞は形成されない. 小腸内細菌は上部と下部小腸の生検組織を用いて16S rRNAの配列により同定した. この方法では培養不能な細菌も検出可能である. AID$^{-/-}$マウスと野生型マウスの脾臓組織切片をIgM（赤）とPNA（緑）で染色し, 胚中心内の活性化されたB-2細胞を同定した. AID$^{-/-}$マウスの脾臓（SPL）と腸管の孤立リンパ濾胞における胚中心の肥大に注目. これはIgAを欠損することで腸内細菌の増殖が制御不能となったことによるものである.

働きにより腸管上皮への侵入が制限されるという実験結果が示されている. 興味深いことに, この過程において抗体の抗原特異性は必要とならない[2). 同様に, 成体マウスにおいても, SIgAは腸内細菌が腸管内腔から粘膜内, さらには全身免疫系に侵入するのを防いでいる. これと関連して, 腸管内腔にIgAを分泌することのできない遺伝子改変マウス（pIgR$^{-/-}$マウス）では腸間膜リンパ節への腸内細菌の侵入が増加しているという事実が報告されている[18).

AID欠損マウスを用いた研究により, SIgAが腸管内腔の細菌群を制御する重要な役割を担っていることが明らかになった[3). AID$^{-/-}$マウスではIgAが欠損しているために, 小腸全領域において嫌気性菌が異常増殖している（図5）. 増殖した細菌は主に培養不能であるが, このなかでセグメント細菌（segmented filamentous bacteria：SFB）が主要な菌種である. セグメント細菌は無菌マウスに定着後IgA産生を含む腸管免疫反応を強く刺激することが示されている. 重要なのは, 腸管における細菌環境の変化により粘膜免疫細胞が活性化される（孤立リンパ濾胞の過形成が含まれる）のみならず, 全身における免疫細胞の活性化（脾臓などの全身のリンパ組織における胚中心の誘導と過形成）が引き起こされることである（図5）.

腸管SIgAのもつ抗原特異性の果たす役割については, 今のところ十分理解されるに至っていない. 最近の研究において, 抗原特異的なSIgAの働きにより腸内細菌のエピトープ, さらには代謝経路も変化, 順応して宿主–細菌間の共生関係が確立しているという事実が明らかとなった[19]．たとえば，莢膜多糖類（capsular polysaccharide）であるCPS4に特異的なIgAが腸管内に存在すると，小腸における*Bacteroides thetaiotaomicron*（ヒト腸管における常在細菌）による好炎症性シグナルの誘導が減少する．興味深いことに，CPS4に特異的なIgAと反応した細菌では，ほかの多糖類（CPS5）の発現が誘導される．このように，獲得免疫系は腸管内で細菌をIgAと接触させることにより，細菌が組織炎症を引き起こす能力を阻害しているだけでなく，細菌表面構造の多様性を促進することにも貢献していると考えられる．

おわりに

最近の知見により腸管IgAの産生機構とその機能の複雑性が改めて浮き彫りになった．宿主-細菌間相互作用の複雑性を理解するためにはさらなる研究が必要である．腸内常在細菌群がその環境にどのように適応し，どのような影響を宿主に与えるのかという点について現時点ではごくわずかしか理解できていない．また，抗原特異的，抗原非特異的な腸管IgA機能の相違については理解の端緒についたばかりである．防御的，病的反応を決定する因子についてもさらなるデータを収集しなくてはならない．これらの問題点を追求することにより，粘膜ワクチン開発や自己免疫性炎症性腸疾患の新たな予防や治療方法の開発に対する手がかりを得られることが期待される．

謝辞

本項の執筆にあたり貴重なご意見をいただいた，理化学研究所，免疫・アレルギー科学総合研究センター，自己免疫制御研究グループの金川修身グループディレクターに深謝いたします．

（鈴木敬一朗，丸谷美香子，河本新平，Sidonia Fagarasan）

◉引用文献

1. Backhed F, Ley RE, Sonnenburg JL, et al. Host-bacterial mutualism in the human intestine. Science 2005; 307: 1915-1920.
2. Macpherson AJ. IgA adaptation to the presence of commensal bacteria in the intestine. Curr Top Microbiol Immunol 2006; 308: 117-136.
3. Fagarasan S. Intestinal IgA synthesis: a primitive form of adaptive immunity that regulates microbial communities in the gut. Curr Top Microbiol Immunol 2006; 308: 137-153.
4. Martin F, Kearney JF. B1 cells: similarities and differences with other B cell subsets. Curr Opin Immunol 2001; 13: 195-201.
5. Ha SA, Tsuji M, Suzuki K, et al. Regulation of B1 cell migration by signals through Toll-like receptors. J Exp Med 2006; 203: 2541-2550.
6. Berberich S, Förster R, Pabst O. The peritoneal micromilieu commits B cells to home to body cavities and the small intestine. Blood 2007; 109: 4627-4634.
7. Kunisawa J, Kurashima Y, Gohda M, et al. Sphingosine 1-phosphate regulates peritoneal B-cell trafficking for subsequent intestinal IgA production Blood 2007; 109: 3749-3756.
8. Suzuki K, Meek B, Doi Y, et al. Two distinctive pathways for recruitment of naive and primed IgM + B cells to the gut lamina propria. Proc Natl Acad Sci U S A 2005; 102: 2482-2486.
9. Jang MH, Kweon MN, Iwatani K, et al. Intestinal villous M cells: an antigen entry site in the mucosal epithelium Proc Natl Acad Sci U S A 2004; 101: 6110-6115.
10. Rescigno M, Urbano M, Valzasina B, et al. Dendritic cells express tight junction proteins and penetrate gut epithelial monolayers to sample bacteria Nat Immunol 2001; 2: 361-367.
11. Niess JH, Brand S, Gu X, et al. CX3CR1-mediated dendritic cell access to the intestinal lumen and bacterial clearance Science 2005; 307: 254-258.
12. Cerutti A, Rescigno M. The biology of intestinal immunoglobulin A responses. Immunity 2008; 28: 740-750.
13. Tezuka H, Abe Y, Iwata M, et al. Regulation of IgA production by naturally occurring TNF/iNOS-producing dendritic cells Nature 2007; 448: 929-933.
14. Tsuji M, Suzuki K, Kitamura H, et al. Requirement for lymphoid tissue-inducer cells in isolated follicle formation and T cell-independent immunoglobulin A generation in the gut. Immunity 2008; 29: 261-271.
15. Muramatsu M, Kinoshita K, Fagarasan S, et al. Class switch recombination and hypermutation require activation-induced cytidine deaminase (AID), a potential RNA editing enzyme. Cell 2000; 102: 553-563.
16. Vinuesa CG, Tangye SG, Moser B, et al. Follicular B helper T cells in antibody responses and autoimmunity. Nat Rev Immunol 2005; 5: 853-865.
17. Tsuji M, Komatsu N, Kawamoto S, et al. Preferential

generation of follicular B helper T cells from Foxp3 + T cells in gut Peyer's patches. Science 2009; 323: 1488-1492.
18. Sait LC, Galic M, Price JD, et al. Secretory antibodies reduce systemic antibody responses against the gastrointestinal commensal flora Int Immunol 2007; 19: 257-265.
19. Peterson DA, McNulty NP, Guruge JL. IgA response to symbiotic bacteria as a mediator of gut homeostasis. Cell Host Microbe 2007; 2: 328-339.

f

Th1/Th2/Th17/Treg/Tfh 細胞の役割

はじめに

免疫学の基盤を形成する重要な発見の1つは，抗体応答は胸腺由来の細胞からの手助け“help”を必要とするというものである．この事実は，放射線照射したレシピエントにさまざまな臓器由来の細胞を移植するという古典的な実験で証明された．すなわち，骨髄由来の細胞と胸腺由来の細胞の2つの細胞を移植したときに初めて，十分な抗体応答が回復したのである[1]．そして，骨髄（bone-marrow）由来の細胞（B細胞）が抗体産生細胞本体であり，一方胸腺（thymus）由来の細胞が手助けしているとわかった．このため胸腺由来の細胞は，helpする細胞＝T“helper”(Th)細胞と呼ばれるようになった．現在では，T“helper”（Th）細胞とは，胸腺で教育された後，末梢において外来抗原と出会い活性化・分化した $CD4^+$T細胞のことを指す．

Th 細胞依存的 IgA 誘導

粘膜における分泌型IgA（secretory IgA：SIgA）の誘導，すなわち，IgAクラススイッチ/形質細胞への分化/SIgAの管腔内への放出にも，Th細胞は重要な働きをする．前項にあるように，粘膜ではT細胞“非依存的な”クラススイッチも，孤立リンパ濾胞（isolated lymphoid follicle）や粘膜固有層（lamina propria）において活発に誘導されていることが知られている[2]（8章b～e）．しかし，このT細胞非依存性のクラススイッチで生み出されるIgAは，自然免疫的な迅速な応答として重要であるが，T細胞依存性のそれと比べて抗原との親和性が低い．効率がよく，きわめて抗原との親和性が高く，かつ長期間持続するIgA産生誘導には，Peyer板や扁桃における胚中心（germinal center）という高度に組織化された構造が必要である．そこではB細胞の増殖，AID発現，クラススイッチと体細胞高頻度突然変異（somatic hypermutation）のすべてが起こる．そしてこの胚中心の形成には，Th細胞の働きが必須である．

ナイーブな（胸腺から出てきた後，外来性の抗原に未ださらされていない）$CD4^+$T細胞は，Peyer板や扁桃の傍濾胞領域（T細胞領域）においてTh細胞へ分化する．傍濾胞領域で，樹状細胞表面のMHCクラスII上に提示された外来性ペプチドと副刺激分子（CD80，CD86）を，それぞれT細胞受容体とCD28を介して認識すると活性化してTh細胞に分化するのである．このとき周囲の環境，特に周囲に存在するサイトカインによって，転写因子の発現増強とそれによるさらなるサイトカインの発現増強というポジティブフィードバックが働き，異なった機能を持つTh細胞サブセットへと分化する．まず発見されたのは，①インターフェロン-γ（IFN-γ）を産生するTh1細胞と，②IL-4・IL-5・IL-9・IL-10・IL-13を産生するTh2細胞，という2つのThサブセットである[3]．その後長年にわたって，Th1細胞・Th2細胞が $CD4^+$T細胞機能の主な解析の窓であった．しかしながら，こうしたTh1・Th2パラダイムだけでは説明できない現象が数多く残されていた．そして最近になって，$CD4^+$

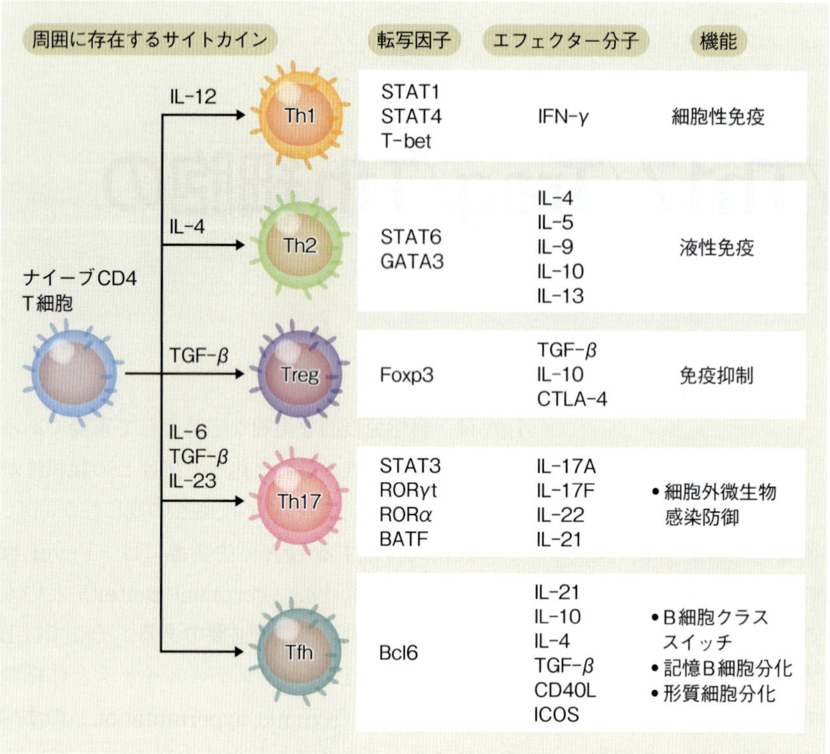

図1　Th細胞分化

胸腺で分化したナイーブ$CD4^+$細胞は，末梢で抗原提示を受けると同時に周囲のサイトカイン刺激によって機能の異なるTh細胞へと分化する．それぞれの分化に必要な転写因子と，分化後に産生するエフェクター分子，そして機能を示した．

T細胞には少なくともさらに2種類の細胞群が存在することがわかってきた．すなわち，③IL-17A・IL-17F・IL-22・IL-21を産生するTh17細胞[4)]，そして④形質転換成長因子β（TGF-β）・cytotoxic T lymphocyte antigen 4（CTLA-4）・IL-10を産生する制御性T細胞（regulatory T細胞：Treg細胞）である[5)]（**図1**）．

これら4つのTh細胞サブセットがそれぞれ異なる機能を発揮しつつ協調して働き，粘膜において侵入病原体の排除や免疫寛容の誘導，そしてSIgA誘導に貢献している．

一方でTh細胞は，活性化・分化した後に移動する場所によっても，3種類のサブポピュレーションに分けて考えることができる．すなわち，①T細胞領域にとどまるもの，②そのままPeyer板や扁桃から出て行き，炎症の場へ移動するもの，③濾胞B細胞領域に移動するもの，の3種類である．この移動様式の違いは，Th細胞表面のケモカイン受容体CCR7（T細胞領域に発現するケモカインCCL19に対する受容体）とCXCR5（B細胞領域に発現するCXCL13の受容体）発現が変化することによって生じる．もともとナイーブなT細胞は$CCR7^+CXCR5^-$であり，そのためT細胞領域に局在する．活性化・分化後もT細胞領域にそのままとどまるTh細胞は$CCR7^+CXCR5^-$のままの細胞である．一方，$CCR7^-CXCR5^-$と変化する細胞があり，それらはPeyer板や扁桃から出て行き，炎症の場へ移動する．また一方，$CCR7^-CXCR5^+$となる細胞も現れ，それらは濾胞B細胞領域に移動する．この濾胞B細胞領域に移動するTh細胞は，B細胞を活性化して胚中心の形成と抗体産生・クラススイッチに重要な任務を担っていることから“濾胞性ヘルパーT細胞（follicular helper T細胞：Tfh細胞）”と呼ばれている[6)]（**図1**）．Tfh細胞が，Th1やTh2細胞とオーバーラップする細胞群なのか，あるいは異なる第5のTh細胞サブセットなのかは，現在議論の的となっている．

Th細胞のhelpを受けてIgA^+となったB細胞は，Peyer板や扁桃の胚中心を出て行き，大循環を経て再び粘膜実効組織である粘膜固有層にホーミングする．これはIgA$^+$となったB細胞が，同時に$\alpha_4\beta_7{}^+$インテグリンとなっており，そのリガンドであるMAdCAM-1が消化管粘膜固有層の血管内皮細胞に発現しているためである．MAdCAM-1は，消化管だけでなく皮膚・肺・乳腺・泌尿生殖器などあらゆる粘膜の血管内皮細胞に発現している．このため，Peyer板や扁桃で活性化されたB細胞は，体中のあらゆる粘膜にホーミングすることになる．このように，体全体の粘膜が1つのユニットとして機能していることから，共通粘膜免疫システム（common mucosal immune system：CMIS）と呼ばれる．粘膜固有層にホーミングしたIgA$^+$B細胞は，さらに形質細胞へ分化して二量体IgAを産生する．二量体IgAは上皮細胞の基底膜に発現しているpoly-Ig receptor（pIgR）と結合し，トランスサイトーシスによって基底側から管腔側へ輸送される．Th1・Th2・Th17・Treg細胞は粘膜固有層に恒常的に多数存在しており，形質細胞分化やIgAのトランスサイトーシスを制御している．こうして，Peyer板や扁桃，さらには粘膜固有層におけるT細胞が複雑に機能して，より効果的にSIgAを生み出すようなシステムになっている．

Th1 細胞

ドーム状のPeyer板には輸入リンパ管が存在せず，M細胞と呼ばれる特徴的な細胞を含む上皮（濾胞関連上皮層：follicle-associated epithelium：FAE）で覆われている（3章c，5章b参照）．FAEはケモカインCCL20（MIP3α）やCCL9（MIP1γ）を発現しているため，これらに対する受容体CCR6およびCCR1を発現している樹状細胞が，ドームを覆っているFAE直下の上皮下ドーム領域（subepithelial dome：SED）に集められている．FAEのM細胞は，腸管管腔内の抗原をエンドサイトーシスあるいは貪食により取り込み，基底側へ輸送し，SEDに存在する樹状細胞に引き渡す．抗原を取り込んだ樹状細胞は傍濾胞T細胞領域に移動し，そこでT細胞を活性化する（図2）．このとき樹状細胞が，病原体に由来する分子パターンをToll-like receptor（TLR）を介して認識していた場合，抗原提示を行うと同時にIL-12p70を産生する．抗原提示とIL-12p70刺激を受けたCD4$^+$T細胞において，IL-12受容体（IL-12Rβ1とIL-12Rβ2との複合体）を介するSTAT4の活性化が起こる．活性化STAT4は，IFN-γ産生を誘導する．産生されたIFN-γが，CD4$^+$T細胞に自己分泌（autocrine）に働き，STAT1の活性化をを介して転写因子T-betの転写を誘導する．T-betはT-boxファミリーに属する転写因子であり，IFN-γ遺伝子のクロマチン構造変化を介してさらにIFN-γの産生を亢進さ

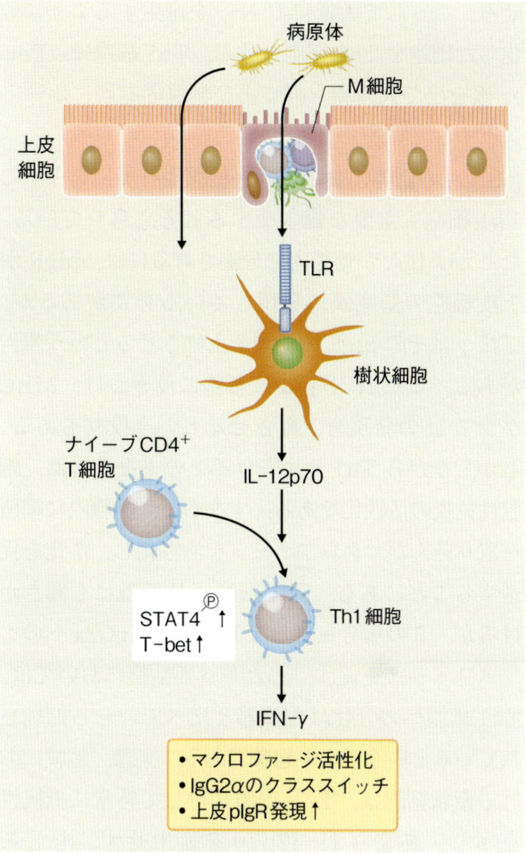

図2 Th1細胞分化と機能
上皮下に存在する樹状細胞は，M細胞を介してあるいは上皮間のバリアーをくぐり抜けて侵入した病原体をTLRによって認識し，活性化するとIL-12p70を産生する．IL-12p70刺激を受けたCD4$^+$T細胞においてSTAT4のリン酸化とT-betの発現が誘導される．これら転写因子はIFN-γの産生を亢進した細胞，すなわちTh1細胞へと分化させる．産生されたIFN-γは，マクロファージ活性化やIgG2aへのクラススイッチ，あるいは上皮細胞におけるpIgR発現上昇を誘導する．

せる．こうして大量にIFN-γを産生するように分化した細胞をTh1細胞と呼ぶ．Th1細胞は，Peyer板を出て大循環を経て再び粘膜固有層にホーミングする（図2）．

SIgAの誘導においては，粘膜固有層に局在するTh1細胞も重要な働きをすると考えられている．たとえばIgAが管腔内に分泌されるには，pIgRが上皮細胞の基底膜に発現している必要があるが，IFN-γはその pIgRの発現を上昇させるという報告がある．またIFN-γはB細胞に働きかけ，MHCクラスIIの発現を上昇させるという役割もある．しかしながらTh1サイトカインの主な役割は，細胞性免疫の活性化である．すなわち，細胞内に細菌を取り込んだマクロファージを活性化し，消化を促進することにある．Th1細胞はB細胞にも働きかけるが，この場合主としてIgMからIgG2aへのクラススイッチを促す．したがって粘膜においては，Th1細胞への分化は他臓器と比べてむしろ抑制されているという考えが趨勢である．実際，粘膜における樹状細胞は，TLR刺激に対して非常に抵抗性を示し，あまりIL-12p70を産生せず，むしろTh2，Th17，Tregへの分化を促進するような樹状細胞に条件づけされている（“conditioning”されている）ものが多いと考えられている．

Th2細胞

抗原提示を受けると同時に周囲にIL-4が多く存在した場合，ナイーブ$CD4^+$T細胞はIL-4・IL-5・IL-10・IL-13を産生するTh2細胞へと分化する．IL-4のソースとしては，NKT細胞，好酸球，好塩基球，肥満細胞（マスト細胞），そしてすでに分化したTh2細胞などが考えられる．これらの多くの細胞は基底状態でもIL-4遺伝子の転写があり，刺激によってIL-4の大量の分泌が起こる．たとえば，肥満細胞と好塩基球はIgE受容体のクロスリンクによってIL-4の大量の分泌が起こるし，NKT細胞は，非古典的MHC分子であるCD1ファミリー分子状に提示されたリポ蛋白リガンド刺激によってIL-4分泌が誘発される（4章c参照）．最近の研究で，特に寄生虫感染においては，好塩基球が最も重要なIL-4のソースであり，同時に抗原提示細胞としても働くことが示されている．IL-4の刺激は，$CD4^+$T細胞においてSTAT6の活性化を誘導し，STAT6がGATA3の遺伝子発現を誘導する（図3）．GATA3はナイーブT細胞においてもある程度の発現が見られるが，Th2細胞への分化過程で発現がさらに上昇して，IL-4をはじめとするTh2サイトカインの発現を促進するいわばTh2細胞分化のマスターレギュレーターとして機能する．GATA3はTh2サイトカインの発現を制御すると同時に，Th1分化に関与するSTAT4の発現を抑制することも知られている．

粘膜組織においてはIL-4だけではなく，上皮細胞が分泌するサイトカインもTh2細胞分化に重要な役割を担っている．なかでもthymic stromal lymphopoietin（TSLP）は，TLRによるNF-κB活性化を介して，粘膜上皮細胞から分泌されるサイトカインとして知られる．上皮細胞由来のTSLPは，付近の樹状細胞を活性化する（図3）．TSLPによって条件づけされた樹状細胞においては，IL-12の産生能が抑制されつつ，副刺激分子であるOX40リガンド（OX40L）あるいはNotchに対するリガンドであるJaggedの発現が上昇しており，CD4 T細胞をTh2細胞分化に向かわせる[7)]．TSLPは$CD4^+$T細胞にも直接働きかけ，Th2細胞へと分化させることも知られている．TSLPの働きは肺や皮膚でよく研究されており，アトピー性皮膚炎や喘息といったアレルギー疾患の病態に関与していることが示唆されている．TSLPは消化管粘膜にも発現し，Th2応答に重要な働きをすることが示されている．上皮細胞はTSLP以外にも，IL-25やIL-33などのサイトカインを産生する．これらサイトカインもTh2細胞分化を促進することが知られている（図3）．すなわち消化管をはじめとする粘膜はTh2細胞分化に傾いた免疫システムになっている．粘膜ワクチンの補助剤（または粘膜アジュバント）として，その応用が期待されているコレラ毒素は，抗原特異的Th2反応とSIgA抗体の産生を強く誘導することが古くから知られている．コレラ

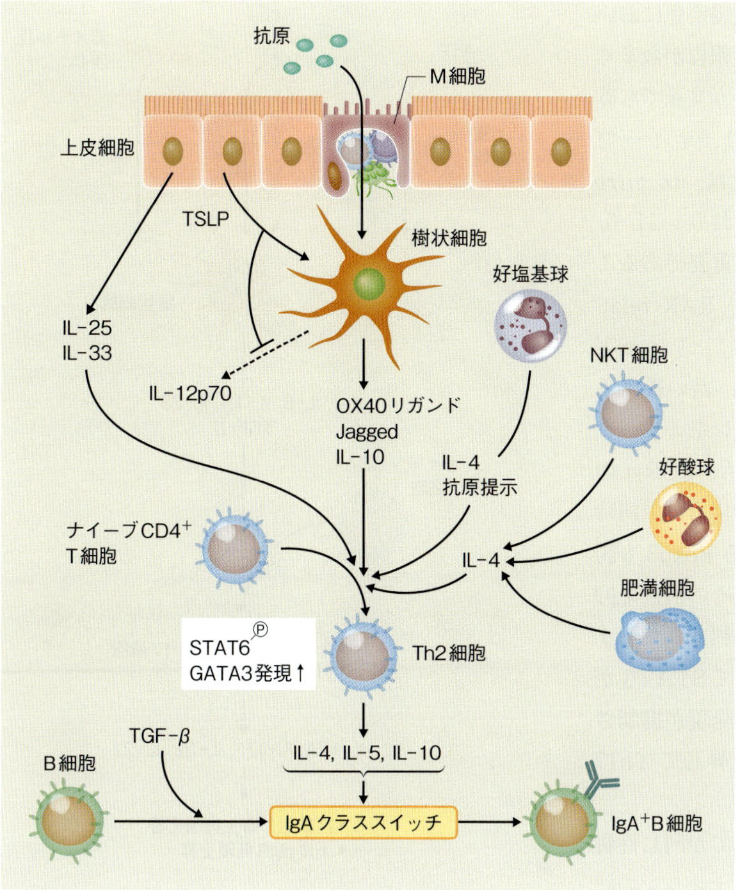

図3 Th2細胞分化と機能
粘膜上皮細胞は，TLR刺激などによってTSLP，IL-25，IL-33を産生する．これらサイトカインによって条件づけされた樹状細胞においては，IL-12p70の産生が抑制されつつ，OX40リガンド，Jagged，IL-10の発現が上昇し，$CD4^+$T細胞をTh2細胞分化に向かわせる．加えてNKT細胞や好酸球からIL-4が産生されるとさらにTh2細胞分化は促進される．このTh2細胞分化はSTAT6のリン酸化とGATA3の発現誘導による．Th2細胞はIL-4，IL-5，IL-6，IL-10などのサイトカインを産生し，未熟B細胞からIgA発現B細胞への分化を促進し，最終的にはIgA形質細胞を誘導する．

毒素によるTh2分化誘導メカニズムは，はっきりとはわかっていないが，TSLPのように樹状細胞におけるIL-12p70の産生抑制とOX40リガンドの発現上昇，あるいは肥満細胞からのIL-4放出促進などのメカニズムが考えられている．

分化したTh2細胞はIL-4，IL-5，IL-6などのサイトカインを産生し，Peyer板や扁桃の濾胞領域において，未熟B細胞からIgA発現B細胞への分化をサポートする．なかでもIL-5が，周囲に存在するTGF-βと協調して働き，SIgA産生に重要な働きをする．すなわちTGF-βがCα鎖へのクラス変換を誘導し，IL-5はIgA前駆B細胞に作用しIgA産生を増強する[8)]．Peyer板や扁桃を出たIgA^+B細胞は，再び粘膜固有層にホーミングするが，そこでも粘膜固有層に存在するTh2細胞に由来するIL-5やIL-6の作用を受ける．これによってIgA^+B細胞は，最終的にIgA形質細胞へと分化し，大量のしかも抗原にきわめて親和性の高い二量体IgAが産生され，pIgRを介して管腔内に分泌される．

Th17細胞

Th17細胞は，最近になってその存在が明らかになったTh細胞サブセットである．Th17細胞は，IL-17A，IL-17F，IL-22，IL-21などの炎症性のサイトカインを高産生することを特徴とする．Th17細胞が産生するサイトカインは，細胞内・外の細菌・真菌感染防御に働く．特に*Klebsiella pneumoniae*，*Streptococcus pneumoniae*，*Citrobacter rodentium*，*Staphylococcus aureus*，*Candida albicans*感染においてTh17細胞が必須の役割を果たすことが実験的に示されている[4,9)]．また一方でTh17サイトカインは，その過剰産生が多発性硬化症や関節リウマチ，慢性炎症性腸疾患において発症や増悪にかかわっているという報告が数多くなされているため，自己免疫疾患という文脈でも非常に注目されている[4)]（6章d参照）．ナイーブ$CD4^+$T細胞からTh17細胞への分化は，*in vitro*培養系において盛んに研究されており，IL-6，TGF-βという2つのサイトカインが重要であることが知られている（図4）．そこでは，RAR-related orphan receptor gamma（RORγt）という転写因子が発現することが必須である[10)]．言い換えると，RORγtがTh17細胞のマスターレギュレーターである．TGF-βによる刺激だけでも，RORγtの発現は誘導される．しかしながらこの場合は，同時に制御性T細胞の分化誘導因子であるFoxp3も誘導され，Foxp3がRORγtと結合してその活性を抑制するため，Th17細胞への分化は抑制されてしまう．そこにIL-6が加わることによってSTAT3が活性化され，それによってFoxp3の発現が抑制され，RORγtの発現量とその活性が上昇してTh17細胞へと分化するのである（図4）．

IL-17を産生するTh17細胞はすべてが同じ性質を持つわけではない．たとえば，ダイオキシンの認識受容体として知られるaryl hydrocarbon receptor（AHR）を介するシグナルが加わると，Th17細胞は特にIL-22産生が亢進した細胞となる．また，IL-6とTGF-βによって誘導されたTh17細胞は，炎症を起こすには十分な機能を備えていない．IL-6とTGF-βによる刺激を受けているあいだに，Th17細胞はIL-21産生とその自己分泌な働きによりIL-23受容体を発現する[11)]．その状況において，さらにIL-23の存在があって初めて，Th17細胞は十分に炎症性の細胞となるのである．そして炎症性となったTh17細胞は，病原体を排除することができる．しかしあまりに過剰なIL-23刺激は，Th17細胞を病的な細胞へ分化させてしまう．実際，IL-23受容体遺伝子座における多型と炎症性腸疾患とに強い相関があることが報告されている[12)]．炎症性サイトカインであるIL-1βやTNF-αも，Th17細胞の分化に促進的に働くことが知られており，Th17細胞というのは，炎症によって分化が促進され，炎症によってさらに炎症性になる細胞のようである．

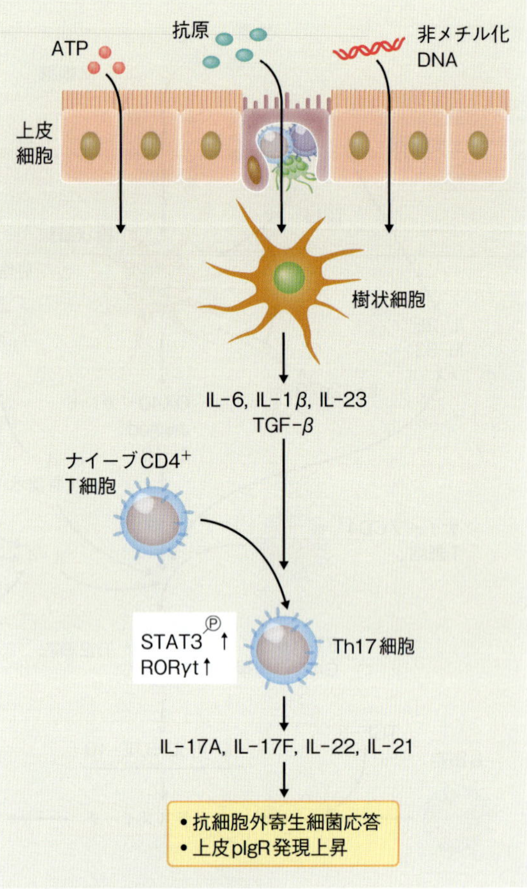

図4　Th17細胞分化と機能

腸内細菌由来のフラジェリンあるいは非メチル化DNAあるいはATPが，粘膜直下の樹状細胞を活性化し，IL-6，IL-1β，TGF-βが産生されTh17細胞分化が促進される．Th17細胞は，IL-17A，IL-17F，IL-22，IL-21などのサイトカインを高産生し，細胞内・外の細菌・真菌感染防御に働く．上皮細胞におけるpIgRの発現上昇を誘導するという報告もある．

Th17細胞において特筆すべきは，別段腸炎も起こしていない腸管粘膜固有層において恒常的に，しかも多数存在することである．腸間膜リンパ節やPeyer板には，通常ほとんど存在していない．逆に言うと，全身臓器において，恒常的にTh17細胞が存在することが知られているのは腸管粘膜固有層だけである[10, 13)]．specific-pathogen-free（SPF）条件で飼育しているまったく健康なマウスにおいても，Th17細胞は腸管粘膜固有層に多数存在する．Th17細胞は，生後すぐにはほとんど存在していないが生育に伴って増加する．無菌マウスあるいは抗生物質を投与したマウスにおいて，腸管粘膜固有層Th17細胞の数が激減している．このことからTh17細胞は，腸管常在菌由来の何らかの分子によって誘導されているものと考えられる．実際，細菌由来のフラジェリンあるいは非メチル化DNAが，それぞれTLR5とTLR9を活性化しTh17細胞分化を促進するという報告がある．また一方で，腸内細菌由来のATPによってもTh17細胞は，その分化が誘導されることが知られている[13)]（**図4**）．ATPは細胞“内”では非常に高い濃度で存在することはよく知られているが，細胞“外”ATP濃度は通常，ATP分解酵素の存在によって非常に低く保たれている．ところが腸管においては，ATP分解酵素を上回る量の細胞外ATPが存在し，樹状細胞に発現するATP受容体であるP2X受容体あるいはP2Y受容体に結合し，IL-6，IL-23p19，α_Vインテグリン，β_8インテグリンの発現を上昇させる．α_Vインテグリンとβ_8インテグリンは，TGF-βをプロフォームから活性型に変換する酵素であることが知られている．いずれもTh17細胞分化の強力な誘導因子である．さらに細胞外ATPシグナルは，caspase1を活性化する分子複合体（inflammasomeと呼ばれる）形成に重要な働きを示すことが報告されている．inflammasomeで活性化されたcaspase1は，pro-IL-1βをmature-IL-1βに変換し，Th17細胞分化を促進すると考えられる．

同じ遺伝的バックグラウンドのマウスでも，腸管に存在するTh17細胞数は施設・環境によって異なることが知られている．そしてそのTh17細胞数が異なるマウス間の腸内細菌の構成が比較検討され，セグメント細菌（segmented filamentous bacteria）が，Th17細胞分化を強力に促進する細菌として同定されている[14)]．セグメント細菌は，分節した形態を有する繊維状の腸内細菌であり，その名称は特徴的な形態に由来している．Gram陽性芽胞形成細菌であり，哺乳類，鳥類，爬虫類，魚類，昆虫など多くの生物の腸に存在する非病原性の常在性細菌である．しかしながら，ヒトでの存在はまだ不明確である．セグメント細菌は腸上皮細胞に強く接着して生存している（9章a参照）．セグメント細菌によるTh17細胞分化促進の分子メカニズムは明らかになっていないが，この上皮細胞への強い接着が重要な役割を果たしていると想定されている．セグメント細菌はTh17細胞だけではなくIgA産生形質細胞の分化誘導にも促進的な役割を果たすことが知られている．逆にIgAが存在しないと，腸内におけるセグメント細菌の菌量が異常に増加することも報告されている．また，セグメント細菌は上皮内リンパ球の数も増加させることが知られている．したがってセグメント細菌はTh17細胞だけではなく，IgA産生形質細胞分化や上皮内リンパ球の誘導も促し，宿主の免疫系に大きく影響を与えると考えられる．

Th17細胞のSIgA産生誘導における役割は，今のところ明らかではない．これまでのところ，コレラ毒素によってTh17細胞の分化が促進されるという報告や，IFN-γと同じようにpIgRの発現を促進するという報告がある．いずれにしても，Th17サイトカインの主たる役割は細胞外寄生細菌・真菌の排除であり，この点においてIgAと目的が同じである．実際Th17細胞とIgA産生細胞はともに，類似の環境下，すなわちTGF-βとIL-6というサイトカインの存在下においてその分化が促進される．今後，そのSIgA産生誘導におけるTh17細胞の役割が，さらに明らかになると思われる．

Treg細胞

消化管は侵入してきた病原性微生物を迅速に排除するよう，常に免疫系を活性化状態に保って備えており，実際消化管においてはTh1，Th2，Th17細胞が多数存在している．一方で，消化管管腔内には500菌種，10^{14}個に及ぶ好気性・嫌気性細菌が存在し，それぞれがテリトリーを保ちつつ腸内フローラ（腸内細菌叢）を形成している．こうした腸内フローラや，食物抗原に対しては，過剰に免疫系が活性化しないように制御（免疫寛容）される必要がある．この活性化と抑制のバランスは，巧妙なメカニズムによって保たれていると考えられるが，その乱れは潰瘍性大腸炎やCrohn病をはじめとする非常に難治性の慢性炎症性腸疾患の発症につながる（10章b，c，13章e参照）．そのようななか，免疫系を抑制する細胞としてきわめて重要な役割を果たすTreg細胞が発見され注目されている（10章a参照）．

Treg細胞は，TGF-βやCTLA-4をはじめとする免疫抑制性因子を数多く発現し，活性化T細胞や活性化樹状細胞に対して抑制性に働く[5]．強いT細胞受容体刺激とともにTGF-β，IL-2，レチノイン酸が作用すると，これらTreg細胞の分化が誘導されることが知られている（**図5**）．消化管にはレチノイン酸を多く産生する特殊な樹状細胞が存在しており，それらによってTreg細胞は分化誘導される．このような末梢においてナイーブ$CD4^+$T細胞から分化するTreg細胞はinducible Treg（iTreg）細胞と呼ばれる（**図5**）．一方，胸腺において分化するTreg細胞は，naturally occurring Treg（nTreg）と呼ばれる．どちらの場合も，その分化・機能発揮のためのマスターレギュレーターとして，forkhead box P3（Foxp3）という転写因子の発現が必須である．このFoxp3発現に異常を持つ患者は，Treg細胞の分化・機能に異常をきたし，immune dysregulation, polyendocrinopathy, enteropathy, X-linked syndrome（IPEX）と呼ばれる重症の全身性の自己免疫疾患を発症することが知られている[5]．

非常に特徴的なこととしてTreg細胞は，消化管に恒常的にかつ非常に多く存在する．さらに腸管粘膜固有層の$CD4^+$Treg細胞は，IL-10を高産生する．他臓器に存在するTreg細胞はそのようにIL-10を高産生したりはしない．なぜこのようなIL-10高産生性のTreg細胞が消化管において生み出されているのか，その理由は明らかではないが，Treg細胞に由来するIL-10が消化管のホメオスタシス維持にきわめて重要な役割を果たしていることが実験的に示されている．すなわち，Treg細胞において特異的にIL-10遺伝子を欠損させたコンディショナル欠損マウスにおいて，強い腸炎が誘導された．TGF-βとIL-10はともに，IgAクラススイッチと産生を促進するサイトカインでもある．言い換えればTreg細胞は，消化管においてSIgA産生誘導とほかの活性型免疫細胞の機能抑制の両方に関与していると考えられる（**図5**）．

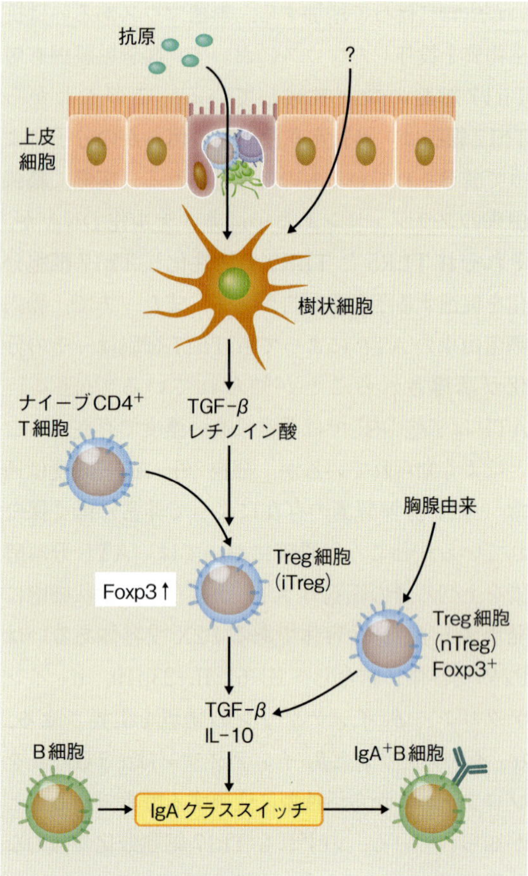

図5　Treg細胞分化と機能

粘膜におけるTreg細胞分化メカニズムは十分には理解されていない．しかし消化管粘膜にはレチノイン酸，TGF-βを多く産生する特殊な樹状細胞が存在しており，それらによって$CD4^+$T細胞においてFoxp3の発現上昇が誘導され，Treg細胞は分化誘導される（inducible Treg〈iTreg〉）．このような末梢においてナイーブ$CD4^+$T細胞から分化するTreg細胞はinducible Treg（iTreg）細胞と呼ばれる．iTreg細胞は，胸腺において分化するTreg細胞（naturally occurring Treg〈nTreg〉）とともにTGF-βとIL-10を産生し，IgAクラススイッチと産生を促進する．

Tfh細胞

リンパ組織の胚中心におけるクラススイッチは，Th細胞上のCD40リガンド（CD40L）とB細胞表面上のCD40とが直接相互作用することが基本である．したがって，傍濾胞T細胞領域から濾胞B細

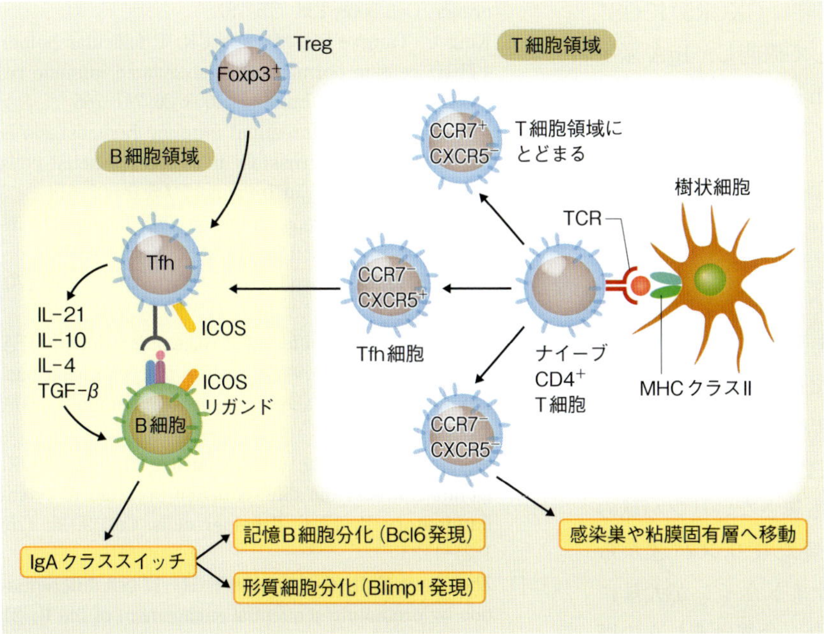

図6　Tfh 細胞分化と機能

樹状細胞と相互作用した CD4$^+$T 細胞は，①T 細胞領域にとどまるもの，②炎症の場や粘膜固有層へ移動するもの，③濾胞 B 細胞領域に移動するものの 3 種類に分化する．なかでも樹状細胞と強い相互作用をしたものは，CCR7$^-$CXCR5$^+$となり濾胞 B 細胞領域に移動する．この細胞を Tfh 細胞と呼ぶ．Tfh 細胞は CD40L，ICOS，IL-21，IL-4，IL-10，TGF-β を産生し，IgA クラススイッチ，記憶 B 細胞への分化，形質細胞への分化を促進する．

胞領域へ移入する Th 細胞の存在が必要である．実際，そのような Th 細胞は存在しており，それらは B 細胞領域に発現するケモカイン CXCL13 に対する受容体 CXCR5$^+$を発現している（**図 6**）．ヒトの扁桃などの常に活性化されているようなリンパ組織においては，50 % の CD4$^+$T 細胞が CXCR5$^+$であり，それらのほとんどは胚中心に存在する．そして取り出した CXCR5$^+$CD4$^+$T 細胞は，*in vitro* においても非常に効率よく B 細胞から形質細胞への分化を補佐することが示されている．こうした B 細胞に対する補助機能から CXCR5$^+$CD4$^+$T 細胞は，“濾胞性ヘルパー T（Tfh）細胞” と呼ばれている[6]．CD4$^+$T 細胞のなかでも，抗原に非常に高い親和性をもつ T 細胞受容体を発現し，樹状細胞と強い相互作用をしたものが Tfh 細胞へと分化することが知られている（**図 6**）．

Tfh 細胞は CD40L 以外にも，inducible costimulator（ICOS）と IL-21 を高発現している．ICOS は，B 細胞上に発現する ICOS リガンドと結合すると，Tfh 細胞における IL-4 と IL-10 の発現上昇をもたらす（**図 6**）．Th2 細胞の項でも述べたとおり，これらはどれも B 細胞分化・クラススイッチを促す重要なサイトカインである．IL-21 は STAT3 を強く活性化するサイトカインであり，クラススイッチと長期間生存し抗体を産生し続ける形質細胞あるいは記憶 B 細胞への分化を誘導する．すなわち B 細胞において Blimp1 が誘導されると形質細胞に，Bcl6 が誘導されると記憶 B 細胞へと分化するが，IL-21 はどちらにも促進的に働く．粘膜リンパ組織の胚中心の Tfh 細胞は IL-21 と同時に TGF-β も産生する．IL-21 の存在下において TGF-β は，B 細胞の増殖と IgA へのクラススイッチを促進する．IL-21 と TGF-β はさらに，IgA$^+$B 細胞において CXCR5 の発現を低下させ，CCR10 の発現を上昇させ，これによって IgA$^+$B 細胞は，Peyer 板や扁桃を出て，大循環を介して粘膜固有層へホーミングさせ，その後の SIgA 産生誘導につながる．

Tfh 細胞が，上記 4 種類の Th 細胞とは異なる第 5 の Th 細胞であるのか否かはまだ議論の対象になっているが，最新の研究によると，Tfh 細胞の中に IFN-γ や IL-4 を産生するような Tfh-Th1 や Tfh-Th2 細胞が存在しているのだというデータが示されている[15]．ただ，Peyer 板における Tfh 細胞分化は，他臓器におけるそれとは異なることが示唆されている[16]．すなわち Peyer 板においては，一度 Treg 細胞のように Foxp3 陽性となった CD4$^+$T 細胞が，Foxp3陰性になると同時に$CXCR5^+ICOS^+$ $IL-21^+$となってTfh細胞として機能し，IgA産生誘導を促進するのである．Tfh細胞についての研究もまだ始まったばかりであり，今後さらなる研究が必要である．

おわりに

Th細胞依存的なSIgA産生機構は，Th17細胞，Treg細胞，Tfh細胞など新たなサブセットの発見によって，もう一度見直される必要が出てきている．さらにごく最近，T細胞でもB細胞でもなく，ほかのリンパ球サブセットにも属さないリンパ球の存在が報告されている[17]．新たなリンパ球からTh2細胞が産生するようなサイトカインが大量に産生されることも示されており，今後はそれらの細胞の役割の解明も必要である．

（本田賢也，竹田　潔）

◉引用文献

1. Claman HN, Chaperon EA, Triplett RF. Thymus-marrow cell combinations. Synergism in antibody production. Proc Soc Exp Biol Med 1966; 122: 1167-1171.
2. Fagarasan S, Honjo T. Intestinal IgA synthesis: regulation of front-line body defences. Nat Rev Immunol 2003; 3: 63-72.
3. Murphy KM, et al. Signaling and transcription in T helper development. Annu Rev Immunol 2000; 18: 451-494.
4. Weaver CT, et al. IL-17 family cytokines and the expanding diversity of effector T cell lineages. Annu Rev Immunol 2007; 25: 821-852.
5. Sakaguchi S, et al. Regulatory T cells and immune tolerance. Cell 2008; 133: 775-787.
6. King C, Tangye SG, Mackay CR. T follicular helper (TFH) cells in normal and dysregulated immune responses. Annu Rev Immunol 2008; 26: 741-766.
7. Rimoldi M, et al. Intestinal immune homeostasis is regulated by the crosstalk between epithelial cells and dendritic cells. Nat Immunol 2005; 6: 507-514.
8. Sonoda E, et al. Transforming growth factor beta induces IgA production and acts additively with interleukin 5 for IgA production. J Exp Med 1989; 170: 1415-1420.
9. Ishigame H, et al. Differential roles of interleukin-17A and -17F in host defense against mucoepithelial bacterial infection and allergic responses. Immunity 2009; 30: 108-119.
10. Ivanov II, et al. The orphan nuclear receptor RORgammat directs the differentiation program of proinflammatory IL-17 + T helper cells. Cell 2006; 126: 1121-1133.
11. Zhou L, et al. IL-6 programs T (H)-17 cell differentiation by promoting sequential engagement of the IL-21 and IL-23 pathways. Nat Immunol 2007; 8: 967-974.
12. Duerr RH, et al. A genome-wide association study identifies IL23R as an inflammatory bowel disease gene. Science 2006; 314: 1461-1463.
13. Atarashi K, et al. ATP drives lamina propria T (H) 17 cell differentiation. Nature 2008; 455: 808-812.
14. Ivanov II, et al. Induction of intestinal Th17 cells by segmented filamentous bacteria. Cell 2009; 139: 485-498.
15. Reinhardt RL, Liang HE, Locksley RM. Cytokine-secreting follicular T cells shape the antibody repertoire. Nat Immunol 2009; 10: 385-393.
16. Tsuji M, et al. Preferential generation of follicular B helper T cells from Foxp3+ T cells in gut Peyer's patches. Science 2009; 323: 1488-1492.
17. Moro K, et al. Innate production of T (H) 2 cytokines by adipose tissue-associated c-Kit (+) Sca-1 (+) lymphoid cells. Nature 2010; 463: 540-544.

9

粘膜を介した共生関係構築・維持機構

a

共生微生物との相互作用

はじめに

微生物は文字どおり肉眼では見えない微小な生物であるが，その存在を初めて発見したのはオランダ人のアントニ・ファン・レーウェンフック（Antonie van Leeuwenhoek）であった（1674年）．レーウェンフックは自作の顕微鏡を用いて身辺にあるものを観察し，生涯にわたっておびただしい数の微生物の存在を明らかにしてきた．そのなかでも，1681年にはヒトや動物の糞便中に存在する細菌群を世界で初めて発見している[1,2]．

現在では，ヒトの腸内には常時多数の細菌が生息し，宿主と平和的な共生関係を築いていることが明らかとなっている．しかし，宿主側からみると非自己の外来抗原であるこれらの細菌は，一体どのようにして宿主と共生関係を構築しているのだろうか？また，それらと直接的に対峙している宿主粘膜免疫機構はいかにして共生細菌と病原性細菌をはじめとするほかの外来抗原を識別しているのだろうか？細菌学と免疫学の境界領域に位置するこれらの問いかけに対する答えを求め，現在世界中で研究が展開されている．また，ひとたび宿主と共生細菌の共生関係が崩れると，炎症性腸疾患（inflammatory bowel disease：IBD）や大腸癌などの重篤な疾患や国民病といわれるアレルギー，そして欧米諸国を中心に急増している肥満などの生活習慣病など，ヒトにおいてさまざまな疾患発症へとつながることも明らかとなっている．現在では，これら共生細菌の恒常性を維持・制御することの重要性が幅広く認知されてはいるものの，まだその詳細を裏づける実態の全容は明らかになっていない．

本項では，共生細菌叢の構築機構および宿主粘膜免疫機構と共生細菌との相互作用に焦点を当て，宿主と共生微生物との共生関係構築機構について概説する．

共生細菌叢の形成

ヒトの共生細菌叢

胎児期のヒトおよび哺乳動物は無菌状態であるが，出生時には産道を介して，そして出生後すぐに外部環境に接することで，体表面ならびに口腔・鼻腔，消化管，泌尿・生殖器などの粘膜面に種々の細菌が住み着くようになる．これら各器官の中で，成人の腸管には最も多くの細菌が生息しており，その数は500〜1,000種，10^{13}以上にも上り，宿主の細胞数の約10倍と考えられている．これら腸内に生息する細菌のほとんどが難培養性細菌であり，培養法を基盤とした従来の手法のみでは実態の解明と把握が不十分であった．しかし近年，菌種間における16S ribosomal RNA遺伝子配列の相違を利用した16S ribosomal RNAクローンライブラリー法，ショットガンシークエンス法などのメタゲノム解析法，蛍光*in situ*ハイブリダイゼーション（fluorescence *in situ* hybridization：FISH）法，リアルタイムPCR（polymerase chain reaction）法などの進歩により，これら遺伝子解析法を駆使することで培養不可能な細菌の菌種同定や局在性，数量，さら

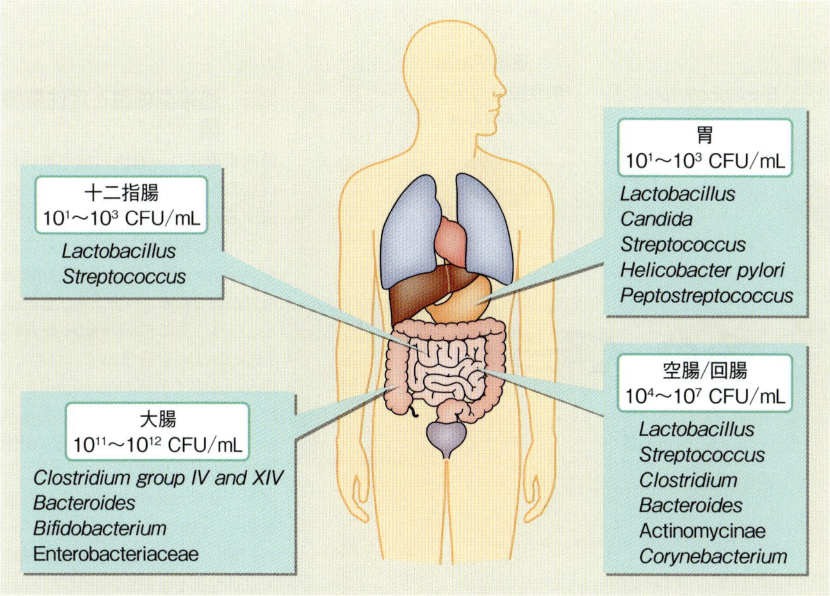

図1 ヒト消化管に生息する共生細菌群

ヒトの消化管における共生細菌群の数量，分布を示した．上部から下部消化管へと進むに従って細菌の数量は増加する．また，消化管各部位には特徴的な細菌が存在している．例えば，好気的かつ強酸性の環境下である胃では，主に *Lactobacillus* や *Helicobacter pylori* といった好気性かつ酸性に耐性のある細菌が生息し，大腸のように厳しい嫌気条件下の環境では，偏性嫌気性細菌である *Clostridium* や *Bifidobacterium*，*Bacteroides* の細菌群が主に観察される．

には細菌叢における遺伝子含有量の同定まで可能となっている．その結果，腸内細菌叢（gut microbiota）を構成する細菌群のうち約 99 %は Firmicutes，Bacteroidetes，Proteobacteria および Actinobacteria に属し，腸内における酸素濃度，pH，温度，栄養素の有無などの種々の要因により，菌種の局在性および数量は大きく異なることがわかってきた．ヒトの胃や十二指腸では主に *Lactobacillus* や *Streptococcus* が，空腸や回腸では *Lactobacillus* や *Clostridium*，*Bacteroides* など，さらに大腸では *Clostridium* や *Bacteroides*，Enterobacteriaceae，*Bifidobacterium* などが生息している[3)]．これらの細菌群は，回腸から大腸にかけて急速に増加し，大腸では腸管内容物 1g 当たり 10^{11}～10^{12} もの細菌が生息している（**図1**）．

共生細菌の定住機構

腸内細菌（commensal bacteria）には，一過性に宿主腸内に生息する通過型細菌と，宿主の腸内に恒常的に生息できる定住型細菌が存在する．通過型細菌としては，*Bacillus*，*Lactococcus*，*Enterococcus* などに加えて種々の病原細菌が含まれ，また定住型細菌としては *Bifidobacterium*，*Bacteroides*，セグメント細菌（segmented filamentous bacteria：SFB）などの細菌群があげられる．

通過型細菌には，宿主粘膜免疫応答やほかの共生細菌群によって排除を受ける細菌群や，宿主腸内環境に適応できない細菌群が含まれる．一方，定住型細菌は，宿主腸内で恒常的に生息できるように宿主と共進化した細菌群である（**図2**）．

定住型共生細菌叢の形成には，宿主が摂取した食物成分や腸管上皮細胞が産生する糖鎖などの共生因子が深く関与している．たとえば，ヒトおよびマウスの腸管内における主要な共生細菌である *Bacteroides thetaiotaomicron* は 251 もの糖質分解酵素遺伝子，ならびに 16 もの多糖類脱離酵素遺伝子を有しており，宿主が摂取する食物由来のさまざまな多糖類の分解に適応している．一方，*Salmonella typhi* ならびに *Shigella flexneri* は，多糖類脱離酵素遺伝子をまったく有しておらず，それぞれ 45，38 の糖質分解酵素遺伝子があるのみである[4)]．これらのことから，上記の病原細菌は，*Bacteroides* 群のような共生細菌よりも食物由来の多糖類を分解・資化する能力が低く，腸内に定着しにくいため，病原因子をはじめとしたエフェクター分子を宿主細胞内に注入する分泌装置など体内に積極的に侵入する機構を発達させたものと考えられる．

一方，共生細菌のなかには，食物由来成分以外に

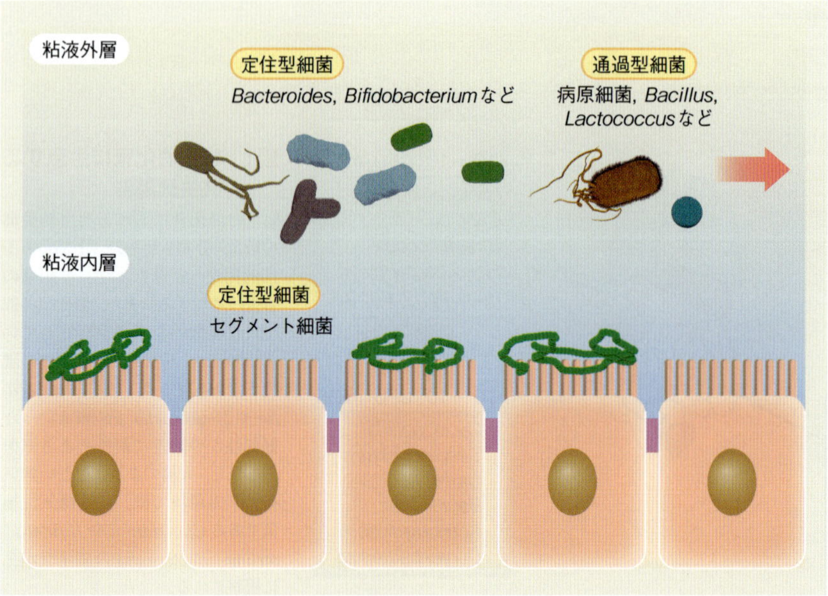

図2 通過型細菌と定住型細菌
腸内細菌は，一過性に宿主腸内に生息する通過型細菌と，恒常的に生息する定住型細菌に分ける事ができる．通過型細菌には *Lactococcus* や *Bacillus* に加えて，種々の病原細菌群が含まれる．一方，定住型細菌としては，主に *Bacteroides* や *Bifidobacterium* が含まれる．ただし，*Bacteroides* や *Bifidobacterium* の中には腸内に一過性にしか留まる事ができない細菌群も含まれる，定住型細菌の定住機構としては，宿主が摂取，産生する栄養素や適した酸素濃度，pH などが関与しているものと考えられているが，その詳細は未だ明らかとなっていない．

宿主に働きかけ腸管上皮細胞の表面にさまざまな糖鎖修飾を誘導することで自身のための栄養素を創出・獲得し，定住環境を作り上げているものも存在する．共生細菌である *B. thetaiotaomicron* やセグメント細菌は，小腸上皮細胞にII型フコース転移酵素（Fut2）の発現を誘導することで上皮細胞をフコシル化する（図3，4）．このうち，*B. thetaiotaomicron* はフコシダーゼ遺伝子ならびにフコース代謝遺伝子群を有しており，宿主腸管上皮細胞上の糖鎖末端に位置するフコース残基を切り出し，それらを取り込み代謝することができる（図3）．これに対し，*B. thetaiotaomicron* のフコース代謝遺伝子欠損株ではフコース代謝ができなくなるのみならず，上皮細胞のフコシル化誘導能も同時に欠失する．これらの事実は，定住型細菌によるフコース代謝機構と宿主による糖鎖の誘導機構が密接に相互制御を受けていることを示している[5]．さらに *B. fragilis* は，摂取したフコースを *Fkp* 遺伝子によりグアノシン 2-リン酸（GDP)-L-フコースに変換し，細菌細胞壁成分であるフコシル化多糖や糖蛋白質を生成する．この *Fkp* 遺伝子が欠損した *B. fragilis* 株は，宿主腸内における定着能力が低下していることからも，宿主腸管上皮細胞のフコシル化に代表される糖鎖修飾が共生細菌の定着にいかに重要であるかがうかがえる[6]．

共生細菌と宿主との相互作用

共生細菌は，宿主から栄養素や適切な酸素濃度，温度，pH などの生活環境の提供を受ける一方，宿主に対して，① 感染防御機能，② 栄養素供給，③ 免疫賦活・恒常性維持作用という大きく分けて3つの有用な機能を有している（表1）．このうち，共生細菌による宿主免疫賦活作用については次項9章bで詳しく述べる．

共生細菌による感染防御機能

共生細菌は，病原細菌と栄養素や生活空間などの獲得を競合することで感染を抑止している．さらに共生細菌は，病原細菌による上皮細胞への接着阻止に加え，バクテリオシンや乳酸などの抗菌物質を産生することで病原細菌の増殖を抑制し，感染防御に寄与している．共生細菌による病原細菌排除機能の重要性については，無菌マウスが *S. typhimurium* などの病原微生物に対して易感染性であることからも明らかである[7]．一方，抗生物質を服用すると病原細菌のみならず大量の共生細菌も死滅する．この抗生物質の副作用として，普段は腸管に生息が困難

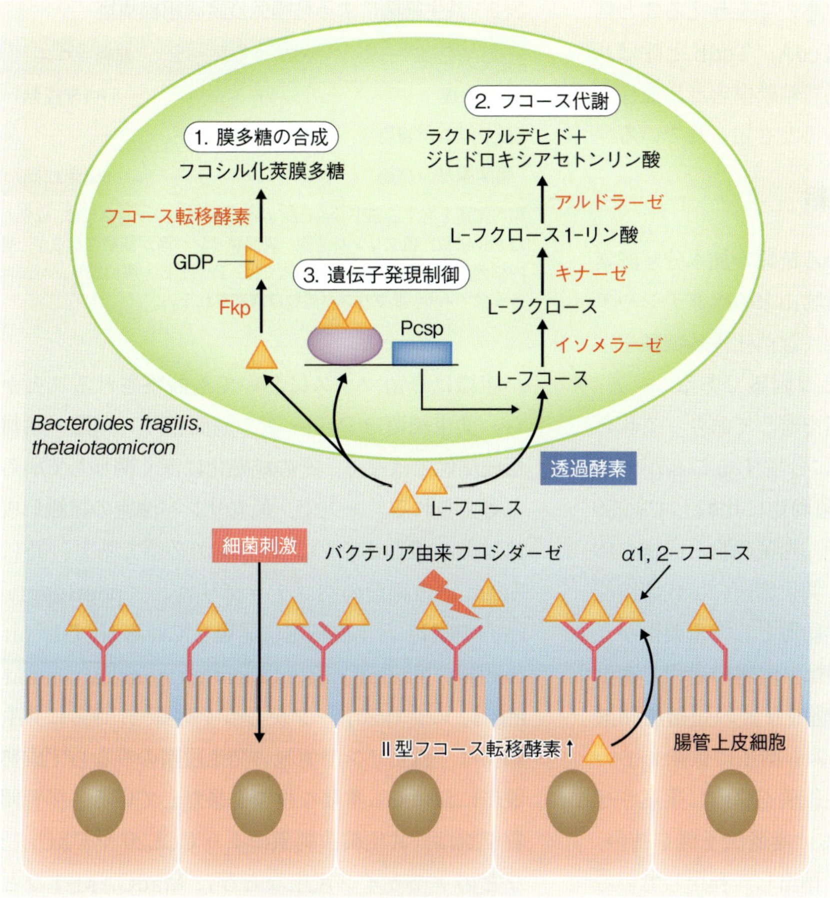

図3 上皮細胞フコシル化の機序

*Bacteroides thetaiotaomicron*は，腸管上皮細胞にII型フコース転移酵素の発現を誘導し，糖鎖の末端にα1, 2-フコースを付加する．これらフコースは*Bacteroides*が産生するフコシダーゼにより切り出され，L-フコースとして細菌に取り込まれる．*B. thetaiotaomicron*はL-フコースを代謝し栄養源としているのみならず，様々な遺伝子発現制御を行っている．一方，*B. fragilis*は，取り込んだフコースを用いてフコシル化莢膜多糖を合成し，細胞壁成分として利用する事が報告されている．

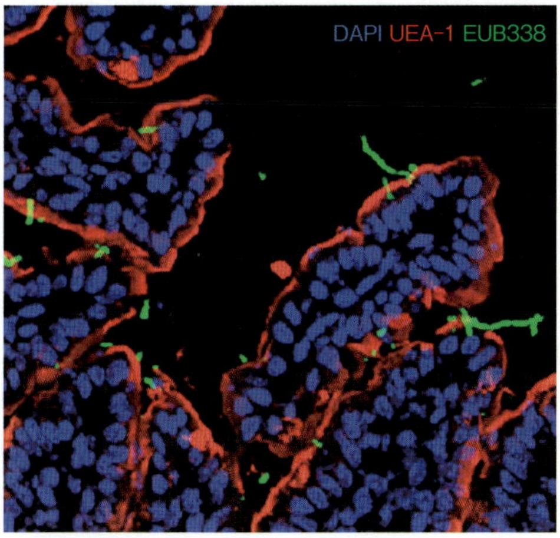

図4 腸内細菌とフコシル化上皮細胞

マウス回腸のレクチン（UEA-1），FISH（EUB338）二重染色像．DAPIは宿主細胞核を，UEA-1はα1, 2-フコースを，EUB338は細菌の16S rRNA遺伝子をそれぞれ示している．マウスの回腸部位では，多くの細菌フコシル化上皮細胞と共局在している像が観察される．

表1 腸内細菌の主な機能

感染防御機能	抗菌物質産生 （バクテリオシン，乳酸）
免疫構築・賦活・維持機能	Peyer板成熟 孤立リンパ濾胞誘導 上皮内リンパ球増殖 IgA産生誘導 T細胞分化誘導 抗菌ペプチド産生誘導 粘液分泌促進
代謝機能	栄養素合成 （短鎖脂肪酸，ビタミンK, B_{12}） 難消化性多糖分解 毒素分解

腸内細菌は主に，1）感染防御機能，2）免疫構築，賦活，維持機能，3）代謝機能を有し，宿主の恒常性維持に寄与している．

な *Clostridium difficile* に生息の場を与えることになり，細菌から産生される TcdA，TcdB と呼ばれる２種類の外毒素によって腸管粘膜傷害と出血性下痢がしばしば引き起こされることも知られている．

共生細菌による栄養素供給

宿主のゲノムに備わっている糖類の加水分解酵素遺伝子群は限定的であり，食物由来のペクチンやアラビノース，セルロースなど，難消化性多糖類を宿主のみで分解・資化することは困難である．一方，共生細菌は多様な糖分解酵素を有しており，これらの難消化性多糖類を単糖類に分解することができる．通常飼育の動物は，無菌動物に比較して約 30 %もカロリーの少ない食餌で，無菌動物と同様の体重が維持できることからも，共生細菌の糖代謝機能がいかに宿主のエネルギー供給源として重要かがうかがえる[8]．さらに共生細菌は，代謝の過程で産生する酢酸やプロピオン酸，酪酸などの短鎖脂肪酸や，ビタミン K などの栄養素も宿主に供給している．このように，宿主は共生細菌を腸内に生息させることで自らに不足している代謝遺伝子群を補い，食物からの栄養素を最大限に抽出し，利用しているのである．

共生細菌と宿主粘膜免疫機構の相互作用

共生細菌と粘膜関連リンパ組織の相互作用

これまで，無菌マウスや抗生物質処理マウスを用いた解析から，共生細菌が粘膜免疫担当組織の構築に深く関与することが明らかとなっている（**表2**）．腸管では，粘膜免疫誘導組織として Peyer 板（Peyer's patch）ならびに孤立リンパ濾胞（isolated lymphoid follicle），腸間膜リンパ節（mesenteric lymph node）が知られており，これらは腸管関連リンパ組織（gut-associated lymphoid tissue：GALT）として総称されている．無菌マウスでは Peyer 板や腸間膜リンパ節の形成が未熟であり，胚中心ならびに IgA 陽性細胞の数も通常のマウスと比較して非常に少ない．ただし，これらの二次リンパ組織は無菌マウスにおいても観察されることから，共生細菌は Peyer 板や腸間膜リンパ節の組織形成開始ではなく，その成熟化に深く関与していると考えられる．一方で，孤立リンパ濾胞の組織形成には共生細菌からのシグナルが必須であり，特に Gram 陰性細菌のペプチドグリカン（peptidoglycan：PGN）と上皮細胞に発現している NOD1（nucleotide-binding oligomerization domain containing 1）のクロストークが必須である[9]．さらに共生細菌は，孤立リンパ濾胞の発生段階のみならず成熟段階においても重要な役割を果たしている．腸管間質細胞は，共生細菌刺激により CCL20 や CXCL13 などのケモカイン産生ならびに MadCAM-1 などの接着分子の発現を誘導することで孤立リンパ濾胞の成熟に寄与している．さらに，粘膜固有層（lamina propria）に存在するリンパ組織形成誘導細胞や樹状細胞，マクロファージは，共生細菌を認識することで恒常的に TNF-α を産生し，孤立リンパ濾胞の成熟を促進している[10]．このように，孤立リンパ濾胞は共生細菌により組織形成が誘導される一方，共生細菌叢の恒常性の維持にも寄与している．LTβR-Ig 処理により孤立リンパ濾胞を欠損したマウスでは共生細菌叢が変化し，特に Lactobacillaceae の減少および Clostridiales や *Bacteroides*, Enterobacteriaceae の増加が顕著に観察される[7]．

表2　共生細菌による粘膜免疫誘導組織構築

	SPF マウス	無菌マウス
Peyer 板	＋	＋（未成熟）
孤立リンパ濾胞	＋	−
腸間膜リンパ節	＋	＋（未成熟）

腸内細菌を有する SPF（specific pathogen free）マウスでは，成熟した Peyer 板，孤立リンパ濾胞，腸間膜リンパ節が観察されるが，腸内細菌が存在しない無菌マウスでは，Peyer 板や腸間膜リンパ節は未成熟であり，孤立リンパ濾胞は観察されない．

共生細菌の取り込み機構

共生細菌は粘膜免疫組織構築のみならず，粘膜免疫応答の恒常性維持にも重要である．Peyer 板や孤立リンパ濾胞などの粘膜免疫誘導組織を覆う濾胞関連上皮層（follicle-associated epithelium：FAE）

には，抗原の取り込み機能を有するM細胞が存在する（3章c参照）．Peyer板M細胞は共生細菌刺激により増加し[11]，さらに細菌の構成成分であるペプチドグリカンやリポ多糖（lipopolysaccharide：LPS）は，M細胞からの抗原の取り込み機能を促進する[12]．M細胞を介した管腔抗原のPeyer板への取り込み機構に関して，直径0.2 μmであるポリスチレン粒子が非常に効率的にPeyer板に取り込まれることがすでに報告されている．また，*Helicobacter pylori*を用いた感染実験から，*H. pylori*のPeyer板への取り込みについてはその菌体形状が非常に重要であり，通常のらせん形ではほとんど取り込まれず，球状形態をとって初めて効率的に取り込まれることが明らかにされている[13]（11章d参照）．このことから，M細胞からの取り込みの有無を規定している最大の要因は，共生細菌を含む管腔抗原の物理的大きさおよび形状であることが強く示唆される．

Peyer板の上皮下ドーム（subepithelial dome：SED）領域に存在する樹状細胞は，管腔に存在する分泌型IgA（secretory IgA：SIgA）により覆われた細菌を直接捕捉する[14]一方，粘膜免疫実効組織である絨毛粘膜固有層においても，CX_3CR1陽性細胞が腸管管腔に突起を伸ばして共生細菌を捕捉している[15]（3章d，8章d参照）．また，絨毛上皮層にもM細胞が存在しており，共生細菌を取り込みIgA産生誘導に寄与している[16]．

共生細菌による分泌型IgA誘導機構と相互作用

M細胞を介してPeyer板から取り込まれた共生細菌は，宿主粘膜免疫応答を誘導することが培養可能細菌*Enterobacter cloacae*を用いた実験により明らかとされている[17]．Peyer板に取り込まれた*Enterobacter*などの共生細菌は，上皮下ドーム領域に存在するPeyer板樹状細胞によって捕捉・貪食される[18]．抗原刺激を受けたPeyer板樹状細胞は，ケモカイン受容体CCR6の発現が低下すると同時にCCR7の発現が上昇し，上皮下ドーム領域から濾胞間領域さらには腸間膜リンパ節へと移動する[19]．こうして，濾胞間領域ならびに腸間膜リンパ節において，T細胞に対する効率的な抗原提示が行われる．また，Peyer板活性化樹状細胞はレチノイン酸を産生すると同時に，TGF-β1などのサイトカインの産生も誘導する（7章b参照）．こうして，IgM陽性B細胞からIgA陽性B細胞へのクラススイッチ（class switch）が促進されると同時に，腸管への移動（ホーミング）能（または腸管指向性）も付与される（7章参照）．こうして産出されたIgA形質芽細胞は，同じくプライミングを受けた活性化T細胞とともに胸管を介しいったん血流へと移動し，その後再び粘膜固有層へと選択的にホーミングしIgA形質細胞へと最終分化する（**図5**）（6章a参照）．

宿主粘膜免疫系は共生細菌に特異的なSIgA抗体を恒常的に産生しながらも，共生細菌群との共生関係を成立・維持している．また，腸間膜リンパ節において検出される共生細菌含有樹状細胞は，全身系リンパ組織である脾臓においてはまったく観察されない．したがって，腸間膜リンパ節が共生細菌群の全身系への侵入を阻止するファイアーウォール的役割を果たしていることが示唆され，それゆえ全身系免疫機構は無菌的かつ共生細菌に対して無応答状態に保たれていると考えられている[17]．加えて，粘膜面におけるIgA産生誘導は，無菌マウスや抗生物質処理マウスでは抗原特異的，非特異的SIgA産生の両方が著しく阻害される．このSIgAの産生には，共生細菌による宿主樹状細胞上のToll-like receptor（TLR）を介したシグナルが重要な役割を担っている．共生細菌は，腸管（例：Peyer板）に存在する一酸化窒素（NO）産生樹状細胞サブセットに認識され，TLRからのシグナルを介してこれら樹状細胞によるNO産生を誘導し，T細胞依存的，非依存的にIgA産生細胞を分化・誘導に関与すると考えられる[20]．さらに，粘膜固有層局在型樹状細胞はTLR5を選択的に発現しており，ゆえに共生細菌によるTLR5を介したシグナルによってIL-6ならびにレチノイン酸の産生が促され，Peyer板樹状細胞と同じくIgA産生細胞の分化制御が行われている[21]．こうして，Peyer板ならびに粘膜

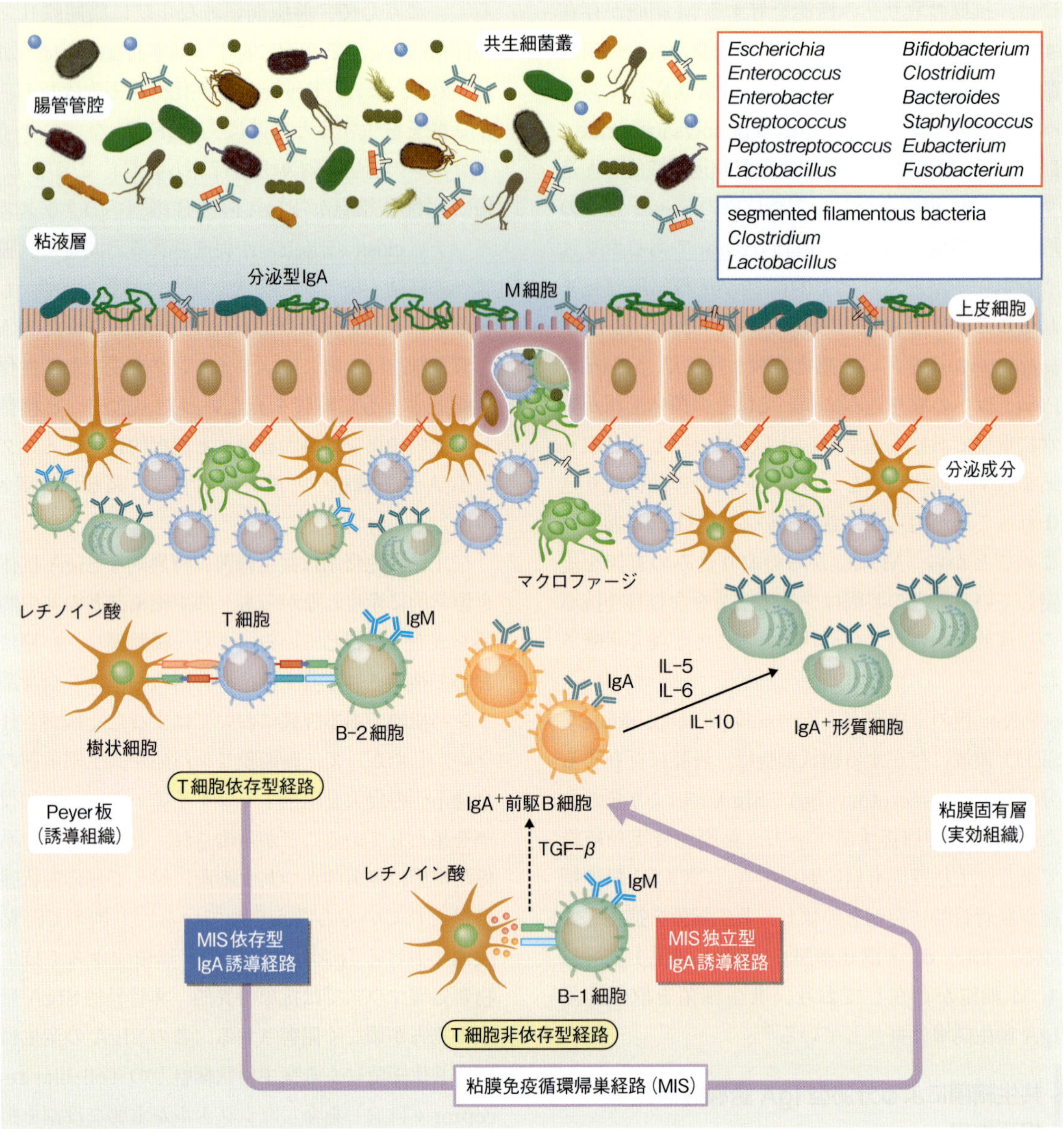

図5 共生細菌によるIgA形質細胞誘導システム
腸管におけるIgA産生誘導には，T細胞依存型，非依存型経路が存在し，Peyer板は主にT細胞依存型経路を担当している．共生細菌はPeyer板におけるM細胞や絨毛粘膜固有層におけるCX_3CR1陽性細胞より取り込まれた後，樹状細胞に捕捉される．Peyer板樹状細胞はT細胞を活性化し，B細胞のクラススイッチならびに粘膜固有層へのホーミングを促す．一方，絨毛粘膜固有層部位では，T細胞非依存経路によってB細胞の形質細胞への分化やIgA産生が誘導される．

固有層のIgA産生細胞によって産生誘導されたSIgAの主な機能としては，腸管管腔に分泌された後，共生細菌の日和見的感染を防御する働きがある．実際，新生児期において，SIgAは細菌の上皮細胞層通過を阻害することが知られている[22]．

一方，SIgAは腸管管腔において，共生細菌の恒常性維持にも寄与している．IgAへのクラススイッチおよび体細胞高頻度突然変異（somatic hypermutation）を欠損したAID欠損マウスでは嫌気性細菌数が上昇し，特にセグメント細菌が顕著に増加する．このセグメント細菌の増加は，ほかの免疫不全モデルマウスであるRAG2欠損およびSCIDマウスにおいても観察される[23, 24]．さらにSIgAは，共生細菌の表面抗原ならびに代謝遺伝子発現の調節にも関与している．*B. thetaiotaomicron*の莢膜多糖に対する特異的IgA抗体は，*B. thetaiotaomicron*における莢膜遺伝子の発現を抑制することに加え，宿主回腸部位における誘導型一酸化窒素合成酵素（induced nitric oxide synthase：iNOS）の発現を低下させる[25]．このように代表的な宿主免疫系液性因子であるSIgAは，共生細菌の恒常性を維持するだけでなく，共生細菌の遺伝子発現ならびに，それに伴う宿主の遺伝子発現をも制御しており，共生細菌と宿主粘膜免疫間のクロストークをつかさどる重要な抗体といえる．

共生細菌由来物質による宿主粘膜免疫制御

共生細菌は細菌特有の構成成分を有しており，宿主免疫機構に対してさまざまな形で免疫誘導・制御シグナルを提供している．特に，共生細菌が細胞表面上に発現している多糖や糖脂質，糖蛋白質は宿主免疫系の恒常性を維持するうえで重要な役割を担っている．共生細菌の一種である*B. fragilis*の細胞壁成分である両性イオン性多糖（zwitterionic polysaccharide：ZPS）は，樹状細胞のエンドソームに取り込まれるとNO依存的に処理され，MHCクラスIIを介してT細胞に抗原提示される．また，*B. fragilis*由来の多糖A（polysaccharide A：PSA）は宿主粘膜免疫機構の成熟を促す．無菌マウスはTh2型免疫応答が優位であることが知られているが，野生型*B. fragilis*を無菌マウスに投与すると多糖AからのシグナルによりCD4陽性T細胞からのIL-4産生の減少ならびにIFN-γの産生が誘導され，Th1，Th2型免疫反応のバランスがとられ，維持される[26]．

病原菌として胃に常在している*H. pylori*のリポ多糖体に含まれる反復多糖であるO抗原は，樹状細胞上に発現しているC型レクチンであるDC-SIGNと結合して，宿主胃粘膜固有層において樹状細胞によるTh0細胞のTh1細胞への分化誘導を阻害することで，免疫系からの排除を逃れる状況を作り出すことが報告されている[27]．

共生細菌由来物質は樹状細胞による免疫制御に寄与するのみならず上皮細胞層にも作用し，多様な抗菌物質の産生を促す．共生細菌由来のリポ多糖は，上皮細胞におけるTLR4-MyD88シグナルを介して抗菌物質であるRegIIIγの産生を促進し，バンコマイシン耐性腸球菌の感染に対して防御的役割を果たしている[28]．また共生細菌は，MyD88を介して上皮細胞の一種であるPaneth細胞からのRegIIIβ，γやRELMβなどの抗菌物質発現を誘導する．Paneth細胞欠損マウスでは*B. thetaiotaomicron*の体内侵入数が増加することに加え，*S. typhimurium*にも易感染性となる[29]．

共生細菌による宿主粘膜免疫の恒常性維持機構

共生細菌は恒常的に粘膜系T細胞の増殖やIgA抗体産生など，宿主粘膜免疫応答を誘導するものの，病原性細菌のように激烈な炎症性免疫反応は引き起こさず，その反応は生理的炎症反応とも称される低いレベルに抑えられている．この原因については未解明の部分が多いものの，現在いくつかの報告がなされている．

腸管をはじめとする粘膜面は常に粘液に覆われている．杯細胞から産生されるこの粘液は，共生細菌の体内侵入を防ぐ第一のバリアーとして機能している．特にヒトと同様に多数の常在菌が生息するマウスの大腸は厚さ約150 μmの粘液層で覆われており，この粘液層は，主としてムチンが豊富に含まれる内層と比較的希薄な外層に分けることができる[30]（4章e参照）．このうち共生細菌は通常外層の粘液中に多く，内層ではほとんど検出されない（図2）．しかし，これらの粘液層が欠失したマウスでは共生細菌が容易に上皮細胞層へ到達し大腸炎を引き起こすことからも，粘液層は共生細菌生息の場を提供して，体内侵入を防ぎ，粘膜免疫応答の恒常性を保つ重要な因子であるといえる．

共生細菌の構成成分であるペプチドグリカン，リポ多糖，フラジェリン，CpG DNAなどは，病原性細菌と同様に粘膜面に発現しているTLRにより認識され得る．しかしながら，腸管円柱上皮細胞表面

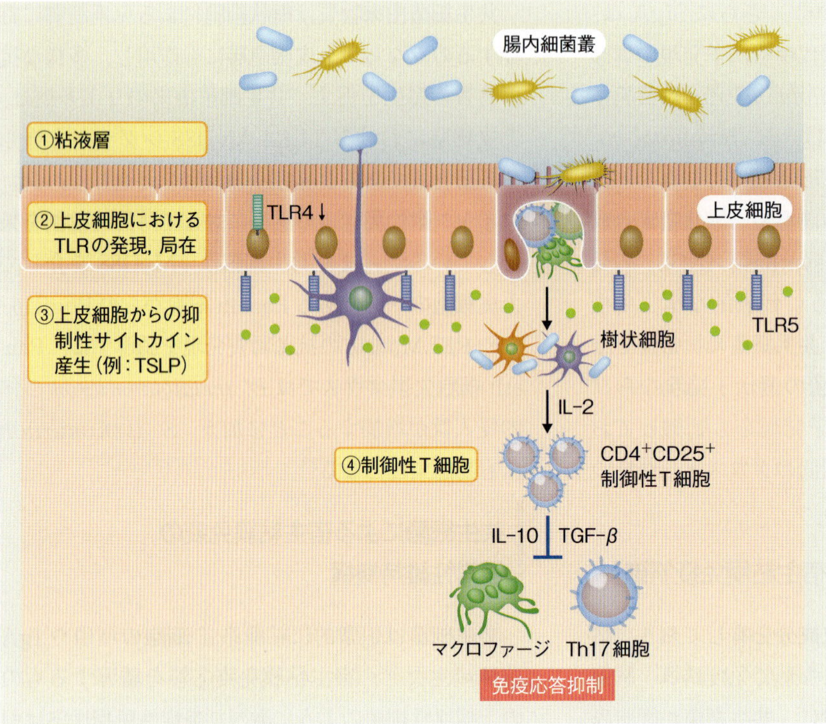

図6　共生細菌に対する免疫恒常性維持機構

宿主は腸内細菌への過剰な免疫応答を防ぐため，複数の防御機構，免疫抑制，恒常性維持機構を備えている．1）腸管上皮細胞を覆う粘液層は，腸内細菌に対して第一の防御バリアーとして機能している．2）細菌認識受容体であるTLRは上皮細胞における発現は低く，基底膜側に限局されるなど，物理的に腸内細菌との相互作用を回避する仕組みとなっている．3）上皮細胞から産生されるTSLPは樹状細胞に作用し，制御性T細胞の誘導を促進する．4）制御性T細胞はIL-10やTGF-βを産生する事で，免疫細胞の過剰応答を抑制している．

にはTLR4，CD14，MD-2といったリポ多糖認識に関与する分子の発現はきわめて低く抑えられているため，通常共生細菌のリポ多糖には反応しない[31]．またフラジェリンを認識するTLR5の発現は上皮細胞の基底膜側に限局しており，共生細菌認識を物理的に回避しているため，過剰な炎症性サイトカインの発現は誘導されない[32]．このように，宿主は腸管上皮細胞における細菌認識受容体の発現を局在化させることで，共生細菌に対する免疫反応を抑制していると考えられている．一方で，共生細菌であるBacteroidetesの一種では，リポ多糖の主成分であるリピドAが修飾を受け，TLR4に対する親和性が低下している[33]．共生細菌は進化の過程で自身の構成成分を宿主細菌認識機構から逃れるように変化させ，共生能力を獲得しているのかもしれない．

非病原性のGram陰性共生細菌である*B. thetaiotaomicron*は，上皮細胞に作用して抗炎症性分子であるperoxisome-proliferator-activated receptor-γ（PPAR-γ）の発現を誘導し，Rel-Aと会合させることで，炎症性サイトカイン産生を引き起こすNF-κBシグナルを抑制している[34]．さらに，腸管上皮細胞は共生細菌刺激により胸腺間質リンパ球増殖因子（thymic stromal lymphopoietin：TSLP）を恒常的に産生することで腸管局所に存在する樹状細胞の共刺激分子の発現を抑制する[35]．これらの抑制シグナルを受けた樹状細胞は腸間膜リンパ節に遊走後，抑制作用を有する制御性T細胞を誘導する．

腸管における制御性T細胞は，抑制性サイトカインであるIL-10およびTGF-βを産生することで，共生細菌に対する過剰な免疫反応を抑制することが知られている（6章b，9章d，10章a参照）．制御性T細胞欠損マウスや，これら抑制性サイトカイン欠損マウスならびに，IL-10受容体下流のシグナル分子であるSTAT3をマクロファージおよび好中球特異的に欠損したマウスは，炎症性腸疾患が自然発症することが知られている[36,37]．一方，TLRによる制御性T細胞誘導の関与も報告されている[38]．$CD4^+CD25^+$制御性T細胞は，TLR4を介したLPS刺激により増殖・活性化することで通常の10倍にも及ぶ抑制活性を示し，また，この増殖応答は

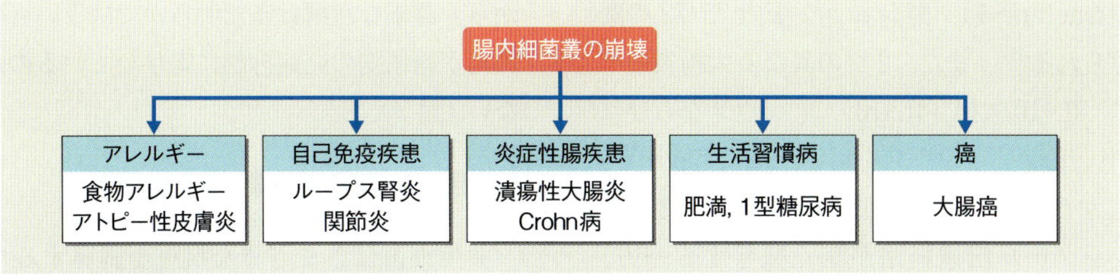

図7 共生細菌叢の崩壊で生じる疾患

腸内細菌叢の恒常性が一たび崩れると，宿主の様々な疾患発症につながる．腸内細菌が関与する疾患として，アレルギーや自己免疫疾患，炎症性腸疾患，生活習慣病，癌が挙げられる．これらの疾患を引き起こす腸内細菌群や，健常人と比べて患者の腸内で増加している細菌群を同定する研究が現在盛んに行われている．また腸内細菌叢の恒常性を制御する事で，これらの疾患を治療，予防する試みも広まっている．

IL-2により増大することが明らかにされている[38]．IL-2は，$CD4^+CD25^+$制御性T細胞誘導に重要なサイトカインであり[39]，また非病原性大腸菌 *Escherichia coli* DH5α刺激により樹状細胞から産生誘導されること[40]を考えると，共生細菌が粘膜系樹状細胞によるIL-2産生を誘導し，結果的に$CD4^+CD25^+$制御性T細胞を増殖・活性化することで腸管粘膜免疫システムによる過剰な免疫防御応答を抑制し，宿主免疫系との共生関係を成立・維持している可能性が考えられる（図6）．

以上のように宿主は，① 粘液層による細菌侵入阻止，② 細菌認識受容体の局在化，③ 抑制性細胞，因子の誘導と，共生細菌に対して多段階にわたる防御システムを備えており，過剰な炎症反応を抑制し粘膜免疫の恒常性を維持している．

共生細菌と疾患のかかわり

共生細菌は，普段は宿主と平和的な共生関係を構築しているものの，ひとたび共生細菌叢の恒常性が崩れたり共生細菌に対する宿主免疫応答に異常が生じると，潰瘍性大腸炎やCrohn病といった炎症性腸疾患，大腸癌，各種アレルギー疾患，肥満，糖尿病など，宿主のさまざまな疾患を誘導する（図7）．さらに，腸管上皮層などの粘膜バリアー機構が損傷し，大量の共生細菌が体内に侵入した場合には，重篤な敗血症などが引き起こされる[41]．一方，共生細菌のうち，特に乳酸産生細菌はこれらの疾患の予防にも寄与している．

共生細菌と炎症性腸疾患

これまで，さまざまな炎症性腸疾患モデルマウスは無菌状態，もしくは抗生物質処理により腸炎の発症が抑制されることが報告されており[34]，共生細菌が腸炎の誘導に深く関与していることが明らかとなっている．特に共生細菌は腸管において炎症誘導性T細胞であるTh17細胞を恒常的に誘導し，炎症を増悪させている[19, 42]（6章d，8章f参照）．一方，ヒトにおける炎症性腸疾患を誘導し得る共生細菌叢の解析も進んでいる．これまでにヒトのCrohn病および潰瘍性大腸炎患者では，健常人と比較して粘膜面に存在する共生細菌数が上昇することに加え，LachnospiraceaeやBacteroidetesの割合が低下し，ActinobacteriaやProteobacteriaの割合が上昇することが報告されている[43, 44]．

共生細菌は炎症性腸疾患の増悪因子である一方，腸管上皮細胞の増殖促進，および感染防御機能の付与を行うことで，炎症性腸疾患の抑制にも寄与している．これを裏づけるように，TLRシグナル伝達の主要なアダプター分子であるMyD88を欠損した（$MyD88^{-/-}$）マウスでは炎症性腸疾患誘導化学物質であるデキストラン硫酸塩（dextran sodium sulfate：DSS）投与により大腸上皮細胞が著しく損傷され，激しい大腸炎が誘発される[43]．大腸上皮細胞の恒常性維持にはTLR2や，TLR4をはじめとする各種TLRからのシグナルが必須であり，その理由としてTLRを介して産生誘導される細胞保護・修復因子IL-6，TNF-α，KC-1（keratinocyte chemoattractant-1），熱ショック蛋白25/72の関与があげられる[45]．また，2つの異なる大腸炎モデルマウス：IL-10欠損（IL-$10^{-/-}$）マウスならびにIL-2欠損（IL-$2^{-/-}$）マウスを用いた比較実験から，IL-$10^{-/-}$マウスにおける大腸炎の発症にはTLR-MyD88シグナル伝達経路が深く関与する一方，IL-$2^{-/-}$マウスではTLR非依存的に大腸炎の発症が起こることも報告されている[46]．つまり，これらの結果は，粘膜免疫システムにおける齟齬・不全が起きると共生細菌が引き金となる場合と，まったくそれとは関係なく病態が発症する場合があることを示唆している．

共生細菌と生活習慣病

肥満や糖尿病といった生活習慣病は先進国で増加傾向にあることに加え，発展途上国においても食事の欧米化に伴い患者数が急増している．このことから，食習慣を含めた生活環境の変化が腸内細菌叢の変化を引き起こし疾患発症につながる可能性が考えられ，現在世界中で研究が展開されている．肥満モデルマウスであるレプチン遺伝子変異（*ob/ob*）マウスは，通常のマウスよりもBacteroidetesの割合が約50％減少し，Firmicutesの割合がそれに伴い増加している[47]．この傾向はヒトの肥満患者の共生細菌叢においても同様に観察される[48]．また，*ob/ob*マウスの腸内細菌叢には，糖質加水分解酵素，代謝酵素ならびに，それらの代表的な代謝産物である酪酸や酢酸産生に関与する酵素をコードした遺伝子が野生型マウスよりも多く含まれる．この事実を裏付けるように，*ob/ob*マウスの直腸内では，酪酸や酢酸の濃度が通常マウスよりも高い[49]．これらの結果から，糖代謝遺伝子を多く有するFirmicutesが腸内において増加し，糖代謝活性が増大すると肥満につながる可能性が考えられる．

1型糖尿病モデルマウスであるnonobese diabetic（NOD）マウスは，MyD88が欠損すると膵リンパ節中のT細胞の増殖ならびにCD8陽性T細胞からのIFN-γの産生が低下し，糖尿病の発症が消失するが，このマウスを抗生物質処理もしくは無菌化することで再び発症が誘導される[50]．このことから，詳細な機構はまだ明らかではないものの共生細菌が糖尿病の発症抑制に寄与しているのかもしれない（図7）．

疾患に対する共生細菌の有用性

共生細菌はさまざまな疾患を誘導するだけでなく，これら疾患の治療，予防にも寄与している．特にヒトにおける腸内細菌叢の主要な構成細菌である*Lactobacillus*や*Bifidobacterium*などの乳酸産生細菌はプロバイオティクスと呼ばれており，経口摂取することで整腸作用や免疫賦活作用など，多くの有益な作用が認められている[51, 52]．このうち，特にプロバイオティクスによる粘膜免疫制御に関して研究が進んでいる．DSS誘導性腸炎マウスを用いた実験から，大腸上皮細胞は頂端部TLR9（細菌CpG DNAを認識）によってプロバイオティクスを認識し，その結果MyD88-DNA-PKシグナル伝達経路を介してI型IFN（IFN-α，β）を産生誘導することにより大腸上皮細胞を損傷から保護し，大腸炎を抑制する[53-55]．また，プロバイオティクスは制御性T細胞の抑制作用を増強することも知られている．*Lactobacillus casei*および*L. reuteri*は，樹状細胞上のDC-SIGNに結合することで，制御性T細胞からの抑制性サイトカインIL-10産生を誘導する[51]．一方，*L. casei*を経口投与することで，IL-6産生細胞の増加ならびにIgA陽性細胞の誘導も観察され，粘膜免疫の強化にも寄与している[51]．

イヌリンやフラクトオリゴ糖といった難消化性食物成分であるオリゴ多糖は，プレバイオティクスとも呼ばれ，経口摂取することで腸内におけるプロバイオティクス増殖促進効果が観察される[52]．これらプロバイオティクスやプレバイオティクス，もしくはこれらを組み合わせたシンバイオティクス製剤の開発は，病原体感染や炎症性腸疾患，大腸癌などの疾患発症に対して新規の予防，治療効果を目指した研究対象として今後のさらなる発展が期待されている．

おわりに

共生微生物と宿主の相互作用に関する研究は，成長著しい日進月歩の分野であり，腸内における「共生」と「排除」という相反する生体反応がいかに制御されているのか？という問いに対して，現在世界中で盛んに研究が行われている．近年，腸内細菌がIgA産生誘導やTh17細胞分化に代表される粘膜免疫特有の機構を形成する重要な要素の一つである事を示す報告が次々となされている．一方，腸内細菌叢の恒常性が一たび崩れると，炎症性腸疾患や肥満をはじめとする疾患発症につながる事から，医学的観点からもこの分野は注目されている．今後は，健康時と疾患時における共生細菌叢の同定と，共生細菌叢の制御による疾患治療，予防戦略など注目すべき研究が展開されるであろう．

（後藤義幸，小幡高士，清野　宏）

◉引用文献

1. 山西弘一（監）．標準微生物学，第9版，医学書院，2005.
2. 光岡知足．腸内細菌の話，第1版，岩波書店，1978.
3. Sartor RB. Microbial influences in inflammatory bowel diseases. Gastroenterology 2008; 134: 577–594.
4. Hooper LV. Do symbiotic bacteria subvert host immunity? Nat Rev Microbiol 2009; 7: 367–374.
5. Hooper LV, Xu J, Falk PG, et al. A molecular sensor that allows a gut commensal to control its nutrient foundation in a competitive ecosystem. Proc Natl Acad Sci U S A 1999; 96: 9833–9838.
6. Comstock LE, Kasper DL. Bacterial glycans: key mediators of diverse host immune responses. Cell 2006; 126: 847–850.
7. Collins FM, Carter PB. Growth of salmonellae in orally infected germfree mice. Infect Immun 1978; 21: 41–47.
8. Wostmann BS, Larkin C, Moriarty A, et al. Dietary intake, energy metabolism, and excretory losses of adult male germfree Wistar rats. Lab Anim Sci 1983; 33: 46–50.
9. Bouskra D, et al. Lymphoid tissue genesis induced by commensals through NOD1 regulates intestinal homeostasis. Nature 2008; 456: 507–510.
10. Tsuji M, et al. Requirement for lymphoid tissue-inducer cells in isolated follicle formation and T cell-independent immunoglobulin a generation in the gut. Immunity 2008; 29: 261–271.
11. Smith MW, James PS, Tivey DR. M cell numbers increase after transfer of SPF mice to a normal animal house environment. Am J Pathol 1987; 128: 385–389.
12. Chabot S, Wagner JS, Farrant S, et al. TLRs regulate the gatekeeping functions of the intestinal follicle-associated epithelium. J Immunol 2006; 176: 4275–4283.
13. Nagai S, et al. Role of Peyer's patches in the induction of Helicobacter pylori-induced gastritis. Proc Natl Acad Sci U S A 2007; 104: 8971–8976.
14. Kadaoui KA, Corthesy B. Secretory IgA mediates bacterial translocation to dendritic cells in mouse Peyer's patches with restriction to mucosal compartment. J Immunol 2007; 179: 7751–7757.
15. Niess JH, et al. CX3CR1-mediated dendritic cell access to the intestinal lumen and bacterial clearance. Science 2005; 307: 254–258.
16. Jang MH, et al. Intestinal villous M cells: an antigen entry site in the mucosal epithelium. Proc Natl Acad Sci U S A 2004; 101: 6110–6115.
17. Macpherson AJ, Uhr T. Induction of protective IgA by intestinal dendritic cells carrying commensal bacteria. Science 2004; 303: 1662–1665.
18. Kelsall BL, Strober W. Distinct populations of dendritic cells are present in the subepithelial dome and T cell regions of the murine Peyer's patch. J Exp Med 1996; 183: 237–247.
19. Sozzani S, et al. Differential regulation of chemokine receptors during dendritic cell maturation: a model for their trafficking properties. J Immunol 1998; 161: 1083–1086.
20. Tezuka H, et al. Regulation of IgA production by naturally occurring TNF/iNOS-producing dendritic cells. Nature 2007; 448: 929–933.
21. Uematsu S, et al. Regulation of humoral and cellular gut immunity by lamina propria dendritic cells expressing Toll-like receptor 5. Nat Immunol 2008; 9: 769–776.
22. Harris NL, et al. Mechanisms of neonatal mucosal antibody protection. J Immunol 2006; 177: 6256–6262.
23. Fagarasan S, et al. Critical roles of activation-induced cytidine deaminase in the homeostasis of gut flora. Science 2002; 298: 1424–1427.
24. Suzuki K, et al. Aberrant expansion of segmented filamentous bacteria in IgA-deficient gut. Proc Natl Acad Sci USA 2004; 101: 1981–1986.
25. Peterson DA, McNulty NP, Guruge JL, et al. IgA response to symbiotic bacteria as a mediator of gut homeostasis. Cell Host Microbe 2007; 2: 328–339.
26. Mazmanian SK, Kasper DL. The love-hate relationship between bacterial polysaccharides and the host immune system. Nat Rev Immunol 2006; 6: 849–858.
27. Bergman MP, et al. Helicobacter pylori modulates the T helper cell 1/T helper cell 2 balance through phase-variable interaction between lipopolysaccharide

and DC-SIGN. J Exp Med 2004; 200: 979-990.
28. Brandl K, et al. Vancomycin-resistant enterococci exploit antibiotic-induced innate immune deficits. Nature 2008; 455: 804-807.
29. Vaishnava S, Behrendt CL, Ismail AS, et al. Paneth cells directly sense gut commensals and maintain homeostasis at the intestinal host-microbial interface. Proc Natl Acad Sci USA 2008; 105: 20858-20863.
30. Johansson ME, et al. The inner of the two Muc2 mucin-dependent mucus layers in colon is devoid of bacteria. Proc Natl Acad Sci USA 2008; 105: 15064-15069.
31. Abreu MT, et al. Decreased expression of Toll-like receptor-4 and MD-2 correlates with intestinal epithelial cell protection against dysregulated proinflammatory gene expression in response to bacterial lipopolysaccharide. J Immunol 2001; 167: 1609-1616.
32. Gewirtz AT, Navas TA, Lyons S, et al. Cutting edge: bacterial flagellin activates basolaterally expressed TLR5 to induce epithelial proinflammatory gene expression. J Immunol 2001; 167: 1882-1885.
33. Coats SR, Do CT, Karimi-Naser LM, et al. Antagonistic lipopolysaccharides block E. coli lipopolysaccharide function at human TLR4 via interaction with the human MD-2 lipopolysaccharide binding site. Cell Microbiol 2007; 9: 1191-1202.
34. Kelly D, et al. Commensal anaerobic gut bacteria attenuate inflammation by regulating nuclear-cytoplasmic shuttling of PPAR-gamma and RelA. Nat Immunol 2004; 5: 104-112.
35. Rimoldi M, et al. Intestinal immune homeostasis is regulated by the crosstalk between epithelial cells and dendritic cells. Nat Immunol 2005; 6: 507-514.
36. Xavier RJ, Podolsky DK. Unravelling the pathogenesis of inflammatory bowel disease. Nature 2007; 448: 427-434.
37. Takeda K, et al. Enhanced Th1 activity and development of chronic enterocolitis in mice devoid of Stat3 in macrophages and neutrophils. Immunity 1999; 10: 39-49.
38. Caramalho I, et al. Regulatory T cells selectively express toll-like receptors and are activated by lipopolysaccharide. J Exp Med 2003; 197: 403-411.
39. Furtado GC, Curotto de Lafaille MA, Kutchukhidze N, et al. Interleukin 2 signaling is required for CD4(+) regulatory T cell function. J Exp Med 2002; 196: 851-857.
40. Rescigno M, et al. Dendritic cells express tight junction proteins and penetrate gut epithelial monolayers to sample bacteria. Nat Immunol 2001; 2: 361-367.
41. Berg RD. Bacterial translocation from the gastrointestinal tract. Trends Microbiol 1995; 3: 149-154.
42. Atarashi K, et al. ATP drives lamina propria T (H) 17 cell differentiation. Nature 2008; 455: 808-812.
43. Swidsinski A, Weber J, Loening-Baucke V, et al. Spatial organization and composition of the mucosal flora in patients with inflammatory bowel disease. J Clin Microbiol 2005; 43: 3380-3389.
44. Frank DN, et al. Molecular-phylogenetic characterization of microbial community imbalances in human inflammatory bowel diseases. Proc Natl Acad Sci USA 2007; 104: 13780-13785.
45. Rakoff-Nahoum S, Paglino J, Eslami-Varzaneh F, et al. Recognition of commensal microflora by toll-like receptors is required for intestinal homeostasis. Cell 2004; 118: 229-241.
46. Rakoff-Nahoum S, Hao L, et al. Role of toll-like receptors in spontaneous commensal-dependent colitis. Immunity 2006; 25: 319-329.
47. Ley RE, et al. Obesity alters gut microbial ecology. Proc Natl Acad Sci USA 2005; 102: 11070-11075.
48. Ley RE, Turnbaugh PJ, Klein S, et al. Microbial ecology: human gut microbes associated with obesity. Nature 2006; 444: 1022-1023.
49. Turnbaugh PJ, et al. An obesity-associated gut microbiome with increased capacity for energy harvest. Nature 2006; 444: 1027-1031.
50. Wen L, et al. Innate immunity and intestinal microbiota in the development of Type 1 diabetes. Nature 2008; 455: 1109-1113.
51. Hord NG. Eukaryotic-microbiota crosstalk: potential mechanisms for health benefits of prebiotics and probiotics. Annu Rev Nutr 2008; 28: 215-231.
52. de Vrese M, Schrezenmeir J. Probiotics, prebiotics, and synbiotics. Adv Biochem Eng Biotechnol 2008; 111: 1-66.
53. Rachmilewitz D, et al. Toll-like receptor 9 signaling mediates the anti-inflammatory effects of probiotics in murine experimental colitis. Gastroenterology 2004; 126: 520-528.
54. Katakura K, et al. Toll-like receptor 9-induced type I IFN protects mice from experimental colitis. J Clin Invest 2005; 115: 695-702.
55. Lee J, et al. Maintenance of colonic homeostasis by distinctive apical TLR9 signalling in intestinal epithelial cells. Nat Cell Biol 2006; 8: 1327-1336.

b 食品成分による免疫制御

はじめに

生命維持に重要な“食”は栄養（一次機能），嗜好（二次機能），および生体調節（三次機能）とさまざまな機能を持つ．そのなかで，近年，免疫系，内分泌系，神経系，循環器系などを調節する三次機能が注目されている．免疫系，内分泌系，神経系はそれぞれ機能的な制御システムを構成するとともに，各システム間は情報伝達物質によって相互に制御し合いながら生体の恒常性を維持している．この生体恒常性維持に積極的に働くのが，機能性食品である．

免疫系はさまざまな要因によってそのバランスを維持している．免疫系に作用する外的要因の一つとしてライフスタイルがあげられ，食生活はその重要な因子となる[1]．高齢化社会になりつつある現代，予防医学の観点から機能性食品成分の免疫系への作用が注目され，食品免疫学という新たな分野が確立されて世界中で多くの研究が行われている．

以下に，免疫制御活性を有することがこれまでに報告されている食品成分の例をあげる（**表1**）．

ビタミン

ビタミンA

ビタミンAとその代謝物であるレチノイン酸は粘膜免疫応答の制御において重要な役割を果たしていることが知られている．ビタミンAは，体内では合成できないため食事により摂取する必要がある．ビタミンA欠損マウスでは小腸粘膜固有層中の$CD4^+$，$CD8^+$T細胞の減少や$CD8^+$上皮内リンパ球の減少が観察される[2]．さらに，小腸粘膜固有層中のIgA^+B細胞が顕著に減少していることも報告されている[3]．レチノイン酸は腸管上皮細胞により積極的に産生され，TGF-βとともに上皮細胞の分化やB細胞のIgAクラススイッチを促進し，腸管のバリアー機能の維持に重要である．また，腸管関連リンパ組織（gut-associated lymphoid tissue：GALT）の樹状細胞もレチナール脱水素酵素（RALDH）を発現しており，レチノールからレチノイン酸を産生することにより，B，T細胞の腸管へのホーミング受容体であるCCR9や$\alpha_4\beta_7$の発現を促進する（7章b参照）．さらに，レチノイン酸は，TGF β依存的な制御性T細胞誘導を促進することやCCR9や$\alpha_4\beta_7$を発現する$Foxp3^+$T細胞を誘導することが報告されている[4]．また，ビタミンAとレチノイン酸による炎症反応と組織損傷の抑制作用も注目されており，ビタミンA摂取により自己免疫疾患である脳脊髄炎が抑制されたという報告がある[5]．さらに，ビタミンAは血清中の炎症性サイトカインであるTNF-αとIL-1を抑制し，抑制性のサイトカインであるIL-10を上昇させることも報告されている[6]．

ビタミンC

ビタミンCは液性免疫，細胞性免疫を含む多くの生理的作用に関与している．細胞は酸化型のビタミンC（デヒドロアスコルビン酸）をグルコーストランスポーター（GLUT）-1, -3, -4を介して，また，還元型ビタミンC（アスコルビン酸）をNa依存的ビタミンC特異的トランスポーター（SVCT1，2）を介して吸収する．*ex vivo*系においてビタミンCはT細胞の増殖能を促進することが報告されている[7]．T細胞にはGLUT-1, -3が発現していることが明らかにされているが，*in vivo*系においてはビタミンCが直接T細胞の増殖促進に関与しているかは明確にされておらず，樹状細胞などへの作用を介した局所環境の変化によりT細胞の増殖が制御されていることが示唆されている[8]．また，ビタミンCの摂取は抗菌，NK活性を促進し，遅延型過敏症などの免疫疾患を改善するといわれており，これらの作用は細胞内の環状ヌクレオチドレベルの増加による抗感染活性の増強，炎症性サイトカイン合成の制御，ヒスタミンによる白血球に対する免疫抑制作用の阻害などによるものであるとされる．また，NK活性の促進は，プロテインキナーゼC（protein kinase C：PKC）の活性化によるものであると示唆されている．

実際にヒト試験において，1gのビタミンCを16週間摂取することで，リンパ球増殖能と末梢血好中球の貪食能が有意に上昇すると同時に血中の過酸化脂質とコルチゾールが減少することが報告されている[9]．また，ビタミンCは上気道の感染症状，特に風邪の改善に効果があるといわれている．感染すると即座にリンパ球と白血球の細胞内ビタミンC濃度は減少し，症状が改善すると元に戻る．したがって，ビタミンCの摂取は回復過程において効果的であり，これは，ビタミンCが直接または間接的にビタミンEを再生し，活性酸素中間体（reactive oxygen interspecies：ROI）によるリンパ球のダメージを回復するからであると示唆されている．また，ビタミンC摂取によりウイルス抵抗性や抗発癌性が促進される．ほかの抗酸化物質とは異なり，多量（5,000 mg/day）に摂取しても安全とされているビタミンCは自己免疫疾患，アレルギー，喘息，貪食細胞の機能障害やHIVなどの免疫不全疾患の治療における有用性が示されてきた．一方，*in vitro*の系において高濃度のビタミンCの添加は細胞毒性があり，T細胞の増殖を抑制するという報告も

表1　食品成分と免疫（粘膜免疫）の関わり

食品成分	免疫系への作用
ビタミンA（レチノイン酸）	• T細胞，IgA産生細胞の$\alpha_4\beta_7$とCCR9の発現上昇 • IgA産生上昇 • B細胞のIL-6産生上昇 • iNOS，NO産生上昇 • 粘膜バリアーの増強 • IgG1，IgE産生抑制
ビタミンC	• T細胞の増殖促進 • 抗感染作用 • NK活性の増強 • DTH抑制 • 炎症性サイトカイン産生抑制
ビタミンD	• 抗原提示細胞のMHCクラスII発現抑制 • 炎症性腸疾患の緩和・抑制 • 制御性樹状細胞の誘導促進 • T細胞のIL-10産生上昇 • 抗原特異的T細胞の活性抑制
ビタミンE	• マクロファージからのPGE_2産生抑制 • T細胞のIL-2産生促進 • NH活性の増強 • 抗原提示細胞とT細胞の結合促進
亜鉛	• 抗酸化作用 • 抗感染作用 • Th17への分化抑制 • 抗炎症作用 • NK活性の増強 • 抗癌作用
セレン	• 抗酸化作用 • 抗感染作用 • リンパ球の分化・増殖促進 • NF-κBの核移行の抑制
脂肪酸	• 腸管上皮細胞の透過性の亢進抑制 • 抗炎症作用 • 炎症性腸疾患の症状緩和 • アトピー性皮膚炎の症状緩和
グルタミン	• IgA産生上昇 • 腸管組織への微生物侵入の抑制 • 腸管免疫細胞のアポトーシス抑制および増殖促進 • 腸管バリアーの改善
アルギニン	• 抗感染作用 • B細胞の抗体産生増強 • T細胞のサイトカイン産生増強 • 抗癌作用
核酸	• 抗感染作用 • IgA産生上昇 • $\gamma\delta^+$T細胞の割合増加 • NK活性増強

食品成分と免疫（粘膜免疫）の関わりを示した．粘膜免疫と関わりのあるものは赤色で示している．

ある[8]．

ビタミンD

ビタミンDは直接的または間接的に$CD4^+$T細胞の分化，活性化を制御することで自己免疫疾患の促進を抑制する．また，ビタミンDの活性型代謝産物である1,25-ジヒドロキシコレカルシフェロール〔1,25-$(OH)_2D_3$〕は，*in vitro*においてT細胞依存的な免疫応答の誘導，維持に重要な樹状細胞の分化を抑制し，抗原提示細胞数を減少させること，また，樹状細胞のMHCクラスII分子やCD40，CD80，CD86といった共刺激分子の発現を抑制することが示されている[10,11]．また，*in vivo*系においては樹状細胞のIL-12産生を抑制し，Th1応答を抑制することが示されている．また，1,25-$(OH)_2D_3$は自己免疫疾患の誘導にかかわるIL-17を産生するTh17優位な状態からTh2型や制御性T細胞型のプロファイルに変化させることで炎症反応を制御する[12]．また，1,25-$(OH)_2D_3$は寛容誘導型樹状細胞を誘導することで$CD4^+CD25^{+high}Foxp3^+$の制御性T細胞を誘導する[13]．一方，1,25-$(OH)_2D_3$が欠如すると制御性T細胞の数と機能の低下が認められ，全身性エリテマトーデスや慢性関節リウマチなどの自己免疫疾患の発症に関与するとされている．ビタミンDの摂取と1型糖尿病，多発性硬化症，全身性エリテマトーデス，慢性関節リウマチ，潰瘍性大腸炎の発症の減少には相関があり，血清ビタミンDレベルは自己免疫疾患の発症の重要な指標であることが示唆されている[14]．そのメカニズムは十分解明されていないが，多発性硬化症の患者は制御性T細胞などが産生する抗炎症性サイトカインTGF-β1レベルが低いこと，ビタミンD（1,000 IU/day）とカルシウム（800 mg）を摂取することで血中TGF-β1レベルが上昇することから，TGF-β1レベルの上昇がビタミンDによる自己免疫疾患の発症抑制の機序の一つであることが示唆される．さらに，炎症性腸疾患の患者は血中のビタミンDレベルが低く，1型糖尿病や多発性硬化症のようなほかの自己免疫疾患を発症する頻度が高い．IL-10欠損マウスを用いた炎症性腸疾患モデルにおいても，ビタミンDの欠乏が下痢，吸収不良，栄養失調そして死亡率の増加を誘導し，これらの現象は1,25-$(OH)_2D_3$の摂取により抑制されることが報告されている[15,16]．また，大腸炎の患者においてビタミンD受容体（VDR）のリガンドは腸管上皮細胞とT細胞の増殖を抑え，このことはビタミンDがこれらの疾患の治療に有効であることを示唆している[17]．さらに，ビタミンD受容体遺伝子は炎症性腸疾患の発症と関連のある遺伝子座が存在する第12染色体上に存在し，ビタミンD受容体遺伝子の多型は炎症性腸疾患の発症と相関することが報告されている[18]．

ビタミンE

脂溶性のビタミンEは，体内において抗酸化作用を示すことから免疫システムの維持，活性化に関与することが知られている．実際に，ビタミンE欠損により脾臓のリンパ球の増殖，NK活性，ワクチン接種による特異的抗体産生，好中球の貪食能が低下する[19]．一方，ビタミンEの摂取によりリポ多糖やConAによるリンパ球の増殖，IL-2産生，NK活性，マクロファージの貪食能が促進されることが報告されている[20]．さらに多量のビタミンE摂取はTh1型サイトカインを介した応答を促進し，Th2型応答を抑制することも報告されている[20]．ビタミンEの高齢者への投与が免疫，特に細胞性免疫を活性化させるといわれている．加齢により，たとえば，プロスタグランジンE_2（PGE_2）が産生されやすくなり免疫応答が低下する．このような免疫応答の低下と感染や腫瘍性の疾患の高い罹患率およびそれによる高い死亡率とは相関している．ビタミンEはマクロファージのPGE_2産生を抑制し，T細胞の機能を促進させることで免疫機能を活性化することが報告されている[21]．また，ビタミンEはナイーブT細胞の記憶T細胞へのシフトを促進することも報告されている[22]．

ミネラル

亜鉛

亜鉛は多くの酵素の構成成分であり生体調節に必須の成分であることから，免疫システムの調節においても重要な役割を果たす．サイトカイン産生と細胞増殖を制御するthymulinの必須の補助因子でもあり，自然免疫および獲得免疫系に影響を及ぼすことが知られている[23, 24]．亜鉛の摂取はTh1応答を強化し，皮膚と粘膜の維持に働く[25]．亜鉛イオンはライノウイルス複製において直接抗ウイルス作用を示し，また，マクロファージや好中球の貪食能，NK活性，遅延型過敏反応（delayed type hypersensitivity reaction：DTHR）活性などの自然免疫活性や抗体産生を強化し，細胞傷害性$CD8^+$T細胞を増加させる[24, 26]．臨床試験により，乳幼児および高齢者が亜鉛を摂取することにより感染症の発症が減少することが報告されている[27-30]．一方，亜鉛が欠乏するとT，B細胞の分化，機能の阻害やNK活性の低下などを引き起こし，免疫応答を減弱させる．

亜鉛は活性酸素の除去酵素であるスーパーオキサイドジスムターゼの成分であり，酸化ストレスを抑制し，TNF-αやIL-1βといった炎症性サイトカイン産生を抑制する．さらに，亜鉛は癌細胞において転写因子NF-κBの活性化を抑制することや，NF-κBの活性化を抑制するA20の発現およびDNAへの結合を促進させることが報告されており，抗癌作用を有すると考えられている[28, 30]．

また，これまで亜鉛の摂取による自己免疫疾患の制御に関する分子メカニズムは明らかにされていなかったが，最近，亜鉛がTh17細胞の分化を抑制することで，Th17細胞を介した自己免疫疾患を制御していることが報告された[31]．さらに，亜鉛が免疫細胞に対して細胞外から作用するだけでなく，細胞内のシグナル分子として働き免疫系を制御していることが報告され，免疫系における亜鉛の新たな作用が明らかになった[32]．

セレン

セレンは免疫システムの維持に必須であり，自然免疫および獲得免疫系の両方に影響を及ぼす．特にグルタチオンペリオキシターゼの成分であり，酸化還元反応を制御し，酸化ストレスにより産生されるラジカルを除去することにより抗酸化機能を有する[33]．セレン酵素であるチオレドキシン還元酵素は，リボヌクレオチド還元酵素などの酵素，グルココルチコイド受容体などの受容体，AP-1，NF-κBなどの転写因子による酸化還元制御に影響を及ぼす．

セレン欠乏は抗体価や細胞性免疫を低下させ，T細胞上のIL-2R発現，T細胞の増殖，分化を抑制する[34]．また，*in vitro*系においてセレンの欠乏は炎症初期に重要な好中球の内皮細胞への接着を増加させる[35]．このようなセレン欠乏による免疫応答の変化は癌やさまざまな慢性炎症やウイルス性疾患の発症を増加させる．さらに，セレン欠乏宿主においてコクサッキーウイルスとインフルエンザAウイルスの変異が増加することが報告され，セレン欠乏による酸化ストレスの増加が感染ウイルスのゲノムと病原性を変化させることが示唆されている[36]．一方，セレンの摂取はリンパ球の増殖や分化を促進し，IL-2Rの発現，細胞傷害性T細胞による腫瘍破壊を上昇させる．さらに，HIV-1感染において，酸化ストレスの減少，サイトカイン合成の制御，サイトカインが誘導するHIV-1複製の抑制のようなセレンの有効性が示されている[37]．

脂肪酸

哺乳類ではリノール酸やα-リノレン酸などの必須脂肪酸を合成できないため，食事により摂取する必要がある．不飽和脂肪酸は炎症の形成や制御において重要であり，*n*-6，*n*-3不飽和脂肪酸のバランスは炎症の重症度を決定づける[38]．欧米において，アトピー性皮膚炎などの炎症性の免疫疾患が増加してきた背景として飽和脂肪酸や*n*-6系不飽和脂肪酸の摂取の増加と*n*-3系不飽和脂肪酸の摂取不足が考えられている．

たとえば，n-6系の不飽和脂肪酸，特にアラキドン酸は炎症メディエータの前駆体であり，炎症を増悪させ，炎症疾患の罹患率を増加させる．一方，n-3系不飽和脂肪酸はT細胞に直接作用し，細胞内シグナルを制御することによりT細胞の活性化を制御するのみでなく，マクロファージに作用することにより，間接的にT細胞の活性化を抑制して遅延反応を抑制することが示されている[39]．また，n-3系不飽和脂肪酸はTh1細胞の増殖を抑制し，細胞死を誘導する．炎症性腸疾患発症における不飽和脂肪酸の効果を解析した結果，n-3系脂肪酸はn-6系脂肪酸と比べてT細胞増殖を抑制し，また，炎症の程度，炎症細胞の浸潤などの臨床スコアを減少させた[40]．さらに，n-3系脂肪酸の摂取により，脾臓$CD4^+$T細胞のTNF-α産生が抑制された．また，n-3系不飽和脂肪酸はIL-10などの抑制性サイトカインの産生を促進することや血中IL-2産生及びIL-2受容体発現を抑制すること，また，Crohn病患者の単核球をリポ多糖またはConAで刺激した際のIFN-γとPGE_2産生を抑制するとされている．さらに，炎症性腸疾患様の症状を呈するIL-10欠損マウスにおける炎症の緩和やTNF-α産生の抑制が報告されている．このように，n-3系不飽和脂肪酸には大腸炎の予防効果があることが示されている[40, 41]．エイコサペンタエン酸（EPA）やドコサヘキサエン酸（DHA）のようなn-3系の不飽和脂肪酸は細胞膜ラフトのリン脂質とシグナル分子の構成を変化させることが報告されており，T細胞の活性化抑制のメカニズムと考えられている[42]．また，DHAを摂取させることでアトピー性皮膚炎の症状が改善されること，末梢血単核球のIgE産生が抑制されることが報告されている．

アミノ酸

グルタミン

グルタミンはリンパ球，マクロファージ，好中球の重要なエネルギー源であり，また，分化，成熟に必須のアミノ酸である．グルタミンの摂取はヘルパーT細胞と制御性T細胞の割合を増加させ，さらに，腸内細菌を活性化する．また，炎症性および抑制性サイトカイン産生の抑制，腸管バリアーの改善，免疫細胞の機能増強などの多くの効果が報告されている[43, 44]．さらに，末梢血のリンパ球を増加させ，感染症の罹患率および死亡率，あるいは感染による合併症を減少させる．特に，骨髄移植患者はグルタミン摂取により，腸管粘膜のIL-6やIL-8などの炎症性サイトカイン産生の減少がみられ，感染やそれによる合併症を減少させ，入院日数を短縮する効果があることが示されている．また，グルタミンは腸管上皮内リンパ球（intraepithelial lymphocyte：IEL）由来のTh1サイトカイン産生を増加させる一方，Th2サイトカイン産生には影響を与えない．この効果はほかのアミノ酸ではみられず，グルタミン特異的なものであることが報告されていることから，グルタミンはIELを介して直接腸管免疫を強化することが示唆されている[45]．

アルギニン

アルギニンは構成型あるいは誘導型一酸化窒素合成酵素（cNOS，iNOS）による一酸化窒素（NO）やポリアミンの合成の前駆体として重要である．NOは，ウイルス，細菌，悪性細胞，細胞内原虫，寄生虫からの生体防御に必要であることが示されている[46]．NOとポリアミンはリンパ球の増殖と成熟，抗体産生，サイトカイン産生を促進させる．癌あるいは感染ラットにアルギニンを摂取させることにより胸腺の重量，胸腺リンパ球の数，T細胞の増殖，IL-2産生，T細胞のIL-2受容体発現，マクロファージやNK細胞の活性が増大し，遅延型反応が促進されることが報告されている[47]．また，妊婦や新生児へのアルギニンの投与は病原菌による感染や死亡率を減少させる．マウスにおいて低濃度（50 mg/kg/day）のアルギニンの摂取は，NOを介した癌細胞に対する細胞毒性および脂質過酸化物の形成阻害により腫瘍の数を減少させ，生存率を上昇させることが示されている[48]．さらに，癌細胞株を用いた解析によりアルギニンはcaspase 8によるアポトーシスを活性化し，癌細胞の増殖を阻害することが明らかにされた[49]．

アルギニン欠損マウスでは生後3週間の時点でPeyer板の形成不全が観察される．しかし，Peyer板の発達は一時的に停止するのみで，6週間後には発達し，肉眼でも確認される．また，このマウスにおいて腸管のB細胞数の減少がみられ，これはアルギニンによるNO合成の減少によるものではないことが報告されている[50]．このことは，乳幼児期のアルギニンの摂取は腸管免疫系の発達に重要であることを示している．

アルギニンは，インスリン，成長ホルモン，プロラクチン，インスリン様成長因子Iの分泌を促進することが報告されており，その結果これらのホルモンを介してNO非依存的に免疫応答を調節する[51]．たとえば，成長ホルモンは胸腺のT細胞，骨髄の造血幹細胞を増加させ，T細胞のサイトカイン産生や樹状細胞の抗原提示能を増強する．

核酸

ヌクレオチドの摂取は免疫賦活，細菌感染防御，Th1型免疫応答の誘導などさまざまな効果をもたらす[52-54]．ヌクレオチド不含の食餌を与えると細胞性また液性免疫機能が低下し，NK細胞・マクロファージの活性化低下，抗体産生の減少，遅延型反応やサイトカイン産生の低下が観察され感染症に罹患しやすくなる．一方，ヌクレオチドを摂取することでTh1型サイトカイン産生や抗体産生，脾臓細胞の増殖が促進される[55]．また，ヌクレオチドを含むミルクを与えた乳幼児では，ヌクレオチドを含まないミルクを与えた場合と比べてNK活性が増強されることが報告されている．

卵白アルブミン（OVA）特異的TCRトランスジェニックマウスにヌクレオチドを摂取させると腸管上皮細胞からのTGF-β産生が増加する．さらに，$\gamma\delta TCR^+$IELの分化に必須のIL-7産生が誘導され，$\gamma\delta TCR^+$IELが増加し，OVA特異的IgA産生が促進されることが報告されている[56]．

プロバイオティクス

プロバイオティクスは"適度に摂取したとき，宿主に健康上有益に作用する生菌"と定義されている．免疫系に対する効果としては，抗感染作用，炎症性腸疾患の抑制作用，抗アレルギー作用，抗癌作用などがあげられる（**図1**）．

経口摂取したプロバイオティクス菌体は腸管粘膜のさまざまな細胞に影響を及ぼす（**表2**）．まず，腸管上皮細胞からのサイトカイン，ケモカインの産生を調節し，菌株依存的に炎症性あるいは抗炎症性分子の発現を制御することが報告されている．また，蛍光標識したlactobacilliを経口投与すると10分後にPeyer板，小腸粘膜固有層，陰窩，大腸のリンパ濾胞において蛍光が観察される．さらに，蛍光標識した*Lactobacillus casei*はPeyer板において2～3日間確認された[59]．このことは，プロバイオティクスが腸管粘膜免疫系に到達し，十分な時間存在することで特異的な免疫応答を誘導することを示している．さらに，近年では，樹状細胞が上皮細胞間のタイト結合から触手を伸ばして，管腔側の抗原をとらえることや絨毛にもM細胞が存在することが報告され[60]，プロバイオティクス菌体もこのような経路で取り込まれ，直接免疫応答を制御していることが示唆される．

多くのプロバイオティクスはマクロファージの貪食能やNK活性を促進し，生体防御機能を増強する．免疫応答が低下した高齢者においてもこれらの効果があることが示されている．*L. fermentum* CECT5716の摂取はNK細胞の割合を高めることで抗インフルエンザワクチンの効果を増強させることが報告されている[61]．*Lactobacillus delbrueckii* ssp. *bulgaricus* OLL1073R-1はリン酸化多糖体を産生し，NK活性促進，抗インフルエンザウイルス効果があることがマウスを用いた試験により明らかにされている[62]．

また，プロバイオティクスの多くはB細胞からのIgA産生を促進させることで，病原菌の侵入を防いでいることが報告されている．ラットに*L. plantarum*と*Escherichia coli*を定着させると*E. coli*を単独定着させた場合と比べて血中総IgAおよび*E. coli*特異的IgAとIgM濃度が高いのみでなく，粘膜固有層におけるCD25$^+$細胞の割合が高

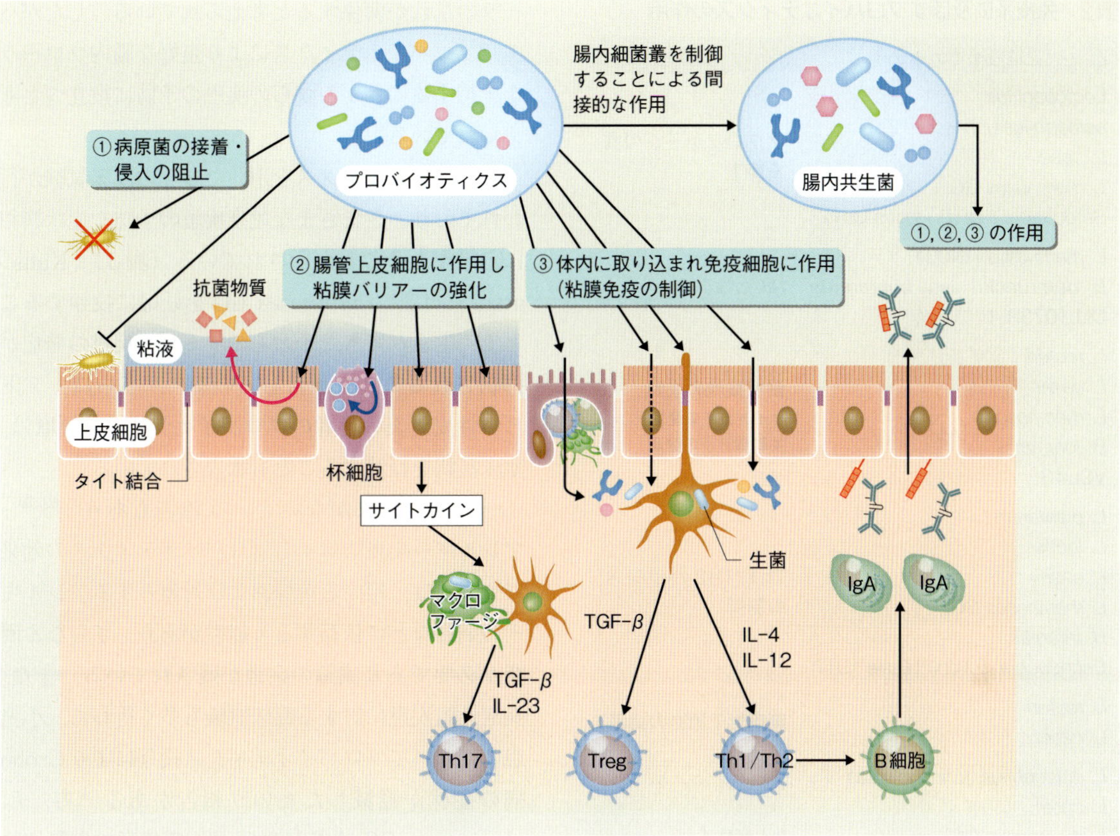

図1　粘膜免疫へのプロバイオティクスの作用

プロバイオティクスの腸管粘膜への作用を示した．① 病原菌への作用：病原菌の排除および腸管上皮細胞への接着の阻止することにより，体内への病原菌の侵入を防ぐ．② 腸管上皮作用への作用：β-デフェンシンなどの抗菌物質の産生，粘液の分泌や上皮細胞間のタイト結合を増強することによりバリアー機能を強化する．また，サイトカイン産生を誘導することにより免疫細胞に作用する．③ 免疫細胞への作用：M 細胞による取り込みやエンドサイトーシス，細胞間輸送などにより体内に取り込まれる，または，樹状細胞がタイト結合から触手を伸ばして取り込むことにより腸管上皮細胞直下に存在する免疫細胞に作用し，免疫応答を制御する．以上のような直接的な作用に加えて，腸内細菌叢を整えることにより免疫系を制御する間接的な作用もある．

く，制御性 T 細胞が誘導されることが示された[63]．さらに，プロバイオティクスと共培養した単球由来樹状細胞は IL-10 を高産生する制御性 T 細胞を誘導することが示されている[64]．これらのことは，プロバイオティクスが免疫応答の惹起また方向性の決定に重要な働きをする樹状細胞の成熟に影響を与え，樹状細胞のサイトカイン産生プロファイルを変化させることで，免疫応答を制御することを示唆している．また，プロバイオティクスは樹状細胞の共刺激分子である CD80，CD86，CD40 や MHC クラス II 分子の発現を増加させることが報告されている[65]．

近年，Toll-like receptor（TLR）といわれる菌体成分を認識する受容体が発見され，プロバイオティクスの腸管免疫系に対する作用の多くが TLR による認識を介するということで説明されてきた（図2）．たとえば，Gram 陽性菌のリポプロテインやリポタイコ酸は TLR2 により認識され，Gram 陰性菌の構成成分であるリポ多糖は TLR4 により認識される．また，菌体成分で免疫賦活作用があるとして注目されているものとして，TLR9 により認識される CpG-DNA がある．CpG-DNA は多くのアジュバントのなかでも副作用が少なく，Th1 応答を強く誘導することから，その臨床応用が期待されている（4 章 a 参照）．

プロバイオティクスは以上のように腸管免疫系に

表2 免疫系に及ぼすプロバイオティクスの作用

プロバイオティクス	作用
Lactobacillus acidophilus (*johnsonii*) La1 *L. casei* *L. rhamnosus* GG *Bifidobacterium* (*B.*) *lactis* Bb12	マクロファージの貪食能↑
L. rhamnosus HN001 *L. delbrueckii* ssp. *bulgaricus* OLL1073R-1	NK活性↑
L. reuteri *L. casei* *L. rhamnosus* *B. longum* VSL#3*	樹状細胞の成熟 サイトカイン産生 共刺激分子の発現
L. plantarum *L. lactis* *L. casei* *L. rhamnosus* GG *B. infanitis* *Escherichia* (*E.*) *coli* Nissle 1917	Th1/Th2 バランスの制御
L. reuteri *L. casei*	制御性T細胞の誘導
L. acidophilus (*johnsonii*) La1 *L. casei* *L. rhamnosus* GG *B. bifidum* *B. lactis* Bb12	IgA産生↑
L. casei strain Shirota *L. brevis* *L .gasseri*	IgE産生↓
L. acidophilus *B .infantis* *Streptococcus thermophilus* VSL#3*	上皮細胞のバリア機能↑ MUC発現上昇 hBD-2発現上昇 タイト結合増強

免疫系細胞に対するプロバイオティクスの効果として報告されている作用を表にまとめた.
*8菌株の混合物

直接作用するほか，腸内細菌叢（腸内フローラ）を改善することにより免疫調節作用を示す．腸内共生菌は外来の病原菌に対するバリアーとなり，腸管における感染を阻止する．さらに，*Bifidobacterium* のような腸内有用菌は腐敗菌などの有害菌の増殖を防止し，腸内環境の維持に働き，腸管免疫系に大きな影響を及ぼしている．また，潰瘍性大腸炎やCrohn病のような炎症性腸疾患の原因に腸内フローラの乱れが関係すると考えられている．したがって，プロバイオティクスにより良好な腸内フローラを維持することがこれらの疾患の予防に役立つと考えられている．

プロバイオティクスを用いた多くの臨床試験が行われており，さまざまな免疫疾患の予防や症状緩和に効果があることが示されている（**表3**）．Kalliomakiらは *L. rhamnosus* GGを妊婦に投与することで，生まれてきた子どものアトピー疾患の発症が抑制されることを報告している[66]．さらに，アトピー性皮膚炎の患者のプロバイオティクス摂取は，臨床症状を軽減することも報告されている[67]．

一方で，効果がないという報告もあり[68, 69, 70]，アレルギー疾患に対するプロバイオティクスの効果については，用いる菌株および対象とするアレルギーの病態などに依存する可能性があり，さらなる研究が必要であり議論の余地が残されている．また，炎症性腸疾患に対する臨床試験も多く行われ，小児患者においてプロバイオティクス投与によりCrohn病の症状が軽減したという報告がある一方，*L. rhamnosus* GGは成人のCrohn病患者の大腸切除後の回復や症状の緩和に効果がなかったという報告もある[71, 72]．*Bifidobacterium* を含む発酵乳は潰瘍性大腸炎に対して効果があり，これは短鎖脂肪酸の産生促進によるものであることが報告されている[73]．

おわりに

それぞれの食品成分が免疫応答に及ぼす影響について述べてきたが，これらの食品成分のなかには組み合わせることで相乗的な効果をもたらすものもある．たとえば，ビタミンCと亜鉛を組み合わせることで病原菌に対する抵抗力を高めることができ，ビタミンEとセレンの組み合わせは感染時の活性酸素種による膜脂質のダメージを効果的に抑制することができる．このことは，バランスのとれた食事が免疫活性を増強させるために重要であることを示している．

経口的に摂取した食品は口腔，食道，胃を経て最

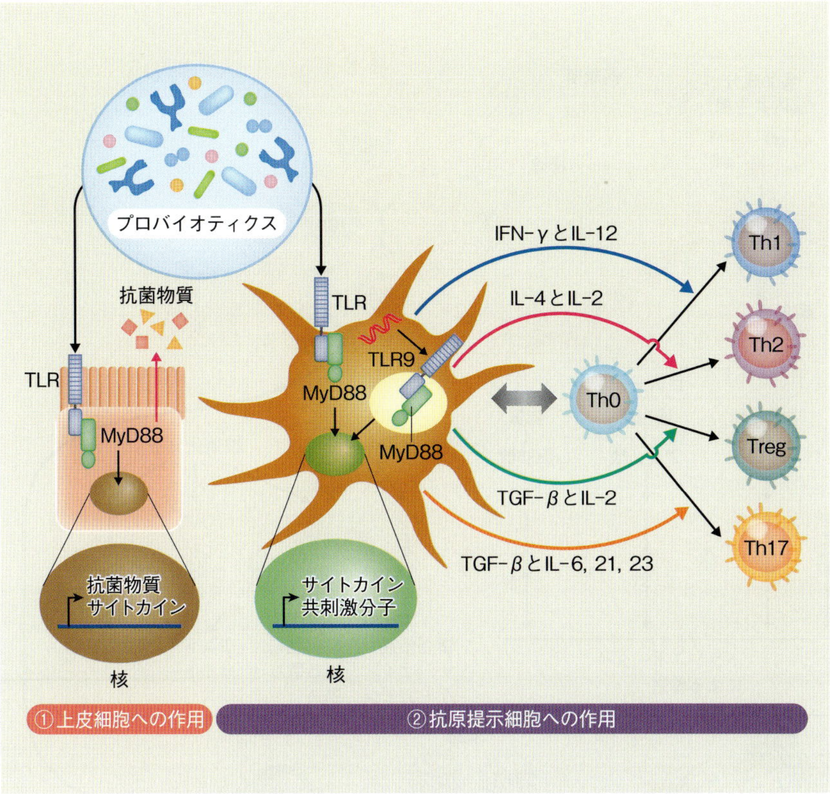

図2　TLRを介したプロバイオティクスの免疫細胞への作用

プロバイオティクスの作用機序の一つは微生物の構成成分を認識するTLRを介した免疫系の制御である．①上皮細胞への作用：プロバイオティクスと接触する機会の多い上皮細胞はTLRを介してプロバイオティクスを認識すると抗菌物質を産生することで病原菌の侵入を防いでいる，また，サイトカインを産生することにより上皮細胞の直下に存在する免疫細胞を制御する．②抗原提示細胞への作用：樹状細胞やマクロファージは腸管上皮細胞の直下に存在し，腸管に到達したプロバイオティクスを取り込み，その後の免疫応答を惹起する．細胞表面に発現するTLRはもちろんのこと，これらの細胞は貪食能を持つため細胞内に取り込むことで細胞内に発現するTLRを介したシグナルも活性化する．プロバイオティクスによるTLRを介したシグナルはサイトカイン産生パターンを変化させ，T細胞の分化を制御することで特異的な免疫応答を誘導する．

表3　プロバイオティクスを用いた臨床試験の報告例

プロバイオティクス	疾病	臨床効果	参考文献
L. rhamnosus GG VSL＃3	回腸嚢炎	予防効果 寛解誘導 病理組織学的炎症の抑制	74, 75, 76
B. breve *B. bifidum* *E. coli* Nissle 1917 VSL＃3	潰瘍性大腸炎	寛解誘導・維持	73, 77, 78
Saccharomyces boulardii *E. coli* Nissle 1917	Crohn病	症状の軽減 寛解維持	79, 80, 81
L. rhamnosus GG *B. bifidum* Bb12	アトピー性皮膚炎	発症率の低下 症状の軽減	66, 67
L. acidophilus L92 *L. casei* strain Shirota *L. paracasei*-33 *B. longum* BB 536	アトピー性鼻炎	QOLの改善 症状の軽減	82, 83, 84, 85

プロバイオティクスを用いた臨床試験のうち，有効性が認められた報告例を示した．

終的に腸管に到達し，そこで消化吸収される．これらはすべて外と内を隔てている粘膜組織であり，生体防御の第一線のバリアーとして機能する．消化吸収の場である腸管は食品だけでなく，病原菌の侵入の危険にさらされているが，そこには生体最大の免疫系が備わっており，全体の6割の免疫担当細胞が

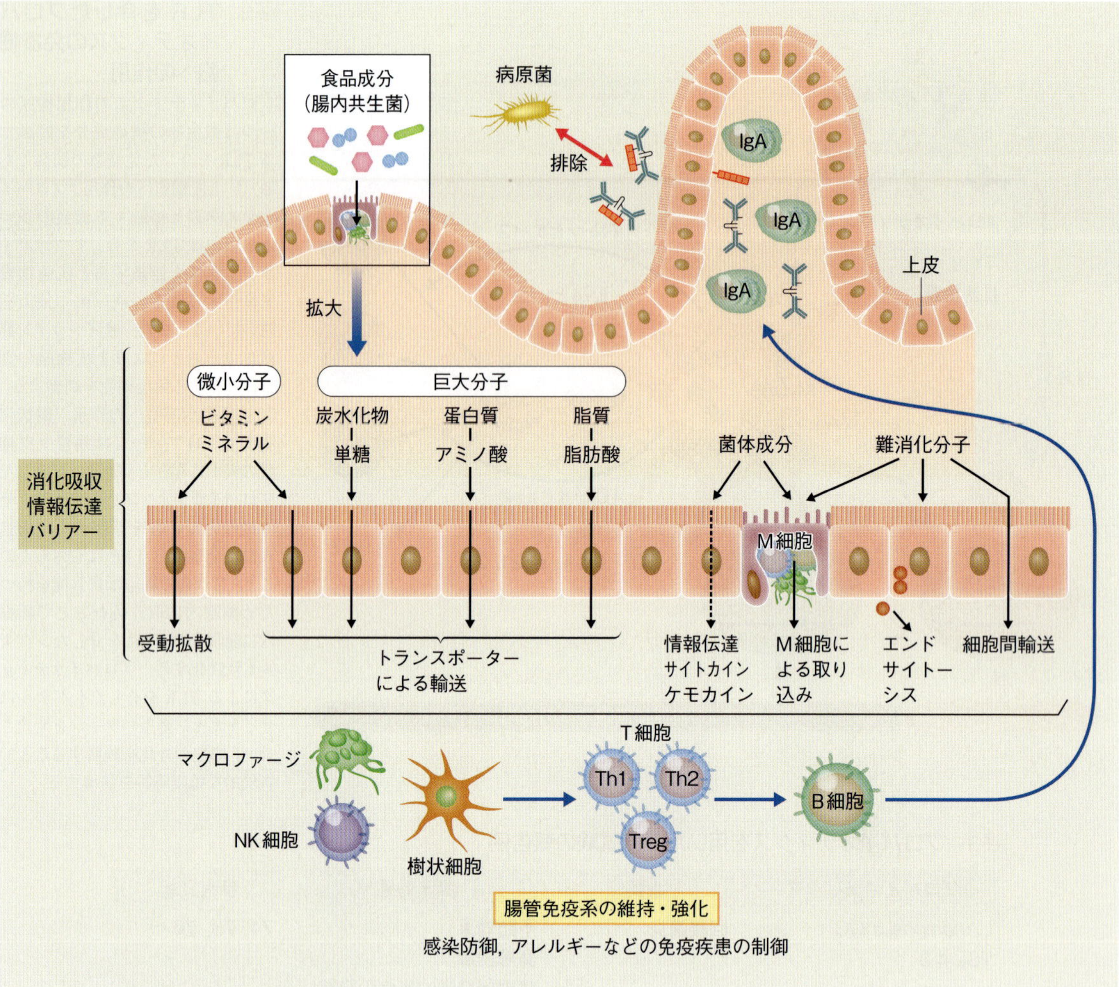

図3　食品成分の消化吸収と免疫制御

経口的に摂取した食品成分は，腸管で消化吸収される．炭水化物，蛋白質，脂質は，酵素によりそれぞれ単糖，アミノ酸，脂肪酸に分解される．その後，単糖，アミノ酸，脂肪酸，ビタミン，ミネラルは腸管上皮細胞の特異的なトランスポーターにより基底膜側に輸送される．難消化性分子は，M細胞による取り込み，エンドサイトーシス，細胞間輸送により取り込まれる．菌体成分は，M細胞により取り込まれるか，または，腸管上皮細胞の受容体により認識され，シグナルが伝達される．このように取り込まれた，食品成分やそれにより伝達された情報は，基底膜側に存在するさまざまな免疫細胞に作用し，免疫応答を制御する．

存在する．食品は生体側からすると異物であるが，腸管免疫系は外来抗原を認識，識別し食品などの生体に必須のものは積極的に取り込み，病原菌は排除する巧妙な機構を備えている．このように，食品の消化吸収は生体最大でかつ巧妙な制御機構を有する免疫組織である腸管粘膜で行われることから，腸管免疫系の機能に及ぼす食品成分の影響を考慮することは非常に重要である．

腸管上皮細胞は，腸管に到達した食品成分と直接接する主要な細胞であり，栄養素を特異的に認識し輸送するいくつかのトランスポーターを発現している（図3）．たとえば，グルコース，ペプチド，アミノ酸，ビタミン，ミネラルに対するトランスポーターが存在する．また，しばしば蛋白質など高分子成分が分解されないまま，トランスサイトーシスにより体内に取り込まれるケースがあり，これがアレルギー発症の一つの機序であると考えられている．例えばPeyer板上皮に存在するM細胞は高分子を取り込む機能を持っているが，その直下には抗原提示細胞が存在し，一連の免疫応答を誘導する．その他にも上皮細胞間のタイト結合部分には小孔が形成され，受動拡散輸送経路になっている．この小孔サイズはサイトカインなどの作用により開閉が調節されているといわれているが，この開閉調節に食品成分も関与していることが報告されている．また，腸管上皮細胞にはTLRをはじめとするさまざまな受容体が発現しており，管腔側の情報を基底膜側に伝達する．基底膜側にはさまざまな免疫細胞が存在し，腸管上皮細胞を介して吸収された食品成分や伝達された食品成分からの情報を受け取ることができる．たとえば，腸管上皮の直下には樹状細胞などの抗原提示細胞が存在し，樹状細胞により産生されるサイトカインによりT細胞の分化が方向づけられ，その後の免疫応答も変化することから食品成分による調節の重要な標的となる．また，T細胞などが，たとえば食品成分に対する受容体を介して吸収された食品成分に対して直接応答する場合もある．このように，食品成分は，腸管粘膜におけるサイトカイン・ケモカインといった液性因子や細胞間相互作用などの複雑なネットワークを調節し，腸管免疫系の発達・維持に貢献しているといえる．特に，乳幼児は免疫系が未発達であり，高齢者は免疫機能が衰えてきているため，食品成分により補い強化することが重要である．また，成人においてもストレスなどにより免疫機能が減弱する場合があり，健常状態に維持するために食品成分を活用することが有効であると考えられる．

以上のように，食品成分には，腸管の粘膜免疫系の発達・維持をはじめ，生体の免疫機能を調節する活性が多数認められており，さまざまな疾病に対する予防効果が期待されている．今後，さらに免疫系に作用する食品成分の探索および作用メカニズムの解明が進むことが期待される．

（笠倉和巳，高橋恭子，細野　朗，上野川修一）

◉引用文献

1. Kaminogawa S, Nanno M. Modulation of Immune Functions by Foods. Evid Based Complement Alternat Med 2004; 1: 241-250.
2. Iwata M, Hirakiyama A, Eshima Y,et al. Retinoic acid imprints gut-homing specificity on T cells. Immunity 2004; 21: 527-538.
3. Mora JR, Iwata M, Eksteen B, et al. Generation of gut-homing IgA-secreting B cells by intestinal dendritic cells. Science 2006; 314: 1157-1160.
4. Mucida D, Park Y, Kim G, et al. Reciprocal TH17 and regulatory T cell differentiation mediated by retinoic acid. Science 2007; 317: 256-260.
5. Wang T, Niwa S, Bouda K, et al. The effect of Am-80, one of retinoids derivatives on experimental allergic encephalomyelitis in rats. Life Sci 2000; 67: 1869-1879.
6. Aukrust P, Muller F, Ueland T, et al. Decreased vitamin A levels in common variable immunodeficiency: vitamin A supplementation in vivo enhances immunoglobulin production and downregulates inflammatory responses. Eur J Clin Invest 2000; 30: 252-259.
7. Noh K, Lim H, Moon SK, et al. Mega-dose Vitamin C modulates T cell functions in Balb/c mice only when administered during T cell activation. Immunol Lett 2005; 98: 63-72.
8. Maeng HG, Lim H, Jeong YJ, et al. Vitamin C enters mouse T cells as dehydroascorbic acid in vitro and does not recapitulate in vivo vitamin C effects. Immunobiology 2009; 214: 311-320.
9. de la Fuente M, Ferrandez MD, Burgos MS, et al. Immune function in aged women is improved by ingestion of vitamins C and E. Can J Physiol Pharmacol 1998; 76: 373-380.
10. Penna G, Adorini L. 1 Alpha,25-dihydroxyvitamin D3 inhibits differentiation, maturation, activation, and survival of dendritic cells leading to impaired alloreactive T cell activation. J Immunol 2000; 164: 2405-2411.
11. Pedersen AW, Holmstrom K, Jensen SS, et al. Phenotypic and functional markers for 1alpha,25-dihydroxyvitamin D(3)-modified regulatory dendritic cells. Clin Exp Immunol 2009; 157: 48-59.
12. Daniel C, Sartory NA, Zahn N, et al. Immune modulatory treatment of trinitrobenzene sulfonic acid colitis with calcitriol is associated with a change of a T helper (Th) 1/Th17 to a Th2 and regulatory T cell profile. J Pharmacol Exp Ther 2008; 324: 23-33.
13. Adorini L. Intervention in autoimmunity: the potential of vitamin D receptor agonists. Cell Immunol 2005; 233: 115-124.
14. Szodoray P, Nakken B, Gaal J, et al. The complex role of vitamin D in autoimmune diseases. Scand J Immunol 2008; 68: 261-269; Baeke F, Takiishi T, Korf H, et al. Vitamin D: modulator of the immune system. Curr Opin Pharmacol 2010.
15. Canning MO, Grotenhuis K, de Wit H, et al. 1-alpha,25-Dihydroxyvitamin D3 (1,25(OH)(2)D(3)) hampers the maturation of fully active immature dendritic cells from monocytes. Eur J Endocrinol 2001; 145: 351-357.
16. Cantorna MT, Munsick C, Bemiss C, et al. 1,25-Dihy-

droxycholecalciferol prevents and ameliorates symptoms of experimental murine inflammatory bowel disease. J Nutr 2000; 130: 2648-2652.
17. Cantorna MT, Hayes CE, DeLuca HF. 1,25-Dihydroxycholecalciferol inhibits the progression of arthritis in murine models of human arthritis. J Nutr 1998; 128: 68-72.
18. Simmons JD, Mullighan C, Welsh KI, et al. Vitamin D receptor gene polymorphism: association with Crohn's disease susceptibility. Gut 2000; 47: 211-214.
19. Meydani SN, Beharka AA. Recent developments in vitamin E and immune response. Nutr Rev 1998; 56: S49-58.
20. Meydani SN, Han SN, Wu D. Vitamin E and immune response in the aged: molecular mechanisms and clinical implications. Immunol Rev 2005; 205: 269-284.
21. Wu D, Meydani SN. Age-associated changes in immune and inflammatory responses: impact of vitamin E intervention. J Leukoc Biol 2008; 84: 900-914.
22. Han SN, Adolfsson O, Lee CK, et al. Vitamin E and gene expression in immune cells. Ann N Y Acad Sci 2004; 1031: 96-101.
23. Maggini S, Wintergerst ES, Beveridge S, et al. Selected vitamins and trace elements support immune function by strengthening epithelial barriers and cellular and humoral immune responses. Br J Nutr 2007; 98 Suppl 1: S29-35.
24. Fraker PJ, King LE. Reprogramming of the immune system during zinc deficiency. Annu Rev Nutr 2004; 24: 277-298.
25. Shankar AH, Prasad AS. Zinc and immune function: the biological basis of altered resistance to infection. Am J Clin Nutr 1998; 68: 447S-463S.
26. Ibs KH, Rink L. Zinc-altered immune function. J Nutr 2003; 133: 1452S-1456S.
27. Roy SK, Tomkins AM, Haider R, et al. Impact of zinc supplementation on subsequent growth and morbidity in Bangladeshi children with acute diarrhoea. Eur J Clin Nutr 1999; 53: 529-534.
28. Prasad AS, Bao B, Beck FW, et al. Antioxidant effect of zinc in humans. Free Radic Biol Med 2004; 37: 1182-1190.
29. Prasad AS, Beck FW, Bao B, et al. Zinc supplementation decreases incidence of infections in the elderly: effect of zinc on generation of cytokines and oxidative stress. Am J Clin Nutr 2007; 85: 837-844.
30. Prasad AS, Beck FW, Snell DC, et al. Zinc in cancer prevention. Nutr Cancer 2009; 61: 879-887.
31. Kitabayashi C, Fukada T, Kanamoto M, et al. Zinc suppresses Th17 development via inhibition of STAT3 activation. Int Immunol 22: 375-386.
32. Kitamura H, Morikawa H, Kamon H, et al. Toll-like receptor-mediated regulation of zinc homeostasis influences dendritic cell function. Nat Immunol 2006; 7: 971-977.
33. Allan CB, Lacourciere GM, Stadtman TC. Responsiveness of selenoproteins to dietary selenium. Annu Rev Nutr 1999; 19: 1-16.
34. Kiremidjian-Schumacher L, Roy M, Wishe HI, et al. Regulation of cellular immune responses by selenium. Biol Trace Elem Res 1992; 33: 23-35.
35. Field CJ, Johnson IR, Schley PD. Nutrients and their role in host resistance to infection. J Leukoc Biol 2002; 71: 16-32.
36. Nelson HK, Shi Q, Van Dael P, et al. Host nutritional selenium status as a driving force for influenza virus mutations. Faseb J 2001; 15: 1846-1848.
37. Baum MK, Miguez-Burbano MJ, Campa A, et al. Selenium and interleukins in persons infected with human immunodeficiency virus type 1. J Infect Dis 2000; 182 Suppl 1: S69-73.
38. Calder PC. n-3 polyunsaturated fatty acids, inflammation, and inflammatory diseases. Am J Clin Nutr 2006; 83: 1505S-1519S.
39. Chapkin RS, Arrington JL, Apanasovich TV, et al. Dietary n-3 PUFA affect TcR-mediated activation of purified murine T cells and accessory cell function in co-cultures. Clin Exp Immunol 2002; 130: 12-18.
40. Chapkin RS, Davidson LA, Ly L, et al. Immunomodulatory effects of (n-3) fatty acids: putative link to inflammation and colon cancer. J Nutr 2007; 137: 200S-204S.
41. Nieto N, Torres MI, Rios A, et al. Dietary polyunsaturated fatty acids improve histological and biochemical alterations in rats with experimental ulcerative colitis. J Nutr 2002; 132: 11-19.
42. James MJ, Gibson RA, Cleland LG. Dietary polyunsaturated fatty acids and inflammatory mediator production. Am J Clin Nutr 2000; 71: 343S-348S.
43. Tian J, Hao L, Chandra P, et al. Dietary glutamine and oral antibiotics each improve indexes of gut barrier function in rat short bowel syndrome. Am J Physiol Gastrointest Liver Physiol 2009; 296: G348-355.
44. Lin MT, Chou SY, Tsou SS, et al. Effects of parenteral glutamine supplementation on modulating the immune response in rats undergoing a total gastrectomy. Br J Nutr 2009; 1-6.
45. Horio Y, Osawa S, Takagaki K, et al. Glutamine supplementation increases Th1-cytokine responses in murine intestinal intraepithelial lymphocytes. Cytokine 2008; 44: 92-95.
46. Bronte V, Zanovello P. Regulation of immune responses by L-arginine metabolism. Nat Rev Immunol 2005; 5: 641-654.
47. Li P, Yin YL, Li D, et al. Amino acids and immune function. Br J Nutr 2007; 98: 237-252.
48. Lubec B, Hoeger H, Kremser K, et al. Decreased tumor incidence and increased survival by one year oral

low dose arginine supplementation in the mouse. Life Sci 1996; 58: 2317-2325.
49. Nanthakumaran S, Brown I, Heys SD, et al. Inhibition of gastric cancer cell growth by arginine: molecular mechanisms of action. Clin Nutr 2009; 28: 65-70.
50. de Jonge WJ, Kwikkers KL, te Velde AA, et al. Arginine deficiency affects early B cell maturation and lymphoid organ development in transgenic mice. J Clin Invest 2002; 110: 1539-1548.
51. Newsholme P, Brennan L, Rubi B, et al. New insights into amino acid metabolism, beta-cell function and diabetes. Clin Sci (Lond) 2005; 108: 185-194.
52. Jyonouchi H, Zhang L, Tomita Y. Studies of immunomodulating actions of RNA/nucleotides. RNA/nucleotides enhance in vitro immunoglobulin production by human peripheral blood mononuclear cells in response to T-dependent stimuli. Pediatr Res 1993; 33: 458-465.
53. Kulkarni AD, Fanslow WC, Rudolph FB, et al. Effect of dietary nucleotides on response to bacterial infections. JPEN J Parenter Enteral Nutr 1986; 10: 169-171.
54. Jyonouchi H, Sun S, Winship T, et al. Dietary ribonucleotides modulate type 1 and type 2 T-helper cell responses against ovalbumin in young BALB/cJ mice. J Nutr 2001; 131: 1165-1170.
55. Gil A. Modulation of the immune response mediated by dietary nucleotides. Eur J Clin Nutr 2002; 56 Suppl 3: S1-4.
56. Nagafuchi S, Totsuka M, Hachimura S, et al. Dietary nucleotides increase the mucosal IgA response and the secretion of transforming growth factor beta from intestinal epithelial cells in mice. Cytotechnology 2002; 40: 49-58.
57. Delcenserie V, Martel D, Lamoureux M, et al. Immunomodulatory effects of probiotics in the intestinal tract. Curr Issues Mol Biol 2008; 10: 37-54.
58. Haller D, Bode C, Hammes WP, et al. Non-pathogenic bacteria elicit a differential cytokine response by intestinal epithelial cell/leucocyte co-cultures. Gut 2000; 47: 79-87.
59. Galdeano CM, Perdigon G. Role of viability of probiotic strains in their persistence in the gut and in mucosal immune stimulation. J Appl Microbiol 2004; 97: 673-681.
60. Jang MH, Kweon MN, Iwatani K, et al. Intestinal villous M cells: an antigen entry site in the mucosal epithelium. Proc Natl Acad Sci U S A 2004; 101: 6110-6115.
61. Olivares M, Diaz-Ropero MP, Sierra S, et al. Oral intake of Lactobacillus fermentum CECT5716 enhances the effects of influenza vaccination. Nutrition 2007; 23: 254-260.
62. Makino S. Immunostimulatory effects of yogurt fermented with *Lactobacillus delbrueckii* ssp. *bulugaricus* OLL1073R-1 and its exopolysaccharides. Milk Science 2009; 58: 35-40.
63. Herias MV, Hessle C, Telemo E, et al. Immunomodulatory effects of Lactobacillus plantarum colonizing the intestine of gnotobiotic rats. Clin Exp Immunol 1999; 116: 283-290.
64. Smits HH, Engering A, van der Kleij D, et al. Selective probiotic bacteria induce IL-10-producing regulatory T cells in vitro by modulating dendritic cell function through dendritic cell-specific intercellular adhesion molecule 3-grabbing nonintegrin. J Allergy Clin Immunol 2005; 115: 1260-1267.
65. Drakes M, Blanchard T, Czinn S. Bacterial probiotic modulation of dendritic cells. Infect Immun 2004; 72: 3299-3309.
66. Kalliomaki M, Salminen S, Arvilommi H, et al. Probiotics in primary prevention of atopic disease: a randomised placebo-controlled trial. Lancet 2001; 357: 1076-1079.
67. Isolauri E, Arvola T, Sutas Y, et al. Probiotics in the management of atopic eczema. Clin Exp Allergy 2000; 30: 1604-1610.
68. Brouwer ML, Wolt-Plompen SA, Dubois AE, et al. No effects of probiotics on atopic dermatitis in infancy: a randomized placebo-controlled trial. Clin Exp Allergy 2006; 36: 899-906.
69. Folster-Holst R, Muller F, Schnopp N, et al. Prospective, randomized controlled trial on Lactobacillus rhamnosus in infants with moderate to severe atopic dermatitis. Br J Dermatol 2006; 155: 1256-1261.
70. Gruber C, Wendt M, Sulser C, et al. Randomized, placebo-controlled trial of Lactobacillus rhamnosus GG as treatment of atopic dermatitis in infancy. Allergy 2007; 62: 1270-1276.
71. Gupta P, Andrew H, Kirschner BS, et al. Is lactobacillus GG helpful in children with Crohn's disease? Results of a preliminary, open-label study. J Pediatr Gastroenterol Nutr 2000; 31: 453-457.
72. Schultz M, Timmer A, Herfarth HH, et al. Lactobacillus GG in inducing and maintaining remission of Crohn's disease. BMC Gastroenterol 2004; 4: 5.
73. Kato K, Mizuno S, Umesaki Y, et al. Randomized placebo-controlled trial assessing the effect of bifidobacteria-fermented milk on active ulcerative colitis. Aliment Pharmacol Ther 2004; 20: 1133-1141.
74. Pronio A, Montesani C, Butteroni C, et al. Probiotic administration in patients with ileal pouch-anal anastomosis for ulcerative colitis is associated with expansion of mucosal regulatory cells. Inflamm Bowel Dis 2008; 14: 662-668.
75. Gionchetti P, Rizzello F, Morselli C, et al. High-dose probiotics for the treatment of active pouchitis. Dis Colon Rectum 2007; 50: 2075-2082; discussion 2082-2074.
76. Laake KO, Bjorneklett A, Aamodt G, et al. Outcome

of four weeks' intervention with probiotics on symptoms and endoscopic appearance after surgical reconstruction with a J-configurated ileal-pouch-anal-anastomosis in ulcerative colitis. Scand J Gastroenterol 2005; 40: 43-51.
77. Kruis W, Fric P, Pokrotnieks J, et al. Maintaining remission of ulcerative colitis with the probiotic Escherichia coli Nissle 1917 is as effective as with standard mesalazine. Gut 2004; 53: 1617-1623.
78. Soo I, Madsen KL, Tejpar Q, et al. VSL # 3 probiotic upregulates intestinal mucosal alkaline sphingomyelinase and reduces inflammation. Can J Gastroenterol 2008; 22: 237-242.
79. Guslandi M, Mezzi G, Sorghi M, et al. Saccharomyces boulardii in maintenance treatment of Crohn's disease. Dig Dis Sci 2000; 45: 1462-1464.
80. Malchow HA. Crohn's disease and Escherichia coli. A new approach in therapy to maintain remission of colonic Crohn's disease? J Clin Gastroenterol 1997; 25: 653-658.
81. Fujimori S, Tatsuguchi A, Gudis K, et al. High dose probiotic and prebiotic cotherapy for remission induction of active Crohn's disease. J Gastroenterol Hepatol 2007; 22: 1199-1204.
82. Ishida Y, Nakamura F, Kanzato H, et al. Clinical effects of Lactobacillus acidophilus strain L-92 on perennial allergic rhinitis: a double-blind, placebo-controlled study. J Dairy Sci 2005; 88: 527-533.
83. Tamura M, Shikina T, Morihana T, et al. Effects of probiotics on allergic rhinitis induced by Japanese cedar pollen: randomized double-blind, placebo-controlled clinical trial. Int Arch Allergy Immunol 2007; 143: 75-82.
84. Wang MF, Lin HC, Wang YY, et al. Treatment of perennial allergic rhinitis with lactic acid bacteria. Pediatr Allergy Immunol 2004; 15: 152-158.
85. Xiao JZ, Kondo S, Yanagisawa N, et al. Probiotics in the treatment of Japanese cedar pollinosis: a double-blind placebo-controlled trial. Clin Exp Allergy 2006; 36: 1425-1435.

C

粘膜免疫を介した寛容誘導（経口・経鼻免疫寛容）

はじめに

粘膜面から体内に入った抗原に対しては，抗原特異的に免疫応答能が低下する，すなわち免疫寛容が誘導されることが知られている．このなかでも経口摂取した蛋白質抗原に対し，全身免疫系において抗原特異的に免疫応答能が低下する現象が知られており，経口免疫寛容（oral tolerance）と呼ばれている．経口免疫寛容は，食物抗原に対する過剰な免疫応答を抑制し，食物アレルギーを防ぐ重要な生理的機構であると考えられている．また，経鼻粘膜経由の抗原投与によっても免疫寛容が誘導され，これら粘膜免疫を介した免疫寛容は臨床応用の面からも期待されている．

経口免疫寛容における T 細胞応答低下機構

経口免疫寛容は T 細胞依存的であることが明らかになっている．このような経口免疫寛容の誘導機構として，① 制御性 T 細胞（regulatory T cell：Treg）による能動的抑制，② ヘルパー T 細胞の低（不）応答化，③ クローナルデリーション（clonal deletion）が報告されている（図 1）．

① においては，経口抗原により誘導された制御性 T 細胞の免疫抑制を媒介する因子として，TGF-β[1] や IL-10[2] があげられる．また，経口抗原により自己免疫反応の抑制において主要な役割を担う Foxp3 を発現する T 細胞が誘導される[3]．

② は経口抗原を認識した T 細胞がサイトカイン分泌能，増殖能の低い状態に変化するというものである．なお，このような低応答化状態は，*in vitro* においては，古くから T 細胞抗原受容体を単独に（共刺激分子への刺激なしで）刺激することで誘導されることが知られており，しばしばアナジー（anergy）と称されている．その分子機構として，低応答化 T 細胞の細胞内シグナル伝達の変化を解析すると，経口免疫寛容状態の T 細胞において caspase-3 の活性が上昇し，T 細胞受容体（T cell receptor：TCR）シグナル複合体を構成する GADS, SLP-76 が切断され，PLC-γ1 が十分活性化されないため，Ca-NFAT 経路が活性化されないこと[4,5]（図 2）や免疫シナプスの形成に障害が生じていることが明らかになっている[6]．

③ は経口抗原により抗原特異的 T 細胞のアポトーシスが誘導されることが T 細胞受容体トランスジェニックマウスにおいて示されている[7]．アポトーシス誘導については，Fas/FasL 分子の関与が示唆されている[8]．一般に抗原の投与量により誘導メカニズムが異なり，高用量ではアポトーシスによるクローナルデリーション，アナジーが誘導され，低用量では制御性 T 細胞が誘導されるといわれている．ただし，この 3 つの機構の関係については，たとえば低応答化した T 細胞が免疫抑制機能を有することが報告されているなど，同時に起こりうるものであろう．

経口免疫寛容を誘導する抗原提示細胞

一方，経口免疫寛容の誘導においては，T 細胞が

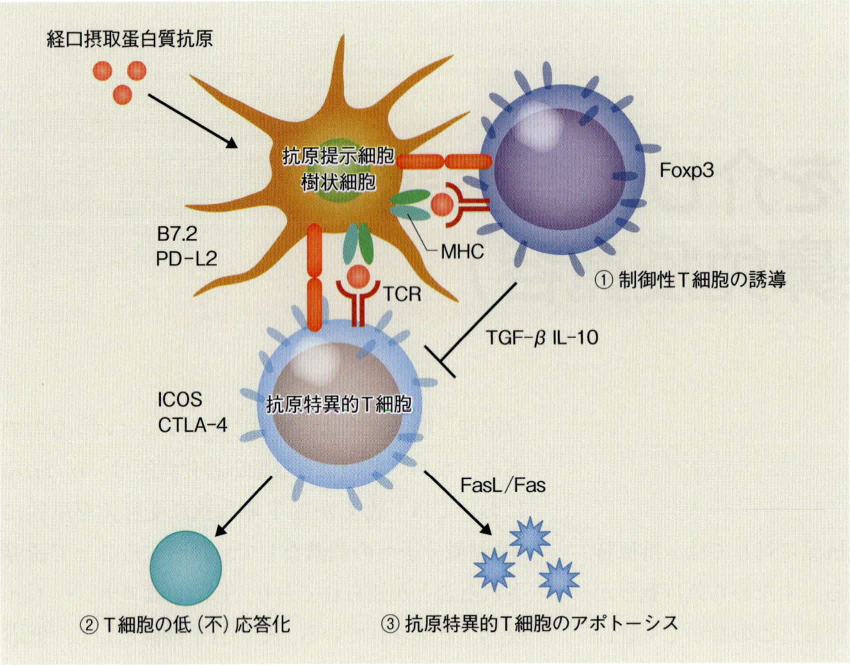

図1　経口免疫寛容の誘導機構

①制御性T細胞の誘導
②T細胞アナジー
③T細胞のアポトーシス(クローナルデリーション)

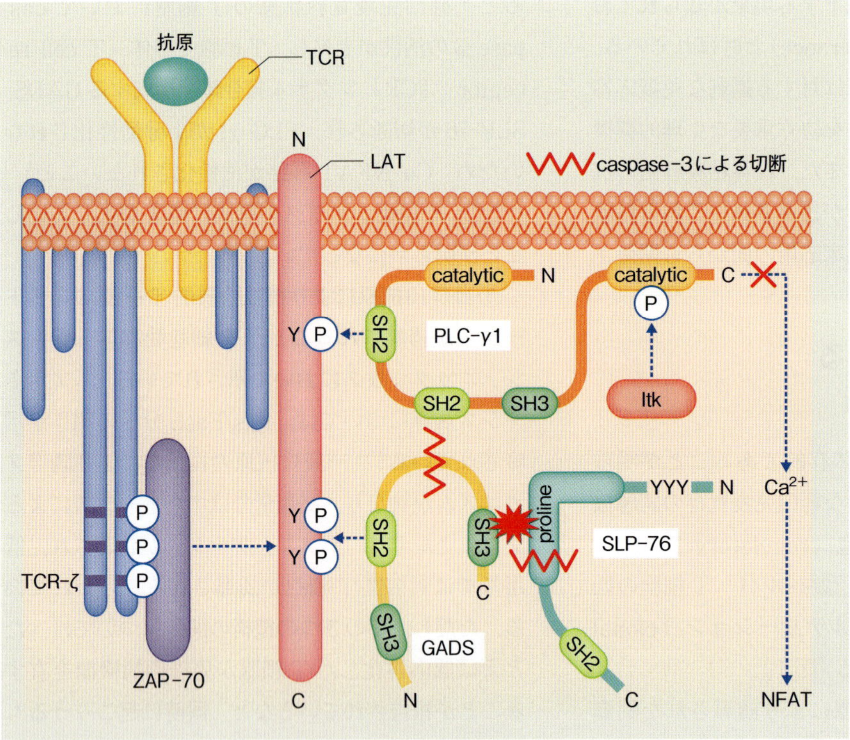

図2　経口免疫寛容状態のCD4T細胞におけるT細胞受容体(TCR)シグナル伝達障害

経口免疫寛容状態のCD4 T細胞ではcaspase-3の活性が上昇し，GADS，SLP-76が切断され，PLC-γ1が活性化されず，Ca-NFAT経路が活性化されない．

抗原提示細胞上の抗原を認識することから，抗原提示細胞が重要な役割を果たす．経口免疫寛容誘導における抗原提示細胞上の共刺激分子からの刺激の関与についてもいくつか報告があり，抗原提示細胞上のB7.2(CD86)[9]，PDL2[10]，あるいはT細胞側のICOS[11]，またCTLA-4[12]を介した刺激の重要性が

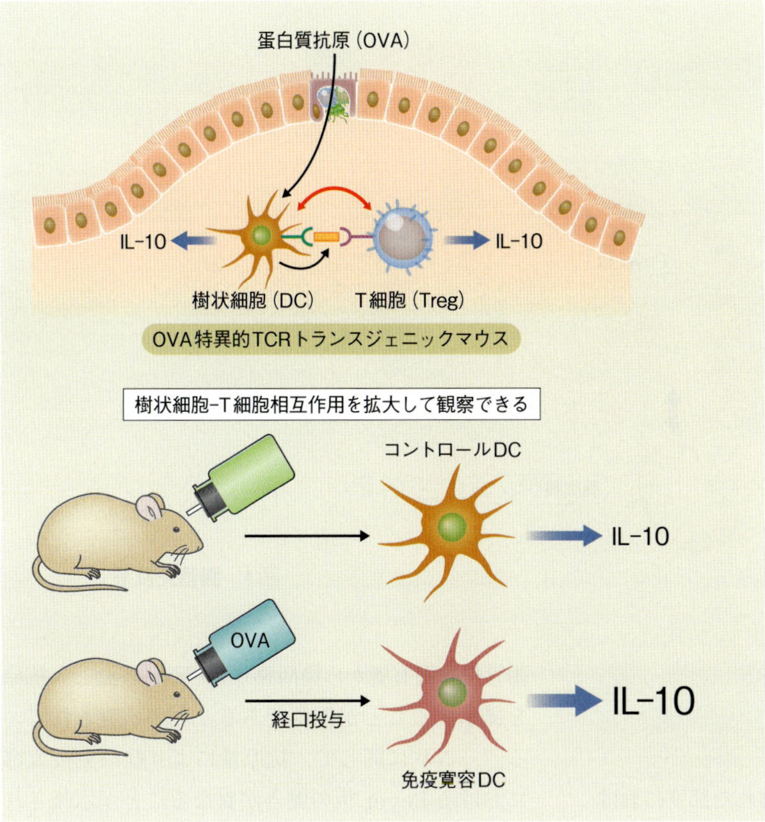

図3　トランスジェニックマウスにおいて卵白アルブミン（OVA）に対する経口免疫寛容誘導時の樹状細胞（DC）の性質

経口免疫寛容誘導におけるDCとT細胞の相互作用によりDCのIL-10産生能が増強される．またこのDCによりT細胞のIL-10産生能が亢進される．

示されている．またT細胞－抗原提示細胞相互作用という意味ではCD40-CD40L[13]相互作用も重要であることが示されている．経口免疫寛容を誘導する抗原提示細胞の種類については，本書の別項に詳細に述べられているように，特に樹状細胞の関与を示す報告が多くある（9章e参照）．実際*in vivo*においてFlt3Lを用いて樹状細胞を増加させると経口免疫寛容が増強することから，樹状細胞が経口免疫寛容誘導に関与していることが明らかとなったことをはじめ[14]，樹状細胞のホーミングにかかわるCCR7の重要性が示されている[15]．

樹状細胞などの抗原提示細胞上の種類を識別するマーカー分子として知られるCD11bの重要性についても報告されている[16]．また腸管の樹状細胞は，レチノイン酸[17]，COX2[18]によりFoxp3^{+}制御性T細胞を誘導することが最近の研究で明らかになっており，これらの因子が経口免疫寛容誘導にかかわる可能性がある（9章d参照）．

例えば，樹状細胞と抗原特異的T細胞との相互作用における変化の関与を検討するために，DO11.10 T細胞受容体トランスジェニックマウスの系において卵白アルブミン（ovalbumin：OVA）に対する経口免疫寛容誘導時の樹状細胞の性質を解析した結果がある[19]（**図3**）．Peyer板において抗原特異的T細胞との相互作用によりCD11b^{+}樹状細胞が増加し，これらの樹状細胞は*in vitro*，*in vivo*においてT細胞由来の抑制性サイトカインIL-10の産生を亢進した．CD11b^{+}樹状細胞はCD11b^{-}樹状細胞に比べてT細胞のIL-10産生を誘導するサイトカインとして知られるIL-10，IL-27を高発現しており，CD11b^{+}樹状細胞がこれらを介してT細胞のIL-10産生を亢進することが示唆されている．

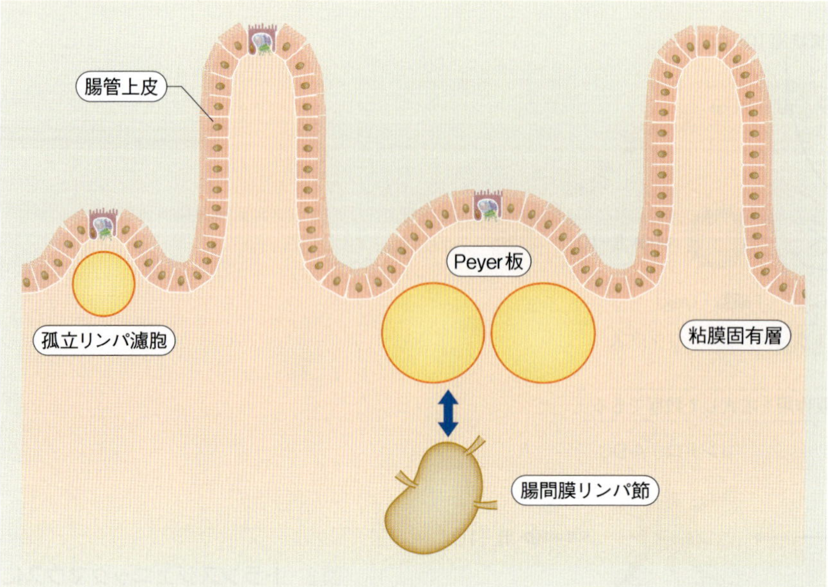

図4 腸管免疫系

経口免疫寛容誘導の場

経口免疫寛容は腸管免疫系から離れた部位における抗原特異的免疫応答能低下を意味するが，腸管免疫系（図4）におけるT細胞による抗原認識がその誘導に関与することを支持する報告が多く存在する．特に抗原の経口投与によりPeyer板T細胞がIL-10を高産生し，さらに抗原特異的な抑制活性はPeyer板由来のT細胞でみられることが報告されている[2]．しかしながらこのPeyer板が経口免疫寛容誘導に必須ではなく，一方で，腸間膜リンパ節（mesenteric lymph node：MLN）が経口免疫寛容誘導に必須であるとの報告が複数存在する．Peyer板欠損マウスにおいても経口免疫寛容が誘導されること[20]，脾臓以外の二次リンパ組織を欠損するLTα欠損マウスにおいて経口免疫寛容が誘導されないが，腸間膜リンパ節のみを再構成したマウスでは経口免疫寛容が誘導されるようになることがあげられる[21]．

またCCR7$^{-/-}$マウスでは経口免疫寛容が誘導されないことや，CCR7依存的に樹状細胞が腸管粘膜固有層（lamina propria：LP）から腸間膜リンパ節へ遊走することから，樹状細胞がCCR7依存的に腸管粘膜固有層から腸間膜リンパ節に移動し，抗原を提示することが重要であることが示唆されている[15]．これに関して，抗原量により経口免疫寛容におけるPeyer板の働きが異なることが示唆されている．比較的低用量の抗原投与において，抗原提示はPeyer板樹状細胞に限定される．高用量の抗原投与においては抗原提示をする細胞はPeyer板に加え腸間膜リンパ節，脾臓においてもみられることが示された[22]．外科手術により作製したPeyer板欠損マウスにおいて，低用量の抗原では通常マウスにおいてみられた膝窩リンパ節（popliteal lymph node：PLN）細胞のIL-10産生上昇がPeyer板欠損マウスではみられないことが示されている[23]．これらを考えると，Peyer板がどう関与するかが高/低用量寛容誘導の違いの要因の一つかもしれない．

一方で，経口摂取抗原は血流に入り，あるいは，抗原を取り込んだ抗原提示細胞が移動することにより，さまざまな組織に到達する可能性がある．抗原の静脈投与によっても免疫寛容が誘導されること，また抗原を経口投与したマウスの脾臓由来樹状細胞が免疫抑制能を有することから[24]，肝臓，脾臓，末梢リンパ節などで経口免疫寛容が誘導される可能性もある．実際，肝臓においてCD4T細胞のデリーション[25]，肝臓の樹状細胞がハプテン特異的な経口免疫寛容誘導を担うことが示されている[26]．

食品（食物）アレルギーと免疫寛容

経口免疫寛容は食品アレルギーの抑制機構であると考えられており，食品アレルギーの要因の一つに経口免疫寛容の破綻が考えられる．たとえば，食品蛋白質の経口免疫寛容の誘導されにくい部位[27]に対しての免疫応答がアレルギー発症に関与する可能性がある．また，食品成分が経口免疫寛容誘導を修飾する可能性が考えられ，経口免疫寛容を増強する成分が同定できれば，食品によるアレルギー予防が期待される．しかしながら，T 細胞受容体トランスジェニックマウスに卵白飼料を摂取させた場合，脾臓 T 細胞の経口免疫寛容と血中 IgE 抗体や小腸の炎症が両方観察され[28, 29]，その関係は単純でないことが示される．

経口・経鼻免疫寛容と臨床応用

経口免疫寛容と同様，鼻粘膜から吸収された抗原によっても免疫寛容が誘導されることが知られる（経鼻免疫寛容）[30-31]．これら経口免疫寛容，経鼻免疫寛容は，応用面として免疫・アレルギー疾患の抑制法としてその有効性が期待される．

1993 年に，経口免疫寛容を利用した自己免疫疾患である慢性関節リウマチや多発性硬化症の治療について報告され注目された[32, 33]．

一方，アレルギーの治療としては，経口減感作療法として古くからアレルゲンの経口投与による軽減が示されている．予防効果も動物モデルにおいて明確に示されており[34]，今後，食物アレルギーにおいて経口免疫寛容，花粉症において粘膜免疫寛容を利用した療法など，ヒトにおいての検討が待たれる．食品による疾患予防も可能かもしれない．これらの予防・治療においては，抗原の種類や対象者の遺伝的背景と経口免疫寛容の有効性の関係を明らかにしていく必要性がある．また，経口免疫寛容の増強法の開発も重要であろう．

おわりに

最近になって，粘膜を介した免疫寛容誘導における樹状細胞や制御性 T 細胞の関与が明らかになった．しかしながらまだ不明な点も残る．経口・経鼻の粘膜を介した免疫寛容は生理的条件下で外来抗原による免疫寛容を獲得する最も重要な機構といっても過言ではなく，臨床応用の点からも有用であり，今後の研究の発展が期待される．

（八村敏志）

◉引用文献

1. Faria AM, Weiner HL. Oral tolerance. Immunol Rev 2005; 206: 232-259.
2. Tsuji NM, Mizumachi K, Kurisaki J. Interleukin-10-secreting Peyer's patch cells are responsible for active suppression in low-dose oral tolerance. Immunology 2001; 103: 458-464.
3. Coombes JL, Siddiqui KR, Arancibia-Cárcamo CV, et al. A functionally specialized population of mucosal CD103+ DCs induces Foxp3+ regulatory T cells via a TGF-beta and retinoic acid-dependent mechanism. J Exp Med 2007; 204: 1757-1764.
4. Asai K, Hachimura S, Kumura M, et al. T cell hyporesponsiveness induced by oral administration of ovalbumin is associated with impaired NFAT nuclear translocation and p27kip1 degradation. J Immunol 2002; 169: 4723-4731.
5. Kaji T, Hachimura S, Ise W, et al. Proteome analysis reveals caspase activation in hyporesponsive CD4 T lymphocytes induced in vivo by the oral administration of antigen. J Biol Chem 2003; 278: 27836-27843.
6. Ise W, Nakamura K, Shimizu N, et al. Orally tolerized T cells can form conjugates with APCs but are defective in immunological synapse formation. J Immunol 2005; 175: 829-838.
7. Chen Y, Inobe J, Marks R, et al. Peripheral deletion of antigen-reactive T cells in oral tolerance. Nature 1995; 376: 177-180.
8. Marth T, et al. Extinction of IL-12 signaling promotes Fas-mediated apoptosis of antigen-specific T cells. J Immunol 1999; 162: 7233-7240.
9. Liu L, Kuchroo VK, Weiner HL. B7.2 (CD86) but not B7.1 (CD80) costimulation is required for the induction of low dose oral tolerance. J Immunol 1999; 163: 2284-2290.
10. Zhang Y, Chung Y, Bishop C, et al. Regulation of T cell activation and tolerance by PDL2. Proc Natl Acad Sci USA 2006; 103: 11695-11700.

11. Miyamoto K, et al. The ICOS molecule plays a crucial role in the development of mucosal tolerance. J Immunol 2005; 75: 7341-7347.
12. Fowler S, Powrie F. CTLA-4 expression on antigen-specific cells but not IL-10 secretion is required for oral tolerance. Eur J Immunol 2002; 32: 2997-3006.
13. Kweon MN, Fujihashi K, Wakatsuki Y, et al. Mucosally induced systemic T cell unresponsiveness to ovalbumin requires CD40 ligand-CD40 interactions. J Immunol 1999; 162: 1904-1909.
14. Viney JL, Mowat AM, O'Malley JM, et al. Expanding dendritic cells in vivo enhances the induction of oral tolerance. J Immunol 1998; 160: 5815-5825.
15. Worbs T, Bode U, Yan S, et al. Oral tolerance originates in the intestinal immune system and relies on antigen carriage by dendritic cells. J Exp Med 2006; 203: 519-527.
16. Ehirchiou D, Xiong Y, Xu G, et al. CD11b facilitates the development of peripheral tolerance by suppressing Th17 differentiation. J Exp Med 2007; 204: 1519-1524.
17. Manicassamy S, Pulendran B. Retinoic acid-dependent regulation of immune responses by dendritic cells and macrophages. Semin Immunol 2009; 21: 22-27.
18. Broere F, du Pre MF, van Berkel LA, et al. Cyclooxygenase-2 in mucosal DC mediates induction of regulatory T cells in the intestine through suppression of IL-4. Mucosal Immunol 2009; 2: 254-264.
19. Shiokawa A, Tanabe K, Tsuji NM, et al. IL-10 and IL-27 producing dendritic cells capable of enhancing IL-10 production of T cells are induced in oral tolerance. Immunol Lett 2009; 125: 7-14.
20. Spahn TW, Fontana A, Faria AM, et al. Induction of oral tolerance to cellular immune responses in the absence of Peyer's patches. Eur J Immunol 2001; 31: 1278-1287.
21. Spahn TW, Weiner HL, Rennert PD, et al. Mesenteric lymph nodes are critical for the induction of high-dose oral tolerance in the absence of Peyer's patches. Eur J Immunol 2002; 32: 1109-1113.
22. Kunkel D, Kirchhoff D, Nishikawa S, et al. Visualization of peptide presentation following oral application of antigen in normal and Peyer's patches-deficient mice. Eur J Immunol 2003; 33: 1292-1301.
23. Kraus TA, Brimnes J, Muong C, et al. Induction of mucosal tolerance in Peyer's patch-deficient, ligated small bowel loops. J Clin Invest 2005; 115: 2234-2243.
24. Nagatani K, Dohi M, To Y, et al. Splenic dendritic cells induced by oral antigen administration are important for the transfer of oral tolerance in an experimental model of asthma. J Immunol 2006; 176: 1481-1489.
25. Watanabe T, et al. Administration of an antigen at a high dose generates regulatory CD4+T cells expressing CD95 ligand and secreting IL-4 in the liver. J Immunol 2002; 168: 2188-2199.
26. Goubier A, Dubois B, Gheit H, et al. Plasmacytoid dendritic cells mediate oral tolerance. Immunity 2008; 29: 464-475.
27. Hachimura S, Fujikawa Y, Enomoto A, et al. Differential inhibition of T and B cell responses to individual antigenic determinants in orally tolerized mice. Int Immunol 1994; 6: 1791-1797.
28. Shida K, Hachimura S, Ametani A, et al. Serum IgE response to orally ingested antigen: a novel IgE response model with allergen-specific T-cell receptor transgenic mice. J Allergy Clin Immunol 2000; 105: 788-795.
29. Nakajima-Adachi H, Ebihara A, Kikuchi A, et al. Food antigen causes TH2-dependent enteropathy followed by tissue repair in T-cell receptor transgenic mice. J Allergy Clin Immunol 2006; 117: 1125-1132.
30. Sun JB, Czerkinsky C, Holmgren J. Mucosally induced immunological tolerance, regulatory T cells and the adjuvant effect by cholera toxin B subunit. Scand J Immunol 2010; 71: 1-11.
31. Matsumoto T, Ametani A, Hachimura S, et al. Intranasal administration of denatured type II collagen sand its fragments can delay the onset of collagen-induced arthritis. Clin Immunol Immunopathol 1998; 88: 70-79.
32. Weiner HL, Mackin GA, Matsui M, et al. Double-blind pilot trial of oral tolerization with myelin antigens in multiple sclerosis. Science 1993; 259: 1321-1324.
33. Trentham DE, Dynesius-Trentham RA, Orav EJ, et al. Effects of oral administration of type II collagen on rheumatoid arthritis. Science 1993; 26: 1727-1730.
34. Takagi H, Hiroi T, Yang L, et al. A rice-based edible vaccine expression multiple gene epitopes induces oral tolerance for inhibition of Th2-mediated IgE responses. Proc Natl Acad Sci USA 2005; 102: 17525-17530.

d 粘膜系制御性T細胞（Treg）による寛容誘導

はじめに

誘導性制御性T細胞（inducible regulatory T cell：iTreg）は感染部位や粘膜で機能成熟する．生体防御の最前線にある粘膜は常に外界の微生物に対峙しており免疫効果相が発達するため，それらによる炎症を抑えるための抗炎症性細胞も必然的に発達してくるからである．そしてiTregは経口免疫寛容など粘膜面での免疫寛容誘導と抗炎症の主体となって免疫恒常性の維持に貢献している．本項では，環境適応の結果，機能成熟する粘膜系制御性T細胞（regulatory T cell：Treg）とその機能について解説する．

粘膜系Treg機能の意味

食べ物を利用するという必然性

消化管では，多種多様な腸内細菌と共生し，かつ外界のさまざまな物質を食物として取り込み，利用するという根幹的な生命活動が営まれているため，非自己の成分であってもぎりぎりのところまで許容し，危険を伴わない腸内細菌や食物成分を，擬似的に自己成分として受け入れることで無用な炎症を避けているという特徴がある．これはマウスなどを用いた*in vivo*実験において，あらかじめ経口摂取した抗原に対しては，全身性の免疫をしても免疫応答を起こさない（あるいは低応答になる）という経口免疫寛容の現象で説明することができる（8章c参照）．食べ物に対して免疫システムが門戸を広げる現象は合目的であり，その生理的意義は免疫恒常性と健康の維持において非常に大きいと考えられる．近年の研究の進展により，T細胞の不応答化とTregの誘導はそのなかでも中心的な役割を果たすと考えられるようになってきた（図1）．

免疫恒常性維持のための抗炎症機能

一方で粘膜面は外界に接しているため感染の可能性も高く，そうした生体にとって好ましくない環境因子に対しては生体防御の最前線を担うべく，粘液や抗菌ペプチド，IgAを産生・分泌して病原微生物の排除を促進する仕組みがある．病原微生物に対する細胞傷害性T細胞やTh1細胞，Th17細胞も誘導されて炎症を生じるが，そのような炎症の可能性を伴う免疫応答が恒常的に起これば生体組織のダメージにつながる恐れもある．Tregは，その生体への負担を軽減するという役割も担っており，粘膜面ではTh1細胞や細胞傷害性T細胞などの発達とあいまってTregも誘導され，機能成熟する．つまり，消化管など粘膜面では，腸内細菌や食物成分などの環境因子から受ける刺激に対する適応の結果，正の免疫応答（積極的に生体防御に働く）とそれによる炎症を抑えることができる負の免疫応答（抗炎症に働く）がバランスよく発達し，全体としての免疫応答能力を獲得すると理解される．環境因子や感染にさらされやすい気道，眼などにおいてもそうした恒常性維持のメカニズムが働いているが，その負方向の免疫応答に着目したときに見えてくるのが寛容誘導であり，そのなかで中心的な役割を果たすの

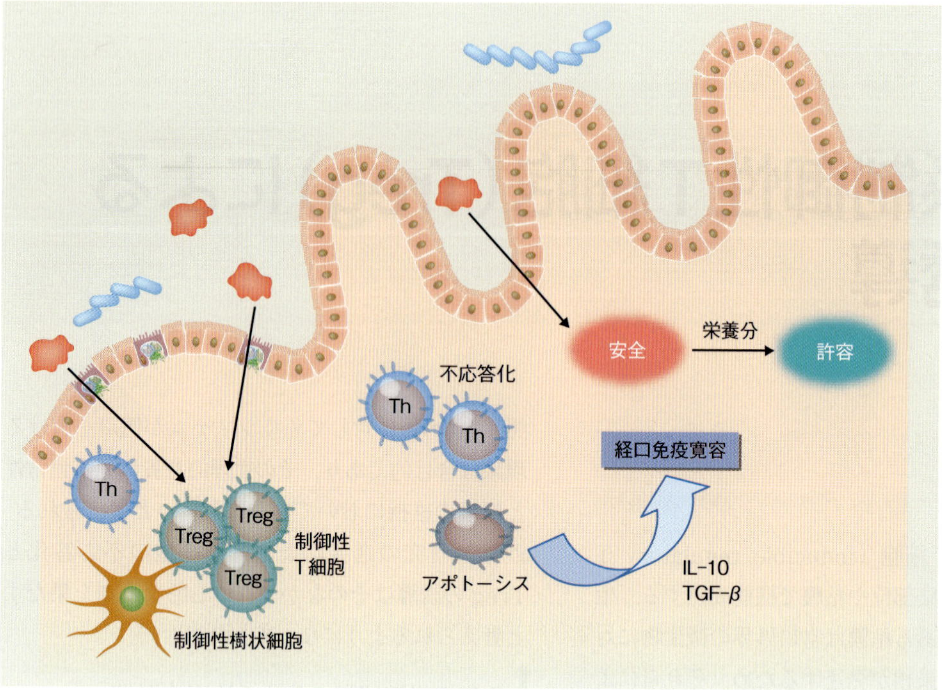

図1 粘膜免疫寛容とTreg
粘膜面では，腸内細菌や環境成分をできるだけ自己成分のように受け入れる仕組みを発達させ，無用な炎症を避けている．この不応答や積極的な免疫抑制のなかでTregは中心的な役割を果たしている．

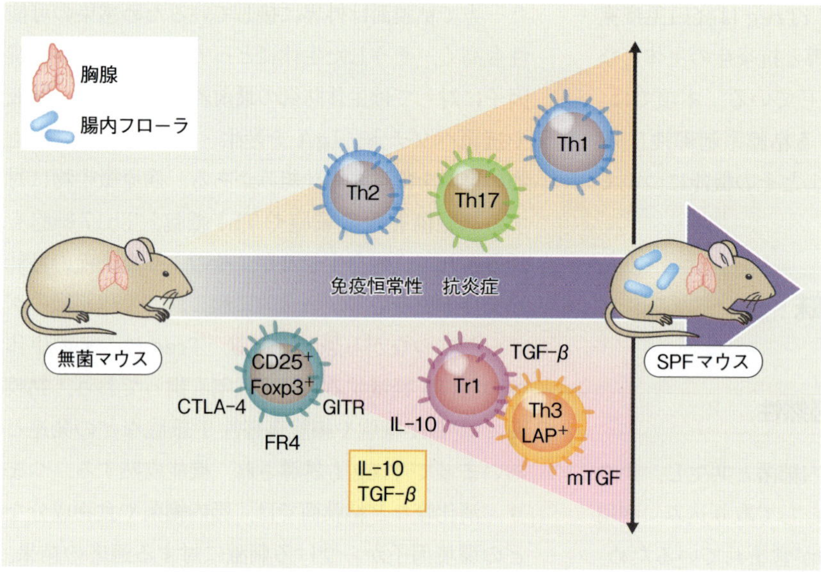

図2 生体防御機能と抗炎症機能はともに発達して免疫恒常性を保っている
免疫応答能力は，個体レベルの環境適応により形成される．環境微生物とのせめぎ合いが活発になるほどTh1など生体防御反応も誘導されやすくなるが，そうした免疫応答により引き起こされる炎症（組織へのダメージ）を抑えるための抗炎症性細胞も効率よく誘導されるようになる．粘膜面は微生物感染や共生の現場であるため，免疫恒常性を保ちながら免疫応答能力を発達させるための重要な免疫器官である．
CTLA-4：cytotoxic T-lymphocyte antigen 4，GITR：glucocorticoid-induced TNFR-related protein，FR4：folate receptor 4，LAP：latency associated peptide

がTregということになる[1]（6章b，10章a参照）．

インテグリティのためのTreg

生体内で負の免疫応答だけが単独で機能成熟するということはなく，自己の統一性・全一性を保つために胸腺で内因性制御性T細胞（naturally occurring Treg：nTreg）が用意されているように，外界（外来抗原や環境微生物）との整合性・共存関係を保つために，iTregはTh1やTh17，細胞傷害性T細胞，濾胞性ヘルパーT細胞（follicular helper T cell：Tfh）（IgA産生）といった，感染防御に役立つ細胞機能とともに発達してくる（図2）[2]．

iTregは生理的条件下で環境微生物にさらされる粘膜面において効率よく誘導されるが，病原菌が生体内まで侵入すると，粘膜関連リンパ組織以外の二次リンパ組織でもiTregが活発に生成されることが報告されている[3)]．このようにiTregは環境因子への適応により動員されるもので，① 食べ物など安全な外来性抗原に対してできる限り余計な炎症を起こさず，② 感染防御の結果生じた炎症による生体組織への負担を最小限にする仕組みのなかで生体恒常性（自己のインテグリティ・共存因子とのインテグリティ）の維持に貢献している．

個体レベルの環境適応

図2に示されていることは，私たちの日常生活のなかで腸内フローラ，食事，年齢などの要素もあいまって，各個人の有する粘膜免疫応答能力が決まってくることを示唆する．そのように考えると同一個体のなかでも遺伝子による素因的要素に加えて，粘膜面の環境因子によって決定される要素も非常に大きいことがわかる．免疫器官はもとより感染防御のために発達してきたもので，環境因子の排除あるいは共生の選択といった環境適応プロセスをスムーズにする役割がある．それぞれの環境因子に対してダイナミックな応答を繰り返すうちに，免疫応答環境（サイトカイン環境など）の全体も整い，初めて遭遇する外来性抗原に対してもスムーズに効率よく応答できるようになることが徐々にわかってきた．

無菌マウスの特性

それを裏づける動物実験のひとつとして，無菌マウスを用いた解析があげられる．無菌マウスではIgA産生やTh17細胞の存在比率が極度に低下し，感染防御能が低いことが知られている．完全フロイントアジュバント（complete Freund's adjuvant：CFA）のようなアジュバントとともに抗原蛋白質の免疫を行っても，免疫応答は微弱である．当然ながらこれらのマウスでは，経口免疫寛容も誘導されにくい．つまり外来抗原に対して免疫応答能力が非常に劣っている（図2）．それをSPF（specific pathogen free）マウス化したり，単一の乳酸菌株を飲ませてノトバイオートマウスに変えたりなどすると，粘膜面ではIgA産生を増し，さらに抗原蛋白質の免疫を行った際の，抗原特異的細胞増殖，抗体価など全身性免疫応答の改善も顕著である．経口免疫寛容（同様に全身性免疫応答）も誘導されるようになる．これは個体レベルの環境適応により外来微生物，外来抗原に対する免疫応答能力が高くなった結果と理解できる．環境因子による免疫刺激（主には自然免疫刺激）の導入により，免疫システム全体の獲得免疫（抗原特異的）機能が発揮されやすくなるということで，その機能増強のなかにはもちろんiTregも含まれている（図3）．無菌マウスをSPF化したり，ノトバイオートマウスに変えることによって炎症性疾患が自然発症することもないので，そうした個体では感染防御機構が強化されるとともに，消化管など体表面への菌の慢性的定着（共生）に対する寛容機構や抗炎症機能も十分発達し，個体レベルでの免疫恒常性が保たれていることがわかる．

免疫恒常性を維持する力

Th1やTh2を馬車の馬に見立てるなら，iTregは御者役，ブレーキ役というイメージでも説明できる．馬車が走らなければブレーキも要らない（無菌マウスの状態）が，合図（微生物刺激など）により馬が疾走し始めると手綱をひいて暴走しないようにする（病態の予防），あるいは速度を緩める（免疫応答の収束）という働きがある．これはすなわち馬力（免疫細胞機能）を消耗枯渇させないうえでも重要であろう．微生物刺激などの環境因子（ニンジンに相当）は，推進力であるTh1やTh2にも，ブレーキ役であるTregにも活動能力を高め引っぱり合う力を発揮させるきっかけとなる（図4）．

外来性抗原に対しての免疫応答能全体が普段からの環境ストレス（環境因子による免疫刺激）の強度により決まってくるものだとしたら，そしてその環境適応プロセスは主に粘膜においてなされるのであるとしたら，粘膜は個体全体の免疫応答能力を形成する非常に重要な場であると理解される．また，獲

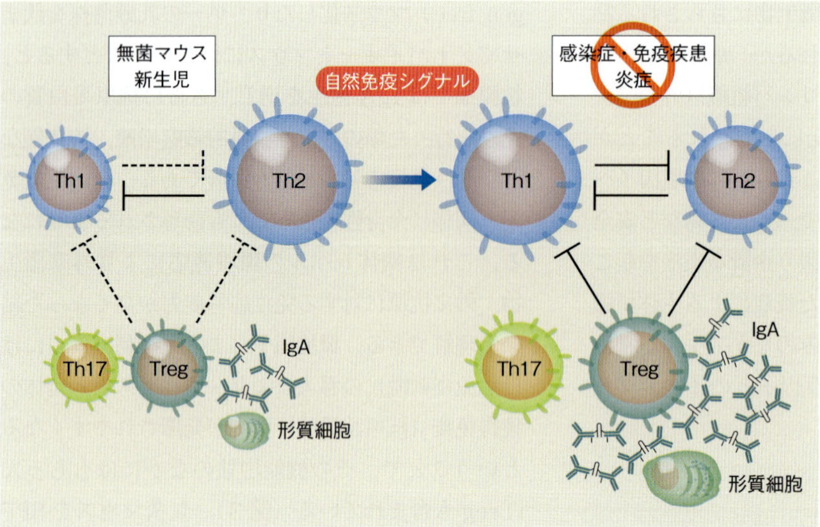

図3 環境因子による自然免疫刺激導入により獲得免疫機能が発揮されやすくなる
自然免疫シグナルにより細胞性免疫やIgA抗体産生能が発達するとともに，免疫恒常性を保つための抗炎症性機能（Tregなど抗炎症性細胞）も発達する．

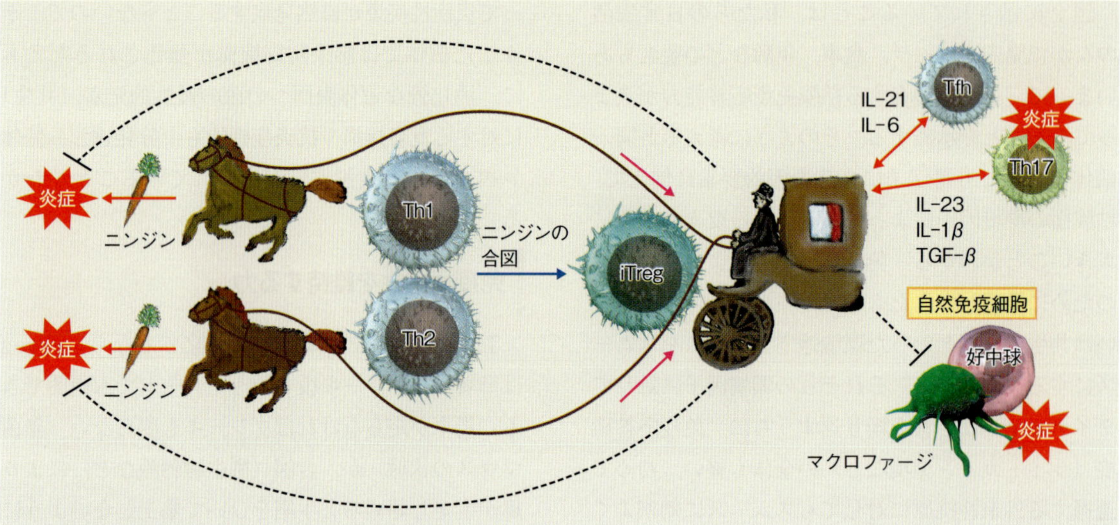

図4 免疫恒常性を維持する力としてのTreg
生体防御機能（炎症を引き起こしやすい）と抗炎症性機能の関係は馬車とその手綱を握ってブレーキをかける御者との関係にもたとえることができる．微生物刺激（ニンジン）などをきっかけに走り始めた馬を暴走しないように制御すること，目的を達したら止めること，がTregの役割と考えられる．粘膜はさまざまな環境微生物や環境成分にさらされているため，外来性分子に対する免疫応答で組織が無用なダメージを受けないよう，ブレーキ役の抗炎症性細胞が発達して免疫恒常性を保っている．

得免疫機能の増強に働く環境因子とは，常在菌も含めた環境微生物に代表される自然免疫システムを活性化する分子体であることが理解される．最近Th17を機能成熟させる具体的な微生物株のひとつがマウスではセグメント細菌（segmented filamentous bacteria：SFB）と同定され，そのメカニズムの解明が待たれている[4]．同様に，ブレーキ役であるiTregの機能成熟に関与する微生物群や分子基盤についてもその解明が待たれる（8章f，9章a参照）．

ヒト免疫に立ち戻ると，私たち各個人が日ごろ恩恵を受けている生体防御機能，免疫恒常性維持機能も，このような道筋を経て獲得されてきたと考えられる．新生児はほぼ無菌状態で産まれ，その状態から急速に外界の微生物に接し，粘膜免疫細胞の機能成熟を経て外来抗原に対する免疫応答能力を獲得・

蓄積していくこと，それぞれの道筋は個人に固有のものであり，免疫応答能力（図2の幅で表される部分）も個人に固有のもので，それぞれの免疫恒常性を保つうえでそれぞれの必要に応じたTregが機能成熟している．

粘膜免疫寛容のなかのTreg

局所の抗炎症に働くTreg

粘膜免疫における寛容現象のなかでのTregには2つの生理的意義がある．その一つは，粘膜面とりわけ消化管での炎症応答を抑え，腸管組織のダメージや免疫担当細胞の消耗を防ぐという役割である．Tregは抗原特異的に活性化されるが，いったん活性化されたTregの免疫抑制機能は抗原非特異的であるため，消化管で機能成熟し，活動状態にあるTregは，腸管局所の好中球やマクロファージ，T細胞などに働きかけ，過剰な炎症性サイトカインの産生を抑止していると考えられている．

Tregの非存在下，あるいはその機能が減弱している動物モデルでは腸炎症が頻繁に観察されることから，腸管における抗炎症性機能，免疫恒常性の維持においてはTregが主要な働きをすると考えられる．また，Tregの腸炎症抑制機能においては，IL-10やTGF-βといった抑制性サイトカインが重要な働きを担う[5]．活性化されたTregのプールともいえる粘膜局所では，単一抗原への応答という観点よりもむしろ総体として（抗原非特異的に），腸管全体の炎症を抑制している意義が大きい．

全身性の抗原特異的免疫応答制御に働くTreg

もうひとつの粘膜免疫寛容の側面は，全身性における抗原特異的なT細胞不応答性あるいは抗原特異的Tregによる積極的免疫抑制の確立である．いったん抗原特異的な免疫寛容が成立すると，この免疫抑制は粘膜面以外に抗原が侵入した際にも特異的に成立し，全身性にその免疫寛容の効果がみられる．遅延型皮膚炎も糖尿病も，抗原の経口投与により顕著に抑制されることが実験的に示されている[6]．これは生理条件下においても特定の外来性抗原に対してアレルギーなどの不要な炎症を起こさないための重要なメカニズムであり，抗原特異的に機能成熟したTreg（しばしばアナジー様，記憶細胞型）が長期間持続する免疫寛容の実体と考えられている．炎症性腸疾患患者のなかに経口免疫寛容やTreg機能の不全がみられる例もある[7]．

粘膜免疫寛容の意義

無菌マウスの知見からもわかるように，きちんと免疫寛容（Treg）を誘導することは生体への負担を軽減した状態で免疫恒常性を保ちつつ，生体防御に必要な免疫活動の効率的ポテンシャルを構築することと連動している．正の免疫応答の必要な場や標的をTregが限定することにより，免疫担当細胞機能の消耗を防ぐことにもつながるからである．身体のなかの免疫細胞の働きは，数のうえでも活動できるスペースのうえでも無限の可能性を持っている訳ではなく，物理的な制限がある．そうした制限のなかで最も効率よく病原体から身体を守るための種々のメカニズムが必要とされたのであり，粘膜で発達したiTregもそうしたメカニズムの一つである．

粘膜免疫寛容の意義も，それは不要な炎症の回避であり，有害な可能性のある（寛容するに値しない）外来性抗原に対する免疫応答のポテンシャルを高めるための担保でもあると考えられる．制御性樹状細胞やTregは免疫応答の全体を抑制して免疫不全のような状況をつくるのではなく，むしろ不要な炎症や免疫担当細胞の消耗を抑止することにより，初めて遭遇する外来抗原や病原性微生物に対する免疫応答を効率よく誘導するために大きく貢献している．

粘膜系Tregの種類と機能

粘膜系Tregの分化誘導

粘膜系iTregの機能成熟の場所は，粘膜関連リンパ組織と所属リンパ節である．抗原を経口投与した場合，*de novo* 誘導されるTregはPeyer板や腸間膜リンパ節には観察されるが，遠位のリンパ節にはみられないことから，粘膜組織と近位での微小環境および抗原提示細胞の条件が非常に重要である．前述したように，誘導されたTregは，全身性に機能を発揮することができる[8]．

T細胞の分化においては，Th1におけるIL-12やTh2におけるIL-4のように，サイトカインの存在が決定的な影響を与えることが知られている．粘膜面でTh1やTh17，細胞傷害性T細胞，Tfh（正の免疫応答能力）の誘導と粘膜系Treg（負の免疫応答能力）の機能成熟が相まって起こる際にも，微小環境のサイトカイン事情はそれぞれの細胞群の分布と役割が決定されるうえで重要な役割を果たすと考えられる．

粘膜系Tregにおける抗炎症サイトカインの役割

脾臓などに観察されるFoxp3$^+$nTregではサイトカインによる抑制機能がみられないのに対して，腸管や感染部位に観察されるFoxp3$^+$細胞はIL-10やTGF-βを産生して抗炎症機能を発揮する[5]．このように抑制機能においてサイトカイン依存性が強いのは粘膜系Tregの特徴である．腸管などの粘膜ではFoxp3$^+$細胞の内訳としてnTregと制御性サイトカイン産生型のFoxp3$^+$iTregが共存する状況で炎症制御に働いているのかもしれない．nTregとTGF-βで誘導したiTregを実験的に混在させた状況下，腸炎症の制御にはnTregとiTregは協調的に働き，その際iTregは必須であることが示されている[9]．また，IL-10産生細胞のなかにもFoxp3陽性と陰性の群が存在するが，Foxp3を発現する細胞のみIL-10産生機能を破壊したマウスにおいても，*Il10*遺伝子欠損マウスと同様に腸に炎症が起こった．その症状は*Il10*遺伝子欠損マウスに比べると穏やかであったが，この研究によりFoxp3$^+$細胞が産生するIL-10が，粘膜面の恒常性維持において重要な生理的役割を持つことが確認された[10]．抗炎症効果は肺においても同様で，IL-10産生型のFoxp3$^+$Tregは粘膜面すなわち生理的な環境因子との接触部位で抗炎症効果を発揮していると理解された．

粘膜系Tregの種類

iTregは，［Foxp3$^+$iTreg］：nTregの最もよいマーカーであるとされる転写制御因子Foxp3が発現誘導されたCD4陽性T細胞，［TGF-β産生型iTreg］：細胞表面に膜結合型TGF-β（latency-associated peptide：LAP）を有するLAP$^+$TregあるいはT活性型TGF-βを産生するTh3，［IL-10産生型iTreg］：Tr1，に大きく分けて考えることができる．いずれも炎症，あるいはTh1型の免疫応答を抑制する機能を有し，抑制メカニズムとしてIL-10，TGF-βなど抗炎症性サイトカインの関与が大きい（**表1，2，図5**）．

● Foxp3$^+$iTregの誘導と抗炎症

Foxp3$^+$iTregの誘導に関与する条件は，抗原刺激（T細胞受容体刺激），TGF-βと誘導の増強因子となるレチノイン酸（RA）である[25]．TGF-βはさまざまな細胞種から産生されうるが，消化管など粘膜面はとりわけTGF-β産生が豊富な場である．TGF-βはLAPから切り離されて初めて活性型となるが，その切り出し機能を持つ分子の一つに$\alpha_v\beta_8$インテグリンがある．β_8を樹状細胞特異的に欠損させたマウスでは腸炎症が起こり，この症状はCD4細胞特異的にTGF-β受容体を欠損させたマウスとよく似ていたことから，粘膜免疫における生理的な樹状細胞-T細胞間相互作用と活性型TGF-βの炎症制御への意義が示された[26]．

Foxp3$^+$iTregの誘導に重要な樹状細胞機能としてさらによく理解されているのは，レチノイン酸の産生能である．消化管樹状細胞，とりわけCD103陽性樹状細胞では，レチナールの酸化によりレチノイン酸を作り出すレチノール脱水素酵素（retinal dehydrogenase：RALDH）の発現がほかの組織の樹状細胞よりも顕著に高く，効率よくレチノイン酸を産生してFoxp3$^+$iTregの誘導を促進する[27]（7章b参照）．

TGF-βやレチノイン酸以外にも，消化管におけるindoleamine 2,3-dioxygenase（IDO）を発現する樹状細胞のFoxp3$^+$iTregの生成への関与が示唆されている[28]．活性型TGF-β，レチノイン酸およ

表1 マーカーあるいはサイトカイン発現からみた粘膜型CD4$^+$Treg（抗原特異性の情報なし）

組織	表現型	産生サイトカイン	文献
Peyer板	Tr1-like（Foxp3$^-$＞Foxp3$^+$）	IL-10	11
	CD25$^-$Foxp3$^-$LAG3$^+$	IL-10	12
腸間膜リンパ節	CD25$^+$Foxp3$^+$	IL-10, TGF-β	13*
粘膜固有層（小腸）	Tr1-like（Foxp3$^-$＞Foxp3$^+$）	IL-10	11
粘膜固有層（大腸）	IL-10産生Foxp3$^+$（Foxp3$^+$＞＞Foxp3$^-$）	IL-10	11 13* 14**
上皮内リンパ球	Tr1-like（Foxp3$^-$＞＞Foxp3$^+$）	IL-10	11

*：多糖A（polysaccharide A：PSA）刺激，**：IL-10，TGF-β，CTLA-4経由の抗炎症性粘膜固有層常在性Treg

表2 抗原あるいはTCR刺激により発現が確認されている消化管Treg

組織	表現型	産生サイトカイン	文献
Peyer板	抗原刺激，CD4$^+$，CD4$^+$CD25$^+$	TGF-β＞IL-10	8, 15
	抗原刺激，CD4$^+$，CD4$^+$CD25$^+$（Foxp3？）	IL-10＞TGF-β	16, 17
	抗原刺激，CD4$^+$CD25$^+$Foxp3$^+$	IL-10＞TGF-β	18, 19
	抗TCR刺激*	IL-10（TGF-β？）	20
	抗原刺激**，CD4$^+$CD25$^+$（Foxp3？），CD4$^+$CD25$^-$（Foxp3？）		21, 22
	抗原刺激**，CD4$^+$Foxp3$^+$		23
	抗原刺激***，CD4$^+$Foxp3$^-$	IL-10	24
腸間膜リンパ節	抗原刺激，CD4$^+$	TGF-β＞IL-10	15
	経口抗TCR刺激，LAP$^+$CD25$^+$and LAP$^+$CD25$^-$	TGF-β＞IL-10	23
	抗原刺激***，CD4$^+$Foxp3$^+$		25
	抗原刺激**，CD4$^+$Foxp3$^+$		23
粘膜固有層	抗原刺激**，CD4$^+$Foxp3$^+$		23
上皮内リンパ球	抗TCR刺激*	IL-10（TGF-β？）	20

*：IL-10リポーターマウスモデル，**：TCRトランスジェニック細胞移植モデル，***：TCRトランスジェニックマウスモデル
（IL-10優位はTr1型，TGF-β優位はTh3型と考えられる．Tsuji NM, et al. 2008[1]より改変）

び IDO を生成するための因子がいずれも樹状細胞群に発現して生理的な意義を示していることは，腸管の微小環境条件を反映した結果と考えられ興味深い．

●TGF-β産生型 iTreg の誘導と抗炎症

Th3 は経口免疫寛容を誘導したマウスの腸間膜リンパ節に存在する抑制性細胞として観察され，後に LAP$^+$Treg（CD25$^+$，CD25$^-$のいずれにも LAP$^+$細胞は存在する）が同定された．腸炎モデルへの移入実験の結果，特に CD25$^+$LAP$^+$Treg の炎症抑制機能が強いことが示された[29]．LAP$^+$Treg は消化管のみならず脾臓にもほぼ同等の頻度で存在し，糖尿病など自己免疫疾患制御に関与することが示されている．これら TGF-β産生型 iTreg は，自身が TGF-β供給細胞として Foxp3$^+$iTreg の誘導に関与しうることも示唆されている．TGF-βにより誘導された Foxp3 は Smad7（TGF-βシグナリングの阻害因子）の発現抑制により，その細胞自身をより TGF-βに感受性にする[30]．また TGF-βは Th1 の分化誘導転写因子である T-bet，Th2 の分化誘導因子である GATA-3 をそれぞれ抑制することにより Foxp3$^+$iTreg あるいは Th17（IL-6の共

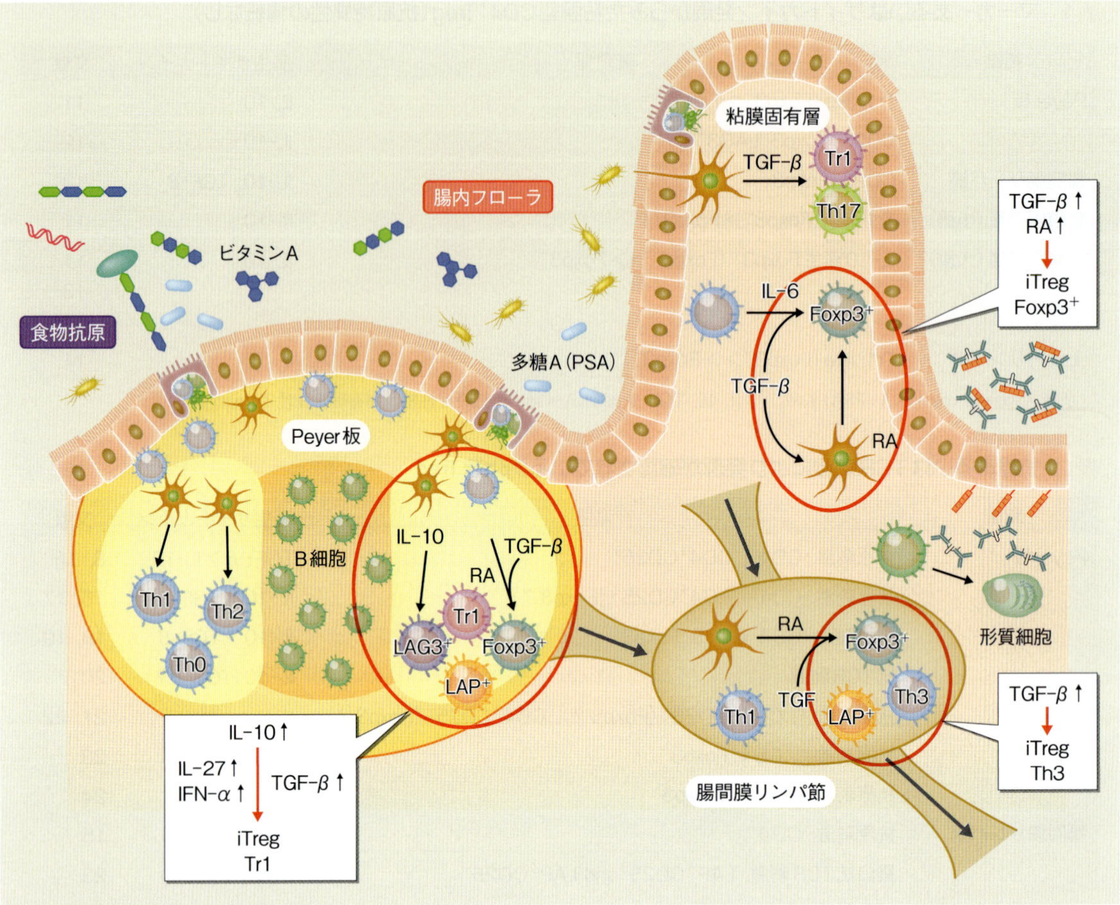

図5 消化管におけるiTregの生成

消化管では効率よくiTregが誘導・維持される．粘膜固有層，Peyer板，腸間膜リンパ節ではいずれもFoxp3⁺iTregが*de novo*誘導されるが，Peyer板でTr1，腸間膜リンパ節でTh3の生成もそれぞれ観察されている．いずれも炎症，あるいはTh1型の免疫応答を抑制する機能を有し，抑制メカニズムとしてIL-10，TGF-βなど抗炎症性サイトカインの関与が大きい．サイトカイン産生型のFoxp3⁺Tregが多数存在するのも消化管の特徴である．iTregの機能成熟についての該当部分を赤丸で囲み，iTreg生成の特徴的サイトカインの動きを吹き出しで示した．

存下で）という粘膜型T細胞群の誘導に方向づけをしている[31]（8章f参照）．

TGF-βの経口摂取によりTregが誘導され，炎症性疾患が抑止されたこと[32]，CD4細胞特異的にTGF-β受容体を欠損させたマウスで腸炎が起こることなどから[16]，TGF-β産生性TregからのTGF-βは粘膜面において，自身のTreg機能の維持と新たなTregの誘導に働いて抗炎症効果を発揮しているのであろう．

● IL-10産生型iTregの誘導と抗炎症

Tr1は，最初は脾臓T細胞をIL-10存在下で培養することにより誘導されるIL-10/TGF-β産生細胞として観察されたが，後にIL-10非存在下でも，T細胞受容体への継続的な刺激があれば誘導されることが示された[11]．IL-27，IFN-αやTGF-βなどの補助因子が，IL-10によるTr1の誘導や増殖を促進することも明らかとなっている[33]．

消化管の抗原提示細胞はIL-10産生能が非常に高く，さらにIFN-α，TGF-β，IL-27などの産生も高いため，Tr1が機能成熟する生理的な場として十分な条件が整っている．実際IL-10-GFPレポーターマウスを用いた実験では，T細胞受容体（抗CD3抗体）刺激によりIL-10産生性となるT細胞は，全身のなかで小腸Peyer板および腸上皮内リンパ球に最も顕著に確認されており，無刺激下でも腸管に認められるため，Tr1 誘導における消化管環境の重要性が示唆された[34]．IL-10 産生性の $CD4^{+}CD25^{-}LAG3^{+}$ 細胞も脾臓やリンパ節に比べ Peyer 板に集積している[12]．経口的に抗原特異的免疫寛容を誘導したマウスにおいても，Tr1 様の T 細胞が消化管で観察される．IL-10 産生細胞は，自身の産生する IL-10 により Tr1 の誘導，増殖を促すばかりでなく，$Foxp3^{+}$Treg の $Foxp3^{-}$T 細胞への転換を抑制し（Foxp3 の発現維持をサポートし）[35]，IL-6 など Th17 への分化を促進する炎症性サイトカインの産生を抑えることにより，微小環境における粘膜系 Treg の機能を安定化させ，炎症性腸疾患など粘膜局所の炎症を抑止する．

粘膜系 Treg と正の免疫応答とのかかわり

上述したように，近年になって消化管で $Foxp3^{-}CD4^{+}$T 細胞が $Foxp3^{+}CD4^{+}$T 細胞に転換（conversion）する事象が報告され，それは TGF-β とレチノイン酸という微小環境因子によるものであった．正の免疫応答を担う可能性のある $Foxp3^{-}CD4^{+}$T 細胞が $Foxp3^{+}CD4^{+}$T 細胞に転換するのは，免疫寛容を確かなものにするための粘膜系 Treg の生成において，合目的で重要なメカニズムと位置づけられる．

さらに最近では逆に，負の免疫応答を担うと思われる $Foxp3^{+}$Treg が消化管において Tfh に分化することが報告され，$Foxp3^{+}$Treg の存在が未来の IgA 産生応答へも大きく寄与する可能性が示された[36]．個々の T 細胞レベルでの機能という意味では単なる転換だが，正の応答に寄与する Tfh と，負の応答に寄与する $Foxp3^{+}$Treg の相まっての機能成熟が，単独に個別に起こるのではなく，お互いの連関と連鎖のなかで拡大するスパイラルのように，全体の免疫応答能力を増強する方向に働く仕組みの一端を観察した重要な知見と思われる．この現象の基盤となる微小環境サイトカインや鍵となる転写因子は確定されていないが，繰り返すように無菌マウスにおいては IgA の産生も微弱であれば Treg の抑制活性も微弱なのであり，T 細胞が総体として各機能を獲得していく過程にあるこうした可塑性の分子メカニズムは非常に興味深い今後の課題であろう．

粘膜感染防御に重要である IL-17 を産生する Th17 細胞も，$Foxp3^{+}$Treg の生成との関係では微小環境サイトカインの僅差を問う分化過程を経ると考えられている．因子をサイトカインに限定すれば，TGF-β 単独では $Foxp3^{+}$Treg 分化への方向となるところ，TGF-β に加えて IL-6 あるいは IL-1βの共存在下では Th17 細胞への分化誘導が優位となる．そこに IL-21，IL-23 といった副刺激因子が共存すると Th17 細胞への固定が進むと考えられているが，時間軸のなかで正の免疫応答と負の免疫応答がお互いの連関と連鎖のなかで全体の免疫応答能力を増強させるという考え方は同様に成り立つ．

IL-10 産生細胞についても従来の Th2 や Tr1 のみならず，Th1 細胞との関連について感染免疫応答の条件下から新たな示唆がある[37]．恒常的に環境微生物と相互作用する粘膜面は，多くの環境因子ストレスを受ける場であるために機能的可塑性を引き起こしやすい場でもあろう．個体レベルの免疫応答能力と免疫恒常性の維持能力は粘膜面の環境因子にダイナミックに適応した結果であるということが，近年の Treg の概念と解析手法の充実により，よりよく理解され始めた．

おわりに

寛容誘導機能すなわち Treg 機能が正常に働いていることは，生体への負担を軽減した状態（抗炎症）で免疫恒常性を保ちつつ，生体防御能を発揮するために重要である．そのメカニズムの多くはいまだ明らかではないが，無菌マウスに末梢免疫寛容がかからないことと全身性免疫における免疫応答能が低いことは連動している．Treg は免疫応答の全体を抑制して免疫不全のような状況をつくるのではなく，むしろ不要な炎症や免疫担当細胞の消耗を抑止することにより，未来に遭遇する外来抗原や病原性微生物に対する免疫応答を効率よく誘導するために大きく貢献している可能性がある．

免疫寛容で働く粘膜系Tregの誘導メカニズムがさらに明らかとなり，それを利用した有効な寛容誘導型アジュバントや抗原投与方法が開発されれば，それは安全で簡便な炎症抑制の手段となりうるだけでなく，個体の免疫恒常性を安定化させ，生体防御機能のポテンシャルも確保する結果につながることが期待される．

（辻　典子）

◉引用文献

1. Tsuji NM, Kosaka A. Oral tolerance: intestinal homeostasis and antigen-specific regulatory T cells. Trends. Immunol 2008; 29: 532-540.
2. Wing K, Sakaguchi S. Regulatory T cells exert checks and balances on self tolerance and autoimmunity. Nat Immunol 2010; 11: 7-13.
3. Manicassamy S, Ravindran R, Deng J, et al. Toll-like receptor 2-dependent induction of vitamin A-metabolizing enzymes in dendritic cells promotes T regulatory responses and inhibits autoimmunity. Nat Med 2009; 15: 401-409.
4. Ivanov II, Atarashi K, Manel N, et al. Induction of intestinal Th17 cells by segmented filamentous bacteria. Cell 2009; 139: 485-498.
5. Izcue A, Coombes JL, Powrie F. Regulatory lymphocytes and intestinal inflammation. Annu Rev Immunol 2009; 27: 313-318.
6. Faria A, Weiner HL. Oral tolerance: therapeutic implications for autoimmune diseases. Clin Dev Immunol 2006; 13: 143-157.
7. Kraus TA. Cheifetz A, Toy L. Evidence for a genetic defect in oral tolerance induction in inflammatory bowel disease. Inflamm Bowel Dis 2006; 12: 82-88.
8. Worbs T, Förster R. A key role for CCR7 in establishing central and peripheral tolerance. Trends Immunol 2007; 28: 274-280.
9. Haribhai D, Lin W, Edwards B, et al. A central role for induced regulatory T cells in tolerance induction in experimental colitis. J Immunol 2009; 182: 3461-3468.
10. Rubtsov YP, Rasmussen JP, Chi EY, et al. Regulatory T cell-derived interleukin-10 limits inflammation at environmental interfaces. Immunity 2008; 28: 546-558.
11. Maynard CL, Harrington LE, Janowski KM, et al. Regulatory T cells expressing interleukin 10 develop from Foxp3$^+$ and Foxp3$^-$ precursor cells in the absence of interleukin 10. Nat Immunol 2007; 9: 931-941.
12. Okamura T, Fujio K, Shibuya M, et al. CD4$^+$ CD25$^-$ LAG3$^+$ regulatory T cells controlled by the transcription factor Egr-2. Proc Natl Acad Sci U S A 2009; 106: 13974-13979.
13. Round JL, Mazmanian SK. Inducible Foxp3$^+$ regulatory T-cell development by a commensal bacterium of the intestinal microbiota. Proc Natl Acad Sci U S A 2010; 107: 12204-12209.
14. Hauben E, Gregori S, Draghici E, et al. Activation of the aryl hydrocarbon receptor promotes allograft specific tolerance through direct- and DC-mediated effects on regulatory T cells. Blood 2008; 112: 1214-1222.
15. Millington OR, Mowat AM, Garside P. Induction of bystander suppression by feeding antigen occurs despite normal clonal expansion of the bystander T cell population. J Immunol 2004; 173: 6059-6064.
16. Li MO, Sanjabi S, Flavell RA. Transforming growth factor-beta controls development, homeostasis, and tolerance of T cells by regulatory T cell-dependent and -independent mechanisms. Immunity 2006; 25: 455-471.
17. Nakamura K, Kitani A, Strober W. Cell contact-dependent immunosuppression by CD4$^+$CD25$^+$ regulatory T cells is mediated by cell surface-bound transforming growth factor beta. J Exp Med 2001; 194: 629-644.
18. Marie JC, Liggitt D, Rudensky AY. Cellular mechanisms of fatal early-onset autoimmunity in mice with the T cell-specific targeting of transforming growth factor-beta receptor. Immunity 2006; 25: 441-454.
19. Denning TL, Wang YC, Patel SR, et al. Lamina propria macrophages and dendritic cells differentially induce regulatory and interleukin 17-producing T cell responses. Nat Immunol 2007; 8: 1086-1094.
20. Hauet-Broere F, Unger WW, Garssen J, et al. Functional CD25$^-$ and CD25$^+$ mucosal regulatory T cells are induced in gut-draining lymphoid tissue within 48 h after oral antigen application. Eur J Immunol 2003; 33: 2801-2810.
21. Nagatani K, Komagata Y, Asako K, et al. Antigen-specific regulatory T cells are detected in Peyer's patches after the interaction between T cells and dendritic cells which is loaded with orally administered antigen. Immunobiology 2010 Aug 3. [Epub ahead of print]
22. Contractor N, Louten J, Kim L, et al. Cutting edge: Peyer's patch plasmacytoid dendritic cells (pDCs) produce low levels of type I interferons: possible role for IL-10, TGFbeta, and prostaglandin E2 in conditioning a unique mucosal pDC phenotype. J Immunol 2007; 179: 2690-2694.
23. Quintana FJ, Basso AS, Iglesias AH, et al. Control of Treg and TH17 cell differentiation by the aryl hydrocarbon receptor. Nature 2008; 453: 65-71.
24. Pyzik M, Piccirillo CA. TGF-beta1 modulates Foxp3 expression and regulatory activity in distinct CD4$^+$ T cell subsets. J Leukoc Biol 2007; 82: 335-346.

25. Mucida D, Park Y, Kim G, et al. Reciprocal Th17 and regulatory T cell differentiation mediated by retinoic acid. Science 2007; 13: 256-260.
26. Travis MA, Reizis B, Melton AC, et al. Loss of integrin alpha (v) beta8 on dendritic cells causes autoimmunity and colitis in mice. Nature 2007; 449: 361-366.
27. Coombes JL, Siddiqui KR, Arancibia-Cárcamo CV, et al. A functionally specialized population of mucosal CD103$^+$ DCs induces Foxp3$^+$ regulatory T cells via a TGF-beta and retinoic acid-dependent mechanism. J Exp Med 2007; 204: 1757-1764.
28. Onodera T, Jang MH, Guo Z, et al. Constitutive expression of IDO by dendritic cells of mesenteric lymph nodes: functional involvement of the CTLA-4/B7 and CCL22/CCR4 interactions. J Immunol 2009; 183: 5608-5614.
29. Oida T, Zhang X, Goto M, et al. CD4$^+$CD25$^+$-T cells that express latency-associated peptide on the surface CD4$^+$CD45$^+$RBhigh-induced colitis by a TGF-β-dependent mechanism. J Immunol 2003; 170: 2516-2522.
30. Fantini MC, Becker C, Monteleone G, et al. TGF-beta induces a regulatory phenotype in CD4$^+$CD25$^-$ cells through Foxp3 induction and down-regulation of Smad7. J Immunol 2004; 172: 5149-5153.
31. Wan YY, Flavell RA. 'Yin-Yang' functions of transforming growth factor-beta and T regulatory cells in immune regulation. Immunol Rev 2007; 220: 199-213.
32. Verhasselt V, Milcent V, Cazareth J, et al. Breast milk-mediated transfer of an antigen induces tolerance and protection from allergic asthma. Nat Med 2008; 14: 170-175.
33. Roncarolo MG, Gregori S, Battaglia M, et al. Interleukin-10-secreting type 1 regulatory T cells in rodents and humans. Immunol Rev 2006; 212: 28-50.
34. Kamanaka M, Kim ST, Wan YY, et al. Expression of interleukin-10 in intestinal lymphocytes detected by an interleukin-10 reporter knockin tiger mouse. Immunity 2006; 941-952.
35. Murai M, Turovskaya O, Kim G, et al. Interleukin 10 acts on regulatory T cells to maintain expression of the transcription factor Foxp3 and suppressive function in mice with colitis. Nat Immunol 2009; 10: 1178-1184.
36. Tsuji M, Komatsu N, Kawamoto S, et al. Preferential generation of follicular B helper T cells from Foxp3$^+$T cells in gut Peyer's patches. Science 2009; 323: 1488-1492.
37. Saraiva M, Christensen JR, Veldhoen M, et al. Interleukin-10 production by Th1 cells requires interleukin-12-induced STAT4 transcription factor and ERK MAP kinase activation by high antigen dose. Immunity 2009; 31: 209-219.

e

粘膜系樹状細胞による寛容誘導

はじめに

粘膜免疫システムは外来抗原に対して２種の相反する免疫反応を有している．それは，病原体に対する免疫と自己抗原や食物抗原などに対する寛容である．粘膜免疫システムは侵入した病原体に対して活発なＴ細胞反応を引き起こし，さらに病原体特異的な抗体を大量に産生し，病原体の生体内への侵入を阻止する．それに対して，自己抗原や食物抗原に対してはこのような排除を目指した免疫反応を引き起こさず，最終的に表面上無反応である．この現象が免疫寛容である．

免疫寛容とは免疫システムが特定抗原に対する特異的な免疫反応を主動的に欠如あるいは抑制することを示す．免疫寛容はいくつかの種類に分けることができる．つまり，自己組織成分に対する免疫無反応，つまり自己免疫寛容と，経口摂取された食物抗原に対する免疫無反応，つまり経口免疫寛容である．それ以外に，吸入摂取した抗原に対する経鼻免疫寛容も知られている．

本項では主に粘膜免疫システムを介して誘導される経口免疫寛容について紹介する．

寛容とは主動的な免疫無反応

寛容は，免疫と違い，抗原特異的なＴ細胞反応が引き起こされず，抗原特異的な抗体も産生されない，最終的には無反応という現象である．しかし，これはただの無反応ではなく，免疫システムの主動的に特異な免疫反応に対して欠如あるいは抑制する過程が含まれている[1]．

なぜ主動的であるか？　最初に，抗原特異的なＴ細胞反応の抑制から説明する．

生体内は抗原特異的なＴ細胞受容体（T cell receptor：TCR）を持つＴ細胞が多く存在している．これらのＴ細胞はさまざまな抗原を認識することが可能である．そのなかには食物抗原を認識するＴ細胞も混在するが，食物抗原を経口投与しても免疫反応が起きない．その主な理由は３つ考えられる．それは，抗原特異的Ｔ細胞の欠損，抗原特異的Ｔ細胞のアナジーおよび制御性Ｔ細胞（regulatory T cell：Treg）の誘導である[2]．

抗原特異的Ｔ細胞の欠損は抗原が大量に投与される際にみられる現象である．動物に大量の食物抗原（実験では主に卵白アルブミン〈ovalbumin：OVA〉を使用する）を投与した後，抗原特異的Ｔ細胞のアポトーシス（apoptosis）が誘導され，免疫システムから排除される．アポトーシスへの誘導はFasとFasリガンドによる結果とみられている[3]．しかし，抗原特異的Ｔ細胞の欠損実験では過剰量の抗原投与が必要であり，現実的には１回相当量の抗原を取り込むことは困難であり，この現象は通常では認められないと考えられる．

次に，抗原特異的Ｔ細胞のアナジーのメカニズムは，抗原特異的Ｔ細胞の欠損とは異なり，少量抗原刺激により誘導される．一般的にはマウスに卵白アルブミンを2 mg/dayを連続投与し，７日後抗原特異的Ｔ細胞を分析する．この状態下では，抗原特異的Ｔ細胞は存在するが，抗原刺激に対する応答が低下または消失している[4,5]．しかし，アナジーが誘導される全過程においてT細胞は無反応ではない．抗原投与開始直後，抗原特異的T細胞が抗原を認識し，増殖していることが知られている．反復投与回数の増加に伴い，抗原特異的T細胞が投与される抗原による応答の低下および欠如，つまりアナジー状態が誘導される．アナジーが誘導される過程は生理状態と似ていることから，生理学的な寛容の誘導は主にこのメカニズムによると考えられる．

さらに，近年，Treg[6]の発見により，免疫寛容にはTregの誘導という第3の抑制メカニズムの存在が示唆された[7]．アナジー状態になった抗原特異的T細胞は抑制的に働くTregに分化しているとも考えられる．

Tregは1995年に京都大学の坂口らによって発見された（10章a参照）．当時IL-2受容体α鎖であるCD25分子を発現しているT細胞が自己免疫疾患を抑制する機能を有することから明らかにされた．その後，転写因子であるFoxp3がTreg分化のマスター遺伝子として発見され，Tregのマーカーとして用いられている[8]．Tregは内因性制御性T細胞（naturally occurring regulatory T cell：nTreg）と誘導性制御性T細胞（inducible regulatory T cell：iTreg）に分類される．nTregは胸腺で自然発生するのに対して，iTregはTGF-βの存在下で抗原刺激により末梢組織でナイーブT細胞から分化誘導される[9]．いずれも免疫寛容に関与しているが，nTregの欠損マウスでは経口および経鼻免疫寛容が正常であることから，nTregはこれら粘膜を介して誘導される免疫寛容には必須ではないことがわかった[10]．一方，iTregは抗原刺激により誘導され，*in vitro*では免疫反応を抑制することから，免疫寛容に関与していることが示唆された[9]．さらに，抗原経口投与により，抗原特異的iTregが腸管粘膜関連リンパ組織で優位に誘導されると報告されている．このiTregが別の個体にトランスファーすることにより，抗原特異的免疫寛容反応をもトランスファーされることから，iTregが経口免疫寛容に重要な働きを果たしていると考えられる．

しかし，抗原特異的iTregは生体内において本当に存在しているか，特異的な抗原刺激により抗原特異的な免疫反応を抑制するかについてはまた不明である．これからの研究により解明されると期待されている．

免疫寛容における抗原提示細胞の必要性

T細胞は抗原提示細胞なしでは抗原特異的に反応しない．なぜなら，T細胞単独では抗原を認識できず，抗原提示細胞によるペプチドとしての抗原提示が不可欠なためである．抗原は抗原提示細胞の貪食作用により細胞内に取り込まれ，その後ファゴソームのプロテアーゼによりペプチドに分解され，MHCクラスIIに提示される．このMHC-抗原ペプチド複合体はT細胞に発現している抗原特異的細胞受容体により認識され，共刺激分子の存在下でT細胞の増殖および分化を誘導する．

粘膜においては，いくつかの抗原提示細胞も含めて様々な細胞の存在が知られている．一般的には樹状細胞（dendritic cell：DC），マクロファージ（大食細胞：macrophage），好酸球（eosinophil），間質細胞（stromal cell）および上皮細胞などが存在している．抗原提示細胞としては，抗原の貪食する能力を持ち，取り込まれた抗原を修飾し（またはペプチド化），T細胞に提示しなければならない．今までの研究は，樹状細胞とマクロファージがほかの細胞より強貪食能力および抗原提示能を有していることが知られている．粘膜では，樹状細胞およびマクロファージが主に抗原を捕捉，処理，提示していると考えられている．

実際，蛍光物質であるAlexa 488を標色した食物抗原OVAを用いて，抗原の腸管における取り込みの検討が行われた．蛍光顕微鏡での観察結果，腸管では$CD11^+$細胞内に多くのOVA-Alexa 488が認められた（図1，郭子進ら未発表データ）．また，FACS（fluorescence activated cell sorting）解析により，$CD11c^{high}$ DC，$CD11c^{int}$マクロファージ内にOVA-Alexa 488シグナルが認められた．好酸球，間質細胞と上皮細胞内にはOVA-Alexa 488

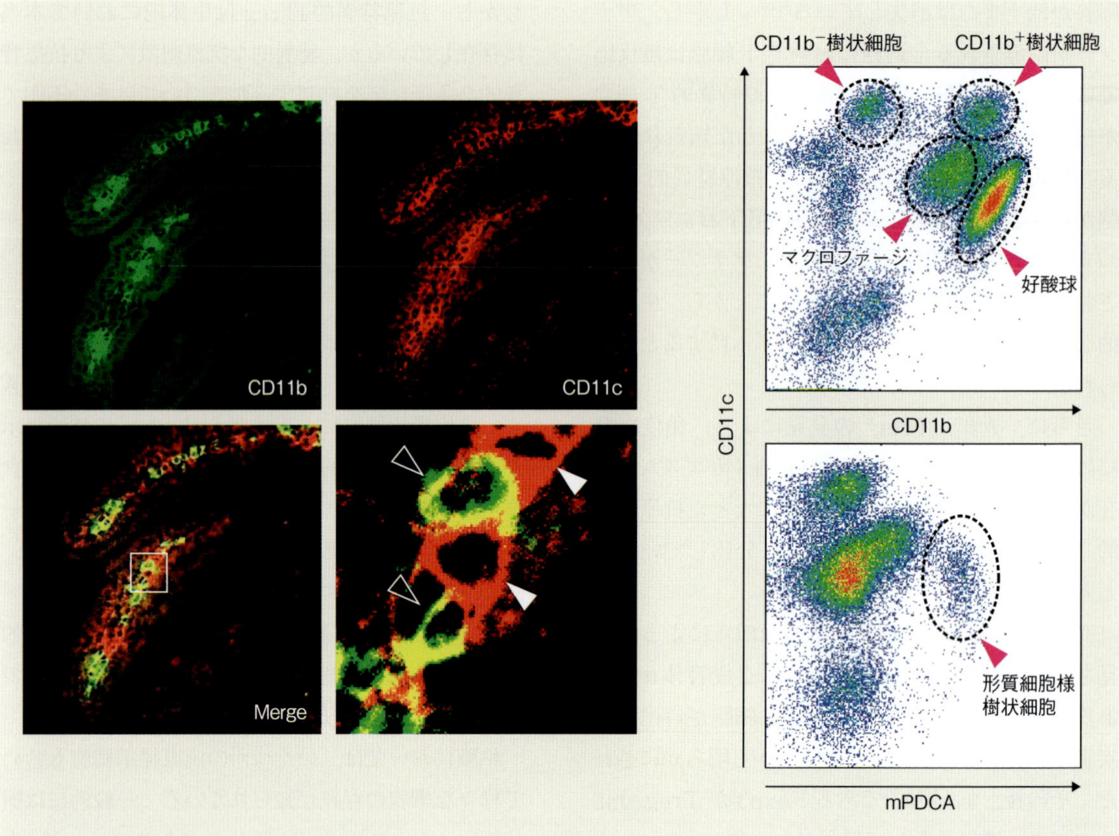

図1 腸管粘膜固有層に存在する樹状細胞

左：マウス小腸の組織免疫染色．緑色は抗 CD11b 抗体，赤色は抗 CD11c 抗体を示す．腸管粘膜固有層樹状細胞は CD11b と CD11c の発現で，$CD11b^+CD11c^+$ と $CD11b^-CD11c^+$ 2つのサブセットに分けられる．右：単離された腸管粘膜固有層細胞には，マクロファージ，好酸球，形質細胞様樹状細胞なども存在している．

シグナルは確認されなかった．これらのデータにより粘膜固有層において樹状細胞およびマクロファージが主に抗原を捕捉していることが考えられた．

食物抗原の侵入経路

食物抗原が生体内に取り込まれる場は大きく 2 つに分けられる．それは腸管関連リンパ組織（GALT）である Peyer 板と腸管絨毛上皮と粘膜固有層である[11]．

Peyer 板には以前から特殊な上皮細胞が存在していることが知られており，M 細胞（microfold cell）と呼ばれている（3 章 c 参照）．M 細胞は基底膜側がポケット状になり，その内部に樹状細胞やマクロファージなどが存在している．M 細胞は活発に腸管から抗原を取り込み，樹状細胞とマクロファージに輸送する．そして，樹状細胞とマクロファージが抗原を処理し，Peyer 板内にある T 細胞と B 細胞に抗原を提示し，抗原特異的免疫反応を誘導する[12]．

腸管絨毛上皮と粘膜固有層では，粘膜固有層に存在する樹状細胞が CX_3CR1 シグナルにより樹状突起を伸ばし，上皮細胞のタイト結合を越え，直接腸管から抗原を取り込み，免疫反応を誘導することが最近明らかになった[13]．さらに，M 細胞が Peyer 板だけではなく，腸管微絨毛にも存在していることが発見された[14]．これらのことから，絨毛上皮から粘膜固有層にかけても樹状細胞や M 細胞を通して抗原取り込みが行われ，抗原提示細胞に輸送していることが示唆された．

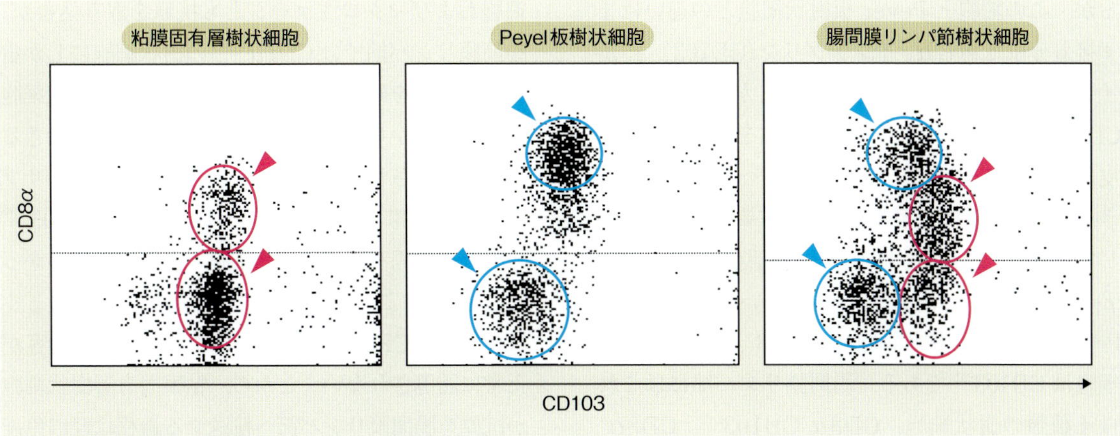

図2 粘膜関連リンパ組織に存在する樹状細胞

各組織CD11c$^+$細胞のCD8αとCD103の発現が異なる．それによって，腸管粘膜固有層樹状細胞はCD8α$^+$CD103$^+$とCD8α$^-$CD103$^+$サブセットに，Peyer板樹状細胞はCD8α$^+$CD103^{int}とCD8α$^-$CD103^{low}サブセットに分けられる．腸間膜リンパ節にはこの4つのサブセットが存在している．

粘膜免疫関連組織と免疫寛容

従来，腸管免疫機構は抗原特異的免疫誘導組織（induction site）と免疫実効組織（effector site）に分類されていた．免疫誘導組織にはPeyer板，腸間膜リンパ節（mesenteric lymph node），孤立リンパ濾胞（isolated lymphoid follicle：ILF）がある．免疫実効組織は実際にIgA産生などが行われている腸管粘膜固有層と考えられている（6章a参照）．しかし，最近の研究では腸管粘膜固有層は実効組織の機能をしているとともに，誘導組織としての働きを果たしていることがわかりつつある[15,16]．したがって，腸管粘膜固有層は免疫誘導・実効組織ともみるべきである．

経口免疫寛容誘導におけるPeyer板の働きについてはいくつか相反する報告がある．Katoらは，Peyer板が経口免疫寛容誘導において重要な働きを果たしていることを報告した[17]．一方，Krausらの報告では，Peyer板/孤立リンパ濾胞欠損マウスは通常通り経口免疫寛容が誘導されており，Peyer板は寛容の誘導に必須とは考えられない[18]．

腸間膜リンパ節の経口免疫寛容における重要性は近年明らかになりつつある．Worbsらは2006年に腸間膜リンパ節を切除したマウスでは経口免疫寛容を誘導できないことを報告し，腸間膜リンパ節の経口免疫寛容における重要性が明らかになった．さらに，彼らはCCR7欠損マウスも経口免疫寛容が誘導されにくく，CCR7欠損マウスの腸間膜リンパ節で樹状細胞の数が減少していることがその要因である可能性を報告した[19]．これらの実験データにより，腸間膜リンパ節が経口免疫寛容誘導における重要なリンパ組織であることが示され，さらに腸管粘膜関連組織由来の樹状細胞をFlt3-リガンド投与により増殖させたのち，抗原を経口投与する実験では，経口免疫寛容がより強く誘導されることから，腸管粘膜固有層由来の樹状細胞が重要な働きを果たしていることが示唆された．

粘膜免疫関連リンパ組織の樹状細胞

粘膜免疫担当関連組織には表現型の異なるさまざまな樹状細胞サブセットが存在しており，その機能も大きく分かれている．

Peyer板樹状細胞は大きくCD11c$^+$CD8α$^-$，CD11c$^+$CD8α$^+$の2種類に分けられ（図2），Peyer板の中の異なる場所に存在している．CD8α$^-$樹状細胞は濾泡間と円蓋部の両方に存在し，CD8α$^+$は円蓋部にのみ存在している[20]．腸管粘膜固有層にもCD8α$^-$およびCD8α$^+$樹状細胞が存在しているが，この細胞とPeyer板樹状細胞との違いはまず接着分子であるα_Eインテグリン(CD103)とβ_7インテグリンの発現が異なることがあげられる．CD103とβ_7インテグリンは複合体を作り，腸管上皮に特異的に発現しているE-カドヘリンと結合でき，細胞が腸管にとどまるために重要な働きを果たしている[21]．腸管粘膜固有層樹状細胞のほとんどはβ_7およびCD103が高発現しているのに対し，Peyer板CD8α^-樹状細胞はCD103$^-$，CD8α^+樹状細胞はCD103^{int}である．腸間膜リンパ節にはこれら4種類の樹状細胞，CD8α^+CD103^{int}，CD8α^+CD103^{high}，CD8α^-CD103^{high}とCD8α^-CD103$^-$が存在していることが確認された(図2)．

さまざまな報告から，腸管粘膜固有層CD103^{high}樹状細胞がCCR7を高発現し，CCR7リガンドの刺激に対する走化性を持ち，CCR7シグナルにより腸間膜リンパ節に移行することも示唆されている[21]（図3）．さらにCCR7欠損マウスの腸間膜リンパ節ではCD103^{high}樹状細胞が著しく減少していると報告されており，これらの細胞集団が腸管粘膜固有層由来であることが示唆されている．

Peyer板樹状細胞は生理状態ではCCR6シグナルによりPeyer板円蓋部の上皮下に移行し，抗原刺激により発現するCCR6の発現は低下状態になる．その結果，CCR7の発現が上昇し，CCL19とCCL21によりPeyer板の濾胞間に移行する．Peyer板および孤立リンパ濾胞欠損マウスの腸間膜リンパ節ではCD8$\alpha^+\beta_7^{high}$樹状細胞が減少していることから，このサブセットの樹状細胞はPeyer板樹状細胞から移行してきたか，Peyer板樹状細胞と同じ系統の細胞である可能性が示唆された．しかし，CCR7欠損マウスではCD8$\alpha^+\beta_7^{high}$樹状細胞が正常に存在していることから，少なくともPeyer板樹状細胞の腸間膜リンパ節への移行にはCCR7シグナルが必須ではないと考えられる．粘膜免疫関連リンパ組織に存在する免疫細胞のケモカインおよびケモカイン受容体シグナル経路についての詳細は本書の別項で紹介する(7章a参照)．

さらに，OVA-Alexa 488を用いて，抗原の輸送を確認したところ，粘膜固有層とPeyer板の樹状細胞およびマクロファージとも抗原を取り込むが，腸間膜リンパ節ではCD11c^{high}の樹状細胞にしか蛍光シグナルを確認できなかったことから，樹状細胞のみが腸管から抗原を腸間膜リンパ節へ輸送できることが示唆された．さらにこれらの樹状細胞のサブセットを確認した結果，そのほとんどがCD103^{high}の腸管粘膜固有層由来樹状細胞であることがわかった（図4）．これらのサブセット樹状細胞が著しく減少したCCR7欠損マウスでは，経口免疫寛容が正常に誘導されないことから，粘膜固有層樹状細胞が抗原を腸間膜リンパ節へ輸送する過程は経口免疫寛容に不可欠であることが考えられる．生理状態下で，粘膜固有層樹状細胞の貪食作用は食物抗原の取り込みにとどまらず，アポトーシスした腸管粘膜上皮細胞の取り込みも行っている[22]（図5）．腸管粘膜上皮細胞は，生体内で最も細胞周期が活発な細胞であるため，通常寿命が3〜4日であり，アポトーシスした細胞が樹状細胞やマクロファージにより処理されるといわれている．腸管粘膜樹状細胞は食物抗原を取り込むとともに，上皮細胞由来のアポトーシス細胞をも取り込んでいる．そして，食物抗原とともに上皮細胞由来の自己抗原を腸間膜リンパ節へ輸送し，T細胞などに抗原提示すると考えられる（図3）．

アポトーシス細胞の取り込みによる免疫抑制への誘導については近年明らかになりつつある．アポトーシス細胞の取り込みにより炎症誘導因子（pro-inflammatory factors）の産生が抑制され，IL-10やTGF-βなど免疫抑制の働きを持つ因子の産生が促進される．取り込みには抗原提示細胞に発現しているいくつかの因子（例：milk fat globule-EGF factor 8：MFG-E8）が京都大学のグループにより発見された[23]．

MFG-E8は抗原提示細胞から分泌され，抗原提示細胞上の$\alpha_v\beta_3$と$\alpha_v\beta_5$インテグリンが結合し，さらにアポトーシス細胞の提示するリン脂質，ホスファチジルセリン（phosphatidylserine）を認識してアポトーシス細胞に結合する．この結合作用により，抗原提示細胞がアポトーシス細胞の処理を迅速かつ正確に行う．さらに，抗原提示細胞上に発現す

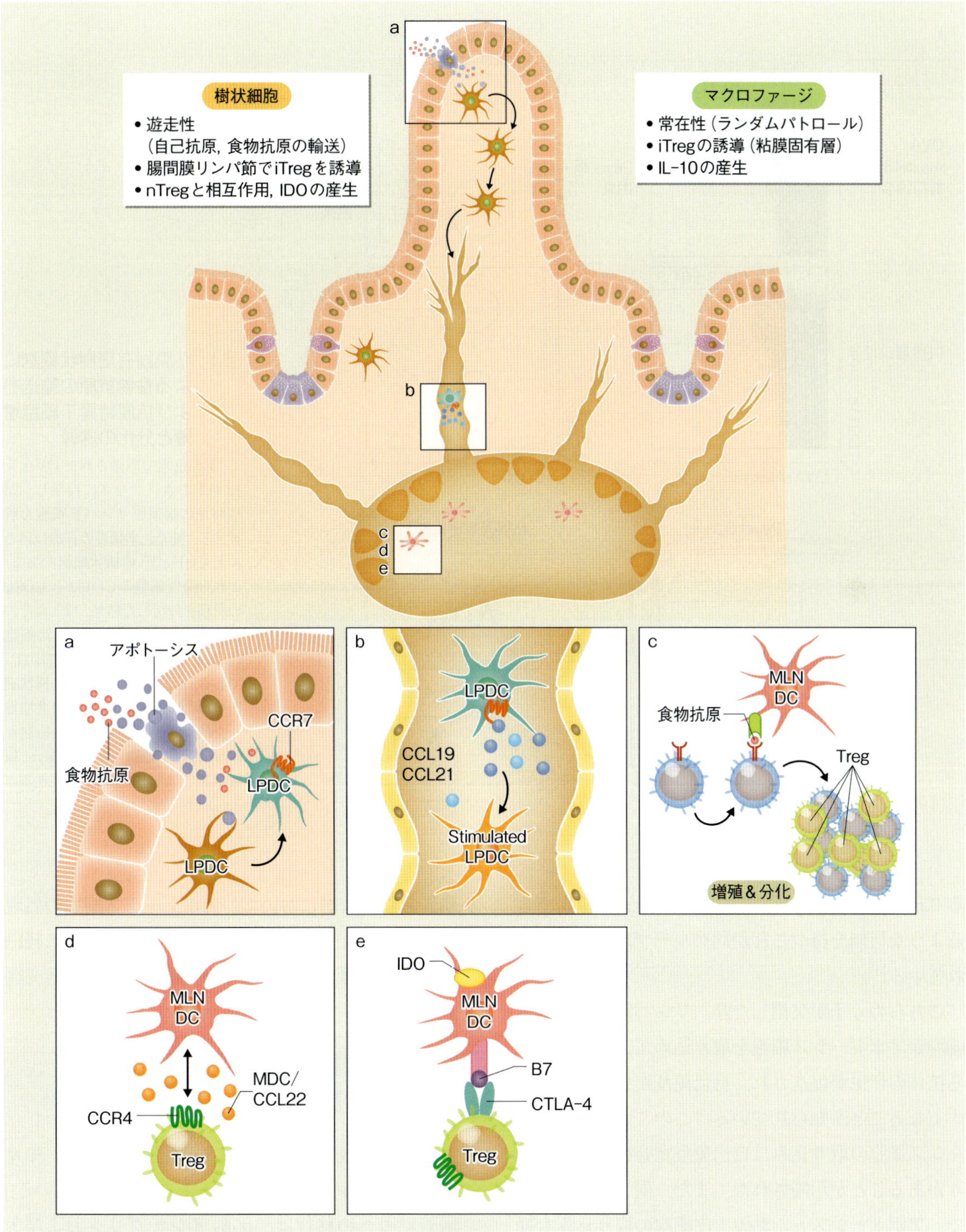

図3　粘膜固有層樹状細胞（LPDC）の寛容における役割

a. LPDCは食物抗原を取り込むとともに，アポトーシスした上皮細胞からのアポトーシス小胞（つまり自己抗原）をも取り込んでいる．b. LPDCはケモカイン受容体CCR7を高く発現し，そのリガンドCCL19とCCL21により腸間膜リンパ節（MLN）へ移行する．c. 腸間膜リンパ節に移行したDCは腸管から持ち込んだ食物抗原を抗原特異T細胞に提示する．抗原刺激を受けたT細胞は増殖し，一部Treg細胞に分化する．d. 粘膜固有層由来のMLNDCがCCR4リガンド（CCL22）を高く発現し，CCR4発現しているTregをリクルートする．e. リクルートされたTregに発現しているCTLA-4が樹状細胞上のB7と結合する，刺激を受けたDCが免疫抑制因子であるindoleamine 2, 3-dioxygenase（IDO）を高く発現し，T細胞の増殖を抑制する．

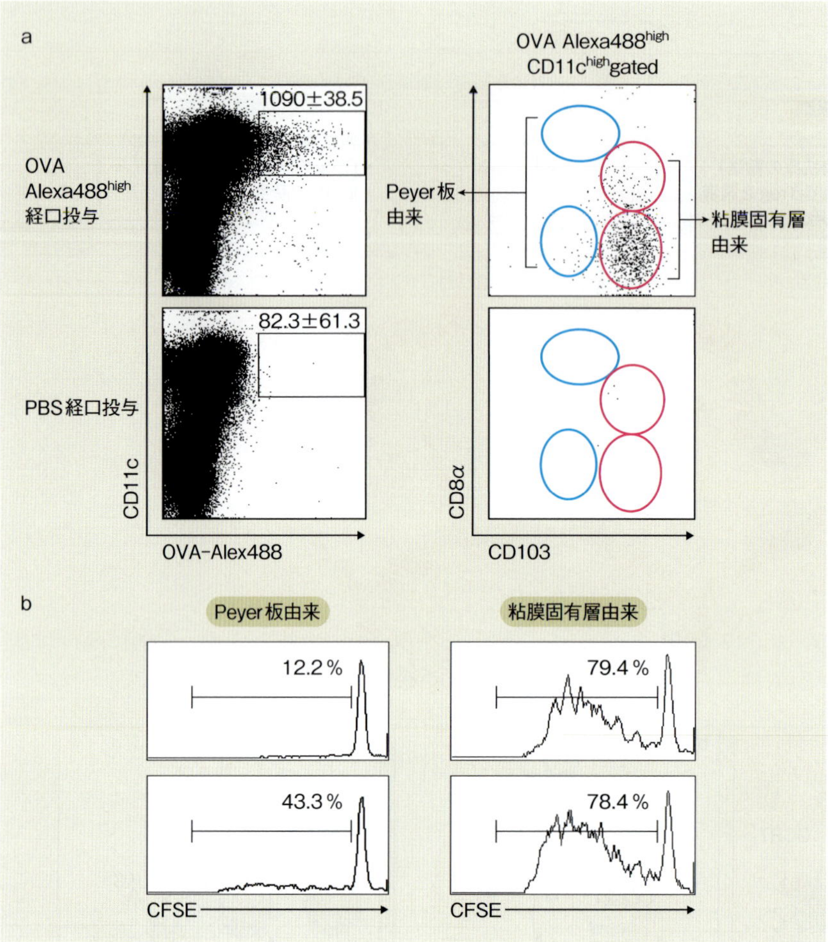

図4 粘膜固有層樹状細胞による食物抗原の輸送および抗原特異T細胞増殖と分化の誘導

a. 蛍光色素で標識されたOVAを12時間おきにマウスに投与し，24時間後に腸間膜リンパ節細胞を解析する．蛍光色素陽性の細胞はほとんど$CD11c^{high}$の樹状細胞である．これら陽性細胞のCD103とCD8αの発現を分析した結果，ほとんどの細胞は腸管粘膜固有層樹状細胞（$CD8\alpha^{+}CD103^{+}$，$CD8\alpha^{-}CD103^{+}$）である．b. さらに，これらの樹状細胞をOVA特異T細胞と3日共培養した結果，粘膜固有層樹状細胞がOVA特異T細胞の増殖をPeyer板樹状細胞より優位に誘導できることがわかった．

るTim-4というムチン領域を持つ分子も類比できるような機能を持つことが同グループにより報告されている[24]．

これらの分子が欠損した際，リンパ節の抗原提示細胞がアポトーシス細胞を取り込めず，自己認識する抗体の産生が促進され，自己免疫疾患が発症しやすくなることが知られている．このことからアポトーシス細胞の取り込みは自己免疫寛容に強くかかわりがあることが示唆された．また，同じような考えで，アポトーシスした粘膜上皮細胞の取り込みも経口免疫寛容の誘導にかかわっている可能性があると考えられる．しかし，粘膜固有層樹状細胞のアポトーシス細胞の貪食にはMFG-E8がかかわっていないことが実験からわかった（郭子進ら未発表データ）．Tim-4の関与についてはまだ未確認であるが，腸管粘膜固有層において，アポトーシス細胞の処理にどのような分子がかかわっているか，さらに経口免疫寛容誘導との関連についてはこれからの研究課題でもある．

免疫担当細胞の腸管移行に関わる受容体の誘導

細胞が組織へ移行するには接着分子およびケモカインシグナルが不可欠であることがわかっている．腸管粘膜への移行は，$\alpha_4\beta_7$インテグリンおよびケモカイン受容体であるCCR9シグナルが重要であることは多くの報告から証明されている[25]．その際，血管上皮細胞と結合し，通り越さなければならず，$\alpha_4\beta_7$インテグリンを発現している細胞が腸管粘膜血管上皮細胞に特異的に発現するMAd-

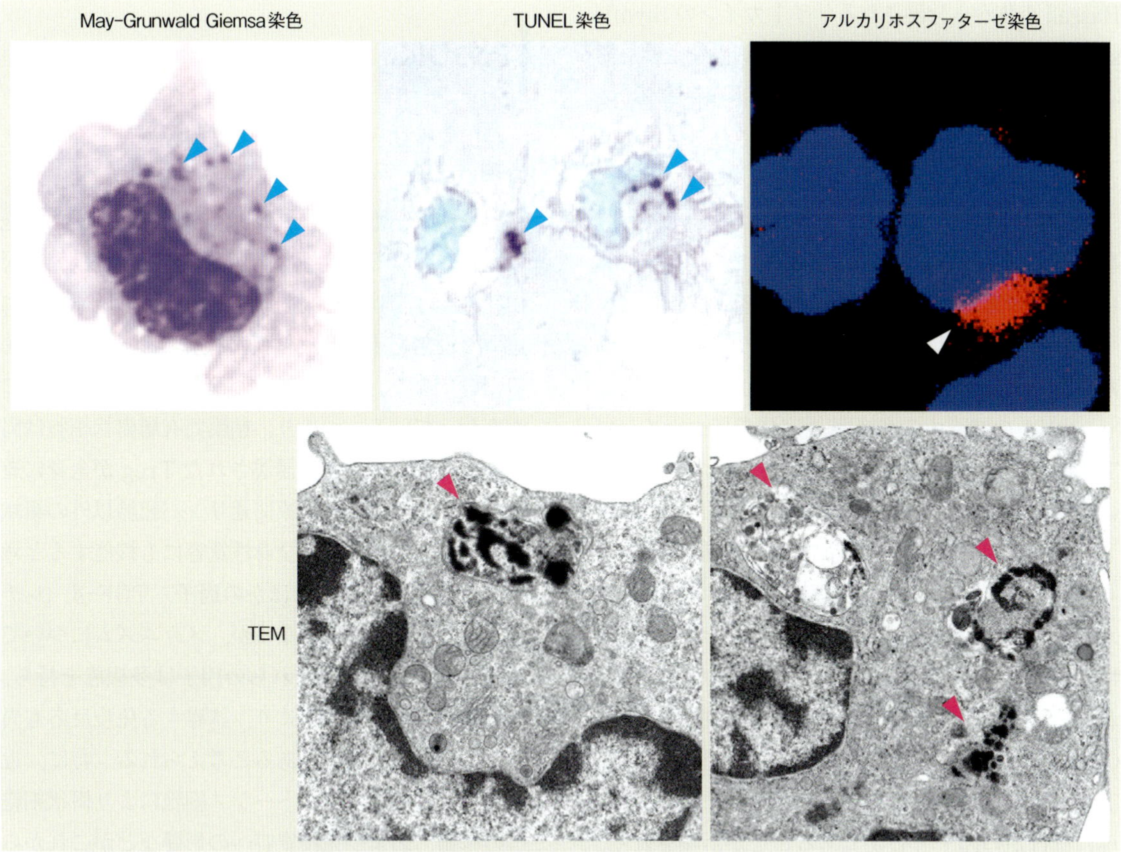

図5 粘膜固有層樹状細胞の細胞質に腸管上皮細胞由来の小胞が存在している
DNA断片の含まれる小胞が粘膜固有層樹状細胞で確認された（青矢頭）．これらの小胞に腸管上皮細胞に豊富なアルカリホスファターゼが含まれている（白矢頭）．電顕でも，確認できる（赤矢頭）．

CAM-1と結合し，上皮上でローリング，接着，さらにケモカインシグナルの誘導下で血管上皮を遊走し，粘膜固有層に入り込む．CCR9リガンドであるCCL22は，腸管粘膜固有層で発現が高く，粘膜血管上皮細胞表面にも提示され，細胞の接着分子の発現を促進し，細胞の血管上皮への接着および遊走を促進し，腸管へ引き寄せる重要な因子の一つである[26]．

粘膜固有層樹状細胞，Peyer板樹状細胞および腸間膜リンパ節樹状細胞は抗原提示するとともに，ナイーブT細胞上の$\alpha_4\beta_7$とCCR9を誘導し，そして，抗原刺激により分化されたエフェクター/記憶T細胞を腸管粘膜固有層へ導く[27, 28]．この能力は指向性付与（imprinting）とも呼ばれている．さらに，$CD103^+$粘膜固有層樹状細胞はレチノイン酸の代謝に重要な酵素であるアルデヒド脱水素酵素（aldehyde dehydrogenase）の発現が高く，ビタミンAおよびその関連産物であるレチノイン酸の存在下で指向性付与機能を促進される．ビタミンA不足により粘膜固有層にT細胞が明らかに減少していることから，栄養不良，特にビタミンA吸収不足患者が感染症を発症しやすく，下痢の原因は腸管粘膜固有層のT細胞減少による病原菌に対する免疫力が低下した結果と考えられる[29]．

樹状細胞によるTregの誘導

前述のように，Tregは自己免疫疾患に深くかかわっていることから，免疫寛容誘導における重要性が近年注目されている．人では，nTregは胸腺で，

Hassall小体から分泌されるサイトカインのthymic stromal lymphopoietin（TSLP）の刺激を受けた樹状細胞により，ナイーブ細胞から誘導される[30)]．その誘導には，胸腺上皮細胞に提示される自己抗原が不可欠である．

iTregの誘導についてはさまざまな報告があり，特に外来抗原と恒常的に接する腸管でのTreg誘導について研究が盛んである．OVA経口投与したマウスの腸管粘膜固有層および腸間膜リンパ節から単離されるCD103$^+$樹状細胞はCD103$^-$樹状細胞より，OVAの認識するT細胞受容体を持つナイーブT細胞をTregに誘導できると報告された[31, 32)]．この誘導には樹状細胞から分泌されるTGF-βが関与している．CD103$^+$樹状細胞がCD103$^-$樹状細胞よりTGF-βおよびTGF-β関連因子を高く発現しており，CD103$^+$樹状細胞のTreg誘導能が高い原因は内因性TGF-βの発現の違いにあることが示唆された．しかし，単なるTGF-βの添加により，CD103$^-$樹状細胞はCD103$^+$樹状細胞と同様なTreg誘導能を有していないことから，Tregの誘導にはほかの因子も必要であることが示唆された．その因子はビタミンA由来のレチノイン酸であり，レチノイン酸をTGF-βとともに添加することにより，CD103$^-$樹状細胞はCD103$^+$樹状細胞とほぼ同様なTreg誘導能を持つことがわかった．さらに，CD103$^+$樹状細胞のTreg誘導能もレチノイン酸受容体が阻止されることにより阻害されることを考えると，レチノイン酸はTregの誘導におけるもう一つの重要な因子であることがわかった．前述のように，CD103$^+$樹状細胞はレチノイン酸の代謝に重要な酵素，アルデヒド脱水素酵素の発現が高く，CD103$^+$樹状細胞のTreg誘導能が高い原因は自らレチノイン酸をビタミンAから代謝できることと考えられるが，そのメカニズムについてはまだ不明である．Tregの高誘導能は腸間膜リンパ節樹状細胞のみならず，粘膜固有層樹状細胞にもみられ，粘膜固有層でTregを誘導し，末梢組織の生理機能を維持するとともに，腸間膜リンパ節でTregの誘導により生体全体の生理機能を維持する．

おわりに

経口免疫寛容に代表される粘膜免疫系を介した寛容誘導については，まだ不明な部分が多くあるが，粘膜系樹状細胞，特に粘膜固有層CD103$^+$樹状細胞の寛容における重要性は高まっている．粘膜固有層樹状細胞は腸管から腸間膜リンパ節への抗原輸送に重要な役割を果たし，粘膜固有層でTregを誘導するだけでなく，腸間膜リンパ節でもTregの誘導にかかわっている．つまり，粘膜固有層樹状細胞は局所の寛容だけでなく，誘導されたTregが全身に遊走することにより，粘膜関連リンパ組織以外の組織でも制御機能を働き，全身性寛容にも機能すると考えられる．その誘導にほかの因子，TGF-β，レチノイン酸などが必要になるが，メカニズムについては明らかではない．これらの因子は多機能を持ち，外部からの違う刺激により，誘導する免疫反応も異なり，他因子の関与もあると考えられる．特に，近年注目されているアポトーシス細胞により樹状細胞への修飾，および免疫寛容への影響などがこれから明らかになると考えられる．また，これまでの知見はほとんど*in vitro*の実験であり，生体内においての機能については明らかではなく，これらの解明が期待される．

（郭　子進，張　明浩）

◉引用文献

1. Faria AM, Weiner HL. Oral tolerance. Immunol Rev 2005; 206: 232-259.
2. Tsuji NM, Kosaka A. Oral tolerance: intestinal homeostasis and antigen-specific regulatory T cells. Trends Immunol 2008; 29: 532-540.
3. Askenasy N, Yolcu ES, Yaniv I, et al. Induction of tolerance using Fas ligand: a double-edged immunomodulator. Blood 2005; 105: 1396-1404.
4. Tsuji NM, Mizumachi K, Kurisaki J. Antigen-specific, CD4 + CD25 + regulatory T cell clones induced in Peyer's patches. Int Immunol 2003; 15: 525-534.
5. Takahashi T, Kuniyasu Y, Toda M, et al. Immunologic self-tolerance maintained by CD25 + CD4 + naturally anergic and suppressive T cells: induction of autoimmune disease by breaking their anergic/suppressive state. Int Immunol 1998; 10: 1969-1980.

6. Sakaguchi S, Sakaguchi N, Asano M, et al. Immunologic self-tolerance maintained by activated T cells expressing IL-2 receptor alpha-chains (CD25). Breakdown of a single mechanism of self-tolerance causes various autoimmune diseases. J Immunol 1995; 155: 1151-1164.
7. Sakaguchi S, Yamaguchi T, Nomura T, et al. Regulatory T cells and immune tolerance. Cell 2008; 133: 775-787.
8. Hori S, Nomura T, Sakaguchi S. Control of regulatory T cell development by the transcription factor Foxp3. Science 2003; 299: 1057-1061.
9. Yamazaki S, Inaba K, Tarbell KV, et al. Dendritic cells expand antigen-specific $Foxp3^+CD25^+CD4^+$ regulatory T cells including suppressors of alloreactivity. Immunol Rev 2006; 212: 314-329.
10. Mucida D, Kutchukhidze N, Erazo A, et al. Oral tolerance in the absence of naturally occurring Tregs. J Clin Invest 2005; 115: 1923-1933.
11. Mowat AM. Anatomical basis of tolerance and immunity to intestinal antigens. Nat Rev Immunol 2003; 3: 331-341.
12. Yuki Y, Kiyono H. M cells: development and function. Tanpakushitsu Kakusan Koso 2002; 47: 2325-2330.
13. Niess JH, Brand S, Gu X, et al. CX3CR1-mediated dendritic cell access to the intestinal lumen and bacterial clearance. Science 2005; 307: 254-258.
14. Jang MH, Kweon MN, Iwatani K, et al. Intestinal villous M cells: an antigen entry site in the mucosal epithelium. Proc Natl Acad Sci USA 2004; 101: 6110-6115.
15. Uematsu S, Fujimoto K, Jang MH, et al. Regulation of humoral and cellular gut immunity by lamina propria dendritic cells expressing Toll-like receptor 5. Nat Immunol 2008; 9: 769-776.
16. Uematsu S, Jang MH, Chevrier N, et al. Detection of pathogenic intestinal bacteria by Toll-like receptor 5 on intestinal CD11c+ lamina propria cells. Nat Immunol 2006; 7: 868-874.
17. Kato H, Fujihashi K, Kato R, et al. Lack of oral tolerance in aging is due to sequential loss of Peyer's patch cell interactions. Int Immunol 2003; 15: 145-158.
18. Kraus TA, Brimnes J, Muong C, et al. Induction of mucosal tolerance in Peyer's patch-deficient, ligated small bowel loops. J Clin Invest 2005; 115: 2234-2243.
19. Worbs T, Bode U, Yan S, et al. Oral tolerance originates in the intestinal immune system and relies on antigen carriage by dendritic cells. J Exp Med 2006; 203: 519-527.
20. Iwasaki A, Kelsall BL. Unique functions of CD11b+, CD8 alpha+, and double-negative Peyer's patch dendritic cells. J Immunol 2001; 166: 4884-4890.
21. Jang MH, Sougawa N, Tanaka T, et al. CCR7 is critically important for migration of dendritic cells in intestinal lamina propria to mesenteric lymph nodes. J Immunol 2006; 176: 803-810.
22. Huang FP, Platt N, Wykes M, et al. A discrete subpopulation of dendritic cells transports apoptotic intestinal epithelial cells to T cell areas of mesenteric lymph nodes. J Exp Med 2000; 191: 435-444.
23. Hanayama R, Tanaka M, Miyasaka K, et al. Autoimmune disease and impaired uptake of apoptotic cells in MFG-E8-deficient mice. Science 2004; 304: 1147-1150.
24. Miyanishi M, Tada K, Koike M, et al. Identification of Tim4 as a phosphatidylserine receptor. Nature 2007; 450: 435-439.
25. Johansson-Lindbom B, Agace WW. Generation of gut-homing T cells and their localization to the small intestinal mucosa. Immunol Rev 2007; 215: 226-242.
26. Wendland M, Czeloth N, Mach N, et al. CCR9 is a homing receptor for plasmacytoid dendritic cells to the small intestine. Proc Natl Acad Sci U S A 2007; 104: 6347-6352.
27. Papadakis KA, Prehn J, Nelson V, et al. The role of thymus-expressed chemokine and its receptor CCR9 on lymphocytes in the regional specialization of the mucosal immune system. J Immunol 2000; 165: 5069-5076.
28. Kunkel EJ, Campbell JJ, Haraldsen G, et al. Lymphocyte CC chemokine receptor 9 and epithelial thymus-expressed chemokine (TECK) expression distinguish the small intestinal immune compartment: Epithelial expression of tissue-specific chemokines as an organizing principle in regional immunity. J Exp Med 2000; 192: 761-768.
29. Iwata M, Hirakiyama A, Eshima Y, et al. Retinoic acid imprints gut-homing specificity on T cells. Immunity 2004; 21: 527-538.
30. Watanabe N, Wang YH, Lee HK, et al. Hassall's corpuscles instruct dendritic cells to induce CD4+CD25+ regulatory T cells in human thymus. Nature 2005; 436: 1181-1185.
31. Siddiqui KR, Powrie F. CD103+ GALT DCs promote Foxp3+ regulatory T cells. Mucosal Immunol 2008; 1: S34-38.
32. Strober W. Vitamin A rewrites the ABCs of oral tolerance. Mucosal Immunol 2008; 1: 92-95.

10

粘膜免疫の破綻による疾病発症

a

粘膜における制御性T細胞(Treg)機構とその破綻

はじめに:Tregの発見

正常マウスにおけるさまざまな免疫細胞のなかには，免疫反応を抑制する$CD4^+$T細胞亜集団（制御性T細胞）が存在する．この制御性T細胞（regulatory T cells:Treg）は，$CD4^+$T細胞の約10％を占める．T細胞を欠如するマウス（ヌードマウスなど）に同系正常マウスから調製した$CD4^+$T細胞を移入しても，このマウスには何ら異常は起きない．しかし正常マウス由来$CD4^+$T細胞からあらかじめCD25陽性細胞を除き，これ（$CD4^+CD25^-$T細胞）を同様にヌードマウスに移入すると，約3か月後にはさまざまな臓器にリンパ球の浸潤を認め（**表1B**と**C**），また自己抗体の産生も観察されるようになる[1]．さらに，$CD4^+CD25^-$T細胞を移入してから一定期間内に$CD4^+CD25^+$T細胞を移入すると，前述のさまざまな自己免疫病を発症することはない（**表1E**）．

これらの結果から，正常マウスといえども$CD4^+CD25^-$T細胞中には自己を攻撃する細胞が存在すること，また同時に，自己に対する攻撃を抑制している細胞（$CD4^+CD25^+$T細胞）も存在していることが示された．自己に対して攻撃することがないように，すなわち，自己に対する寛容を維持するために非常に重要な細胞亜集団（$CD4^+CD25^+$T細胞）が存在することが明らかになったのである．

このように$CD4^+CD25^+$T細胞の重要性は，マウス個体レベルでの解析から見いだされたが，その後，$CD4^+CD25^+$T細胞がほかのT細胞の活性化を抑制することが*in vitro*の実験系でも示された[2]（**図1**）．この“$CD4^+CD25^+$T細胞”が，冒頭で述べた制御性T細胞（Treg）である．マウスで最初に発見されたTregと同様の細胞亜集団が，ヒトにおいても存在することが確認されている．免疫抑制機能を持ったT細胞亜集団が同定されたこと，その亜集団がヒトでも存在すること，またこの亜集団が自己免疫病の発症と深くかかわっていることなどが多くの研究者の関心を呼び，これまでにTregに関するさまざまな研究，例えば，免疫応答の制御にTregを利用しようとする試み，Tregの抑制機構を明らかにしようとする研究，またTregの発生機構に関する研究などが展開している．

Tregの操作による免疫応答の制御

生体内でのTregの数を増やし抑制機能を高めた状態をつくれば，生体にとって不都合な免疫反応（アレルギー反応，自己免疫病，移植片に対する拒絶反応など）を抑制できるのではないか，その可能性が検討された．*in vitro*の解析で，Tregはアナジー状態（不応答性状態）にあることが示されている[2]（**図1**）．すなわち，抗原提示細胞と抗原による刺激培養において$CD4^+CD25^-$T細胞は分裂増殖反応を示すが，同様の条件でTregを培養してもTregにはまったく分裂増殖が誘導されない（不応答性）のである．しかし，この培養時にIL-2を添加しても，しなくとも抗原提示細胞として樹状細胞を用いるとTregの増殖が誘導されることが示された[3]．そこでこれらの培養法によりTregをいった

表1 CD4$^+$CD25$^+$T細胞除去による自己免疫病の誘導と再移入による発症阻止

実験群	移入細胞	マウス匹数	自己免疫病を発症したマウス匹数							
			胃炎	卵巣炎	甲状腺炎	唾液腺炎	副腎炎	膵島炎	糸球体腎炎	関節炎
A	全細胞（5×10^7）	18	0	0	0	0	0	0	0	0
B	CD25$^-$細胞（50×10^7）	22	22	22	16	10	5	2	6	2
C	CD4$^+$CD25$^-$細胞（5×10^7）	16	14	13	7	5	2	0	3	0
D	CD8$^+$CD25$^-$細胞（5×10^7）	10	0	0	0	0	0	0	0	0
E	CD25$^-$細胞（5×10^7）＋CD4$^+$CD25$^+$細胞（2×10^6）	6	1	0	0	0	0	0	0	0

BALB/c マウスから調製した各細胞（実験群 A～E）を BALB/c ヌードマウスに移入した．3 か月後，自己免疫病の発症を組織学的に検討した．各細胞を移入したマウス匹数と，自己免疫病を発症したマウス匹数を表している．
（Sakaguchi S, et al. 1995[1]より）

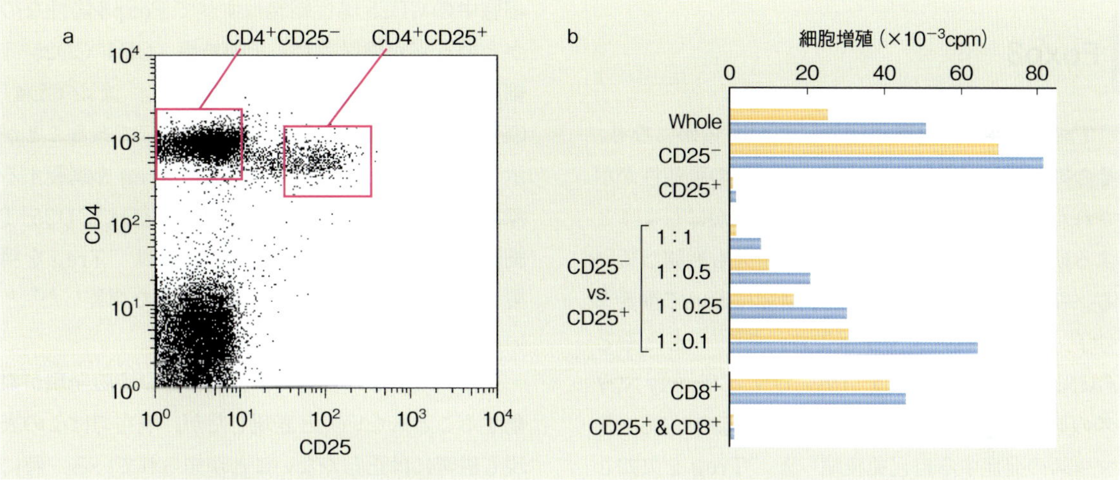

図1 CD4$^+$CD25$^+$T細胞による活性化抑制

a. 正常マウス脾細胞を抗CD25抗体と抗CD4抗体を用い二重染色した．CD4 T細胞の一部は，CD25を発現している．
b. CD4$^+$CD25$^-$T細胞（CD25$^-$と略す），CD4$^+$CD25$^+$T細胞（CD25$^+$と略す）を調製し，抗原提示細胞存在下，抗CD3抗体（黄）あるいはコンカナバリン A（青）で T 細胞を刺激培養した．培養 3 日後の細胞増殖を示している．CD25$^-$細胞が刺激に対し増殖反応を呈しているのに対し，CD25$^+$細胞はまったく増殖していない（不応答性）．また両細胞を混合して培養すると，CD25$^-$細胞の増殖が抑制されている．この抑制は，混合するCD25$^+$細胞の比率に依存していた．つまり，CD25$^+$細胞はCD25$^-$細胞の活性化を抑制できた．CD25$^+$細胞はCD8 T細胞の活性化に対しても抑制的に作用している．
（Takahashi T, et al. 1998[2]より）

ん生体外で増やした後，これを生体内へ戻すという操作が，アレルギー発症の抑制，移植片生着の延長に有効であることが確認されている．生体における Treg 数を増やすことが，不都合な免疫応答の抑制に有効であることが示されたわけである．

逆に，Treg を減らせばどうなるのであろうか．抑制機能が低下し自己免疫病を発症してしまうかもしれないが，同時に誘導が困難な免疫反応はこのとき誘導されやすくなるのではないか，という可能性が検討された．Treg のマーカーとして用いられている CD25 分子，この CD25 に対する抗体には生体内で CD25 陽性細胞を傷害・除去できる抗体がある．そこでその抗 CD25 抗体を生体内へ投与し，CD25 陽性細胞すなわち Treg を除去することが試みられた．都合の良いことに，抗 CD25 抗体の投与量などを工夫することで Treg を完全に除去せず，一時的に著しくTregを減らした状況を作ることができる．そこで，たとえば一般的にその誘導が困難な腫瘍細胞に対する免疫反応（抗腫瘍免疫応答）が，Tregが存在しないあるいはTreg数が一時的に減少した状況下では，効率よく誘導されるのではないか，その可能性が検討された．その結果，正常マウス（Tregが存在している通常の状態）と比べて，Tregのない状況，Tregを一時的に減らした状況では効果的な抗腫瘍免疫応答が誘導され，最終的に腫瘍拒絶に至ることが示されている[4]．このように，マウスモデルでは細胞レベルでTregの操作を行うことにより，免疫応答の制御が可能であることが示されているのである．

Foxp3

Tregという細胞亜集団の存在が明らかになり，その抑制機能に着目した免疫応答操作の可能性が示された．また抑制のメカニズムを明らかにしようとする研究やTregの発生に関する研究も展開している．これら多様なTreg関連の研究において重要な分子，Foxp3転写因子が報告された[5-7]．もともと*Foxp3*は，自己免疫病を自然発症するScurfyマウスの原因遺伝子として同定された．この“Scurfyマウスの発症する自己免疫病”と“Tregを欠如した状況で誘導される自己免疫病”のあいだに共通性があるのではないか，その可能性が検討された．その結果，*Foxp3*遺伝子に突然変異をもつScurfyマウスはTregを欠損していること，また抑制機能を持たないCD4T細胞（$CD4^+CD25^-$T細胞）に*Foxp3*遺伝子を導入することで，その細胞は抑制機能を獲得することが示された．

抑制機能を有さないCD4 T細胞とTregを区別するマーカーとして当初はCD25が用いられていた．しかしながらCD25分子はT細胞の活性化に伴い一時的にその発現が誘導される．すなわち，CD4 T細胞を活性化するとTreg以外のCD4 T細胞も$CD25^+$になり，TregマーカーとしてCD25を用いることはできない．言い換えると，何ら抗原に感作することがなくても正常マウスのCD4 T細胞にはすでにCD25分子を発現している細胞が存在し，これがTregであったということである．一方，Foxp3は細胞の活性化に伴いその発現が変動することもなく，CD25と比べてより安定したTregマーカーとして用いられるようになっている．ただし，CD25分子が細胞表面に存在し，抗CD25抗体などで染色することによりTregを生細胞の状態で調製できるのに対し，Foxp3は細胞内に存在するため，抗Foxp3抗体で細胞を染色するにはいったん細胞を固定化して細胞に穴を開けた状態にしなければならない．そのため，Foxp3で染色した細胞はもはや生細胞ではなく，培養などの実験に用いることができないという欠点がある．また，CD4T細胞中のCD25陽性細胞はすべてFoxp3陽性なのかという点が検討され，その結果，$CD4^+CD25^+$T細胞中の約90％が$Foxp3^+$であり，また$CD4^+CD25^-$T細胞中の1％程度が$Foxp3^+$であることが示されている．したがって，当初Tregを調製する際にCD25をマーカーとして用い$CD4^+CD25^+$T細胞を精製・調製していたが，これは“Tregを精製した”というより“Tregを高純度で調製した”といったほうが正しい．

先に“Foxp3は細胞の活性化に伴いその発現が変動することもない”と表現したが，現在ではこの表現も厳密には正しくないことが知られている．特にヒトではT細胞の活性化に伴いごく一部の細胞が一時的にFoxp3陽性になることが観察されている．したがってCD25分子がT細胞の活性化に伴い一時的に陽性になるのと同様に，Foxp3に関しても，もともとTregに発現している安定した$Foxp3^+$状態なのか，あるいは活性化状態にあるためにFoxp3陽性となっているのか注意が必要である．特にヒトの場合は常に抗原にさらされている状態にあることから，なおさら注意が必要である．

iTreg

$Foxp3^-$T細胞はほとんどが安定して$Foxp3^-$状態を維持していること，一部の細胞には一時的に$Foxp3^+$の状態が誘導されることを紹介した．しか

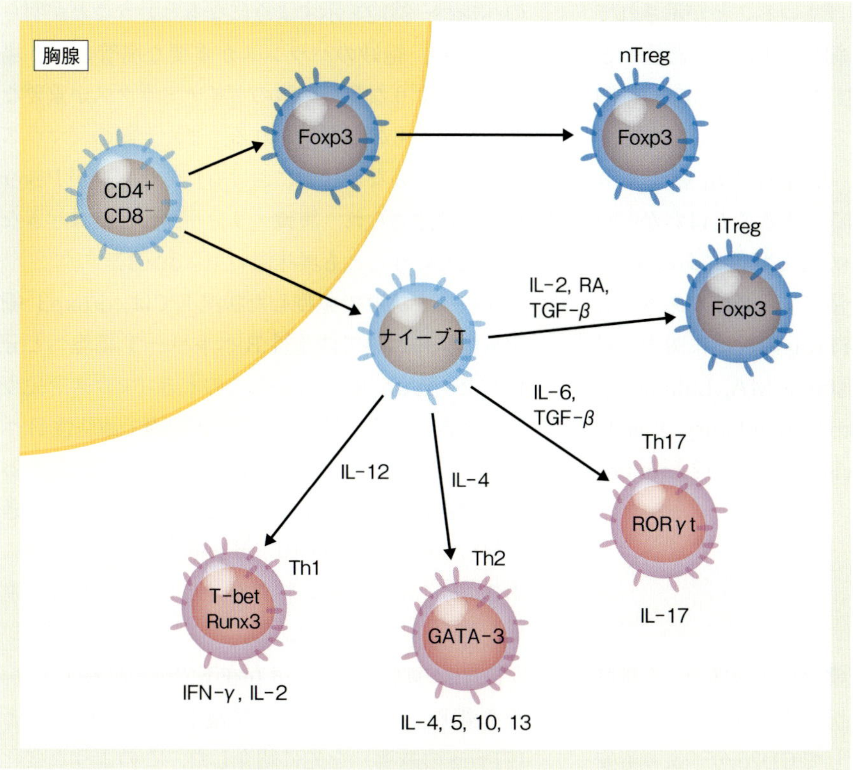

図2　T細胞亜集団の分化
ナイーブCD4T細胞は，サイトカインや転写因子の作用を受け，さまざまな細胞亜集団へと分化する[9]．この図中には示してないが，近年，Foxp3$^+$細胞がTh17細胞へと変化し得ることや，Foxp3$^+$細胞がFoxp3$^-$へと変わり，さらにヘルパーT細胞（濾胞性Bヘルパー T細胞）になり得ることも示されている．
RA：レチノイン酸
（Sakaguchi S, et al. 2008[9]より）

し，Foxp3$^-$T細胞もTGF-β存在下で刺激培養すると，多くの細胞がFoxp3$^+$へと変化することが示された（図2）[8,9]．もともと生体内に存在する胸腺由来のFoxp3$^+$Tregをnaturally occurring Treg（nTreg）というのに対し，Foxp3$^-$からFoxp3$^+$へと誘導されたTregをinducible Treg（iTreg）という．生体外でCD4T細胞からiTregを調製し，これを生体内へ戻す，すなわち抑制機能を高めた状態を個体レベルで作ることが免疫応答の制御に有用であることが示された[10]．iTregの誘導にTGF-βを用いると同時に，IL-2，レチノイン酸などを共存させると，さらにiTreg誘導の効率が高まることが報告されている[11-14]．

腸間膜リンパ節や腸におけるCD103$^+$樹状細胞はレチノイン酸を産生していることが示されており，この樹状細胞が腸管環境においてiTreg誘導を促進し，結果として経口抗原に対する寛容維持に一役を担っているのではないかと考えられている（9章d参照）．しかし一方で，このようにして調製されたiTregがどの程度安定してFoxp3陽性なのかという疑問も残されている．

nTregが*in vitro*でFoxp3$^+$状態で培養維持されるのに対し，iTregは*in vitro*での培養維持のあいだにFoxp3の発現が低下してくることが知られているのである[11,15]．またマウス個体に存在するTregのうち，iTregの割合はどの程度なのか，生体の恒常性維持にiTregはどの程度関与しているのか，この点が現在も課題として残されている．nTregとiTreg，ともにFoxp3$^+$ではあるが，*Foxp3*遺伝子の上流領域における遺伝子メチル化の程度が異なることが報告されている[15,16]．すなわち，nTregではその領域において脱メチル化されているのに対し，iTregや活性化に伴いFoxp3$^+$となったヒトT細胞では，該当領域がほとんど脱メチル化されていなかったのである．この脱メチル化とFoxp3の安定性についてはまだ解析を待つ必要があるが，少なくともFoxp3$^+$といえども，その実態にはさまざまな状況があることを認識しておく必要がある．

また後述のように，Foxp3の発現は絶対的なものでなく，動的な変化を遂げていることが示されてきている．つまり$Foxp3^-$細胞が$Foxp3^+$細胞へと誘導できるのみならず，逆に生体内で$Foxp3^+$細胞が$Foxp3^-$細胞へ変化し得ることも明らかになってきている．したがって，生体外の培養により$Foxp3^+$細胞（iTreg）を誘導できることはわかったが，その細胞が生体内のいかなる状態にあるTregを反映しているのか，十分注意する必要があると思われる（下記にnTregとiTregの対比に関する総説を参考にあげておく．Lafaille MA, Lafaille JJ. Natural and adaptive Foxp3+regulatory T cells: more of the same or a division of labor? Immunity 2009; 30: 626-635）．

Foxp3発現の変化

抗原に感作していない正常マウスの場合，T細胞表面に発現しているCD25分子がTregのマーカーとして有用であること，そしてCD25分子よりも安定したTregマーカーとして転写因子Foxp3が細胞内に存在していること，しかしこのFoxp3が安定して発現しているT細胞もあれば，一時的かつ不安定な状態で$Foxp3^+$となっているT細胞もあることを紹介してきた．

このFoxp3の発現状態に関し，Komatsuらは$Foxp3^+$T細胞の多くは安定してFoxp3陽性であるが，一部の$Foxp3^+$細胞は$Foxp3^-$となり抑制機能を失う細胞もあれば，$Foxp3^-$となった後も再び$Foxp3^+$へと変化する細胞もあることを報告している[17]．また最近，$Foxp3^+$細胞がPeyer板において$Foxp3^-$へと変化し，しかも$Foxp3^-$となった細胞は，その後Peyer板においてB細胞がIgAを産生する際に必要なヘルパーT細胞（濾胞性Bヘルパー T細胞）へと分化転換することが示された[18]（図3a, bおよびc-1）．ここで大事なことは，濾胞性BヘルパーT細胞への分化転換が$Foxp3^+$T細胞だけに認められ，$Foxp3^-$T細胞にはそのような分化転換が認められなかったということである（図3c-2）．同一細胞があるときは抑制機能を有し，また特定の場所（ここではPeyer板）ではまったく逆のヘルパー機能を示すようになるということが明らかとなり，絶妙のバランスが重要な腸管という場で，このような免疫細胞のダイナミックスが重要な意味を持つものと考えられる．また上記の（マウスを免疫していない状態における）分化転換がPeyer板でだけ認められ，脾臓・リンパ節などでは起きなかったということも興味深い（図3c-3）．

マウスを抗原で免疫した状況下では，$Foxp3^-$細胞も脾臓において濾胞性BヘルパーT細胞へと分化した（図3c-4）．しかしこのとき（マウスを免疫したとき）でも，$Foxp3^+$細胞が脾臓で濾胞性BヘルパーT細胞へと分化することは確認されなかったのである（図3c-5）．Foxp3の発現を抑制できる何らかの“特別な要因”がPeyer板という環境にあるのか，その“場の特異性”とは何か，今後の進展が待たれるところである．

$Foxp3^-$細胞をTGF-β存在下で刺激培養すると，その細胞にはFoxp3の発現が誘導されること（iTregの誘導）を先に紹介した．このような変化が腸間膜リンパ節では実際に観察されている．またiTregの誘導とは逆に，ここに紹介したように$Foxp3^+$細胞が$Foxp3^-$細胞に変化していること，そして同時に抑制機能も失っていることが示された[17]．つまり，安定してFoxp3を発現している細胞，不安定ながらFoxp3陽性の細胞など，Foxp3陽性といえども一様ではないこと，またたとえFoxp3を安定して発現していても，特定の環境下では十分$Foxp3^-$へと変化させ得ることが明確になってきたわけである．Foxp3の発現に依存して抑制機能も変化することから，Foxp3の安定した発現誘導法や，Foxp3発現の抑制法が確立されれば，それは免疫応答の制御にも利用できる可能性が考えられる．たとえば，臓器に自己攻撃性リンパ球が浸潤した炎症時も，そのリンパ球にFoxp3の発現を誘導することで炎症の進展を抑制するといったことが可能になるかもしれない．今後の展開に期待したい．

$Foxp3^-$T細胞は，TGF-β存在下で刺激培養すると，$Foxp3^+$細胞（iTreg）へと変化する．また，この刺激培養時にTGF-βに加えてIL-6も存在し

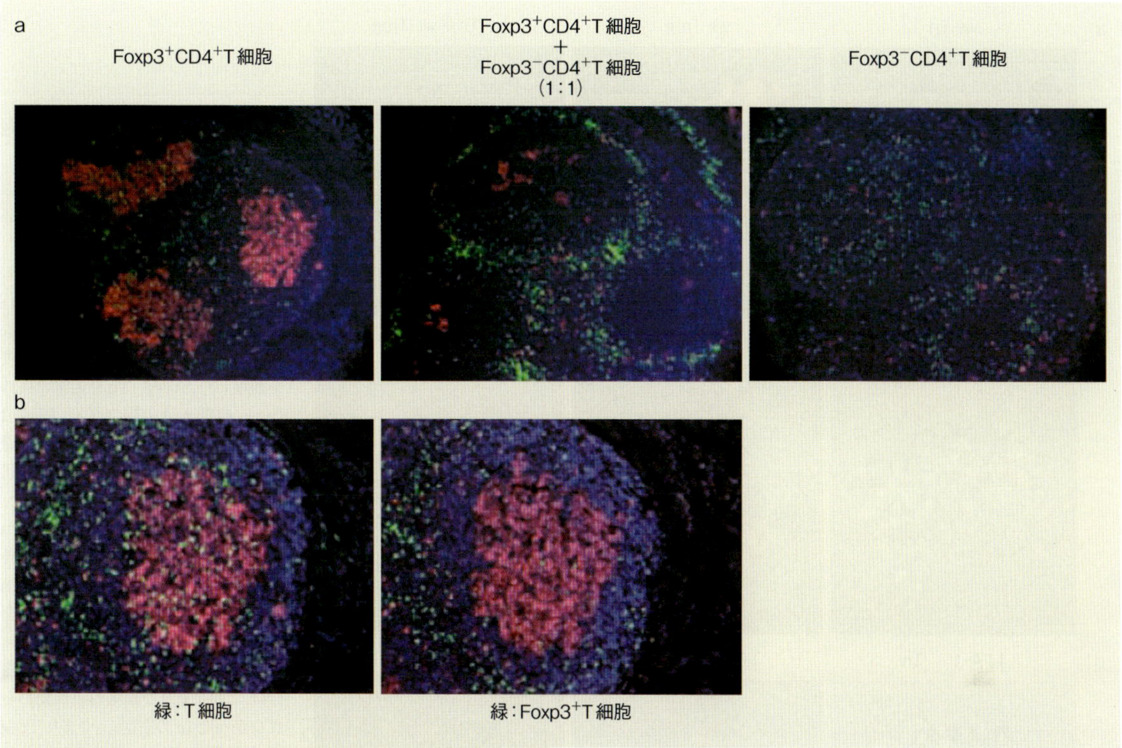

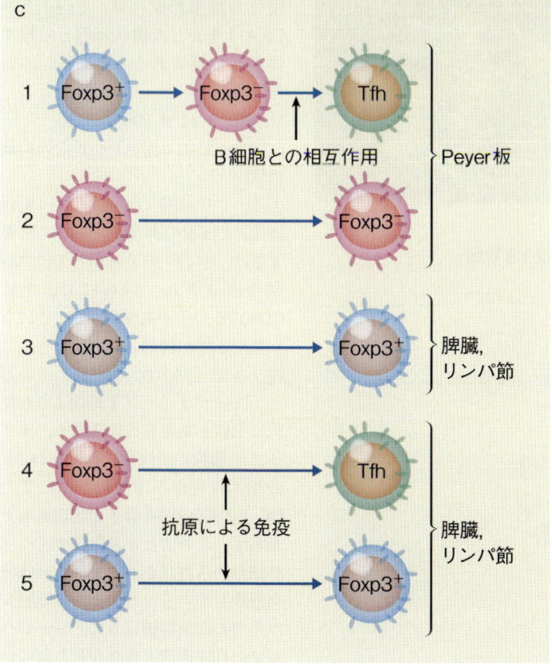

図3　Peyer板における$Foxp3^{+}CD4^{+}$T細胞の分化転換

a. T細胞を欠損しているCD3 ε欠損マウスに$Foxp3^{+}$T細胞（左），$Foxp3^{-}$T細胞（右），両細胞（1:1）（中央）を移入し，4週間後にPeyer板を免疫染色している．赤色はAID（activation-induced deaminase）を発現している細胞を示す．B細胞は活性化してAIDを発現するようになり，Ig A産生へのクラススイッチが起こる．つまり赤色の細胞の集合（濾胞）は，B細胞がIg Aを産生するために活性化された状態にあることを示している．緑色は，移入されたT細胞を表している．両細胞を移入した場合は，T細胞がT細胞領域を形成し，またAID陽性の細胞もB細胞領域（濾胞）に認められる．$Foxp3^{+}$T細胞だけを移入した場合は，より明確なAID陽性細胞領域（濾胞）が形成され，一方，$Foxp3^{-}$T細胞だけを移入した場合は，AIDの発現が誘導されていない．

b. $Foxp3^{+}$T細胞を移入し，4週間後にPeyer板を免疫染色している．赤色がAID陽性細胞，緑色が左図ではCD3陽性細胞，右図では$Foxp3^{+}$T細胞を示している．移入したT細胞が全面に存在している（左図）が，AID陽性細胞集団（濾胞）のまわりや濾胞上に重なって位置していたT細胞にはFoxp3の発現が認められない（右図）．このFoxp3の発現が認められなくなったT細胞は，正常マウスから調製した濾胞性Bヘルパー T細胞と同様の遺伝子発現パターンを示していた．

（Tsuji M, et al. 2009[18]より）

c. 各組織における細胞の分化転換

Tfh：濾胞性BヘルパーT細胞

ていると，$Foxp3^{-}$細胞はTh17細胞（$Foxp3^{-}$, IL-17産生細胞）へと分化することが知られている（図2）．Th17細胞は自己免疫発症時の組織炎症部位などで炎症の増悪化に関与する細胞であり，iTreg細胞とはまったく異なる細胞である．最近，$Foxp3^{+}$細胞がTh17細胞へと変化し得ることが*in vitro*の系だけでなく，マウス生体内でも起こり得ることが示された[19-21]．さらにこのような変化は，

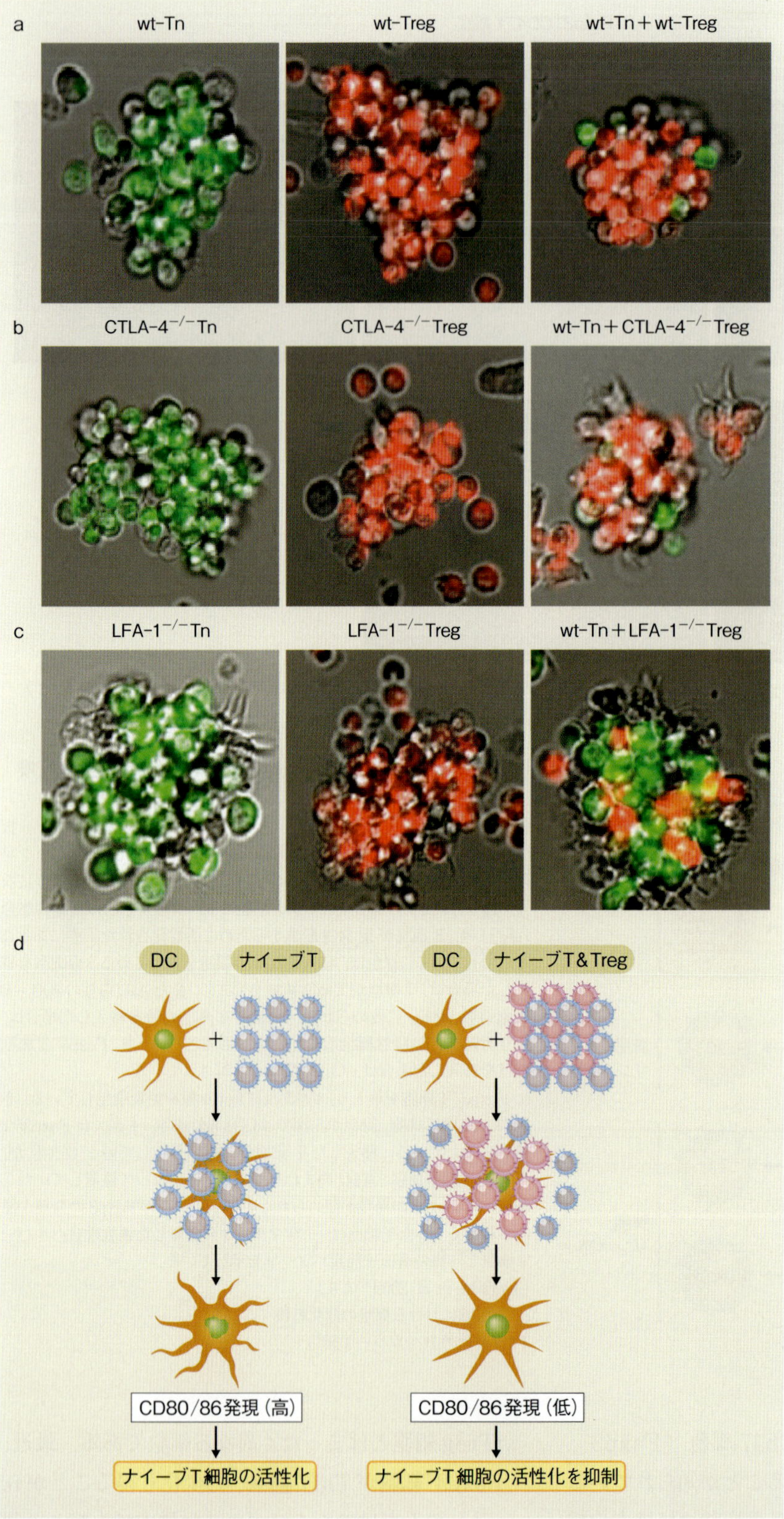

図4　CD4T細胞—樹状細胞間の凝集形成

マウスCD4T細胞をTregとTreg以外（ここではTnと表している）に分け，それぞれをPKH-26（赤色），PKH-67（緑色）で染色する．これらそれぞれ単独あるいは両細胞（1：1）を樹状細胞と抗原存在下12時間培養し，T細胞と樹状細胞の凝集形成を観察した．Treg，Tnを正常マウス（wt），CTLA-4欠損マウス，LFA-1欠損マウス，いずれから調製した場合でも，各Treg，Tnはともに樹状細胞と凝集を形成した（図中各a，b，cの左・中央図）．しかしTreg：Tn（1：1）を樹状細胞と抗原存在下培養すると，Treg（赤色の細胞）がTn（緑色）より優位に樹状細胞と凝集を形成した（a，bの右図）．ただし，TregがLFA-1を発現していない場合は，Treg優位な凝集形成が認められなかった（cの右図）．つまりTreg優位な凝集形成には，Treg上のLFA-1を介した樹状細胞との相互作用が重要であることを示している．

（Onishi Y, et al. 2008[25]より）

d．Tregによる細胞レベルでの抑制機構．

ナイーブT細胞（水色）をDC（樹状細胞）と抗原の存在下において培養すると，ナイーブT細胞とDCの凝集が形成され，さらにDC上にCD80/86分子が高発現するようになり免疫応答が誘導される．一方，このときTreg（赤色）が共存していると，TregがナイーブT細胞よりも優位にDCと凝集形成するため，ナイーブT細胞の活性化に必要なDCとの相互作用が不十分になる．またDC上のCD80/86分子の発現量も上がらず，このことがさらにナイーブT細胞の活性化が誘導されない状況を形成している．このような細胞レベルでの抑制機構以外に，分子レベルでの抑制機構も複数報告されている．詳細は下記総説を参考にされたい．

（Shevach EM. Mechanisms of foxp3＋T regulatory cell-mediated suppression. Immunity 2009; 30: 636-645）

ヒトのTregを用いた解析でも認められている．したがって，Tregを用いた免疫抑制療法においてもこのようなTregの分化転換に考慮することが必要かもしれない．

Tregによる抑制機構

Tregが抑制機能を発揮するためには，TregがT細胞受容体を介した抗原認識を経て活性化されることが必要である．いったん活性化されたTregはその後，抗原特異性の異なるCD4T細胞に対して抑制機能を発揮する．つまりTregによる抑制作用は抗原非特異的であることが知られている[2]．またTregは，CD8T細胞，B細胞，ナチュラルキラー（NK）細胞，NKT細胞，樹状細胞などに対しても抑制的に作用することが知られている[22]．

Tregによる抑制機構に関しては，複数の抑制機構が報告されている．その1つにTregによる抑制分子（TGF-βやIL-10など）の分泌が指摘されている．たとえば，腸の固有層に存在する$Foxp3^+$細胞はIL-10を発現していることが確認されている[23]．また，本来分泌されるTGF-βが，Treg細胞表面上に存在していると指摘する報告もある．さらに，免疫抑制作用を有するサイトカインIL-35を，Tregがほかの細胞より多く産生していることも示されている[24]．

このような抑制分子の分泌によりTregが抑制機能を発揮するという報告に対し，Tregが細胞レベルで抑制機能を示すと指摘する報告もある．$CD4^+CD25^-$T細胞（つまりTreg以外のCD4T細胞）が活性化されるためには，抗原提示細胞（antigen presenting cell：APC）との直接相互作用を通して抗原を認識する必要がある．このときTregが共存していると，APC-Treg間の相互作用がAPC－$CD4^+CD25^-$T細胞間相互作用より優勢になることが示されている[25]（図4）．しかもTregと相互作用したAPCには，T細胞活性化に重要なAPC上の分子（CD80/CD86分子）が十分に誘導されず，総合的に結果として$CD4^+CD25^-$T細胞に十分な活性化が誘導されない．これがTregによる抑制機構の一端であると指摘する報告もある．

これら以外にも，CD4T細胞が活性化されるためには，CD4T細胞自身が産生したIL-2をその細胞自らが受け取り，さらに活性化が増強されるという過程があるが，この産生されたIL-2をTregが消費し，結果としてCD4T細胞に対し供給されるIL-2が減ることでCD4T細胞の活性化が不十分になってしまう．これがTregによる抑制機構であるとする報告もある．またTregによるサイトカインの消費が，CD4T細胞に細胞死を誘導しているという指摘もある[26]．

これらさまざまな分子レベル，細胞レベルでの抑制機構が報告されているが，Tregの抑制機構が1つである必要はなく，実際に生体内ではTregの存在する場所などに依存して，複数の抑制機構を駆使することで結果として安定した抑制作用を発揮できているのかもしれない．これは言い換えると，ある特定の抑制分子を機能阻害しても，ほかの抑制機構によりTregは依然として抑制機能を発揮するということも考えられる．

おわりに

Tregという免疫抑制機能を有する細胞亜集団が見いだされ，またTregの抑制機能発現に不可欠なFoxp3転写因子の存在も明らかになった．近年，Foxp3の発現が変動し得ることが明らかになり，T細胞も分化に伴いある特定の機能を獲得するだけでなく，その後また別の機能亜集団へと分化転換することが示されてきた．このようなTregダイナミックスは，粘膜における免疫バランスを理解するうえでも重要であり，今後の解析に注目したい．

（清水　淳，坂口志文）

引用文献

1. Sakaguchi S, Sakaguchi N, Asano M, et al. Immunologic self-tolerance maintained by activated T cells expressing IL-2 receptor alpha-chains (CD25). Breakdown of a single mechanism of self-tolerance causes various autoimmune diseases. J Immunol 1995; 155: 1151-1164.

2. Takahashi T, Kuniyasu Y, Toda M, et al. Immunologic self-tolerance maintained by $CD25^+CD4^+$ naturally anergic and suppressive T cells: induction of autoimmune disease by breaking their anergic/suppressive state. Int Immunol 1998; 10: 1969-1980.
3. Yamazaki S, Iyoda T, Tarbell K, et al. Direct expansion of functional $CD25^+CD4^+$ regulatory T cells by antigen-processing dendritic cells. J Exp Med 2003; 198: 235-247.
4. Ko K, Yamazaki S, Nakamura K, et al. Treatment of advanced tumors with agonistic anti-GITR mAb and its effects on tumor-infiltrating $Foxp3^+CD25^+CD4^+$ regulatory T cells. J Exp Med 2005; 202: 885-891.
5. Hori S, Nomura T, Sakaguchi S. Control of regulatory T cell development by the transcription factor Foxp3. Science 2003; 299: 1057-1061.
6. Fontenot JD, Gavin MA, Rudensky AY. Foxp3 programs the development and function of $CD4^+CD25^+$ regulatory T cells. Nat Immunol 2003; 4: 330-336.
7. Khattri R, Cox T, Yasayko SA, et al. An essential role for Scurfin in $CD4^+CD25^+$ T regulatory cells. Nat Immunol 2003; 4: 337-342.
8. Chen W, Jin W, Hardegen N, et al. Conversion of peripheral $CD4^+CD25^-$ naive T cells to $CD4^+CD25^+$ regulatory T cells by TGF-beta induction of transcription factor Foxp3. J Exp Med 2003; 198: 1875-1886.
9. Sakaguchi S, Yamaguchi T, Nomura T, et al. Regulatory T cells and immune tolerance. Cell 2008; 133: 775-787.
10. DiPaolo RJ, Brinster C, Davidson TS, et al. Autoantigen-specific TGFbeta-induced $Foxp3^+$ regulatory T cells prevent autoimmunity by inhibiting dendritic cells from activating autoreactive T cells. J Immunol 2007; 179: 4685-4693.
11. Mucida D, Park Y, Kim G, et al. Reciprocal TH17 and regulatory T cell differentiation mediated by retinoic acid. Science 2007; 317: 256-260.
12. Coombes JL, Siddiqui KR, Arancibia-Carcamo CV, et al. A functionally specialized population of mucosal $CD103^+$ DCs induces $Foxp3^+$ regulatory T cells via a TGF-beta and retinoic acid-dependent mechanism. J Exp Med 2007; 204: 1757-1764.
13. Benson MJ, Pino-Lagos K, Rosemblatt M, et al. All-trans retinoic acid mediates enhanced T reg cell growth, differentiation, and gut homing in the face of high levels of co-stimulation. J Exp Med 2007; 204: 1765-1774.
14. Sun CM, Hall JA, Blank RB, et al. Small intestine lamina propria dendritic cells promote de novo generation of Foxp3 T reg cells via retinoic acid. J Exp Med 2007; 204: 1775-1785.
15. Floess S, Freyer J, Siewert C, et al. Epigenetic control of the foxp3 locus in regulatory T cells. PLoS Biol 2007; 5: e38.
16. Baron U, Floess S, Wieczorek G, et al. DNA demethylation in the human FOXP3 locus discriminates regulatory T cells from activated FOXP3(+) conventional T cells. Eur J Immunol 2007; 37: 2378-2389.
17. Komatsu N, Mariotti-Ferrandiz ME, Wang Y, et al. Heterogeneity of natural $Foxp3^+$ T cells: a committed regulatory T-cell lineage and an uncommitted minor population retaining plasticity. Proc Natl Acad Sci U S A 2009; 106: 1903-1908.
18. Tsuji M, Komatsu N, Kawamoto S, et al. Preferential generation of follicular B helper T cells from $Foxp3^+$ T cells in gut Peyer's patches. Science 2009; 323: 1488-1492.
19. Xu L, Kitani A, Fuss I, et al. Cutting edge: regulatory T cells induce $CD4^+CD25^-Foxp3^-$ T cells or are self-induced to become Th17 cells in the absence of exogenous TGF-beta. J Immunol 2007; 178: 6725-6729.
20. Koenen HJ, Smeets RL, Vink PM, et al. Human CD-25high Foxp3 pos regulatory T cells differentiate into IL-17-producing cells. Blood 2008; 112: 2340-2352.
21. Radhakrishnan S, Cabrera R, Schenk EL, et al. Reprogrammed $FoxP3^+$ T regulatory cells become IL-17+ antigen-specific autoimmune effectors in vitro and in vivo. J Immunol 2008; 181: 3137-3147.
22. Tang Q, Bluestone JA. The $Foxp3^+$ regulatory T cell: a jack of all trades, master of regulation. Nat Immunol 2008; 9: 239-244.
23. Uhlig HH, Coombes J, Mottet C, et al. Characterization of $Foxp3^+CD4^+CD25^+$ and IL-10-secreting $CD4^+$ $CD25^+$ T cells during cure of colitis. J Immunol 2006; 177: 5852-5860.
24. Collison LW, Workman CJ, Kuo TT, et al. The inhibitory cytokine IL-35 contributes to regulatory T-cell function. Nature 2007; 450: 566-569.
25. Onishi Y, Fehervari Z, Yamaguchi T, et al. $Foxp3^+$ natural regulatory T cells preferentially form aggregates on dendritic cells in vitro and actively inhibit their maturation. Proc Natl Acad Sci U S A 2008; 105: 10113-10118.
26. Pandiyan P, Zheng L, Ishihara S, et al. $CD4^+CD25^+$ $Foxp3^+$ regulatory T cells induce cytokine deprivation-mediated apoptosis of effector $CD4^+$ T cells. Nat Immunol 2007; 8: 1353-1362.

b

潰瘍性大腸炎

はじめに

潰瘍性大腸炎（ulcerative colitis）はCrohn病と同様，若年者に好発する病因不明の炎症性腸疾患（inflammatory bowel disease）である（10章c，13章e参照）．発症後は再燃と寛解を繰り返すことが多く，難治性を示す症例では生涯にわたる治療を強いられて社会的，経済的負担を余儀なくされるばかりでなく，大腸癌などさまざまな合併症を併発する．以前は欧米の限られた地域に多い疾患と考えられていたが，現代においてはわが国を含めたアジア諸国に，そして世界中で急激に増加していることが大きな社会問題となっている．

臨床的背景

臨床症状，経過と疫学

持続性または反復性の下痢や下血と発熱，腹痛を主症状とし，特に粘液と血液が混在した粘血便を呈することが特徴である．治療によって寛解してもたびたび再燃を繰り返すことが多く，寛解状態にあっても下痢や腹痛などの症状が遷延することがしばしばある[1]．また発症から早期に再燃する例では，その後の経過において頻繁に再燃する傾向がみられる．男女比はほぼ1：1で一般に30歳以下の若年者に好発するが，高齢で発症することもあり50歳台に第2の好発年齢層が存在する．特に高齢者潰瘍性大腸炎の重症例ではステロイドの長期投与によって骨粗鬆症や糖尿病，易感染性などの副作用が起きやすくなることも問題となる．

表1　潰瘍性大腸炎の重症度分類

	重症	中等症	軽症
1. 排便回数	6回以上	重症と軽症の中間	4回以下
2. 顕血便	(+++)		(+)～(−)
3. 発熱	37.5℃以上		(−)
4. 頻脈	90/分以上		(−)
5. 貧血	Hb 10 g/dL以下		(−)
6. 赤沈	30 mm/hr以上		正常

重症：1と2および3または4を満たし，6項目中4項目を満たすもの．
軽症：6項目すべてを満たすもの．
重症のなかでも特に症状が激しく重篤なものを激症とし，発症の経過により，急性激症型と再燃激症型に分ける．激症の診断基準は以下の5項目をすべて満たすものとする．
①重症基準を満たしている．
②15回/日以上の血性下痢が続いている．
③38℃以上の持続する高熱がある．
④10,000/mm^{3}以上の白血球増多がある．
⑤強い腹痛がある．
（厚生労働省「難治性炎症性腸管障害調査研究班〈日比班〉」より）

重症度分類と病型分類

重症度では排便回数や下血，炎症反応などから軽症，中等症，重症，激症に分類される（**表1**）．また約10％の症例ではさまざまな治療を施しても寛解が導入されずに難渋することがある．こうした例は特に難治性潰瘍性大腸炎と定義され，ステロイドを漸減すると再燃を起こしてしまうために再び増量を余儀なくされて離脱できないステロイド依存例，またステロイド投与が奏効しないステロイド抵抗例などが含まれる．

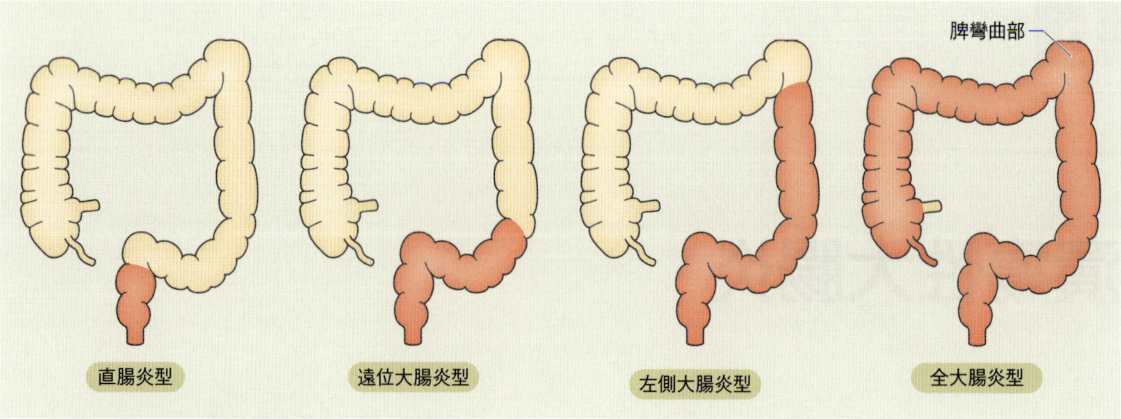

図1　潰瘍性大腸炎の病型分類

潰瘍性大腸炎の病変は直腸から連続性に存在し，基本的に大腸に限局するのが特徴であり，その範囲が直腸に限局する直腸炎型，直腸およびS状結腸に限局する遠位大腸炎型，大腸脾彎曲部にまで逆行する左側大腸炎型，脾彎曲部を越える全大腸炎型の4つに病型が分類される（図1）．このうち外科治療が最終的に必要となる症例は全大腸炎型の約60％，左側大腸炎型の約50％である一方，直腸炎型では約15％にとどまることから，一般的に罹患範囲の広い病型では炎症反応が著しい傾向にあると考えられている[2)]．またもともとの罹患範囲が直腸炎型や左側大腸炎型であっても，経過とともに近位側へ病変が波及していくことがあると知られている[2, 3)]．

臨床検査所見と病理学的所見

血液検査所見では赤沈亢進，CRP陽性，白血球数の増加といった炎症反応のほか，貧血，低アルブミン血症などがみられる．またperinuclear anti-neutrophil cytoplasmic antibody（pANCA）などの自己抗体が陽性の症例もある．

下部消化管（注腸）造影検査では潰瘍形成に伴う大腸辺縁の鋸歯状陰影や，ハウストラ（大腸ひだ）が消失したために大腸が“鉛管状”を呈する所見（図2）のほか，偽（炎症性）ポリポーシスなどがみられることがある．

下部消化管内視鏡検査所見としては直腸からの全周性で連続性の大腸粘膜の発赤，血管透見性の低下，浮腫，びらん，潰瘍，出血，偽ポリポーシスなどが観察される（図3）．

病理組織学的には粘膜から粘膜下層までを主体としたびまん性の非特異性炎症像を呈し，病変は直腸から連続性にみられ大腸に限局する．また陰窩のねじれや萎縮，杯細胞の減少や消失，陰窩膿瘍（crypt abscess）がしばしばみられる．$CD4^+$T細胞や形質細胞による細胞浸潤が炎症の主体となるが，活動期には好中球や好酸球，肥満細胞，樹状細胞（dendritic cell），マクロファージの浸潤もみられる．またnatural killer T（NKT）細胞の浸潤も病態に深くかかわっていることが報告されている（図4）．

内科治療

わが国における潰瘍性大腸炎の診療では厚生労働省の「難治性炎症性腸管障害に関する調査研究班」によってまとめられた治療指針（図5）が参考にされている．潰瘍性大腸炎の内科治療は，①寛解の導入を目的とするもの，および②寛解の維持を目的とするもの，という2段階に区別する概念が一般的である．軽症から中等症までの症例では，アミノサリチル酸製剤の経口・注腸投与やステロイド製剤の経口投与などによって多くの症例で寛解の導入や維持を行うことが可能である．重症例では入院して禁食と点滴による腸管の安静を図るとともに，ステロイド剤の経静脈的投与が一般に行われている[4)]．

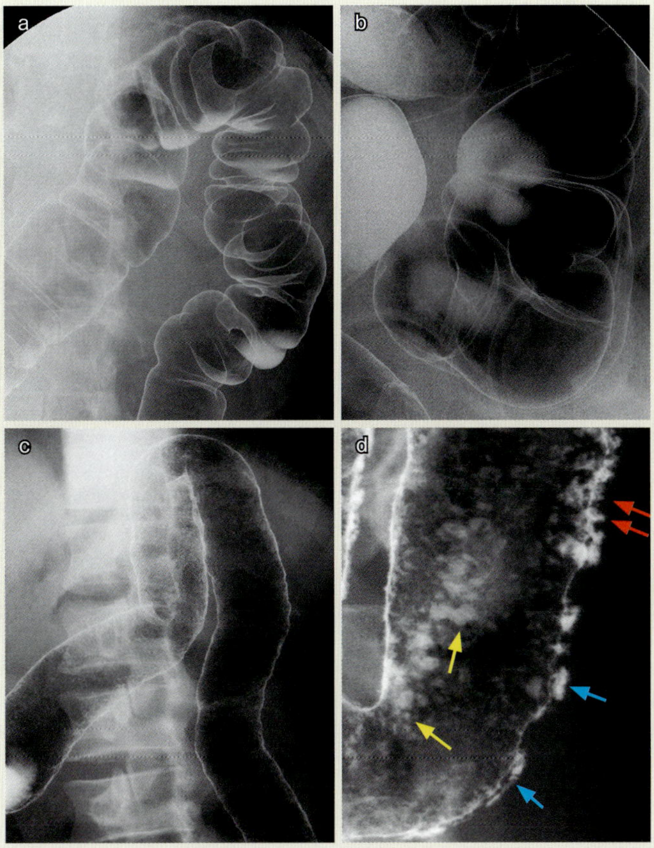

図2　注腸造影検査所見
健常者（a, b）および潰瘍性大腸炎患者（c, d）の所見を示す．潰瘍性大腸炎では連続したハウストラの消失による鉛管状陰影（c）や潰瘍形成による陥凹を示すバリウム斑（d 黄矢印），辺縁の鋸歯状陰影（同赤矢印），カフスボタン様陰影（同青矢印）などが観察される．

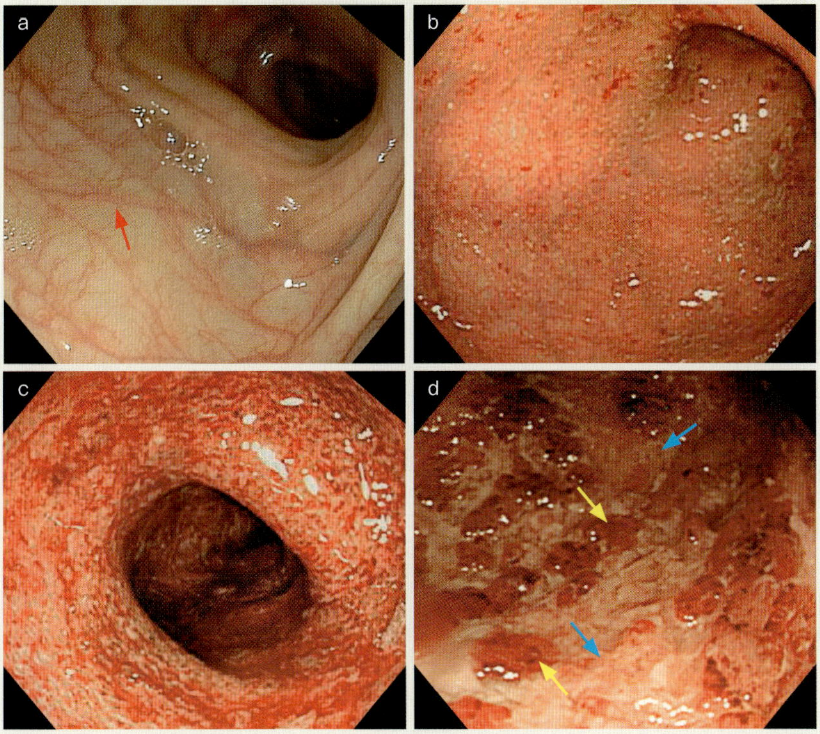

図3　下部消化管内視鏡検査所見
健常な大腸粘膜の表面は透明で血管透見像が保たれている（a 赤矢印）．軽症の潰瘍性大腸炎では血管透見像が消失し，発赤，アフタ，小黄色点によって粘膜は細顆粒状を呈している（b）．中等症の粘膜はさらに粗造となり，びらんや小潰瘍の形式によって易出血性を呈する（c）．重症な例では白苔の付着を伴う広汎な潰瘍（d 青矢印）と遺残粘膜による偽ポリポーシス（同黄矢印）が観察される．

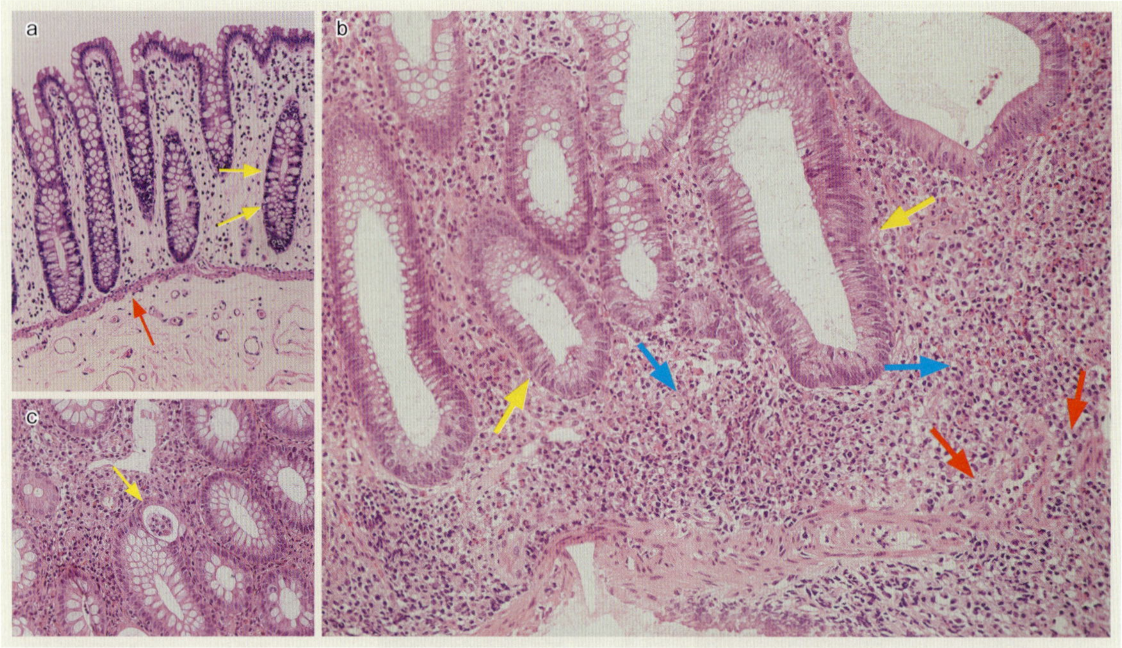

図4　病理組織像

健常者（a）および潰瘍性大腸炎患者（b, c）の所見を示す．正常な大腸粘膜では粘膜筋板が保たれ（a赤矢印），上皮層に沿った杯細胞の空胞（同黄矢印）が観察される．潰瘍性大腸炎では多彩な炎症細胞の浸潤（b青矢印）とともに，粘膜筋板の破壊（同赤矢印），杯細胞の減少ないし消失（同黄矢印），陰窩膿瘍（c黄矢印）などが観察される．

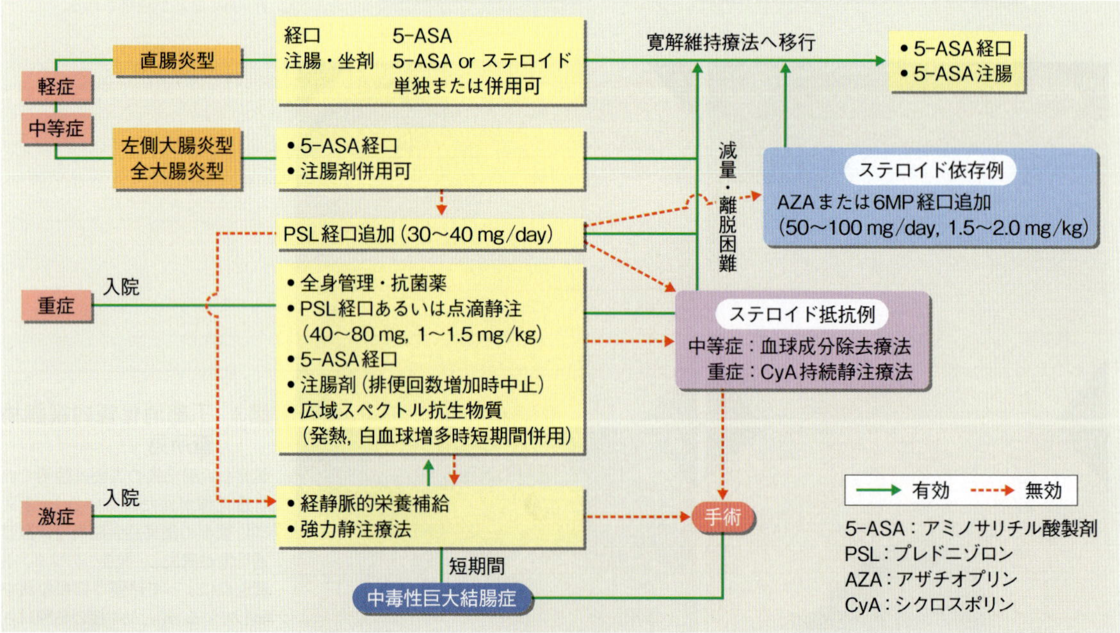

図5　潰瘍性大腸炎の治療方針

（厚生労働省「難治性炎症性腸管障害調査研究班（渡辺班）」平成19年版より改変）

●栄養指導

一般的に軽症から中等症の潰瘍性大腸炎では低脂肪食，低繊維食，高カロリー食，高蛋白質食の摂食がよいとされているが，肉類は避けて魚類からの動物性蛋白質摂取をこころがけ，アルコールや刺激物，乳製品は避けるべきであると考えられている．

活動期，再燃時に重症例以上の潰瘍性大腸炎では腸管の安静を図るとともに食餌抗原の曝露を軽減させる目的で，禁食として点滴による補液が行われ，激症例などでは時に中心静脈栄養による管理が必要となることがある．

●アミノサリチル酸製剤

サラゾスルファピリジン（salazosulfapyridine：SASP）やメサラジン（5-ASA）などのアミノサリチル酸製剤は軽症から中等症の寛解導入効果が高く，顕著な副作用が少ない．さらに長期投与によって寛解維持・再発予防効果が得られる[5]．ただし重症例で寛解導入が得られることは少ない[6]．直腸やS状結腸など遠位側の大腸で炎症が強い症例では，坐剤や注腸製剤との併用療法が効果的であるといわれている[7]．

●ステロイド製剤

中等症ないし重症例潰瘍性大腸炎の活動期ないし再燃期に対する標準的な寛解導入療法として使用されている．一般に中等症ではプレドニゾロン（prednisolone：PSL）経口製剤による反応性は良好と考えられているが，難治性や重症，激症例では点滴静注によるステロイド投与が行われることがある．ステロイド製剤には寛解維持効果がなく[8]，長期投与による副作用も問題となる．このため通常は投与開始後7～10日以内に治療効果を判定し，寛解が導入された場合は投与量の漸減を開始しつつ，サリチル酸製剤や免疫調節薬など他剤の併用や切り替えによって寛解維持療法への移行を行う[9]．

●経口免疫調節薬

ステロイド製剤による寛解導入後，通常はサリチル酸製剤への移行を試みる．しかし減量中に再燃するステロイド依存例ではアザチオプリン（azathioprine：AZA）やメルカプトプリン（mercaptopurine hydrate：6-MP）などの経口免疫調節薬の併用や切り替えを行う．またこれらの薬剤は長期投与による寛解維持効果も高いことが報告されている[10]．欧米人ではアザチオプリンやメルカプトプリンの内因性代謝酵素 thiopurine methyltransferase（*TPMT*）遺伝子の多型が多く，また日本人では一方それと別の酵素の遺伝子多型があると推測されている．それらによって中間代謝産物 6-thioguanine nucleotides（6-TG）の血中濃度が上昇すると顆粒球減少などの副作用が出現することがある．このためアザチオプリンやメルカプトプリンは少量からの投与を開始し，症状や副作用によって適宜増減することが推奨される．

●シクロスポリンA

重症や難治性潰瘍性大腸炎のステロイド抵抗例に対しては，シクロスポリンA（cyclosporin A：CyA）の投与によって急性期の寛解導入を行う．ただし経口投与では有効血中濃度に達するまで時間がかかり，またそれを維持させることも困難である．そのため重症潰瘍性大腸炎の寛解導入には持続的な経静脈投与を行うのが一般的である[11]．寛解導入後は経口のシクロスポリンAもしくはアザチオプリンやメルカプトプリンに切り替えて寛解維持療法を行うが，治療効果の発現には通常数か月かかることと感染症や神経障害，腎障害，高血圧などの副作用のため，適切な血中濃度の維持とそのモニタリングが必要とされる．

●血球成分除去療法

中等症以上の難治性，特にステロイド抵抗性の潰瘍性大腸炎例に対して，活性化した白血球を体外循環回路などを用いて除去することにより寛解導入を図る治療法である．セルロースアセテートビーズを用いて主に顆粒球や単球を吸着除去する顆粒球吸着除去療法（granulocyte and monocyte absorption apheresis：GCAP），ポリエチレンテレフタレート繊維を用いてリンパ球を含めた白血球と血小板を吸着除去させる白血球除去療法（leukocyte apheresis：LCAP），および比重遠心法によって白血球を分離除去する遠心分離法の3種類がある．こうした治療概念はわが国で開発されたものであり，すでに安全性と有効性が確認されている[12]．このうち顆粒球吸着除去療法は2000年，白血球除去療法は2001年から保険適用が認可され，国内で広く導入されている[13]．海外では治療効果に有意差がないとする報告もあるが[14]，適応となる症例の選定基準や長期的な予後に関する解析結果などが今後注目されている．

●タクロリムス

タクロリムス（tacrolimus hydrate：FK506）はわが国で開発された免疫抑制薬であり，2009年7月に難治性潰瘍性大腸炎に対して保険適用が承認された．わが国における多施設共同研究でタクロリムスの有効性はすでに明らかとなっており[15]，その効果はシクロスポリンの約100倍と強力であることや経口製剤であることの簡便性が特徴である．しかし有効血中濃度に到達するまでにはやはり投与開始後1～2週間が必要とされる．また腎障害などは少ないものの，神経障害，高血圧，多毛症などの副作用があることなどから血中濃度のモニタリングが必要である．シクロスポリン同様に重症例や難治性潰瘍性大腸炎の活動期や再燃時の寛解導入効果が見込まれているほか，寛解維持にも効果を示すことが期待されている[15,16]．

治験段階，開発段階の治療法

●抗腫瘍壊死因子（tumor necrosis factor：TNF）-αキメラ抗体製剤

抗TNF-αキメラ抗体インフリキシマブ（infliximab）は関節リウマチのほか，中等症から重症の活動性Crohn病の腸管病変とそれに伴う痔瘻などの外瘻病変に対する効果的な治療薬としてすでにわが国でも広く臨床応用されている（12章e参照）．海外では一方，ステロイドやアザチオプリンなど他剤抵抗例の潰瘍性大腸炎に対するインフリキシマブの臨床試験において，寛解導入効果，寛解維持効果や手術回避効果が認められた[17,18]．それを契機に難治性潰瘍性大腸炎の寛解導入と寛解維持の目的にもインフリキシマブは欧米ですでに使用されている．わが国でもインフリキシマブの臨床試験が終了しているが，その解析結果はまだ明らかになっていない．副作用に関してはすでにCrohn病におけるインフリキシマブ使用例で感染症などさまざまなものが報告されているが，特に肝脾リンパ腫（hepatosplenic lymphoma）などの悪性疾患に関しては発生頻度が少ないものの予後が不良なために注意が必要である．またステロイドやシクロスポリンの投与直後である重症潰瘍性大腸炎例では感染症などに対して特に注意が必要である．

●ヒト化抗TNF-α抗体製剤

インフリキシマブはキメラ抗体，すなわちヒト免疫グロブリン（Ig）のFc領域とマウスIgのFab領域で構成されているのに対し，Fab領域もヒトIgのものに置換された次世代の抗体製剤が現在注目されている．こうした完全ヒト化抗TNF-α抗体製剤は投与時の拒絶反応（infusion reaction）が少なく，またCrohn病に対する寛解導入効果[19]や寛解維持効果[20]ばかりでなく，インフリキシマブ投与後のそれ自体に対する免疫反応によって再投与が不可能，もしくは効果が期待できない症例に対しても有用ではないかと考えられている[21,22]．現在，潰瘍性大腸炎に対するアダリムマブ（adalimumab）およびゴリムマブ（golimumab）といったヒト化抗TNF-α抗体製剤の臨床試験が海外[23]やわが国においてもすでに行われている．

●その他の生物学的製剤

$\alpha_4\beta_7$インテグリンは腸管組織周辺の血管内皮細胞に発現するそのリガンドMadCAM-1などに接着することで活性化リンパ球を遊走させるホーミング受容体である（7章a参照）．そこで$\alpha_4\beta_7$インテグリンに対する抗体MLN0002（ベドリズマブ：vedolizumab）の潰瘍性大腸炎に対する臨床試験が試されており，その有効性が報告されている[24]．

IL-2によるシグナルは炎症粘膜局所に浸潤する$CD4^+$T細胞などリンパ球の増殖や活性化に必要な因子である．そこで腸管粘膜に浸潤するリンパ球の活性を抑制させることを期待してIL-2受容体α鎖（CD25）に対する抗体（バシリキシマブ：basiliximab）も潰瘍性大腸炎に対する臨床試験が行われている[25]．

抗原提示細胞（antigen presenting cell：APC）による$CD4^+$T細胞の活性化にはMHCクラスII分

子によるT細胞受容体（TCR）シグナルが必須となる．T細胞受容体シグナルを“正”もしくは“負”に共刺激する分子（co-stimulatory/-inhibitory molecules）として，これまでにCD28，CTLA-4[26]，ICOS[27]，PD-1[28]，CEACAM1[29]などが知られている．このうちCD28やCTLA-4などはCD80やCD86といったB7関連分子がそれらのリガンドになっている．こうした免疫学的シナプスに対するアプローチのなかでこれまで潰瘍性大腸炎に対する臨床試験に至っているものしては，ヒトCTLA-4の細胞外ドメインとIgのFcドメインとの融合蛋白質（abatacept）によってB7関連分子を阻害する方法があげられる．今後はその他の分子機構を応用した新規治療法の開発も期待される．

●腸内細菌叢調節療法

胃酸や胆汁酸に耐性の生菌を投与することによって腸内細菌叢を整えたり腸管上皮細胞の分泌型IgAやデフェンシンなどの抗菌物質，短鎖脂肪酸分泌などを調節して，腸管の粘膜免疫反応を是正し宿主に有益をもたらすという治療法がプロバイオティクス（probiotics）である．*Lactobacillus*，*Bifidobacterium*，*Streptococcus salivarius*で構成される生菌製剤VSL#3で活動性潰瘍性大腸炎の寛解が導入された報告もある[30]．また発芽大麦など難消化性植物を摂取することで腸管に生息する有用菌を増殖させるプレバイオティクス（prebiotics）という概念も広まってきている（9章b参照）．こうした新しい概念が潰瘍性大腸炎に対する補助的治療法になり得るかが検討されている．さらにメトロニダゾールなどの抗菌薬の併用によって腸内細菌叢を変化させることで潰瘍性大腸炎が寛解導入されることもある．

外科治療

大出血，穿孔や中毒性巨大結腸症（toxic megacolon）の合併は緊急手術の適応になる．しかし近年は内科治療の進歩や内視鏡などによる診断技術の向上に伴い，こうした緊急手術や待期的な外科治療を必要とする症例は以前より減少しているといわれている[31]．待期手術として以前は大腸全摘出，回腸瘻造設，直腸粘膜抜去，回腸嚢肛門吻合を二期的に行う（二期目に回腸瘻の閉鎖を行う）のが主流であった．しかし現在は大腸全摘出術と回腸嚢肛門吻合術（ileal-pouch anal anastomosis：IPAA）もしくは回腸嚢肛門管吻合術（ileal-pouch anal canal anastomosis：IACA）（図6）による再建を一期的に行うのが標準術式になってきている．

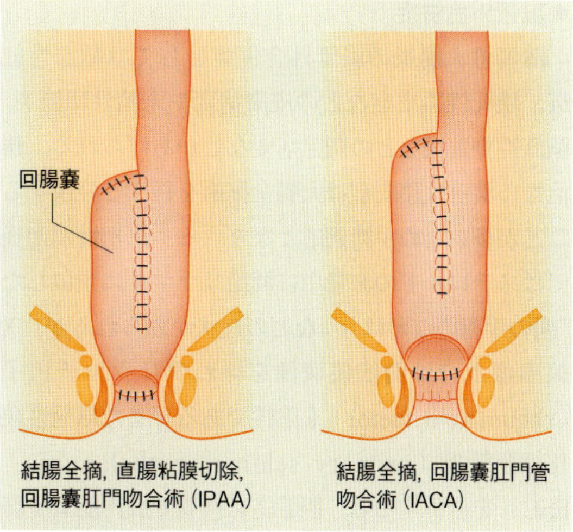

図6　潰瘍性大腸炎に対する主な術式
（厚生労働省「難治性炎症性腸管障害調査研究班（渡辺班）」平成19年版より改変）

合併症

●免疫調節療法に伴う副作用

ステロイドや免疫調節薬の長期投与による副作用では糖尿病，骨粗鬆症とともに日和見感染が問題となっている．特に難治性潰瘍性大腸炎におけるサイトメガロウイルス（cytomegalovirus：CMV）による腸炎の合併は潰瘍性大腸炎本来の病変を修飾し，診断や治療をより困難にしている．このため入院時には末梢血中サイトメガロウイルス抗原（CMV antigenemia）の測定を事前に確認することが重要である．サイトメガロウイルス腸炎による炎症が主体であればガンシクロビルなどの抗ウイルス薬が投与される場合があるが，通常はステロイドなどの減量とともに局所のウイルス量も減少するといわれる．

●腸管外合併症

潰瘍性大腸炎の腸管外合併症としては結節性紅斑，壊死性膿皮症などの皮膚病変や末梢性関節炎，強直性脊椎炎などの関節病変などがあげられる．難治性の壊疽性膿皮症は大腸全摘術を行うと軽快することが多いため手術適応となりうる．末梢性関節炎ではステロイドの減量中に関節リウマチに類似した“朝の手指のこわばり”などの症状がみられるが，X線画像上では関節破壊像を伴わずリウマチ因子（rheumatoid factor）も陰性である．また原発性硬化性胆管炎（primary sclerosing cholangitis：PSC）を合併すると，胆管造影検査で肝内胆管や肝外胆管のびまん性狭窄がみられる．これは黄疸で発症し，二次性の胆汁性肝硬変に進行するため生命予後に影響する．ステロイドに対する反応が悪く，治療としてはウルソデオキシコール酸などの利胆剤が用いられる．潰瘍性大腸炎とこうした合併症の病態メカニズムは密接に関与していることが推測される．

●炎症性発癌

潰瘍性大腸炎長期経過例では大腸粘膜上皮の異形成（dysplasia）や大腸癌（colitic cancer）が問題となり，原発性硬化性胆管炎同様に潰瘍性大腸炎患者の予後に影響する[32]．近年は特に潰瘍性大腸炎自体の治療法や診断技術が進歩したことから，外科手術を回避できる症例が以前より増加してきた．しかしその一方では，慢性的な大腸の炎症を患ったまま長期に経過する症例も増えており，今後はこの大腸癌の急増が危惧される[33]．現在のところ潰瘍性大腸炎を患った大腸の発癌率は発症後 10 年で 2 %，20 年で 8 %，30 年で 18 %という統計が出されている[34]．そのため潰瘍性大腸炎合併大腸癌の早期発見を目的とした定期的な内視鏡検査および生検組織の病理検査によるサーベイランスの重要性が唱えられている．ところがその癌組織は潰瘍性大腸炎による多彩な炎症性変化を呈した粘膜上で発生することに加え，境界が不明瞭なびまん浸潤性の病変であることが多いため，内視鏡検査による診断が必ずしも容易ではない点が大きな問題となっている．一般に慢性的炎症と発癌に因果関係のあることは古くから知られてきたが，上皮細胞自体や粘膜下に浸潤するマクロファージなどの NF-κB（nuclear factor-kappa B）シグナルは上皮の癌化を誘導することが最近明らかになった[35]．また，アゾキシメタン（azoxymethane：AOM）とデキストラン硫酸ナトリウム（dextran sodium sulfate：DSS）を用いた動物大腸癌モデルにおいて，TNF を介したこれらの細胞における NF-κB シグナルが上皮の発癌に大きく関与することが明らかにされた[36, 37]．したがって腫瘍壊死因子シグナルの抑制による免疫異常の調節は，この発癌の予防にもつながることが示唆される．

●回腸嚢炎

さらに外科手術後の症例では回腸嚢炎（pouchitis）の合併が問題となる．これは再建手術によって形成された回腸嚢の粘膜に起きる非特異的炎症であり，回腸嚢肛門（管）吻合術後 5 年で 10～20 %に発症し，近年増加傾向にあるといわれている．メトロニダゾールやシプロフロキサシンなどの抗菌薬が奏効することから，腸内細菌やその産物によって引き起こされる免疫異常ではないかと推測される．また喫煙がその発症を抑制するなどの特徴[38]や血清 pANCA が陽性となる点，さらに粘膜の血管透見性低下，易出血性で顆粒状の粘膜を呈するといった内視鏡所見や好中球などの細胞浸潤を伴う潰瘍性病変や陰窩膿瘍といった病理所見など潰瘍性大腸炎大腸局所の病変に類似する点が多いため，回腸嚢炎の発症機序は潰瘍性大腸炎自体の特異的病態に深く関与していると推測されている．抗菌薬以外の治療としてはステロイド製剤，免疫調節薬，サリチル酸製剤のほか，プロバイオティクスやインフリキシマブなどが試されている．しかし難治性，再燃性で止むを得ない場合は回腸嚢切除術が行われる．

病因や病態に関する研究

潰瘍性大腸炎と Crohn 病は臨床的，また病理学的特徴などから，それぞれは明らかに異なる疾患単位であるといえる．しかしこれまでの広範な基礎的・臨床的研究の集積から，現在は両疾患ともに特定の病原微生物による感染症であることはほぼ否定され，① 遺伝的素因を背景としながら，② 食生活などの生活習慣や腸内細菌といった環境因子が作用して，③ 免疫担当細胞や腸管上皮細胞の機能異常が過剰な免疫反応を引き起こしている病態，と考えられている．潰瘍性大腸炎に関するこれまでの研究結果を以下に概説する．

遺伝学的素因

もともと潰瘍性大腸炎の罹患率にはCrohn病と同様に民族的な偏りがみられていたこと，また家系内発症が一般の対象家系に比べて約10倍であったり，潰瘍性大腸炎患者の一卵性双生児間の罹患率が高いことなどから[39, 40]，その発症には遺伝学的素因の関与が古くから推定されていた．特に血清中にみられる自己抗体の存在から，潰瘍性大腸炎ではCrohn病以上に自己免疫性の疾患背景があると考えられている．潰瘍性大腸炎でみられる自己抗体はこれまでいくつか報告されているが，このうち最初に同定されたのはいわゆる抗大腸抗体である．その抗体が認識する抗原はトロポミオシン（tropomyosin）であるとされたが，このほかにも杯細胞に発現するムチンなど複数のものが後に報告されている．また疾患特異性は高くないものの，pANCAも潰瘍性大腸炎患者の血清で高率にみられる．潰瘍性大腸炎の病態においてpANCAが認識する抗原としては，ミエロペルオキシダーゼ（myeloperoxidase），リゾチーム（lysozyme），ラクトフェリン（lactoferrin），カテプシンG（cathepsin G）などが考えられる．こうした自己抗体は腸管粘膜組織や細胞の破壊によって二次的に誘導されたものである可能性も否定されていない．しかし重症度や罹病期間とこれらの抗体価に相関がない点，また潰瘍性大腸炎患者の親族健常人にも比較的高率にみられることがある点からは，潰瘍性大腸炎の遺伝的背景との関与が示唆され興味深い．

潰瘍性大腸炎発症の遺伝的背景としてヒト6番染色体に存在するMHC（human leukocyte antigen：HLA）多型との関連が以前から研究されているが，実際には人種間での相違がみられる．日本人潰瘍性大腸炎ではクラスI分子のうちHLA-Aw24やBw52，クラスIIではDRB1*1502やDPB1*0901などの有意な発現が以前から報告されていた．近年，さまざまな疾患を対象としたgenome wide association study（GWAS）が精力的に行われており，Crohn病に関連する遺伝子多型は*NOD2/CARD15*を筆頭にこれまで数多く報告されている一方，潰瘍性大腸炎の疾患感受性遺伝子は最近になって報告され始めた．それには上皮と間質の相互作用に関与する*ECM1*遺伝子[41]や，*IL10*，*ARPC2*，*CADM2*，*S100Z*[42, 43]，*PLA2G2E*，*LAMB1*，*IL26*[44]といった遺伝子の多型，変異が報告されている．またこうしたGWASからはCrohn病の感受性遺伝子として同定された*IL23R*が潰瘍性大腸炎にも関連することが追視されているほか，HLA遺伝子領域に連鎖不平衡があるものの*DRB1*1502*などとの相関も裏づけられている[41-45]．さらに日本人潰瘍性大腸炎のGWASでは，欧米人にはみられない*HLA-Bw52*の多型が確認されている[46]．これらの遺伝子多型がどのような機序を介して潰瘍性大腸炎の発症に関与するのか，今後の研究の展開が期待される．

環境因子

●衛生，既往歴，食物や嗜好品

この数十年間で潰瘍性大腸炎患者の爆発的な増加が世界的にみられることから，その発症要因を遺伝学的素因のみですべて説明することはできない．また同一民族でも先進国への移住によってその罹患率が高くなることなどから，食習慣をはじめとした環境因子が発症に大きく関与していることが推測される．特にCrohn病以上に潰瘍性大腸炎の発症や病勢に環境因子は大きく関与しているといわれている．ところが環境因子に関する疫学的研究が広く行われているにもかかわらず，現在までに決定的な因子は特定されていない．これはすなわち複数の因子が潰瘍性大腸炎発症の誘引もしくは抑制に複雑にかかわっていることを暗示している．こうした環境因子による影響は幼少期における曝露で特に強く受けると推測されている．ただし住居環境という観点における研究ではCrohn病が衛生環境の整った家庭で育った人に多いという，いわゆる衛生仮説も唱えられているが，潰瘍性大腸炎でのその傾向は確認されていない．

虫垂炎や腸間膜リンパ節炎に罹患し，小児期や思春期までに虫垂切除術を受けた既往があると，その後に潰瘍性大腸炎を発症するリスクが減少することが報告されている[47,48]．それにはこうした感染症の既往が関与する可能性や，虫垂からのリンパ球の供給を減少させることなどが影響していると考えられる．実際，虫垂は腸管関連リンパ組織（gut-associated lymphoid tissue：GALT）のなかでも巨大なリンパ装置であるが，腸管免疫の調節における機能の詳細はいまだ明らかでなく，潰瘍性大腸炎の病態との関連が注目されている．

摂取する食物の影響としては野菜や果物などが潰瘍性大腸炎，Crohn 病の両者に対して予防的に働くとの報告もあるが，食物繊維ではなくビタミンなどが有効な成分であるといわれている．糖分の摂取と潰瘍性大腸炎発症には明らかな相関はみられておらず，一般にカロリー制限は行われない．また蛋白質の摂取も必要であると考えられているが，牛肉やバター，マーガリンなど動物性蛋白質や脂肪を多く含むような西洋型の食事は潰瘍性大腸炎の発症リスクを上昇させることが観察されている．ただし乳製品によって潰瘍性大腸炎患者の下痢が助長される原因は乳糖不耐症の合併が高率であるからとする見解もある．

興味深い嗜好歴との因果関係としては，喫煙が Crohn 病の発症リスクを高めるのとは裏腹に，潰瘍性大腸炎に対しては病勢を軽快させる因子であることがわが国を含め世界的に数多く報告されている．これはニコチンによる血管収縮作用やアラキドン酸代謝の低下のほか，IL-2 や IL-8 産生などの低下によるとされ[49]，ニコチン受容体 α 7 サブユニットを介した機構の関与が考えられている[50]．その詳細な機序はまだ明らかにはなっていないが，経皮的なニコチン投与による治療法も検討されている．

●感染症説と腸内微生物

一世紀以上前に潰瘍性大腸炎という疾患が認識されるようになって以来，何らかの感染症がその病因であると疑われてきた．特に主症状が発熱，下痢や粘血便などであることから，当初は赤痢菌やその他の病原性細菌による感染が考えられた．しかし後のさまざまな研究によってその可能性はほぼ否定されている．ウイルス学が進歩してからは炎症性腸疾患のウイルス起因説が唱えられた．Crohn 病と麻疹ウイルスの関連が研究される一方，潰瘍性大腸炎では主にサイトメガロウイルス，Epstein-Barr ウイルス（EBV），単純ヘルペスウイルス（HSV），ヒトヘルペスウイルス 6（HHV6）といったヘルペスウイルス属による感染が要因であることも疑われた．実際，潰瘍性大腸炎の病変粘膜ではサイトメガロウイルスや HSV などのウイルス遺伝子や蛋白質が同定されることもあるが，これは主にステロイドや免疫調節薬の長期投与に伴う二次的なものであると考えられている．現在までのところ潰瘍性大腸炎が特定の病原微生物による感染症であるという根拠は得られていない．

その後，嫌気性菌の培養や同定が可能になると，再び腸内細菌に注目が寄せられるようになった．さらに細菌の 16S rRNA 配列を応用した検出法が確立し，terminal-restriction fragment length polymorphism（t-RFLP）などによるメタゲノム解析が可能となったことから，培養条件による細菌の選択の危険を伴わずに以前より正確な腸内細菌叢の構成を観察することが可能となってきた．一般にヒトの腸内細菌叢には約 100 種の細菌が共生するといわれ，大腸内容物 1 g あたりにはこのうち好気性菌や微好気性菌が 10^{10} 個，嫌気性菌が 10^{12} 個のオーダーで存在する．これまで潰瘍性大腸炎における腸内細菌叢の変化として *Bacteroides ovatus*，*B. uniformis*，*B. thetaiotaomicron* や *Clostridium leptum* subgroup，*Atopobium* cluster などの減少が報告されている[51]．こうした腸内細菌叢の変化が別の細菌を優位にし，その代謝産物や細胞傷害物質の産生が上皮細胞バリアーの侵襲などを引き起こすことなどが考えられる．また潰瘍性大腸炎患者には血中エンドトキシン濃度の上昇，さらに腸内細菌由来の蛋白質に特異的な IgG の上昇が有意に認められる．こうした背景から近年は細菌自体の特異的な病原性よりも，むしろユビキタスな細菌の代謝産物やリポ多糖，フラジェリンなどのpathogen-associated molecular pattern（PAMP）をはじめとした腸内細菌の構成成分が潰瘍性大腸炎の病態に深く関与していると一般に考えられている．実際，臨床的にも抗菌薬やプロバイオティクスによって軽快する潰瘍性大腸炎症例の存在は腸内細菌がその病態に密接に関与していることを示唆している．

これまで実験動物を用いた炎症性腸疾患モデルが数多く確立されており，その多くは無菌環境下では腸炎を発症せず，腸内細菌の存在する環境へ再び戻すと腸炎もまた誘発されることが知られている[52, 53]．またT-betとRagの二重欠損マウスは腸炎を自然発症するが，興味深いことにこのマウスと野生型マウスを同一環境下に置くと野生型にも腸炎が誘発される[54]．こうした事実からも，慢性腸炎の発症において腸内細菌の存在が大きく関与していることが推察できる．これまで培養方法の問題などから腸管内容物から検出できる細菌の種類には限界が生じていたが，上述のように最近はメタゲノム解析法の開発などによって検出困難であった微生物の同定も可能となった．折りしもToll-like receptor（TLR）ファミリーやCARD15をはじめとしたさまざまな受容体が同定されたり，こうした受容体と新たなリガンドとの交差反応が証明されるなど，自然免疫系の研究は飛躍的な進歩を遂げている（4章参照）．したがって今後この分野の研究によって腸内細菌と潰瘍性大腸炎との因果関係，さらには粘膜免疫の調節機構に関する新たな知見が集積されるものと期待される．

免疫学的要因

潰瘍性大腸炎の病変粘膜内には形質細胞や$CD4^+$優位なT細胞浸潤のほか，活動期には好中球，好酸球，肥満細胞，樹状細胞，マクロファージなどが観察される．したがってその病態形成には免疫学的な異常が深く関与していることはいうまでもなく，何らかの原因によって腸管粘膜における免疫寛容の破綻をきたしていることが考えられる．上皮細胞層は強固なタイト結合を形成しつつ，粘液産生や分泌型IgA，デフェンシンなど抗菌物質を分泌することによって最前線で腸内細菌からの感染防御を行っている．そしてTLRなどを発現しNF-κBを活性化するなど，上皮細胞は自然免疫に関与することが知られる．また杯細胞はIL-7を産生してリンパ球の分化，増殖にかかわっているが，潰瘍性大腸炎の局所病変では杯細胞の減少とともにPaneth細胞化生が起こりIL-7の産生が低下している．こうした上皮細胞の変化が潰瘍性大腸炎の病態に関与している可能性が推測される[55, 56]．

一方，潰瘍性大腸炎の病変粘膜内に限らず正常な腸管粘膜内にも少数ながらマクロファージをはじめとした抗原提示細胞が存在することが知られており，自然免疫系受容体を介して腸管内の微生物などの異物を認識し，局所における感染防御に貢献している．ところが脾臓のマクロファージなどと異なり，こうした細胞は通常その貪食や細胞傷害活性もしくは抗原提示の過程を経つつも，過剰な免疫反応を誘導することなくすみやかにその処理を終える機構が存在している[57, 58]．この機構が何らかの原因で破綻するとNF-κBの活性化とともに炎症性サイトカインの産生が誘導されうることから，潰瘍性大腸炎やCrohn病などの炎症性腸疾患はこうした病態であると推測される．

多彩な細胞浸潤など潰瘍性大腸炎の病理像のなかには二次的な変化によるものも多いことが考えられ，こうしたことが病態の複雑化ないしは永続性を招いているものと思われる．特に好中球によるプロテアーゼや活性酸素の産生はサイトカイン刺激や上皮細胞バリアーの破綻によって侵入した細菌に対する反応と推測され，組織傷害をさらに引き起こす要因と考えられる．実際こうした反応と潰瘍性大腸炎の活動性には相関がみられ，寛解期における末梢血好中球の活性酸素産生能は健常者と有意差がない．また潰瘍性大腸炎の活動期に浸潤してくる肥満細胞や好酸球などによって産生されるプロスタグランジンやロイコトリエンは，血管透過性や白血球遊走を亢進し，炎症反応をさらに修飾していると考えられる．しかしこれら多彩な細胞浸潤のすべてが潰瘍性大腸炎病変における二次的変化であるとは断定できず，病態の本質に直接かかわっている可能性も否定できない．

前述のように，炎症性腸疾患の病変は腸管粘膜における免疫寛容の破綻がその本態であると考えられている．健常な腸管粘膜にはみられない活性化抗原提示細胞が誘導されると腸管内の食物や微生物などの抗原を提示しつつ，炎症性サイトカインの産生とともにT細胞の過剰な分化誘導がもたらされると考えられる[59]．潰瘍性大腸炎病変にみられる細胞浸潤の主体が $CD4^+$T細胞をはじめとしたリンパ球であることから，その病態の概ねはこうした獲得免疫を背景とした過剰な反応であるといえる．潰瘍性大腸炎患者の腸管局所ではIL-13やIL-5の発現が亢進しており，従来Th2による炎症が主体であると推定されていた．しかし実際の潰瘍性大腸炎病変ではTMF産生も亢進しており，現在はTh2型の炎症が主軸でありながらTh1も混在した病態であると一般に考えられている．

Th2はT細胞受容体への抗原提示とともに抗原提示細胞から産生されるIL-4の刺激を受け，その結果GATA3の活性化が起こり分化誘導される $CD4^+$T細胞である．Th2による炎症はIL-4, IL-5, IL-13などのサイトカイン産生，またB細胞を刺激して抗体産生を誘導することで病態を形成する．ところが潰瘍性大腸炎におけるIL-13などのサイトカイン産生は，Th2ばかりでなく非古典的NKT細胞によっても産生されることが報告された[60]．またこうしたNKT細胞は樹状細胞などと同様に腸管上皮細胞に発現するCD1dを認識することから，上皮細胞が腸管粘膜における液性免疫誘導にも直接関与する可能性が示唆される[61]．通常，腸管組織に局在するB細胞はクラススイッチの後にB細胞受容体（BCR）としてIgAを細胞表面に発現しており，分化した形質細胞からは分泌型IgAが産生されてpIgR（polymeric Ig receptor）との結合後にトランスサイトーシス（transcytosis）によって上皮細胞を経由し腸管内腔に放出される（8章参照）．ところが潰瘍性大腸炎の病態において分化誘導された形質細胞からはサブクラスとしてIgG1などが多く分泌されており，腸内細菌の構成蛋白質など何らかの抗原に対する反応が誘発されていると考えられる．自己抗体をはじめ，こうしたIgの沈着は補体の結合（complement-dependent cell cytotoxicity）や免疫複合体の形成（antibody-dependent cell cytotoxicity）によってさらに組織傷害を誘引していることが推測される．

一方，Th1を主体とした細胞性免疫が主軸と考えられてきたCrohn病では，新たに同定されたIL-23/Th17型の免疫反応もその病態形成に関与していると報告され注目を集めている．実際，動物炎症性腸疾患モデルやCrohn病の腸管局所で*IL17*や*IL23*の発現が確認され，GWASからもCrohn病疾患関連遺伝子の1つとして*IL23R*が報告されている[45]．しかし*IL23R*は潰瘍性大腸炎の疾患感受性遺伝子としても同定されており，さらに潰瘍性大腸炎の病変においてIL-17やIL-22といったTh17の産生する炎症性サイトカインの発現が確認されている[62, 63]．こうしたことから，獲得免疫という観点ではTh1とTh2，さらにTh17がそれぞれ密接に絡み合って潰瘍性大腸炎の病態を形成している可能性も推測され，今後さらなる詳細な解析結果が待たれる．

おわりに

近年，血清IgG，特にIgG4の高値を特徴とする自己免疫性膵炎（autoimmune pancreatitis：AIP）という疾患概念が確立された．この自己免疫性膵炎にも潰瘍性大腸炎に合併する原発性硬化性胆管炎のような硬化性胆管炎を合併することが知られる．しかし画像診断上，原発性硬化性胆管炎とは明らかに異なる像を呈し，ステロイドに対する反応も自己免疫性膵炎合併胆管炎は良好である．したがって原発性硬化性胆管炎とこの病態はまったく異なった，それぞれ特異的な免疫異常によって誘導されているものと考えられる．また自己免疫性肝炎（autoimmune hepatitis：AIH）には関節リウマチや間質性肺炎が高率に合併するが，潰瘍性大腸炎など炎症性腸疾患との合併はそれほど多くない．消化器疾患における免疫異常をみても潰瘍性大腸炎やCrohn病といった炎症性腸疾患ばかりでなく自己免疫性肝炎・膵炎など，その多様性が示唆される．現在多くの炎症性疾患に使用されている免疫調節薬は，主にカルシニューリンを抑制することでIL-2プロモーターのNF-ATエレメント活性を抑制するものである．こうした治療や抗腫瘍壊死因子療法は不必要に細胞傷害性T細胞などを抑制したり顆粒球減少を引き起こすこともあるため，結果として易感染性などの副作用が問題となりうる．潰瘍性大腸炎の免疫学的異常の詳細が明らかになれば，さらに特定の分子機構を標的とした選択的治療法が開発され副作用のリスクも軽減させることが可能である．それには潰瘍性大腸炎の詳細な病態解明が不可欠であるが，その局所病変ばかりでなく原発性硬化性胆管炎など合併症病変の基礎研究も潰瘍性大腸炎特異的な病態解明の糸口になるかもしれない．そもそも健常な腸管粘膜の免疫反応がいかに恒常性を維持しているのか，残念ながらその調節機構の全容をわれわれはいまだに理解していない．しかし潰瘍性大腸炎など炎症性腸疾患の研究を通じて，腸管粘膜の“正常”とはいかなる状態かが導き出されることを期待する．

（永石宇司，渡辺　守）

◉引用文献

1. Cantor M, Bernstein CN. Clinical course and natural history of ulcerative colitis. Sartor RB, Sandborn WJ (editors). Kirsner's Inflammatory Bowel Diseases, 6th ed., Saunders, Philadelphia 2004; p.280-288.
2. Farmer RG, Easley KA, Rankin GB. Clinical patterns, natural history, and progression of ulcerative colitis. A long-term follow-up of 116 patients. Dig Dis Sci 1993; 38: 1137-1146.
3. Moum B, Ekbom A, Vatn MH, et al. Change in the extent of colonoscopic and histological involvement in ulcerative colitis over time. Am J Gastroenterol 1999; 94: 1564-1569.
4. Langholz E, Munkholm P, Davidsen M, et al. Course of ulcerative colitis: analysis of changes in disease activity over years. Gastroenterology 1994; 107: 3-11.
5. Dignass AU, Bokemeyer B, Adamek H, et al. Mesalamine once daily is more effective than twice daily in patients with quiescent ulcerative colitis. Clin Gastroenterol Hepato (l Epub); 2009.
6. Herrinton LJ, Liu L, Fireman B, et al. Time trends in therapies and outcomes for adult inflammatory bowel disease, Northern California, 1998-2005. Gastroenterology (Epub); 2009.
7. Klotz U, Schwab M. Topical delivery of therapeutic agents in the treatment of inflammatory bowel disease. Adv Drug Deliv Rev 2005; 57: 267-279.
8. Chopra A, Pardi DS, Loftus EV Jr, et al. Budesonide in the treatment of inflammatory bowel disease: the first year of experience in clinical practice. Inflamm Bowel Dis 2006; 12: 29-32.
9. Lichtenstein GR, Abreu MT, Cohen R, et al. American Gastroenterological Association Institute medical position statement on corticosteroids, immunomodulators, and infliximab in inflammatory bowel disease. Gastroenterology 2006; 130: 935-939.
10. Gisbert JP, Linares PM, McNicholl AG, et al. Meta-analysis: efficacy of azathioprine and mercaptopurine in ulcerative colitis. Aliment Pharmacol Ther (Epub); 2009.
11. Lichtinger S, Present DH. Preliminary report: cyclosporin in treatment of severe active ulcerative colitis. Lancet 1990; 336; 16-19.
12. Sawada K, Kusugami K, Suzuki Y, et al. Leukocytapheresis in ulcerative colitis: results of a multi-center double-blind prospective case-control study with sham apheresis as placebo treatment. Am J Gastroenterol 2005; 100: 1362-1369.
13. Matsumoto T, Andoh A, Okawa K, et al. Multivariate analysis for factors predicting rapid response of leukocytapheresis in patients with steroid-resistant ulcerative colitis: a multicenter prospective open-label study. Ther Apher Dial 2008; 12: 484-490.
14. Sands BE, Sandborn WJ, Feagan B, et al. A randomized, double-blind, sham-controlled study of granulocyte/monocyte apheresis for active ulcerative colitis. Gastroenterology 2008; 135; 400-409.
15. Ogata H, Matsui T, Nakamura M, et al. A randomized dose finding study of oral tacrolimus (FK506) therapy in refractory ulcerative colitis. Gut 2006; 55: 1255-1262.
16. Yamamoto S, Nakase H, Mikami S, et al. Long-term effect of tacrolimus therapy in patients with refractory ulcerative colitis. Aliment Pharmacol Ther 2008; 28: 589-597.
17. Rutgeerts P, Sandborn WJ, Feagan BG, et al. Infliximab for induction and maintenance therapy for ulcerative colitis. N Engl J Med 2005; 353: 2462-2476.
18. Jarnerot G, Hertervig E, Friis-Liby I, et al. Infliximab as rescue therapy in severe to moderately severe ulcerative colitis: a randomized, placebo-controlled study. Gastroenterology 2005; 128: 1805-1811.
19. Hanauer SB, Sandborn WJ, Rutgeerts P. et al. Human anti-tumor necrosis factor monoclonal antibody (adali-

mumab) in Crohn's disease: the CLASSIC-I trial. Gastroenterology 2006; 130: 323-333.
20. Sandborn WJ, Hanauer SB, Rutgeerts P, et al. Adalimumab for maintenance treatment of Crohn's disease: results of the CLASSIC II trial. Gut 2007; 56: 1232-1239.
21. Colombel JF, Sandborn WJ, Rutgeerts P, et al. Adalimumab for maintenance of clinical response and remission in patients with Crohn's disease: the CHARM trial. Gastroenterology 2007; 132: 52-65.
22. Sandborn WJ, Rutgeerts P, Enns R, et al. Adalimumab induction therapy for Crohn disease previously treated with infliximab: a randomized trial. Ann Intern Med 2007; 146: 829-838.
23. Afif W, Leighton JA, Hanauer SB, et al. Open-label study of adalimumab in patients with ulcerative colitis including those with prior loss of response or intolerance to infliximab. Inflamm Bowel Dis (Epub); 2009.
24. Feagan BG, Greenberg GR, Wild G, et al. Treatment of ulcerative colitis with a humanized antibody to the alpha4 beta7 integrin. N Engl J Med 2005; 352: 2499-2507.
25. Creed TJ, Probert CS, Norman MN, et al. Basiliximab for the treatment of steroid-resistant ulcerative colitis; further experience in moderate and severe disease. Aliment Pharmacol Ther 2006; 23: 1435-1442.
26. Thompson CB, Allison JP. The emerging role of CTLA4 as an immune attenuator. Immunity 1997; 7: 445-450.
27. Nurieva RI, Duong J, Kishikawa H, et al. Transcriptional regulation of Th2 differentiation by inducible costimulator. Immunity 2003; 18: 801-811.
28. Nishimura H, Nose M, Hiai H, et al. Development of lupus-like autoimmune diseases by disruption of the PD-1 gene encoding an ITIM motif-carrying immunoreceptor. Immunity 1999; 11: 141-151.
29. Nagaishi T, Pao L, Lin SH, et al. SHP-1 phosphatase-dependent T cell inhibition by CEACAM1 adhesion molecule isoforms. Immunity 2006; 25: 769-781.
30. Bibiloni R, Fedorak RN, Tannock GW, et al. VSL#3 probiotic-mixture induces remission in patient with active ulcerative colitis. Am J Gastroenterol 2005; 100: 1539-1546.
31. Hendriksen M, Jahensen J, Lygren I, et al. Ulcerative colitis and clinical course: results of a 5-year population-based follow-up study. (the IBSEN study). Inflamm Bowel Dis 2006; 12: 543-550.
32. Persson PG, Bernell O, Leijonmarck CE, et al. Survival and cause-specific mortality in inflammatory bowel disease: a population-based cohort study. Gastroenterology 1996; 110: 1339-1345.
33. Ekbom A, Helmick C, Zack M, et al. Ulcerative colitis and colorectal cancer. A population-based study. N Engl J Med 1990; 323: 1228-1233.
34. Eaden JA, Abrams KR, Mayberry JF. The risk of colorectal cancer in ulcerative colitis: a meta-analysis. Gut 2001; 48: 526-535.
35. Greten FR, Eckmann L, Greten TF, et al. IKK beta links inflammation and tumorigenesis in a mouse model of colitis-associated cancer. Cell 2004; 118: 285-296.
36. Popivanova BK, Kitamura K, Wu Y, et al. Blocking TNF-alpha in mice reduces colorectal carcinogenesis associated with chronic colitis. J Clin Invest 2008; 118: 560-570.
37. Onizawa M, Nagaishi T, Kanai T, et al. Signaling pathway via TNF-α/NF-κB in intestinal epithelial cells may be directly involved in colitis-associated carcinogenesis. Am J Physiol Gastrointest Liver Physiol 2009; 296: G850-G859.
38. Merrett MN, Mortensen N, Kettlewell M, et al. Smoking may prevent pouchitis in patients with restorative proctocolectomy for ulcerative colitis. Gut 1996; 38: 362-364.
39. Tysk C, Lindberg E, Jarnerot G, et al. Ulcerative colitis and Crohn's disease in an unselected population of monozygotic and dizygotic twins: A study of heritability and the influence of smoking. Gut 1988; 29: 990-996.
40. Halfvarson J, Bodin L, Tysk C, et al. Inflammatory bowel disease in a Swedish twin cohort: a long-term follow-up of concordance and clinical characteristics. Gastroenterology 2003; 124: 1767-1773.
41. Fisher SA, Tremelling M, Anderson CA, et al. Genetic determinants of ulcerative colitis include the ECM1 locus and five loci implicated in Crohn's disease. Nat Genet 2008; 40: 710-712.
42. Franke SA, Balschun T, Karlsen TH, et al. Replication of signals from recent studies of Crohn's disease identifies previously unknown disease loci for ulcerative colitis. Nat Genet 2008; 40: 713-715.
43. Franke SA, Balschun T, Karlsen TH, et al. Sequence variants in IL-10, ARPC2 and multiple other loci contribute to ulcerative colitis susceptibility. Nat Genet 2008; 40: 1319-1323.
44. Silverberg MS, Cho JH, Rioux JD, et al. Ulcerative colitis-risk loci on chromosomes 1p36 and 12q15 found by genome-wide association study. Nat Genet 2009; 41: 216-220.
45. Duerr RH, Taylor KD, Brant SR, et al. A genome-wide association study identifies IL23R as an inflammatory bowel disease gene. Science 2006; 314: 1461-1463.
46. Aizawa H, Kinouchi Y, Negoro K, et al. HLA-B is the best candidate of susceptibility genes in HLA for Japanese ulcerative colitis. Tissue Antigens 2009; 73: 569-574.
47. Anderson RE, Olaison G, Tysk C, et al. Appendecto-

my and protection against ulcerative colitis. N Engl J Med 2001; 344: 808-814.
48. Naganuma M, Iizuka B, Torii A, et al. Appendectomy protects against the development of ulcerative colitis and reduces its recurrence: results of a multicenter case-controlled study in Japan. Am J Gastroenterol 2001; 96: 1123-1126.
49. van Dijk AP, Meijssen MA, Brouwer AJ, et al. Transdermal nicotine inhibits interleukin 2 synthesis by mononuclear cells derived from healthy volunteers. Eur J Clin Invest 1998; 28: 664-671.
50. Wang H, Yu M, Ochani M, et al. Nicotinic acetylcholine receptor alpha7 subunit is an essential regulator of inflammation. Nature 2003; 421: 384-388.
51. Takaishi H, Matsuki T, Nakazawa A, et al. Imbalance in intestinal microflora constitution could be involved in the pathogenesis of inflammatory bowel disease. Int J Med Microbiol 2008; 298: 463-472.
52. Sellon RK, Tonkonogy S, Schultz M, et al. Resident enteric bacteria are necessary for development of spontaneous colitis and immune system activation in interleukin-10-deficient mice. Infect Immun 1998; 66: 5224-5231.
53. Bhan AK, Mizoguchi E, Smith RN, et al. Spontaneous chronic colitis in TCRα-mutant mice; an experimental model of human ulcerative colitis. Int Rev Immunol 2000; 19: 123-138.
54. Garrett WS, Lord GM, Punit S, et al. Communicable ulcerative colitis induced by T-bet deficiency in the innate immune system. Cell 2007; 131: 33-45.
55. Watanabe M, Ueno Y, Yajima T, et al. Interleukin 7 is produced by human intestinal epithelial cells and regulates the proliferation of intestinal mucosal lymphocytes. J Clin Invest 1995; 95: 2945-2953.
56. Watanabe M, Ueno Y, Yajima T, et al. Interleukin 7 transgenic mice develop chronic colitis with decreased interleukin 7 protein accumulation in the colonic mucosa. J Exp Med 1998; 187: 389-402.
57. Hirotani T, Lee PY, Kuwata H, et al. The nuclear IkappaB protein IkappaBNS selectively inhibits lipopolysaccharide-induced IL-6 production in macrophage of the colonic lamina propria. J Immunol 2005; 174: 3650-3657.
58. Smythies LE, Sellers M, Clements RH, et al. Human intestinal macrophages display profound inflammatory anergy despite avid phagocytic and bacteriocidal activity. J Clin Invest 2005; 115: 66-75.
59. Kamada N, Hisamatsu T, Honda H, et al. Human CD14+ macrophages in intestinal lamina propria exhibit potent antigen presenting ability. J Immunol 2009; 183: 1724-1731.
60. Fuss IJ, Heller F, Boirivant M, et al. Nonclassical CD1d-restricted NK T cells that produce IL13 characterize an atypical Th2 response in ulcerative colitis. J Clin Invest 2004; 113: 1490-1497.
61. Brozovic S, Nagaishi T, Yoshida M, et al. CD1d function is regulated by microsomal triglyceride transfer protein. Nat Med 2004; 10: 535-539.
62. Fujino S, Andoh A, Bamba S, et al. Increased expression of interleukin 17 in inflammatory bowel disease. Gut 2003; 52; 65-70.
63. Andoh A, Zhang Z, Inatomi O, et al. Interleukin-22, a member of the IL-10 subfamily, induces inflammatory responses in colonic subepithelial myofibroblast. Gastroenterology 2005; 129: 969-984.

C

Crohn病

はじめに

Crohn 病は，粘膜免疫の破綻を背景として発症する難治性の炎症性腸疾患である．本項では，Crohn 病の臨床像や治療と粘膜免疫のかかわりを解説するとともに，粘膜免疫制御を介することで本症の予防や治療を目指す未来像などを述べる．

臨床像

Crohn 病は，Crohn らが 1932 年，回腸末端に好発する原因不明の腸疾患を限局性回腸末端炎として報告したのが始まりであり[1)]，通常，小腸・大腸のいずれか，またはその両者に病変が存在することが多く，口腔から肛門まで消化管のあるゆる部位に発生し，潰瘍や線維化を伴う原因不明の慢性肉芽腫性炎症性病変からなる炎症性腸疾患である．

Crohn 病に対する特定疾患医療受給者証交付数は増加の一途にあり，近年では毎年 1,500 人前後の増加がみられ，2007 年度末には 27,384 人の患者が登録されている（図 1）．それでもわが国における人口対 10 万人の有病率は 21.4 人であり，欧米の約 1/10 にすぎない．男性で 20〜24 歳，女性で 15〜19 歳にピークがあるため，就学，就労の障害となり，さらに狭窄や瘻孔などの合併症が QOL の著しい低下を招くことが問題となっている．さらに小児期では成長障害の原因ともなりえる．

わが国での累積手術率は 5 年で 30 %，10 年で 70 %程度である．また，手術によって病変部を切

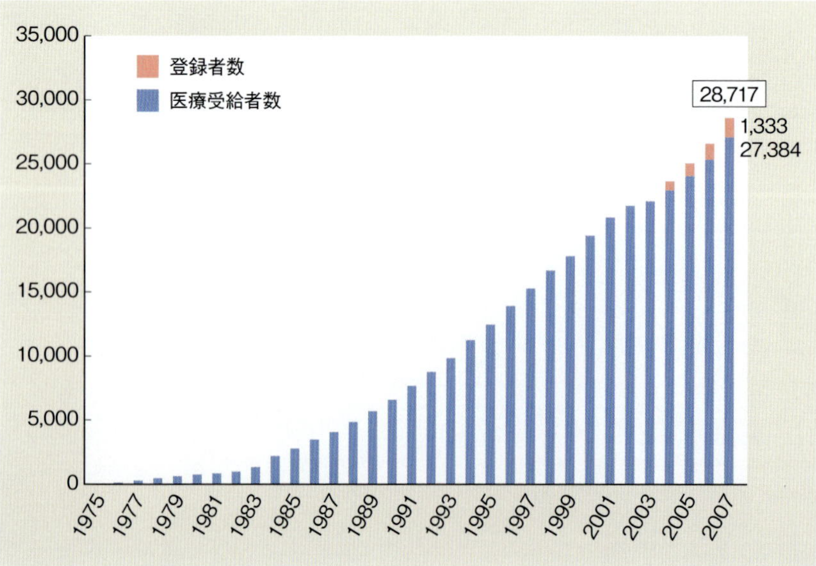

図1　Crohn病患者数推移

登録患者数は毎年 1,500 人前後増加しており，2007 年度末では特定疾患医療受給者と軽快者として認定された患者を合計すると 28,717 人にのぼる．

（平成 19 年度　保健・衛生行政業務報告　厚生労働省）

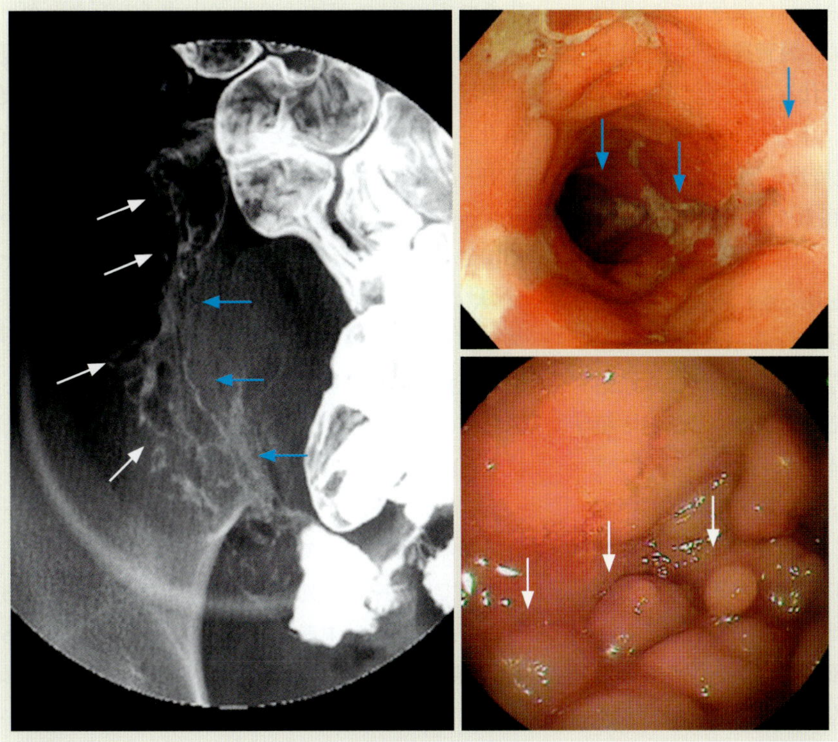

図2　Crohn病の小腸造影（左），下部消化管内視鏡（右上），ダブルバルーン小腸内視鏡（右下）検査所見

回腸末端における縦走潰瘍（青矢印）と敷石像（白矢印）．敷石像と縦走潰瘍（左），縦走潰瘍（右上），敷石像（右下）．

除しても，その吻合部の口側腸管にしばしば再発がみられ，5年再発率は40〜50％と高い．

下痢，腹痛，体重減少，発熱，肛門病変などの症状で発症することが多く，腹部症状とともに関節炎，結節性紅斑などの消化管外合併症所見がみられる場合はCrohn病を疑い，消化管造影，内視鏡および病理組織検査で確診に至る．病変は回盲部に好発し，特に，回腸末端腸間膜付着側に好発する．非連続性，偏側性病変をきたす．縦走潰瘍や敷石像といった所見が最も診断的価値が高い（図2）．病変部では主に形質細胞とリンパ球からなる全層性炎症がみられる．炎症は粘膜より粘膜下層に強く，筋層，漿膜，さらには腸管周囲の脂肪組織にまで及ぶ．非乾酪性類上皮細胞肉芽腫は特異性が高く，これを証明できれば本症である可能性が高い（図3）．

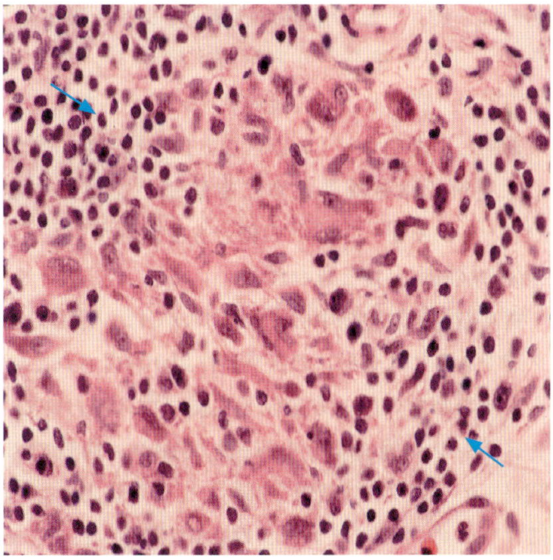

図3　非乾酪性類上皮細胞肉芽腫

治療

Crohn病には“完治”がなく，再燃，寛解を繰り返し最終的には多くの患者が腸管合併症のために手術を余儀なくされる疾患であったため，従来の治療目標は欧米ではステロイド，免疫調節薬を中心に，わが国では経腸栄養を含む栄養療法を主体に病勢をコントロールし，患者の日常生活を可能にすることであった．経腸栄養療法は安全性は高いが，その作用機序は明確ではない．効果発現に関与している因子としては，① 低脂肪のため，腸管運動や消化液分泌が抑制され腸管安静が保たれること，② 窒素源がアミノ酸またはジペプチド，トリペプチドのため，抗原性が低く腸管粘膜の免疫反応が抑えられること，③ 成分栄養剤が腸管細菌叢を変化させること，の3点が推測される．

経腸栄養療法の作用機序を明らかにするためにいくつかのランダム化比較試験（randomized controlled trial：RCT）が施行されている．より低脂肪であり，成分栄養剤であるエレンタール®と中鎖脂肪を多く含む消化態栄養剤であるツインライン®を用いたRCTでは，Crohn病の寛解導入において両者間に有意差はなかった．このことから液状製剤であれば，必ずしも低脂肪である必要はなく，中等量の中鎖脂肪は悪影響を及ぼさない，短期間であれば*n*-3系と*n*-6系不飽和脂肪酸の量や比は影響しない，窒素源はアミノ酸でもオリゴペプチドでも同等であると考えられる[2]．脂肪の組成に関して*n*-6系不飽和脂肪酸（リノール酸系列）を多く含む栄養剤のほうが，一価不飽和脂肪酸（オレイン酸系列）を多く含む栄養剤より寛解導入率がよいとするRCT[3]や，窒素源として遊離アミノ酸からなる成分栄養剤と小麦やカゼインからなる蛋白質をもつ高分子栄養剤では寛解導入率に有意差がないとするRCT[4]もあるが，いずれの報告も症例数が少なく，今後の検討が必要と思われる．

個々の成分栄養剤中の成分については，必須アミノ酸であるヒスチジンの抗炎症作用が報告されている．すなわち，*IL-10*遺伝子欠損マウスにおいて，ヒスチジンが腸炎発症を抑制しており，腸管でのTNF-α mRNAの発現を抑制していること，さらにマウスのマクロファージからのTNF-α，IL-6といった炎症性サイトカイン産生を抑制することが示された．またNF-κB（nuclear factor-kappa B）の活性化もヒスチジンが抑制していることから，ヒスチジンによるTNF-α，IL-6産生抑制はNF-κBを介する系によると考えられた[5]．

Crohn病腸管マクロファージからは急性期炎症性サイトカインであるTNF-α，IL-6が多量に産生されている[6]．これらのサイトカインをターゲットとした生物学的製剤が開発され，Crohn病治療における有用性が相次いで報告されている．現在実用化されている製剤としては，欧米では，抗TNF-α抗体であるインフリキシマブ，adalimumab，certolizumab pegolが承認されているが，わが国でCrohn病に使用可能なのはインフリキシマブのみである．抗IL-6受容体抗体としてはトシリズマブがあるが，関節リウマチなどの適応のみでCrohn病への適応拡大が期待される（12章e参照）．開発中のものには，抗IL-12抗体であるABT-874，抗IL-12/23抗体であるustekinumabなどがある．

炎症性サイトカインをターゲットとした抗サイトカイン療法が登場してCrohn病の治療は激変した．わが国では従来の活動期治療の基本は栄養療法であったが，現在では栄養療法と薬物療法の選択性である（**表1**）．さらに，治療にあたって，段階に応じて強い治療にシフトしていくステップアップ療法が従来は定石であったが，発症早期から抗サイトカイン療法によって炎症を確実に抑えるトップダウン療法が長期予後を改善する可能性が報告され注目されている[7]．

インフリキシマブは，可溶型TNF-αに対する中和作用，受容体に結合したTNF-αの解離作用，TNF-α産生細胞に対するアポトーシス誘導作用により効果を発現する（**図4**）．副作用としては，投与時反応，遅発性過敏症，小児におけるリンパ腫，結核菌感染の顕性化，日和見感染（結核，ヒストプラスマ症，コクシジオイデス症），脱髄などに注意を要する．ただし，日和見感染については，ステロイド，アザチオプリン/6-メルカプトプリン，インフリキシマブの使用は日和見感染のオッズ比の増加と関連しているものの，インフリキシマブによるリスク増加は有意なものではなかったとの報告がある[8]．抗TNF-α抗体は，寛解導入だけでなく，維持療法においても，入院率・手術率を減少させることが，報告されており，今後も治療の中心となることが期待される．しかし，一部の患者には臨床効果がないという事実もあり，治療方針は患者の病型，病態や疾患活動性，ならびに有効性や副作用などを

表1 Crohn病内科治療指針 (案)

活動期の治療 (病状や受容性により, 栄養療法・薬物療法・あるいは両者の組み合わせを行う)		
軽症〜中等症	中等症〜重症	重症 (病勢が重篤, 高度な合併症を有する場合)
薬物療法 • ペンタサ®錠 • サラゾピリン®錠 (大腸病変) ※効果不十分の場合は中等症〜重症に準じる	**薬物療法** • 経口ステロイド (プレドニゾロン) • 抗菌薬 (フラジール®*, シプロキサン®*) ※ステロイド減量・離脱が困難な場合 : イムラン®, ロイケリン®* ※ステロイド・栄養療法が無効な場合 : レミケード® **栄養療法 (経腸栄養療法)** • 成分栄養剤 (エレンタール®) • 消化態栄養剤 (ツインライン®) **血球成分除去療法の併用** • 顆粒球吸着 (アダカラム) ※通常治療で効果不十分・不耐で大腸病変に起因する症状が残る症例に適応	外科治療の適応を検討したうえで以下の内科治療を行う **薬物療法** • ステロイド経口または静注 • レミケード® (ステロイド抵抗例) **栄養療法** • 絶食のうえ, 完全静脈栄養療法 ※通過障害や膿腫がない場合はレミケード®を併用してもよい

寛解維持療法	肛門病変の治療	狭窄の治療	術後の再発防止
薬物療法 • ペンタサ®錠 • サラゾピリン®錠 (大腸病変) • イムラン® • ロイケリン®* • レミケード® **在宅経腸栄養療法** • エレンタール®, ツインライン® ※短腸症候群など, 栄養管理困難例では在宅中心静脈栄養法を考慮する	**まず外科治療の適応を検討する** ドレナージやシートン法など **内科的治療を行う場合** • 痔瘻・肛門周囲膿瘍 : フラジール®*, 抗菌薬・抗生物質, レミケード® • 裂肛, 肛門潰瘍 : 腸管病変に準じた内科的治療 • 肛門狭窄 : 経肛門的拡張術	**まず外科治療の適応を検討する** • 内科的治療により炎症を沈静化し, 潰瘍が消失・縮小した時点で, 内視鏡的バルーン拡張術	**寛解維持療法に準ずる** • ペンタサ®錠 • サラゾピリン®錠 (大腸病変) • イムラン® • ロイケリン®* • フラジール®*

* : 保険適用外
(松本誉之 : 難治性炎症性腸管障害に関する調査研究〈渡辺班〉平成21年度研究報告書)

考慮し判断する必要がある.

病因病態と粘膜免疫系

Crohn 病は, 再燃と寛解を繰り返す慢性炎症が主として小腸や大腸にみられる. 形態学的には粘膜の浮腫性変化を伴う縦走潰瘍や敷石像が特徴であり (**図 2**), 肛門部病変や瘻孔などの病変を伴うことも多い. 病理学的特徴は, 単球/マクロファージ系細胞を主体とする非特異的な炎症である[9]が, 非乾酪性類上皮細胞肉芽腫は診断的価値の高い特徴的病変である. また, Crohn 病における免疫応答は Th1 系の過剰活性化の側面が強く, 治療面においてもターゲットとなっている. さらに, 最近の genome wide スクリーニングの進歩により, Crohn 病の免疫異常の自然免疫系の異常と関連した遺伝子異常が解明されてきている. 以下にそれぞれについて簡単に解説する.

肉芽腫の意義とリンパ管炎

肉芽腫が免疫応答にどのような役割を果たすのかについての十分な検討はない. 以前から, Crohn

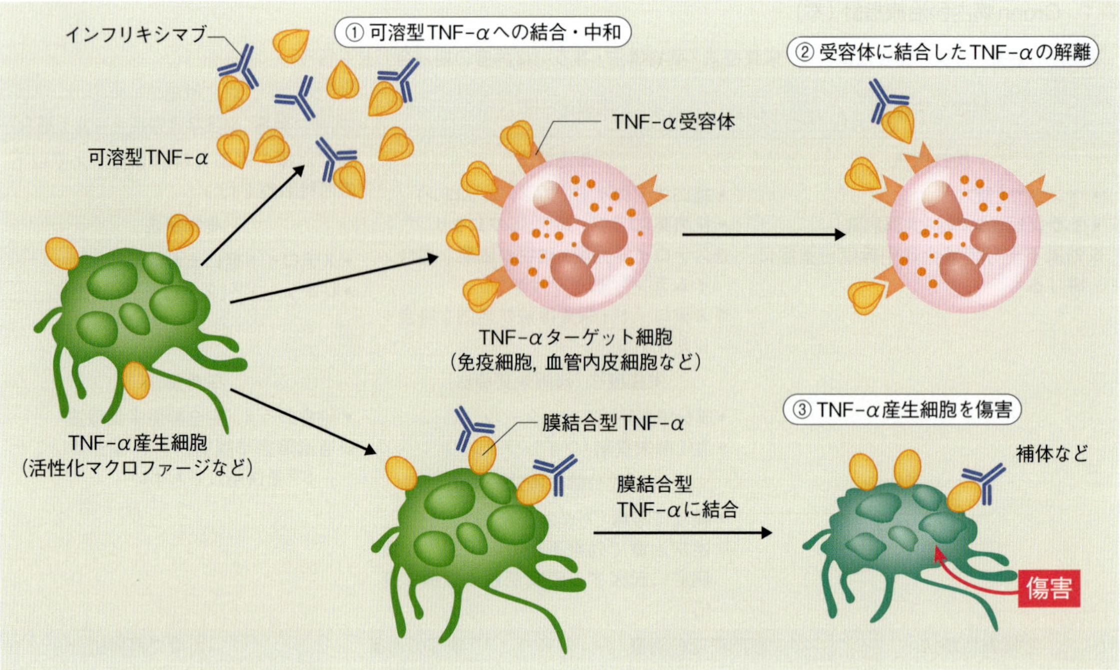

図4　インフリキシマブの作用機序
インフリキシマブは，可溶型TNF-αに対する中和作用，受容体に結合したTNF-αの解離作用，TNF-α産生細胞に対する細胞傷害作用により効果を発揮する．
（田辺三菱製薬株式会社資料より改変）

病のマクロファージにおける活性酸素の産生能の低下など，種々の腸管内微生物への処理異常が報告されており，当初はこのような機能低下に陥ったマクロファージ系細胞の集族層が肉芽腫ではないかと考えられた時期もあった．その後，① Crohn 病の肉芽腫では，それらを構成するマクロファージ系細胞において，抗原提示に必要とされる HLA-DR や共刺激分子（costimulatory molecule）などの接着分子発現が増加している．② それらの細胞とリンパ球は直接細胞膜同士を複雑に嵌合させながら接触している（cell to cell contact）．③ 肉芽腫のマクロファージ系細胞周囲のリンパ球では，数%の細胞が増殖期の形質（Ki-67 陽性）を示し，その頻度は腸間膜リンパ節の T 細胞領域と同程度であることが見いだされた．これらのことから，Crohn 病における肉芽腫ではマクロファージ系細胞が何らかの（疾患特異的である可能性のある）抗原をリンパ球に提示教育している場ではないかと想定された[9-11]．

Crohn 病の病変部では，VEGFR-3 陽性の内皮細胞で裏打ちされた脈管系の拡張や増加がみられた．この内皮細胞は PAL-E などの血管内皮系細胞のマーカーは陰性でリンパ管と考えられた．病変部の拡張したリンパ管内には前述の肉芽腫のマクロファージ系細胞と同様の表面形質を示し，その前駆体と思われる単球/マクロファージ系細胞の集族がしばしば観察された．肉芽腫は毛細血管系内にはほとんどみられなかった[12]．

Crohn 病で脂肪摂取が増悪の原因となることや脂肪が乳びリンパ管を介し吸収されることなどから，脂肪とリンパ管内の免疫担当細胞の活性化などの関係を考慮すると，これらの肉芽腫は Crohn 病の病因や病態に関連した抗原（何らかの形でリンパ管系を介して侵入）に対する免疫応答の一表現であり，かつこのような異常な免疫応答が腸管のリンパ系を介して伝播していく可能性が考えられた．

Colombel らは，このような Crohn 病におけるリンパ管炎の意義を再度見直す必要があるのではないかと提唱している[13]．

肉芽腫の病因的意義については，Wakefield らが肉芽腫性血管炎であり肉芽腫から麻疹ウイルスの RNA が検出されたことなどから，その成因として麻疹ウイルスの関与を提唱した[14]．これは，欧米における Crohn 病の好発者が過去の麻疹の流行期と一致するという疫学的データとともに有力視されたことがあった．しかしながら肉芽腫からの麻疹ウイルスの証明に関しての追試の結果，ほとんどの報告は否定的なものであった．さらに，2008 年には再度リンパ管の関与を重視する提言などもなされており，今後さらなる検討が重要と思われる．

細胞ホーミングシステムの異常

疫学的に Crohn 病の患者数の増加と脂肪摂取量が相関すること，症例対照研究などの結果，Crohn 病の発症の危険因子として高脂肪食や人工栄養，ファストフードの過剰摂取などがあげられている．

Miura らは，ラットの腸間膜を使用した研究で，腸管内へ長鎖脂肪酸を投与することで腸管からの輸出リンパ管内のリンパ球の増加や過剰活性化が起こることを証明している．また，門脈から主として吸収される中鎖脂肪酸の投与ではこのような異常が起こらないことも報告している[15]．Crohn 病の治療には後述のように栄養療法や低脂肪食が併用されることが多いが，上記のような機序による腸管での Th1 系反応の抑制に役立っている可能性が考えられている．また，このような腸管粘膜へのリンパ球のホーミングは，血管内皮細胞側では MAd-CAM-1 がリンパ球側では $\alpha_4\beta_7$ インテグリンが，それぞれ特異的な受容体リガンドとなっている[16, 17]（7 章 a 参照）．通常このほかに，ICAM-1 や VCAM-1 あるいは L-selectin などが，腸管粘膜へのホーミングとともに重要な接着やローリングなどの役割を果たし，特異的なリンパ球の腸管粘膜への遊走を助けるとされている．現在，難治性の Crohn 病において，α_4 インテグリンや $\alpha_4\beta_7$ インテグリンを標的とした分子標的療法（抗体を用いるものと低分子製剤によるものの両者がある）が開発され，一定の効果が証明されている[18, 19]．

CARD15 の異常と腸内細菌への反応低下

Crohn 病では，数パーセント程度の確率で家族発症がみられること，一卵性双生児では，発症率が高いが 100 % ではないことなどから何らかの遺伝的素因が考えられてきた．これまで，Crohn 病の疾患感受性遺伝子に関して種々の報告があるが，特に注目されたのは，2000 年に 3 つの施設から報告された *NOD2/CARD15* に関する 3 つの一塩基多型（single nucleotide polymorphism : SNP）の検討と思われる[20-22]．この *CARD15* の SNP は単に疾患感受性を高めるということだけではなく，CARD15 が主としてマクロファージなどの細胞内におけるペプチドグリカン（当初はリポ多糖といわれた）への受容体である[23]ことから，本症における免疫応答異常の一因となり得ると考えられている．現在報告されている SNP の結果，NOD2 分子の LRR（leucine rich repeat）と呼ばれる部位が短縮することが知られている．この結果，マクロファージ系細胞において細胞内寄生細菌への免疫応答に異常が生じること，最終的に細胞内における NF-κB 産生の異常の結果 TNF-α の過剰産生が起こり，Crohn 病の腸管炎症や組織障害の一因となると考えられている．しかしながら，このような *CARD15* 遺伝子の異常は必ずしもすべての症例でみられるわけでなく，またその後の検討で人種差があること（欧米で報告された 3 つの SNP に関しても，日本人・韓国人・中国人などアジアではまったくみられないことが報告されている[24-26]）が知られており，ほかに同様の免疫応答異常に関与した遺伝子異常が存在するのではないかという観点で研究が進められている．

Th1・Th17 系の異常

Crohn 病の免疫応答の特徴としては，潰瘍性大腸炎（ulcerative colitis : UC）が抗大腸抗体など液性免疫の異常を主体とするのに対して，細胞性免疫の異常やマクロファージの応答性の異常が古くから指摘されてきた．その後のサイトカインプロファイルの検討などの結果，Crohn 病では IFN-γ や

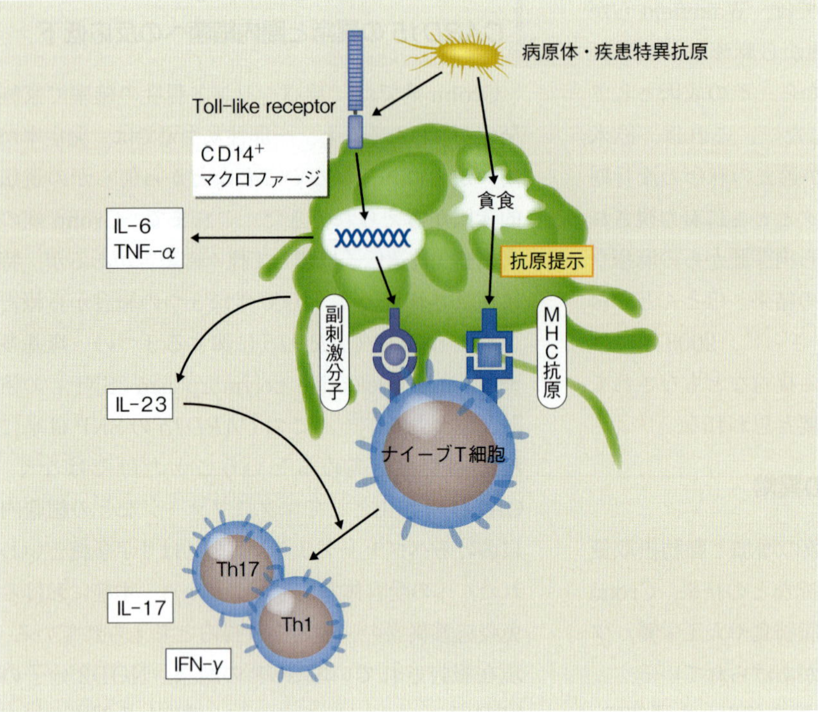

図5 Crohn病における腸管マクロファージの役割
正常腸管マクロファージは，自然免疫関連受容体であるCD14やToll-like receptor（TLR）を欠き，貪食，殺菌能は有するものの細菌抗原に対して低反応性である．また，抑制性サイトカインであるIL-10を高産生し，過剰な免疫反応を負に制御することで，腸管恒常性を維持している．一方，Crohn病患者の腸管にはCD14，TLR陽性細胞が存在しており，この免疫抑制機能が破綻，IL-23の高産生，Th1，Th17系細胞の活性化が起きている．

IL-12，IL-18などTh1系サイトカインの異常産生などが重要と考えられている[27-29]．特に，近年最も強力なものとして，IL-17産生に関連したTh17系細胞の活性化が問題となっている[30]．このTh17の活性化にはIL-23が重要であると考えられているが，Crohn病では欧米でIL-23R（受容体）のSNPが関連することが報告されている[31]．

オートファジー遺伝子の異常

上記の*CARD15*の遺伝子異常とは独立した形で，2q37.1に位置する遺伝子のSNPがCrohn病と関連することが欧米で報告されている．この遺伝子異常は*ATG16L1*と呼ばれ，潰瘍性大腸炎ではみられないことが報告されている[32, 33]．この遺伝子産物はオートファジーにかかわる蛋白を規定している．また，オートファジーは腸内細菌など細胞内寄生細菌への抵抗性に関与しており，先の*CARD15*の結果と合わせてCrohn病における感染抵抗の減弱が本症の発生や進展に関与することが示唆されている．また，*ATG16L1*は小腸型Crohn病への関連が強いといわれており，病変部位における腸内細菌叢の変化などが明らかになれば，本症の病態解明に大きな役割を果たすことが期待されている．

以上のとおり，Crohn病ではマクロファージ系を中心とした自然免疫系の異常を背景として，腸管内における腸内細菌などの微生物抗原への不完全な免疫応答の結果，TNF-αを中心とするTh1系の過剰活性化により炎症が引き起こされ，さらにTh17細胞の活性化により炎症の増加進展が引き起こされる（図5）．さらにその際にリンパ管を介した炎症の進展やリンパ管炎の結果，特徴的な病変形成が行われると考えられている（図6）．

おわりに

腸内細菌への免疫応答に異常がみられることから，Crohn病でしばしばみられる血中抗体に関しても種々の解析が進んでいる．たとえば酵母に対する抗体であるASCA（anti-*Saccharomyces cerevisiae* antibody）は，比較的Crohn病に特異性が高く，潰瘍性大腸炎で比較的頻度の高いpANCAと組み合わせることで両疾患の診断を可能にしようとする

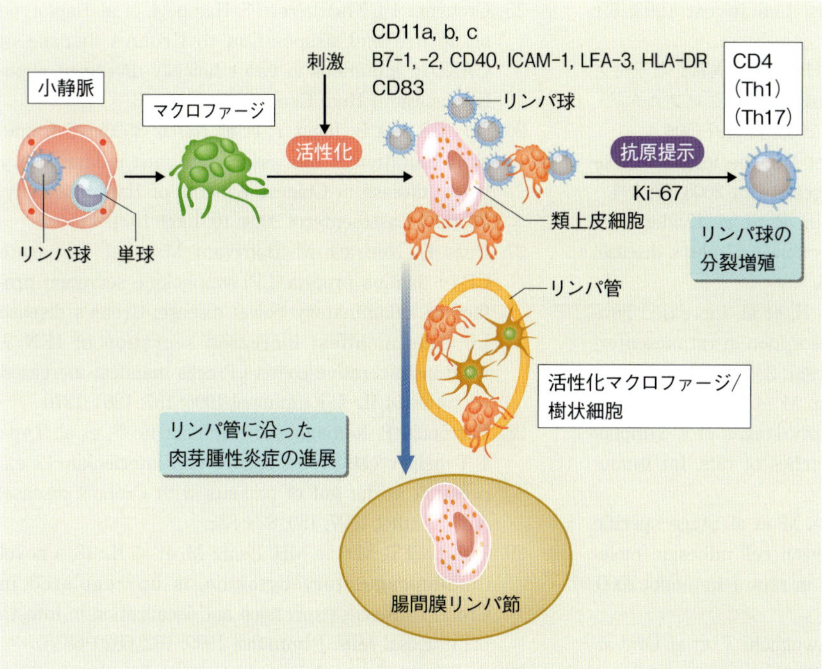

図6 Crohn病における肉芽腫の免疫学的意義と病態の関係

肉芽腫では，何らかの疾患特異抗原が抗原特異的なT細胞の活性化を誘導し，同部でTh1系サイトカイン優位の過剰な産生が行われている．また，このような肉芽腫やマクロファージ系細胞の集族巣はリンパ管や腸間膜リンパ節でみられることから，リンパ管に沿った形でCrohn病の初期炎症が粘膜深部から腸間膜リンパ節へ波及する可能性が考えられる．（松本誉之ほか，2003[12]より改変）

試み（実際には鑑別困難例でどの程度有用かについては十分なデータがない）や抗フラジェリン抗体（抗CBr1抗体）などが検討されている[34, 35]．このような抗体の存在と臨床像（表現形）の関連に関する報告が種々行われているが，現状では臨床応用に至るにはなお検討が必要である．

（飯室正樹，松本譽之）

◉引用文献

1. Crohn BB, Ginzburg L, Oppenheimer GD. Regional ileitis: a pathologic and clinical entity. JAMA 1932; 99: 1323-1328.
2. Sakurai T, Matsui T, Yao T, et al. Short-term efficacy of enteral nutrition in the treatment of active Crohn's disease: a randomized, controlled trial comparing nutrient formulas. JPEN J Parenter Enteral Nutr 2002; 26: 98-103.
3. Gassull MA, Fernández-Bañares F, Cabré E, et al. Fat composition may be a clue to explain the primary therapeutic effect of enteral nutrition in Crohn's disease: results of a double blind randomised multicentre European trial. Gut 2002; 51: 164-168.
4. Verma S, Brown S, Kirkwood B, et al. Polymeric versus elemental diet as primary treatment in active Crohn's disease: a randomized, double-blind trial. Am J Gastroenterol 2000; 95: 735-739.
5. Andou A, Hisamatsu T, Okamoto S, et al. Dietary histidine ameliorates murine colitis by inhibition of proinflammatory cytokine production from macrophages. Gastroenterology 2009; 136: 564-574.
6. Reinecker HC, Steffen M, Witthoeft T, et al. Enhanced secretion of tumour necrosis factor-alpha, IL-6, and IL-1 beta by isolated lamina propria mononuclear cells from patients with ulcerative colitis and Crohn's disease. Clin Exp Immunol 1993; 94: 174-181.
7. D'Haens G, Baert F, van Assche G, et al. Early combined immunosuppression or conventional management in patients with newly diagnosed Crohn's disease: an open randomised trial. Lancet 2008; 371: 660-667.
8. Toruner M, Loftus EV Jr, Harmsen WS, et al. Risk factors for opportunistic infections in patients with inflammatory bowel disease. Gastroenterology 2008; 134: 929-936.
9. Matsumoto T. Cellular immune response in Crohn's disease: Cell-to cell interaction between T cell activation around no-caseating granuloma. Regulation and Its Diorders in the Gastrointestinal Tract. Tokyo, Blackwell Science Japan; 1998: p.278-290.
10. Hara J, Ohtani H, Matsumoto T, et al. Expression of costimulatory molecules B7-1 and B7-2 in macrophages and granuloma of Crohn's disease: Demonstration of cell-to-cell contact with T lymphocyte. Lab Invest 1997; 77: 175-184.
11. Nakamura S, Ohtani H, Watanabe Y, et al. In situ expression of the cell adhesion molecules in inflammatory bowel disease. Evidence of immunologic activation

of vascular endothelial cells. Lab Invest 1993; 69: 77-85.

12. 松本誉之，稲川　誠，川島大知ほか．免疫異常からみたクローン病の病因・病態―腸管上皮細胞・マクロファージ・樹状細胞の役割．GI Research 2003; 11: 497-504.
13. Van Kruiningen HJ, Colombel JF. The forgotten role of lymphangitis in Crohn's disease. Gut 2008; 57: 1-4.
14. Wakefield AJ, Pittilo RM, Sim R, et al. Evidence of persistent measles virus infection in Crohn's disease. J Med Virol 1993; 39: 345-353.
15. Miura S, Sekizuka E, Nagata H, et al. Increased lymphocyte transport by lipid absorption in rat mesenteric lymphatics. Am J Physiol 1987; 253: G596-600.
16. Tsuzuki Y, Miura S, Suematsu M, et al. Alpha 4 integrin plays a critical role in early stages of T lymphocyte migration in Peyer's patches of rats. Int Immunol 1996; 8: 287-295.
17. Iizuka T, Tanaka T, Suematsu M, et al. Stage-specific expression of mucosal addressin cell adhesion molecule-1 during embryogenesis in rats. J Immunol 2000; 164: 2463-2471.
18. Takazoe M, Watanabe M, Kawaguchi T, et al. Oral alpha-4 integrin inhibitor (AJM300) in patients with active Crohn's disease-a randomized, double-blind, placebo-controlled trial. Gastroenterology 2009; 136, Issue 5, Supplement 1, DDW Abstract Supplement 2009: A-181.
19. Feagan BG, Greenberg GR, Wild G, et al. Treatment of active Crohn's disease with MLN0002, a humanized antibody to the alpha4beta7 integrin. Clin Gastroenterol Hepatol 2008; 6: 1370-1377.
20. Ogura Y, Bonen DK, Inohara N, et al. A frameshift mutation in NOD2 associated with susceptibility to Crohn's disease. Nature 2001; 411: 603-606.
21. Hugot JP, Chamaillard M, Zouali H, et al. Association of NOD2 leucine-rich repeat variants with susceptibility to Crohn's disease. Nature 2001; 411: 599-603.
22. Hampe J, Cuthbert A, Croucher PJ, et al. Association between insertion mutation in NOD2 gene and Crohn's disease in German and British populations. Lancet 2001; 357: 1925-1928.
23. Girardin SE, Boneca IG, Carneiro LA, et al. Nod1 detects a unique muropeptide from gram-negative bacterial peptidoglycan. Science 2003; 300: 1584-1587.
24. Inoue N, Tamura K, Kinouchi Y, et al. Lack of common NOD2 variants in Japanese patients with Crohn's disease. Gastroenterology 2002; 123: 86-91.
25. Croucher PJ, Mascheretti S, Hampe J, et al. Haplotype structure and association to Crohn's disease of CARD15 mutations in two ethnically divergent populations. Eur J Hum Genet 2003; 11: 6-16.
26. Guo QS, Xia B, Jiang Y, et al. NOD2 3020insC frameshift mutation is not associated with inflammatory bowel disease in Chinese patients of Han nationality. World J Gastroenterol 2004; 10: 1069-1071.
27. Fuss IJ, Neurath M, Boirivant M, et al. Disparate CD4+ lamina propria (LP) lymphokine secretion profiles in inflammatory bowel disease: Crohn's disease LP cells manifest increased secretion of IFN-γ, whereas ulcerative colitis LP cells manifest increased secretion of IL-5. J Immunol 1996; 157: 1261-1270.
28. Parronchi P, Romagnani P, Annunziato F, et al. Type 1 T-helper cell predominance and interleukin-12 expression in the gut of patients with Crohn's disease. Am J Pathol 1997; 150: 823-832.
29. Pizarro TT, Michie MH, Bentz M, et al. IL-18, a novel immunoregulatory cytokine, is up-regulated in Crohn's disease: expression and localization in intestinal mucosal cells. J Immunol 1999; 162: 6829-6835.
30. Andoh A, Zhang Z, Inatomi O, et al. Interleukin-22, a member of the IL-10 subfamily, induces inflammatory responses in colonic subepithelial myofibroblasts. Gastroenterology 2005; 129: 969-984.
31. Duerr RH, Taylor KD, Brant SR, et al. A genome-wide association study identifies IL23R as an inflammatory bowel disease gene. Science 2006; 314: 1461-1463.
32. Hampe J, Franke A, Rosenstiel P, et al. A genome-wide association scan of nonsynonymous SNPs identifies a susceptibility variant for Crohn disease in ATG16L1. Nat Genet 2007; 39: 207-211.
33. Rioux JD, Xavier RJ, Taylor KD, et al. Genome-wide association study identifies new susceptibility loci for Crohn disease and implicates autophagy in disease pathogenesis. Nat Genet 2007; 39: 596-604.
34. Quinton JF, Sendid B, Reumaux D, et al. Anti-Saccharomyces cerevisiae mannan antibodies combined with antineutrophil cytoplasmic autoantibodies in inflammatory bowel disease: prevalence and diagnostic role. Gut 1998; 42: 788-791.
35. Targan SR, Landers CJ, Yang H, et al. Antibodies to CBir1 flagellin define a unique response that is associated independently with complicated Crohn's disease. Gastroenterology 2005; 128: 2020-2028.

d

セリアック病

はじめに

セリアック病（celiac disease）は欧米に多くみられる吸収不良症候群の1つで，麦類に含まれるグルテンに対する腸管アレルギーであり，グルテン過敏性腸炎やセリアックスプルーともいわれる．血清抗体などのスクリーニング検査と，絨毛萎縮を調べる小腸生検で診断され，グルテンを除いた食事を摂取することで多くは改善する．病因としてはHLA-DQ2やHLA-DQ8などの遺伝的素因がみられるが，免疫学的機序や環境要因など多くの発症メカニズムが想定されており，完全には解明されていない．ここでは疫学，診断，治療について概説するとともに，病因・病態についての最近の知見について述べる．

疫学および病因としての遺伝子異常

セリアック病はわが国では数例の報告しかなく，きわめてまれであるが，欧米では約260人に1人にみられる比較的ありふれた疾患である．最近は増加傾向にあり，スクリーニング検査で罹患率は約1%に達するといわれる[1)]．発症は小児から老人までみられ，年齢とは特に関連しない．

環境，遺伝要因が指摘され麦類，特に小麦に含まれるグルテンに対するアレルギーと，HLA-DQ2またはHLA-DQ8の発現との関連が最も強くいわれている[2)]（表1）．グルテンについてはグルテンに含有されるグリアジンとの関連をみる研究が進められている．しかし，それ以外に大麦やライ麦も含めてグルテンに含有する多くの蛋白が毒性を持ち，蛋白の曝露が腸管の炎症の進行・経過と強く関与していると考えられている．グルテン以外の環境因子は不明であるが，ほかの要因としてウイルス感染や喫

表1 セリアック病感受性遺伝子および関連遺伝子

1. Celiac 1 Locus	
(chromosome 6p21), HLA クラスII susceptibility haplotypes (1) *DRB1*03-DQB1*0201-DQA1*0501* (DR3-DQ2) (2) *DRB1*04-DQB1*0302-DQA1*0301* (DR4-DQ8) (3) *DRB1*07-DQB1*0202-DQA1*0201* (DR7-DQ2) (4) *DRB1*11/12-DQB1*0301-DQA1*0501* (DR5-DQ7)	
HLA-DQ2 または HLA-DQ8 はセリアック病の発生に必要であるが必ずしも発症をもたらすものではなく（リスクは 36〜53 %），HLA 以外の遺伝子の関与が示唆される．	
2. Celiac 2 Locus (chromosome 5q31-33)	
3. Celiac 3 Locus (2q33)	
CD28, CTLA4, ICOS	
4. Celiac 4 Locus (chromosome 19p13.1)	
MYO9B (myosin IXB gene)	
5. 最近実証された発症リスクに関連する多型	
（位置）	（候補遺伝子）
1q31	*RGS1*
2q11-2q12	*IL1RL1, IL18R1, IL18RAP, SLC9A4*
3p21	*CCR1, CCR3*
3q25-3q26	*IL12A, SHIP1*
3q28	*LPP*
4q27	*IL2, IL21*
6q25	*TA GAP*
12q24	*SH2B3 (LNK), ATXN2*

（Wolters VM, et al. 2008[3)], Cassinotti A, et al. 2009[4)], van Heel DA, et al. 2007[6)], Hunt KA, et al. 2008[7)] を参照）

煙との関連，ウイルス肝炎へのIFN投与の報告もある．

遺伝要因として，HLA-DQ2またはHLA-DQ8が99.5％に認められ，重要な疾患感受性遺伝子であり，陰性の場合は本疾患に罹患する可能性はきわめて低いと考えてよい[3,4]（表1）．HLA-DQ2/DR8は比較的一般的にみられ（約30％），本遺伝子を有することがすぐにセリアック病の発症に結びつく確率は低く，コスト面から一般的なスクリーニングに向かない．しかし，親子兄弟姉妹での発症リスクは約10％なので，このような危険群からの発症の危険性を察知するためにHLA-DQが有用であるといえる[5]．

HLAクラスII分子のほかに，第5染色体長腕の5q31-33や*CTLA4*遺伝子についての報告も見られるが[4]，最近全ゲノム解析によりセリアック病の発症リスクに関連する*IL2-IL12*領域の多型がイギリスのvan HeelらとオランダのWijmengaの共同グループにより示された[6]（表1）．その後同じグループからの統合関連解析でその他の複数の領域が特定され，そのなかには*IL21A*，*CCR3*，*IL-18RAP*，*SH2B3*などの免疫応答を制御する遺伝子が含まれていると報告されている[7]．また同グループからは，膜透過性に関連するタイト結合遺伝子（*MYO9B*など）のSNPも報告されている[8]．

臨床症状および診断

症状で下痢などを主体とした消化器症状のある症候性，消化器症状をみない無症候性とグルテン摂取でも現在は反応しない潜在性に分類され，臨床症状だけから診断するのは困難である．

主な症状は吸収不良による下痢，脂肪便である．近位から全小腸へと病変が進むため，鉄，葉酸，カルシウムや脂溶性ビタミンの吸収が不足して貧血，骨粗鬆症を起こす[2]が，遠位小腸へ進むに従い下痢，体重減少や浮腫が出現する．妊娠，旅行，胃腸炎，手術などが発症の引き金になることがある．

小児では，下痢，腹痛，成長障害のほか，嘔気，食欲不振，短気，便秘など，さらに多彩である．

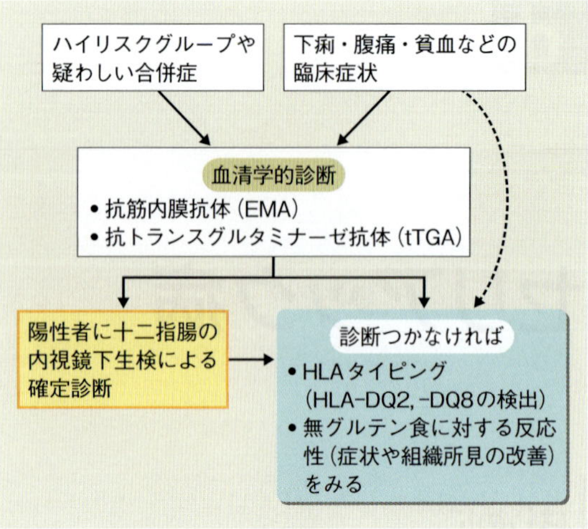

図1　セリアック病診断の手順

消化器以外の症状では疱疹状皮膚炎，末梢神経障害，後頭石灰化，アフタ口内炎，関節炎，歯エナメルの欠乏，肝障害などのほか，リンパ腫への進展も起こりうる[2]．特に*HLA-DQB1*0201* homozygosityの場合，早期発症で不応性のタイプに発展しやすく腸症関連T細胞リンパ腫の合併も多いといわれる．

診断には血清学的または遺伝子診断と組織診断が中心であるが，gold standardはあくまで組織診断であることに留意しなければならない（図1）．セリアック病の親族などリスクグループや臨床症状により本症が疑われた場合，まず抗グリアジン抗体，抗筋内膜抗体（EMA）（特異性が高いといわれている），抗組織トランスグルタミナーゼ抗体（tTGA）などのスクリーニング検査[9,10]を行い，HLA-DQ2またはHLA-DQ-8のHLAタイピングを行う[2]．さらに内視鏡下の小腸粘膜生検で陰窩過形成や上皮内リンパ球増多を伴う絨毛の萎縮を検索して確定診断を行う．所見は十二指腸や上部小腸に強いのでその部からの生検を施行する．このなかで，抗グリアジン抗体は感度に劣るため，抗筋内膜抗体あるいはtTGA（IgA + IgG isotypes）の両者が有用とされる（両者陽性の場合，感度81％，特異度99％）[11]．経過中に抗体陽性となる場合があるのでリスクの高いグループでは1回のスクリーニングでは不十分で，繰り返しての測定が必要である．確定しない場合には，無グルテン食による反応性も診断の一助となる．抗体陽性でHLA-DQ2陽性あるいはDQ8陽性の症例では，無症状でも組織検査が必要である．Marsh 1（上皮内リンパ球の増加がみられるだけ）の軽度の組織所見の場合，十二指腸粘膜でのtTGA組織染色が診断能を上昇させるとの報告がみられる[12]．そのほかに慢性下痢をきたす疾患，たとえば顕微鏡的腸炎，膠原病に伴う腸炎，炎症性腸疾患などの除外のため大腸粘膜生検を行う必要がある．

合併症および不応性スプルー

セリアック病の合併症には悪性疾患，骨粗鬆症，生殖能の低下や自己免疫疾患の合併が問題となる．

悪性疾患では小腸癌（80倍のリスク），食道・咽頭・喉頭癌，非Hodgkinリンパ腫があるが[13]，リンパ腫以外は無グルテン食が予防になる．リンパ腫では腸症関連リンパ腫が多く，治療抵抗性で死亡することがある[9]．

骨粗鬆症の発見には骨密度の定期的測定が重要で，症候性のセリアック病では骨折のリスクもある．受精能については女性で遅発月経や早期閉経，授乳無月経，堕胎反復などがあり，診断前でも相対的不妊の影響で子どもの減少がみられ，男性でも不妊傾向がみられ，骨粗鬆症や生殖能は無グルテン食で改善がみられる．自己免疫疾患としてはIDDM，甲状腺疾患，Sjögren症候群，Addison病，自己免疫性肝炎や神経・心疾患などがある．これらはセリアック病より先に診断されることが多い．DM，甲状腺疾患や神経・心疾患は無グルテン食で改善した報告がある[2]．

約5％の患者は無グルテン食に反応せず，難治性の下痢や貧血をきたし絨毛萎縮に加えしばしば潰瘍性小腸病変をきたす．このような病態を不応性スプルー（refractory sprue）と呼び，粘膜の免疫染色と遺伝子の再構成を検索する必要がある[2]．Cellierらが行った不応性スプルーの患者の上皮内リンパ球の表現型の分析では，上皮内リンパ球は細胞質内にCD3を発現したが，表面にはCD3，8やTCR $\alpha\beta$/TCR$\gamma\delta$を発現していなかったという報告がある[10]．免疫染色では細胞内と表面のCD3を区別できないので，免疫染色上は正常の上皮内リンパ球が$CD3^+$，$CD8^+$で不応性スプルーの上皮内リンパ球は$CD3^+$，$CD8^-$となる．また，遺伝子検索ではオリゴクローナル遺伝子再構成が認められる[10]．このような異常な表現型の上皮内リンパ球の増殖と遺伝子再構成を認めるものをType2の不応性スプルーと称し，このタイプのものは腸症合併型のT細胞リンパ腫を高頻度に出現し，5年生存率が約50％と予後不良である．

病因・病態に関する知見 ―特に免疫学的機序―

遺伝，環境要因のほかにグルテンの腸管上皮細胞に対する直接の傷害作用が想定されている．小腸におけるアポトーシスの亢進と小腸絨毛の萎縮が以前から関連づけられているが，最近A-gliadin p31-43が上皮細胞内の上皮成長因子受容体（epidermal growth factor receptor：EGFR）化の遅延をきたし，萎縮状態の維持と関連するのではとの報告がみられる[14]．一方，Sanderらは腸管上皮モデルであるCaco-2細胞を用いて，グリアジンが腸管上皮細胞間のタイト結合の形成に与える影響について報告しているが[15]，最近グリアジンが上皮のCXCR3蛋白と反応しMyD88を介して，透過性と関連するzonulin産生を亢進すると報告されている[16]．

病態としては，免疫学的要因が最も主たる病因として古くから提唱されている．1998年にNilsenらが炎症の引き金としてHLA-DQ2を介した抗原認識によりIL-2受容体の発現が促進され，IFN-γなどのサイトカインの放出を促進する可能性を報告した[17]．正常でもグルテンに対する耐性減少として末梢血中のグルテン反応性T細胞がみられるが，セリアック病では腸管におけるこの抗グルテンT細胞の増加が特異的にみられる．その原因はいまだ明らかではないが，細胞間結合の低下に伴う透過性の低下やグルテンの消化プロセスを機序とした可能性を指摘されている．グルテンにはグリアジンが含まれ，このグリアジンに関する免疫反応として粘膜

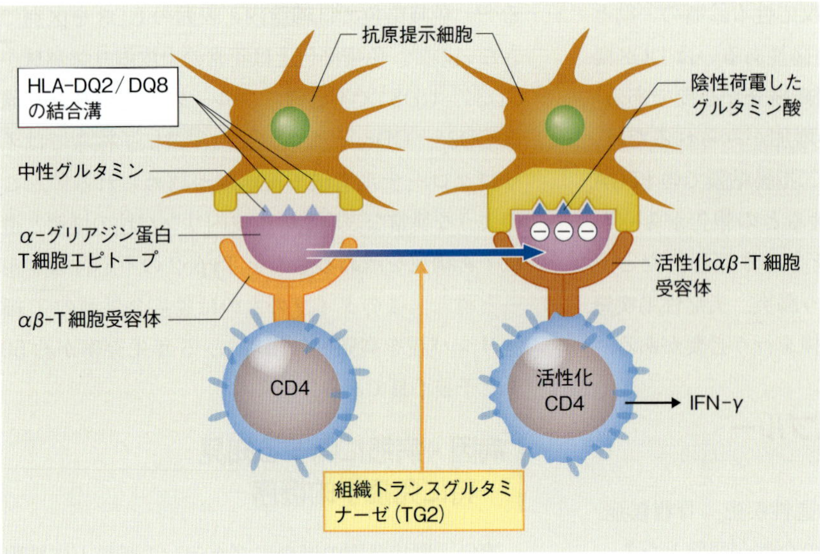

図2 粘膜固有層における抗グリアジンCD4陽性T細胞の反応モデル

組織トランスグルタミナーゼ（TG2）により生じた陰性荷電したグルタミン酸を有するα-グリアジン蛋白は，抗原提示細胞のHLA-DQ2/DQ8への結合力を増す．その結果としてより強いグルテン特異的なCD4陽性T細胞の活性化を引き起こすと考えられている．
（Wolters VM, et al. 2008[3]，Sollid LM, 2002[18]を改変）

固有層における$CD4^+$T細胞を介した機序と上皮内の$CD8^+$T細胞を介した機序が想定されている．

粘膜固有層の$CD4^+$T細胞はHLA-DQ2，HLA-DQ8と関連しており，DQ2やDQ8を認識したT細胞はIFN-γを産生する．組織におけるトランスグルタミナーゼ（TG2）は，カルシウム依存性で荷電したグルタミンを脱アミノ化して陰電荷のグルタミン酸に変換する酵素であるが，これによって脱アミノ化されたペプチドが抗グルテン$CD4^+$T細胞によって認識される．成人では抗グルテン$CD4^+$T細胞に認識されるこの特異的グリアジンペプチドがみられるが，これは胃や膵臓の消化酵素では消化されにくい特徴をもつ．グリアジンの脱アミノ化による陰電荷が免疫応答の初期段階で，これが陽電荷したDQ2やDQ8の結合ポケットに結合する．腸管の$CD4^+$T細胞はDQ2やDQ8によって提示された脱アミノ化ペプチドを認識してIFN-γを産生し，これが炎症や絨毛萎縮を引き起こす（図2）[18]．近年は，Th1優位の免疫応答が特に注目を集めており，未治療の患者十二指腸粘膜でのIL-12およびT-betの表出が報告され，IFN-γ産生に役割を演じていると考えられている[19]．また，IL-17Aを産生するTh17細胞のIFN-γ産生への関与も報告されている[20]．

上皮内リンパ球の増殖浸潤はセリアック病だけでなく不応性スプルーや腸症関連Tリンパ腫とも関連するとされている．セリアック病ではグリアジンに反応する上皮内リンパ球は同定されていないので，$CD8^+$細胞浸潤は粘膜固有層の$CD4^+$細胞に付随するものとされる．しかし，同様に粘膜固有層が炎症するCrohn病や自己免疫性腸症では上皮内リンパ球の著明な浸潤は認めないことから，固有層の$CD4^+$細胞の活性化がセリアック病の上皮内リンパ球浸潤を進展させるわけではない．また最近，TCRγδ型の$CD8^+$上皮内リンパ球は制御性細胞として機能しているとも考えられている[21]．そのためT細胞を介した免疫反応にはペプチドだけを指向したものではなく，ストレスやIFN-γによる傷害細胞上に発現したMICやHLA-Eなどのほかの分子の認識を介した機序も想定されている（図3）．

さらに近年は，獲得免疫だけでなく自然免疫の異常がセリアック病でも注目を集めている（図3）．TLR2やTLR4の発現亢進が患者の十二指腸粘膜でみられ[22]，樹状細胞とくに形質細胞様樹状細胞の増加と活性化，Th1型サイトカイン産生増加が報告されている[23]．

グルテンの存在による炎症下では上皮細胞が傷害されIL-15を産生すると同時に，NKG2DやCD94などの非典型的なMHCクラスI分子を発現する変化を起こす．IL-15は上皮内リンパ球を活性化させ，

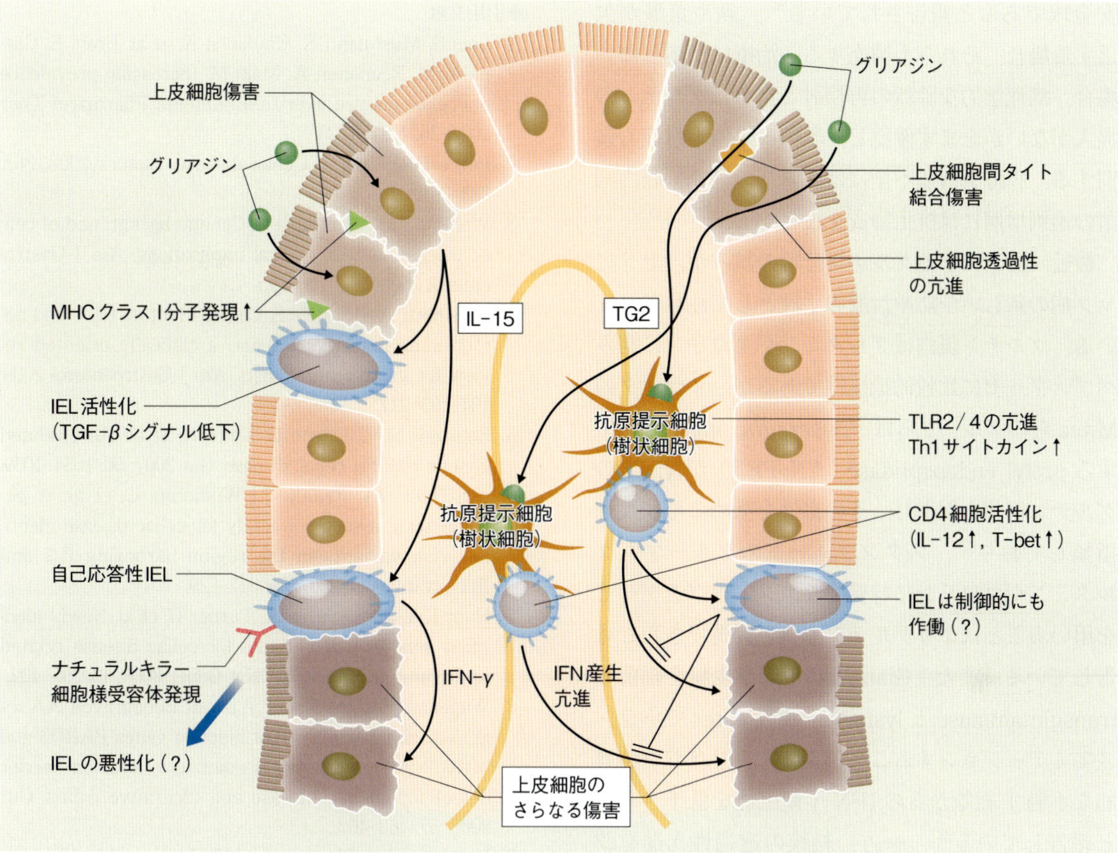

図3 セリアック病における免疫担当細胞ネットワークの変化

グリアジンに対する異常な免疫応答は獲得免疫ばかりでなく自然免疫でも生じている．獲得免疫ではグリアジン蛋白の抗原性が増し，免疫担当細胞（おもに樹状細胞）によって提示されCD4細胞の活性化をきたし，IFN-γ産生を介して上皮細胞傷害を誘導する．一方，自然免疫ではグリアジンにより刺激された上皮からIL-15が産生され，それが上皮内リンパ球（IEL）を活性化し，ナチュラルキラー様受容体の発現を亢進する．活性化したIELはさらに上皮細胞の傷害を誘導し，悪循環が生じると想定される．

活性化した上皮内リンパ球上にナチュラルキラー（NK）細胞様の受容体を発現する[24]．IL-15によるT細胞活性化の機序としてSmad-3依存性のTGF-βシグナルの低下と，phospho-c-junの亢進をもたらすことが知られている[25]．これが傷害上皮細胞の非典型的MHCクラスI分子を認識して本来の自己抗原認識能を低下させ，NK細胞様の活性を獲得して上皮細胞をさらに傷害し，IFN-γを産生するという可能性がある（4章c参照）．このモデルについてはまだ議論されており確定的ではない．しかし，難治性の不応性スプルーではIL-15がIELを活性化し，リンパ腫への進展を促すため，IL-15抗体による治療の可能性があるかもしれない．

予防および治療

グルテンに曝露する時期に母乳を与えることは，セリアック病のリスクを低下させるとの報告がある．治療の第一選択は厳正な無グルテン食である．わずかな量でも増悪させるのでグルテンは小麦だけでなく，大麦，ライ麦も避けなければならない．これによって大部分が反応し改善するが，症状が重い場合は入院のうえ水分，電解質，経静脈栄養や時にステロイドも使用する．最近，どのくらいのグルテン含有が危険かについての検討がなされている．それによれば，50 mg/day以下ならおおむね安全といえるが，感受性の違いがあるので10 mg/dayが安全域であると報告されている[26]．鉄や葉酸が欠乏する場合，それらも補充する．治療に反応しない場合，病理学的な診断の再検討と食事にグルテンの混入がないかをまず確認し，乳糖・果糖不耐症も鑑別する．膵酵素機能不全には酵素剤の補充，腸内細菌の過剰増殖には抗生物質を投与する．

最近，酵素によるグルテン分解の試みが，セリアック病の新しい予防や治療の手段として注目されている．グルテン蛋白はグルタミンやプロリンに富みペプチダーゼに比較的抵抗性であるが，オランダのMitea らのグループらは，*Aspergillus niger* の産生する prolyl endopeptidase（AN-PEP）が胃内でのグルテン消化を促進し，その毒性を低める可能性を指摘しており[27]，スタンフォードのグループもグルタミンやプロリンに特異的なエンドペプチダーゼを用いることによりグルテン消化を促進できたと報告している．また，Gianfrani らは小麦粉を細菌の transglutaminase と lysine methyl ester でトランスアミデーションすることにより，グリアジン特異的な小腸 T 細胞からの IFN-γ 産生能を低下させたと報告している[28]．一方，粘膜の透過性亢進を改善して病態を改善しようという新しい試みもなされており，コレラ菌の分泌蛋白と類似した AT-1001 という物質の投与により，腸管のバリアー機能が亢進し，グルテン曝露後の症状の増悪を抑えることができたと報告されている[29]．今後も，病因・病態を考慮した積極的なアプローチが期待される．

おわりに

セリアック病について原因，診断から治療までを概説するとともに，最近の病因に関する知見について述べた．セリアック病の発症機序については，遺伝的素因と環境要因がある．また，現在は特にグリアジン関与の自己免疫機序が注目されているが，病態はいまだに解明されつくされてはいない．今後，免疫システムと小腸粘膜上皮の形状変化を明らかにしていくことが発症機序の解明につながるのかもしれない．

（三浦総一郎，穂苅量太，松永久幸）

◉引用文献

1. Lohi S, Mustalahti K, Kaukinen K, et al. Bravi E, Gasparin M, Reunanen A, Mäki M. Increasing prevalence of coeliac disease over time. Aliment Pharmacol Ther 2007; 26: 1217-1225.
2. Peter HR, Bana J. Celiac disease. Lancet 2003; 362: 383-391.
3. Wolters VM, Wijmenga C. Genetic background of celiac disease and its clinical implications. Am J Gastroenterol 2008; 103: 190-195.
4. Cassinotti A, Brindelli S, Clerici M, et al. HLA and autoimmune digestive disease: a clinically oriented review for gastroenterologists. Am J Gastroenterol 2009; 104: 195-217.
5. Bourgey M, Calcagno G, Tinto N, et al. HLA related genetic risk for celiac disease. Gut 2007; 56: 1054-1059.
6. van Heel DA, Franke L, Wijmenga C, et al. A genome-wide association study for celiac disease identifies risk variants in the region harboring IL2 and IL21. Nat Genet 2007; 39: 827-829.
7. Hunt KA, Zhernakova A, Turner G, et al. Newly identified genetic risk variants for celiac disease related to the immune response. Nat Genet 2008; 40: 395-402.
8. Wapenaar MC, Monsuur AJ, van Bodegraven AA, et al. Associations with tight junction genes PARD3 and MAGI2 in Dutch patients point to a common barrier defect for coeliac disease and ulcerative colitis. Gut 2008; 57: 463-467.
9. Halfdanarson TR, Litzow MR, Murray JA. Hematologic manifestations of celiac disease. Blood 2007; 109: 412-421.
10. Cellier C, Patey N, Mauvieux L, et al. Abnormal intestinal intraepithelial lymphocytes in refractory sprue. Gastroenterology 1998; 114: 471-481.
11. Hadithi M, von Blomberg BM, Crusius JB, et al. Accuracy of serologic tests and HLA-DQ typing for diagnosing celiac disease. Ann Intern Med 2007; 147: 294-302.
12. Santaolalla R, Fernandez-Banares F, Rodriguez R, et al. Diagnostic value of duodenal antitissue transglutaminase antibodies in gluten-sensitive enteropathy. Aliment Pharmacol Ther 2008; 27: 820-829.
13. Catassi C, Fabiani E, Corrao G, et al. Risk of non-Hodgkin lymphoma in celiac disease. JAMA 2002; 287: 1413-1419.
14. Barone MV, Gimigliano A, Castoria G, et al. Growth factor-like activity of gliadin, an alimentary protein: implications for coeliac disease. Gut 2007; 56: 480-488.
15. Sander GR, Cummins AG, Henshall T, et al. Rapid disruption of intestinal barrier function by gliadin involves altered expression of atypical junction proteins. FEBS lett 2005; 579: 4851-4855.
16. Lammers KM, Lu R, Brownley J, et al. Gliadin induces an increase in intestinal permeability and zonulin re-

lease by binding to the chemokine receptor CXCR3. Gastroenterology 2008; 135: 194-204.
17. Nilsen EM, Jahnsen FL, Lundin KE, et al. Gluten induces an intestinal cytokine response strongly dominated by interferon gamma in patients with celiac disease. Gastroenterology 1998; 115: 551-563,.
18. Sollid LM. Coeliac disease: dissecting a complex inflammatory disorder. Nat Rev Immunol 2002; 2: 647-655.
19. Fina D, Sarra M, Caruso R, et al. Interleukin 21 contributes to the mucosal T helper cell type 1 response in coeliac disease. Gut 2008; 57: 887-892.
20. Monteleone I, Sarra M, Del Vecchio Blancho G, et al. Characterization of IL-17A-producing cells in celiac disease mucosa. J Immunol 2010; 184: 2211-2218.
21. Bhagat G, Naiyer AJ, Shah JG, et al. Small intestinal CD8 + TCRgammadelta + NKG2A + intraepithelial lymphocytes have attributes of regulatory cells in patients with celiac disease. J Clin Invest 2008; 118: 281-293.
22. Szebeni B, Veres G, Dezsofi A, et al. Increased mucosal expression of Toll-like receptor (TLR) 2 and TLR4 in coeliac disease. J Pediatr Gastroenterol Nutr 2007; 45: 187-193.
23. Di Sabatino A, Pickard KM, Gordon JN, et al. Evidence for the role of interferon-alfa production by dendritic cells in the Th1 response in celiac disease. Gastroenterology 2007; 133: 1175-1187.
24. Roberts AI, Lee L, Schwarz E, et al. NKG2D receptors induced by IL-15 costimulate CD28-negative effector CTL in the tissue microenvironment. J Immunol 2001; 167: 5527-5530.
25. Benahmed M, Meresse B, Arnulf B, et al. Inhibition of TGF-beta signaling by IL-15: a new role for IL-15 in the loss of immune homeostasis in celiac disease. Gastroenterology 2007; 132: 994-1008.
26. Akonberg AK, Thomas AG. Systematic review: tolerable amount of gluten for people with coeliac disease. Aliment Pharmacol Ther 2008; 27: 1044-1052.
27. Mitea C, Havenaar R, Drijfhout JW, et al. Efficient degradation of gluten by a prolyl endoprotease in a gastrointestinal model: implications for coeliac disease. Gut 2008; 57: 25-32.
28. Gianfrani C, Siciliano RA, Facchiano AM, et al. Transamidation of wheat flour inhibits the response to gliadin of intestinal T cells in celiac disease. Gastroenterology 2007; 133: 780-789.
29. Paterson BM, Lammers KM, Arrieta MC, et al. The safety, tolerance, pharmacokinetic and pharmacodynamic effects of single doses of AT-1001 in coeliac disease subjects: a proof of concept study. Aliment Pharmacol Ther 2007; 26: 757-766.

e

食物アレルギー

はじめに

ローマの哲学者 Lucretius（BC99〜55）は“What is food for one, is to others bitter poison”という記載を残しており，人類は古くから食物アレルギーに悩まされてきたことを窺い知ることができる．この疾患は小児の低栄養状態やアレルギーマーチを招くだけでなく，生命の危険にかかわるアナフィラキシーを発症することもあり軽視できない疾患の1つである．近年，患者数が増加してきており，2001年の食品衛生法施行規則ではアレルギー物質を含む食品に関する表示の義務づけや推奨が規定されるようになった．このようにわが国においても食物アレルギーへの社会的な環境作りに対して関心が高まってきている．

この項では主として粘膜免疫機構の破綻による食物アレルギーの全般的な知見について簡略にまとめる．

定義と分類

アレルギーとは本来無害な抗原に対する過剰な免疫応答と定義されるが，食物アレルギーも同様に“原因食物を摂取した後に免疫学的機序を介して生体にとって不利な症状（皮膚，粘膜，消化器，呼吸器，アナフィラキシー反応など）が惹起される現象”を指す．食物に関連した有害な反応にはさまざまあるが，そのなかでの食物アレルギーの位置づけを**表1**に示す[1]．

表1　食物による生体に不利益な反応の分類

毒物による反応 (toxic reactions)	すべての人に起こる現象 細菌毒素，自然毒など
非毒性物質による反応 (nontoxic reactions)	ある特定の人に限り起こる現象
食物アレルギー (food allergy)	免疫学的機序を介する現象 IgE依存性反応 IgE非依存性反応
食物不耐症 (food intolerance)	免疫学的機序を介さない現象 薬理活性物質による反応 代謝性疾患（乳糖不耐症）

（Mukoyama T, et al. 2007[1]を一部改変）

病態

腸内で食物を消化吸収する際においては，生体に必要な低分子の栄養分だけを摂取し，高分子の異物は取り入れないようにしている．食物アレルギーの原因は，乳児期での発症が多いことから，腸管粘膜のバリアー機能の未熟さによることは以前から指摘されてきた．この粘膜バリアー機能を構成する要素としては，胃酸や蛋白分解酵素による消化作用，IgA抗体による中和作用，上皮を覆っている粘膜の遮蔽機能，最重要要素として腸管上皮細胞間のタイト結合による腸管内腔と粘膜固有層の隔離作用があげられる．

これらの機能は大人に比べ，乳児において低下しており，高分子の未消化蛋白が粘膜固有層に侵入してきて免疫監視機能に捕捉されるのである．バリアー機能の低下と食物アレルギーの関連を示す実験と

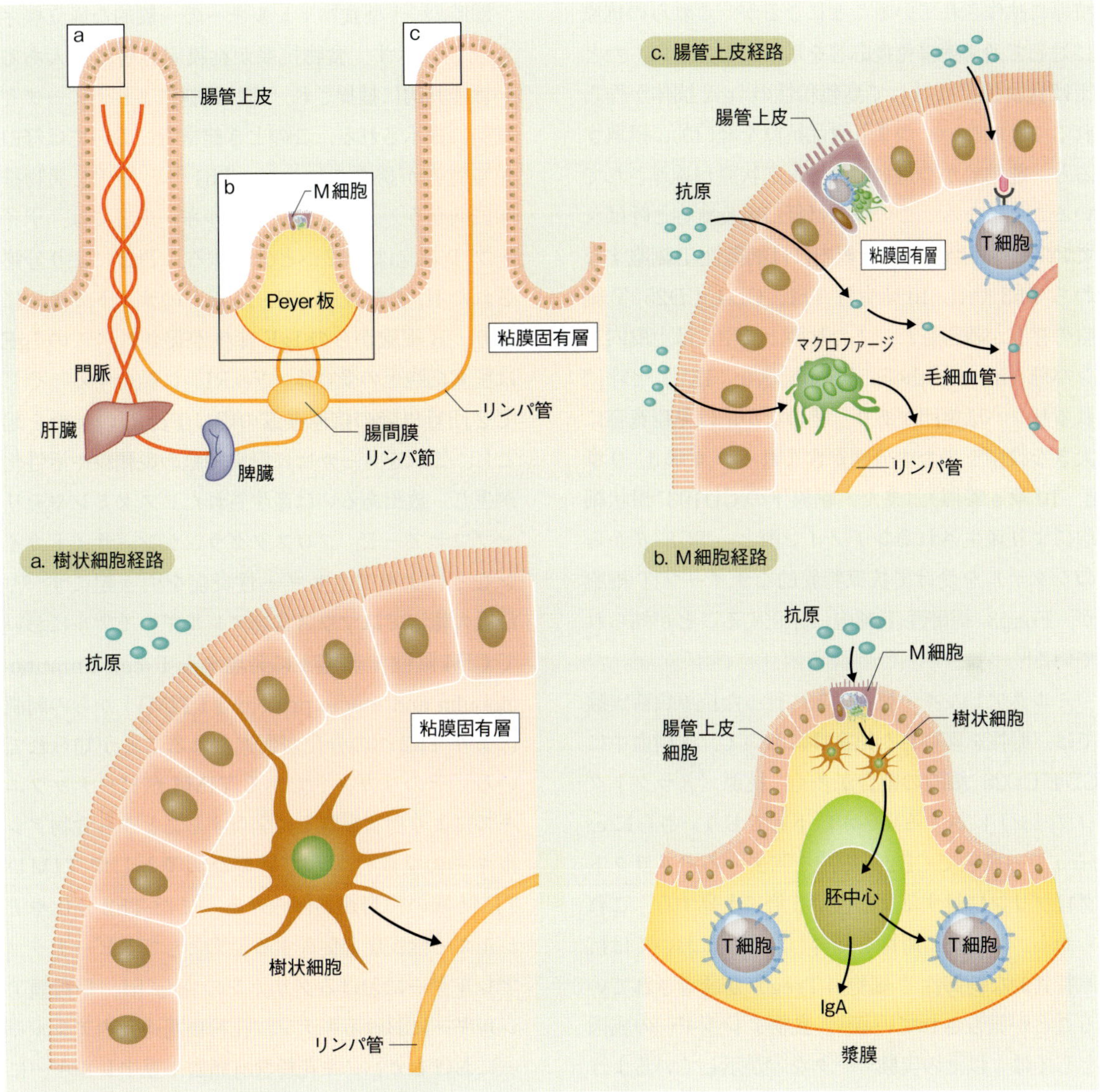

図1　食物アレルゲンの腸管粘膜での侵入経路

a) 粘膜内に突起を出した樹状細胞から，b) M 細胞を通じて Peyer 板へ，c) 絨毛 M 細胞または腸管上皮細胞間の間隙を通じて，またはエンドサイトーシスにより粘膜固有層へ取り込む.
(Chehade M, et al. 2005[3] を一部改変)

して，マウスモデルで抗潰瘍薬（H_2 ブロッカー，スクラルファート）投与により消化能力を低下させると魚（パルブアルブミン）に対するアレルギーが誘発されるという報告がある[2]．しかし，抗原として感作されるのはこの粘膜バリアーを越えてきた食物抗原すなわち最終的に腸管上皮間のタイト結合をすり抜けて体内に侵入してきたものだけではない．食物抗原の腸管での侵入経路を**図1**[3] に示す．この図に示されているように，粘膜内での樹状細胞は突起を内腔に伸ばして抗原を捕捉したり，あるいは抗原捕捉のため特化した M 細胞を介して抗原を捕まえたりすることで，本来浸潤性のない抗原に対しても積極的に抗原を捕獲し粘膜下のリンパ球に提示している．つまり粘膜バリアー機能の低下がなくても，抗原を認識していることになる．

この視点からみればヒトは常に食物由来の多様な

抗原に感作されていることになるが，これらの抗原に対して通常獲得免疫応答を示すことはない．たとえば食物抗原に対して高親和性のIgA抗体が作られることはない．つまり食品抗原を経口的に摂取すると，能動的かつ選択的に無反応状態が誘導されていることになる．この現象は経口免疫寛容と呼ばれている[4]．実際，Peyer板内には制御性T細胞すなわちTh3やIL-10産生性Tr1，$CD4^+CD25^+$T細胞の存在が報告され，また粘膜上皮中には上皮内リンパ球（intraepithelial lymphocyte：IEL）と呼ばれるリンパ球集団があり，そのなかには免疫寛容に大きな役割を果たす分画が含まれる[5]（4章d，9章d，10章a参照）．また，粘膜下の$CD103^+$樹状細胞により産生されるレチノイン酸と，TGF-βからのシグナルを受けて抗原特異的なナイーブT細胞が，$Foxp3^+$制御性T細胞に分化することが知られている[6]．

ミルクアレルギー児を対象に行った抗原負荷実験では，耐性を獲得した児童群において，末梢血中に$CD4^+CD25^+$細胞の割合が多く，抗原（βラクトグロブリン）に対する反応が低下しており，さらに*ex vivo*での試験で$CD25^+$細胞を除去するとβラクトグロブリンに対する反応性が5倍に上昇する．これらから，ミルクに耐性を獲得した児童においては抗原特異的な制御性T細胞（Treg）が誘導されていることが報告されている[2]．食物アレルギーの成因としては，以上の実験データなどが示しているように免疫寛容機構の崩壊が大きく関与していることになる．

食物アレルギーは食事摂取から症状出現までの時間により即時型と非即時型に分けられる．即時型は1～2時間後に症状が出現するものでCoombs & Gell分類のI型アレルギーであり，IgE依存型と呼ばれる．これに対して非即時型は，IgE非依存型と呼ばれる．また食物アレルギーの感作の経路により分類され，消化管経路をI型食物アレルギー，口腔・上下気道から吸入抗原として接触感作される場合をII型食物アレルギーと呼ぶ．これ以外にもアトピー患者などにおけるバリアー機能が低下した皮膚経由の感作も知られている．

即時型，I型食物アレルギーの一般的な成立機序を**図2**に示す．食物抗原が粘膜固有層に侵入あるいは能動的に捕捉され，樹状細胞によりナイーブT細胞に提示される．このとき健常者においては経口免疫寛容が誘導されたり，Th1へと分化し異物排除に向かう．しかし食物アレルギー患者では，ナイーブT細胞はTh2へと分化する．Th2により分泌されたIL-4やIL-5，IL-13などのサイトカインにより，B細胞からのIgE産生が促され，このIgEは肥満細胞上の受容体（FcεRI）に結合する．そして2回目以降の抗原曝露の際にFcεRIの架橋を起こし，これをきっかけに肥満細胞の脱顆粒や活性化が生じ，放出あるいは産生されたヒスタミンやセリンプロテアーゼ，プロスタグランジン，サイトカインなどによりアレルギー性炎症を引き起こす[7,8]．最近の報告ではマウス食物アレルギーモデルにおいてCD4陽性T細胞上に発現するT-cell immunoglobulin and mucin protein-1（TIM1）からの刺激によりTh2への分化が促進されることが知られている．そのリガンドであるTIM4がピーナッツエキスにより樹状細胞上に発現することから食物アレルギーの発症に関して重要な因子としてTIM1-TIM4間の作用があげられる．またTh2分化やアレルギー性炎症を促進する要素として，ピーナッツアレルギーにおけるグリカンのAra h1，甲殻類アレルギーにおけるキチン，花粉症関連食物アレルギーにおけるカバノキ花粉含有脂質や豆アレルギーにおけるレクチン蛋白などによるアジュバント効果があげられている[2]．

表2に代表的な非即時型食物アレルギーを示す[9]．発症機序は疾患により様々であり複雑な機序が報告されているが，多くはIgEに依存しない場合である．説明のためセリアック病を例に取る．この疾患は麦類に含まれるグルテンに対する腸管アレルギーで欧米では比較的頻度の高い吸収不良症候群の一つである（10章d参照）．乳児期では小麦を摂取開始後6か月以内に発症することが多いが成人発症の病型も存在する．想定されている機序を**図3**に示す．消化に耐性の強いグルテンが前述の機序により粘膜固有層に侵入し，グルテン由来のペプチド

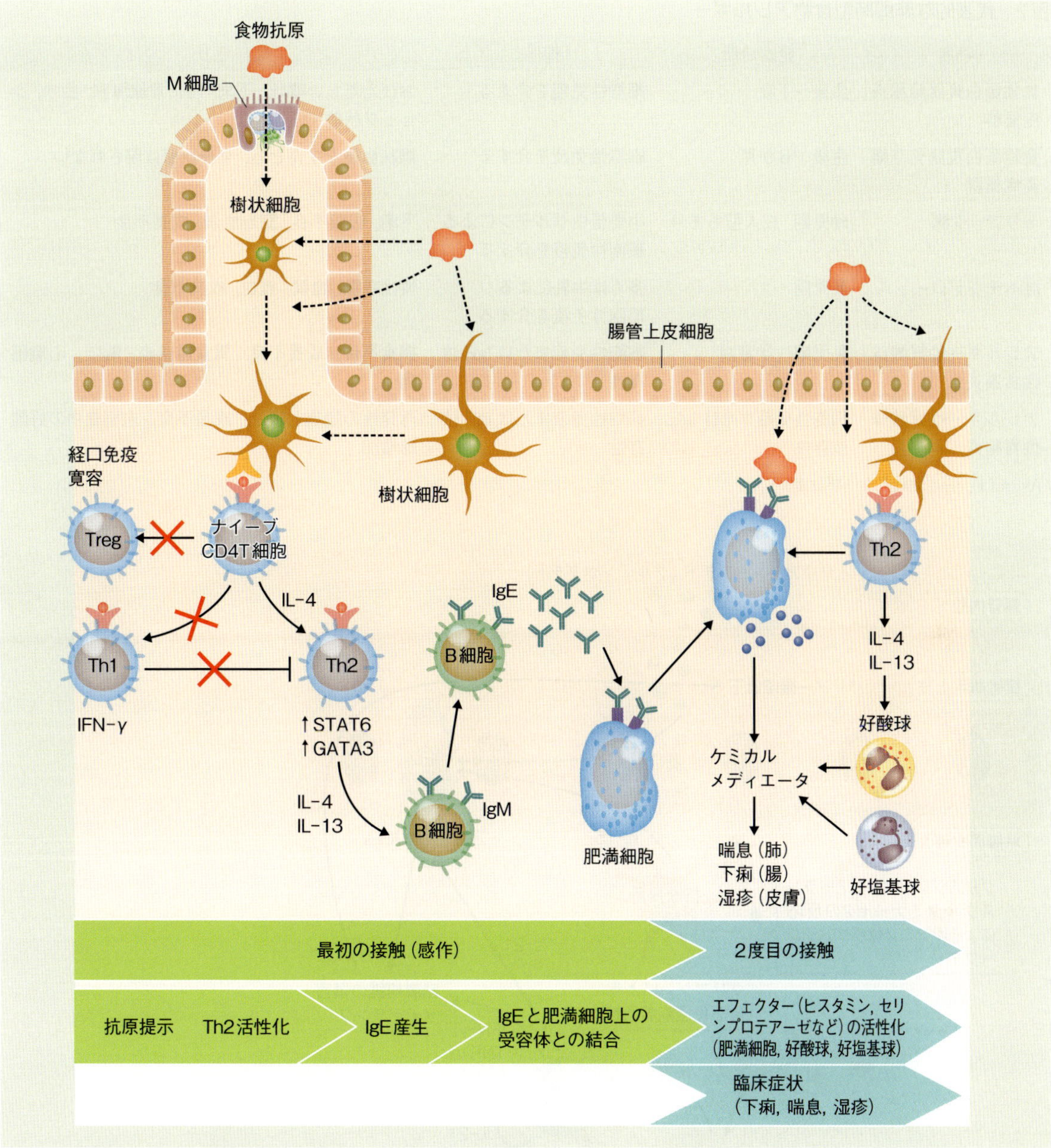

図2　IgE依存型，Ⅰ型食物アレルギーの一般的な成立機序

（Prioult G, et al. 2005[7]を一部改変）

（グリアジンペプチド）がトランスグルタミナーゼ2（TG2）の働きで架橋したり脱アミドすることでペプチド（脱アミノ化グリアジンペプチド）が負に帯電し，スーパー抗原となる．この脱アミノ化グリアジンペプチドが抗原提示細胞（APC）上の正に帯電したHLA-DQ2やHLA-DQ8に提示され，提示を受けたCD4 T細胞はTh1またはTh17形質へと分化し炎症性のIFN-γ，TNF-α，IL-17，IL-21を分泌する．これらは抗原特異的な反応で粘膜組織を傷害する．そのためにバリアー機能は低下し侵入抗原量が増加して抗原特異的反応は増強，持続的となり，ついには腺窩過形成や絨毛組織の萎縮を特徴とする腸炎を引き起こす．またグリアジンにより傷害を受けた粘膜上皮や活性化APCからIL-15が分泌

表2　代表的な非即時型食物アレルギー

病名	発症時期	機序	症状
食物蛋白質誘発腸炎症候群	生後〜1歳	細胞性免疫を介する	おびただしい嘔吐，下痢．時に意識障害，脱水，ショック状態
食物蛋白質誘発直腸炎症候群	生後〜6か月	細胞性免疫を介する	線状血便を主徴とし，全身状態は侵されない
セリアック病	幼児期，成人型もあり	小麦蛋白グルテンによる細胞性免疫を介する	下痢，吸収不良，腹部膨満，成長不良
肺ヘモジデローシス	乳児期	多くは牛乳による細胞性免疫を介する	慢性咳嗽，血痰，貧血，成長不良
アレルギー性好酸球性食道炎	乳児期〜学童期	細胞性免疫または IgE 依存性	捕食不良，成長不良，胃食道逆流，嘔吐，心窩部痛
アレルギー性好酸球性胃腸炎	細胞性免疫または IgE 依存性	細胞性免疫または IgE 依存性	再発性の腹痛と嘔吐，成長不良，末梢血中の好酸球増加

（Ashraf U, et al. 2008[9] を一部改変）

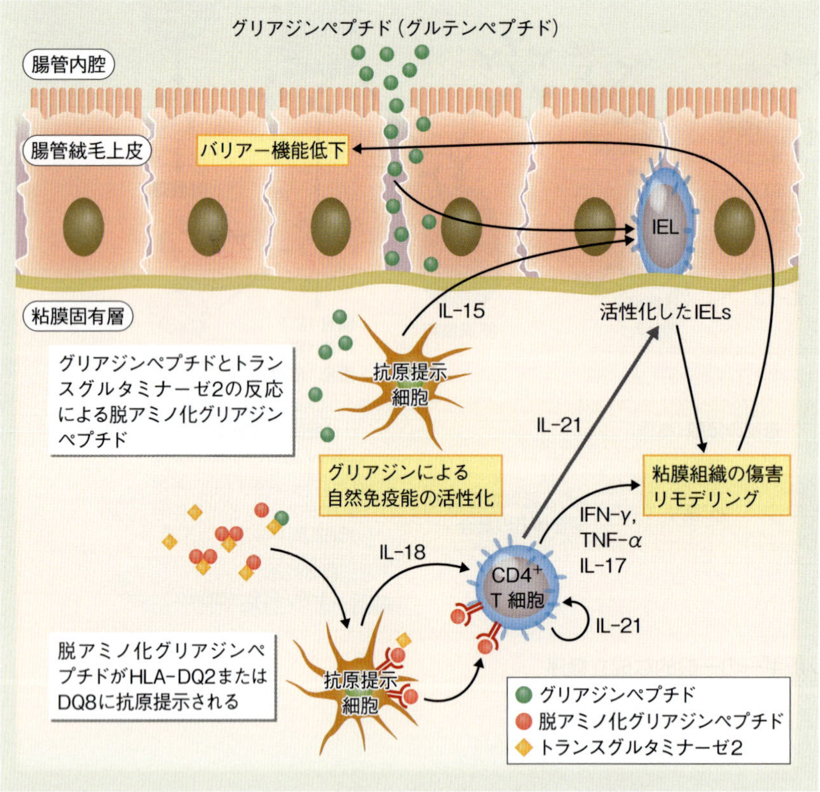

図3　非即時型食物アレルギーの一例：セリアック病の発症機序
（Schuppan D. et al. 2009[10] を一部改変）

され，これにより活性化し NKG2D を発現するようになった IEL（抑制的に働く分画については前述）は TCR 非依存的な CD8 細胞の粘膜細胞のアポトーシスを引き起こすようになり，炎症をさらに増強する．このようにセリアック病は主として抗原特異的な Th1/Th17 と自然免疫的機序により活性化した IEL，CD8 をエフェクターとして発症する疾患であり，細胞性免疫を介した非即時型食物アレルギーの一例といえる[10]．

疫学

即時型アレルギーに関しての疫学について述べる．わが国の大規模疫学調査から乳児期有病率は5〜10％，学童期有病率は1〜2％と考えられ，加齢とともに有病率は減少する．1998〜99年度に100床以上の2,689病院で行われた厚生省アレルギー全国調査（1,420症例）によると，年齢分布は平均年齢は6.7 ± 13.1歳．0歳時にピークがあり，加齢とともに減少し，3歳までに66.3％，8歳までに合計80.1％であり，小児に好発することがわかる．原因食物を図4に示す．わが国では鶏卵，牛乳，小麦，ソバ，魚介類，果物の順に多い．参考までにアメリカでは鶏卵，牛乳，ピーナッツが3大原因である[8]．

アレルゲンとその特徴

一般に蛋白やペプチドを含む食材はすべて食物抗原となりうる．また，熱や消化に対して安定な蛋白は抗原となりやすい傾向がある．代表的な食品の抗原について表3に示す．蛋白の特性により植物由来ではプロラミン，cupin，Bet v1，プロフィリン，動物由来ではトロポミオシン，パルブアルブミン，カゼインが大きなファミリーを形成している．また花粉症と食物アレルギー，あるいはラテックスアレルギーと食物アレルギーとの関連などが指摘されている．これらは抗原交差性によるものであり，表4にその頻度を示す[13]．

食品自体でなく，その添加物とアレルギーとの関係も指摘されており，表5に代表的な合成食品添加物とその中で過敏反応を起こしやすいものを示す．保存料として使われている安息香酸ナトリウムやパラベン，酸化防止剤の亜硫酸水素ナトリウム，調味料のL-グルタミン酸ナトリウム，着色料（黄色）のタートラジンなどが代表例で，これらに対して蕁麻疹，鼻炎，気管支喘息，血管性浮腫などの過敏反応が報告されている．特異的IgEは検出されないことが多く，アトピー性素因と関係なく発症するのが特徴である．特にタートラジンと安息香酸ナトリウムに関しては好酸球に直接作用する機序が考えられている[14]．

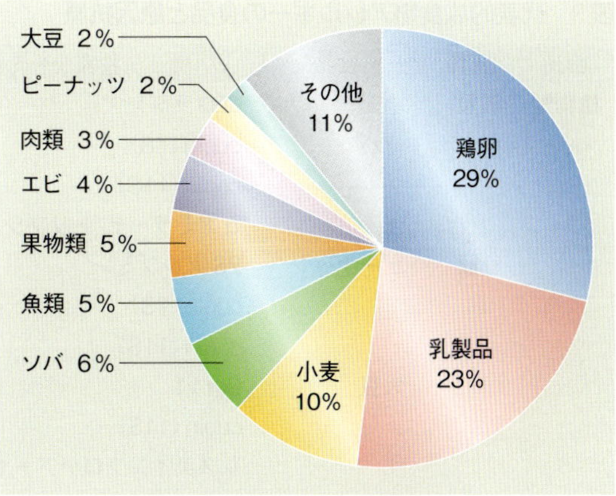

図4　即時型食物アレルギーの原因食品
平成10年〜11年度　厚生省アレルギー全国調査（1,420症例）
（日本小児アレルギー学会，食物アレルギー委員会，2005[11]より）

症状

即時型の症状として一般的には皮膚症状（瘙痒感，蕁麻疹，紅斑，血管運動性浮腫，発赤，灼熱感，水疱，湿疹），消化器症状（腹痛，悪心嘔吐，下痢，血便），粘膜症状（口腔，口唇，舌の違和感と腫脹，喉頭絞扼感，喉頭浮腫，嗄声），呼吸器症状（鼻汁，鼻閉，咳，喘鳴，呼吸困難），眼症状（結膜充血浮腫，瘙痒感，流涙，眼瞼浮腫），神経症状（頭痛，恐怖感），全身症状（アナフィラキシー，頻脈，血圧低下，意識障害，虚脱状態），泌尿器症状（血尿，蛋白尿，夜尿）などがあげられる．関連する疾患または特殊型としては，乳幼児アトピー性皮膚炎，口腔アレルギー症候群，食物依存性運動誘発アナフィラキシーなどがあげられる[15]．注意すべき合併症であるアナフィラキシーは多臓器がアレルギー性炎症により浮腫に陥る状態を指し，上記の皮膚，消化器，呼吸器症状以外に低血圧，血管性虚脱，不整脈などの循環器症状を伴う．しばしば生命の危険を伴い，処置が遅れると重症化する場合があるため重症度をみて適切な処置を行うべきである，食物アレルギーの重症度評価表を参考のため表6に示した[16]．

遅延型については代表的疾患としてセリアック

表3 代表的な食物アレルギーの食品と原因抗原

由来	種類	食品	抗原ファミリー	抗原名
植物性	穀類	小麦	プロラミン	α, γ-gliadin
		ソバ	cupin (7S)	BWI-1c, 2, 2b, 2c
			cupin (11S)	BW24KD, Faqg e1, FAGAG1, FA02, FA18
		米	αアミラーゼ/トリプシンインヒビター	Rag1, 25, 5.b, 14, 14b, 16, 17
	豆類	ピーナッツ	2Sアルブミン	Ara h2, 6, 7
			cupin (7S)	Conarachin, Ara h1
			cupin (11S)	Arachin, Ara h3, 4
		大豆	Bet v1	Gly m4
			cupin (11S)	Glycinin
			システインプロテアーゼC1	Gly m Bd 30K ; P34 ; Gly m1
	果物類	リンゴ	nsLTPs	Mal d3
			Bet v1	Mal d1
		サクランボ	nsLTPs	Pru av3
			Bet v1	Pru av1
動物性	家畜類	鶏卵(卵白)	オボムコイド	Gal d1
			セルピン	ovalbumin
		牛乳	カゼイン	Bos d8, α_{s1n}, α_{s2}, β-casein, κ-casein
			リゾチーム	α-lactoalbumin
			リポカリン	β-lactoglobulin
		ヤギ乳	カゼイン	α_{s1n}, α_{s2}, β-casein, κ-casein
	魚介類	エビ	トロポミオシン	Pen a1, Met e1, Pen m1
		イカ		Tod P1
		カニ		Cha f1
		カキ		Cra g1
		タラ	パルブアルブミン	Gad c1
		コイ		Cyp c1.01, Cyp c1.02
		サケ		Sal s 1.01, Sal s 1.02
		マグロ		Thu o 1.01, Thu o 1.02

(Heimo Breiteneder, et al. 2008[12]を一部改変)

表4 食物抗原の交差性と頻度

アレルゲン		交差抗原性を有する可能性のある食品	確率(%)
豆類	ピーナッツ	他の豆類 エンドウ豆, レンズ豆, ヒラ豆, ソラ豆, インゲン豆, 大豆	5
ナッツ類	クルミ	他のナッツ類 ブラジルナッツ, カシューナッツ, ヘーゼルナッツ	37
穀類	小麦	他の穀類 大麦, ライ麦	20
果物	モモ	他のバラ科の食物	55
	メロン	他のフルーツ スイカ, バナナ, アボカド	92
花粉	カバの木	野菜, フルーツ リンゴ, モモ, メロン	55
生活品	ラテックス	キウイフルーツ, バナナ, アボカド	35
牛乳		牛肉	10
		ヤギ乳	92
		馬乳	4
魚類	サケ	他の魚類 メカジキ, シタビラメ	50
甲殻類	エビ	他の甲殻類 カニ, ロブスター	75

(Sicherer SH. 2001[13]を一部改変)

表5 代表的な合成食品添加物

保存料	安息香酸，安息香酸ナトリウム，ソルビン酸，パラベン，プロピオン酸
酸化防止剤	亜硫酸水素ナトリウム，アスコルビン酸，トロフェロール，ジブチルヒドロキシトルエン，EDTA
着色料	赤色2，3，40，102，104号，タートラジン，黄色5号，緑色3号，青色1号，青色2号
調味料	L-アスパラギン酸ナトリウム，グリシン，L-グルタミン酸ナトリウム，酒石酸ナトリウム，乳酸ナトリウム
発色剤	亜硝酸ナトリウム，硝酸ナトリウム，硝酸第一鉄
甘味料	アスパルテーム，サッカリン，ソルビトール

特に過敏性反応に注意すべき食品添加物に下線を付した.
(柳原行義，1997[14]を一部改変)

表6 食物アレルギー症状と重症度評価

Grade	皮膚	粘膜・消化器	気道	循環器	神経
1	限局したかゆみ，発赤，蕁麻疹など	限局した軽度粘膜腫脹（口唇腫脹，眼瞼腫脹，口腔のかゆみや違和感）	なし	なし	なし
2	全身性の上記症状	上記症状に加えて吐気嘔吐	鼻づまり，くしゃみ	なし	活動性の低下
3	上記症状	上記に加えて繰り返す嘔吐	ひどい鼻汁，咽喉部のかゆみと絞扼感	頻脈	活動性の低下と不安感
4	上記症状	上記に加えて下痢	上記症状に加えて，嗄声，犬吠様の咳，嚥下困難，呼吸困難，喘鳴，チアノーゼ	不整脈，血圧低下	めまい，恐怖感
5	上記症状	上記に加えて便失禁	呼吸停止	重度の徐脈，血圧低下，心拍停止	意識消失

必ずしもすべての症状がそろわなくともよい．最も重症な臓器症状のGradeを総合評価のGradeとする．下線部の症状はエピネフリンの絶対的な使用目標である.
(Sampson HA. 2003[16]を一部改変)

病，肺ヘモジデローシスなどがあげられる．また，混合型としては好酸球性胃腸炎・食道炎などがあげられる.

診断

診断手順を乳児アトピー性皮膚炎を例に図5[17]に示す．最初に詳細な問診と食物日誌により原因抗原を推定し症状を把握する．次に免疫学的検査として好酸球数，血清総IgE値，特異的IgE抗体値の測定，ヒスタミン遊離試験，皮膚テスト（スクラッチテスト，パッチテスト）などを行う．次に問診により原因と推定された抗原を完全に取り除いた食事を2週間行い症状が軽減した場合，最後に確定診断のために専門医による食物負荷試験を行う[18]．近年，アンジオテンシン変換酵素の低い群ではアナフィラキシーの際に喉頭浮腫を合併する危険が高いと報告されており補助診断として有力である[19].

治療

食物アレルギーの治療の基本は，ほかのアレルギーと同様に原因アレルゲンの回避であり，原因食品の除去が最も合理的かつ有効な治療となる．食事療法に際しては，食物アレルギーを発症しやすい乳児期は成長期でもあるため，栄養面での配慮はきわめて重要である．また除去食品だけでなく，代替食品，低アレルゲン化食品の積極的摂取を行い，早期に耐

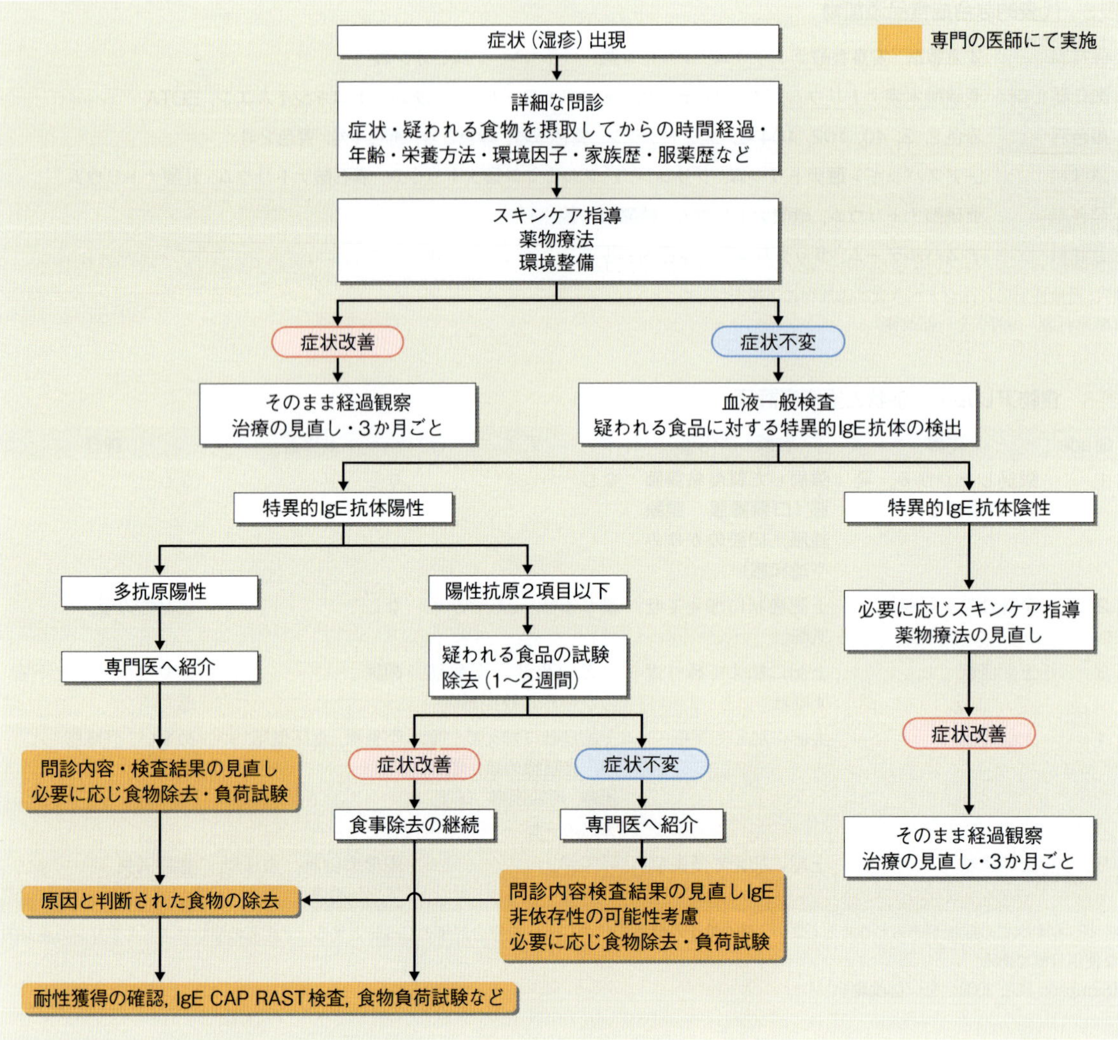

図5　乳児アトピー性皮膚炎における食物アレルギーの診断手順
（海老澤元宏．2008[17]を一部改変）

性を獲得するように指導する必要がある．アレルゲン成分を除去または減量した食品として，乳清，カゼインを加水分解処理したアレルゲン性低減ミルク，除蛋白したアレルゲン性低減米などがある．近年の報告ではRNA干渉を用い，トマトアレルギーの原因抗原のLyc e1.01，1.02を除去することに成功している[20]．

薬物療法はクロモグリク酸ナトリウムの予防内服やヒスタミンH_1拮抗薬，抗アレルギー薬，副腎皮質ステロイド薬，気管支攣縮に対して交感神経刺激薬などを用いる．免疫機構を利用した治療法として減感作療法がある．低アレルゲン化した抗原を少量から長期間かけて増量していき寛解を誘導するという治療法であり，適応を考慮して行えば一定の効果が期待できる．臨床試験段階であるが抗IgE抗体を用いる治療も行われている[21]．また，母乳中のTGF-βが乳児のアレルギーを予防しているという統計からなされた実験であるが，TGF-βを抗原とともにマウスに経口投与し免疫寛容誘導に成功した報告もある．さらにはマウスのピーナッツアレルギーモデルにおいて，通常では非メチル化CpGアイランドを認識するToll-like receptor 9の作動薬

(immune modulatory oligonucleotide)を経口的に導入し，Th1 分化を誘導することで Th2 分化を抑制し，血清 IgE 値やアレルギー性炎症を抑制した報告もあり，今後の治療法の開発に期待が持たれる[22].

またさまざまな形の減感作療法も行われている．近年わが国で海老澤らにより試みられている急速経口減感作療法(ROIT)では，学童期以降まで遷延する鶏卵アレルギーや牛乳アレルギーの患者を入院管理し，抗ヒスタミン薬を投与の上，原因食品を低容量より摂取させ急速に増やしていき，一定量まで摂取できるようにしてから外来管理するという方法である．まだ試験段階であるが高い有効率が報告されている[23].

アナフィラキシーに対してはエピネフリン筋注を行う．しかし，コンプライアンスに問題があり，投与の遅れによる重症化が課題となっていた．近年エピネフリン舌下錠が開発され，ラットにおいては筋注と同等以上の効果があると報告されている[20]．また，アナフィラキシーの予防法の候補として FcεRI の ITAM 部分に結合している spleen tyrosine kinase(Syk)に対する拮抗作用を持つ薬物用物質 compound 13 の経口投与がマウスアナフィラキシーに有効との報告もある[19].

おわりに

食物アレルギーについて，臨床像と発症機序に関する基礎的な知見を中心に述べた．依然として不明な点が多い疾患であるが，臨床研究と基礎研究の両方面からのアプローチにより，今後も機序の解明と治療や予防において新たな進展が得られると考えられた.

(平崎能郎，中山俊憲)

◉引用文献

1. Mukoyama T, Nishima S, Arita M. Guidelines for diagnosis and management of pediatric food allergy in Japan. Allergol Int 2007; 56: 349-361.
2. Berin MC, Shreffler WG. T (H) 2 adjuvants: implications for food allergy. J Allergy Clin Immunol 2008; 121: 1311-1320.
3. Chehade M, Mayer L. Oral tolerance and its relation to food hypersensitivities. J Allergy Clin Immunol 2005; 115: 3-12.
4. Bachmann M, Casadevall A, Doherty P, et al. Adaptive immunity to infection. Janeway CA, Travers P, Walport M (editors) Immunobiology, 6th ed., Garland Science Publishing, New York, 2005; p.432-446.
5. 上野川修一，八村敏志．食物アレルゲンと腸管免疫応答の制御．栄養評価と治療 2008；25：21-23.
6. von Boehmer H. Oral tolerance: is it all retinoic acid?. JEM 2007; 204: 1737-1739.
7. Prioult G, Nagler-Anderson C. Mucosal immunity and allergic responses: lack of regulation and/or lack of microbial stimulation?. Immunological Reviews 2005; 206: 204-218.
8. Abbas AK, Lichtman AH, Pillai S. Immediate hypersensitivity: Cellular and molecular immunology, 6th ed., Elsevier Saunders, Pensylvania, 2007; p.441-461.
9. Ashraf U, Hirsh DK. The immunologic basis of non-IgE-mediated reactions. Dean DM, Hugh AS, Ronald AS (editors). Food allergy: adverse reactions to foods and food additives, 4th ed., Blackwell Publishing Ltd., Massachusetts, 2008; p.29-42.
10. Schuppan D, Junker Y, Barisani D. Celiac disease: from pathogenesis to novel therapics. Gastroenterology. 2009; 137: 1912-1933.
11. 日本小児アレルギー学会，食物アレルギー委員会．食物アレルギーの疫学．向山徳子，西間三馨(編)．食物アレルギー診療ガイドライン 2005，第 1 版，協和企画，2005；p.8-11.
12. Heimo Breiteneder, E.N. Clare Mills. Food allergens. Metcalfe DD, Sampson HA, Simon RA (editors). Food Allergy, 4th ed., Blackwell Publishing, Massachusetts, 2008; p.43-61.
13. Sicherer SH. Clinical implications of cross-reactive food allergens. J Allergy Clin Immunol 2001; 108: 881-890.
14. 柳原行義．食品添加物と過敏性反応，医学のあゆみ 1997；183：852-856.
15. 宿谷明紀．問診・食物日記．海老澤元宏(編)食物アレルギー，初版，診断と治療社，2007；p.40-49.
16. Sampson HA. Anaphylaxis and emergency treatment: Pediatrics 2003; 111: 1601-1608.
17. 海老澤元宏．食物アレルギー．臨床と研究 2008；85：187-194.
18. 日本小児アレルギー学会，食物アレルギー委員会．食物アレルギーの診断．向山徳子，西間三馨(編)．食物アレルギー診療ガイドライン 2005，第 1 版，協和企画，2005；p.22-25.
19. Sicherer SH, Leung DY. Advances in allergic skin disease, anaphylaxis, and hypersensitivity reactions to foods, drugs, and insects in 2008. J Allergy Clin Immunol 2009; 123: 319-327.

20. Sicherer SH, Leung DY. Advances in allergic skin disease, anaphylaxis, and hypersensitivity reactions to foods, drugs, and insects. J Allergy Clin Immunol 2007; 119: 1462-1469.
21. Crespo JF, James JM, Rodriguez J. Diagnosis and therapy of food allergy. Mol Nutr Food Res 2004; 48: 347-355.
22. Sicherer SH, Leung DY. Advances in allergic skin disease, anaphylaxis, and hypersensitivity reactions to foods, drugs, and insects in 2007. J Allergy Clin Immunol 2008; 121: 1351-1358.
23. 柳田紀之，今井孝成ほか．遷延する食物アレルギー児に対する急速経口減感作療法の試み．アレルギー 2009；58：1245.

f

アレルギー性鼻炎—花粉症

はじめに

アレルギー性鼻炎は好発時期から通年性（perennial allergic rhinitis）と季節性（花粉症：seasonal allergic rhinitis）に大別される．最近の全国疫学調査では，アレルギー性鼻炎の全国民の罹患率は40％近くに達している[1]．わが国におけるアレルギー性鼻炎の特徴はスギ花粉症の占める割合が高く，かつ患者数の増加が目立つことである[2]．前述の報告ではスギの植生がほとんどみられない北海道や沖縄の調査を含めても全国民の罹患率は26％を超え，10年前と比較して10％以上の増加がみられるとされている[1,3]．

本項では，アレルギー性鼻炎患者で認められる鼻粘膜過敏症とその背景にある鼻粘膜の免疫反応について，これまでの当教室での知見も含めて概説する．

アレルギー性鼻炎—花粉症でみられる鼻粘膜の変化（図1）

アレルギー性鼻炎で認められる，くしゃみ，水様性鼻漏，鼻閉などの過敏症状は知覚神経ならびに自律神経といった神経系と，鼻腺や鼻粘膜血管といった鼻粘膜の効果器の過剰反応を反映している[4]．これらの症状の発現機序をみてみると，アレルゲンの侵入により，鼻粘膜表層で生じた抗原抗体反応の結果遊離された化学伝達物質のうち，特にヒスタミンは鼻の知覚神経である三叉神経を刺激する．刺激は中枢に伝えられ，くしゃみ発作を誘導するが，同時に副交感神経を中心とした反射路を介して，鼻腺や鼻粘膜血管といった効果器に伝えられ，鼻汁分泌や鼻閉の発現に関与する．一方，遊離された化学伝達物質は，鼻腺や鼻粘膜血管に直接に作用もする．これらのうち鼻汁分泌に関しては神経反射を介しての

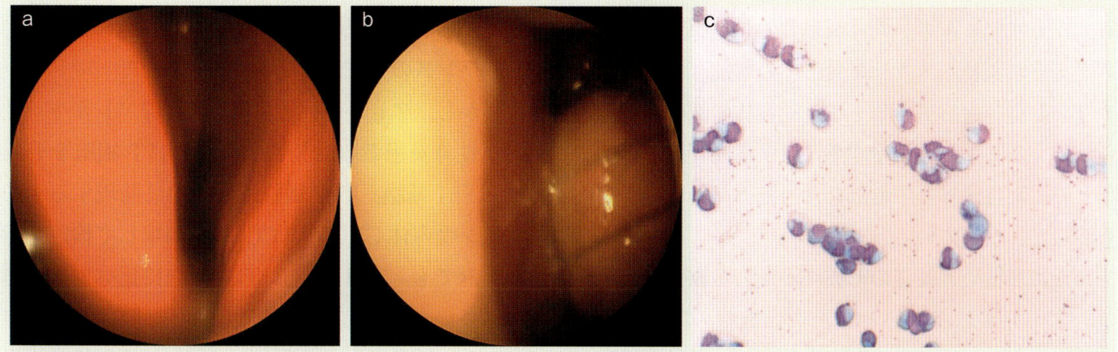

図1　アレルギー性鼻炎の鼻粘膜

正常鼻粘膜（a）と典型的な通年性アレルギー性鼻炎患者の鼻粘膜（b）：アレルギー性鼻炎患者では粘膜が浮腫状に腫脹し，水様性の鼻汁がみられる．鼻汁の中には多数の好酸球がみられる（c）．

経路が，鼻粘膜血管腫脹への影響はロイコトリエンを代表とする化学伝達物質の直接作用が大きなウエートを占めている．すなわち，アレルギー性鼻炎でみられる抗原侵入直後の即時相の症状のうち，くしゃみ発作は知覚過敏，鼻汁過多は知覚神経とその反射遠心系，さらに鼻腺そのものも含めた過敏で，鼻閉は炎症メディエータに対する血管の過敏反応と考えられている．

このようなI型アレルギー反応を出発点としたアレルギー性鼻炎の病態形成には，多くの因子が関与しているが，鼻粘膜上皮の障害と，知覚神経・自律神経系の異常がみられる．アレルギー性鼻炎/花粉症では，喘息で報告されているような上皮に好酸球からの主要塩基性蛋白（major basic protein：MBP）が付着して上皮細胞が脱落しているような組織所見を認めることは少ない．しかし，上皮細胞間のタイト結合の機能不全から透過性亢進が認められ，抗原成分や炎症メディエータの侵入，拡散が容易になることが過敏性形成の一因となることが示唆されている[4)]．また，鼻粘膜の鼻腺や血管周囲に多数存在するSP（substance P）はじめ神経ペプチド陽性線維がみられるが，同時に鼻粘膜には中性エンドペプチダーゼやアンジオテンシン変換酵素（ACE）など神経ペプチドの分解酵素も多数存在し，神経ペプチドの制御をコントロールしている．分解酵素の阻害薬の投与でヒトの鼻閉の増悪が報告されている[5)]．アレルギー性鼻炎でみられる上皮細胞傷害により生じる中性エンドペプチダーゼ産生障害が鼻粘膜の過敏性形成に関与していることが考えられる．一方，アレルギー性鼻炎患者の鼻粘膜では，ヒスタミンおよびムスカリン受容体の増加，βアドレナリンおよびα，アドレナリン受容体の減少が認められている．また，寒冷刺激に対する血管反応の低下といった自律神経中枢部を含めた機能異常の存在も明らかになっている．

ほかに鼻粘膜過敏症の形成にかかわる重要な因子として，好酸球を中心とした炎症細胞の関与がある．アレルギー性鼻炎患者の鼻粘膜には多数の好酸球浸潤が認められるが，たとえば，花粉症患者の花粉飛散期に花粉アレルゲンの鼻内投与を行い，その後の鼻腔洗浄中の細胞を経時的に検討すると，抗原投与直後に一過性に好酸球の出現が認められるが，その後減少し，7〜8時間以降再度著しい好酸球の出現が認められるようになる．この出現は鼻閉を中心とした遅発相の時期に一致しており，かつこのときにみられる好酸球の多くは，EG2陽性，低比重の活性型好酸球である（4章b参照）．

好酸球は，免疫グロブリンやサイトカインなど種々の刺激により脱顆粒するが，そのときに放出されるMBP，好酸球カチオン蛋白（eosinophil cationic protein：ECP），好酸球ペルオキシダーゼ（eosinophil peroxidase：EPO）といった顆粒蛋白は直接あるいは活性酸素を介して上皮細胞傷害作用を持つ．鼻粘膜上皮細胞の空洞化や細胞間隙の開大が電顕による観察では認められるが，特に好酸球と隣接している部分に強く認められるといった報告もある．さらに，好酸球の産生する血小板活性化因子（platelet activating factor：PAF）やロイコトリエンといった炎症メディエータは，血液循環障害，血管拡張，炎症細胞の動員に作用しうる．特に遅発相においてはヒスタミンの増加は必ずしも認められず，好酸球から産生されるロイコトリエンの関与が大きい[4)]（図2）．

アレルギー性鼻炎患者のT細胞の検討—末梢血と鼻粘膜

このようにアレルギー性鼻炎/花粉症も好酸球をはじめとする種々の炎症細胞の関与が注目され，アレルギー炎症としての性格がクローズアップされているが，病態の根底にはTh1・Th2細胞の分化のアンバランスの存在が指摘されている[6,7)]．

しかし，アレルギー性鼻炎患者と非アレルギー性肥厚性鼻炎患者の末梢血より$CD4^+$T細胞を分離し，Th1細胞，Th2細胞に特異的に発現するケモカイン受容体CXCR3，CCR4を利用して検討を行ってみても，Th1細胞はTh2細胞に比べて数が非常に多いものの，Th1細胞，Th2細胞いずれもアレルギー性鼻炎患者と非アレルギー性肥厚性鼻炎患者で差は認めない[8)]（図3）．ただ，このようなTh1細胞，Th2細胞はあくまで全体の総Th1細胞，

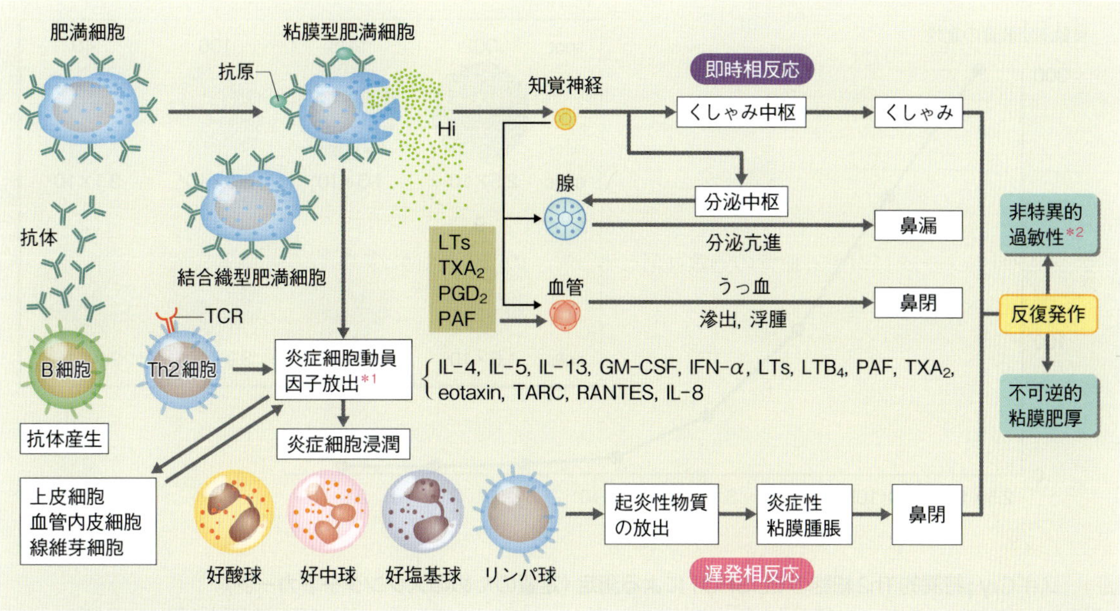

図2 アレルギー性鼻炎の病態

アレルギー性鼻炎はIgE抗体を介したI型アレルギー疾患で発作性のくしゃみ，鼻水，鼻閉を3主徴とする．抗原抗体反応の結果，肥満細胞より遊離したヒスタミンやロイコトリエンなどの化学伝達物質は即時反応を形成するが，同時に産生されたさまざまなメディエータは好酸球などさまざまな炎症細胞を鼻粘膜局所に遊走，活性化させ遅発相を引き起こし，アレルギー性の炎症反応が形成される．

Hi：ヒスタミン，LTs：ロイコトリエン，TXA_2：トロンボキサン A_2，PGD_2：プロスタグランジン D_2，PAF：血小板活性化因子，IL：インターロイキン，GM-CSF：顆粒球/マクロファージコロニー刺激因子，IFN-α：インターフェロン-α，TARC：thymus and activation-regulated chemokine，RANTES：regulated upon activation normal T expressed, and presumably secreted，TCR：T細胞受容体

*1：遊走因子については，なお一定の見解が得られていないので可能性のあるものを並べたにすぎない．

*2：アレルギー反応の結果，起こると推定される．

（鼻アレルギー診療ガイドライン作成委員会，2008[1]より）

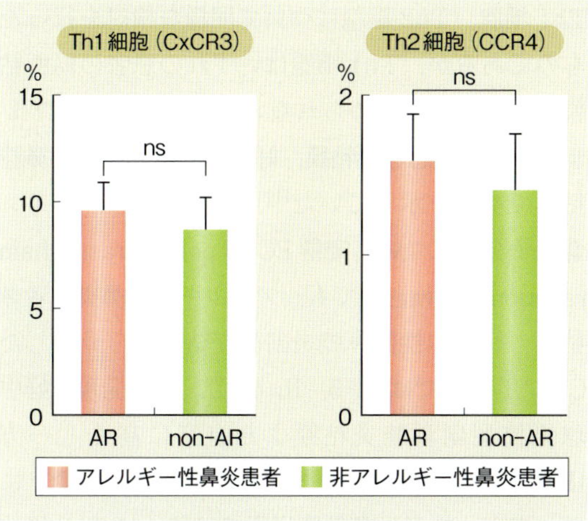

図3 アレルギー性鼻炎および非アレルギー性鼻炎患者の末梢血中のTh1，Th2細胞の割合（n＝8）

通年性アレルギー性鼻炎患者の末梢血中のTh1細胞，Th2細胞数を検討すると，いずれも非アレルギー性鼻炎患者と差がみられない．

AR：アレルギー性鼻炎患者，non-AR：非アレルギー性鼻炎患者

（Horiguchi S, et al. 2005[8]より）

Th2細胞の検討であり，アレルギー性鼻炎/花粉症に特化したいわゆる抗原特異的Th1細胞，Th2細胞の動態は異なる．図4はスギ花粉症患者末梢血中のスギ花粉主要抗原であるCry jに特異的IL-4産生Th2細胞（記憶Th2細胞）をELISPOT法により定量的に測定したもので，IL-4は$CD4^+$T細胞の除去より消失する．このようなスギCry j特異的Th2細胞は，$CD3^+$T細胞50万個あたり数十個程度と少なく，総Th2細胞の0.1％以下であるが，スギ花粉症の症状との関連が示唆される[9]．このCry j特異的なTh2細胞数には季節変動がみられ，スギ花粉飛散後にピークを示し，翌年の花粉飛散開始前に最小となる（図5）[10]．抗原特異的記憶Th2細胞のクローン数と考えられるが，抗原刺激がないと8か月で60％程度にまでクローン数は減少する．Cry j特異的なTh1細胞数はさらに少なく検出は容

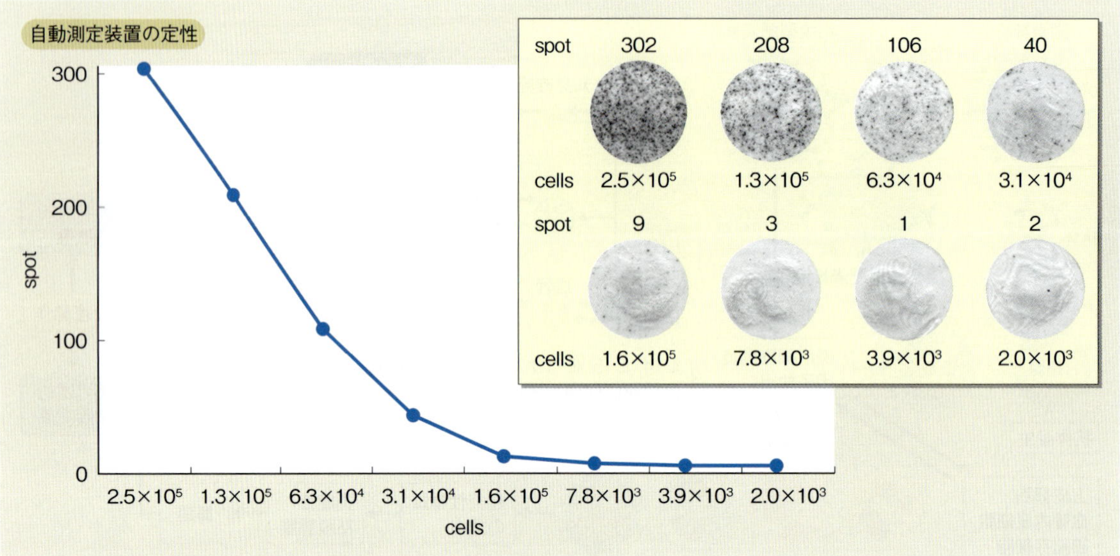

図4　スギCry j特異的Th2細胞のELISPOTによる測定（定量のためのスタンダードカーブ）

スギ花粉の主要抗原であるCry j 1に特異的なIL-4産生Th2細胞数をELISPOT法によりプレート上でリンパ球数を希釈しながら測定した（右上）．用いたリンパ球数と，陽性スポット（特異的リンパ球）数を用いて標準曲線を作成することで，細胞数の定量に用いることができる．

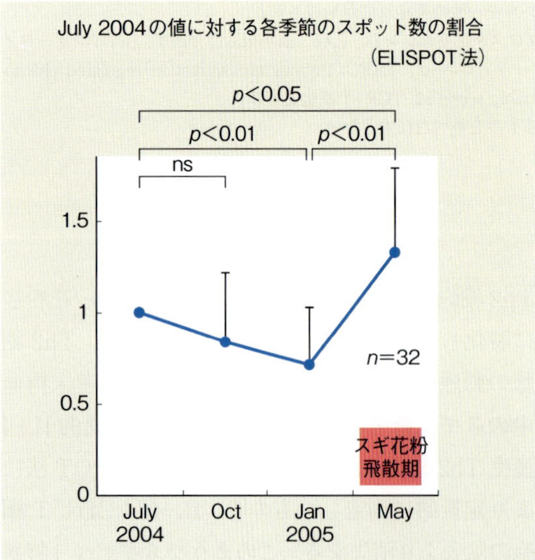

図5　スギCry j特異的Th2細胞クローン数の季節変動

スギ花粉症患者末梢血中のスギCry j 1特異的記憶Th2細胞のクローンサイズは季節変動を示し，スギ花粉飛散直後に増加し，飛散終了後徐々に低下し，翌年のスギ花粉飛散期に再び増加する．
（Horiguchi S, et al. 2008[10] より）

易ではない．

一方，鼻粘膜局所の手術により採取したアレルギー性鼻炎患者，ならびに非アレルギー性肥厚性鼻炎患者の鼻粘膜から $CD4^+$T 細胞を分離しフローサイトメトリーで検討を行ってみると，Th1 細胞の割合については差がみられないものの，Th2 細胞については有意にアレルギー性鼻炎患者で増加がみられる[8]．**図6** は別の検討でやはり重症の通年性アレルギー性鼻炎患者鼻粘膜，好酸球性副鼻腔炎患者副鼻腔組織，好中球優位型副鼻腔炎副鼻腔組織中の Th1 細胞，Th2 細胞について同様な検討を行ったものであるが，Th1 細胞はいずれの患者の局所粘膜において差は認められないが，Th2 細胞はアレルギー性鼻炎患者鼻粘膜，好酸球性副鼻腔炎副鼻腔粘膜で高値を示していた[11]．実際にサイトカイン遺伝子発現について定量 PCR（polymerase chain reaction）で検討しても，アレルギー性鼻炎患者鼻粘膜，好酸球性副鼻腔炎副鼻腔粘膜から分離した $CD3^+$T 細胞では IL-5，IL-4，IL-13 の発現は好中球優位型副鼻腔炎粘膜より有意に高く，一方 IFN-γ については差が認められない．このようにアレルギー性鼻炎鼻粘膜局所では確かに Th2 優位な浸潤がみられる．しかし，Th1 細胞については浸潤が減少している訳ではなく鼻粘膜での Th1 と Th2 細胞は単純なシーソー現象を示しているのではない．

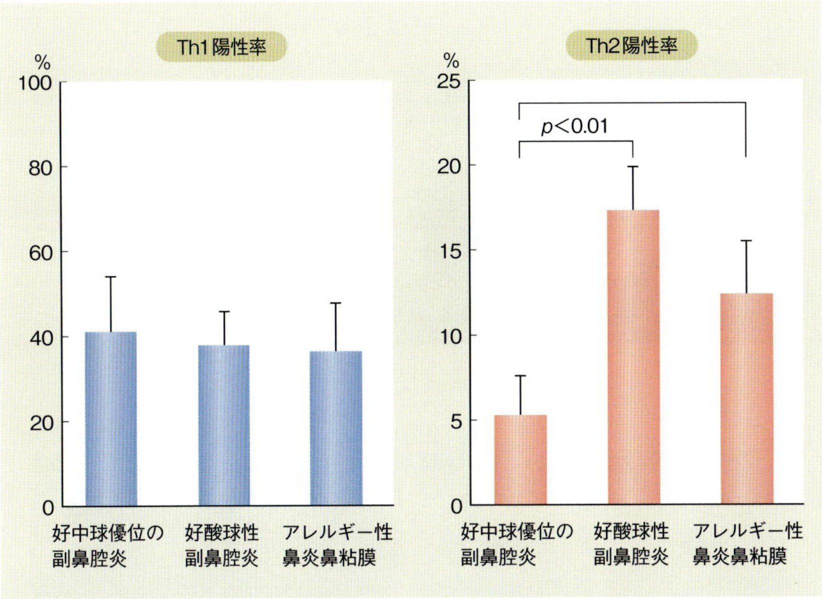

図6 好中球優位型慢性副鼻腔炎粘膜，好酸球性副鼻腔炎粘膜，アレルギー性鼻炎鼻粘膜中のTh1 細胞，Th2 細胞の割合

Th1 細胞：差はない．
Th2 細胞：アレルギー性鼻炎鼻粘膜および好酸球性副鼻腔炎組織に有意に多い．

鼻粘膜局所では浸潤リンパ球数の数が少ないことから，抗原特異的 T 細胞の測定は容易ではないが，前述のフローサイトメトリーの解析でみられるアレルギー性鼻炎患者鼻粘膜で増加している Th2 細胞には抗原特異的 Th2 細胞が関与していると考えられる．

このようにアレルギー性鼻炎患者局所粘膜では Th2 細胞の浸潤がみられ，抗原特異的 T 細胞が局所での特異的な IgE 抗体の産生，アレルギー炎症の誘導に関与しているが，この Th2 細胞浸潤の背景には単に Th1 細胞の分化低下ではなく，制御性 T 細胞[12]やナチュラルキラー（NK）T 細胞[13]のさまざまな形での関与が考えられる．ただ，アレルギー性鼻炎患者の鼻粘膜には $CD4^+CD25^+$T 細胞の集族がみられるが，$CD69^+$細胞も多く，単に活性化 T 細胞を示す結果ですべてがいわゆる制御性 T 細胞とは考えにくい．しかし，このアレルギー性鼻炎患者の鼻粘膜の $CD4^+CD25^+$T 細胞のなかには非アレルギー性鼻炎患者ではほとんどみられない，また末梢血中にはほとんどみられない $CTLA4^+$T 細胞が鼻粘膜にはみられた[9]（図 7）．この多くは $GITR^+$でもあることからアレルギー炎症反応へ negative feedback に作用している可能性がある．

他方，ナイーブ細胞の分化や喘息でのアレルギー性炎症の発症に関与か示唆された NKT 細胞についてはアレルギー性鼻炎鼻粘膜での明らかな増加は認められず，アレルギー性鼻炎発症への直接の関与は明らかではなかった[11]．

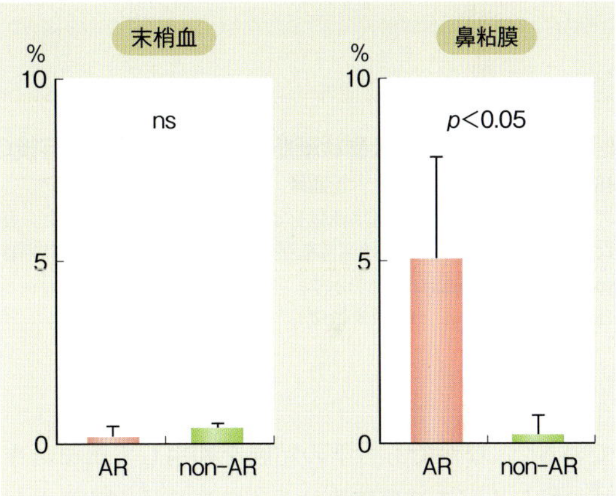

図7 $CD4^+CD25^+CTLA^+$細胞のアレルギー性鼻炎ならびに非アレルギー性鼻炎患者の末梢血，鼻粘膜組織中の割合

粘膜免疫を介した治療介入

このようなアレルギー性鼻炎/花粉症患者でみられる Th2 細胞への分化亢進，アレルギー性炎症の誘導に対して，粘膜免疫を利用した介入が試みられ

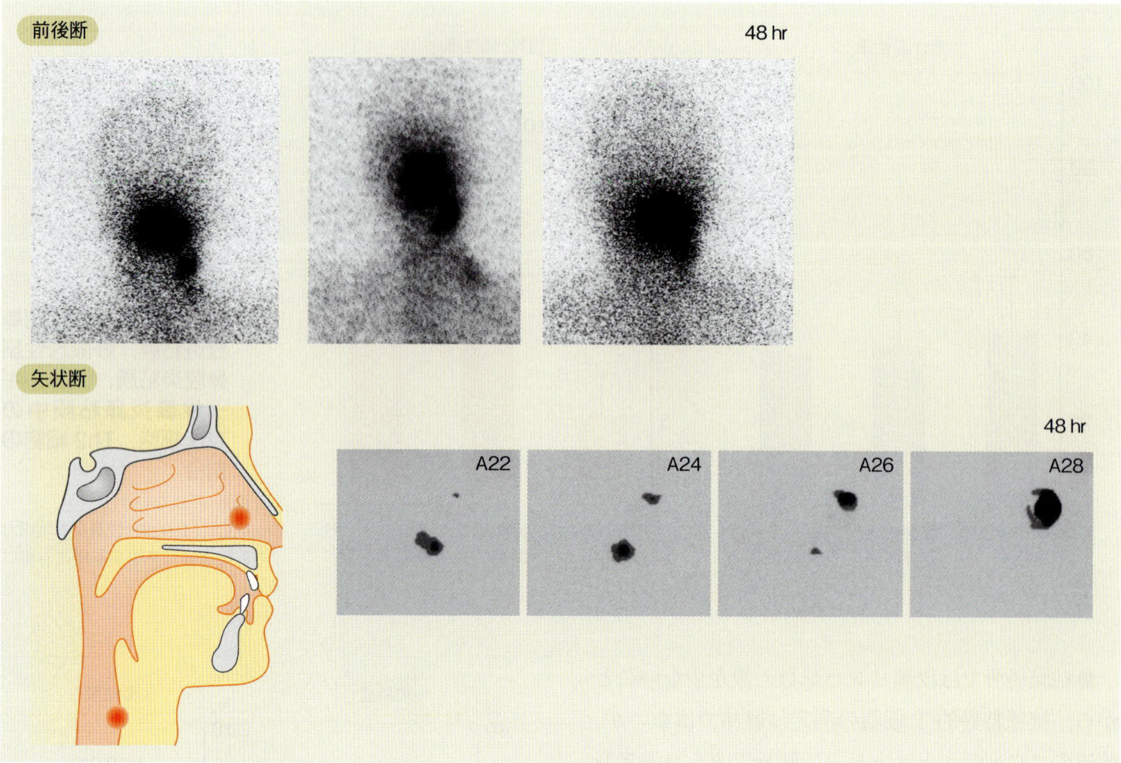

図8　標識抗原パルス樹状細胞をヒト鼻粘膜下投与後の早期の頸部リンパ節移行

48時間後のシンチグラフィー正面像.
アイソトープで標識した樹状細胞をヒト鼻粘膜下に投与すると，48時間後には投与した鼻粘膜以外に頸部のリンパ節に多数の移行が確認された. 上は投与した3症例の頭頸部前後断のSPECT像，下は矢状断像を示す. 矢状断のSPECT像のspotの右上は投与した鼻粘膜のspot，左下のspotは移行した頸部のspotを示す.
(Horiguchi S, et al. 2007[16] を改変)

ている[9]. なかでも舌下の粘膜を利用して抗原エキスの投与を図る抗原特異的舌下免疫療法が注目されている[14, 15]（12章c参照）. 舌下粘膜の樹状細胞に効率よく取り込まれた抗原は頸部リンパ節に移行し，IgE産生抑制，Th2サイトカイン産生抑制に作用すると考えられている. 確かに，アレルギーでの検討ではないが，標識した癌抗原パルス樹状細胞の頭頸部癌患者の鼻粘膜下，あるいは舌下粘膜下への投与により樹状細胞の早期の頸部リンパ節移行（図8）と有効なエフェクター細胞の誘導が確認される[16, 17]. アレルギー性鼻炎の治療においても，舌下投与されたアレルゲンを処理した口腔樹状細胞の頸部リンパ節移行と有効なTh2サイトカイン産生抑制が期待される[10].

実際にスギ花粉症患者を対象にスギ抗原エキスを用いた舌下免疫療法の検討では，スギ花粉飛散期での臨床症状の抑制とプラセボ投与ではみられる末梢血Cry j特異的Th2細胞の飛散期の増加抑制が認められた（図9）[18]. また，Cry j特異的にみられる制御性T細胞（刺激IL-10$^+$foxp3$^+$CD4$^+$CD25$^+$）の増加が末梢血に確認され，免疫治療による抗原特異的なTh2細胞クローンの増加の抑制を担っていると考えられる. さらに臨床症状と関連を有したことからバイオマーカーとしても期待される[19]. 草本抗原による免疫治療後にFoxp3陽性CD25陽性細胞が鼻粘膜で有意に増加したとの報告もみられる[20]. 今後，病態，治療と関連して，鼻粘膜局所での抗原特異的性も含めた制御性T細胞の詳細な検討が望まれる.

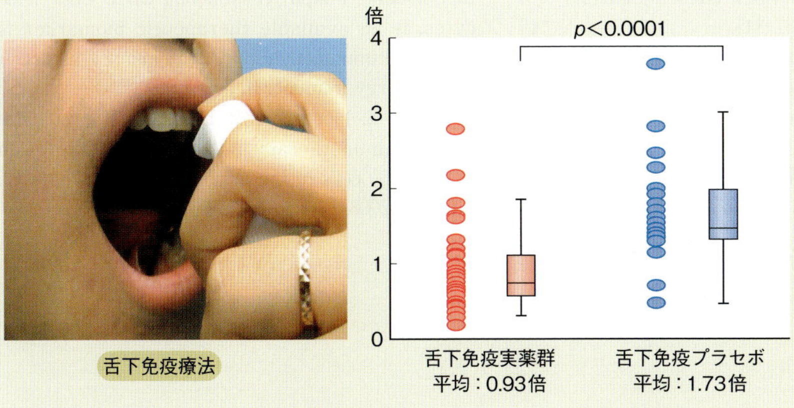

図9 スギ花粉特異的Th2記憶細胞の飛散前後のクローンサイズ変化

舌下免疫療法とスギ花粉症患者末梢血中のスギCry j特異的Th2記憶細胞クローンのスギ花粉飛散前後でのクローン数の変化を示す．スギ花粉飛散により飛散後にはクローン数の増加がみられるが（プラセボ群），スギ花粉エキスの舌下免疫療法を受けた患者では増加が抑制されていた．

（Horiguchi S, et al. 2008[18]より）

おわりに

アレルギー性鼻炎患者の鼻粘膜ではTh2細胞はじめさまざまな免疫細胞の浸潤，活性化がみられ鼻粘膜の過敏性の形成に関わっている．抗原特異的IgE抗体を介した典型的なI型アレルギー疾患であるアレルギー性鼻炎の治療には，安全で有効性の高い免疫治療が最も期待され，なかでも口腔粘膜も含めたユニークな上気道の粘膜免疫の利用が注目されている．今後のトランスレーショナル研究の発展が望まれる．

（岡本美孝，堀口茂俊，Muredili Mutalifu）

◉引用文献

1. 鼻アレルギー診療ガイドライン作成委員会．鼻アレルギー診療ガイドライン—通年性鼻炎と花粉症．2009年版，ライフ・サイエンス，2008.
2. Okamoto Y, Horiguchi S, Yonekura S, et al. Present situation of cedar pollinosis in Japan and its immune responses. Alleg Int. in press.
3. 中江公裕，馬場廣太郎．アレルギー性鼻炎の全国疫学調査．Prog Med 2009；29：283-289.
4. 今野昭義．鼻過敏症—その病態と臨床．第97回日本耳鼻咽喉科学会宿題報告モノグラフ，1996.
5. Lurie A, Nadel JA,Roisman G, et al. Role of neutral endopeptidase and kininase II on substance P-induced increase in nasal obstruction in patients with allergic rhinitis. Am J Respir Crit Care Med 1994; 149: 113-117.
6. Mosman TR, Coffman RL. Th1 and Th2 cells different patterns of lymphokine secretion lead to different functional properties. Annu Rev Immunol 1989; 7: 145-173.
7. Mosman TK, Sad S. The expanding universe of T cell subsets. Th1, Th2 and more. Immunol Today 1996; 17: 138-146.
8. Horiguchi S, Okamoto Y, Chazono H, et al. Expression of membrane-bound CD23 in nasal mucosal B cells from patients with perennial allergic rhinitis. Ann Allergy Asthma Immunol 2005; 94: 286-291.
9. Horiguchi S, Okamoto Y. Role of T cells in allergic rhinitis. Clin Exp All Rev 2005; 5: 64-67.
10. Horiguchi S, Tanaka Y, Uchida T, et al. Seasonal changes in antigen specific Th clone sizes in patients with Japanese cedar pollinosis. A 2-year study. Clin Exp Allergy 2008; 38: 405-411.
11. Yamamoto H, Okamoto Y, Horiguchi S, et al. Detection of natural killer T cells in the sinus mucosa from asthmatics with chronic sinusitis. Allergy 2007; 62: 1451-1453.
12. Bohle B, Kinaciyan T, Gerstmary M, et al. Sublingual immunotherapy induces IL-10-producing T regulatory cells, allergen-specific T-cell tolerance, and immune deviation. J Allergy Clin Immunol 2007; 120: 707-713.
13. Akbari O, Faul JL, Hoyte EG, et al. $CD4^+$ invariant T-cell-receptor + natural killer T cell in bronchial aschma. N Engl J Med 2006; 354: 1117-1129.
14. Cox LS, Linnemann DL, Nolte H, et al. Sublingual immunotherapy: a comprehensive review. J Allergy Clin Immunol 2006; 117: 1021-1035.
15. Bousquet J, Demoly P. Specific immunotherapy-an optimistic future. Allergy 2006; 61: 1155-1158.
16. Horiguchi S, Matsuoka Y, Okamoto Y, et al. Migration of tumor antigen-pulsed dendritic cells after mucosal administration in the human upper respiratory tract. J Clin Immunol 2007; 27: 598-604.
17. Uchida T, Horiguchi S, Tanaka Y, et al. Phase 1 study of α-galactosylceramide-pulsed antigen presenting cells administration to the nasal submucosa in unre-

sectable or recurrent head and nek cancer. Cancer Immunol Imumothr 2008; 57: 337-345.
18. Horiguchi S, Okamoto Y, Yonekura S, et al. A randomized controlled trial of sublingual immunotherapy for Japanese cedar pollinosis. Int Arch Allergy Immumol 2008; 146: 76-84.
19. Fujimura T, Yonekura S, Taniguchi Y, et al. The induced regulatory T-cell level, defined as the proportion of IL10$^+$ Foxp3$^+$ cells among CD25$^+$CD4$^+$ leukocytes, is an available therapeutic biomarker for sublingual immunotherapy: A preliminary report. Int Arch Allergy Immunol In press.
20. Radulovic S, Jacobson MR, Durham SR, et al. Grass pollen immunotherapy induces Foxp3-expressing CD4$^+$CD25$^+$ cells in the nasul mucosa. J Allergy Clin Immunol 2008; 121: 1467-1472.

g

中耳炎

はじめに

幼小児や高齢者に中耳炎が多い要因としては，上気道に感染しうる各種ウイルスや細菌に対する免疫能が未発達であること，あるいは低下していることがまずあげられる．

解剖学的な特徴として，中耳腔は耳管により外界からの異物侵入から保護されている反面，細菌の侵入が起こり増殖すると，粘膜面での炎症が惹起され，閉鎖腔になりやすく排泄がつきにくくなるために，感染が容易に成立し遷延化する．このような背景を基盤に，耳鼻咽喉科領域感染症の治療，予防のための戦略が考案され，生体側の防御因子の拡充が図られている．

耳鼻咽喉科領域の感染症がほかの領域と比較して最も異なる点は，感染症が急性炎症の形で終息せず反復したり遷延化することが多く，適切な治療がなされないケースでは，長期にわたっての炎症の持続により後遺症として種々の病態や機能障害をきたすことである．具体的に例をあげれば，幼小児期の上気道炎に引き続く急性中耳炎の繰り返しが滲出性中耳炎の病態を形成し炎症が遷延化し，後遺症としての慢性中耳炎，癒着性中耳炎，真珠腫性中耳炎をきたす．

以上の観点から，病原微生物と生体防御機構の相互関係さらには感染症が生ずる部位の解剖学的特徴を的確に把握することが肝要である．乳幼児が中耳炎に罹患しやすい（otitis proneness）要因としては，基本的に表1に掲げたように整理できる[1)]が，本項では粘膜面における免疫応答の仕組みと中耳炎の発症の関係，さらには粘膜面での感染抵抗性の強化に向けたワクチン療法などの試みについて解説する．

表1　乳幼児における中耳の易感染性の要因

- 耳管機能（排泄機能）の未発達
- 免疫機能の未発達（全身，局所）
- 上気道ウイルス感染の存在
- 鼻咽腔に高頻度に細菌の集族がみられる

中耳炎発症のメカニズム

病原性を持つ種々の微生物（ウイルス，細菌，真菌など）が生体内に侵入し，生体のある部位で感染が成立すると，その部位に応じた臨床症状と発熱などの全身的症状を呈する．異物としての微生物と生体側に有する防御機構のあいだでのせめぎあいの程度により，発症に至らない不顕性感染で終わるか，感染が成立し症状を呈するかが決まるわけである．

生体の防御機構と中耳炎の発症機序を簡単に示した[2)]（図1，図2）が，耳鼻咽喉科領域の感染症はそのほとんどが粘膜をターゲットにしたものであり，重症化することにより粘膜下の深部組織へ波及するといった形をとる．生体防御の仕組みとして種々のものがあることは周知のとおりであるが，かぜ症候群に代表される上気道ウイルス感染の先行により，鼻咽腔粘膜面での病原細菌の定着および増殖が起こり，耳管経由での中耳腔への波及により急性中耳炎が成立する．中耳においては耳管という狭いルートを介して日常的な換気・排泄を行っており，耳管が

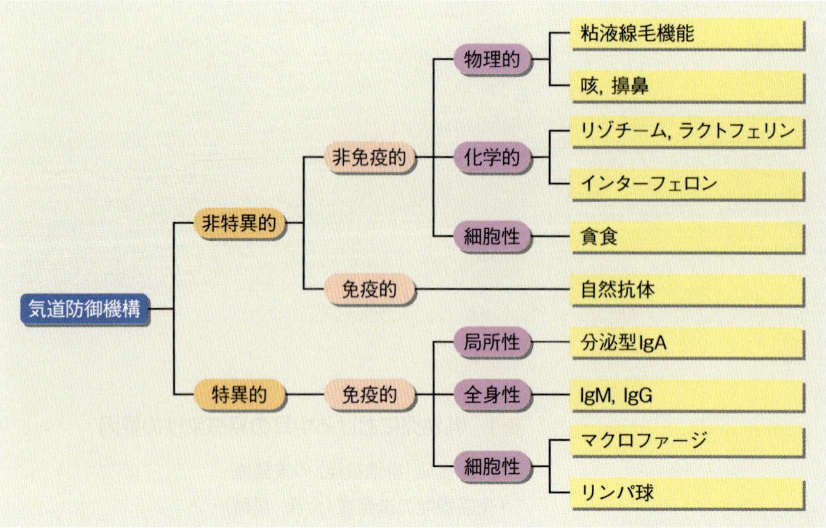

図1 気道防御機構
気道の防御機構としては，侵入する異物の種類に関わらず（抗原非特異的）機能する仕組みとして，物理的な粘液線毛機能や抗菌作用を有する種々の蛋白をはじめ，好中球やマクロファージなどの貪食細胞さらには自然抗体などがある．さらに，侵入する異物の抗原を認識して，効率的な防御に関わる獲得免疫として，局所で産生される分泌型IgA抗体，全身性の抗体，リンパ球やマクロファージといった細胞が機能している．獲得免疫の成立には，抗原特異的な免疫担当細胞の活性化とクローンの増殖を必要とするが，いったん成立すると効率的な異物排除が可能となる．

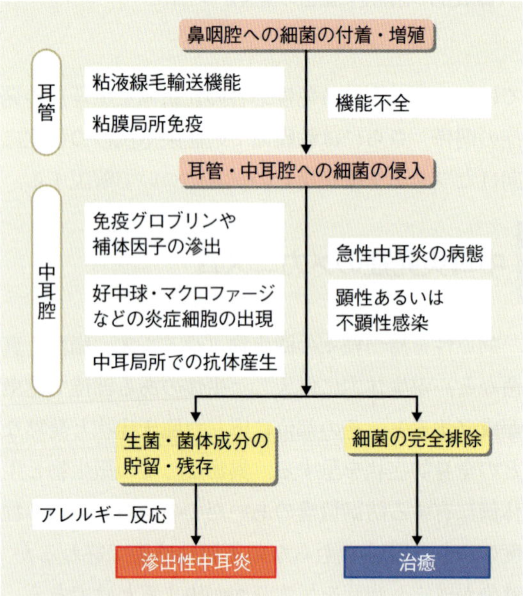

図2 中耳炎の発症と病態
カゼ症候群に代表される上気道ウイルス感染の先行により，鼻咽腔粘膜面での病原細菌の定着および増殖が起こり，耳管経由での中耳腔への波及により急性中耳炎が成立する．中耳においては耳管という狭いルートを介して日常的な換気・排泄を行っており，耳管が解剖学的なバリアーとなって恒常性を維持しているが，一旦炎症が成立すると粘膜の腫脹により閉鎖腔となり耳管を介して炎症産物の排泄が出来にくいというハンディキャップをも有しており，細菌が死滅した後でも，起炎物質が残り炎症が長引くと滲出性中耳炎となる．

解剖学的なバリアーとなって恒常性を維持しているが，いったん炎症が成立すると粘膜の腫脹により閉鎖腔となり，耳管を介して炎症産物の排泄がされにくいというハンディキャップをも有している．

局所的要因

中耳炎発症のメカニズムにおける耳管や中耳粘膜の局所的要因については，① 解剖学的要因，② 粘膜線毛運動輸送機能，③ 粘膜における自然免疫ならびに獲得免疫があるが，今回は ③ を中心に解説する．

解剖学的要因

中耳への異物侵入のルートとなる鼻腔や上咽頭の粘膜には，加温，加湿，浄化の3つの機能があるが，吸気中の大きな異物粒子は鼻前庭の鼻毛に付着して除去され，10ミクロン程度の小さな粒子は粘膜上皮を覆う粘液に吸着して粘液線毛運動輸送機能によって咽頭腔に運ばれ嚥下により排除される．固有鼻腔粘膜や耳管の粘膜は線毛上皮や杯細胞に富み，粘膜内には粘膜免疫の中心となるIgA産生細胞が数多く分布し，鼻汁中に多量の分泌型IgA（secretory IgA：SIgA）を供給している．上気道炎に引き続いて炎症が最も波及しやすいのは鼻副鼻腔粘膜や中耳粘膜であり，自然口や耳管を介して病原細菌の侵入が起こり，細菌の定着・増殖が起こる．図2に示した耳管・中耳粘膜の組織学的特徴と中耳腔での感染症の成立さらには遷延化は中耳腔に特徴的なものといえる．

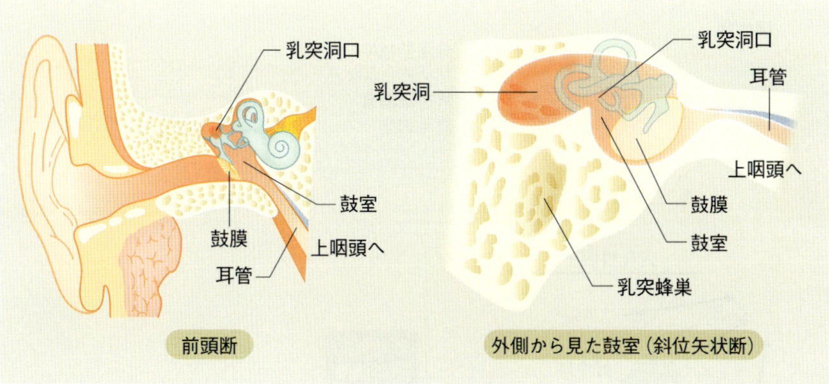

図3 乳突洞・中耳（鼓室）・耳管・上咽頭の解剖

耳管や鼓室の一部（耳管鼓室口周辺）の粘膜は多列線毛円柱上皮であり，ところどころに杯細胞を有しており，線毛運動輸送機能を持つ．一方，鼓室の末梢部から乳突洞，乳突蜂巣は単層扁平上皮で覆われているだけである．

耳管は，上咽頭と中耳腔を連絡する唯一の解剖学的ルートであり，排泄機能など種々の機能を有している．幼小児期においては，耳管が解剖学的にも機能的にも未発達であるため，容易に上咽頭や鼻腔の感染が波及しやすく中耳炎に罹患することが多い．さらにいったん中耳炎になると炎症が遷延化して滲出性中耳炎に移行しやすい．乳突蜂巣まで感染が波及すると上鼓室峡部の閉塞により，幼小児や老人に乳突洞炎をみることもある．組織学的にみると，中耳粘膜でも耳管鼓室口に近い部分は，耳管と同じで，多列線毛上皮や杯細胞を有する機能上皮であるが，鼓室の末梢部分や乳突蜂巣の粘膜は一層の扁平上皮で覆われているのみで，いわゆる無機能上皮である（図3）．

感染のないSPF（specific pathogen free）マウスを用いた解析では，鼻粘膜に比べ，中耳粘膜ではリンパ球などの免疫担当細胞の分布が非常に少ないことが示されている[3]．日常的に抗原刺激に曝露される機会が少ない中耳粘膜は免疫学的には potential organ であり，幼小児期の感染の繰り返しによりその抵抗性を獲得していくものと考えられる．Waldeyer 扁桃輪を形成する扁桃組織はそのリンパ組織としての構造から，粘膜免疫や全身免疫の誘導部位として注目されている[4]（5章f，10章h，13章b参照）．中耳粘膜での抗原特異的な免疫応答の成立において，アデノイドや口蓋扁桃などのWaldeyer 扁桃輪の誘導部位としての役割については，ヒトのアデノイドに相当すると考えられているマウスの鼻咽頭関連リンパ組織（nasopharynx-associated lymphoid tissue：NALT）と中耳粘膜局所免疫の実験的検討から議論されているが，ヒトで直接的に証明された報告はない．

粘膜線毛運動輸送機能

耳管においては，耳管咽頭口に向かう線毛運動が行われている．正常時においては，鼻咽腔粘膜の常在細菌叢が病原細菌の接着部位の占拠，栄養素の争奪，抗菌物質の産生などにより，病原細菌の定着や増殖を阻止している．かぜ症候群などの上気道ウイルス感染が起こると，線毛上皮の線毛の障害（癒合，剥脱）が起こり，その結果として細菌の定着が起こり，粘膜面での細菌の増殖が始まる．ひとたび細菌感染が中耳腔に成立すると，起炎菌の起炎物質により誘導された補体成分やケモカインにより貪食細胞である好中球やマクロファージが動員されるが，好中球を中心としたこれらの細胞から産生されるプロテアーゼ，種々のリソソーム酵素，活性酸素などは殺菌作用を有するが，一方で線毛上皮の障害をきたすことも知られている（図4）．

粘膜における自然免疫ならびに獲得免疫

自然免疫はマクロファージや好中球などの食細胞，さらには粘膜に存在する上皮細胞，樹状細胞などにより行われる．自然免疫は先天的に備わっていることから innate immunity と称され，刺激が続かなければ長続きしない免疫であるが，これに対して，獲得免疫はリンパ球による抗原特異的な応答であり，免疫学的記憶ができ，後天的で長続きする免

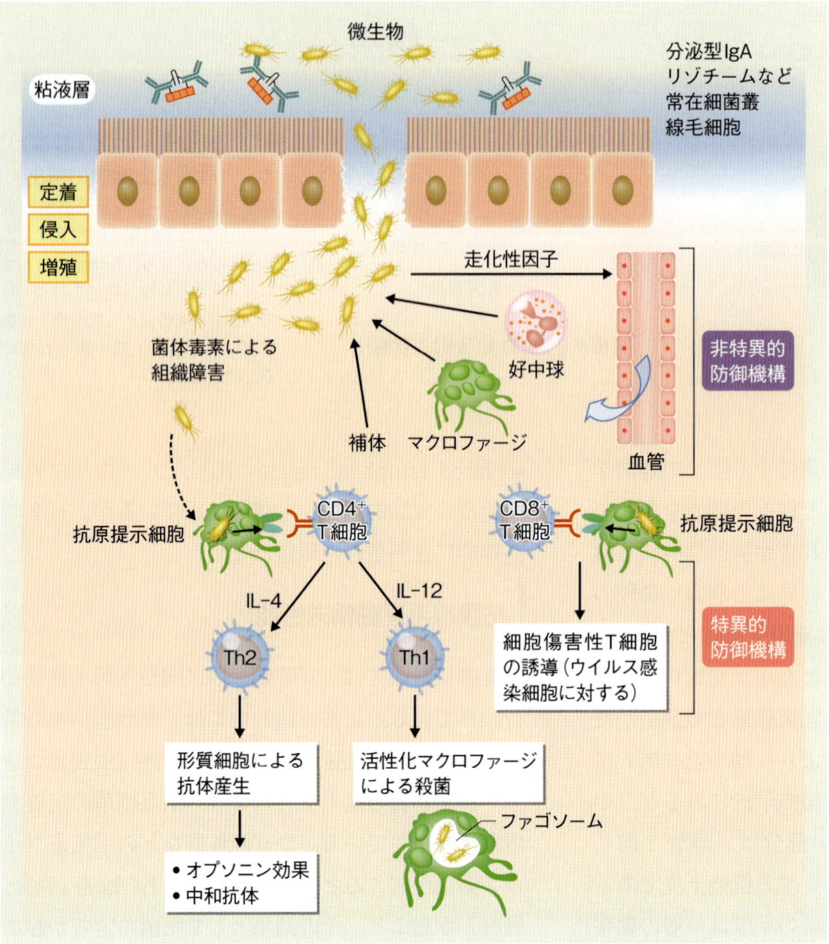

図4　耳管・中耳粘膜における細菌感染と防御機構

耳管や中耳粘膜への細菌の侵入が起こり，局所の防御機構を凌駕して細菌の増殖が起こると急性中耳炎の状態となるが，細菌の早期の排除が行われれば不顕性感染の形で終息する．

疫であり，高等生物にのみ存在する（4, 6 章参照）．

食細胞は細菌などの構造成分をパターン認識して，貪食・破壊したり，種々の炎症性サイトカインを分泌する．また抗原提示細胞に分化して，抗原特異的に T 細胞を活性化し，獲得免疫を誘導する．

自然免疫については，粘膜上皮細胞から産生され分泌物に含まれるリゾチーム，ラクトフェリン，デフェンシンなどの化学物質や食細胞による微生物の貪食が，感染防御において大きな役割を有している（4 章参照）．たとえば，マクロファージはレクチン受容体や Toll-like receptor（TLR）など多種類のパターン認識受容体（pattern recognition receptor）を有しており，対応するリガンドの受容体への結合を介して，種々のサイトカインやケモカイン産生が誘導される．また，補体の感染防御における役割は，菌体表層への C3b 結合による貪食促進（オプソニン作用）と C3a と C5a のもつ白血球遊走作用である．細菌の貪食にかかわる食細胞は，オプソニン作用を示す補体成分（C3b）や特異抗体に，細胞表面の結合部位を介して結合し，効率的な細菌の貪食を行っている．非特異的防御機構で病原微生物を排除できない場合，特異的な免疫応答が誘導され（獲得免疫）排除にあたることになる．

獲得免疫は粘膜免疫，液性免疫，細胞性免疫に大別される．粘膜免疫の主体は粘膜局所で産生され粘膜面に分泌される SIgA であり，微生物の粘膜面での定着を阻止する役割を有している．最近の研究により，鼻咽腔を中心とした上気道は共通粘膜免疫システムのひとつとして大きくクローズアップされている．粘膜免疫の詳細は項を別にして述べる．

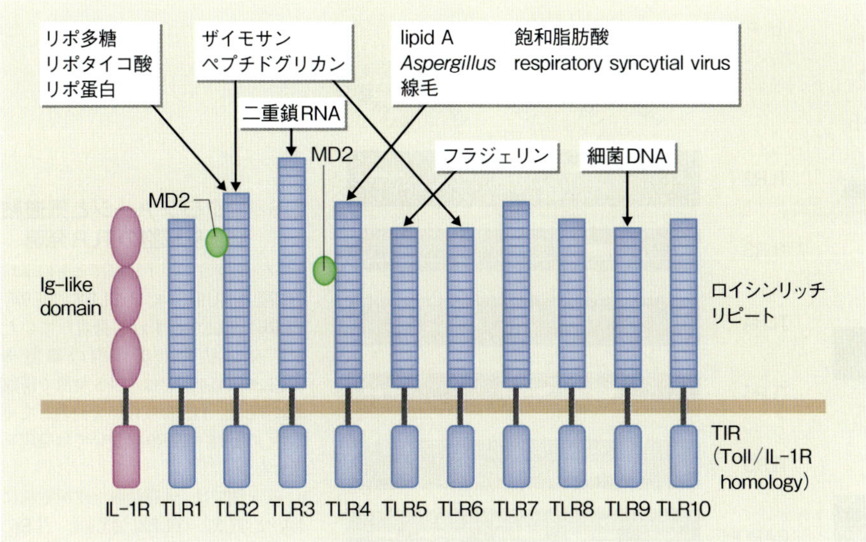

図5 TLRに対するリガンド
自然免疫におけるTLRは，獲得免疫における抗体の可変部（variable region）やT細胞受容体（TCR）に相当する．TLRの多くは細胞外ドメインとして，ロイシンリッチリピートを，細胞内にIL－1受容体と相同性のある領域を有する．一方，TLR3，TLR8，TLR9は細胞内のエンドソームに存在している．TLR2はリポ蛋白を認識し，TLR3は二重鎖RNAを認識する．TLR4はGram陰性桿菌が有するLPSの成分であるlipid Aを主に認識するといわれている．

液性免疫では，Th2型の活性化ヘルパーT細胞とB細胞の相互作用により特異的IgG抗体やIgM抗体が全身的あるいは局所的に産生され，中和抗体やオプソニン抗体として，微生物の感染阻止や食細胞の貪食殺菌の促進に働いている．細胞性免疫では，Th1型の活性化ヘルパーT細胞がIFN-γや顆粒球マクロファージ刺激因子（granulocyte-macrophage colony stimulating factor：GM-CSF）といったサイトカインを産生し，マクロファージを活性化したり，細胞傷害性T細胞を誘導して，感染細胞の傷害・除去が行われている．

ここで読者に改めて認識していただきたい重要なことは，病原微生物の種類により有効な免疫応答の種類が違うということである．われわれが日常的に遭遇する上気道感染症の起炎菌である細胞外寄生性細菌に対しては，粘膜免疫，液性免疫が重要であるが，結核菌などの細胞内寄生性細菌に対する防御には，液性抗体や貪食細胞は無効であり，最終的なエフェクター細胞として活性化マクロファージが働いている．真菌に対する感染防御においては，液性免疫，細胞性免疫がいずれも関与している．ウイルス感染に対する防御機構としては，NK細胞や細胞傷害性T細胞による感染細胞の傷害や特異抗体による中和，感染阻止作用があげられる（11章参照）．

上気道における自然免疫の検討

自然免疫におけるTLRは，獲得免疫における抗体の可変部（variable region）やT細胞受容体（T cell receptor：TCR）に相当する．これまでに検討されているTLRファミリーの種類とTLRによって認識される種々の構造物には多くのものがある．

TLRの多くは細胞外ドメインとして，ロイシンリッチリピートを，細胞内にIL-1受容体と相同性のある領域を有する．一方，TLR3，TLR8，TLR9は細胞内のエンドソームに存在しており，それぞれのTLRに対するリガンドはTLR欠損マウスを用いた研究から明らかにされている（図5）（4章a参照）．たとえば，TLR2はリポ蛋白を認識し，TLR3は二重鎖RNAを認識する．TLR4は最もよく知られているもので，リポ多糖（lipopolysaccharide：LPS）の成分であるlipid Aを主に認識するが，熱ショック蛋白やウイルス産物を認識するという報告もある．TLR6はペプチドグリカン（peptidoglycan：PGN）やザイモサンを認識するようだが，TLR9は細菌に特異的なCpGモチーフをもつ非メチル化DNAを認識するといわれている．

TLRを介した刺激がTh1型の免疫応答を惹起する機序としては，ウイルス由来のRNAやGram陽

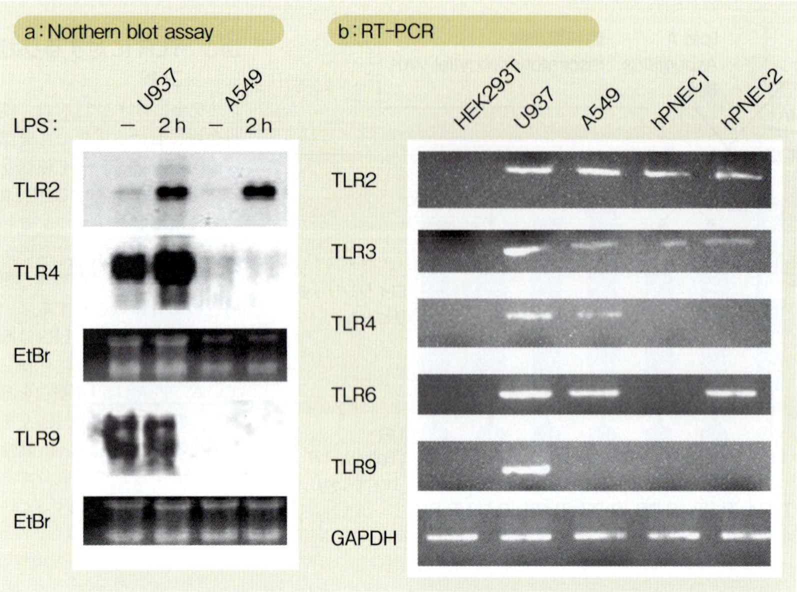

図6　マクロファージと気道粘膜上皮細胞のTLR発現

a. ノーザンブロット法にてヒトの単球の細胞株（U937）ではTLR2，TLR4，TLR6，TLR9いずれも発現していたが，気道粘膜上皮細胞の細胞株（CCL30，A549）では，LPS刺激で構成的にTLR2，TLR3，TLR6を発現してくるが，TLR4，TLR9については発現を認めなかった．

b. PCR法では，気道粘膜上皮細胞株においてTLR2，TLR3，TLR4，TLR6，TLR9に特異的なmRNAの発現を認めている．

性球菌のペプチドグリカン，Gram陰性桿菌のリポ多糖などが，TLR3やTLR4などを介してIL-12の産生を誘導し，未分化T細胞からTh1細胞への分化を誘導すると考えられている[5-6]．

気道粘膜におけるTLRの発現

上気道粘膜に存在する上皮細胞，樹状細胞，マクロファージ，肥満細胞，T細胞などについてTLRの発現が検討されており，さらにアレルギーや感染防御における関与についても検討されてきている．

TLR4はリポ多糖の成分であるlipid Aをリガンドとして認識するが，マウスではTLR4特異的mRNAがマクロファージと同等に骨髄由来肥満細胞に発現していることが報告されており[7]，さらには肥満細胞がIgEの架橋により活性化される際に同時にリポ多糖刺激を行うと，肥満細胞からのTh2型のサイトカイン（IL-5，IL-10，IL-13）産生が増強されることが示されている．したがってアレルギー性鼻炎では，IgEの架橋による肥満細胞からのTh2サイトカイン産生に対して，Gram陰性菌の感染が存在すると細菌由来のリポ多糖によってTLR4を刺激し，アレルギー性炎症の増悪を招く可能性があると考えられる．

ノーザンブロット法でヒトの単球の細胞株（U937）における各種TLRの発現を検討すると，TLR2，TLR4，TLR6，TLR9がいずれも発現していたが，気道粘膜上皮細胞の細胞株（CCL30，A549）では，リポ多糖刺激で構成的にTLR2，TLR3，TLR6を発現してくるが，TLR4，TLR9については発現を認めなかった（polymerase chain reaction〈PCR〉法では，気道粘膜上皮細胞株においてTLR2，TLR3，TLR4，TLR6，TLR9に特異的なmRNAの発現を認めている；図6）．

培養ヒト鼻粘膜上皮細胞における検討結果では，mRNAレベルでもTLR4に特異的な遺伝子発現を認めていない．培養ヒト鼻粘膜上皮細胞では，ほかの組織と比べ，TLR4およびTLR9の発現が抑制されているのが特徴的である．中耳粘膜での検討では，ヒトで慢性中耳炎の患者の中耳粘膜でTLR2の発現増強が報告されている[8]．またラットにおける検討では，口腔粘膜や鼻粘膜に比べ，耳管や中耳粘膜のTLR2とTLR4の発現が高いと報告している[9]．鼻粘膜上皮細胞においても細胞上のTLRがリガンドとなる異物を認識した後の細胞内シグナル伝達経路についても種々の検討がなされ，共通のアダプター分子であるMyD88のほか，TRAF6などの活性化を介して，NF-κBの核内への移行を促す経路が存在する．NF-κBは炎症性サイトカインの

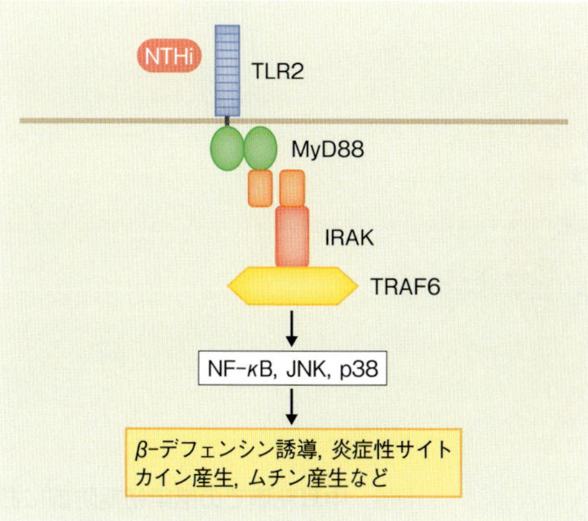

図7 TLR2を介したMyD88依存性のシグナル伝達経路（中耳粘膜上皮細胞）

産生に関係する転写因子として重要であるが，一方ではMAP kinaseを活性化する経路も明らかにされている．

TLRと中耳炎に関する検討

中耳粘膜での感染防御におけるTLRの役割については，ここ5年間における研究の推進が目覚しい．そのなかから，代表的なものをいくつか紹介する．

Leeらのヒト中耳粘膜上皮細胞での *in vitro* での検討では，nontypeableの *Haemophilus influenzae*（NTHi）の菌体成分を用いた刺激では，β-デフェンシンの誘導において，TLR2を介したMyD88-IRAK1-TRAF6-p38 MAPK pathwayのシグナル伝達が関与していることを報告している[7]（図7）．

MyD88欠損マウスを用いたNTHi中耳注入による実験的中耳炎モデルでは，野生型に比べ，中耳粘膜肥厚が増し，好中球やマクロファージの動員が遅くなり，細菌の排除が遅延したとHernandezは報告している[10]．

Songら[9]は，ラットの中耳粘膜におけるTLRの発現についてreal time RT-PCRとウエスタンブロット法で検討しており，口腔粘膜や鼻粘膜に比べ，耳管・中耳粘膜のTLR2とTLR4の発現が高いと報告している．

Leeら[11]は60例の滲出性中耳炎患者の中耳貯留液を採取し，細菌の検出，免疫グロブリンのサブクラス，TLR2とTLR4の発現と遺伝子変異について検討しているが，彼らの結果では，TLR4に比べてTLR2の発現が高く，遺伝子変異は全症例で認められず，免疫グロブリンの量とTLRの発現には相関がなかったと報告している．

Ryanら[12]のグループでのTLR2欠損マウスとTLR4欠損マウスを用いたNTHi中耳炎モデルでの検討では，いずれの欠損マウスでも，野生型に比べ，中耳粘膜での炎症が増強され，細菌の排除が遅延化し，急性期のTNF-αの産生が減少していたと報告している（図8）．

平野ら[13]は，NTHiを用いた中耳炎モデルにおいて，TLR4の機能が低下しているnatural mutantであるC3H/HeJマウスと正常のC3H/HeNマウスでの変化を比較検討し，C3H/HeJマウスでは細菌の排除が低下し中耳炎が重症化していると報告している．

以上の研究成果はいずれも，中耳粘膜における細菌感染の初期防御において，TLRを介した食細胞系の自然免疫が重要な役割を果たしていることを示唆している．一方，中耳でのTLRを介した種々の炎症細胞からのサイトカインやケモカインの産生は，生菌が排除された時期での中耳の炎症の終息という意味では，かえって炎症を遷延化させる遷延化因子になる可能性もあり，TLRのリガンドとなる菌体成分や代謝産物の中耳腔からの排除が考慮されなければならない[14]．

上気道における粘膜免疫の検討とワクチン療法の現状

SIgAを中心とする粘膜免疫応答の誘導組織（inductive site），あるいは実効組織（effector site）として働いている共通粘膜免疫システムのリンパ組織は粘膜関連リンパ組織（mucosa-associated lymphoid tissue：MALT）と総称される．粘膜免疫誘導機構には，抗原の投与方法あるいは異物の侵入経路の違いにより，呼吸器系の鼻咽頭関連リンパ組織

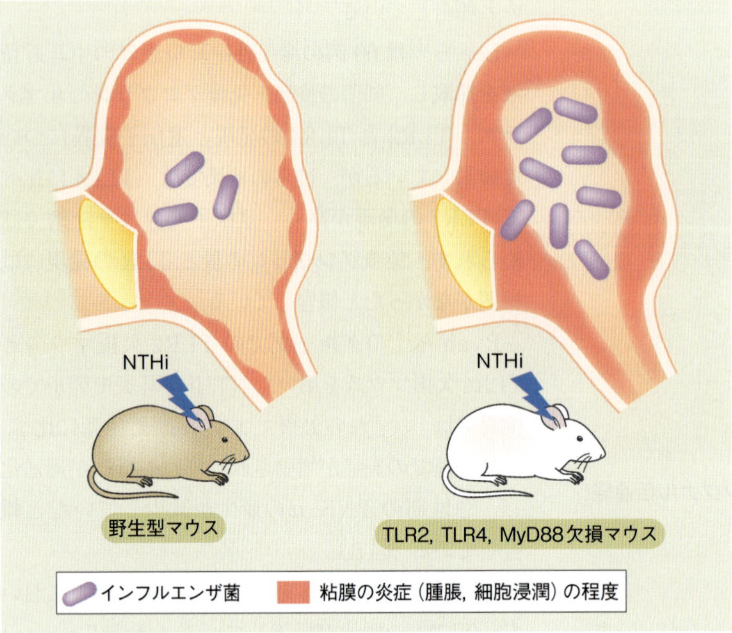

図8　中耳粘膜での感染初期防御における TLR の役割：中耳腔での細菌増殖と粘膜上皮の炎症

TLR2，TLR4，MyD88 を欠損する欠損マウスでは，野生型のマウスに比べ，インフルエンザ菌投与後の中耳腔での細菌の排除が遅延し，粘膜の炎症が増強されている[11]．

（nasopharynx-associated lymphoid tissue：NALT）と，気道関連リンパ組織（bronchus-associated lymphoid tissue：BALT）と，消化管系の腸管関連リンパ組織（gut-associated lymphoid tissue：GALT）の 2 つに大別される（6 章 a 参照）．

粘膜面に存在する SIgA は細菌の菌体に付着し，細菌の粘膜上皮への定着を阻止していると考えられているが，ヒトの唾液や鼻汁中に存在する SIgA が細菌の定着を阻止することはすでに多くの研究により証明されている（8 章 a 参照）．

マウスを用いた動物実験では，粘膜アジュバントと細菌抽出抗原の点鼻免疫により，鼻粘膜局所での抗原特異的 IgA 抗体の産生のみならず血清 IgG 抗体の産生も誘導され，粘膜免疫と液性免疫の 2 段構えの賦活が可能であり（**表 2**），臨床的なワクチン療法への期待が持たれている．

中耳炎発症を予防することを目的として，鼻咽腔粘膜における粘膜免疫強化のため，ワクチン療法に関する検討が動物実験や臨床現場で行われている．*H. influenzae* では，外膜蛋白のひとつである P6 を用いたマウスへの点鼻投与での検討が数多くなされているが，保富らは P4 と粘膜アジュバントであるコレラ毒素との併用で，粘膜面において抗原特異的な IgA や IgG の産生が確認され，上咽頭への細菌の定着が阻止されたと報告している[15]．

表2　経鼻免疫での免疫誘導

2段構えの免疫誘導			経鼻ワクチン
粘膜系	Th1➡	細胞性免疫 細胞傷害性T細胞	粘膜アジュバント 無毒化変異型毒素の開発 (mutant CT/mutant LT) IL-12
全身系	Th1	細胞傷害性T細胞	**抗原デリバリーシステム**
	Th2➡	IgG抗体	リポソーム rBCG DNA（遺伝子導入）

Sabirov ら[16]は，*H. influenzae* の外膜蛋白 P6 を抗原とし，アジュバントとしてコレラ毒素を用いた経鼻免疫により中耳や耳管に特異的 IgA 免疫応答を誘導できるかどうか検討している．その結果，経鼻免疫により中耳や耳管においても抗原特異的 IgA が産生され，さらに IL-5 や IL-6 といった IgA 産生誘導に重要な Th2 型サイトカインを産生する抗原特異的ヘルパー T 細胞が中耳粘膜や耳管においても観察されている．

さらに，点鼻投与した抗原が中耳腔や耳管に到達する可能性を回避するため，起炎物質を含まない卵

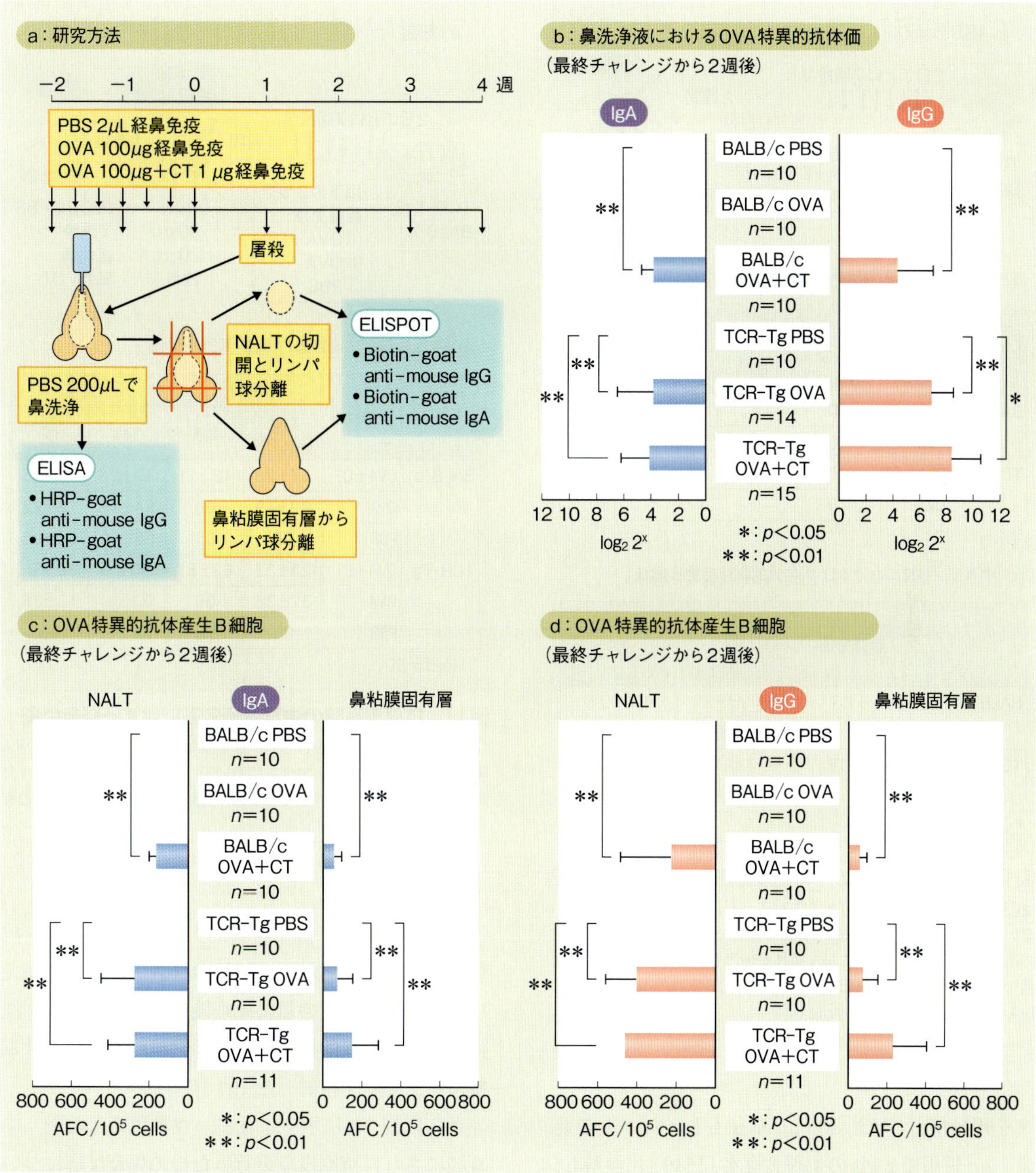

図9　経鼻免疫による抗原特異的IgA産生

TCRトランスジェニックマウス（TCR-Tgマウス）においてはOVAの単独点鼻感作群でも，野生型マウス（BALB/cマウス）でのコレラ毒素（CT）併用群と同様に，最終経鼻免疫より2週間後の鼻洗浄液中に，有意に抗原特異的IgAならびにIgG抗体が検出された（b）．同時に，OVA単独点鼻感作TCR-Tgマウスにおいては鼻粘膜固有層に抗原特異的IgA（c）ならびにIgG抗体産生細胞（d）が見られた．

白アルブミン（ovalbumin：OVA）を抗原として，粘膜アジュバントを使用せず抗体産生を観察できる卵白アルブミン特異的I-A^{d}拘束性CD4$^+$CD8$^-$ヘルパーT細胞受容体α，β遺伝子を遺伝子導入したTCRトランスジェニックマウス（TCR-Tgマウス）（OVA23-3）を用いて検討された．図9に詳細な実験のプロトコルと解析方法さらにその結果を示している．野生型のBALB/cマウスとTCR-Tgマウ

a：研究デザイン

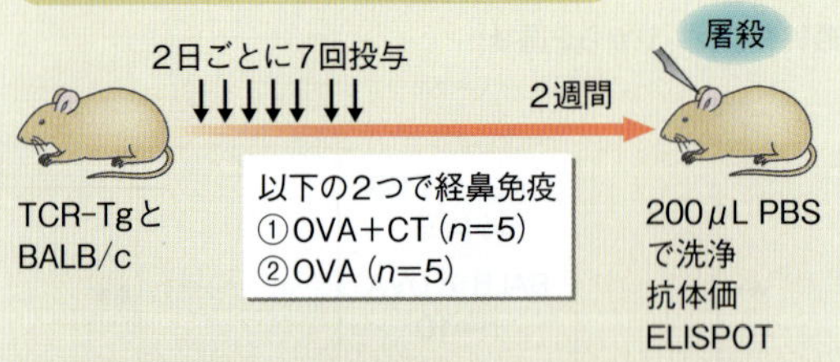

b：中耳洗浄液におけるOVA特異的抗体価

	経鼻免疫	非免疫部		免疫部	
		IgG ($log_2 2^X$)	IgA	IgG	IgA
BALB/c	OVA+CT	0	0	4.0±3.9*	0.6±0.9
	OVA	0	0	0	0
TCR-Tg	OVA+CT	0	0	4.2±1.7	1.0±1.0
	OVA	0	0	1.2±1.6	0

*Mean ± SD

c：中耳リンパ球におけるOVA特異的抗体産生B細胞

	経鼻免疫	免疫部	
		IgG	IgA
		(AFCs/10^5 cells)	
BALB/c	OVA+CT	7.7±3.2*	4.3±2.8
	OVA	1.3±1.3	0
TCR-Tg	OVA+CT	6.0±2.0	2.6±1.5
	OVA	4.3±2.3	1.7±2.1

*Mean ± SD

図10　抗原曝露なしの中耳免疫応答に対する経鼻免疫
OVA 単独点鼻感作 TCR-Tg マウスで，中耳に抗原曝露を行っていないマウスにおいても，最終点鼻後 2 週間で，中耳洗浄液にも有意の抗原特異的 IgG ならびに IgA 抗体が検出された (b)．また中耳粘膜のリンパ球を用いた ELISPOT 法で，抗原特異的 IgG ならびに IgA 抗体産生細胞を同定した (c)．

スを用いて，OVA 100 μg 単独もしくはコレラ毒素 1 μg 併用で 2 μL の生理食塩水（PBS）に溶解し，点鼻投与を隔日で 2 週間行い，点鼻免疫終了後 1 週から 4 週目における鼻洗浄液中の抗体価を ELISA 法で測定し，鼻粘膜固有層における抗体産生細胞数を ELISPOT 法にて測定した[17]．その結果，TCR-Tg マウスにおいては OVA の単独点鼻感作群でも，野生型マウスでのコレラ毒素併用群と同様に，最終経鼻免疫より 2 週間後の鼻洗浄液中に，有意に抗原特異的 IgA ならびに IgG 抗体が検出された．同時に，OVA 単独点鼻感作 TCR-Tg マウスにおいて

a：研究デザイン

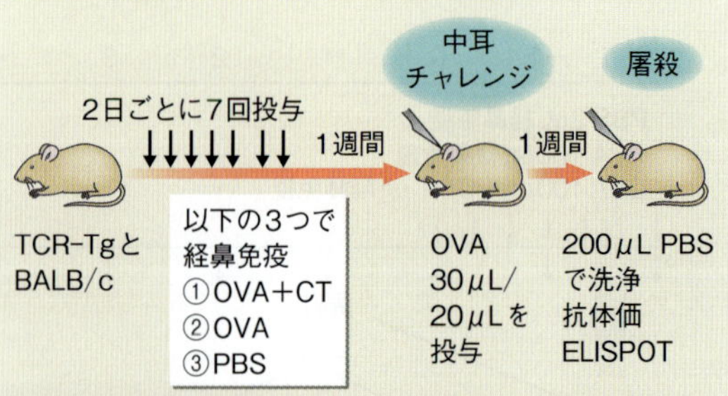

b：中耳洗浄液におけるOVA特異的抗体価

	経鼻免疫	非免疫部		免疫部	
		IgG ($log_2 2^X$)	IgA	IgG	IgA
BALB/c	OVA±CT	5.7±2.3*	1.3±1.1	13.7±0.6	7.3±1.5
	OVA	2.2±1.9	0.0	5.4±4.9	1.2±2.2
	PBS	0.0	0.0	0.5±1.0	0.3±0.5
TCR-Tg	OVA+CT	12.3±3.2	6.3±5.1	15.0±1.7	8.6±3.2
	OVA	3.2±3.6	0.0	12.0±1.7	4.2±3.6
	PBS	0.0	0.0	3.2±0.5	0.0

*Mean ± SD

図11　抗原曝露時の中耳免疫応答に対する経鼻免疫
点鼻免疫した後，中耳腔にさらに抗原投与を行った場合には，OVA 単独点鼻感作 TCR-Tg マウスにおいて，抗原の中耳投与を行った側と対照側を比較して，中耳免疫側で IgG ならびに IgA 抗体価の有意の上昇が見られた (b)．

は鼻粘膜固有層に抗原特異的 IgA ならびに IgG 抗体産生細胞が見られた．同様のプロトコルで点鼻免疫を行ったマウスの最終免疫後 2 週間目での中耳洗浄液の抗原特異的抗体価と中耳粘膜固有層における抗体産生細胞を検討した（図10）．

さらに図11に示すように，点鼻免疫した後，中耳腔にさらに抗原投与を行った後の免疫反応についても検討した．OVA 単独点鼻感作 TCR-Tg マウスで，中耳に抗原曝露を行っていないマウスにおいても，最終点鼻後 2 週間で，中耳洗浄液にも有意の抗原特異的 IgG ならびに IgA 抗体が検出された．また中耳粘膜のリンパ球を用いた ELISPOT 法で，抗原特異的 IgG ならびに IgA 抗体産生細胞を同定した（図10b, c）．点鼻免疫した後，中耳腔にさらに抗原投与を行った場合には，OVA 単独点鼻感作 TCR-Tg マウスにおいて，抗原の中耳投与を行っ

た側と対照側を比較して，中耳免疫側でIgGならびにIgA抗体価の有意の上昇が見られた（図10b）．以上の結果は，経鼻免疫により誘導組織であるNALTにおいて抗原特異的IgAを産生するB細胞および抗原特異的Th2型サイトカインを産生するヘルパーT細胞の前駆細胞が誘導され，これらが鼻粘膜，中耳粘膜，耳管といった粘膜局所に帰趨し，局所でのIgA抗体産生につながっていることを示している．近年，ワクチン療法の抗原投与部位として，口腔粘膜も注目されるようになってきている[18, 19]（12章a, c参照）．

*Streptococcus pneumoniae*や*H. influenzae*による中耳炎の発症の前段階として，鼻咽腔での細菌の定着すなわちコロニー形成が必要である．

Fadenら[20]は，中耳炎の発症と鼻咽腔でのコロニー形成の関係について，生後から306人について，毎月上咽頭から細菌検査を行い，*S. pneumoniae*，*H. influenzae*の検出率と中耳炎発症の頻度に強い相関があることを報告している．*S. pneumoniae* 7価のワクチンの効果はよく知られているところであるが，一方で，ワクチンに含まれない菌株のコロニー形成がみられること（serotype replacement）も報告されている．

*S. pneumoniae*や*H. influenzae*の抗菌薬に対する耐性化が進行しているなか，乳幼児期の中耳炎の発症や難治化において病原細菌の供給源（reservoir）となっている上咽頭細菌叢をどのようにコントロールしていくかは，乳幼児期の中耳炎の発症や難治化を防ぐ点で，きわめて重要である．

一方，抗原特異的な局所粘膜免疫能や全身免疫が十分に発達していない乳幼児期に対するワクチンによる免疫応答の賦活についても，*S. pneumoniae*の莢膜多糖体に対する結合型ワクチン（PCV7，PCV13）や*H. influenzae*の表層リポ蛋白であるprotein-Dをcarrier蛋白として莢膜多糖体に結合させた11価ワクチンなどが開発されている[21, 22]．

*S. pneumoniae*の結合型ワクチンの乳幼児への接種により，成人の*S. pneumoniae*性重症感染症が減少しており（herd effect），この結果はワクチンに使用した血清型の*S. pneumoniae*の乳幼児の鼻咽腔への定着が阻止され，成人への伝播が減少したためと考えられている．

Prymulaら[23]は，protein-D結合型11価ワクチンの経皮的投与による有効性について無作為化した臨床試験を行い，*S. pneumoniae*に対する血清型特異的抵抗性の獲得とnontypeableの*H. influenzae*による中耳炎に対する臨床効果を示している．

おわりに

乳幼児の時期からの中耳炎の反復は，将来的に種々の病態をきたし，患者の生活の質を低下させる．乳幼児期からの中耳炎の予防が叫ばれて以来，ワクチン療法の研究は30年以上の歳月を費やしているが，いまだに易感染性を有する小児の中耳炎の反復を回避できる切り札は登場していない．有用性のある細菌由来の抗原をワクチンとして粘膜局所での抵抗性を獲得するには，皮下注射や筋肉注射で投与するよりも経粘膜的な抗原の投与が適切であることはいうまでもない．強い免疫原を有する抗原の解析と粘膜アジュバントのさらなる改良は無論のことであるが，点鼻投与，舌下投与，腸用カプセル内服，遺伝子導入米摂取などのドラッグデリバリーシステムの適切な評価と確立を目指して，動物実験や臨床試験が継続されていくことを願うものである．

（川内秀之）

◉引用文献

1. 川内秀之．中耳の免疫と感染論（解説/特集）．JOHNS 1996; 12: 43-48.
2. 川内秀之．ワクチンによる中耳炎の予防．MB ENT2002; 15: 59-68.
3. Ichimiya I, Kawauchi H, Mogi G. Analysis of immunocompetent cells in the middle ear mucosa. Arch Otolaryngol Head Neck Surg 1990; 116: 324-330.
4. Yamada T, Kataoka S, Ogasawara K, et al. Mucosal immunity of nasopharynx: an experimental study in TCR-transgenic (OVA23-3) mice. Rhinology 2005; 43: 190-198.
5. Krug A, Towarowski A, Britsch S, et al. Toll-like receptor expression reveals CpG DNA as a unique microbial stimulus for plasmacytoid dendritic cells which synergizes with CD40 ligand to induce high amounts of IL-12. Eur J Immunol 2001; 31: 3026-3037.

6. Dufour JH, Dziejman M, Liu MT, et al. IFN-gamma-inducible protein 10 (IP-10; CXCL10)-deficient mice reveal a role for IP-10 in effector T cell generation and trafficking. J Immunol 2002; 168: 3195-3204.
7. Lee HY, Takeshita T, Shimada J, et al. Induction of beta defensin 2 by NTHi requires TLR2 mediated MyD88 and IRAK-TRAF6-p38MAPK signaling pathway in human middle ear epithelial cells. BMC Infect Dis 2008; 25: 87-98.
8. Shuto T, Xu H, Wang B, et al. Activation of NF-kappa B by nontypeable Hemophilus influenzae is mediated by toll-like receptor 2-TAK1-dependent NIK-IKK alpha/beta-I kappa B alpha and MKK3/6-p38 MAP kinase signaling pathways in epithelial cells. Proc Natl Acad Sci USA 2001; 98: 8774-8779.
9. Song JJ, Cho JG, Woo JS, et al. Differential expression of toll-like receptors 2 and 4 in rat middle ear. Int J Pediatr Otorhinolaryngol 2009; 73: 821-824.
10. Hernandez M, Leichtle A, Pak K, et al. Myeloid differentiation primary response gene 88 is required for the resolution of otitis media. J Infect Dis 2008; 198: 1862-1869.
11. Lee YC, Kim C, Shim JS, et al. Toll-like receptors 2 and 4 and their mutations in patients with otitis media and middle ear effusion. Clin Exp Otorhinolaryngol 2008; 1: 189-195.
12. Leichtle A, Hernandez M, Pak K, et al. TLR4-mediated induction of TLR2 signaling is critical in the pathogenesis and resolution of otitis media. Innate Immun 2009; 15: 205-215.
13. Hirano T, Kodama S, Fujita K, et al. Role of Toll-like receptor 4 in innate immune responses in a mouse model of acute otitis media. FEMS Immunol Med Microbiol 2007; 49: 75-83.
14. Barenkamp S, Ogra P, Kawauchi H, et al. Microbiology and immunology. Recent advances in otitis media report of the 9th research conference. Annals Otol Rhinol Laryngol Supplement, in press
15. Hotomi M, IkedaY, Suzumoto M, et al. A recombinant P4 protein of haemophilus influenza induces specific immune responses biologically active against nasopharyngeal colonization in mice after intranasal immunization. Vaccine 2005; 23: 1294-1300.
16. Sabirov A, Kodama S, Hirano T, et al. Intranasal immunization enhances clearance of nontypable Haemophilus influenzae and reduces stimulation of tumor necrosis factor alpha production in the murine model of otitis media. Infect Immun 2001; 69: 2964-2971.
17. Kawauchi H, Yamada T, Ogasawara K, et al. Immunologic interaction between the activated nasopharyngeal mucosal immune system and adjacent tubotympanal mucosae on antigenic exposure: experimental study in T-cell receptor transgenic (ovalbumin 23-3) mice. 8th International Symposium on Recent Advances in Otitis Media (Proceedings of the 8th International Symposium), B.C.Decker Inc, Ft.Lauderdale, Florida, 2003.
18. Song JH, Nguyen HH, Cuburu N, et al. Sublingual vaccination with influenza virus protects mice against lethal viral infection. Proc Natl Acad Sci USA 2008; 105: 1644-1649.
19. 合田 薫, 清野 宏, 川内秀之. 口腔・咽頭免疫療法の新たなルートとしての有用性とメカニズム アレルギー性鼻炎モデルマウスにおける舌下免疫療法の治療効果および作用メカニズムの解明へむけて. 口腔・咽頭科 2009; 22: 31-33.
20. Faden H, Duffy L, Wasielewski R, et al. Relationship between nasopharyngeal colonization and the development of otitis media in children. J Infect Dis 1997; 175: 1440-1445.
21. Novotny LA, Jurcisek JA, Godfroid F, et al. Passive immunization with human anti-protein D antibodies induced by polysaccharide protein D conjugates protects chinchillas against otitis media after intranasal challenge with *Haemophilus influenzae*, Vaccine 2006; 24: 4804-4811.
22. Prymula R, Peeters P, Chrobok V, et al. Pneumococcal capsular polysaccharides conjugated to protein D for prevention of acute otitis media caused by both *Streptococcus pneumoniae* and non-typeable *Haemophilus influenzae*: a randomised double-blind efficacy study. Lancet 2006; 367: 740-748.
23. Prymula R, Kriz P, Kaliskova E, et al. Effect of vaccination with pneumococcal capsular polysaccharides conjugated to Haemophilus influenzae-derived protein D on nasopharyngeal carriage of Streptococcus pneumoniae and H. influenzae in children under 2 years of age. Vaccine 2009; 28: 71-78.

h

扁桃炎

はじめに

ヒト扁桃（口蓋扁桃）はげっ歯類の鼻咽頭関連リンパ組織（nasopharyngeal-associated lymphoid tissue：NALT）に相当する臓器と考えられ，鼻腔や口腔から侵入する微生物に対して重要な防御機能をつかさどっている（5章f参照）．その一方で，扁桃そのものが感染のターゲットとなって扁桃炎や扁桃病巣感染症を発症する．また，反復感染によって肥大した扁桃がしばしば睡眠時無呼吸の原因となる．このように，扁桃は免疫と感染の二面性を同時に有する非常にユニークな臓器である．そこで，扁桃の免疫学的な役割，そしてその免疫機構の破綻によってもたらされる病巣感染症について述べてみたい．

扁桃の解剖と免疫機序

扁桃は前後の口蓋弓のあいだに挟まれるように存在し，咽頭に突出した露出部表面には陰窩と呼ばれる小さな陥凹がある．この陰窩の存在によって，扁桃の表面積は咽頭粘膜全体の約6.5倍の広さを有し，外来抗原と効率よく接触することができる．さらに陰窩上皮にはリンパ上皮共生と呼ばれる上皮とリンパ球が混在する部位があり，ここには多数のマクロファージやM細胞も存在している．扁桃には輸入リンパ管が存在しないため，外来抗原は陰窩のこの部位を通して扁桃内へ入り，抗原の認識がなされると考えられている（図1）[1,2]．

扁桃実質内には胚中心を有する多数のリンパ濾胞が散在し，その長軸はすべて陰窩と直角に配列し，暗殻は常に陰窩上皮側に存在する（図1）．暗殻にはIgM^+細胞やIgD^+細胞を主とするナイーブなB細胞と多数のヘルパーT細胞が分布し，胚中心にはIgG^+，IgA^+，IgM^+細胞など成熟B細胞が多く存在し，IgD^+細胞はほとんど認められない．一方，リンパ濾胞間領域にはB細胞よりもT細胞が多く，高内皮細静脈が走行している（図1）．このような扁桃の構造から，リンパ上皮共生部で処理された抗原の情報は暗殻へ伝えられ，ここでT細胞の助けを借りてクラススイッチが行われ，これによって活性化したB細胞が濾胞内ならびに濾胞間に分布すると推測される．また，活性化リンパ球は輸出リンパ管を通して体循環へ送り出され，その一部は高内皮細静脈を介して再度扁桃内へホーミングする[1]．

最近，このようなT細胞依存性のB細胞活性化経路のほかに，T細胞非依存性のToll-like receptor（TLR）ファミリーを介した自然免疫系のB細胞活性化機構が扁桃に存在することが知られている（図1）．その根拠として，扁桃陰窩の上皮細胞にはTLR3やTLR9が発現し，そのリガンドとなるdsRNAやCp-ODNの刺激によって，BAFF（B cell activating factor of TNF-family），APRIL（a proliferation-inducing ligand），TSLP（thymic stromal lymphopoietin）などが産生される．さらにTSLPの刺激によって樹状細胞からBAFFが，そして好中球からもAPRILが産生され，B細胞のクラススイッチが誘導されるとともに形質細胞の寿命も延長される[3,4]（4章a，8章b参照）．このよう

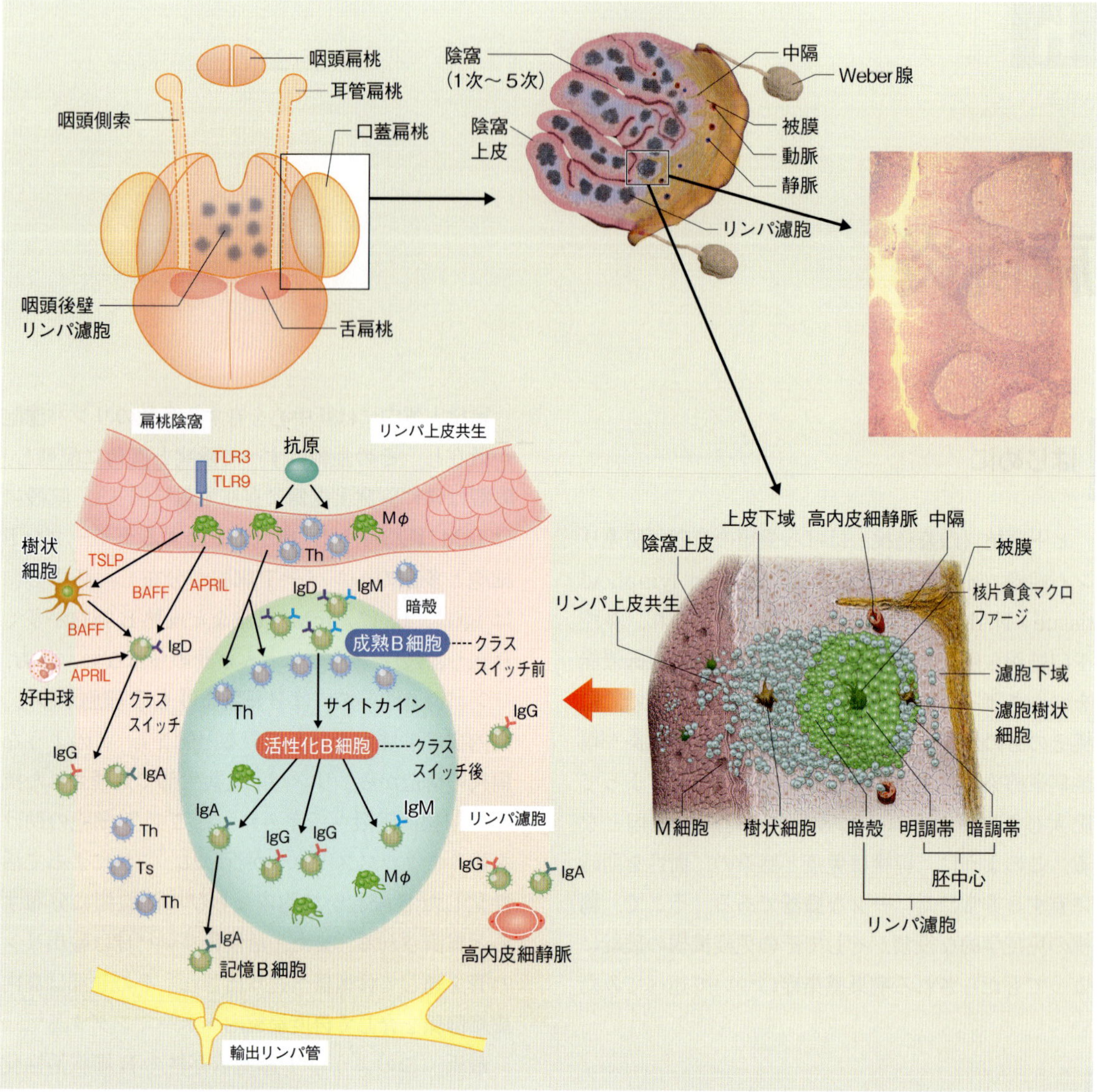

図1　ヒト扁桃の解剖と免疫機構

ヒト扁桃は口蓋扁桃，咽頭扁桃，舌扁桃などがあり，Waldeyer扁桃輪を構成する．微生物などの抗原は陰窩を通じて扁桃に入り，リンパ上皮共生部で処理された抗原の情報は樹状細胞によって暗殻へ伝えられ，ここでB細胞が活性化されクラススイッチが行われる．IgAやIgG産生細胞へと活性化した記憶B細胞は輸出リンパ管を通して体循環へ送り出され，その一部は高内皮細静脈を介して扁桃へホーミングする．また，TLR3やTLR9などを介した自然免疫系を介したより迅速なB細胞の活性化経路も存在する．
（朝倉光司，1999[1]，小泉富美朝，1998[2]を一部改変）

なT細胞非依存性のB細胞の活性化によって，扁桃における感染早期の生体防御がなされていると考えられる．上気道の入り口にあって常に病原微生物の侵入に曝露され，迅速な防御機構が必要とされる扁桃が，獲得免疫系と自然免疫系の両者によって免疫グロブリンの産生を行っていることは実に理に適った仕組みといえる．

扁桃の粘膜免疫における役割

扁桃は粘膜面から侵入する抗原の認識とともに，その抗原に対する特異的粘膜免疫応答の誘導にも深く関与することが知られている．たとえば，Ogra[5]は口蓋扁桃摘出術およびアデノイド（咽頭扁桃）切

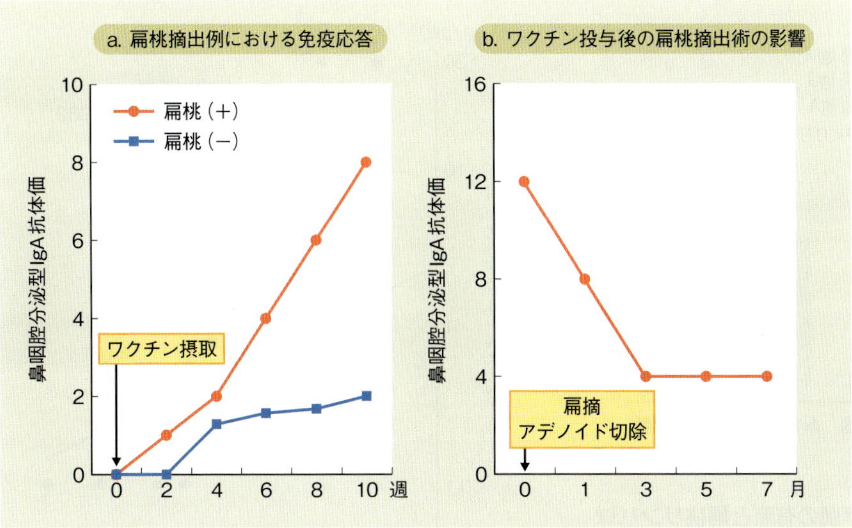

図2 扁桃摘出術が経口ポリオワクチン投与後の粘膜免疫応答に及ぼす影響

小児に対する口蓋扁桃摘出術は経口ポリオワクチンに対する鼻咽腔の抗原特異的分泌型 IgA 応答を低下させる.
（Ogra PL, 1971[5]を一部改変）

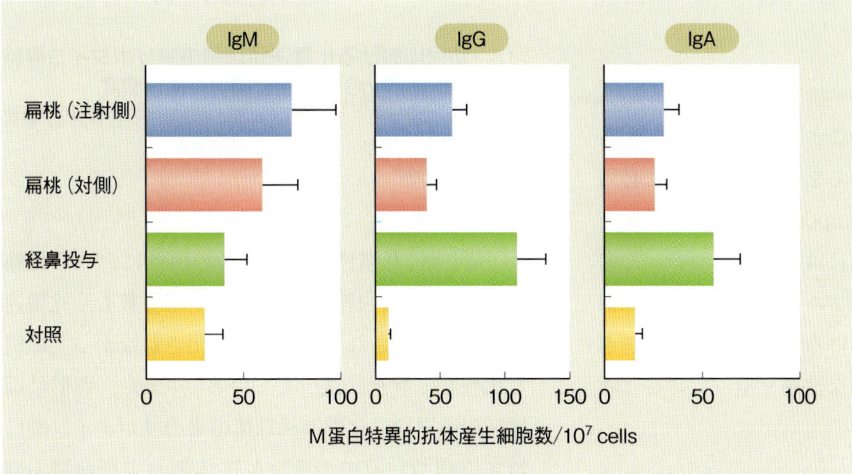

図3 OK-432 の扁桃内および経鼻投与後の扁桃における M 蛋白特異的抗体産生細胞数

口蓋扁桃に OK-432 を注射すると，投与側および対側の扁桃内に M 蛋白特異的免疫グロブリン産生細胞が誘導される．同様の所見が経鼻投与でもみられる.
（黒野祐一，1998[7]を一部改変）

除術を行った小児では，経口ポリオワクチンに対する鼻咽腔の分泌型 IgA（secretory IgA：SIgA）応答が有意に低いことを報告している（図 2a）．また，Quiding ら[6]は，扁桃にコレラ毒素を注射投与すると扁桃内に抗原特異的 IgA 産生前駆細胞が出現し，唾液や鼻汁，血中にも抗原特異的 IgA 応答がみられることを証明している．これらの成績は，扁桃がげっ歯類の NALT に相当し，粘膜免疫応答の誘導組織として働くことを示唆している（8 章 f 参照）．しかし，発生学的に扁桃と NALT を比較すると，口蓋扁桃は胎生期にすでに認められ，出生後に発生する咽頭扁桃は 8 歳ぐらいで自然退縮してしまい，出生後に発生し退縮しない NALT とは発生学的に異なる.

扁桃は誘導組織だけでなく実効組織としても働く．Ogra[5]は前述の論文のなかで，経口ポリオワクチン接種後に扁桃摘出術を行うと鼻咽腔分泌液中のポリオに対する SIgA 抗体活性が低下することも同時に報告している（図 2b）．Quiding ら[6]は，コレラ毒素局所注入後に扁桃内の抗体産生前駆細胞だけでなく抗原特異的 IgA 産生細胞も増加することを証明している．口蓋扁桃に溶血連鎖球菌製剤 OK-432（ピシバニール®）を注射すると扁桃内の M 蛋白（溶血連鎖球菌の外膜蛋白）特異的 IgA 産生細胞が有意に増加することも確認されている[7]（図 3）．これらの事実は扁桃が粘膜免疫応答の実効組

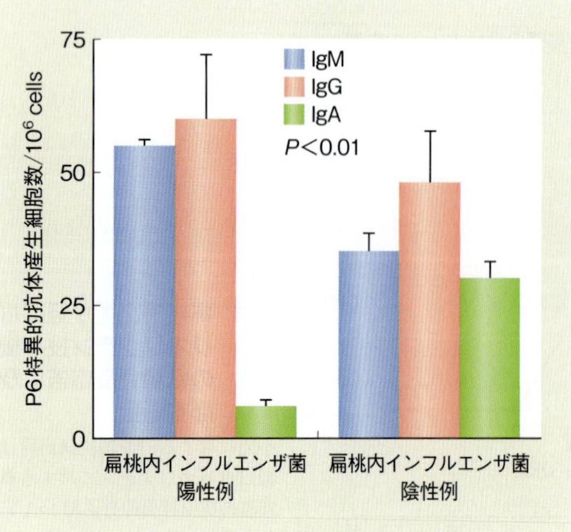

図4 扁桃内インフルエンザ菌の有無と扁桃リンパ球のP6特異的免疫応答

扁桃組織からインフルエンザ菌が検出された症例では，扁桃のP6特異的IgA産生細胞数が有意に少ない．
（黒野祐一，1998[7]を一部改変）

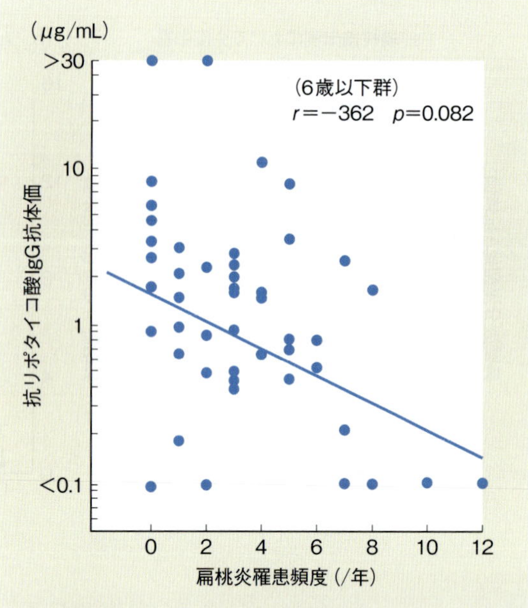

図5 幼児における化膿連鎖球菌由来リポタイコ酸特異的血清IgG抗体価と扁桃炎罹患頻度

化膿連鎖球菌由来のリポタイコ酸に対する血清IgG抗体価は，扁桃炎の罹患頻度が増すにつれて有意に低下する．
（原渕保明，1996[9]より）

織としての機能も併せ持つことを示している．ところが，実効組織としてSIgAを合成するために必須の分泌成分（secretory component）は咽頭扁桃では産生されるが，口蓋扁桃には認められない．このように，扁桃はNALTとはいくつかの相違点はあるものの，ヒト上気道における粘膜免疫応答の誘導および実効組織として重要な役割を担っていると考えられる．

扁桃の免疫応答と扁桃炎

扁桃にはさまざまな細菌抗原に対する抗体産生細胞がすでに存在し，扁桃炎の起炎菌となるインフルエンザ菌や化膿連鎖球菌に対する特異的抗体産生細胞も認められる．たとえば，インフルエンザ菌外膜蛋白P6に対する扁桃の特異的免疫グロブリン産生細胞はIgM，IgG，IgAすべてのアイソタイプに認められ，IgGとIgA産生細胞は年齢とともに増加する．ところが，扁桃組織からインフルエンザ菌が検出された症例とされなかった症例とで比較すると，インフルエンザ菌が検出された症例ではP6特異的IgA産生細胞数が有意に少ない．一方，IgMおよびIgG産生細胞数は両群で差を認めない[7]（図4）．同様に習慣性扁桃炎患者の扁桃における化膿連鎖球菌M蛋白特異的IgA産生細胞数も，化膿連鎖球菌が検出された症例では検出されなかった症例と比較して有意に減少している[8]．また，習慣性扁桃炎の小児では化膿連鎖球菌由来のリポタイコ酸に対する咽頭粘液中のSIgA抗体価および血清IgG抗体価が有意に低下し，さらにその抗体価は扁桃炎の罹患頻度が増すにつれて有意に低下する[9]（図5）．

こうした扁桃の抗原特異的免疫能だけでなく，扁桃リンパ球全体の機能も習慣性扁桃炎では低下する．たとえば，扁桃肥大と比較して習慣性扁桃炎の扁桃リンパ球はDNA合成能やリンパ球表面の活性化抗原の発現も有意に少ない[9]．また，扁桃組織における免疫グロブリン産生細胞数は年齢とともに減少傾向はあるものの，高齢者でもある程度維持されている（図6）．ところが，習慣性扁桃炎ではJ鎖を持つ二量体IgAの比率が正常扁桃と比較して有意に低下し[10]，扁桃単位面積あたりの免疫グロブリン産生細胞の数も正常扁桃ではほとんど変化しないが，習慣性扁桃炎では有意に減少する[10]（図6）．

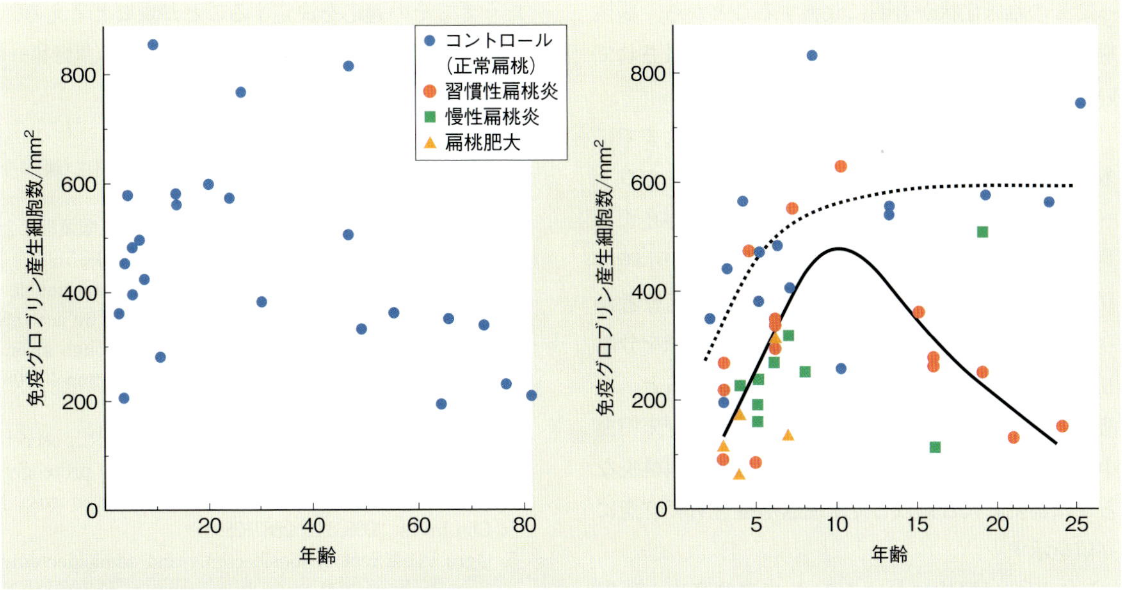

図6 扁桃における免疫グロブリン産生細胞数の経年的推移

扁桃の免疫グロブリン産生細胞数は17歳ぐらいでピークとなり，その後，年齢とともに減少するが，高齢者でもある程度維持されている（左図）．一方，習慣性扁桃炎や慢性扁桃炎では炎症をくり返すことによって，その数が有意に減少する（右図）．

（Brandtzaeg P, 2003[10]より）

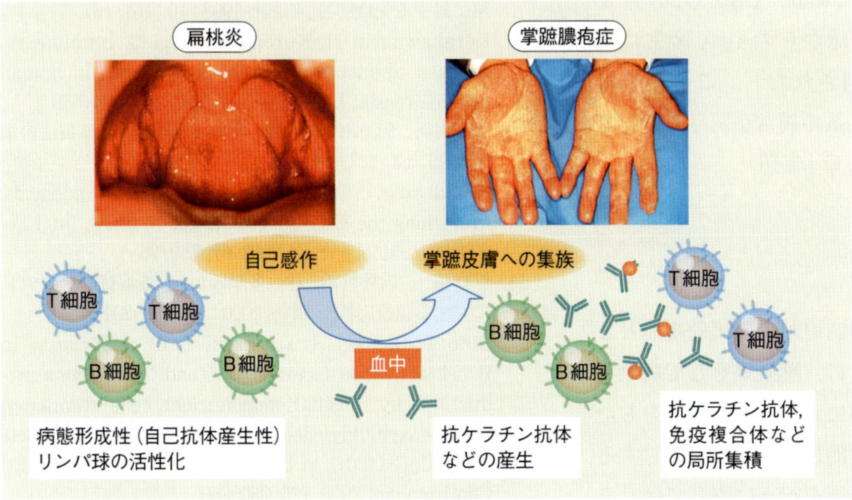

図7 掌蹠膿疱症の発症機序

扁桃でケラチンなどの自己抗原あるいは細菌抗原で感作された病態形成性リンパ球は，扁桃の輸出リンパ管から体循環へ送り出され，自己抗体を産生するとともに掌蹠皮膚へ集族し，掌蹠膿疱症をもたらす．

これらの所見から，扁桃はさまざまな上気道感染症の起炎菌に対する粘膜免疫応答をつかさどり上気道感染症を防御するとともに，扁桃内への細菌の侵入を防ぎ，扁桃炎の発症も防いでいると考えられる．そして，扁桃局所での抗体産生細胞，特にIgA産生細胞の機能が低下することによって扁桃炎が惹起され，それを反復することで免疫グロブリン産生細胞の減少が生じて習慣性扁桃炎の病態が形成されると推測される．

扁桃病巣感染症

扁桃病巣感染症とは扁桃が原病巣となって扁桃から離れた臓器の二次的疾患をもたらす病態で，膿疱症，IgA腎症，胸肋鎖骨過形成症などが知られている．なかでも掌蹠膿疱症は，口蓋扁桃摘出術によってその臨床症状が著明に改善することから，扁桃病巣感染症の代表的疾患として古くから注目されている．

掌蹠膿疱症と扁桃の関連性についてはこれまでに多くの基礎的研究がなされ，本症がケラチンやコラーゲンなど扁桃陰窩上皮と掌蹠皮膚ともに存在する共通抗原に対する自己免疫疾患であることが示唆されている[11]（図7）．たとえば，掌蹠膿疱症患者から得られた口蓋扁桃および末梢血から単核球を分離し，そのケラチン特異的免疫応答を観察すると，血清中のケラチン特異的抗体活性，扁桃および末梢血中のケラチン特異的抗体産生細胞数は慢性扁桃炎ならびに扁桃肥大と比較して掌蹠膿疱症患者で有意に高値を示す[11]．

IgA腎症は扁桃におけるIgAの過剰産生が原因の1つと考えられ，その機序にBAFFが関与していることが最近明らかにされた．その報告によると，扁桃単核球および樹状細胞からのBAFF産生がIgA腎症で有意に高値であり，CpG-ODNによって誘導される扁桃単核球からのIgA産生は抗BAFF抗体によって抑制された[12]．この結果はIgA腎症の病態に自然免疫系の異常が関与している可能性を示唆している（10章i参照）．

おわりに

扁桃は上気道粘膜免疫の誘導および実効組織として重要な役割を担うとともに，感染巣そして病巣感染症の原病巣となって生体にさまざまな障害をもたらす．したがって，免疫学的に未熟な小児に対する扁桃の治療，特に扁桃摘出術を行うに際しては，その免疫学的な役割と感染による弊害を綿密に検討したうえでその適応を決定することが重要と考える．

（黒野祐一）

◉引用文献

1. 朝倉光司．扁桃の生理機能と粘膜免疫．形浦昭克（編）．今日の扁桃学，金原出版，1999；p.15–23.
2. 小泉富美朝．扁桃の解剖と生理．日本口腔・咽頭科学会（編）．口腔咽頭の臨床，医学書院，1998；p.150–151.
3. Xu W, Santini PA, Matthews AJ, et al. Viral double-stranded RNA triggers Ig class switching by activating upper respiratory mucosa B cells through an innate TLR3 pathway involving BAFF. J Immunol 2008; 181: 276–287.
4. Huard B, McKee T, Bosshard C, et al. APRIL secreted by neutrophils binds to heparan sulfate proteoglycans to create plasma cell niches in human mucosa. J Clin Invest 2008; 118: 2887–2895.
5. Ogra PL. Effect of tonsillectomy and adenoidectomy on nasopharyngeal antibody response to poliovirus. N Engl J Med 1971; 284: 59–64.
6. Quiding-Jabrink M, Granstrom G, Nordstrom I, et al. Induction of compartmentalized B-cell responses in human tonsils. Infect Immun 1995; 63: 853–857.
7. 黒野祐一，鈴木正志，坂本菜穂子ほか．ヒト扁桃の細菌抗原に対する免疫応答．口咽科 1998；10：161–167.
8. Kerakawauchi H, Kurono Y, Mogi G. Immune responses against Streptococcus pyogenes in human palatine tonsils. Laryngoscope 1997; 107: 634–639.
9. 原渕保明，形浦昭克．扁桃の機能と扁桃炎．化学療法の領域 1996；12：427–440.
10. Brandtzaeg P. Immunology of tonsils and adenoids: everything the ENT surgeon needs to know. Int J Pediatr Otorhinolaryngol 2003; 67: S69–76.
11. 黒野祐一，岩坪哲治，林　多聞ほか．口蓋扁桃のケラチンに対する免疫応答．口咽科 2000；12：199–204.
12. Goto T, Bandoh N, Yoshizaki T, et al. Increase in B-cell-activation factor (BAFF) and IFN-gamma productions by tonsillar mononuclear cells stimulated with deoxycytidyl-deoxyguanosine oligodeoxynucleotides (CpG-ODN) in patients with IgA nephropathy. Clin Immunol 2008; 126: 260–269.

i

IgA 腎症

はじめに

1968 年，フランスの病理学者 Jean Berger らは，腎糸球体のメサンギウム領域に IgA と IgG の沈着を認めるメサンギウム増殖性糸球体腎炎を nephropathy with mesangial IgA-IgG deposits としてフランス語で記載し，翌年英文で報告した[1]．

現在では，IgA がほかの免疫グロブリンと比較して優位に，糸球体メサンギウム領域にびまん性・顆粒状に沈着する原発性糸球体腎炎として認識されている．世界で最も頻度の高い慢性糸球体腎炎であり，わが国では，原発性糸球体腎炎の 40 %以上を占めている（**図 1**）．

臨床的には，血尿と蛋白尿を特徴とする．発表当初は予後良好な疾患と考えられていたが，20 年の経過で約 40 %の患者が末期腎不全透析療法に進行すると考えられ，予後は必ずしも良好ではない．

IgA 腎症患者の約 50 %に血清 IgA の高値を認めるが，糸球体への IgA の沈着程度と腎炎の重症度とは必ずしも一致せず，腎炎の組織障害度や進行度も患者によりさまざまである．IgA の主な産生部位は，気道と腸管の粘膜と考えられ，IgA 腎症の発症に上気道や消化管の感染を示唆する症状が先行することが多い．粘膜から分泌される IgA のほとんどが二量体（dimeric）ないし多量体（polymeric）IgA1 であり，IgA 腎症患者の糸球体に沈着している IgA も同様な性質を持っていること[2]などから，粘膜免疫が本症にとって最も重要な要素であると考えられている．IgA 腎症と粘膜系の関連性をヒトの検体による研究だけで明らかにすることには限界があるため，筆者らは自然発症モデル動物である ddY マウスを用いて検討している．

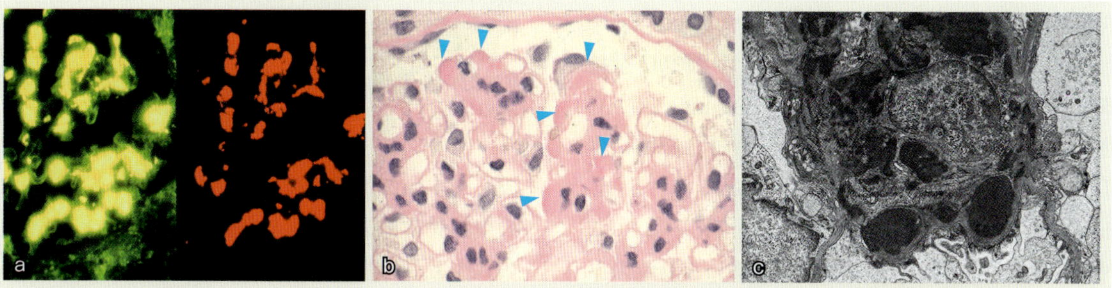

図 1　IgA 腎症の組織像

a. 蛍光抗体法（二重染色，〈左〉IgA，〈右〉C3）：糸球体メサンギウム領域に IgA・C3 の顆粒状沈着がみられる．
b. 光顕（PAS 染色，〈矢印〉para-mesangial deposits）：パラメサンギウム領域への PAS 染色陽性物質の沈着，メサンギウム細胞の増殖，メサンギウム基質の拡大がみられる．
c. 電顕：IgA・C3 の沈着部位に一致して，高電子密度の沈着物が認められる．

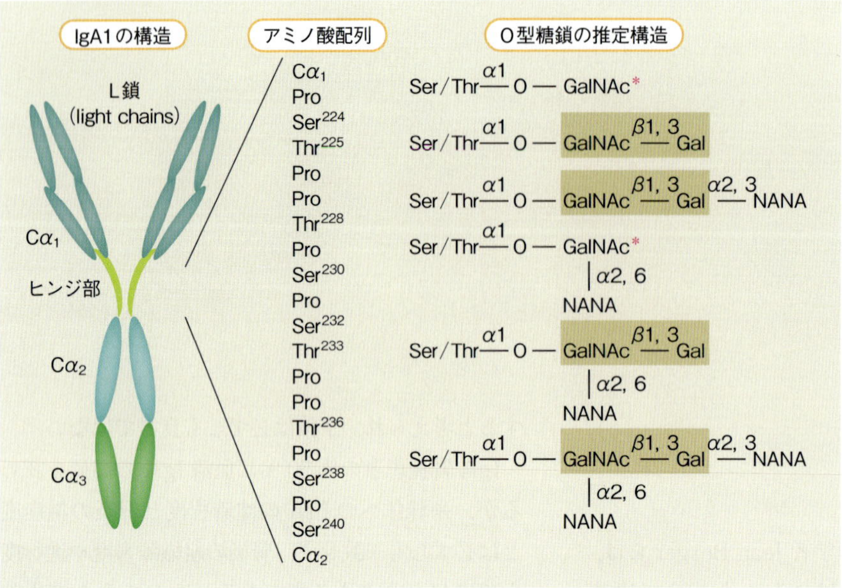

図2 IgA1の構造
IgA1とIgA2のサブタイプの構造上の大きな差異はヒンジ部にある．IgA1ヒンジペプチドは，プロリン，セリン，スレオニンから構成され，セリン，スレオニン残基には*O*-結合型糖鎖が結合しうる．この*O*-結合型糖鎖は，内側より*N*-アセチルガラクトサミン（GalNAc）とガラクトース（Gal）より構成され，さらに*N*-アセチルノイラミン酸（NANA）がGalNAcおよびGalに結合しうる．IgA腎症患者では，特異的糖鎖修飾酵素の異常から，図中*の糖鎖構造をもつIgA1が増加している．
（van der Booq PJ, et al. 2005[8]より）

IgA分子の異常

IgA1分子には，O-グリカン（O型糖鎖）とN型糖鎖が結合するが，O型糖鎖はプロリン，セリン，スレオニンを多くもつIgA1のhinge region（ヒンジ部）に存在する（**図2**）．このO型糖鎖IgA1は，膜結合型であるため血清中には少ない．O型糖鎖はB細胞によるIgAの合成過程で，糖鎖修飾酵素であるβ-galactosyltransferase（C1Gal-T1）と分子シャペロンCosmc，さらにはCore O-glycanを合成する酵素UDP-*N*-acetylα-D-galactosamine：polypeptide *N*-acetylgalactosaminetransferase-2（GalNac-T2）によって制御されている．

IgA腎症患者の血清IgAは，ヒンジ部のO型糖鎖のガラクトースが少なくて短い（truncated）O型糖鎖が多く，IgA腎症患者の末梢血B細胞にはIgA1の糖鎖付加を促進する酵素であるβ_1，3-galactosyltransferaseやCosmcが減少している[3, 4]ことなどから，IgA1分子の糖鎖異常がIgA腎症の原因の1つとして注目されている（**図3**）．

O型糖鎖のガラクトシル化が減少したIgA1は，ヒンジ部の構造が不安定で自己凝集しやすく，ヒンジ部エピトープに対するIgG抗体との複合体も形成しやすいことが示唆されている[5-7]．さらに，この糖鎖異常IgA1は種々の機序（受容体との結合，貪食作用，荷電など）によって糸球体メサンギウム細胞・領域に沈着し，腎炎を惹起すると考えられる（**図1**）[8]．また実験的にも，糖鎖異常IgA1はメサンギウム細胞の増殖を促進することが知られている．

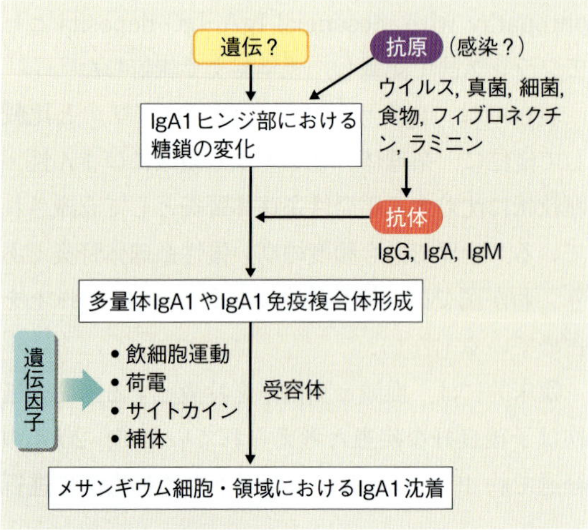

図3 IgA腎症の発症機序
IgA腎症患者では上気道炎や消化管の感染後に血尿や蛋白尿が増悪することから，ウイルス，真菌，細菌，食物など種々の抗原の関与が示唆されている．一方で，感染や遺伝が原因で糖鎖異常IgA1が産生され，多量体IgA1やIgA1免疫複合体を形成し，メサンギウム領域に沈着すると考えられる．

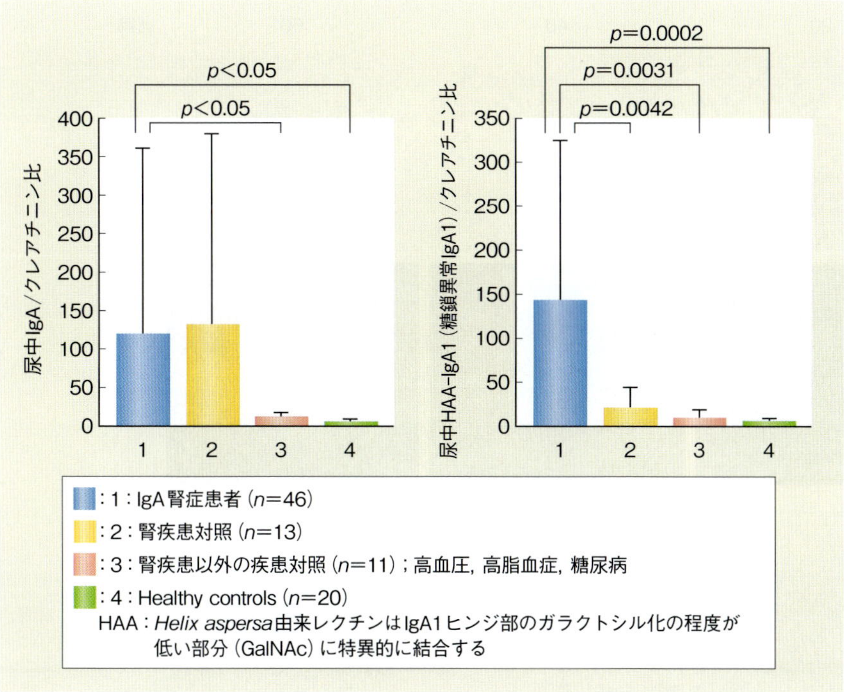

図4　IgA 腎症患者における尿中糖鎖異常 IgA1

Helix aspersa（HAA）レクチンは，GalNAc 特異的なレクチンで，neuraminidase を用いてシアル酸を切断すると，IgA 腎症患者で増加している図 2 の＊糖鎖構造に結合する．IgA 腎症以外の腎疾患でも尿中 IgA の排泄は認められ，IgA 腎症との鑑別はできない．しかし，糖鎖異常 IgA1 は IgA 腎症患者の尿中に有意に排泄されることが認められた．
（Suzuki H, et al. 投稿中）

最近，IgA 腎症患者の尿中にも糖鎖異常 IgA1 が特異的・有意に排泄されることが認められており[9]，尿中糖鎖異常 IgA1 の検出が腎生検に替わる IgA 腎症の診断法として期待されている（図 4）．また，糖鎖異常のほかにも，IgA 腎症患者の血中 IgA1 は陰性に荷電されていることや λ/κ 軽鎖比が高いことなども報告されており，糖鎖以外の IgA 分子の異常も IgA 腎症の発症にかかわっていると推察される．

異常 IgA 産生部位

正常人では血清 IgA の 90～95 %は骨髄由来の単量体（monomeric）IgA1 であるが，多量体（polymeric）IgA1 もわずかに存在している．IgA 腎症患者の血中に増加している IgA は，主として polymeric IgA1 であり，monomeric IgA1 や IgA2 濃度は正常人とほとんど変わらないといった事実から，ヒト IgA 腎症では粘膜と骨髄間（mucosa-bone marrow axis）で何らかの異常なクロストークが存在している可能性が考えられ，1980 年代には盛んに議論された[10]．その当時は，粘膜と骨髄を結ぶ具体的な機序は不明であったが，近年の基礎研究から，リンパ球を含む多くの免疫担当細胞が特異的なケモカインや接着・ホーミング受容体の発現を介して，各臓器指向性を獲得し，これらの臓器間を頻繁に行き来していることが判明[11]し，再び注目されるようになっている．しかしながら，mucosa-bone marrow axis に関して，ヒト検体での解析では研究に限界があるため，主に動物実験によって検証されている[12, 13]（図 5）（後述）．

IgA 腎症患者の骨髄では polymeric IgA1 形質細胞数は増加し，IgA1 合成が増加していることが報告されている[14, 15]ことから，抗原刺激に対する全身性の免疫反応として polymeric IgA1 が産生されると考えられている．しかしながら，多発性骨髄腫のように polymeric IgA の血中濃度が増加するだけでは，IgA のメサンギウム領域への沈着や IgA 腎症の発症には至らないことから，前述のような糖鎖異常が重要な鍵を握っていると考えられる（図 2，3）．腎移植後の IgA 腎症再発率が 50～60 %と高度であること，IgA 腎症患者腎の非 IgA 腎症患者

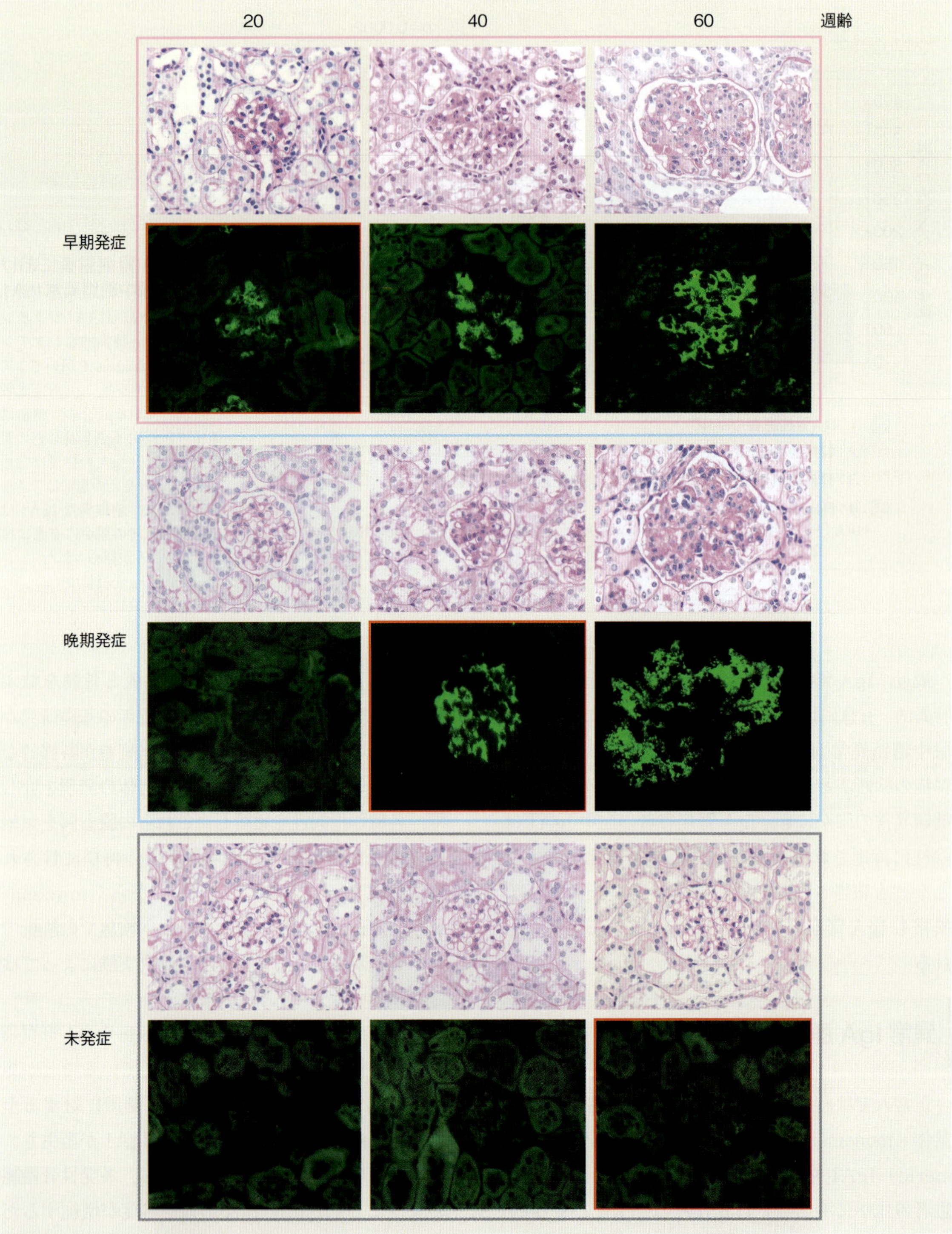

図5 ddYマウスの組織像

ddYマウスの経時的な腎生検（20，40，60週齢）による組織学的解析の結果，このマウスは，腎障害の発症時期により，早期発症群，晩期発症群，未発症群に分類されることが明らかとなった．早期発症群では20週齢にて，晩期発症群では40週齢にて，メサンギウム領域のIgAの沈着を伴ったメサンギウム増殖性腎障害を認めるが，未発症群では60週齢にても明らかなIgAの沈着や腎障害を認めない．
上段：光顕（PAS染色）
下段：蛍光抗体法（IgA染色）

への移植によりIgAの沈着が消失すること，骨髄移植（bone marrow transplantation：BMT）によりIgA腎症患者の糸球体IgA沈着が消失することからも，骨髄が異常IgAの供給源と考えられている．しかし，IgA腎症患者において，糖鎖修飾酵素C1Gal-T1，Cosmc，GalNac-T2の骨髄由来のB細胞における活性は，正常人と比べ必ずしも低下していないことも報告されており[16]，異常IgAの増加は必ずしも骨髄B細胞のグリコシル化活性の低下だけでは説明できない．

一方，IgA腎症患者から得られた末梢血B細胞をEBウイルスで不死化した細胞株では，C1Gal-T1，Cosmc，GalNac-T2活性の低下とともに，GalNAcにシアル酸を付加するα2,6-GalNAc-sialyltransferase II（ST6GalNAcII）活性が増加するため，シアル酸が過付加された糖鎖異常が生じていることを見いだされている[3]．

抗原と接触し分化した抗原提示細胞や抗原特異性リンパ球の一部は，血中を介して骨髄との往来があることや，抗原と接触する環境によりT細胞やB細胞の細胞表面に発現するホーミング受容体が異なり，最終的に機能の多面性をもつことなどから[17,18]，採取された細胞の由来によって糖鎖異常の多様性が生じる可能性も示唆されている．

ナイーブB細胞のマーカーでもあるIgDのヒンジ部には糖鎖異常が認められないことから，多様な糖鎖異常IgA1の産生は遺伝的に規定されたものではなく，何らかの抗原との接触を契機にB細胞が分化する過程で新たに生じる異常な免疫反応の反映であると推測される．

粘膜由来IgA抗体の関与

個々の抗原に直接的に接触する場として気道や消化管の粘膜があげられる．これらの粘膜では，凝集や中和によって病原や毒素の侵入を防ぐためにIgAが分泌されている．このIgAは多量体（polymeric）でsecretory component（分泌成分：SC）やJ鎖が結合し，分泌型IgA（secretory IgA：SIgA）と呼ばれ，わずかであるが血中にも存在している（8章a参照）．

IgA腎症患者がしばしば上気道や消化管の感染後に肉眼的血尿を示すことなどから，粘膜感染が発症の引き金になっていると考えられている．近年，血尿と血中のSIgA1量が相関することが報告されている[19]．また，IgA腎症の糸球体には，IgAとともにJ鎖が同定され，移殖後に再発したIgA腎症患者の摘出腎糸球体から溶出したIgAもJ鎖をもつpolymericなSIgA1であることから，粘膜由来のSIgA1がIgAの糸球体沈着に重要な役割を担っている可能性が示唆されている．

IgA腎症モデルの確立と粘膜免疫

IgA腎症が初めて報告されてから40年が経過しても，いまだ病因は解明されていない．その最大の理由は，この複雑な系を読み解く適切な動物モデルが存在しなかったことが大きいと思われる．病態が多臓器にわたり複雑なため，単一の分子をターゲットにしただけでは病因に迫ることは困難であり，これまでIgA腎症自然発症動物での解析が検討されてきた[20]．

400匹を超えるddYマウスに対して経時的腎生検が行われ，約3割のマウスが20週までに（早期発症群），約3割のマウスは40週までに（晩期発症群）IgA腎症を発症し，残りは一生発症しない（未発症群）ことが見いだされた[21]（**図5**）．この早期発症群と未発症群とのあいだで，発症に関する"association study"を行ったところ，複数の疾患感受性遺伝子座が確認された[21]．その1つは，家族性IgA腎症で報告された遺伝子座[22]と相同であることが確認されたことから，ddYマウスではヒトIgA腎症と少なくとも一部は同様の遺伝子制御を受けていると考えられ，モデルとして有用であると判断された（**図6**）[21]．

この早期発症群だけを18代以上交配し，ほぼ100％発症のモデル系（grouped ddYマウス）を確立し，責任細胞の局在について検討されてきた．このマウスの骨髄を正常マウスに対して骨髄移植（移入）（BMT）すると，IgA腎症が再構築されることが確認され[23]，逆に正常マウスの骨髄を発症したddYマウスにBMTすると，糸球体IgAの消失とともに腎症が劇的に改善した．このことから，ヒトと同様に，マウスIgA腎症でも責任細胞は少なくとも骨髄に存在していると考えられる．

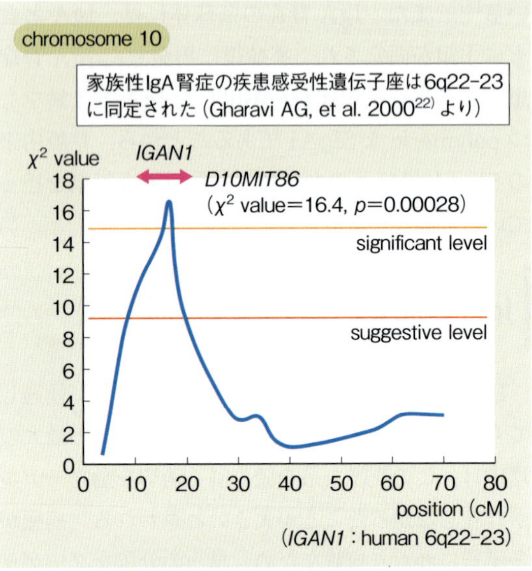

図6　マウスIgA腎症の疾患感受性遺伝子座

マウスIgA腎症の疾患感受性遺伝子を解析するために，前述したddYマウスの早期発症群と未発症群のあいだで，マイクロサテライトマーカーを用いてgenome-wide相関解析を行った．マウス10番染色体の*D10MIT86*をピークとする領域に強い相関を認め，ヒトとマウスの染色体相同性より家族性IgA腎症の疾患感受性遺伝子座である*IGAN1*に一致することが明らかとなった．
(Suzuki H, et al. 2005[21]より)

ddYマウスの腎炎発症率は，外来抗原の比較的多い環境下（通常飼育：conventional condition）と非常に少ない環境下（specific pathogen free：SPF）で違いはない．しかし，conventionalな環境下で飼育したddYマウスでは，SPF環境下のddYマウスと比べて血清IgAだけが有意に上昇した．このconventionalな環境下で飼育したddYマウスの脾臓細胞における各種Toll-like receptor（TLR）の発現を検討したところ，TLR9の発現だけが増強していることが確認された[24]．これを受け，TLR9のリガンドであるCpG（unmethylated cytosine-phosphate-guanine）-DNAを，grouped ddYマウスに経鼻投与したところ，血清IgA値の上昇，アルブミン尿の高値と糸球体メサンギウム領域へのIgAの沈着増加を伴う明らかな腎炎の増悪が認められた[24]．つまり，このマウスIgA腎症ではTLR9を介した上気道粘膜細胞の活性化が，病態の進行にかかわると考えられた（図7）．興味深いことに早期発症群と晩期発症群とのあいだで進行に関するassociation studyを行うと，TLR9の会合分子であるMyD88遺伝子近傍に連鎖を認めた[24]．また，ヒトIgA腎症患者では，TLR9の既知のrs35410一塩基多型のTT genotypeと組織学的重症度が有

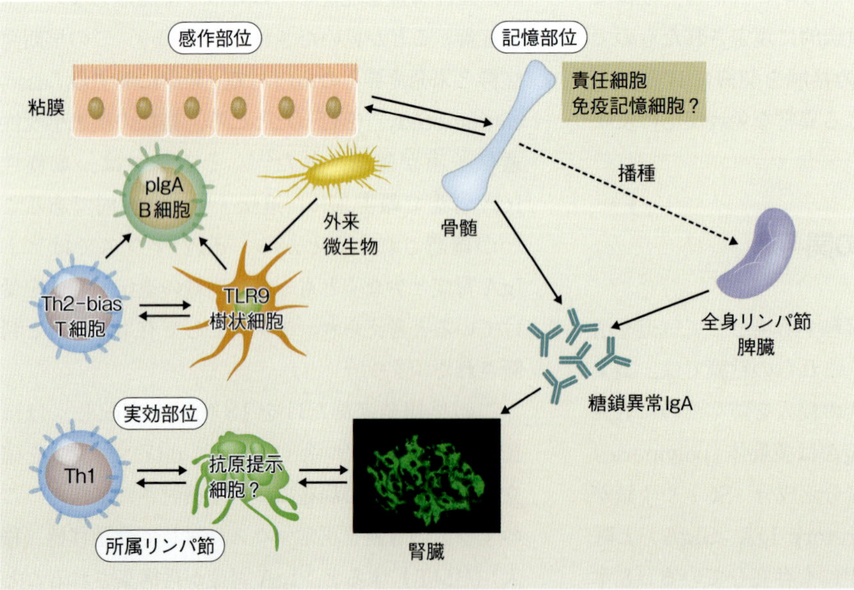

図7　IgA腎症の発症・進展仮説

IgA腎症の発症・進展に関わる責任細胞は，粘膜面で感作や増悪刺激を受けている可能性がある．それらの細胞は粘膜にとどまらず，骨髄や全身のリンパ組織に播種し，糖鎖異常IgAを産生していると考えられる．この糖鎖異常IgAやそれを含む免疫複合体は，腎糸球体に対し高い親和性を有し，沈着し炎症を惹起していると考えられる．しかし，沈着後の進展には，腎臓の所属リンパ節が関わっている可能性がある．
(Suzuki Y, et al. 2008[13]より)

意に相関することが明らかにされた[24]．さらに，IgA 腎症患者の摘出扁桃の TLR9 発現量が高い群や TT genotype を有する群では，扁摘パルス療法の治療効果が高いことが確認されたことから，粘膜，特に扁桃における外来抗原への曝露は，異常な TLR9 の活性化を介し IgA 腎症の進展に重要であることが示唆された（Sato ら，投稿中）．

扁桃は，外来抗原，特に感染抗原との濃厚な接触粘膜であり，免疫応答の開始部位でもある（10 章 h，13 章 b 参照）．近年，免疫臓器である扁桃が感染臓器（病巣）として注目され，現在 IgA 腎症患者に対して扁桃摘出ステロイドパルス併用療法（扁摘パルス療法）が多施設共同研究（randomized controlled trial）として行われており，その結果が待たれている．

おわりに

IgA 腎症では，① 血中・尿中に糖鎖異常をもつ IgA1 が増加していること，② 糸球体メサンギウム領域にも糖鎖異常をもつ IgA1 が沈着していること，③ 血中に認められる糖鎖異常 IgA1 の増加には骨髄細胞も関与していること，④ その産生の責任細胞は粘膜で抗原に接触した B 細胞であること，そして，⑤ 責任病巣の 1 つとして扁桃が重要であることが解明されつつある（図 7）．したがって，粘膜免疫の異常によって生じる糖鎖異常 IgA1 の産生機序の解明こそが，IgA 腎症の発症機序の解明とともに治療法の開発につながる可能性が高く，今後の精力的な研究成果が期待される．

項を終わるに臨み，IgA 腎症の基礎研究と臨床に協力いただいている順天堂大学腎臓内科の仲間たちに感謝する．

（富野康日己，堀越　哲，鈴木祐介）

◉引用文献

1. Berger J. IgA glomerular deposits in renal disease. Transplant Proc 1969; 1: 939–944.
2. Tomino Y, Endoh M, Nomoto Y, et al. IgA1 and IgA nephropathy. N Engl J Med 1981; 305: 1159–1160.
3. Suzuki H, Moldoveanu Z, Hall S, et al. IgA1-secreting cell lines from patients with IgA nephropathy produce aberrantly glycosylated IgA1. J Clin Invest 2008; 118: 629–639.
4. Qin W, ZhouQ, Yang LC, et al. Peripheral B lymphocyte beta-galactosyltransferase and chaperone expression in immunoglobulin A nephropathy. J Intern Med 2005; 258: 467–477.
5. Kokubo T, Hiki Y, Iwase H, et al. Protective role of IgA1 glycans against IgA1 self-aggregation and adhesion to extracellular matrix proteins. J Am Soc Nephrol 1998; 9: 2048–2054.
6. Yan Y, Xu LX, Zhang JJ, et al. Self-aggregated deglycosylated IgA1 with or without IgG were associated with the development of IgA nephropathy. Clin Exp Immunol 2006; 144: 17–24.
7. Bonner A, Furtado PB, Almogren A, et al. Implications of the near-planar solution structure of human myeloma dimeric IgA1 for mucosal immunity and IgA nephropathy. J Immunol 2008; 180: 1008–1018.
8. van der Booq PJ, van Kooten C, de Fijter JW, et al. Role of macromolecular IgA in IgA nephropathy. Kidney Int 2005; 67: 813–821.
9. Matousovic K, Novak J, Yanagihara T, et al. IgA-containing immune complexes in the urine of IgA nephropathy patients. Nephrol Dial Transplant 2006; 21: 2478–2484.
10. Monteiro RC, Chevailler A, Noel LH, et al. Serum IgA preferentially binds to cationic polypeptides in IgA nephropathy. Clin Exp Immunol 1988; 73: 300–306.
11. Feehally J. Immune mechanisms in glomerular IgA deposition. Nephrol Dial Transplant 1988; 3: 361–378.
12. Suzuki Y, Tomino Y. The mucosa-bone-marrow axis in IgA nephropathy. Contrib Nephrol 2007; 157: 70–79.
13. Suzuki Y, Tomino Y. Potential immunopathogenic role of the mucosa-bone marrow axis in IgA nephropathy: insights from animal models. Semin Nephrol 2008; 28: 66–77.
14. Harper SJ, Allen AC, Pringle JH, et al. Increased dimeric IgA producing B cells in the bone marrow in IgA nephropathy determined by in situ hybridisation for J chain mRNA. J Clin Pathol 1996; 49: 38–42.
15. van den Wall Bake AW, Daha MR, Evers-Schouten J, et al. Serum IgA and the production of IgA by peripheral blood and bone marrow lymphocytes in patients with primary IgA nephropathy: evidence for the bone marrow as the source of mesangial IgA. Am J Kidney Dis 1988; 12: 410–414.
16. Buck KS, Smith AC, Molyneux K, et al. B-cell *O*-galactosyltransferase activity, and expression of *O*-glycosylation genes in bone marrow in IgA nephropathy. Kidney Int 2008; 73: 1128–1136.
17. Mora JR, Iwata M, Eksteen B, et al. Generation of Gut-Homing IgA-Secreting B Cells by Intestinal Dendritic Cells. Science 2006; 314: 1157–1160.

18. Kunkel EJ, Butcher EC. Plasma-cell homing. Nat Rev Immunol 2003; 3: 822-829.
19. Oortwijn BD, van der Boog PJ, Roos A, et al. A pathogenic role for secretory IgA in IgA nephropathy. Kidney Int 2006; 69: 1131-1138.
20. Tomino Y, Nakamura T, Ebihara I, et al. Altered steady-state levels of mRNA coding for extracellular matrices in renal tissues of ddY mice, an animal model for IgA nephropathy. J Clin Lab Anal 1991; 5: 106-113.
21. Suzuki H, Suzuki Y, Yamanaka T, et al. Genome-wide scan in a novel IgA nephropathy model identifies a susceptibility locus on murine chromosome 10, in a region syntenic to human IGAN1 on chromosome 6q22-23. J Am Soc Nephrol 2005; 16: 1289-1299.
22. Gharavi AG, Yan Y, Scolari F, et al. IgA nephropathy, the most common cause of glomerulonephritis, is linked to 6q22-23. Nat Genet 2000; 26: 354-357.
23. Suzuki H, Suzuki Y, Aizawa M, et al. Th1 polarization in murine IgA nephropathy directed by bone marrow-derived cells. Kidney Int 2007; 72: 319-327.
24. Suzuki H, Suzuki Y, Narita I, et al. Toll-like receptor 9 affects severity of IgA nephropathy. J Am Soc Nephrol 2008; 19: 2348-2395.

j

移植片対宿主病（GVHD）と粘膜免疫

はじめに

同種造血幹細胞移植（allogeneic hematopoietic stem cell transplantation：allo-HSCT）は，白血病，骨髄異形成症候群，悪性リンパ腫，多発性骨髄腫をはじめとする造血器腫瘍や，再生不良性貧血などの造血機能低下を認める疾患に対する最も効果的な治療法であり，日本造血細胞移植学会の平成19年度全国調査報告書によると，わが国においては年間約2,000件の同種造血幹細胞移植が行われている．

造血器腫瘍に対する同種造血幹細胞移植の治療効果には，移植片に混入するドナーT細胞が，宿主腫瘍細胞に発現する同種抗原を異物として認識して攻撃し，抗腫瘍効果を発揮する移植片対腫瘍（graft versus tumor：GVT）効果が重要な役割を果たしており，近年ではほかの治療法の適応から外れた大腸癌や腎臓癌などの固形腫瘍に対しても抗腫瘍効果が報告されている[1)]．

一方，移植片対腫瘍と同様の機序でドナーT細胞が宿主の正常組織を攻撃し，肝臓・皮膚・腸管などの臓器障害を引き起こす移植片対宿主病（graft versus host disease：GVHD）は，生命予後を左右する重大な合併症である．近年，組織適合抗原の遺伝子型判定法の導入や免疫抑制薬の応用により重症GVHDの発症頻度は低下したものの，依然として重症GVHDのコントロールは困難であり，さらにGVHDは移植後の免疫再構築の遅延に起因する感染症をはじめ，GVHD以外の移植関連死にとっても危険因子となる（表1）．同種造血幹細胞移植の安全性を高め，その有効性を最大限に引き出すためには，GVHDの免疫学的基盤に基づいた予防，治療が重要である．

表1　同種造血幹細胞移植後死亡例における死因

	骨髄移植	末梢血幹細胞移植
	n＝444	n＝113
生着不全 engraftment failure	1.1	2.7
感染症 infectious complications	18.5	15.9
間質性肺炎 interstitial pneumonia	10.1	12.4
急性呼吸窮迫症候群 ARDS	1.4	3.5
急性GVHD acute GVHD	0.0	0.0
慢性GVHD chronic GVHD	3.2	2.7
再発 relapse of primary disease	37.4	41.6
臓器不全 organ failure	20.9	18.6
二次癌 secondary malignancy	0.5	0.9
出血 bleeding	6.5	1.8
外因 external cause	0.5	0.0

（日本造血細胞移植学会平成15年度報告書）

古典的に臨床的GVHDは，発現時期により移植後100日以内に発症する急性GVHDと，100日以降に発症する慢性GVHDに大別される．急性GVHDでは移植片に含まれる同種抗原反応性の成熟ドナーT細胞が主体となり，標的臓器障害を引き起こす．一方で慢性GVHDでは骨髄に定着した造血幹細胞から新たに形成される自己反応性T細胞が主体となり，皮膚，肝臓，肺，消化管などに自己免疫様の病態を引き起こすと考えられているが，その病態は多様であり，免疫学的機序については未

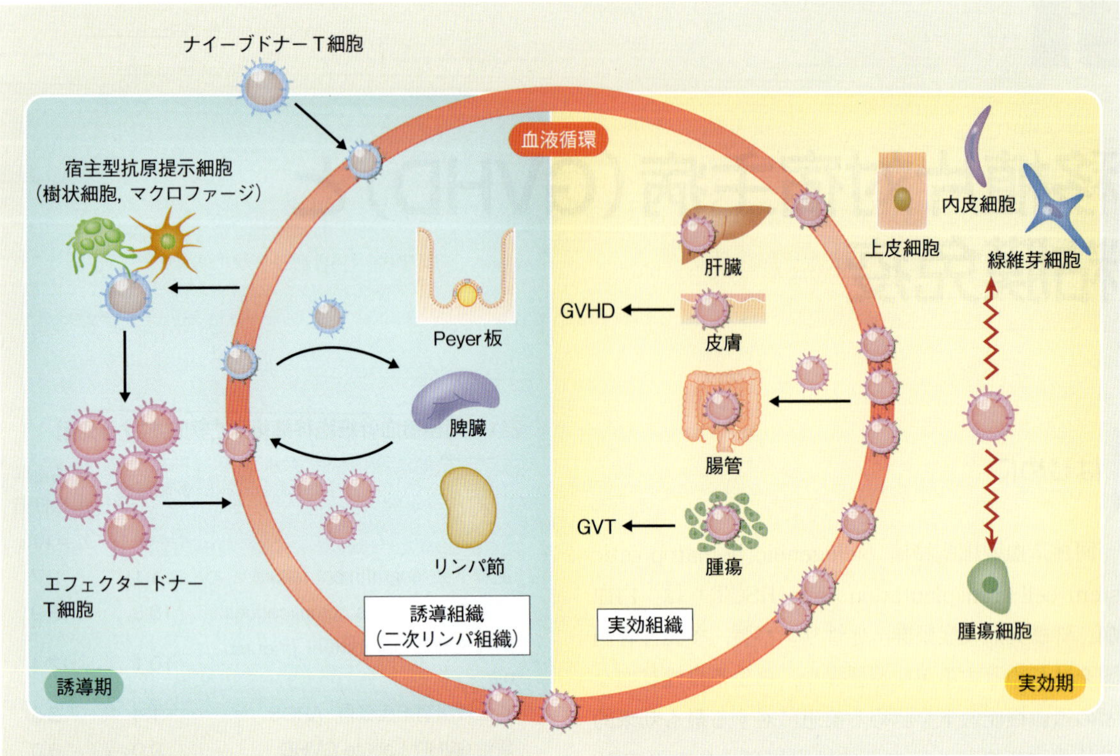

図1 同種抗原反応性ドナーT細胞の生体内動態とGVHD

誘導期では，宿主の体循環に入ったナイーブドナーT細胞は主に二次リンパ組織に遊走し，宿主型抗原提示細胞による同種抗原の提示を受ける．同種抗原反応性ドナーT細胞は増殖，エフェクター細胞へ分化した後，再び体循環を介して皮膚，肝臓，腸管などのGVHD標的組織および腫瘍組織に浸潤し，各種エフェクター分子を介して正常上皮細胞，内皮細胞，線維芽細胞などを傷害することによりGVHDを誘導する一方，腫瘍細胞も傷害し，強力な移植片対腫瘍効果を発揮する．

解明な点が多い．本項では急性GVHDに焦点を絞り，全身免疫と粘膜免疫とのかかわりを概説する．

急性GVHDの発症機序

同種造血幹細胞移植後のドナーT細胞の生体内動態を図1に示す．同種造血幹細胞移植は，骨髄移植，末梢血幹細胞移植，臍帯血移植に大別されるが，これらの移植で輸注される細胞液には宿主の同種抗原を異物として認識するT細胞も含まれている．このような同種抗原反応性ドナーT細胞は，宿主の血流を循環する過程で主にリンパ節，脾臓，Peyer板などの二次リンパ組織に遊走した後，移植前処置により活性化した宿主の抗原提示細胞（antigen presenting cell：APC）による抗原提示を受けて活性化，増殖し，各種炎症性サイトカインや細胞傷害性分子を発現するエフェクター細胞へと分化する（誘導期）．エフェクター細胞へと分化したドナーT細胞は，再び血液循環を介して，GVHDの標的臓器である皮膚，腸管，肝臓へ浸潤し，主に上皮組織を破壊することにより皮疹，下痢，黄疸を特徴とするGVHDを惹起する（実効期）．

このような一連のドナーT細胞応答において，恒常的に食餌性抗原や腸内細菌にさらされている腸管粘膜は，誘導期におけるドナーT細胞の活性化に大きな影響を及ぼす．また実効期における腸管障害は，全身性の炎症反応を増幅するなど，GVHDの重症化に関与している．さらに急性GVHDの発症は多くの場合，T細胞およびB細胞の再構築不全に起因する粘膜免疫の破綻を伴い，同種造血幹細胞移植後の主要な死因の一つである感染症の原因ともなる．

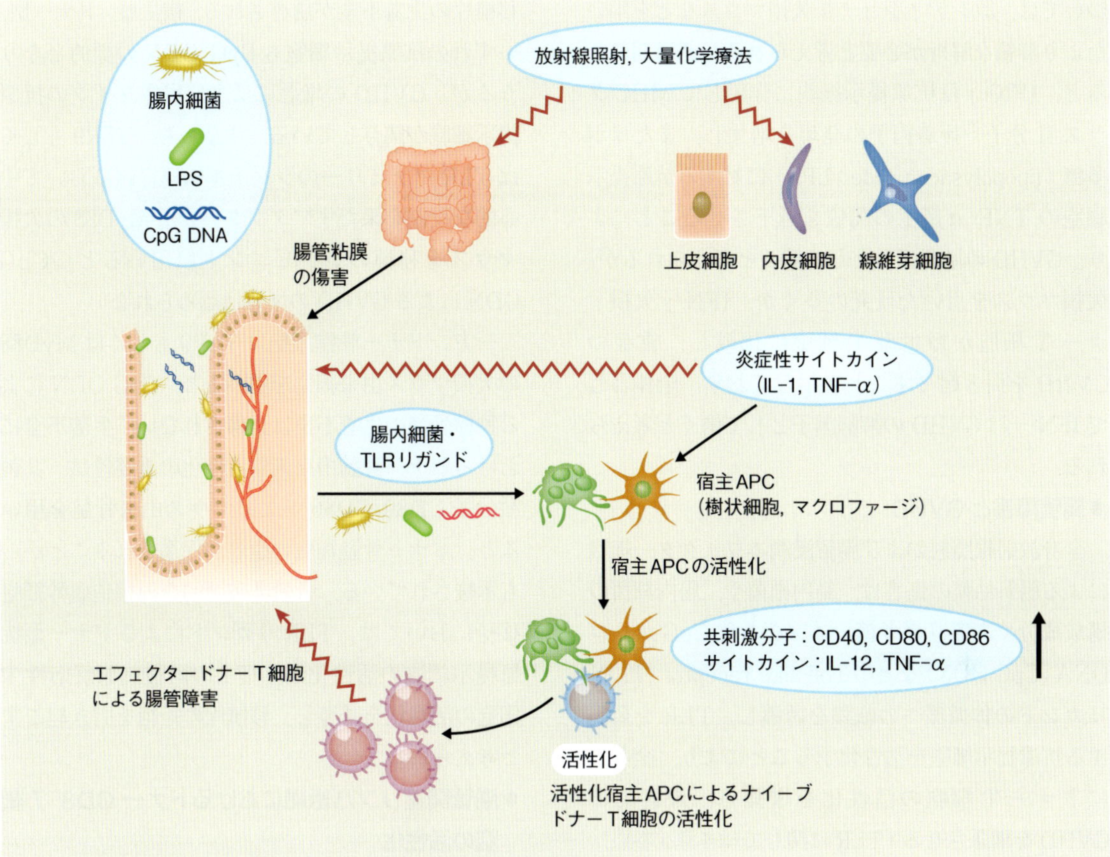

図2 移植前処置による腸管障害と宿主抗原提示細胞の活性化

移植前処置として行う放射線照射, 大量化学療法は腸管粘膜を傷害し, 腸内細菌およびその構成成分であるToll-like receptor(TLR)リガンドの体循環への転移を誘導する. また前処置により傷害を受けた宿主細胞により産生された炎症性サイトカインも腸管障害を誘導する. TLRリガンドおよび炎症性サイトカインは宿主抗原提示細胞(APC)を活性化して共刺激分子およびサイトカインの発現を誘導する. 活性化宿主APCは強力にドナーT細胞を活性化し, エフェクタードナーT細胞がさらに腸管障害を引き起こし, GVHDを増悪させる.

誘導期

●抗原提示細胞の活性化

造血器腫瘍の治療を目的とした同種造血幹細胞移植において, 宿主の腫瘍細胞を破壊する目的で行う大量化学療法および全身放射線照射(total body irradiation:TBI)などの移植前処置は, GVHDの発症に大きな影響を及ぼす[2-4](図2). 全身放射線照射は全身性に宿主の上皮細胞, 内皮細胞, 線維芽細胞などに傷害を引き起こし, これらの細胞にIL-1, TNF-αなどの炎症性サイトカインの異常産生を誘導する(サイトカインストーム). 炎症性サイトカインは, 樹状細胞をはじめとする宿主型抗原提示細胞に作用し, 共刺激分子や接着因子の発現増強を誘導することにより, 抗原提示機能を増強する. T細胞応答の性質は, 抗原提示細胞が提示する主要組織適合複合体(major histocompatibility complex:MHC)分子+ペプチド複合体によるT細胞受容体(T cell receptor:TCR)の刺激に加えて, 抗原提示細胞に発現する共刺激分子, そして環境中のサイトカインに大きく影響を受けるとされており, 全身放射線照射により誘導される宿主型抗原提示細胞の抗原提示機能亢進や各種炎症性サイトカインは, 機能的なエフェクタードナーT細胞の誘導を促進することにより, 最終的にGVHDを増悪させると考えられる. 一方, 後述するように炎症性サイトカインの作用や標的細胞は多様であり, これらの炎症性サイトカインがどの程度誘導期を制御しているかについては，コンディショナル欠損マウスなどを用いたより詳細な解析が必要と考えられる．誘導期に限ると，IFN-γは抗原提示細胞に作用してMHCクラスII分子や接着因子の発現を増強し，またリポ多糖（lipopolysaccharide：LPS）に対する抗原提示細胞のTNF-α産生の閾値を低下させることにより，GVHDの増悪因子として働くと考えられるが，欠損マウスを用いた研究の多くが，IFN-γ欠損ドナーT細胞が野生型T細胞に比較し，重症のGVHDを引き起こすことを示しており，全体としてIFN-γはGVHDの抑制因子として働くと考えられる．

●腸管障害とGVHD

全身放射線照射および腸管浸潤エフェクター細胞による腸管粘膜の傷害は，腸内細菌や，腸内細菌の構成成分であるリポ多糖，非メチル化CpGオリゴDNA（CpG ODN）などのToll-like receptor（TLR）リガンドの体循環への転移を誘導し，TLRを発現する抗原提示細胞を活性化することにより，全身性にドナーT細胞の活性化を増強し，最終的にGVHDを増悪させる（TLRに関しては4章a参照）．腸内細菌を持たない無菌マウスや，抗菌薬により腸内細菌を除菌したマウスでは致死的なGVHDが誘導されない．臨床的には議論はあるが，腸内の嫌気性菌量を減らすことにより，ヒト白血球抗原（human leukocyte antigen：HLA）適合同胞間移植における重症GVHDの発症が抑制されることが報告されている[5]．

全身放射線照射を施したGVHDモデルにおいて，リポ多糖の競合的拮抗薬をレシピエントマウスに移植後6日間連続投与すると，腸管GVHDの主要なエフェクター分子と考えられるTNF-αの血中濃度が減少し，腸管障害が軽減，GVHDによる死亡率が低下する．一方，リポ多糖拮抗薬投与はドナーT細胞の増殖や，エフェクター細胞への分化には影響を与えず，結果として移植片対腫瘍効果が保持されることが示されている[6]．またTLR9リガンドであるCpG ODNをレシピエントマウスに投与することにより，リンパ節，Peyer板におけるドナーT細胞の集積が増強され，最終的にGVHDの増悪や，移植片の生着不全が誘導される．宿主型，ドナー型，いずれの抗原提示細胞もCpG ODNの標的となりうるが，GVHDの増悪には主に宿主タイプの抗原提示細胞が関与している．すなわち，TLR9もしくはTLRファミリーのシグナル伝達経路において中心的な役割を果たすアダプター分子MyD88の欠損マウスを移植のレシピエントに用いると，CpG ODNによるGVHDの増悪は認められない．

一方，ドナー骨髄細胞にTLR9もしくはMyD88の欠損マウス由来細胞を用いると，CpG ODNによる移植骨髄の生着不全は誘導されない．生着不全におけるドナー骨髄由来細胞活性化の重要性は，共刺激分子CD80/CD86両欠損マウス由来骨髄を用いると，ドナー骨髄細胞の生着が促進されることからも示唆されている．骨髄非破壊的な同種造血幹細胞移植においては，TLRリガンドによるドナー型抗原提示細胞の活性化が，宿主の同種抗原反応性T細胞の活性化を誘導し，移植片の拒絶を引き起こすと考えられる[7]．

●腸管関連リンパ組織におけるドナー$CD8^+$T細胞の活性化

抗原提示細胞によるT細胞の活性化およびエフェクター細胞への分化はリンパ節，脾臓，Peyer板などの二次リンパ組織で起きるが，同種免疫応答においては近年特にPeyer板の重要性が注目されている（5章b参照）．胎生期にIL-7Rのシグナルをブロックすることにより，Peyer板を欠損させたマウスをレシピエントに用いると，全身放射線照射を施さないgraft versus host reaction（GVH反応）モデルにおいて，エフェクタードナー$CD8^+$T細胞の誘導が抑制され，骨髄非破壊的全身放射線照射を施したGVHDモデルにおいて生存率が向上する．また，早期のドナー$CD8^+$T細胞のPeyer板における集積には腸管特異的に発現する接着因子（mucosal addressin cell adhesion molecule-1：MAdCAM-1）およびドナーT細胞に発現するケモカイン受容体CCR5が重要な役割を果たしており，これらの分子を阻害することによってもエフェクタードナー$CD8^+$T細胞の誘導が抑制される（ケモカインと接着分子に関しては7章a参照）．Peyer板では抗原提示細胞が多様な食餌由来抗原や腸内細菌由来抗原を取り込み，プロセシングを行った結果，ほかのリンパ組織には存在しない多様なMHC分子＋ペプチドを提示していると考えられ，Peyer板における抗原提示の多様性が反応するドナーT細胞クローンを拡大し，最終的にGVHDを誘導するエフェクターT細胞数を増強していると考えられる[8]．一方で，骨髄破壊的全身放射線照射を施したGVHDモデルでは，Peyer板およびドナーT細胞が発現するCCR5の重要性を否定する報告もなされている．

その他，骨髄破壊的全身放射線照射を施したラット骨髄移植モデルにおいて，腸間膜リンパ節を外科切除した宿主ではドナー$CD8^+CD103^+$T細胞の腸管浸潤が抑制され，GVHDによる体重減少が改善することも報告されており，腸管関連リンパ組織において感作を受けたドナーT細胞が腸管に浸潤する，いわゆる“組織指向性の刷り込み（tissue-imprinting）”が腸管GVHDにおいても働いていることが示唆されている．

実効期

●エフェクタードナーT細胞の腸管浸潤制御

T細胞の組織特異的な遊走は，T細胞に発現するケモカイン受容体と接着因子，および組織特異的に発現するケモカイン，接着因子により制御される．たとえば，T細胞のリンパ節遊走には，T細胞が発現するケモカイン受容体CCR7とL-セレクチンが，それぞれリンパ節の高内皮細静脈（high endothelial venule：HEV）に発現するCCL21（CCR7リガンド）およびperipheral node addressin（PNAd，L-セレクチンリガンド）の相互作用が中心的な役割を果たす（7章a参照）．同種造血幹細胞移植により宿主の体循環に入ったドナーT細胞は，まずこれらの分子を介してリンパ節に遊走し，活性化後，エフェクターT細胞へ分化するが，分化の過程でCCR7やCD62Lの発現は低下し，一方で末梢組織指向性のケモカイン受容体および接着因子の発現を獲得する．エフェクターT細胞の組織指向性が，急性GVHDにおいて皮膚，肝臓，腸管が主な標的臓器となる一因と考えられる（図1，3）[2,9]．

$\alpha_4\beta_7$インテグリンは，腸管粘膜固有層の後毛細管細静脈（postcapillary venule：PCV）に発現するMAdCAM-1と相互作用することにより，白血球の腸管浸潤に中心的な役割を果たす接着因子であり，GVHDにおいてはエフェクタードナーT細胞に高発現する（図3）．MAdCAM-1に対する中和抗体や，β_7インテグリン欠損T細胞をドナーに用いるなどで，$\alpha_4\beta_7$インテグリンとMAdCAM-1の相互作用を阻害することにより，腸管GVHDが軽減することが示されており，腸管GVHDの重要な治療標的となっている[10]．

ケモカイン受容体については，これまでにマイナー組織適合抗原不一致GVHDモデルにおいて，CXCR3欠損ドナーT細胞を用いた場合，小腸粘膜固有層および小腸上皮へのドナー$CD8^+$T細胞浸潤が抑制されることが報告されている（図3）．また移植後の誘導期を標的としたCXCR3中和抗体投与はGVHDを抑制しないが，長期のCXCR3中和抗体投与によってGVHDが軽減されることも報告されており，CXCR3を標的としたGVHD治療の可能性が示唆されている[11,12]．

一方で主要組織適合複合体不一致GVHDモデルにおいてCXCR3欠損ドナーT細胞を用いた場合にはGVHDの改善は認められないこと，またCXCR3のリガンドであるCXCL9，CXL10（IFN-γ誘導性ケモカイン）の産生が抑制されると考えられるIFN-γ欠損マウスにおいて，GVHDがむしろ重症化することを考えると，CXCR3以外のケモカイン-ケモカイン受容体を介したドナーT細胞の腸管浸潤機構も存在すると考えられる．放射線非照射GVHDモデルにおいては，エフェクター$CD8^+$T細胞に高発現するCX_3CR1も重要な役割を果たしており，腸管上皮に恒常的に発現するCX_3CL1/fractalkine（CX_3CR1リガンド）の中和抗体を実効期に投与することにより，エフェクタードナー$CD8^+$T細胞の腸管浸潤および腸管上皮のアポトーシスが抑制される．また全身放射線照射を施したGVHDモデルにおいてもCX_3CL1の中和は有意に

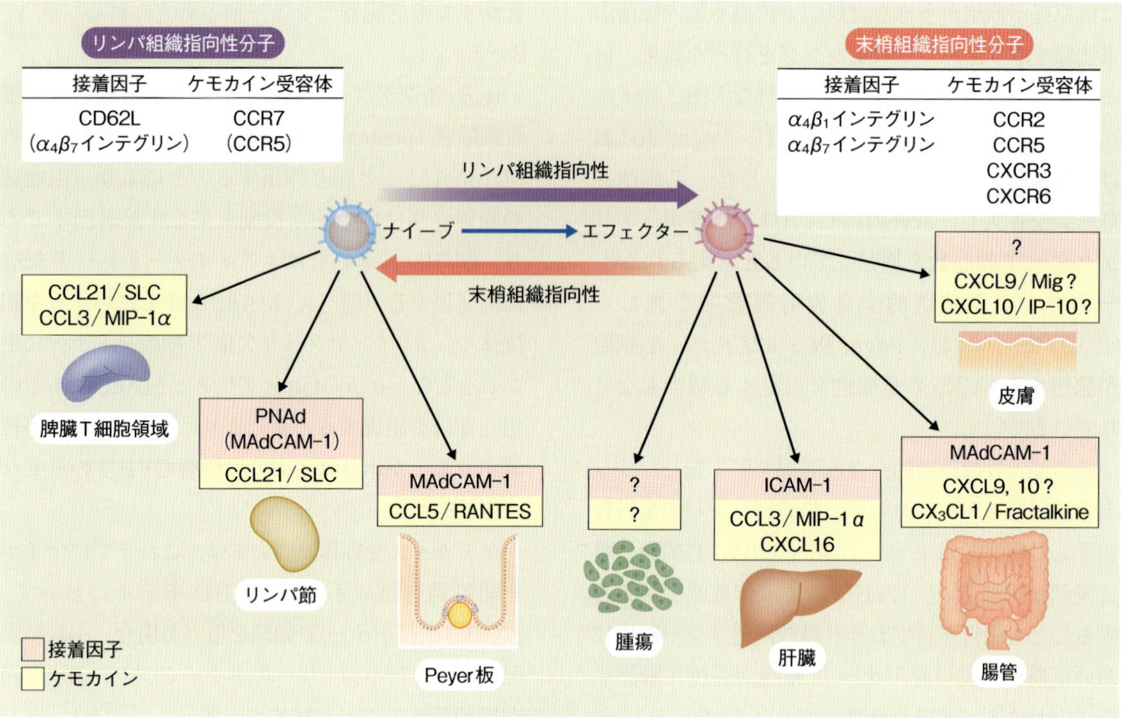

図3 接着因子，ケモカインによるドナーT細胞の組織浸潤制御

ドナーT細胞はナイーブ細胞からエフェクター細胞への分化に伴い，リンパ組織指向性接着因子，ケモカイン受容体の発現を低下させ，代わりに末梢組織指向性接着因子，ケモカイン受容体の発現を亢進する．ドナーT細胞の組織浸潤は，これらの接着因子，ケモカイン受容体が恒常的または移植前処置などの炎症誘導性に各組織に発現する接着因子，ケモカインと相互作用することにより制御される．

GVHDによる致死率を低減させる一方で，エフェクタードナー$CD8^+$T細胞の細胞傷害活性や腫瘍浸潤には影響を与えず，移植片対腫瘍効果を保持する[10]．

その他，T細胞の腸管遊走に重要な役割を果たすとされるCCR9-CCL25/TECKの腸管GVHDへの関与はまだ報告されていないが，臨床的にはCCR9の低分子拮抗薬が炎症性大腸炎において一定の治療成績を示したことも報告されており，今後腸管GVHDにおけるCCR9-CCL25の関与についても解析が期待される．

●組織障害を誘導するエフェクター分子

GVHDにおける組織障害に関与するドナーT細胞のエフェクター分子は，大きくFasLやパーフォリンといった細胞性エフェクターと，IL-1，TNF-α，IFN-γなどの炎症性サイトカインに代表される液性エフェクターに分類される[13]．これらのエフェクター分子の作用は，標的とする臓器や細胞種により異なることが示唆されており，これを利用してGVHDにおける標的臓器の障害を回避しつつ，移植片対腫瘍効果を保持する治療戦略も動物モデルにおいて検討されている（図4）．

全身放射線照射を施したGVHDモデルでは，欠損マウスまたは中和抗体を用いてドナーT細胞のFasL，パーフォリン，TNF-αを阻害すると，いずれの分子の阻害でもGVHDは軽減されるが，TNF-αおよびパーフォリンの阻害では移植片対腫瘍効果も同時に失われるのに対し，FasLの中和では移植片対腫瘍効果が保持される．各エフェクター分子のGVHD標的臓器障害への特異性については，全身放射線照射の有無やGVHDのMHC拘束性などの条件により，さまざまな報告がなされており，まだ議論の余地がある．全体として，全身放射線照射を施したGVHDモデルでは，GVHD標的臓器の障害におけるパーフォリンの関与は限定的であり，肝臓，皮膚，リンパ組織の破壊については

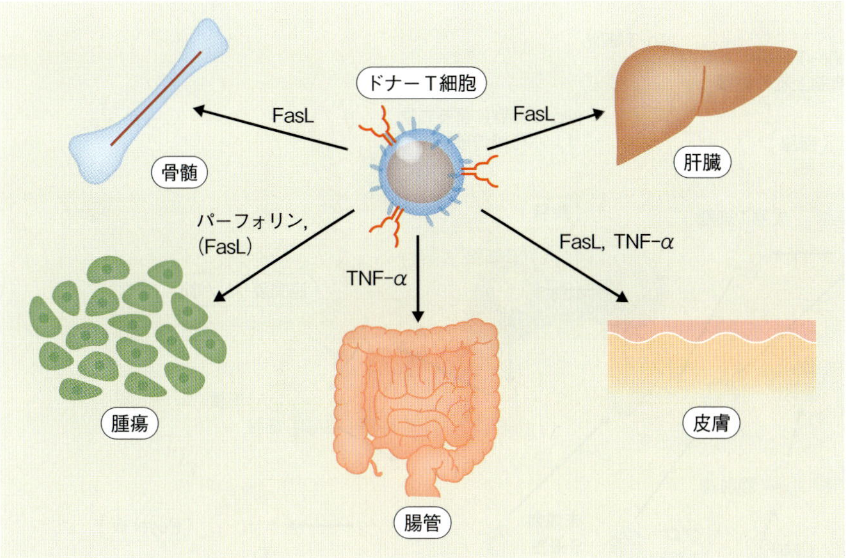

図4　GVHDにおける臓器障害とエフェクター分子

FasLが，腸管障害についてはIL-1やTNF-αなどの液性エフェクターが重要な役割を果たすとされている．

一方で，全身放射線照射を施したMHCクラスI拘束性GVHDモデルでは，FasLとパーフォリン双方を欠損させたドナー$CD8^+$T細胞は，活性化後のアポトーシスが誘導されず，増殖が持続するため，エフェクタードナー$CD8^+$T細胞数が増加する．その結果，IFN-γおよびTNF-αの血中濃度が上昇し，おそらくこれら液性エフェクターが作用することにより，腸管GVHDが増悪するのみならず，従来FasLが主なエフェクターと考えられていた肝臓GVHDの抑制も認めず，GVHDの致死率も増悪する．このことはドナー$CD8^+$T細胞に発現する細胞性エフェクターが，宿主の組織障害のみならず，エフェクター$CD8^+$T細胞自身にアポトーシスを誘導することにより，GVHDの収束にも重要な役割を果たすことを示している[14)]．エフェクター分子を標的としてGVHDと移植片対腫瘍効果を差別化するには，各エフェクター分子の作用時期や標的細胞についてさらなる検証が必要である．

● GVHDと免疫再構築

免疫再構築遅延に伴う致死的感染症も同種造血幹細胞移植の予後を左右する重大な要因であり，臨床的には個々の感染症に対する予防，治療やγ-グロブリン投与などの対処療法が行われているのが現状である．免疫再構築遅延に影響を及ぼす臨床的背景因子として，移植前治療，HLAの組み合わせ，レシピエントの年齢，GVHDなどがあげられるが，なかでもGVHDの有無が大きな影響を及ぼす因子である．同種造血幹細胞移植後の白血球サブセットの回復は，好中球，単球などの自然免疫系細胞が移植後約3週間程度で回復するのに対し，T細胞の回復にはおよそ1〜2年，B細胞の回復には4〜8か月程度を要する．また抗体産生，特にIgG，IgAの回復にはより長期の期間を要する．

同種造血幹細胞移植後のドナー由来T細胞には，胸腺非依存的T細胞と胸腺依存的T細胞が混在している．前者は移植片に含まれていた成熟型T細胞が同種抗原もしくはウイルス抗原に反応して増殖したエフェクターもしくは記憶T細胞であり，T細胞受容体の多様性は限定されている．多様な感染症に対応するのに十分なT細胞受容体の多様性を確保するためには，造血幹細胞から胸腺分化を経て成熟したナイーブT細胞の回復が重要である．しかしながら，GVHDが発症した場合はエフェクターT細胞が胸腺上皮を破壊することにより，胸腺分化が障害を受けるため，粘膜組織を含む末梢T細胞の再構築が遅延する．最近では上皮細胞の保護作用を持つkeratinocyte growth factor（KGF）の

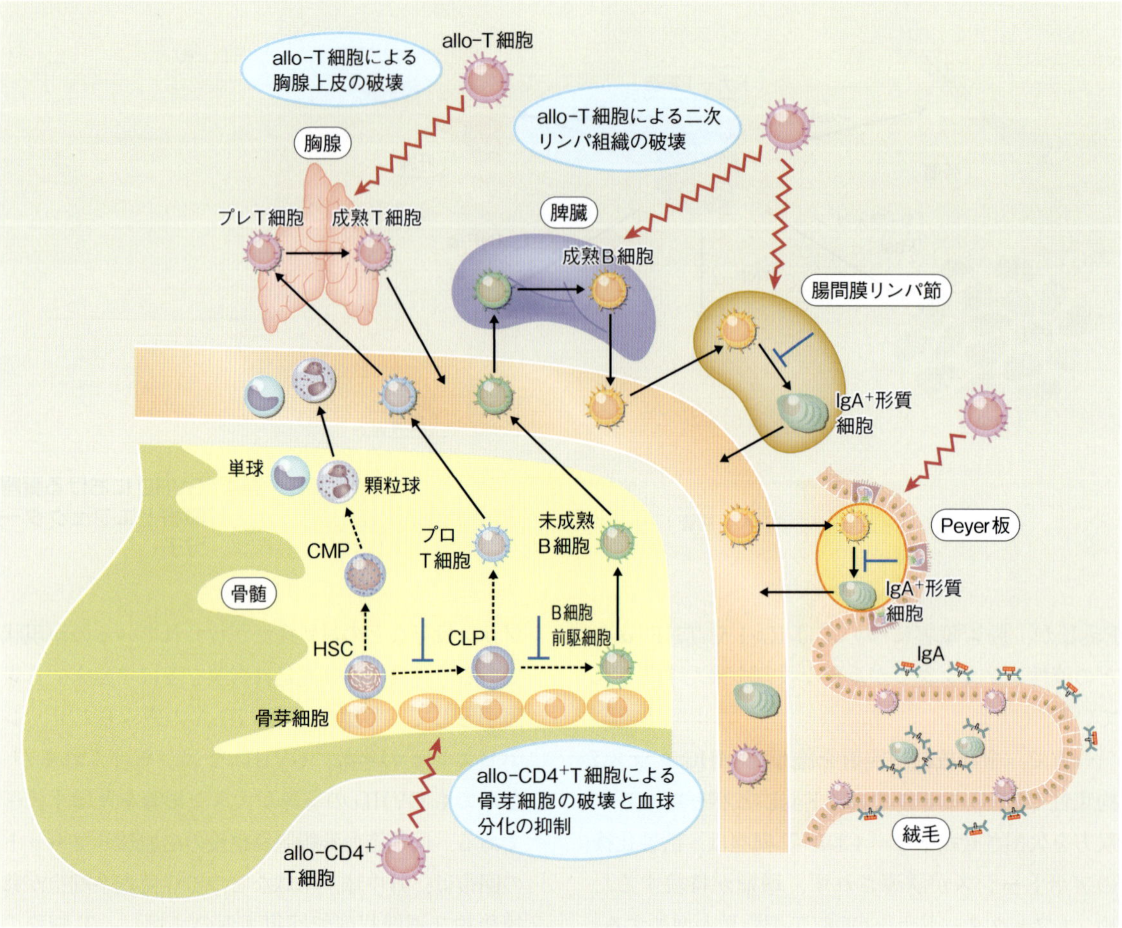

図5　同種造血幹細胞移植（allo-HSCT）後の免疫再構築遅延機序

誘導期を経てエフェクター細胞に分化したallo-CD4⁺T細胞は，造血幹細胞（hematopoietic stem cell：HSC）の維持およびB細胞分化のニッチとして働く骨芽細胞を破壊し，HSCから共通リンパ系前駆細胞（common lymphoid progenitor：CLP）への分化およびCLPからB細胞前駆細胞への分化を阻害する．またallo-T細胞は胸腺上皮を傷害することにより，T細胞の胸腺分化を阻害し，さらに二次リンパ組織を破壊することにより成熟B細胞およびT細胞による免疫応答を阻害する．allo-T細胞による一次リンパ組織，二次リンパ組織の破壊により，同種造血幹細胞移植後の免疫再構築が重度に抑制され，腸管粘膜防御に重要な役割を果たすIgA産生細胞の再構築も完全に抑制される．

前投与が動物モデルにおいて胸腺障害を抑制し，T細胞の回復を促進することから，臨床応用が期待されていた．しかしながら，臨床治験においては粘膜炎を軽減したものの，GVHDの発症率，重症度，生存率などに有効性は認められず，また長期追跡調査においても感染症の罹患率や慢性GVHD，免疫再構築に関する有効性は認められなかった[15]．

一方，粘膜免疫の防御に重要な役割を果たすIgA産生細胞の再構築は，細菌や真菌に対する感染防御に不可欠であり，特に低レベルの血中IgA濃度は同種造血幹細胞移植後の真菌感染症の危険因子となる．液性免疫の再構築遅延は，骨髄におけるB細胞分化障害に起因すると考えられる．GVHDを発症した場合，通常移植後30日程度で安定する骨髄B細胞前駆細胞数は，重症GVHD発症群においては80日においてもまったく回復を認めず，1年の時点でも軽症GVHD患者もしくはGVHDのない患者の約1/18に過ぎない[16]．

全身放射線照射を施したGVHDモデルにおいても，GVHD発症群では骨髄におけるB細胞分化がきわめて早期から抑制された結果，腸管IgA産生細胞の回復が完全に抑制される（図5）．GVHD発症に伴い，骨髄では造血幹細胞ニッチ（血球増殖・分化の場となる“畑”）の重要な構成細胞である骨芽細胞が移植早期から破壊された結果，骨髄抑制（血球減少）に陥り，特に共通リンパ系前駆細胞（common lymphoid progenitor：CLP）以降のT細胞，B細胞分化は重度に抑制される（骨髄GVHD）．骨髄GVHDの発症には主にドナー $CD4^+$T細胞が関与しており，$CD8^+$T細胞によるMHCクラスI拘束性GVHDではB細胞分化抑制は軽度であり，またMHCクラスI，MHCクラスIIミスマッチGVHDモデルにおいては $CD4^+$T細胞の除去によりB細胞分化の抑制が解除され，IgA産生も回復する．さらに $CD4^+$T細胞除去群では胸腺および末梢ナイーブT細胞も回復しており，これはGVHDによるT細胞再構築の抑制が骨髄CLPの抑制に起因することを示唆している[17]．臨床的にも自家造血幹移植に比較し，同種骨髄移植後に骨芽細胞マーカーや骨密度の低下が認められ，またGVHDが骨粗鬆症の大きな危険因子となっており，ヒトにおいてもGVHDによる骨芽細胞の消失が免疫再構築遅延の原因となっている可能性がある[18]．

おわりに

造血幹細胞移植は，免疫系の再構築を伴ういわば究極の免疫療法であり，近年では薬剤不応性の重症自己免疫疾患に対する治療法としても注目されている．一方，同種造血幹細胞移植後の死亡原因の半数以上が原疾患以外であり，いまだにその安全性に課題が残る．本項で述べたGVHDの免疫生物学の多くが動物GVHDモデルにより明らかにされてきたが，いまだに免疫生物学に基づく分子標的療法の確立には結実しておらず，その一因として臨床GVHDと動物GVHDモデルの差異があげられる．たとえば，臨床同種造血幹細胞移植では，移植直前より移植前から持続的に生着不全とGVHD予防を目的としたシクロスポリンA（CYA），タクロリムス（FK506），メトトレキサート（MTX）などの免疫抑制薬投与が行われるため，急性GVHDの発症時期が動物実験に比較し遅延する．マウスGVHDモデルでは，GVHDの誘導に宿主型抗原提示細胞，特に樹状細胞が中心的な役割を果たすことが示されているが，臨床的GVHDは樹状細胞が宿主型からドナー型に切り替わった移植後40日以降に発症するケースも多く，末梢組織に残存する宿主型組織常在性マクロファージの重要性も示唆されており，この乖離はいまだに解決されていない．

粘膜免疫の観点からは，傷害を受けた腸管粘膜の回復を促進する治療法の開発が必要である．前述のとおり，上皮細胞の増殖因子として期待されていたkeratinocyte growth factorについては臨床的有効性は認められなかったが，近年上皮細胞の増殖因子として働くR-spondin 1が，動物実験において化学物質による粘膜炎や大腸炎に対して上皮の保護作用を示すことが報告されており，腸管GVHDへの応用が期待されている．ドナーT細胞の制御，免疫系の再生，そして腸管粘膜の再生を組み合わせることで，同種造血幹細胞移植の安全性を高める予防，治療法の開発につながると期待される．

（上羽悟史，庄野雄介，松島綱治）

引用文献

1. Demirer T, Barkholt L, Blaise D. Transplantation of allogeneic hematopoietic stem cells: an emerging treatment modality for solid tumors. Nat Clin Pract Oncol 2008; 5: 256-267.
2. Welniak LA, Blazar BR, Murphy WJ. Immunobiology of allogeneic hematopoietic stem cell transplantation. Annu Rev Immunol 2007; 25: 139-170.
3. Mohty M, Gaugler B. Inflammatory cytokines and dendritic cells in acute graft-versus-host disease after allogeneic stem cell transplantation. Cytokine Growth Factor Rev 2008; 19: 53-63.
4. Shlomchik WD. Graft-versus-host disease. Nat Rev Immunol 2007; 7: 340-352.
5. Beelen DW, Elmaagacli A, Müller KD, et al. Influence of intestinal bacterial decontamination using metronidazole and ciprofloxacin or ciprofloxacin alone on the development of acute graft-versus-host disease after marrow transplantation in patients with hematologic malignancies: final results and long-term follow-up of an open-label prospective randomized trial. Blood 1999; 93: 3267-3275.
6. Cooke KR, Gerbitz A, Crawford JM, et al. LPS antagonism reduces graft-versus-host disease and preserves graft-versus-leukemia activity after experimental

bone marrow transplantation. J Clin Invest 2001; 107: 1581-1589.
7. Taylor PA, Ehrhardt MJ, Lees CJ, et al. TLR agonists regulate alloresponses and uncover a critical role for donor APCs in allogeneic bone marrow rejection. Blood 2008; 112: 3508-3516.
8. Murai M, Yoneyama H, Ezaki T, et al. Peyer's patch is the essential site in initiating murine acute and lethal graft-versus-host reaction. Nat Immunol 2003; 4: 154-160.
9. Wysocki CA, Panoskaltsis-Mortari A, Blazar BR, et al. Leukocyte migration and graft-versus-host disease. Blood 2005; 105: 4191-4199.
10. Ueha S, Murai M, Yoneyama H, et al. Intervention of MAdCAM-1 or fractalkine alleviates graft-versus-host reaction associated intestinal injury while preserving graft-versus-tumor effects. J Leukoc Biol 2007; 81: 176-185.
11. Duffner U, Lu B, Hildebrandt GC, et al. Role of CXCR3-induced donor T-cell migration in acute GVHD. Exp Hematol 2003; 31: 897-902.
12. He S, Cao Q, Qiu Y, et al. A new approach to the blocking of alloreactive T cell-mediated graft-versus-host disease by in vivo administration of anti-CXCR3 neutralizing antibody. J Immunol 2008; 181: 7581-7592.
13. van den Brink MR, Burakoff SJ. Cytolytic pathways in haematopoietic stem-cell transplantation. Nat Rev Immunol 2002; 2: 273-281.
14. Maeda Y, Levy RB, Reddy P, et al. Both perforin and Fas ligand are required for the regulation of alloreactive CD8+T cells during acute graft-versus-host disease. Blood 2005; 105: 2023-2027.
15. Levine JE, Blazar BR, DeFor T, et al. Long-term follow-up of a phase I/II randomized, placebo-controlled trial of palifermin to prevent graft-versus-host disease (GVHD) after related donor allogeneic hematopoietic cell transplantation (HCT). Biol Blood Marrow Transplant 2008; 14: 1017-1021.
16. Storek J, Wells D, Dawson MA, et al. Factors influencing B lymphopoiesis after allogeneic hematopoietic cell transplantation. Blood 2001; 98: 489-491.
17. Shono Y, Ueha S, Wang Y, et al. Bone marrow graft-versus-host disease: early destruction of hematopoietic niche following MHC-mismatched hematopoietic stem cell transplantation. Blood. 2010 Mar 30. [Epub ahead of print] PMID: 2035417
18. Tauchmanovà L, Colao A, Lombardi G, et al. Bone loss and its management in long-term survivors from allogeneic stem cell transplantation. J Clin Endocrinol Metab 2007; 92: 4536-4545.

k AIDS

はじめに

後天性免疫不全症候群（acquired immunodeficiency syndrome：AIDS）は，ヒト免疫不全ウイルス（human immunodeficiency virus：HIV）の感染を原因として発症する．HIV 感染症ではウイルス血症が慢性的に持続することが特徴で，その結果 AIDS 発症に至るわけであるが，その免疫破綻のメカニズムは十分に明らかとなってはいない．

本項では，この HIV 感染症について，特に粘膜免疫に視点を置いて解説する．HIV の主な伝播経路は性交渉による粘膜感染であることから，粘膜における免疫機能と HIV 伝播とのかかわりは特に注目されるところとなっている．しかし，粘膜は HIV 伝播の経路としてだけでなく，その後の HIV 増殖の場としても重要である．ここでは HIV 存在下の粘膜免疫に焦点を当てるが，それを契機に AIDS の病態生理がどのようになっているかをイメージしてみることにする．

HIV の特徴

HIV はレトロウイルスに属するレンチウイルスの一種で，ゲノム RNA の二量体とエンベロープを持つ（図1）．ゲノム RNA は *gag*，*pol*（プロテアーゼ，逆転写酵素，インテグラーゼをコードする），*env* のほかに 2 つの調節遺伝子（*tat*，*rev*）および 4 つのアクセサリー遺伝子（*vif*，*vpu*，*vpr*，*nef*）を有する（図2）．*gag* がコードする蛋白はウイルス

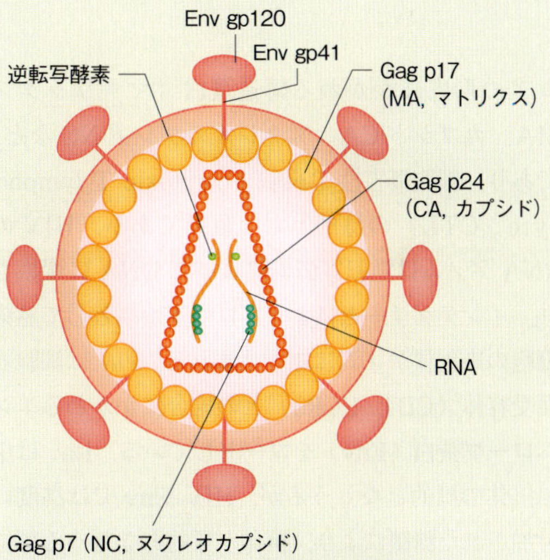

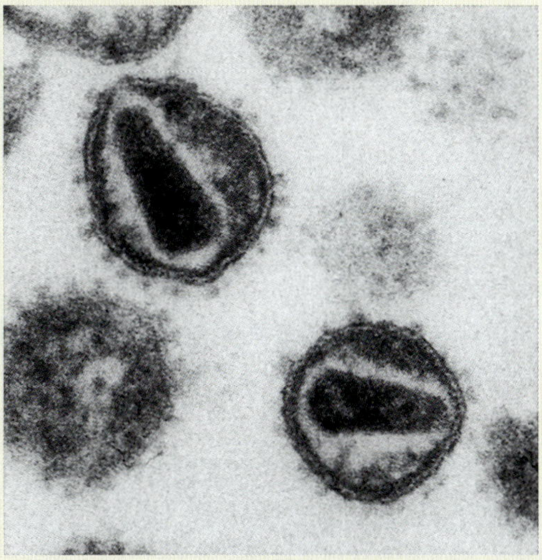

図1　HIV 粒子を表すシェーマ
Gag CA（カプシド）によって形成されるウイルスコアは特徴的な釣鐘状形態をとる．下の写真は，Hans R. Gelderblom 博士の許可を得て転載．

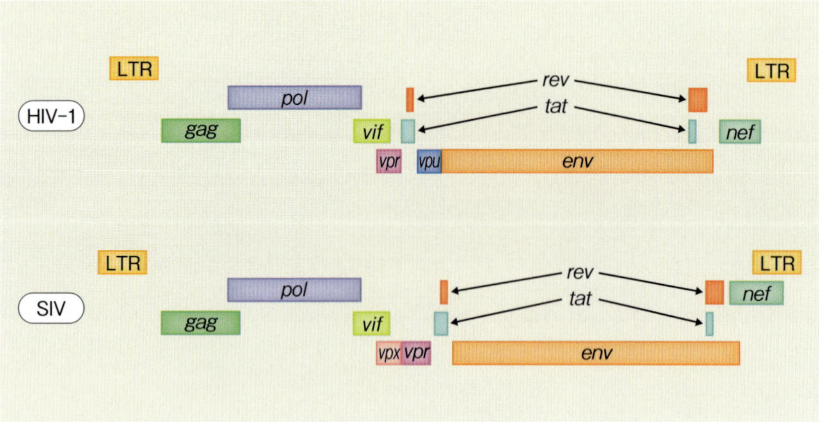

図2 HIV-1・SIVのゲノム構造

HIV-1は*gag*, *pol*, *env*各遺伝子のほかに，HIV遺伝子の発現の調節に関わる*tat*, *rev*各遺伝子を有する．残る*vif*, *vpr*, *vpu*, *nef*がコードする分子はアクセサリー蛋白（accessory proteins）と総称されるものの，それぞれがウイルスの機能上重要な役割を果たす．SIVの遺伝子構成は，機能上の細かい差異はあるもののHIV-1のそれによく似ている．ただし，HIV-1の*vpu*に相当する遺伝子はSIVにはなく，一方で*vpx*というHIV-1にはない遺伝子を有する．

コアの形成にかかわる構造蛋白（マトリックスMA，カプシドCA，ヌクレオカプシドNCなど）であり，細胞傷害性T細胞（cytotoxic T lymphocyte：CTL）の標的として重要である．HIVのRNAゲノムは逆転写酵素によってDNAに変換され，インテグラーゼによりプロウイルスとして感染細胞の染色体ゲノムに組み込まれる．*env*は細胞表面受容体（CD4，CCR5）との結合にかかわるエンベロープ蛋白（Env）をコードしている．Envは中和抗体の標的となりうるが，HIV Envでは高度に付加された糖鎖により，抗体が標的となりうる部位にアクセスしにくい構造となっている．さらに受容体結合部位の構造も含め，HIV Envは中和抗体が誘導されにくい構造を有している[1]．実際，HIV感染後まもなく体内ではHIVに対する抗体が産生されるが，細胞性免疫応答と比較するとたちあがりが遅れる．それらのうち一部は，感染HIV株に対する中和活性を有する．しかし不十分な中和活性はウイルス側のEnvにおける中和抗体からのエスケープ変異体の出現・選択を加速し，ウイルスの多様性が増加してしまう．このように，Envに対する中和抗体誘導には元々の蛋白構造上の難しさに加え，既存のHIV間のEnv配列多様性，および体内で出現するEnv変異体の多様性が障害になる．例えばワクチン開発において，こうした問題を克服するには多様なHIV株に対して広範に中和活性を示すような抗体の誘導を目指すことになるが，現在のところ確実な手法は確立されていない．

HIV慢性持続感染

HIV感染症では，急性期にHIVが急速に増殖した後，主に細胞性免疫反応の誘導に伴い，体内ウイルス量は低下を示す．しかし通常，血中ウイルスは完全にはなくならず，おおむね一定量のウイルス複製を維持する慢性持続感染に移行する．獲得免疫反応の誘導に伴いウイルスが排除され治癒に至る一般の急性ウイルス感染症とは異なり，獲得免疫反応誘導後もこのような慢性持続感染を呈することがHIV感染症の重要な特徴である（図3）．もし慢性持続感染成立を阻止することができれば，AIDSの発症を阻止できる可能性がある．ただし，休止状態の記憶$CD4^+$T細胞ゲノムに組み込まれたプロウイルスの存在を考えると，慢性持続感染を阻止しただけでは，体内からウイルスを完全に排除することは難しいと考えられる[1]．

HIVと粘膜免疫とのかかわり

HIV感染症を考えるうえで，粘膜免疫は重要であるといわれる．しかしながら，その重要性を左右する多数の要因があり，それぞれ異なる意義を持っている．以下に，3つの視点に基づいて説明する．

ウイルス感染成立の場としての粘膜

HIV伝播の主な経路は，生殖器あるいは直腸の

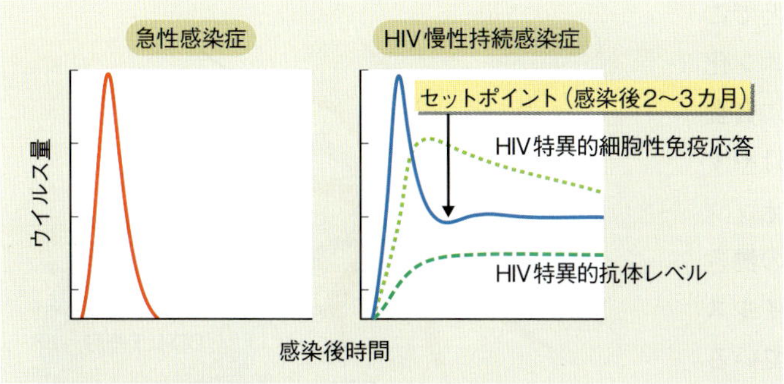

図3 HIV慢性持続感染を表すシェーマ
ウイルス量の低下が止まって持続感染に移行する時期をセットポイントという．セットポイントのウイルス量が高いほど，AIDSの発症が早まる傾向がみられる．セットポイントの出現はHIVに対する細胞性免疫応答と関連することが知られている．抗体の誘導はそれよりも遅れる．

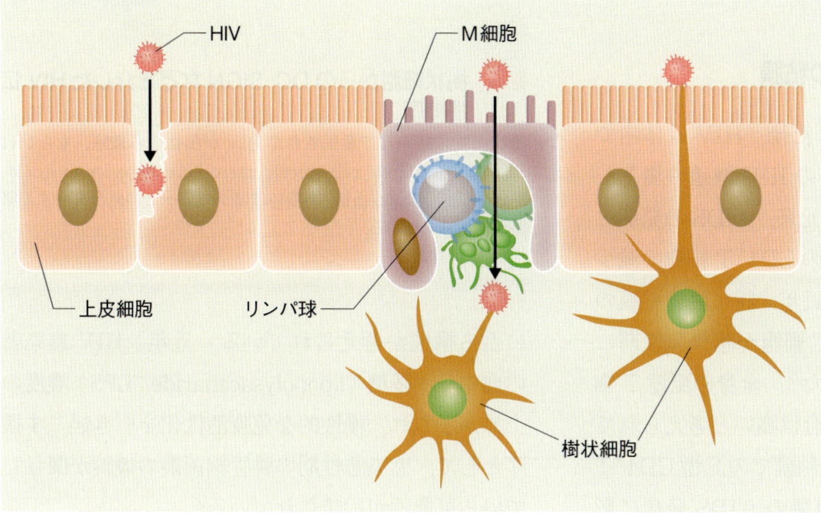

図4 HIVが腸管粘膜から侵入する経路を表すシェーマ
HIVの侵入経路としては，上皮の破綻部位のほか，上皮細胞やM細胞のトランスサイトーシスを介するものがある．上皮細胞のあいだに散在するM細胞は，特に抗原取り込み機能が発達しており，樹状細胞・リンパ球を受け入れるための陥凹を形成して，抗原をそれら免疫担当細胞のもとへ輸送する．さらに，粘膜固有層の樹状細胞の中には，上皮細胞の間隙に樹状突起を伸ばして管腔側まで達するものが存在する．これらが管腔側の抗原（HIV）を捕捉し取り込むことにより，HIVが侵入することがあり得る．

粘膜を介するものである．直腸と生殖器では組織学的な構築が異なっており，また生殖器にも性差があるため，それぞれを介したHIV感染の成立しやすさは異なる．1回のHIV曝露で感染が成立する確率はそれほど高くはないが，同性の性行為などでは主に直腸の粘膜に損傷を生じやすいため，感染が成立することが多いと考えられている．HIVが粘膜バリアーを通過する機序としては，粘膜の損傷によるものが主と考えられているが，損傷がなくてもM細胞や上皮細胞などのトランスサイトーシスを介して通過する機序が考えられている（図4）．特に最近注目されているM細胞は，特別な外来抗原取り込み能をもっており，通常の上皮細胞のあいだにありながらその形態は特殊である（3章c, d参照）．微絨毛が通常の上皮細胞のようには発達しておらず，その代わり基底側に樹状細胞とリンパ球を受け入れるような大きな陥凹を有する．なお，樹状細胞は樹状突起を上皮細胞間に伸ばして管腔側に達することができるため，M細胞を介さずにHIVを捕捉することができる（図4）．

粘膜上皮を通過したウイルス（CCR5指向性HIV）は，粘膜固有層・粘膜下組織でCCR5$^+$樹状細胞・マクロファージ・CD4$^+$T細胞に感染しうる．特に，樹状細胞を介するCD4$^+$T細胞への感染は，効率よいHIV感染増殖に結びつく一つの要因である．この際，HIV感染樹状細胞から産生されたHIVが抗原提示を受けて活性化されたCD4$^+$T細胞に感染する機序だけでなく，樹状細胞内あるいは表面にとらえられたHIV粒子が抗原提示を受けて活性化されたCD4$^+$T細胞に感染する機序も示されている．後者におけるCCR5指向性HIVをとらえるための宿主因子として，DC-SIGN（dendritic cell-specific intercellular adhesion molecule-3-grabbing nonintegrin）などが知られており，ウイルスが補体によるオプソニン化を受けることでこの効率がさらに増強する（図5）[2,3]．オプソニン化とは，抗原（HIV）に補体が結合することで，貪食細胞が発現する補体受容体を介した貪食を受けやすくなることをいう．例えばDC-SIGNによるオプソニン化HIVの取り込みは，補体受容体CR3の働きにより増強される[4]．宿主は粘膜におけるウイルス感染防御免疫機構を有していると考えられているが[5,6]，このような宿主応答を利用したHIV感染増殖機序にも注意が必要である．

ウイルス増殖の場としての粘膜

粘膜を介した感染が成立した後，HIVは体内で複製・増殖するが，粘膜はこのHIV増殖の場としても重要と考えられている．元来，AIDSの発症と相関する因子として末梢血中の$CD4^+$T細胞の減少が重要視されてきた．しかし近年，特に腸管粘膜の（エフェクター）記憶$CD4^+$T細胞が感染急性期に激減することが明らかとなった[7]．全身の記憶T細胞のうち腸管粘膜に占める割合は高いと考えられており，この感染急性期の腸管粘膜での記憶$CD4^+$T細胞の喪失が，感染慢性期以降のAIDS発症に影響を与えている可能性が注目されている．

ひだ状の構造と絨毛の存在により広大な表面積を有する腸管粘膜は，生体と外界との界面にあたり，外来抗原を排除するための強い防御機構を有していると考えられている．リンパ球分布の基盤として，Peyer板とほかの腸管関連リンパ組織からなる免疫誘導組織（inductive site）があり，この領域で病原体の抗原特異的記憶T細胞およびIgA前駆B細胞が誘導される（6章a参照）．粘膜固有層および上皮間は病原体を認識・排除するための実効組織（effector site）として機能しており，免疫誘導組織から記憶細胞に分化したリンパ球が供給される．粘膜固有層には（$CCR5^+$）エフェクター記憶$CD4^+$T細胞が豊富に存在しており，これらはHIVにとっては格好の標的になる（図6）[8]．

HIV感染症では，急性期の腸管粘膜における記憶$CD4^+$T細胞の喪失と，それに引き続く慢性的な免疫活性化が免疫系の破綻に結びつきAIDS発症

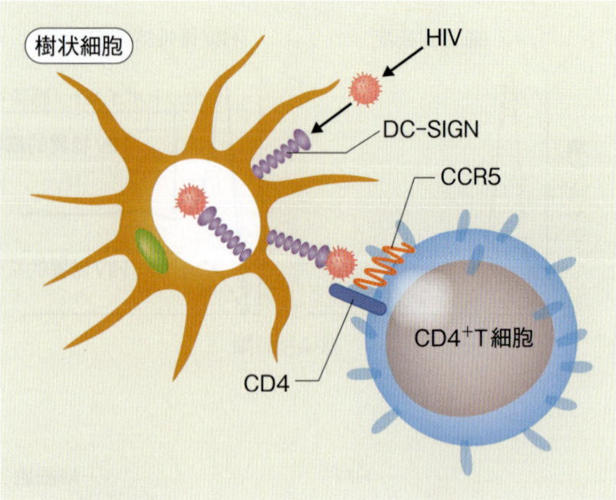

図5　樹状細胞からのDC-SIGNなどを介したHIV伝播機序

樹状細胞に感染して産生されたHIVが伝播する機序，ならびにDC-SIGN（dendritic cell-specific intercellular adhesion molecule-3-grabbing nonintegrin）あるいはほかの分子との結合を介する経路が指摘されている．

に至る構図が考えられている．近年，HIV感染者の血中リポ多糖（lipopolysaccharide：LPS）濃度の上昇が示され，慢性的な免疫活性化を引き起こす機序として，感染急性期の腸管細菌叢の破綻が関与している可能性が示唆されている[9]．

しかしながら，感染急性期の粘膜系記憶$CD4^+$T細胞喪失などの粘膜免疫系の破綻が必ずしもAIDS発症に結びつくわけではない．サル免疫不全ウイルス（SIV）はサルにAIDS発症を引き起こすウイルスとして知られているが，その各種ウイルス株とサル種との組み合わせにより，AIDS発症に至る場合と至らない場合がある．サルAIDSモデルとしての代表的な組み合わせは，（アカゲザルなどの）マカクサル（macaque）にSIVmac株が感染する系であるが，一方，アフリカミドリザル（African green monkey：AGM）にSIVagm株が感染する系ではAIDS発症に至らないことが知られている．後者の場合，感染急性期に腸管の$CD4^+$T細胞の激減が認められ，高いウイルス血症を呈するものの，慢性期の免疫活性化状態は認められずAIDSを発症しない[10]．一方，腸管でのエフェクター記憶$CD4^+$T細胞の喪失の後，その由来となるセントラル記憶$CD4^+$T細胞が慢性期に徐々に失われ枯渇すること

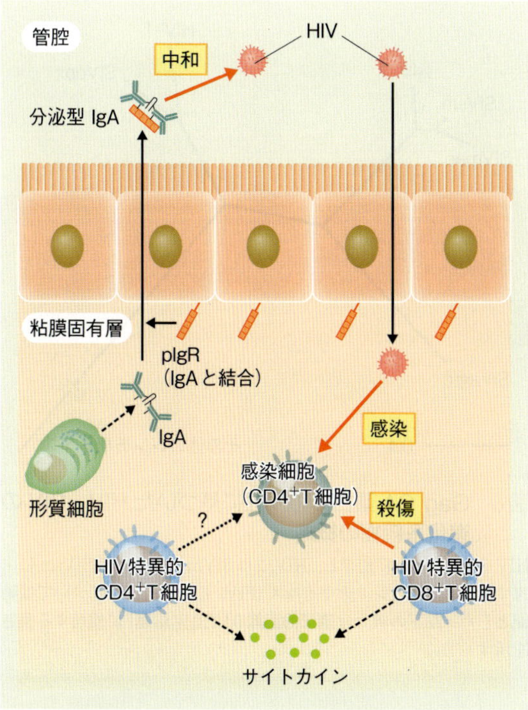

図6 粘膜における主な抗HIV免疫応答

粘膜における抗体の主役はIgAであり，最前線の防御を司る．免疫誘導組織で誘導されたB細胞は実効組織にて形質細胞に分化し，二量体IgAを分泌する．これが上皮細胞の多量体免疫グロブリン受容体（polymeric immunoglobulin receptor：pIgR）との結合を経て管腔側に輸送される．抗HIV分泌型IgAが粘膜でのHIV感染阻止に働きうるであろうと期待されている．次段階の防御として，粘膜固有層には多数の記憶T細胞が存在する．これらのうちCD8^{+}T細胞は主にMHCクラスI分子を介してHIV感染細胞の排除を行うと考えられる．一方，HIV特異的CD4^{+}T細胞の働きは主にヘルパーとして，B細胞活性化・中和抗体産生とCD8^{+}T細胞活性化のために必要であるが，同時にHIV感染の標的となり喪失されることが問題となる．なお，HIV特異的CD4^{+}T細胞の一部がCD8^{+}T細胞とは別に，HIV感染細胞に対してMHCクラスIIを介した細胞傷害活性を発揮する可能性が示唆されているが，実際の生体内での役割は未だ十分解明されていない（Brown DM, 2010[8]より）．

が，AIDS発症のために重要であることが示唆されている[11]．いずれにせよ，腸管のCD4^{+}T細胞数の減少がどの程度病態進行の指標となりうるかについては今後慎重に検討していく必要がある[12]．

ウイルスに対する宿主免疫の攻撃の場としての粘膜

粘膜におけるHIV複製・増殖に対し，各種自然免疫応答・獲得免疫応答が作用すると考えられているが，HIV特異的CD8^{+}細胞傷害性T細胞はHIV複製に抑制的に働く中心的獲得免疫エフェクターとして重要である．HIV特異的CD4^{+}T細胞は，機能的なHIV特異的細胞傷害性T細胞誘導に必要とされるが，HIV感染の標的であるため，その活性化はHIV複製・増殖亢進に結びつく危険性がある（図7）．このジレンマを含め，免疫系がその機能を発揮するために活性化するほど，HIV複製が亢進し，粘膜を含めた免疫機能が破壊されうる機序があることが，HIV感染の最大の特徴のひとつである．

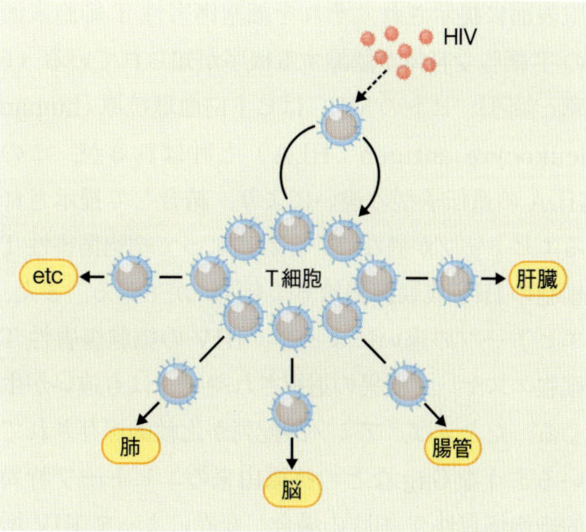

図7 T細胞の生体内での機能とHIV攻撃に対する脆弱性

T細胞は各器官（組織）の細胞による抗原提示によって，異常な蛋白を発現している細胞を検出して排除し，各器官（組織）の秩序（integrity）維持に大きな役割を果たす．一方でT細胞免疫の秩序維持は，実はT細胞自身が担っている．HIVはこのセルフチェックを担う細胞のうち，特にHIV特異的CD4^{+}T細胞を刺激する．HIV特異的CD4^{+}T細胞は活性化され増殖するものの，CD8^{+}T細胞が十分誘導されていない状況ではかえってHIVに増殖の場を与えることになる．AIDSの発症に至るまでに，このようなT細胞のセルフチェック機能不全があることが考えられる．

MHCクラスI遺伝子型の影響

細胞傷害性T細胞はHIV複製に抑制的に働く宿主免疫エフェクターとして最も重要と考えられている．この細胞傷害性T細胞がHIV感染細胞を特異的に認識する際，HIV抗原蛋白由来のエピトープ（8-11アミノ酸からなるペプチド断片）が主要組織適合性遺伝子複合体クラスI（major histocompatibility complex class I：MHC-I）分子に結合して細胞表面に提示され，それを細胞傷害性T細胞表面のT細胞受容体が認識する機序が知られている（6章c参照）．ヒトのMHCはヒト白血球抗原（human leukocyte antigen：HLA）と呼ばれるが，このHLAの遺伝子型の違いにより，結合して提示されるエピトープが異なり，それによって細胞傷害性T細胞のHIV複製抑制効率にも違いが生じる．また，エピトープの違いによって，HIVの細胞傷害性T細胞エスケープ変異の選択されやすさにも違いが生じる．たとえば，アミノ酸配列が比較的保存されているようなGagなどの抗原由来のエピトープ特異的細胞傷害性T細胞の場合，変異によってHIV増殖能が大きく低下してしまうことが多いためエスケープ変異が選択されにくい．これまでの研究で，*HLA-B*27*や*HLA-B*57*などのHLA対立遺伝子を有するHIV感染者では，強い細胞傷害性T細胞応答誘導によって体内ウイルス量が低く抑えられる傾向があり，病態進行が遅れることが示されてきた[1)]．このように，HLA遺伝子多型はHIV感染者の病態進行に大きく影響することが知られている．

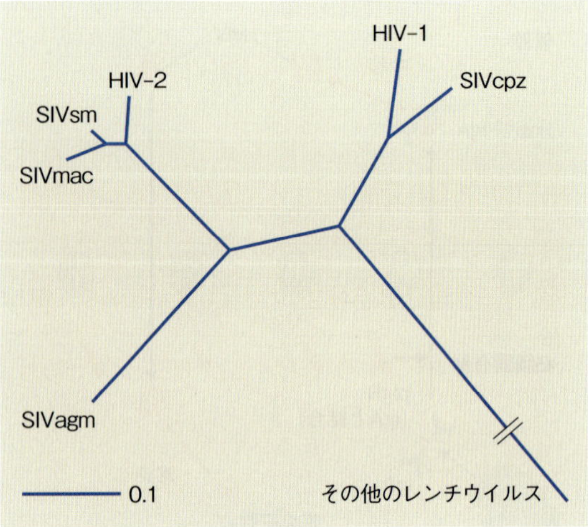

図8　Gag CA蛋白の相同性に基づいたHIV・SIVの進化系統樹の概略

HIV-1はSIVcpzに由来し，HIV-2はSIVmacと近縁なSIVsmに由来する．その他のレンチウイルス（FIV，EIAV，BIV）については略記とした．左下の線分は遺伝的距離0.1（10％相違）に相当する長さを示す．

AIDS予防ワクチン開発

AIDS予防ワクチン開発のためには，ヒトHIV感染と同様に慢性持続感染・AIDS発症を呈する動物モデルが必要である．HIV感染によりヒトHIV感染症と同様のAIDS発症に至る動物モデルは今のところ存在しない．しかし，HIVがもともとサルのウイルス（SIV）由来であることから，サルにSIVが感染するモデル（サルAIDSモデル）が用いられてきた．HIVにはナイーブCD4$^+$T細胞を標的とするCXCR4指向性HIVと，記憶CD4$^+$T細胞を標的とするCCR5指向性HIVがあるが，ヒトにおけるAIDS発症は主にCCR5指向性HIVの働きによってもたらされる．この条件を満たすため，現段階で最適と考えられるのはCCR5指向性SIV（主にSIVmacなど）とアカゲザルの組み合わせである．アカゲザル（*Macaca mulatta*）は東・南および東南アジアに広く分布する．ニホンザルと近縁であり，Rh血液型の用語がアカゲザルの英語名rhesus macaqueに由来することからもわかるように，研究に用いられてきた歴史がある．特にアカゲザルのMHCに関する研究は進んでおり，ウイルスに対する細胞性免疫，およびそれに対するMHC遺伝子型の影響を調べるうえでの重要性は比類ない．CCR5指向性SIVの代表株というべきSIVmacは進化系統樹のうえではHIV-1よりもむしろHIV-2に近縁である（**図8**）．しかし，このウイルスはアカゲザルに感染するとヒトHIV-1感染と同様の慢性持続感染（**図3**）に至るうえ，記憶CD4$^+$T細胞の喪失，激しいCD8$^+$T細胞応答，中和抗体の誘導が困難であることなど，病態生理のうえで非常によく似ている．特に，感染急性期の腸管粘膜における記憶CD4$^+$T細胞喪失などの病態については，通常は急性期以後より経過観察されるヒトの症例から知ることは困難であり，重要な知見はサルAIDSモデルにおける解析から得られてきた．

粘膜におけるウイルス曝露に対する防御

粘膜におけるウイルス曝露に対する防御は，HIV感染そのものを阻止することになるため，もし実現すれば最も望ましい予防戦略となるであろう．そのためには，粘膜における中和抗体の誘導が有効と考えられる．例えば，HIV に曝露しながら非感染であるヒトの粘膜において，中和抗体 IgA を検出した報告がある[13]．さらにマウスを用いた実験系においては，経口 HIV ワクチンによって誘導された分泌型 IgA による HIV 制御の可能性が示唆されている[14]．一方サル AIDS モデルにおいては，中和抗体受動免疫により，ウイルス感染阻止に必要な抗体の量的評価が行われているが，そこではかなり大量の中和抗体投与が必要であり，それだけの力価の中和抗体を誘導・維持することは現時点では困難と考えられている[15]．そのほか，中和抗体の標的となる HIV Env の構造的な問題から抗体誘導が難しいこと，ワクチンによって多様な HIV 株を広範に中和できる手法が研究されていることについては「HIV の特徴」の節にて既に触れたとおりである．しかし，広範な中和能をもつモノクローナル抗体の存在は確認されており，また HIV-1 感染者の血清が広範な中和能を示した例も報告されている．それらの抗体および血清の解析などを通じて，広範な中和活性を有する抗体誘導に必要な抗原デザインの研究が進められている[16]．

ウイルス複製・増殖を抑制するワクチン

細胞傷害性 T 細胞は HIV 感染を抑制する中心的エフェクターであることから，予防ワクチンとして記憶細胞傷害性 T 細胞を誘導することにより，HIV 曝露後，HIV 複製・増殖を抑えるような機能的細胞傷害性 T 細胞誘導に至る機序が考えられる．現在，このような機序による HIV 複製・増殖抑制を期待して，記憶細胞傷害性 T 細胞を含めた HIV 抗原特異的 T 細胞誘導ワクチンの開発研究が最も進展している．

●抗原選択

T 細胞誘導ワクチンにおいては抗原の選択が重要である．HIV Gag 特異的細胞傷害性 T 細胞の有効性を示唆する報告はあるが，HIV のどの抗原特異的 T 細胞応答誘導が有効かという問題は未解決で，その有効性に結びつく要因が検討されている．また，HIV の多様性に対応しうる広範（broad）な T 細胞応答誘導も重要なテーマである．

●ワクチン手法（デリバリーシステム）

ワクチンのデリバリーシステムとしては，抗原を投与するタイプと抗原発現ベクターを投与するタイプに分けることができる．細胞傷害性 T 細胞誘導には，後者のタイプが有利とされ，主に DNA ベクターおよびウイルスベクターが用いられる．ウイルスベクターとしては，アデノウイルス（AdV）ベクター，ワクシニアウイルス（MVA）ベクター，筆者らの開発したセンダイウイルス（SeV）ベクターなどがある．安全性の問題から複製能を欠失させたベクターの効果を検討することが多い[17]．

これらのベクター単独での 1 回接種では，抗原特異的 T 細胞は十分に誘導されず，そのためプライム・ブースト法（初回・二次免疫誘導）が用いられる．一つのベクターをまず接種して免疫感作を成立させ（プライム），数週後に同じ抗原を発現する同一または別のベクターを接種してプライムの効果を増幅する（ブースト）．初回免疫（プライム）と同一のベクターでブーストする場合にはベクター特異的免疫によりベクターが排除される恐れがあるため，2 種以上の異なるベクターの併用が進められている．サル AIDS モデルでの解析では，SIV Gag を主抗原とする DNA プライム・SeV ブースト法によって強力な Gag 特異的細胞傷害性 T 細胞記憶が誘導され，SIVmac チャレンジ後の持続感染成立阻止に結びつく可能性が示されている[17]．

●ワクチン接種部位

ワクチン接種において筋肉内接種は比較的よく用いられる手法である．一方，粘膜免疫誘導という概念で，粘膜における免疫誘導組織を利用した記憶細胞誘導を念頭においたワクチンも考案されている．特に，腸管・生殖器とは別の粘膜の免疫誘導組織を利用し，T 細胞・B 細胞が発現するホーミング受容体を介した腸管・生殖器へのエフェクター細胞動員の可能性も検討されている．ただし，ウイルスベクターを用いるワクチンの場合，粘膜における防御免疫機構がベクターウイルスにも作用して障壁となりうることには注意が必要である．

以下にいくつかの例をあげる．

経直腸ワクチン接種：マウスの実験系においては経直腸ワクチン接種後IgGおよびIgA誘導が認められた例がある．HIV感染に対して粘膜における中和抗体誘導を目指した研究も進められているが，まだ成功例はなく，SIV感染サル慢性AIDSモデルにおける有効性も示されていない．なお，SIV *env*をCXCR4指向性HIVの*env*に置き換えたキメラウイルス（SHIV）感染サル急性AIDSモデルでは，DNAプライム・MVAベクターブーストワクチンの経直腸接種による感染防御効果が報告されている[18]．

腟内ワクチン接種：生殖器においてまず問題になるのは，腸管のPeyer板などのような免疫誘導組織に相当するリンパ組織が存在しないことである．特に女性器においては周期的に粘膜の状態が変化するため，ワクチン接種のタイミングを検討する必要があるかもしれない．HIV Env gp160ワクチンの腟内接種の試みでは，抗gp160抗体の誘導はみられなかった[19]．

気管内ワクチン接種：気管分岐部のリンパ組織を主とする気道粘膜の免疫誘導部を狙ったワクチン接種は，肺も含めた広い表面積を生かすことでIgAを中心とした抗体の誘導が期待できるほか，ここで誘導された記憶細胞の他粘膜へのホーミングが期待される．サルでは，複製能を持つAdVベクターによりSIV *env*・*rev*・*gag*・*nef*を発現するワクチンの気管内接種の報告がある[20]．また，より簡便かつ安全なものとして，弱毒化されたワクシニア（NYVAC）ベクターのエアロゾルによるワクチン接種が試みられている[21]．

経口ワクチン接種：経口ワクチンによる免疫誘導標的の一つとして腸管があげられる．しかし，腸管に達するためには，唾液・胃液などに含まれる酵素・酸などの影響から逃れる必要がある．サルでは，細胞性免疫反応と直腸における抗SIV-IgAの誘導が認められた例がある[22]．ほかには，エアロゾルのスプレーによって扁桃を標的としたワクチン接種がサルで試みられている[23]．最近，M細胞からの抗原取り込みを狙った手法がマウスレベルで進展しており注目されている．tetragalloyl-D-lysine-dendrimer（TGDK）が腸管管腔からM細胞によって取り込まれ，Peyer板に輸送されることを利用した新しい経口ワクチンの可能性が指摘されている[24]．

経鼻ワクチン接種：粘膜免疫誘導を目指すワクチンのなかで，鼻腔内接種は最も期待されているものである．筆者らのSeVベクターAIDSワクチンも粘膜免疫誘導の可能性が期待されている．ひとつ注意すべきことは，齧歯類の鼻腔にあり粘膜免疫反応に重要とされる鼻咽頭関連リンパ組織（nasopharyngeal-associated lymphoid tissue：NALT）（5章f参照）の存在が霊長類において確認されていないことである．Waldeyer扁桃輪がそれに相当する可能性も指摘されているが，ヒトも含めた霊長類の鼻粘膜における免疫機能がマウスのそれとは異なる可能性を念頭に置く必要がある．

サルAIDSモデルにおける弱毒化生ワクチンの解析

サルAIDSモデルにおいては，SIVに対し*nef*遺伝子を欠損させるなどの方法で病原性を低下させた弱毒化生ワクチンの解析が進められている．安全性の問題からヒトに接種することは考えられていないが[25]，サルAIDSモデルでの弱毒化生ワクチン実験はSIV複製制御に至る機序の解明に有用と考えられている．

弱毒化生ワクチンの特徴の一つとして，長期間持続的にウイルス抗原を発現することがあげられ，粘膜におけるHIV特異的エフェクター$CD8^+$T細胞および$CD4^+$T細胞を持続的に誘導しうる可能性が考えられている．近年，HIV特異的エフェクターT細胞の持続的誘導によって粘膜免疫のエフェクターを恒常的に維持することが，ウイルス血症の成立阻止につながる可能性が注目されており，弱毒化生ワクチンではなく，複製能を維持した生ウイルスベクターによる抗原の持続的発現を試みている研究例もある[26]．しかしながら，HIV特異的エフェクターT細胞の持続的誘導が生体に与える影響については十分検討しておく必要がある．

おわりに

HIV 感染が成立すると，粘膜では HIV を攻撃するために HIV 特異的 T 細胞応答が誘導される．しかしそれらのうち，HIV 特異的記憶 $CD4^{+}$T 細胞は HIV の恰好の標的であり，HIV を抑えるどころか，かえって増長させてしまう．しかし，HIV と戦い続けるには HIV 特異的 $CD8^{+}$T 細胞応答や抗 HIV 中和抗体の働きが必要であり，それらの誘導のためには HIV 特異的 $CD4^{+}$T 細胞の働きが必要である．結局免疫系は HIV 特異的記憶 $CD4^{+}$T 細胞を誘導し続けるしかない．いいかえれば T 細胞が感染にさらされた場合，その防衛にあたる主たるものは T 細胞自身であり，HIV はそこに潜在する脆弱性を攻撃した一例ということができる．ここに，通常の感染症などにおける場合とは異なる HIV 感染症の特殊性がある．感染急性期の腸管粘膜では，非特異的エフェクター $CD4^{+}$T 細胞の大規模な喪失および HIV 特異的 $CD4^{+}$T 細胞の誘導不全（喪失）が特徴である．これらの喪失が，慢性期の持続的ウイルス血症および免疫活性化，さらには AIDS 発症に結びつく機序は明らかではないが，急性期の粘膜での $CD4^{+}$T 細胞の喪失を防御することができれば，AIDS 発症阻止に貢献できる可能性が期待される．AIDS ワクチン開発では，粘膜免疫による最前線での防御と全身免疫によるウイルス複製抑制の双方がバランスよく働く機序を考えることが重要であろう．

（塚本徹雄，俣野哲朗）

◉引用文献

1. Kuritzkes DR, Walker BD. HIV-1: Pathogenesis, clinical manifestations, and treatment. Fields virology, 5th ed., Lippincott Williams & Wilkins, Philadelphia, 2007; p.2187-2214.
2. Neutra MR, Kozlowski PA. Mucosal vaccines: the promise and the challenge. Nat Rev Immunol 2006; 6: 6148-6158.
3. Belyakov IM, Ahlers JD. Functional $CD8^{+}$ CTLs in mucosal sites and HIV infection: moving forward toward a mucosal AIDS vaccine. Trends Immunol 2008; 29: 574-585.
4. Bouhlal H, Chomont N, Réquena M, et al. Opsonization of HIV with complement enhances infection of dendritic cells and viral transfer to CD4 T cells in a CR3 and DC-SIGN-dependent manner. J Immunol 2007; 178: 1086-1095.
5. Demberg T, Robert-Guroff M. Mucosal immunity and protection against HIV/SIV infection: strategies and challenges for vaccine design. Int Rev Immunol 2009; 28: 20-48.
6. Broliden K, Haase AT, Ahuja SK, et al. Introduction: Back to basics: mucosal immunity and novel HIV vaccine concepts. J Intern Med 2009; 265: 5-17.
7. Mattapallil JJ, Douek DC, Hill B, et al. Massive infection and loss of memory CD4+ T cells in multiple tissues during acute SIV infection. Nature 2005; 434: 1093-1097.
8. Brown DM. Cytolytic CD4 cells: Direct mediators in infectious disease and malignancy. Cell Immunol 2010; 262: 89-95.
9. Brenchley JM, Price DA, Schacker TW, et al. Microbial translocation is a cause of systemic immune activation in chronic HIV infection. Nat Med 2006; 12: 1365-1371.
10. Pandrea IV, Gautam R, Ribeiro RM, et al. Acute loss of intestinal CD4+ T cells is not predictive of simian immunodeficiency virus virulence. J Immunol 2007; 179: 3035-3046.
11. Okoye A, Meier-Schellersheim M, Brenchley JM, et al. Progressive CD4+ central memory T cell decline results in CD4+ effector memory insufficiency and overt disease in chronic SIV infection. J Exp Med 2007; 204: 2171-2185.
12. Ganusov VV, De Boer RJ. Do most lymphocytes in humans really reside in the gut? Trends Immunol 2007; 28: 514-518.
13. Kaul R, Trabattoni D, Bwayo JJ, et al. HIV-1-specific mucosal IgA in a cohort of HIV-1-resistant Kenyan sex workers. AIDS 1999; 13: 23-29.
14. Bukawa H, Sekigawa K, Hamajima K, et al. Neutralization of HIV-1 by secretory IgA induced by oral immunization with a new macromolecular multicomponent peptide vaccine candidate. Nat Med 1995; 1: 681-685.
15. Yamamoto H, Matano T. Anti-HIV adaptive immunity: determinants for viral persistence. Rev Med Virol 2008; 18: 293-303.
16. Burton DR, Desrosiers RC, Doms RW, et al. HIV vaccine design and the neutralizing antibody problem. Nat Immunol 2004; 5: 233-236.
17. Matano T, Kobayashi M, Igarashi H, et al. Cytotoxic T lymphocyte-based control of simian immunodeficiency virus replication in a preclinical AIDS vaccine trial. J Exp Med 2004; 199: 1709-1718.
18. Wang SW, Bertley FM, Kozlowski PA, et al. An SHIV

DNA/MVA rectal vaccination in macaques provides systemic and mucosal virus-specific responses and protection against AIDS. AIDS Res Hum Retroviruses 2004; 20: 846-859.
19. Pialoux G, Hocini H, Pérusat S, et al. ANRS VAC14 Study Group. Phase I study of a candidate vaccine based on recombinant HIV-1 gp160 (MN/LAI) administered by the mucosal route to HIV-seronegative volunteers: the ANRS VAC14 study. Vaccine 2008; 26: 2657-2666.
20. Patterson LJ, Malkevitch N, Pinczewski J, et al. Potent, persistent induction and modulation of cellular immune responses in rhesus macaques primed with Ad5hr-simian immunodeficiency virus (SIV) env/rev, gag, and/or nef vaccines and boosted with SIV gp120. J Virol 2003; 77: 8607-8620.
21. Corbett M, Bogers WM, Heeney JL, et al. Aerosol immunization with NYVAC and MVA vectored vaccines is safe, simple, and immunogenic. Proc Natl Acad Sci U S A 2008; 105: 2046-2051.
22. Méderlé I, Le Grand R, Vaslin B, et al. Mucosal administration of three recombinant Mycobacterium bovis BCG-SIVmac251 strains to cynomolgus macaques induces rectal IgAs and boosts systemic cellular immune responses that are primed by intradermal vaccination. Vaccine 2003; 21: 4153-4166.
23. Stahl-Hennig C, Kuate S, Franz M, et al. Atraumatic oral spray immunization with replication-deficient viral vector vaccines. J Virol 2007; 81: 13180-13190.
24. Misumi S, Masuyama M, Takamune N, et al. Targeted delivery of immunogen to primate m cells with tetragalloyl lysine dendrimer. J Immunol 2009; 182: 6061-6070.
25. Reynolds MR, Weiler AM, Weisgrau KL, et al. Macaques vaccinated with live-attenuated SIV control replication of heterologous virus. J Exp Med 2008; 205: 2537-2550.
26. Hansen SG, Vieville C, Whizin N, et al. Effector memory T cell responses are associated with protection of rhesus monkeys from mucosal simian immunodeficiency virus challenge. Nat Med 2009; 15: 293-299.

11

病原微生物と粘膜免疫

a

細菌による粘膜感染

はじめに

私たちの周囲には膨大な種類の細菌が存在しており，多数の菌がヒトの身体の表面や粘膜に存在して，生涯を通じた共生関係を形成する．多くの常在細菌は，健康な人体の体表や粘膜バリアーを貫通することはないが，病原細菌はしばしば粘膜バリアーを突破して生体内に侵入し，病原性を発揮する．本項では，細菌や細菌の病原因子がどのようにして粘膜バリアーを突破するのか，その分子機序を中心として，常在細菌と病原細菌に共通する細菌の構造と，病原細菌のみが有する特徴や感染様式を概説する．

細菌の構造

細菌の表層構造

●Gram 陽性・陰性菌

原核生物である細菌は，細胞壁の構造の違いと外膜の有無によって，Gram 陽性菌と Gram 陰性菌に大別される（図 1）．Gram 陽性菌は，細胞質膜の外側に，何層もの厚いペプチドグリカン層からなる細胞壁をもち，外膜が存在しない（図 2）．この細胞壁にはタイコ酸やリポタイコ酸のほか，さまざまな多糖や蛋白質が存在している．一方 Gram 陰性菌は，細胞質膜の外側に薄いペプチドグリカン層の細胞壁があり，そのさらに外側にリポ多糖（lipopolysaccharide：LPS）を持つ外膜が存在する（図 2）．内膜と外膜に挟まれたペリプラズムという間隙で，外膜蛋白質や分泌蛋白質のプロセシングや折りたたみが行われる．ペプチドグリカンは，*N*-アセチルグルコサミンと *N*-アセチルムラミン酸の 2 種類の糖が交互に結合した多糖が，特殊なペプチドで架橋された高分子で，強固な網目構造をとる．ごく少数の例外を除き，すべての細菌はペプチドグリカンからなる細胞壁を保有している．

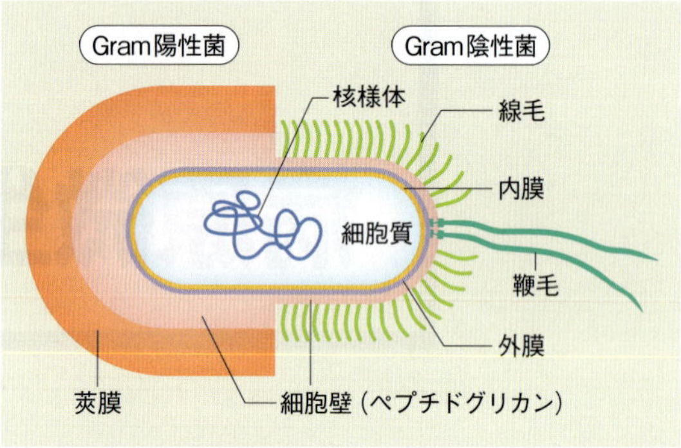

図1　細菌細胞表層構造の模式図
左半分はGram陽性菌，右半分はGram陰性菌を示す．線毛や鞭毛の有無，数，長さなどは菌種による．莢膜はGram陰性菌でも持つものもあるが図示していない．

●莢膜

細菌には，莢膜と呼ばれる菌体外多糖体やポリアミノ酸を主成分とするゲル状物質が菌体表層を覆っているものがある（図 1）．莢膜は血液中の補体成分に対する耐性や食細胞による貪食に対する抵抗因子として作用する．

●鞭毛

多くの細菌は，長い紐状の鞭毛という運動器官を持つ（図 3）．細胞表層に埋まった基部体で細胞膜

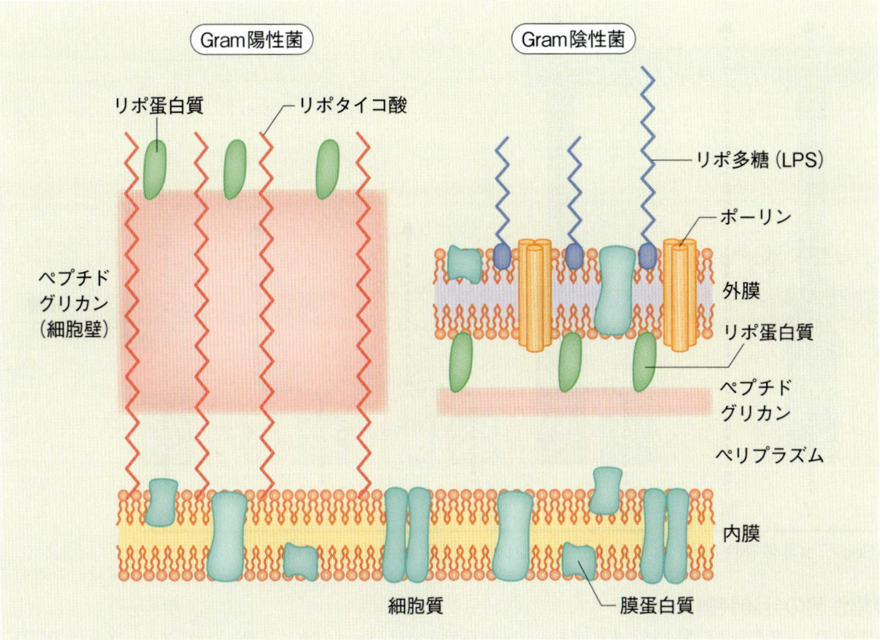

図2　Gram陽性および陰性菌の表層構造
左半分にGram陽性菌，右半分にGram陰性菌の表層構造模式図を示した．

を介したイオン駆動力により発生した回転力は，フック部分を介して菌体外にらせん状に伸びた線維に伝わり，推進力となる[1]．菌は，環境変化に応じてその動きを調節して，走性を得る．

蛋白質分泌装置

Gram陰性菌，特に病原菌は，基質を細胞外環境や宿主細胞内へ直接送り込む高度に発達した機能を保持している．現在までに，Gram陽性・陰性菌合わせて7つの分泌装置と2つの膜透過装置が報告されている[2]．特にGram陰性菌では2層の膜構造（内膜と外膜）とそのあいだに存在するペリプラズムを介して分泌する必要があるために，多様な分泌装置が発達したが，基本的な分泌形態は以下の2つに大別される．

I，III，IV型分泌装置のように，外膜と内膜を貫通するチャネル複合体によって，蛋白質がペリプラズムを経由せずに輸送される1ステップ系と，SecあるいはTatと呼ばれる膜透過装置を介してペリプラズムを経由後，外膜チャネルを介して分泌される2ステップ系である．

IV型分泌装置の分泌蛋白質によってはペリプラズムに移行してから菌体外に分泌されるものも存在

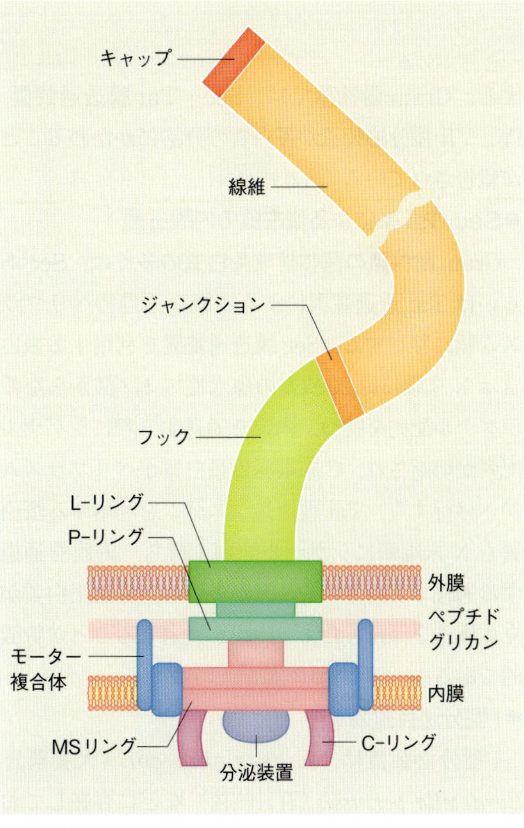

図3　鞭毛の構造
鞭毛は多数の蛋白質により構成されており，菌体の内膜と外膜を貫通した構造を持つ．

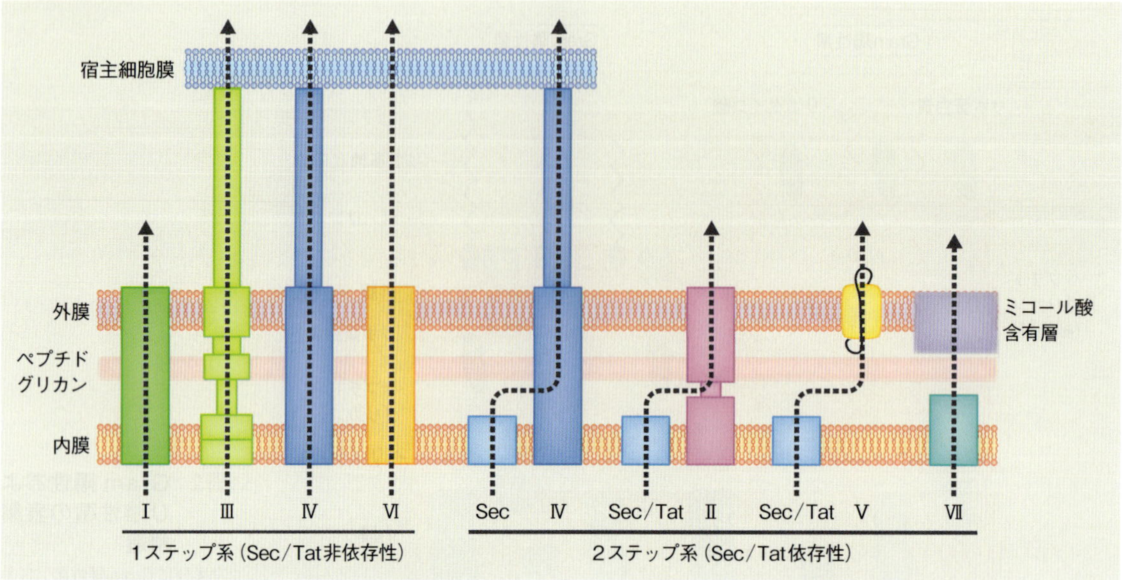

図4　Gram陽性菌および陰性菌の分泌装置

Gram陽性菌はSec・Tat膜透過装置，IV，VII型分泌装置を持つものがある．Gram陰性菌では，SecやTatに依存しない1ステップ系（I，III，IV，VI型分泌装置）と，SecまたはTatによってペリプラズムに移行した蛋白質を分泌する2ステップ系（II，V型分泌装置および一部のIV型分泌装置）の分泌機構が存在する．

する．Gram陽性菌では，Sec・Tat膜透過装置，IV，VII型分泌装置が蛋白質の分泌にかかわることが報告されている（図4）．

● Sec/Tat系による蛋白質の内膜透過

Gram陰性菌の菌体構成蛋白質の多くは，SecあるいはTat透過装置により内膜を通過しペリプラズム側に移行する．Sec膜透過装置を利用する蛋白質はN末端に約20残基の疎水性アミノ酸からなるシグナル配列を持つ．内膜を通過する際にシグナル配列が切断され，C末端側の蛋白質がペリプラズム側へ移行する．Tat膜透過システムを利用する蛋白質もN末端側にシグナル配列を持ち，内膜を通過する過程で切断されることが多いが，分泌蛋白質が立体構造を保持したまま内膜を通過することが特徴的である．

● I型分泌装置系

I型分泌装置は，*Escherichia coli*（大腸菌），*Bordetella pertussis*（百日咳菌）などに存在しており，2層の細胞膜を貫通する単一の装置によって，蛋白質が分泌される1ステップ系である．分泌複合体は内膜のATPase-結合カセット（adenosine triphosphate〈ATP〉binding cassette：ABC）トランスポーター，アダプター蛋白質，および膜孔形成外膜蛋白質によって構成され，毒素などの分泌に利用される．この経路の基質となる蛋白質のシグナル配列はC末端側に存在しており，分泌装置を通過する過程で切断されずに直接菌体外へ分泌される．

● II型分泌系

2ステップ系であるII型分泌装置の基質となる蛋白質は，まずSec/Tat膜透過系によってペリプラズムに移行し，ATPとプロトン駆動力によりII型分泌装置を通過して菌体外に分泌される．II型分泌装置は12〜15の遺伝子産物から構成され，内膜にアンカーされた蛋白質複合体とセクレチンと呼ばれる外膜チャネルから構成される．*Pseudomonas aeruginosa*（緑膿菌）では外毒素AはSec膜透過装置を，ホスホリパーゼCはTat膜透過装置をそれぞれ利用してペリプラズムに移行後，II型分泌装置を介して菌体外へ分泌される．

● III型分泌装置

III型分泌装置は，*Salmonella*，*Shigella*（赤痢菌），腸管病原性大腸菌（enteropathogenic *Esche-*

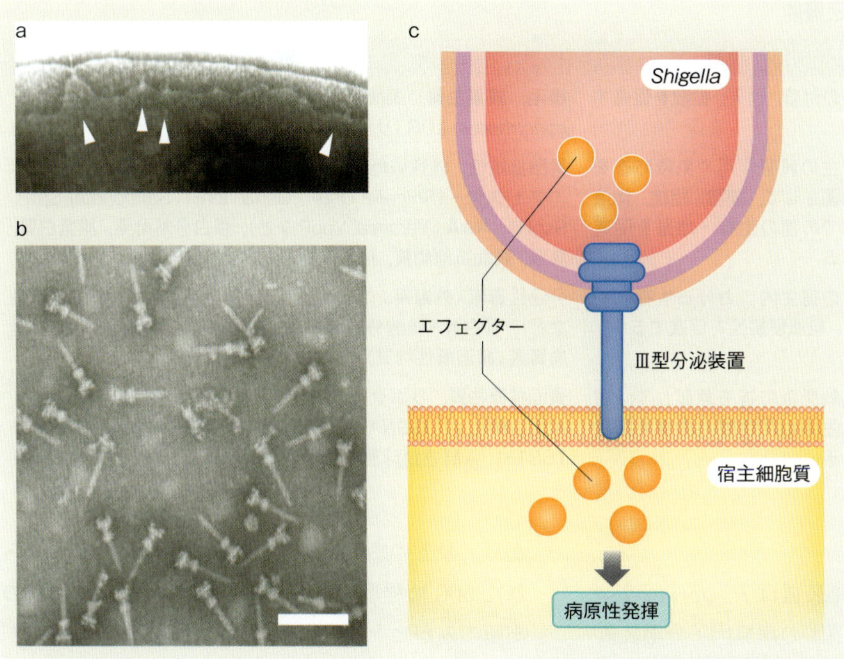

図5 *Shigella*のⅢ型分泌装置

a. *Shigella* 表層の電子顕微鏡写真．矢頭は内膜と外膜を貫通して存在するIII型分泌装置を示す．
b. 単離したIII型分泌装置の電子顕微鏡写真．Barは100 nm.
c. 菌体Ⅲ型分泌装置のニードル先端が宿主細胞に接触すると，菌体内のエフェクターが宿主細胞質内に打ち込まれ，病原性を誘導する．

richia coli：EPEC），*Yersinia* など多くの病原細菌に保存されており，特徴的なニードル状の内膜と外膜を貫通する輸送複合体（injectisome）を形成する[3]．この構造物によって，菌は菌体細胞質から宿主細胞へ，エフェクターと呼ばれる病原因子を直接注入する．輸送複合体は，基部とニードル構造から構成され，さらに基部は内膜と外膜リングから構成されている．菌体外に突出したニードルは単一蛋白質の重合で構成されており，YscF（*Yersinia*），PrgI（*Salmonella*），MxiI（*Shigella*）が構成蛋白質として同定されている．エフェクター輸送のエネルギーはATP加水分解とプロトン駆動力から得られる．参考までにIII型分泌装置の構造と機能は鞭毛の輸送装置に類似しており，進化論的には鞭毛輸送装置から派生したものであると考えられている（図5）[4]．

●IV型分泌装置

IV型分泌装置は，III型分泌装置と同様に，菌体外に突出したニードル様構造体を介して，エフェクター蛋白質やDNAなどの巨大分子を直接宿主内へ注入する．菌体内へのDNAの取り込みも行うことから，遺伝子の水平伝播にも関与する．また，機能的に3つのグループに分類される．

1つめは，*Neisseria gonorrhoeae*（淋菌）のTra DNA分泌機構や，*Helicobacter pylori* のCom DNA取込機構などの，DNAのみの取り込みもしくは分泌に特化されたものである．2つめは *Agrobacterium* のVirB/D4システム，*Legionella pneumophila* のDot/lcmシステムに代表される，DNAもしくは蛋白質分子を宿主細胞へ注入するものである．3つめのグループは，蛋白質の外部培養液や宿主細胞内への分泌に特化されたもので，*H. pylori* のCagシステム，*Bartonella* VirBシステム，*Bordetella pertussis*（百日咳菌）Ptlシステムがあげられる[5]．

●V型分泌装置

オートトランスポーターであるV型分泌装置は，*B. pertussis* や *Neisseria meningitidis* など多数の菌が有しており，Sec膜透過装置を介して内膜を通過する2ステップ系である．分泌蛋白質中のβバレル構造領域が外膜にチャネルを形成し，蛋白質自らが押し込まれるかたちで外膜を通過して菌体外に移行した後に，βバレル構造領域が菌体表層のプロテアーゼによって切断される．

表1　ビルレンス因子の分類と機能

因子	標的	役割	例
付着，侵入因子	宿主細胞	菌の付着，侵入，拡散を促進する	線毛，膜蛋白質，表面抗原物質（*P. aeruginosa* リポ多糖や *N. gonorrhoeae* LOS〈リポオリゴ糖〉など），エフェクター
抵抗因子	宿主生体防御機構や免疫系	宿主の殺菌作用や免疫応答を減弱させて，細胞，組織，体液中での菌の生存・増殖を促進する	胃酸抵抗性，鉄獲得能，血清耐性，食菌抵抗性，細胞内寄生性，エフェクター（*Shigella* OspF，OspG，IpaH；*Salmonella* SptP，SspH1，AvrA；*Yersinia* YopP など），蛋白分解酵素，膜蛋白質，莢膜，表面抗原物質，抗原変異
攻撃因子	細胞や組織の構造や機能	菌の宿主内における生存を助け，組織侵襲性を促進する	分泌性毒素（外毒素；コレラ毒素，ジフテリア毒素，破傷風毒素など），蛋白質・核酸分解酵素（エラスターゼ，DNase など），溶血毒素（膜溶解性物質），エフェクター
攪乱因子	自然免疫系	過剰免疫応答を惹起して，宿主生体恒常性維持機構を攪乱する	表面抗原物質，リポタイコ酸，リポ蛋白質，ペプチドグリカン，線毛，鞭毛，CpGDNA，溶血毒素，スーパー抗原（*S. aureus* の TSST-1，A 群連鎖球菌の SpeA，SpeC など）

● VI 型分泌装置

近年発見された VI 型分泌装置は *P. aeruginosa* と *Vibrio cholerae*（コレラ菌）の病原因子分泌装置として同定された[6, 7]．分泌には Sec 型シグナル配列は不要であることから，この分泌装置は Sec や Tat 経路とは違うものであることが明らかにされている．*V. cholerae* では VgrG と呼ばれる分泌蛋白質が三量体を形成することでスパイク状の構造をとることが示唆されている．

● VII 型分泌装置

VII 型分泌装置は *Mycobacterium* 細菌で最初に報告されたが，*Staphylococcus aureus*，*Listeria monocytogenes*，*Streptococcus agalactiae* でも保存されていることが明らかとなっている[8]．*Mycobacterium tuberculosis*（結核菌）以外に *S. aureus* においても VII 型分泌装置と病原性の関連が明らかになりつつある．

粘膜バリアーを突破する細菌

病原細菌

地球上には推定数百万種以上にも及ぶ膨大な種類の細菌が存在する．また，ヒトの体の表面，口腔，鼻腔，腸管下部などには，ヒトの誕生後まもなく定着して，一生涯を通じて共生関係となる 100 兆個以上の常在細菌（正常細菌叢）が存在している．しかし，ヒトの感染症の原因となる細菌は，ごく限られた 500 種程度であるといわれており，これらの細菌のみがヒトに病気を起こす“病原性”を備えていると考えられる．

● 病原因子

細菌が感染症を引き起こすためには，感染ルートや生体環境に依存して，宿主細胞・組織など生体機能との多様な相互作用による多段階のプロセスが必要である．それぞれのプロセスの進行に必要な細菌側の因子をビルレンス（virulence）因子（病原因子）と呼ぶ．病原細菌は何らかの病原因子を進化の過程で獲得した細菌であると考えられる．

ビルレンス因子は機能的に以下の 4 つに分類できる．① 付着・侵入因子，② 抵抗因子，③ 攻撃因子，④ 攪乱因子（表 1）[9]．各病原細菌が保有する病原因子の種類と数は菌種ごとに異なっており，それに応じて各病原細菌はそれぞれ特有の疾患を引き起こす．

● 病原性遺伝子塊

細菌ゲノムが解読され，病原遺伝子塊（pathogenicity island：PAI）と呼ばれる，病原細菌に特異的な病原遺伝子群がクラスターとなって存在するゲノム領域が明らかになってきた．現在までに，腸管病原性大腸菌，*Salmonella*，*H. pylori* などさまざまな病原細菌において，それぞれの菌株に特異的な病原遺伝子群が染色体やプラスミド上に多数存在することが明らかになってきた．病原遺伝子塊上には

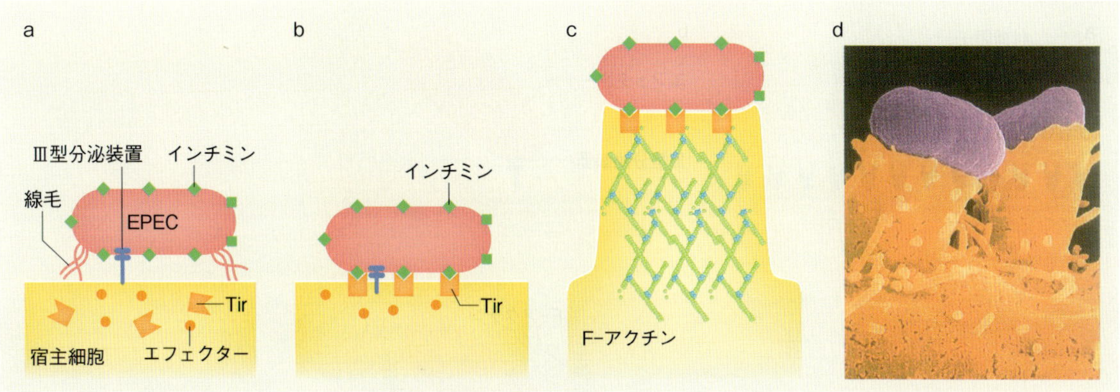

図6　腸管病原性大腸菌（EPEC）と腸管上皮細胞との相互作用

a. 線毛による初期付着. b. Tir/インチミンによる強固な付着. c. Ⅲ型分泌装置によって注入されたエフェクターの作用による台座形成. d. 培養細胞上でのEPECによる台座形成.
（Rosenshine, et al. 1996[11]より）

インテグラーゼと呼ばれる部位特異的組換え酵素が存在しており，この作用で染色体上の特定部位に挿入されたと考えられる場合が多い.

粘膜バリアーに対する細菌の攻撃

ヒトの体は体表を覆う皮膚と体管腔を覆う粘膜で外界と接している. 外傷局部や吸血昆虫の媒介がない限り，皮膚や粘膜は病原体の侵入に対する最初の防御線である. 皮膚表面は，弱酸性，低湿度であり，皮膚の最表層は絶え間なく剥離することから，細菌の生育と定着には必ずしも最適な環境ではないが，湿潤な部位には無数の共生細菌が定住している. これらの共存している菌は通常では健康な皮膚を貫通して体内に直接侵入することはない.

一方，消化管粘膜は，単層上皮細胞で覆われた表層は常に分泌物に覆われており，いわゆる粘膜上皮と呼ばれる層を形成している. 粘膜上皮は，上皮細胞バリアーと免疫バリアーが幾重にも重なって構築されており，微生物の侵入を阻止している. しかし，時として外来性の病原菌が侵入すると粘膜上皮を足場として感染し，さらには粘膜上皮を突破して体内へも感染する. 以下に細菌が感染を成立させる段階を概説する.

●付着

外来異物を排除しようとする粘膜表面で病原細菌が感染を成立させるには，感染部位に付着して，増殖するために定着をしなければならない. 粘膜上皮細胞は，新生と細胞死による剥離によって一定期間で置き換わるターンオーバーを繰り返している. また，腸管では蠕動運動によって，尿路では尿流により内容物が流動することで，粘膜に付着した菌や異物は効率よく物理的に排除される. このような排除機構に拮抗して菌が感染するためには，付着因子が必要となる（13章f参照）.

付着因子には，菌体から線維状に突出する線毛と，表層蛋白質として外膜や細胞壁に結合している非線毛タイプの付着因子がある. 線毛は，先端が宿主細胞の特異的線毛受容体と結合する. 非線毛タイプの付着因子を介する結合は一般的に線毛と比べてより強固であり，菌体と宿主細胞が密着する.

病原細菌は複数の付着因子を有することが多い. 線毛が標的となる宿主細胞表面と特異的に結合後，さらに非線毛性の付着因子がその標的宿主受容体と強固な接着を形成して，菌体は宿主細胞へ密着できる. たとえば腸管病原性大腸菌は，束状線毛やⅠ型線毛により小腸上皮細胞へ付着後に，Ⅲ型分泌装置を介してTirなどの一群のエフェクター分子を上皮細胞内へ注入する（図6）. 宿主細胞内に注入されたTirは細胞表面で，腸管病原性大腸菌の非線毛性付着因子インチミン（intimin）の特異的な受容体として機能して強固に結合することで，菌は腸管上皮細胞に密着して定着することができる（図6）[10].

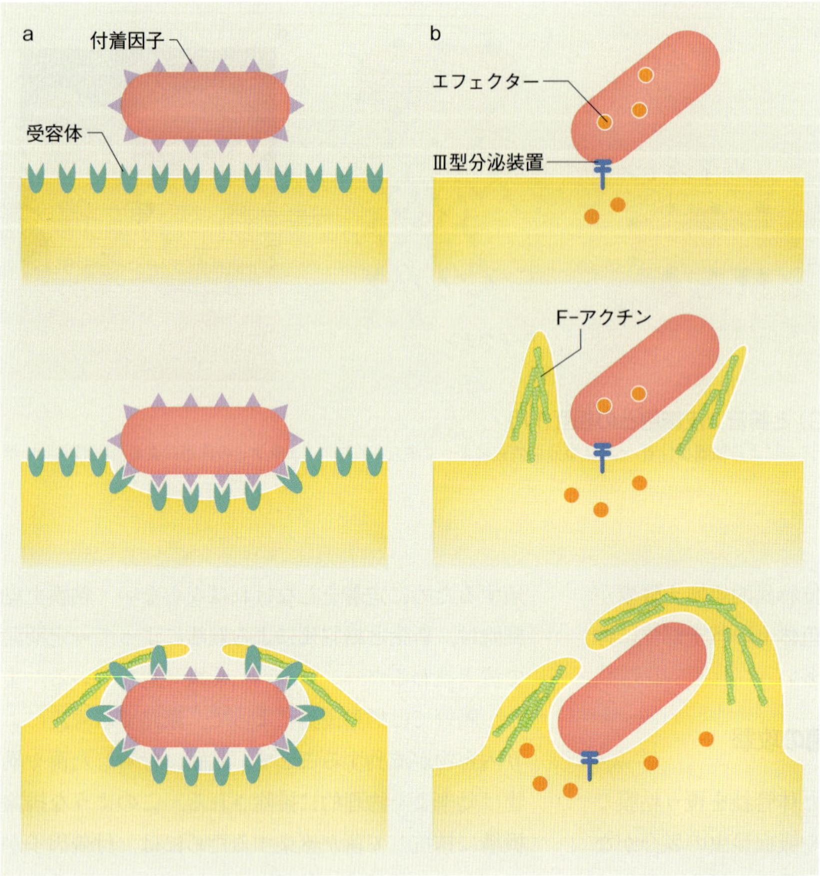

図7 細菌の宿主細胞侵入様式

a. ジッパーモデル．細菌表面のリガンドと細胞膜上の受容体の結合が引き金となり，細胞膜が一度開いたジッパーを閉じるようにして菌体を巻き込んで取り込む．

b. トリガーモデル．侵入性細菌が上皮細胞にエフェクターを注入することで細胞膜の運動を活性化し，細胞膜が隆起して細菌の周りを取り囲むように包み込む．いずれの場合も局所のアクチン重合が誘導される．

●侵入

病原性細菌のなかには，粘膜上皮に定着した後に，上皮細胞内に侵入するものがある．侵入によって菌体は，上皮細胞内を生育・感染の場としたり，粘膜バリアーを突破したり，免疫担当細胞による監視機構を回避したりする．これらの細胞侵入性細菌には，*Salmonella*，*Shigella*，*Listeria*，*Yersinia* などがある．

細菌の上皮細胞への侵入には，ジッパーモデルとトリガーモデルの２通りの様式がある（図７）．*Yersinia* や *Listeria* を含む多くの病原細菌はジッパーモデルによるエンドサイトーシスによって細胞へ侵入する．*Salmonella* や *Shigella* はトリガーモデルと呼ばれる様式で，菌がマクロピノサイトーシスを誘導して上皮細胞へ侵入する．*Salmonella* や *Shigella* は，III 型分泌装置によって細胞内へ注入された複数のエフェクターが細胞内シグナルを活性化して，上皮細胞膜直下で Rho GTPase を活性化して，局所的にアクチン重合を誘導する．それにより，細胞と接触する菌の周辺にラッフル膜が形成され，菌体が細胞内へ取り込まれる．

細胞内に侵入した細胞内寄生菌の多くは細胞内の膜胞内部で増殖するが，*Shigella*，*Listeria* や A 群連鎖球菌（group A *Streptococcus*）は，膜溶解性の蛋白質を分泌して膜胞から離脱して細胞質へ移行する．

●細胞内・細胞間拡散

Shigella や *Listeria* などの細胞質へ侵入する病原細菌は，菌体が細胞内で分裂・増殖する過程で菌体の一端に細胞内のアクチンの重合を誘導することで菌体推進力を得て，細胞内を拡散する．これらの菌では，菌体の一極に局在する菌体外膜蛋白質が，宿主のアクチン重合に重要な Arp2/3 複合体を引き寄せることで，菌体の一端でアクチンが重合する（図

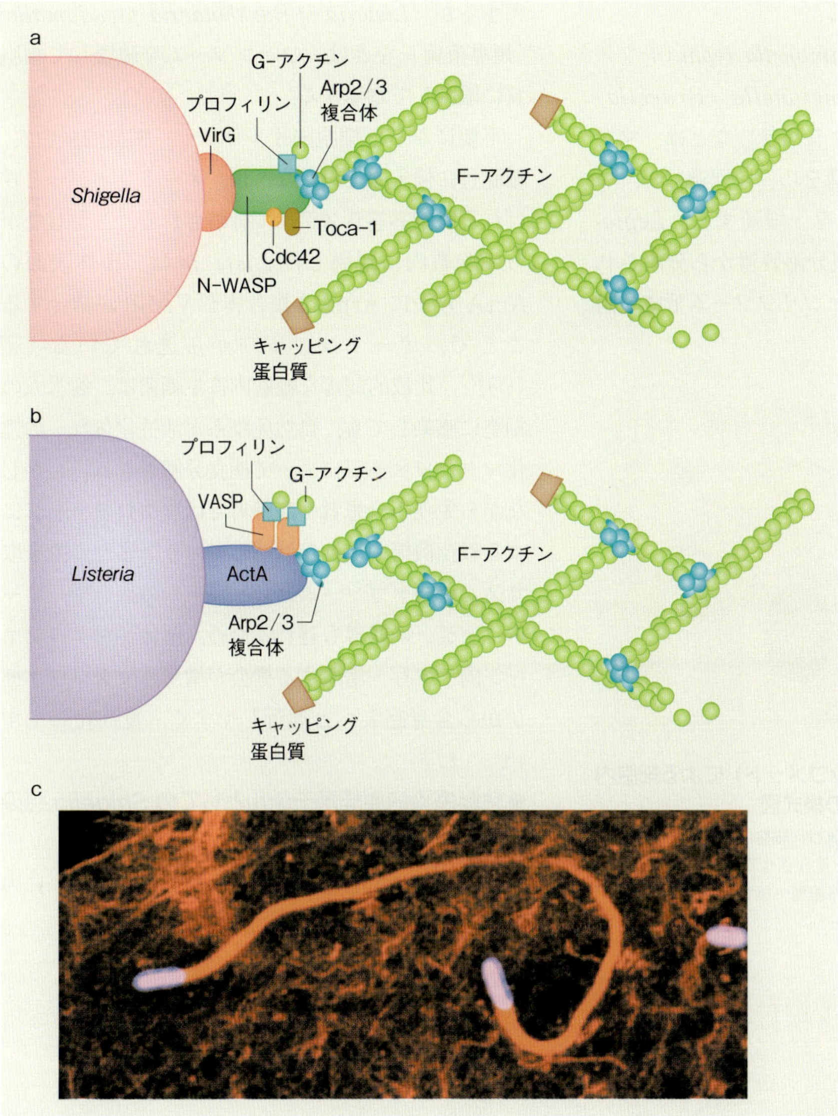

図8　*Shigella* 外膜蛋白質 VirG による菌体のアクチン重合誘導メカニズム

a. 宿主細胞内の *Shigella* の一極に局在する VirG 蛋白質に，宿主細胞の N-WASP 蛋白質が直接結合する．N-WASP 蛋白質に結合した Arp2/3 複合体がアクチンを重合させる．

b. *Listeria* の一極に局在する ActA 蛋白質に，Arp2/3 複合体が結合して，アクチンを重合させる．枝分かれ構造の F-アクチンが菌体の一端に連続的に伸長する結果，その反動で菌体は細胞質内を移動できる．

c. 細胞内 *Shigella* が引き起こすアクチン重合（アクチンコメット）．菌体（紫色）の尾部に，F-アクチン（赤色）が伸長している．

（Ashida H, et al. 2009[12] より）

8）．*Shigella* では VirG 蛋白質が宿主の N-WASP 蛋白質を介して，また，*Listeria* では ActA 蛋白質が直接 Arp2/3 と結合する．拡散する菌の一部は細胞膜に突き当たり，そこから細胞膜の突起を伸展させて，突起とともに隣接細胞へ挿入されると，菌体を包む二重膜を溶解して隣接細胞質内へ移行する．このような細胞質内で拡散した菌がさらに周辺の細胞へ拡散することを，細胞間拡散（または細胞間感染）という（図9）．細胞間感染することで，菌体は細胞の外へ露出することなく，感染を拡大することができる．細胞間感染は，*Shigella* の場合は腸管上皮細胞間で水平感染の拡大に寄与し，*Listeria* などの細胞内寄生菌においては主にマクロファージ間の細胞間拡散に関与している．

●細胞内増殖

マクロファージは細菌や異物が接触すると，大規模なラッフル膜を伴う葉状突起を伸ばして異物や菌を貪食して細胞内へ取り込む．細胞内に取り込まれた菌はファゴソームに囲まれる．リソソームは，菌や異物を分解するさまざまな蛋白分解酵素や抗菌ペプチドを含み，ファゴソームと融合したファゴリソソーム内でそれら殺菌分解物質を放出して，ファゴリソソーム内の菌を分解する．

細胞内寄生細菌である *Salmonella typhi*（チフス菌），*M. tuberculosis*，*Legionella*，*Brucella*，*Coxiella burnetii*（Q 熱コクシエラ）などは，マクロファージの殺菌・分解機構を巧みに回避して，ファゴソームや細胞質内で生存・増殖する．*Legionella* や *Brucella* は，IV 型分泌装置から分泌されたエフェクターによってファゴリソソーム形成を阻害するが，*Listeria* や *Burkholderia pseudomallei*（類鼻疽菌）などは，ファゴソームを破壊して細胞質に離脱して増殖する．

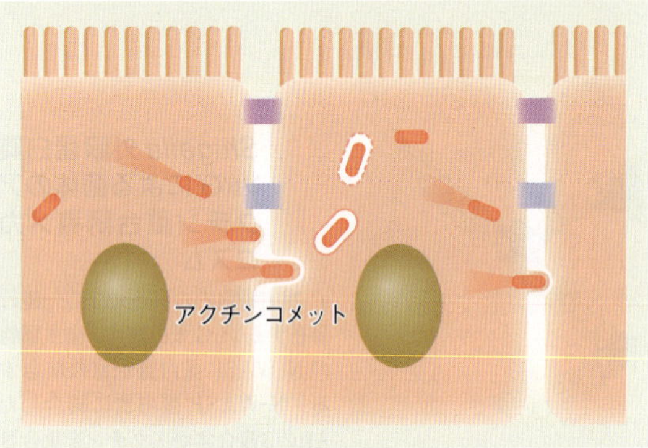

図9　アクチン重合（アクチンコメット）による細胞内運動および細胞間拡散の模式図

細胞質に侵入した *Shigella* や *Listeria* は，細胞内で分裂・増殖しながら菌体の一端に宿主のアクチンを重合させることで菌体推進力を得て，細胞内を拡散し，さらに隣接細胞へ移行して感染を拡大する．

不要になった細胞内オルガネラ，細胞内蛋白質，細胞質に侵入した細菌などは，オートファジーと呼ばれる飢餓応答システムで分解される．しかしながら細胞質内に離脱した *Listeria* は，菌体表面の ActA 分子に Arp2/3 複合体や VASP が結合することで，オートファジーから逃れている（図10）[13]．比較的弱毒な細胞内寄生細菌は，健常人の細胞に感染しても，自然免疫系が活性化され，活性化マクロファージによって捕食分解される．しかしながら免疫不全患者や高齢者ではマクロファージによる殺菌機構の活性が減弱しており，また，菌を取り込んだファゴソームとリソソームの融合や，オートファジーの誘導も遅れるため，菌体がマクロファージ内で生存・増殖する機会が増え，マクロファージから全身感染へと進行しやすく，重症化しやすい．

● 粘膜感染病原細菌モデルとしての *Shigella* 感染様式（図11）[14]

Shigella は細菌性赤痢起因菌で，ヒトとサルにの

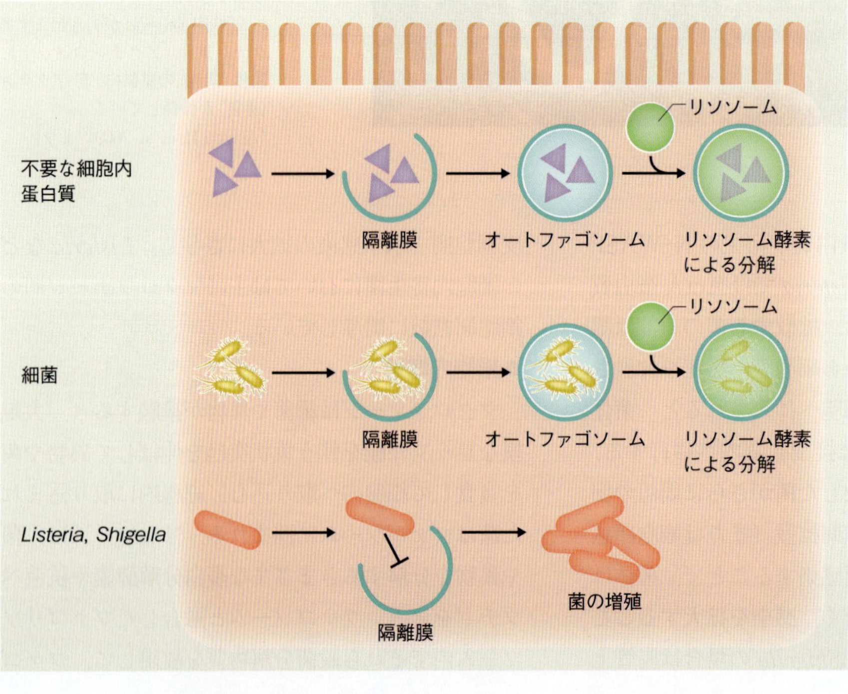

図10　細胞内オートファジーと病原細菌

細胞内の不要になった蛋白質や侵入細菌は，オートファゴソームに取り込まれ，融合したリソソーム内部の酵素によって分解される．*Listeria* や *Shigella* は，菌体が隔離膜に包まれるのを阻止する機構があるため，細胞内で増殖できる．

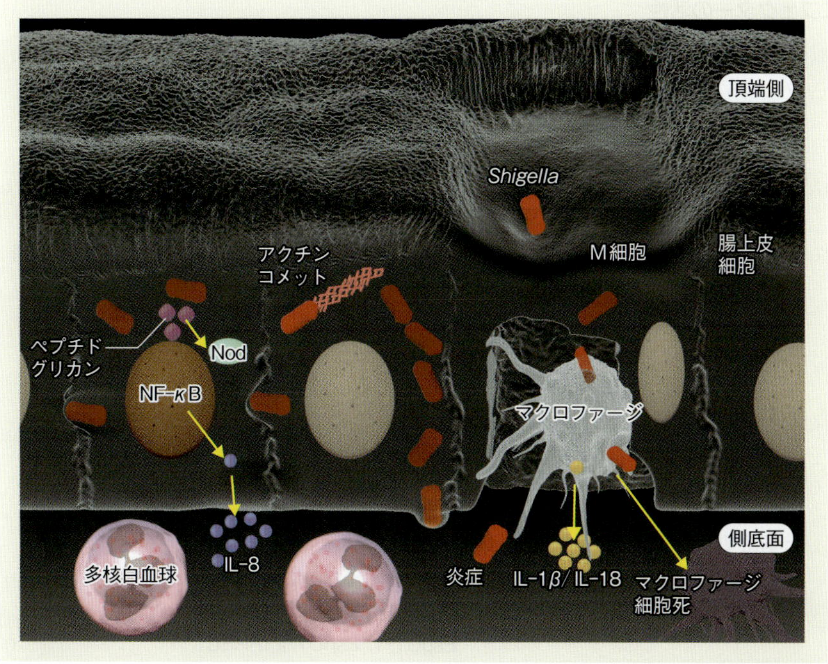

図11 *Shigella* の腸管粘膜感染模式図
腸管下部のM細胞から粘膜下に侵入した*Shigella*は，吸収上皮細胞に側底面から侵入すると，細胞内で増殖しつつ隣接上皮細胞へ感染を拡大する．感染細胞から産生される炎症性サイトカインによって感染部位に強い炎症が誘導され，粘血性下痢が生じる．

み感染する．*Shigella* は経口感染すると潜伏期1〜4日後に，発熱，下痢，腹痛を発症する．開発途上国では年間1億人以上が罹患し，数10万人が死亡している．*Shigella* が保持する200〜220 kDaの巨大プラスミド上の病原遺伝子塊に，主要な病原遺伝子（VirG，IpaB，IpaC，IpgBなど）が存在する．

経口的に侵入した *Shigella* は，胃酸に抵抗して腸管下部に到達すると，増殖しつつ大腸や直腸の孤立リンパ濾胞の円蓋部に散在するM細胞から粘膜下に侵入する．菌はM細胞直下のマクロファージに侵入後細胞死を誘導して粘膜下に離脱すると，吸収上皮細胞に側底面から侵入する．菌体は吸収上皮細胞内で増殖しつつ，アクチン重合を利用して細胞質内を運動し，隣接上皮細胞へ感染を繰り返す（図9）．感染マクロファージからはIL-1βやIL-18が放出され，また，感染上皮細胞からはIL-8が放出される結果，感染部位に強い炎症が生じ，粘膜組織にびらんや潰瘍が形成され，粘血性下痢が生じる．しかし菌体の侵襲は粘膜上皮細胞内にとどまり，全身性感染には至らない．

Shigella の病原性にかかわる多くの因子（エフェクター）は，III型分泌装置により直接標的宿主細胞へ注入される（表2）[14]．注入されたエフェクターによって，F-アクチンの再構築を伴う大規模な貪食が誘発される．また，その他種々のエフェクターのなかには，細胞内で菌体ペプチドグリカンなどにより誘導される炎症反応を抑制するものや，細胞接着の増大や細胞周期の抑制によって，感染による粘膜細胞剝離を抑制するように作用するものがあり，*Shigella* はこれらの作用で病原性を調節することが明らかになってきた．

おわりに

生物学的に発達進化した存在であるヒトの粘膜バリアーは，巧みな生体防御機能を有するが，病原細菌も巧みな高次機能を発揮して，ヒトに対峙する存在である．細菌感染症は，抗生物質の出現によって完全に制圧されたかに一時は思われた．しかし近年の新興・再興感染症の流行や，多剤耐性菌の出現をみても明らかなように，現在もヒトは病原細菌の脅威にさらされている．今後さらに細菌の感染分子機構の詳細な解析を行い，病原細菌の理解を深めることで，抗生物質とは異なる新たな感染予防・治療法

表2 *Shigella* III型分泌装置エフェクターの活性

エフェクター	生化学的活性	標的分子	感染における役割	ホモログ
IpaA	不明	Vinculin	侵入	SipA (SspA ; *Salmonella*)
IpaB	分泌装置	カスパーゼ1, CD44, Mad2L2	マクロファージアポトーシス, 上皮細胞細胞周期停止	SipB (SspB ; *Salmonella*), YopB (*Yersinia*)
IpaC	分泌装置	不明	侵入	SipC (SspC ; *Salmonella*)
IpgB1	RhoG 様活性, Rac1 GEF様活性	ELMO	侵入	SifA, SifB (*Salmonella*), Map (腸管出血性大腸菌〈enterohemorrhagic *E. coli* : EHEC〉, EPEC, *Citrobactor rodentium*), EspM1, EspM2 (EHEC)
IpgB2	RhoAGEF様活性	mDia, ROCK	不明	
IpgD	イノシトールリン酸ホスファターゼ	ホスファチジルイノシトール4, 5-二リン酸	侵入, 細胞内生存	SopB (SigD ; *Salmonella*)
VirA	不明	チューブリン	侵入, 細胞内拡散	EspG (EHEC, EPEC, *Citrobactor rodentium*), EspG2 (Orf3 ; EPEC)
IcsB	不明	赤痢菌VirG	オートファジー回避	BopA (*Burkholderia*)
OspC1	不明	不明	好中球遊走	OspC2, C3, C4 (*Shigella*), OspC2 (腸炎 *Vibrio*)
OspE2	不明	不明	細胞間拡散	OspE1 (*Shigella*), EspO1STYM (*Salmonella*), EspO1-1, EspO1-2 (EHEC)
OspF	ホスホスレオニンリアーゼ	MAPキナーゼ	自然免疫抑制	SpvC (*Salmonella*), HopAI1 (*P. aeruginosa*), VirA (*Chromobacterium violaceum*)
OspG	セリン/スレオニンキナーゼ	E2 ユビキチン結合酵素	自然免疫抑制	YE2447 (*Yersinia enterocolitica* 〈腸炎エルシニア〉), NleH (*Citrobactor rodentium*), NleH1-1, NleH1-2 (EHEC)
IpaH9.8	E3 ユビキチンリガーゼ	U2AF35, 酵母Ste7	自然免疫抑制	IpaHs (*Shigella*), SspH1, SspH2, SlrP (*Salmonella*), YP3416, YP3418 (*Yersinia pestis*), PSPTO1492, PSPTO4093 (*Pseudomonas syringae*)
IpaH7.8	E3 ユビキチンリガーゼ	不明	ファゴソームからの離脱	
染色体IpaHs	不明	不明	自然免疫抑制	

を開発していくことが急務であろう.

(三室仁美, 笹川千尋)

◉引用文献

1. Sorg I, Cornelis GR. The type III secretion system. Wooldridge K (editor). Bacterial Secreted Proteins-Secretory Mechanisms and Role in Pathogenesis, Caister Academic Press, UK, 2009; p.93-116.
2. Abdallah AM, Gey van Pittius NC, Champion PA, et al. Type VII secretion—mycobacteria show the way. Nat Rev Microbiol 2007; 5: 883-891.
3. Kubori T, Matsushima Y, Nakamura D, et al. Supramolecular structure of the Salmonella typhimurium type III protein secretion system. Science 1998; 280: 602-605.
4. T Morita-Ishihara, M Ogawa, H Sagara, et al. *Shigella* Spa33 is an essential C-ring component of type III secretion machinery. J Biol Chem 2006; 281; 599-607.
5. Backert S, Meyer TF. Type IV secretion systems and their effectors in bacterial pathogenesis. Curr Opin Microbiol 2006; 9: 207-217.
6. Mougous JD, Cuff ME, Raunser S, et al. A virulence locus of Pseudomonas aeruginosa encodes a protein secretion apparatus. Science 2006; 312: 1526-1530.
7. Pukatzki S, Ma AT, Sturtevant D, et al. Identification of a conserved bacterial protein secretion system in *Vibrio cholerae* using the Dictyostelium host model system. Proc Natl Acad Sci USA 2006; 103: 1528-1533.
8. Simeone R, Bottai D, Brosch R. ESX/type VII secretion systems and their role in host-pathogen interaction. Curr Opin Microbiol 2009; 12: 4-10.
9. 笹川千尋 : 細菌の病原性と生体防御機構の克服総論. 笹川千尋, 林 哲也 (編). 医科細菌学, 改訂第4版, 南江堂, 2008 ; p.149-151.
10. Hayward RD, Leong JM, Koronakis V, et al. Exploiting pathogenic Escherichia coli to model transmembrane receptor signalling. Nat Rev Microbiol 2006; 4:

358–370.

11. Rosenshine I, Ruschkowski S, Stein M, et al. A pathogenic bacterium triggers epithelial signals to form a functional bacterial receptor that mediates actin pseudopod formation. Embo J 1996; 15: 2613–2624.
12. Ashida H, Ogawa M, Mimuro H, et al. *Shigella* infection of intestinal epithelium and circumvention of the host innate defense system. Sasakawa C (editor). Molecular Mechanisms of Bacterial Infection via the Gut. Current Topics in Microbiology and Immunology. Springer, 2009; 337: 231–255.
13. Yoshikawa Y, Ogawa M, Hain T, et al. Listeria monocytogenes ActA-mediated escape from autophagic recognition. Nature Cell Biology 2009; 11: 1233–1240.
14. Ogawa M, Handa Y, Ashida H, et al. The versatility of Shigella effectors. Nat Rev Microbiol 2008; 6: 11–16.

b

ウイルスによる粘膜感染

はじめに

ウイルスの侵入門戸は，そのほとんどは気道粘膜や，腸管粘膜あるいは性器の粘膜である．粘膜へのウイルス感染を考えたときに重要なステップとなるのが，ウイルス粒子の細胞表面への吸着とその侵入機構である．本項ではその2つのステップに重点を置いて解説する．

ウイルスの構造

ウイルスは基本的に2つ，あるいは3つの構成要素からなる（図1）．1つはゲノムで一本鎖あるいは二本鎖のDNAやRNAであり，DNAとRNAの両方を持つものはない．2つ目はカプシドと呼ばれる構造物でウイルス蛋白質によって構成される．3つ目はエンベロープと呼ばれる脂質二重膜で，ウイルスが感染した宿主細胞に由来する膜である．エンベロープ上にはウイルス由来の糖蛋白質が存在する．ウイルスによってはエンベロープを持たず，殻となるカプシドに囲まれた遺伝物質のみからなる．エンベロープを持つウイルスでは，カプシドに囲まれた遺伝物質がさらにエンベロープで囲まれる構造が一般的である．

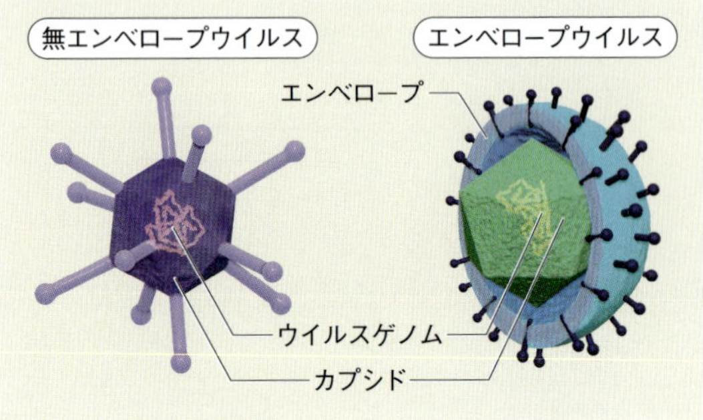

図1 ウイルスの構造
ウイルスはDNAあるいはRNAからなるゲノム，ゲノムを覆うカプシドを最低の構成要素としている．宿主細胞由来の膜をエンベロープとして持つウイルスも多数存在する．エンベロープウイルス表面にはウイルスのエンベロープ蛋白質がある．

ウイルスの増殖サイクル

ウイルスは，生合成代謝酵素やリボソームなどを持たないため自己増殖できない．そのため，増殖するためには宿主細胞に感染し，細胞の機能を利用する必要がある．ウイルスの増殖サイクルは，ウイルスの表面蛋白質が宿主細胞表面にある特異的な細胞受容体と結合することから始まる．細胞表面に吸着したウイルスは直接あるいはエンドサイトーシスを介して細胞内に侵入し，ウイルスの遺伝物質（ゲノム）を細胞内に放出する．この際，エンベロープウイルスの場合は宿主細胞の細胞膜と膜融合を起こして侵入するパターンが最も多いが，エンベロープのないウイルスの場合は，その機構はよくわかっていないものが多い．細胞質内に放出されたゲノムはその複製を行う場所に輸送される．

一般的にDNAウイルス（例：単純ヘルペスウイルス）は核内で複製するものが多いのに対して，RNAウイルス（例：麻疹ウイルス）は細胞質で複製するものが主である．それぞれの場所において，ウイルスゲノムは，多くの場合，ウイルスのポリメ

表1 ウイルスの侵入部位

侵入部位	ウイルス	ウイルス科	主な標的臓器，部位
上部気道粘膜	単純ヘルペスウイルス（HSV-1，-2）	*Herpesviridae*	脳，脊髄，末梢神経節，上気道，角膜
	水痘帯状疱疹ウイルス	*Herpesviridae*	脳，脊髄，末梢神経節，上気道，角膜，皮膚
	Epstein-Barr ウイルス	*Herpesviridae*	上咽頭上皮
	アデノウイルス	*Adenoviridae*	呼吸器，結膜
	ワクシニアウイルス	*Poxviridae*	皮膚，肝臓，脾臓，脳，肺
	A，B，C型インフルエンザウイルス	*Orthomyxoviridae*	上部気道
	パラインフルエンザウイルス	*Paramyxoviridae*	上部気道
	RSウイルス	*Paramyxoviridae*	上部気道
	麻疹ウイルス	*Paramyxoviridae*	上部気道，脳，細網内皮，リンパ球
	ムンプスウイルス	*Paramyxoviridae*	上部気道，唾液腺，精巣，卵巣，髄膜
	SARSコロナウイルス	*Coronaviridae*	呼吸器，腸管
	風疹ウイルス	*Togaviridae*	上部気道，脳
	ライノウイルス	*Picornaviridae*	上部気道
	コクサッキーウイルス	*Picornaviridae*	上部気道，腸管，脊髄，心筋，皮膚
	エコーウイルス	*Picornaviridae*	上部気道，腸管，脊髄，心筋，皮膚
	エンテロウイルス（EV71）	*Picornaviridae*	腸管・咽頭
腸管粘膜	ロタウイルス	*Reoviridae*	腸管
	ポリオウイルス	*Picornaviridae*	脳，脊髄，末梢神経節，腸管，上部気道
	コクサッキーウイルス	*Picornaviridae*	上部気道，腸管，脊髄，心筋，皮膚
	エンテロウイルス	*Picornaviridae*	腸管・咽頭
	ノロウイルス	*Caliciviridae*	腸管
	A型肝炎ウイルス	*Picornaviridae*	肝臓，腸管
	E型肝炎ウイルス	*Hepeviridae*	肝臓
その他粘膜（性器など）	ヒト免疫不全ウイルス	*Retroviridae*	リンパ球
	ヒトTリンパ球指向性ウイルスI	*Retroviridae*	リンパ球
	ヒトパピローマウイルス	*Papillomaviridae*	皮膚，粘膜

ラーゼによって複製される．また，ゲノムからmRNA が転写されウイルス蛋白質の合成を行った後，ウイルスゲノムの粒子内への取り込みが行われ，組み立てられたウイルス粒子が，細胞外へ放出される．

細胞表面への吸着

ウイルスの侵入門戸は，吸血性の節足動物を介して感染するウイルスの場合以外，そのほとんどは鼻，咽頭などの上部気道粘膜や，腸管粘膜あるいは性器の粘膜の上皮細胞である（**表1**）．基本的にすべての粘膜の表面には感染の障壁となる構造や物質が存在している．粘膜上皮はその名のとおり表面が粘液で覆われている．この粘液はウイルスが細胞表面へと向かうのを阻止する．また，細胞膜に結合した厚い糖衣は粘液と同様の障壁機能を有すると考えられている（3章参照）．

細胞間のタイト結合は，ウイルスが上皮下の構造物や上皮細胞の基底面へ侵入することを防ぐ働きを持つ．また，粘膜上皮から分泌される免疫グロブリン[1)]や抗微生物活性を持つペプチド[2)]はウイルスの増殖を阻止する（3章b，8章a参照）．これらのバリアーを越えることができたウイルスが上皮細胞の表面に到達して感染する．ウイルスは，粘膜上皮細胞に感染後，さまざまな部位で増殖するが，ウイルスによって組織指向性が異なる．インフルエンザウイルス，ロタウイルスなどは上気道や腸管の粘膜細胞に感染後，その周辺の粘膜細胞で増殖を繰り返すのに対して，ポリオウイルス，水痘帯状疱疹ウイルス，A 型，B 型肝炎ウイルスなどは，腸管や咽頭などの粘膜から侵入後，増殖し，神経，皮膚あるいは肝臓などに移行し，増殖する．

この指向性を決定する大きな要素の一つが宿主体内の受容体分布である．時に，受容体の分布や動態によってどの臓器，組織，あるいは細胞にウイルスが感染できるかが決まる．ウイルスの受容体とは，単に細胞とウイルスを結合させるだけではなく，ウイルスの表面蛋白質による膜融合や侵入に関与し，ウイルスが受容体に結合したシグナルを細胞質に伝えてエンドサイトーシスなどを誘導して細胞侵入を担う分子である（図 2）．

ウイルス受容体とともに重要なのが結合因子あるいは補助受容体と呼ばれる分子で，ウイルス粒子を細胞表面にとどめて，ウイルスの濃度を高めることで細胞への感染を助ける働きを持つ．しかし，受容体とは異なり結合因子はウイルスの細胞侵入の促進や，シグナル伝達を担う機能は有しておらず，結合因子とウイルスの相互作用の特異性は必ずしも高くない（図 2）．また，受容体と結合因子は明確に区別できない場合も多い．

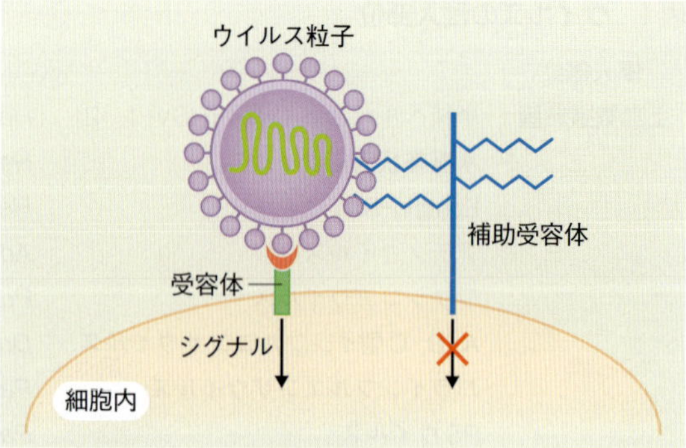

図2 細胞受容体と補助受容体
細胞受容体はウイルスが受容体に結合したシグナルを細胞質に伝えてエンドサイトーシスなどを誘導して細胞侵入を担うことができる分子である．一方，結合因子あるいは補助受容体はウイルス粒子を細胞表面にとどめて，ウイルスの濃度を高めることで細胞への感染を助ける働きを持つ．しかし，受容体とは異なり結合因子はウイルスの細胞侵入の促進や，シグナル伝達を担う機能を持っていない．

ここ十数年間で，ウイルスの受容体や結合因子が数多く同定された（表 2）．それらは，生理学的リ

表2 ウイルスの細胞受容体

ウイルス	ゲノム	エンベロープ	受容体	結合因子
単純ヘルペスウイルス (HSV-1, -2)	二本鎖DNA	有	Nectin1, HVEM	ヘパラン硫酸プロテオグリカン (HSPG)
水痘帯状疱疹ウイルス	二本鎖DNA	有	Man6-P/IGFII-R, Nectin1	HSPG
ヒトサイトメガロウイルス	二本鎖DNA	有	$\alpha_v\beta_3$, $\alpha_2\beta_1$, $\alpha_6\beta_1$ インテグリン	HSPG
アデノウイルス	二本鎖DNA	無	CAR	HSPG
ヒト免疫不全ウイル (HIV-1)	一本鎖RNA	有	CD4, CCR5	Galactosyl ceramide, HSPG
A型，B型インフルエンザウイルス	一本鎖RNA	有	シアリルオリゴ糖	－*
C型インフルエンザウイルス	一本鎖RNA	有	9-O-アセチルシアル酸を持つ糖鎖	－
麻疹ウイルス	一本鎖RNA	有	CD46, SLAM (CDw150)	－
ニパウイルス	一本鎖RNA	有	EphrinB2	－
SARSコロナウイルス	一本鎖RNA	有	ACE2	－
ロタウイルス	一本鎖RNA	無	$\alpha_2\beta_5$, $\alpha_4\beta_1$, $\alpha_v\beta_3$ インテグリン	－
コクサッキーウイルス	一本鎖RNA	無	CAR	－
ポリオウイルス	一本鎖RNA	無	PVR (CD155)	－
ライノウイルス (major group)	一本鎖RNA	無	ICAM1	－
ライノウイルス (minor group)	一本鎖RNA	無	LDLRファミリー	－
エコーウイルス	一本鎖RNA	無	$\alpha_2\beta_5$ インテグリン	DAF
エンテロウイルス71	一本鎖RNA	無	PSGL-1, SCARB2	－
レオウイルス	二本鎖RNA	無	タイト結合関連蛋白質	シアル酸 (糖鎖)

*：－は不明

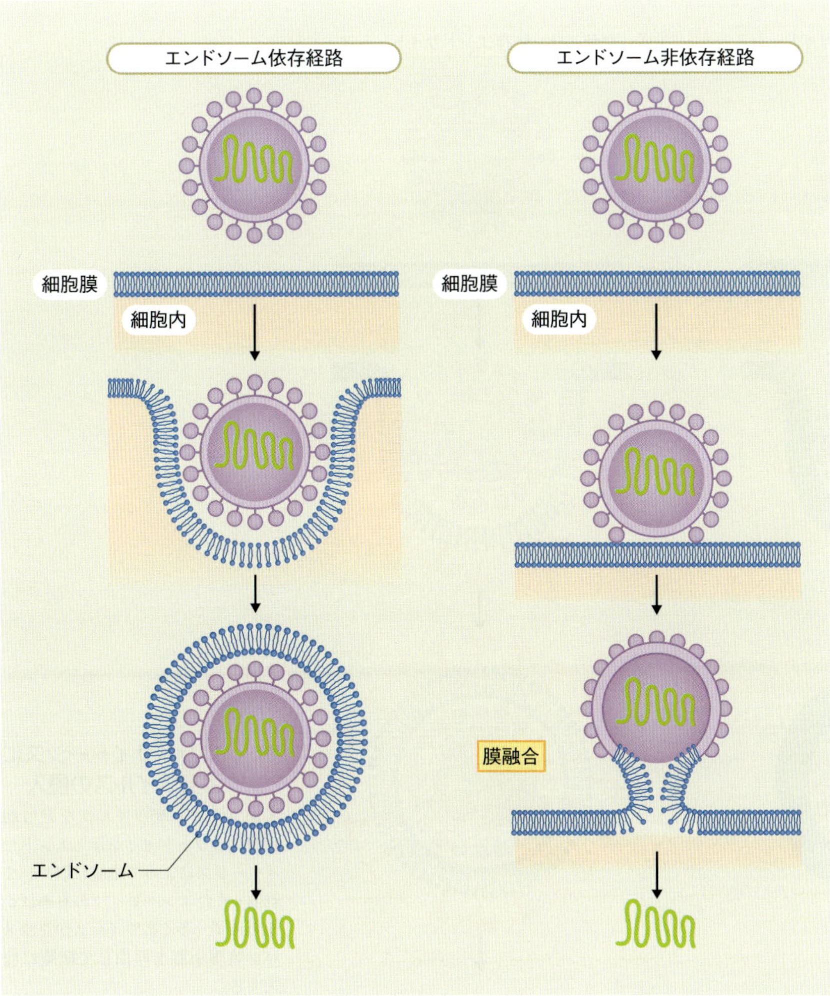

図3 ウイルスの細胞侵入経路
エンドサイトーシス依存経路では，細胞表面にウイルスが吸着後，エンドサイトーシスで細胞に侵入する．エンドサイトーシス非依存経路では，細胞膜吸着後，膜融合を起こしウイルスゲノムを細胞質に放出する．

ガンドが結合する受容体，糖蛋白質，イオンチャネル，ガングリオシド，糖質やプロテオグリカンなど多種にわたる．特に免疫グロブリンスーパーファミリーに属する膜蛋白質や末端にシアル酸を持つ糖鎖，インテグリンファミリーの蛋白質が受容体として利用されることが多い．これらの分子本来の生理学的機能とウイルスとの結合は関係がないことが多い．

ウイルスの細胞への侵入

上皮の非特異的なバリアーを越えて細胞受容体と結合したウイルスは，細胞に侵入し，感染する．基本的に，上皮細胞の細胞膜から直接侵入する方法とエンドサイトーシスを介した方法のどちらかを使う[3)]（図3）．

エンベロープウイルスは上皮細胞膜上にある受容体と結合した後，膜融合を起こし細胞質に侵入する．極性化した単層上皮細胞の細胞膜は，異なる脂質や蛋白質から構成されている異なる2つのドメイン，つまり頂端膜あるいは基底膜に分けられ，ウイルスはふつうそのどちらかの極から感染する．同じエンベロープウイルスでも頂端膜側から感染するもの[4-6)]や基底膜側から感染するもの[7)]に分かれる．ただし，同じファミリーに属するウイルスでも同じ極から感染するとは限らない[6, 8, 9)]．これは異なる細胞受容体を使うことと関係がある．一方，ポリオウイルスなどは頂端膜および基底膜の両方から感染

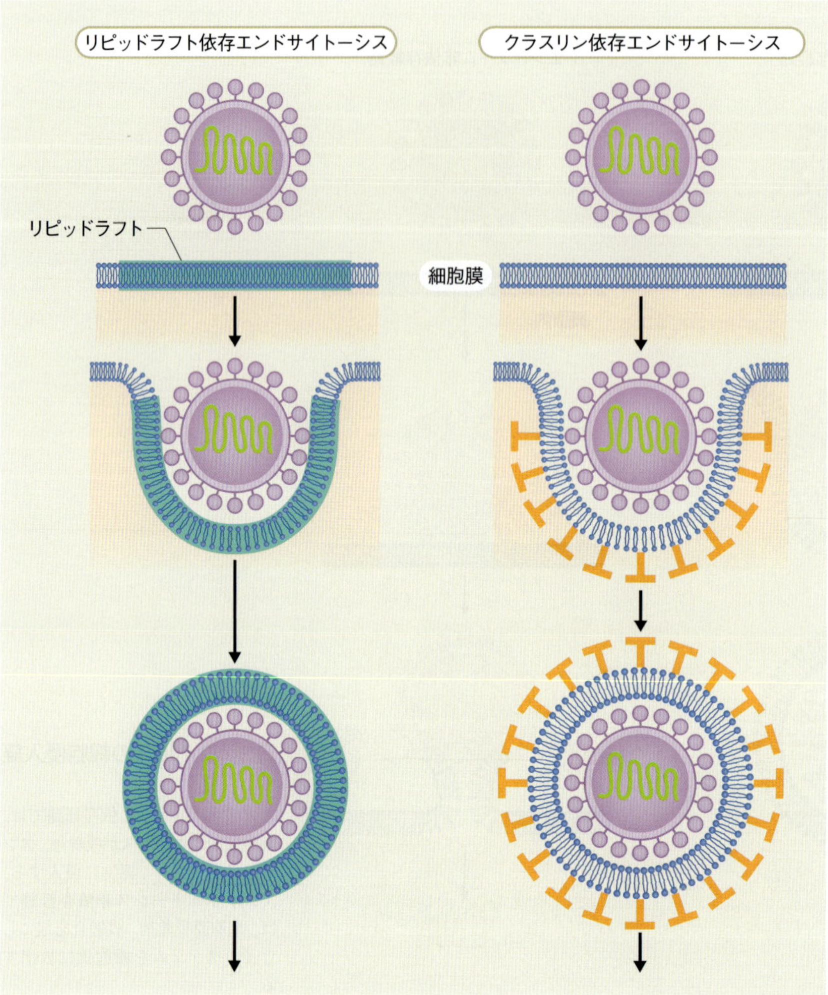

図4 エンドサイトーシスによるウイルスの侵入
インフルエンザウイルスなどは細胞膜のラフトドメインからエンドサイトーシスによって細胞に取り込まれる．またエンベロープの有無にかかわらず，多くのウイルスがクラスリン被覆小胞を経由して細胞に侵入する．

できる[10, 11]．

エンベロープの有無にかかわらず，多くのウイルスはエンドサイトーシスで上皮細胞に侵入する．一般的にはエンドソーム内で膜融合を起こすことで，細胞質に侵入する．この様式には低pHや高カルシウムイオン濃度などのエンドソームの環境が必要である．

極性化した単層上皮細胞では，頂端側と基底側のエンドソームのプロセシングやソーティング機構が異なるように，ウイルス侵入の極性は感染の結果を決定する因子となる．しかしながら，細胞株は生体内の上皮細胞とは状態が著しく異なることが多いために，細胞株を用いた実験ではウイルス侵入の極性は本来とは異なる場合がある[12]．インフルエンザウイルス[13]やA型肝炎ウイルス[14]などのエンベロープウイルスは頂端側からエンドサイトーシスされるのに対して，同じくエンベロープウイルスの水疱性口内炎ウイルス（vesicular stomatitis virus：VSV）は基底側からもエンドサイトーシスによって感染可能である[3]．これらのウイルスはエンドソームのpH依存的に細胞質に侵入する．その他のウイルスはどちらの極からのエンドサイトーシスでも上皮細胞株に感染できる[15]．しかし，どちらの経路も特異的な感染様式を示す．

重層上皮細胞やタイト結合が形成されていない未熟な腸管上皮細胞ではウイルスの侵入は極性化されていない．そのかわりに，ウイルスは多様なエンドサイトーシスの過程をたどる（図4）．フィロウイ

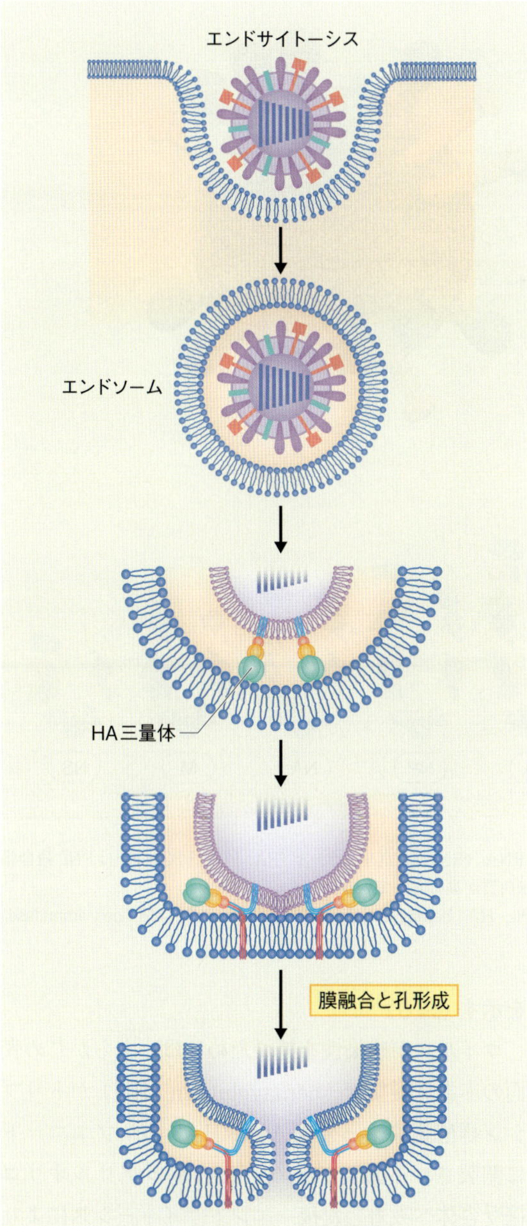

図5 インフルエンザウイルスの膜融合
ウイルス粒子はHAが細胞表面のシアル酸を持つ糖鎖に結合し，エンドサイトーシスによって細胞内に侵入する．エンドソーム内の酸性条件下でHA分子がコンフォメーション変化を起こし，ウイルスのエンベロープとエンドソーム膜が融合する．その後ウイルスのゲノムが細胞質に放出される．
(Horimoto T, et al. 2005[26] より改変)

ルス，インフルエンザウイルス，SV40や麻疹ウイルスは細胞膜のラフトドメインからエンドサイトーシスによって細胞に取り込まれる[16-20]．また，エ

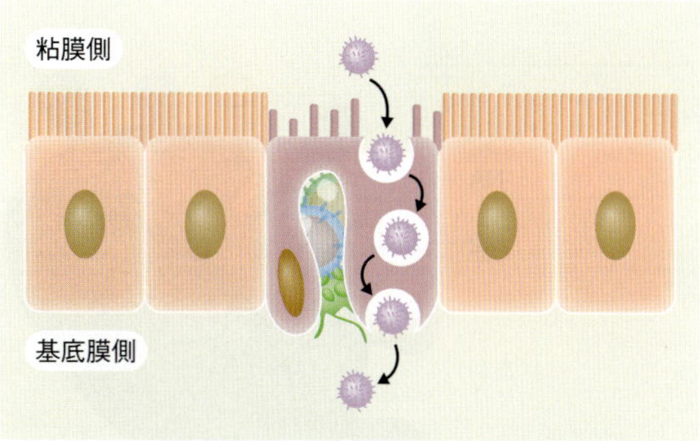

図6 トランスサイトーシスによるウイルスの侵入
HIVなどのウイルスは粘膜側の上皮細胞表面で細胞受容体あるいは補助受容体と結合しエンドサイトーシスによって侵入し，細胞に感染することなく，また感染性を保持したまま基底膜側に放出される．

ンベロープを持つセムリキ森林ウイルス（Semliki forest virus：SFV）やシンドビスウイルス，エンベロープのないJCポリオーマウイルス，パルボウイルス，アデノウイルス2，エコーウイルスやライノウイルスは細胞受容体に依存したクラスリン被覆小胞による経路のエンドサイトーシスを利用している[21-25]．

インフルエンザウイルス，水疱性口内炎ウイルス，セムリキ森林ウイルスなどのエンドソーム内に取り込まれたウイルス粒子は，表面の蛋白質が弱酸性のpHに依存してコンフォメーション変化を起こして，エンドソーム膜と融合し細胞質に侵入する（図5）[26]．一方，ポリオウイルスなどのエンベロープのないウイルスは，リソソームと結合して，pH非依存的にエンドソームから細胞質へとトランスロケーションする[10, 11]．ロタウイルスではカルシウムイオン依存的かつpH非依存的に脱殻するモデルが提唱されている[27]．

いくつかのウイルスは，トランスサイトーシスによって上皮細胞に感染することなく単に上皮細胞を通過することができる（図6）．それらのウイルスは感染性を保持したまま反対の極，つまり粘膜下層に放出され感染を拡大することができる．Peyer板を覆っているM細胞からトランスサイトーシスによってヒト免疫不全ウイルス（HIV-1）[28]，ポリオウイルス[29]，レオウイルス[30]が侵入していることが報告されている．

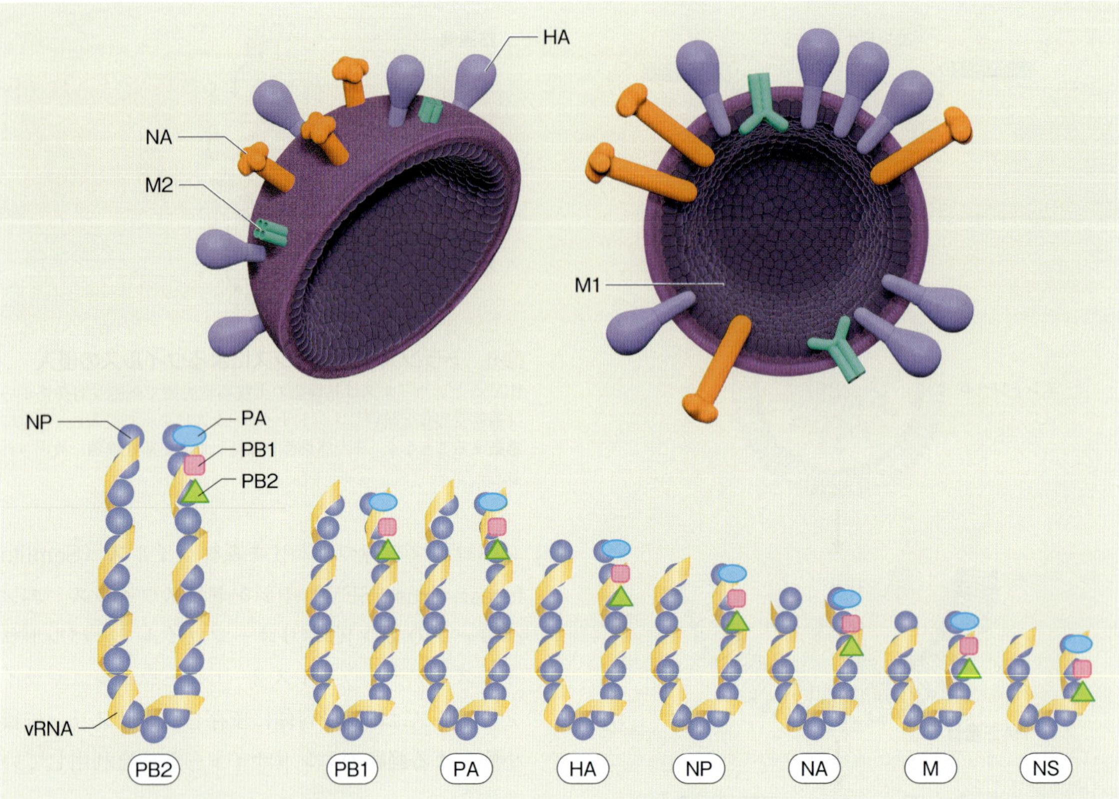

図7　インフルエンザウイルスの構造

インフルエンザウイルスは8本の1本鎖RNAをゲノムとして持つ．ウイルスRNA（vRNA）とポリメラーゼ（PA，PB1，PB2）・NPはRNP複合体を形成する．ウイルス表面にはHA，NA，M2が存在し，エンベロープをM1蛋白質が裏打ちしている．
PB2：polymerase basic 2，PB1：polymerase basic 1，PA：polymerase acidic，HA：hemagglutinin，NP：nucleoprotein，NA：neuraminidase，M：matrix，NS：non-structural

インフルエンザウイルスの粘膜感染

インフルエンザウイルスは，8本に分節化された一本鎖のRNAをゲノムとして持つエンベロープウイルスである（図7）．感染はくしゃみや咳などの飛沫により，あるいは汚染した手などから体内に侵入し，気管・気管支上皮細胞のシアリルオリゴ糖受容体を介して行われる．感染細胞からは高濃度のウイルスが気管内に排出される．ただし，細胞の基底部にウイルスは排出されない．ウイルスは上部気道粘膜上皮細胞から，時には下部気道まで増殖の範囲を広げるが，ウイルス血症はみられない．一般に，感染は呼吸器に限局しほかの臓器には広がらない．発症した患者は，発熱，咽頭炎，筋肉痛，関節痛などの症状を示す．インフルエンザウイルスの増殖環を示す（図8）[31]．

ウイルスが感染性を持つためには，あらかじめ表面の赤血球凝集素（hemagglutinin：HA）がトリプシン様酵素によってHA1とHA2のサブユニットに開裂される必要がある．HA1がシアリルオリゴ糖受容体へ吸着した後，エンドサイトーシスにより侵入する．エンドソームの酸性環境下で，HAのコンフォメーションが変化し，HA2が膜融合活性を獲得することにより，エンドソーム膜と融合する．

プロトンチャネルM2は粒子内を酸性にし，脱殻を促す．細胞質に放出されたリボ核蛋白質（ribonucleoprotein：RNP；ウイルスRNAとポリメラーゼ・NPとの複合体）は，ほかのRNAウイルスとは異なり細胞核に輸送され，ウイルスRNAの転写と複製が行われる．RNAポリメラーゼのサブユニットのうちPB1がポリメラーゼの本体，PB2は転

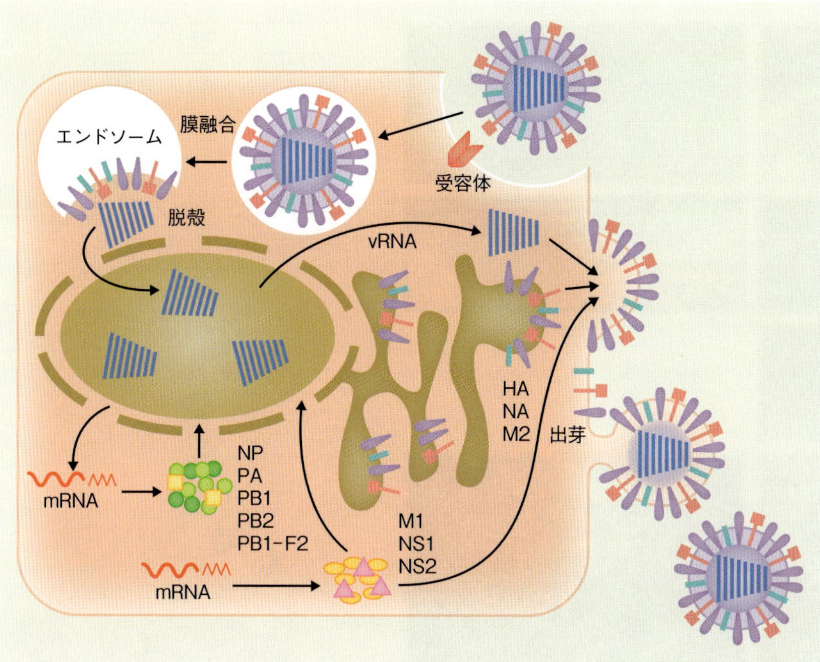

図8 インフルエンザウイルスの増殖サイクル

HA がシアル酸受容体へ吸着した後，エンドサイトーシスにより侵入する．酸性エンドソームで活性化される HA の膜融合能によりエンドソーム膜と融合し，脱殻する．細胞質に放出された RNP（ウイルス RNA とポリメラーゼ・NP との複合体）は細胞核に入り，ウイルス RNA の転写と複製が行われる．合成されたウイルス RNA は RNP を形成し，核外に輸送され，ウイルス蛋白質とともに細胞膜脂質ラフトドメインで 8 分節のセットで新しい粒子として組み立てられる．細胞膜から出芽するウイルス粒子は，NA 活性により細胞表面のシアル酸が除かれることで放出される．

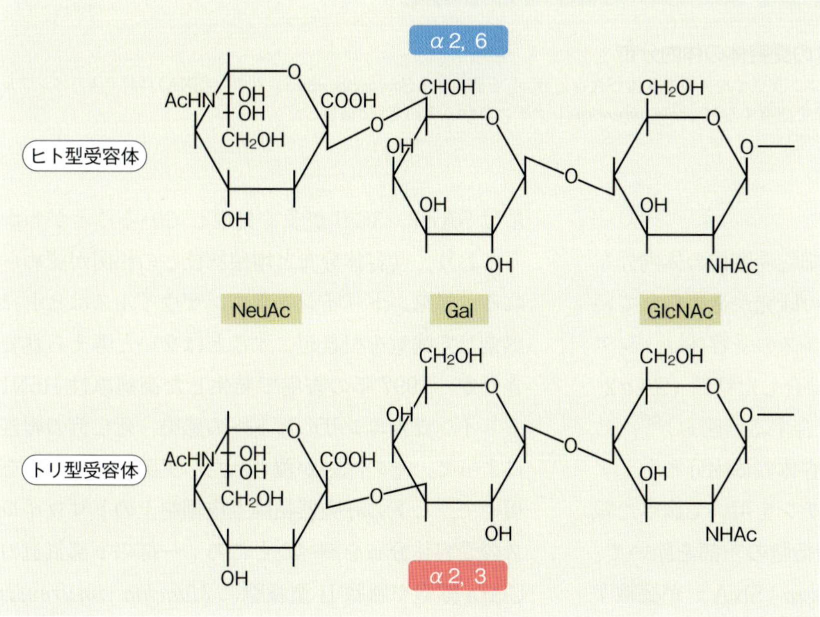

図9 インフルエンザウイルスの受容体

インフルエンザウイルスの受容体はシアル酸を末端に持つ糖鎖を含む分子である．シアル酸とガラクトースの結合様式により，ヒト型受容体（SAα2, 6Gal）とトリ型受容体（SAα2, 3Gal）とに分かれる．

写プライマーである細胞 mRNA 由来の cap 化オリゴ RNA のリクルート，PA は複製過程に必要である（図 8）．

合成されたウイルス RNA は RNP を形成し，NS2（NEP）の作用で Crm1/RanGTP 経路により核外に輸送され，ウイルス蛋白質とともに細胞膜脂質ラフトドメインで 8 分節のセットで新しい粒子として組み立てられる．NS1 は細胞のインターフェロン誘導に拮抗したり，細胞 mRNA の輸送阻害に働く．細胞膜から出芽するウイルス粒子は，NA 活性により細胞表面のシアル酸を除き，感染細胞への再吸着を防ぐことにより，感染性粒子として放出さ

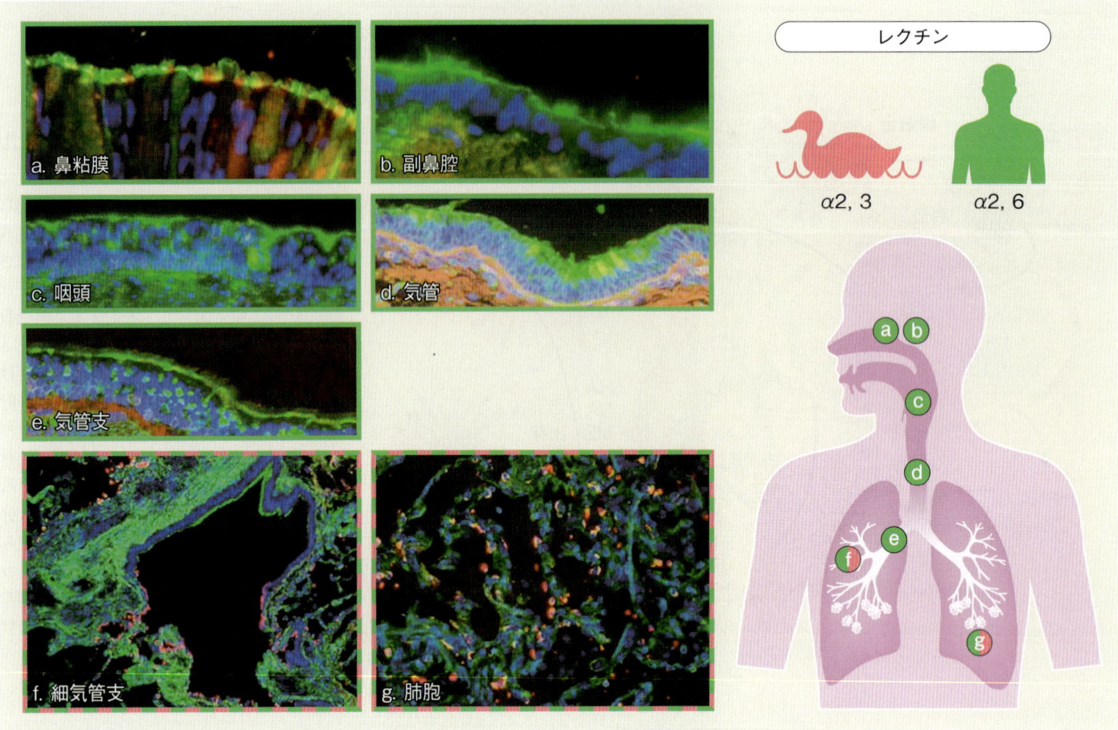

図10 インフルエンザウイルスの受容体の体内分布

ヒトの気道組織（a～g）をヒトインフルエンザウイルスの受容体（SA α 2, 6Gal）を認識する*Sambucus nigra*レクチン（SNA）（緑）とトリインフルエンザウイルスの受容体（SAα2, 3Gal）を認識する*Maackia amurensis*レクチン（MAA II）（赤）で染色した.
（Shinya K, et al. Nature, 2006[33]より改変）

れる（図8）.

インフルエンザウイルスの細胞受容体の体内分布と増殖部位の相関性についての研究が進められている．ヒトインフルエンザウイルスの受容体は，シアル酸がガラクトースにα2, 6結合した糖鎖（SAα2, 6Gal）で，HAが受容体と結合する（図9）[32]．ヒトインフルエンザウイルス受容体の体内分布をシアリルオリゴ糖に特異的なレクチンを用いて調べた報告では，線毛を有する鼻粘膜細胞の一部を除いて，上部気道には，*Sambucus nigra*（SNA）が認識するSAα2, 6Galが多量に発現していることが確認された（図10）[33]．この報告は，インフルエンザが上部の呼吸器でよく増殖することを示している．

一方，H5N1ウイルスなどのトリインフルエンザウイルスの受容体はシアル酸がガラクトースにα2, 3結合した糖鎖（SAα2, 3Gal）である（図9）[32]．インフルエンザウイルスは自然宿主である水禽類のなかでは，主にその腸管で増殖する．水禽類の腸管にはSAα2, 3Galが多く発現していることがわかっており，受容体分布と増殖部位との相関が認められる．従来，トリインフルエンザウイルスはヒトに感染して病気を引き起こすことはないと考えられてきたが，1997年の香港で発生した高病原性H5N1トリインフルエンザのヒトへの感染・死亡例の報告によって，その認識が覆された．実際にレクチンを用いて，ヒトの呼吸器粘膜上皮細胞上のトリウイルスの受容体分布を調べたところ，一部の下部気道のClara細胞や肺胞II型細胞に*Maackia amurensis*レクチン（MAA II）が結合するSAα2, 3Galが存在することが判明した[33]．このヒト呼吸器におけるトリインフルエンザウイルス受容体の分布は，H5N1ウイルスに感染した患者におけるウイルス増殖あるいはウイルスRNAの分布とよく一致していた[34]．このヒトの呼吸器におけるヒトウイルスとトリウイルスの受容体分布の相違は，H5N1ウイルスがヒトからヒトへ伝播しにくい事実にも関係していると考えられている．インフルエンザウイルスが効率よくヒトからヒトへ伝播するためには，ウイルスが上部気道で効率よく増殖し，患者がくしゃみや咳などをすることで，大量のウイルスを排出し，感染を拡大する必要がある．しかし，ヒトの上部気道にはトリウイルスの受容体がほとんど存在しないので，H5N1 ウイルスは上部気道で効率よく増殖できない．つまり，H5N1 ウイルスがヒトからヒトへ効率よく伝播するためには，HA がヒトウイルスの受容体を強く認識できるような変異を獲得する必要があると推測される．

おわりに

粘膜表面からの侵入機構はウイルスによって様々である．詳細な感染機構が明らかにされつつあるウイルスもある一方で，未だ多くのウイルスでは細胞受容体を含め侵入機構がよくわかっていない．さらなる知見を得るためには，これまでの培養細胞を用いた研究からより実際の感染に近い動物モデルを用いた解析などが重要になってくるであろう．

（村上　晋，堀本泰介，河岡義裕）

◉引用文献

1. Yan H, Lamm ME, Bjorling E, et al. Multiple functions of immunoglobulin A in mucosal defense against viruses: an in vitro measles virus model. J Virol 2002; 76: 10972-10979.
2. Zhang L, Yu W, He T, et al. Contribution of human alpha-defensin 1, 2, and 3 to the anti-HIV-1 activity of CD8 antiviral factor. Science 2002; 298: 995-1000.
3. Compans RW. Virus entry and release in polarized epithelial cells. Curr Top Microbiol Immunol 1995; 202: 209-219.
4. Wang G, Deering C, Macke M, et al. Human coronavirus 229E infects polarized airway epithelia from the apical surface. J Virol 2000; 74: 9234-9239.
5. Blau DM, Compans RW. Entry and release of measles virus are polarized in epithelial cells. Virology 1995; 210: 91-99.
6. Ravkov EV, Nichol ST, Compans RW. Polarized entry and release in epithelial cells of Black Creek Canal virus, a New World hantavirus. J Virol 1997; 71: 1147-1154.
7. Jarvis MA, Wang CE, Meyers HL, et al. Human cytomegalovirus infection of caco-2 cells occurs at the basolateral membrane and is differentiation state dependent. J Virol 1999; 73: 4552-4560.
8. Spear PG. A first step toward understanding membrane fusion induced by herpes simplex virus. Mol Cell 2001; 8: 2-4.
9. Yoon M, Spear PG. Disruption of adherens junctions liberates nectin-1 to serve as receptor for herpes simplex virus and pseudorabies virus entry. J Virol 2002; 76: 7203-7208.
10. Irurzun A, Carrasco L. Entry of poliovirus into cells is blocked by valinomycin and concanamycin A. Biochemistry 2001; 40: 3589-3600.
11. Kronenberger P, Schober D, Prchla E, et al. Uptake of poliovirus into the endosomal system of HeLa cells. Arch Virol 1998; 143: 1417-1424.
12. Ciarlet M, Estes MK. Interactions between rotavirus and gastrointestinal cells. Curr Opin Microbiol 2001; 4: 435-441.
13. Hughes MT, Matrosovich M, Rodgers ME, et al. Influenza A viruses lacking sialidase activity can undergo multiple cycles of replication in cell culture, eggs, or mice. J Virol 2000; 74: 5206-5212.
14. Blank CA, Anderson DA, Beard M, et al. Infection of polarized cultures of human intestinal epithelial cells with hepatitis A virus: vectorial release of progeny virions through apical cellular membranes. J Virol 2000; 74: 6476-6484.
15. Carfi A, Willis SH, Whitbeck JC, et al. Herpes simplex virus glycoprotein D bound to the human receptor HveA. Mol Cell 2001; 8: 169-179.
16. Bavari S, Bosio CM, Wiegand E, et al. Lipid raft microdomains: a gateway for compartmentalized trafficking of Ebola and Marburg viruses. J Exp Med 2002; 195: 593-602.
17. Manie SN, de Breyne S, Vincent S, et al. Measles virus structural components are enriched into lipid raft microdomains: a potential cellular location for virus assembly. J Virol 2000; 74: 305-311.
18. Simons K, Toomre D. Lipid rafts and signal transduction. Nat Rev Mol Cell Biol 2000; 1: 31-39.
19. Norkin LC, Anderson HA, Wolfrom SA, et al. Caveolar endocytosis of simian virus 40 is followed by brefeldin A-sensitive transport to the endoplasmic reticulum, where the virus disassembles. J Virol 2002; 76: 5156-5166.
20. Stang E, Kartenbeck J, Parton RG. Major histocompatibility complex class I molecules mediate association of SV40 with caveolae. Mol Biol Cell 1997; 8: 47-57.
21. Pho MT, Ashok A, Atwood WJ. JC virus enters human glial cells by clathrin-dependent receptor-mediated endocytosis. J Virol 2000; 74: 2288-2292.
22. Parker JS, Murphy WJ, Wang D, et al. Canine and feline parvoviruses can use human or feline transferrin

receptors to bind, enter, and infect cells. J Virol 2001; 75: 3896-3902.
23. Joki-Korpela P, Marjomaki V, Krogerus C, et al. Entry of human parechovirus 1. J Virol 2001; 75: 1958-1967.
24. DeTulleo L, Kirchhausen T. The clathrin endocytic pathway in viral infection. EMBO J 1998; 17: 4585-4593.
25. Fry EE, Lea SM, Jackson T, et al. The structure and function of a foot-and-mouth disease virus-oligosaccharide receptor complex. EMBO J 1999; 18: 543-554.
26. Horimoto T, Kawaoka Y. Influenza: lessons from past pandemics, warnings from current incidents. Nat Rev Microbiol 2005; 3: 591-600.
27. Ruiz MC, Cohen J, Michelangeli F. Role of Ca2 + in the replication and pathogenesis of rotavirus and other viral infections. Cell Calcium 2000; 28: 137-149.
28. Fotopoulos G, Harari A, Michetti P, et al. Transepithelial transport of HIV-1 by M cells is receptor-mediated. Proc Natl Acad Sci U S A 2002; 99: 9410-9414.
29. Iwasaki A, Welker R, Mueller S, et al. Immunofluorescence analysis of poliovirus receptor expression in Peyer's patches of humans, primates, and CD155 transgenic mice: implications for poliovirus infection. J Infect Dis 2002; 186: 585-592.
30. Wolf JL, Rubin DH, Finberg R, et al. Intestinal M cells: a pathway for entry of reovirus into the host. Science 1981; 212: 471-472.
31. Wright P, Neumann G, Kawaoka Y. Orthomyxoviruses. Kinpe DM, Howley PM (editors). Fields virology, 5th ed., Lippincott Williams & Wilkins, Baltimor (MD), 2006; p.1691-1740.
32. Rogers GN, Paulson JC. Receptor determinants of human and animal influenza virus isolates: differences in receptor specificity of the H3 hemagglutinin based on species of origin. Virology 1983; 127: 361-373.
33. Shinya K, Ebina M, Yamada S, et al. Avian flu: influenza virus receptors in the human airway. Nature 2006; 440: 435-436.
34. Uiprasertkul M, Puthavathana P, Sangsiriwut K, et al. Influenza A H5N1 replication sites in humans. Emerg Infect Dis 2005; 11: 1036-1041.

c

寄生虫による粘膜感染

はじめに

マラリアはAIDS，結核と並ぶ世界三大感染症の一つであり，熱帯・亜熱帯地域を中心に年間100～300万人がその犠牲となっている．これまでにさまざまなマラリア対策が講じられてきたがそのコントロールは難しく，抜本的な対策としてマラリアワクチンの開発が期待されている．しかし，マラリアワクチンの開発は容易ではなく，現在さまざまなワクチンが開発途上にある．

一方，呼吸器や消化器といった粘膜組織に存在する粘膜免疫システムを応用した粘膜ワクチンが近年急速に進展しつつある（12章a～d参照）．粘膜ワクチンは注射によるワクチン接種と同様，粘膜組織ばかりでなく全身系免疫システムにも免疫応答を誘導できる．そのうえ，一般的な蛋白ワクチンのように注射器といった投与器具や，低温輸送・保存のためのシステム，いわゆるコールド・チェーンを必要としなくなる可能性も秘めている．

マラリア流行地域のほとんどが社会的インフラの十分に整っていない開発途上国であり，粘膜免疫を応用したワクチンはマラリアのみならず，その他の感染症ワクチンにとっても大きな期待が寄せられている．

本項では現在開発中のマラリアワクチン候補抗原について概観し，その後，次世代のワクチンとして期待される粘膜免疫を応用したマラリアワクチンの開発について紹介する．

マラリアワクチン候補抗原

マラリアはハマダラカによって媒介される寄生虫感染症である．ヒトには，熱帯熱マラリア原虫（*Plasmodium falciparum*），三日熱マラリア原虫（*P. vivax*），四日熱マラリア原虫（*P. malariae*），および卵形マラリア原虫（*P. ovale*）の4種が感染する．マラリア原虫は赤血球中で増殖を繰り返し，発熱や貧血，昏睡というマラリアの臨床症状はこのときに現れる（**図1**）．なかでも致死性の高い熱帯熱マラリア原虫は熱帯・亜熱帯地域を中心に流行し，年間に100～300万人が熱帯熱マラリアの犠牲となっている．ワクチンによってマラリア原虫の感染サイクルを断つ可能性は，その生活環において4カ所が考えられている（**図1**）．それぞれ標的とする抗原，期待するエフェクター機構，予防効果など，さまざまな点で異なり，ワクチンの開発戦略も大きく異なる．これらの候補抗原のうち，開発中の主なマラリアワクチンを**表1**にまとめる．

スポロゾイトワクチン・肝細胞期ワクチン

スポロゾイトを用いたワクチン開発は，1960年代にはすでに始まっていた．マラリア感染した蚊の唾液腺からスポロゾイトを抽出し，X線照射後そのままヒトに接種するというものである．単純ではあるが，その成功はマラリアワクチン開発の歴史における金字塔として現在に至るまで繰り返し引用されている[1)]．その理由はワクチン接種後のスポロゾイト感染に対する感染防御能力に非常に優れており，

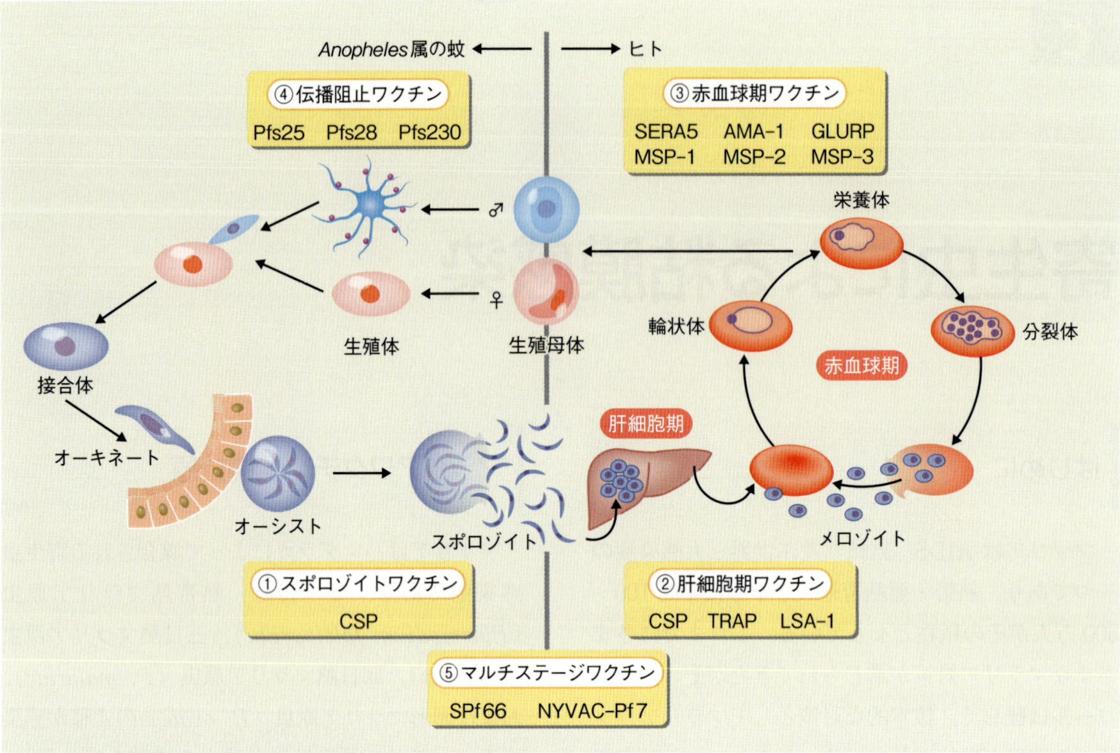

図1 熱帯熱マラリア原虫の生活環とワクチン候補抗原

①スポロゾイトワクチン：蚊からヒトに侵入したスポロゾイトをスポロゾイト表面抗原に対する特異抗体で中和する.
②肝細胞期ワクチン：マラリア原虫感染肝細胞を細胞傷害性T細胞によって除去する. 細胞性免疫の誘導が必要であり，スポロゾイトワクチンと同様に100％の効果がなければ発症に至る.
③赤血球期ワクチン：赤血球期のマラリア原虫の増殖を，マラリア抗原特異的な抗体依存的に抑制し発症を予防する. 80〜90％の増殖阻害効果で十分な発症予防が期待できる.
④伝播阻止ワクチン：生殖母体や生殖体の表面抗原に特異的な抗体が吸血とともに蚊に移行し，蚊の中腸内で原虫細胞を殺滅する. ワクチン接種によって個人の発症を予防しないが，感染の伝播を阻止する.
⑤マルチステージワクチン：複数のステージの抗原を組み合わせることで，より強い防御効果が期待できる.

現時点でこれに勝るワクチンは存在しないからである. X線照射スポロゾイトワクチンによる免疫防御の約9割は，スポロゾイトの表面に存在するスポロゾイト周囲蛋白（circumsporozoite protein：CSP）に対する特異的抗体，CD4陽性T細胞（Th1），および，CD8陽性T細胞の誘導によるものとされている. しかし，これらのスポロゾイトワクチンは多くの問題を抱えている. スポロゾイトワクチンは数回にわたって多くのスポロゾイトを免疫しなければならないが，スポロゾイトは蚊以外で大量に生産することが不可能であること，スポロゾイトの免疫による強い防御免疫の誘導にはスポロゾイトが血中から Kupffer 細胞を貫通し，かつ肝細胞に感染した後ある程度の分化（赤血球期原虫）が必要とされ，X線照射による不活性化の程度によって，誘導される防御免疫もまちまちである，などがあげられる. 遺伝子組換え技術により，宿主に感染するものの赤血球期原虫までの分化の過程で異常が起きるように遺伝子操作を施した遺伝子欠損スポロゾイトも開発されている. 遺伝子欠損スポロゾイトは，X線照射による不活性化スポロゾイトワクチンに近い防御免疫を誘導できる可能性がある.

スポロゾイトを標的としたサブユニットワクチンも開発されている. CSPの中央部には4アミノ酸の配列が約40回連続して繰り返す構造を持つ. 動物実験よりこの繰り返し配列が防御抗体を誘導することが明らかとなり，この配列を32回繰り返したFSV-1ワクチンが考案された（**表1**）. 第I相臨床

表1　開発中のマラリアワクチンとこれまでに実施されたワクチントライアル

ワクチンのタイプ	ワクチンの名称/抗原名	由来する抗原	アジュバント	臨床試験	効果	研究/生産国
スポロゾイトワクチン	FSV-1	CSPのNANP配列	alum	第I相終了	発症遅延	米国
肝細胞期ワクチン	RTS, S/AS02A	CSPのCTLを含む	AS02A	第II相終了（第III相進行中）	34％の発症の抑止	米国
複合タイプ（マルチステージ）	SPf66	CSP/MSP-1/55k/35k	alum	第III相終了	効果なし	コロンビア
	NYVAC-Pf7	CSP, SSP-2, LSA-1, MSP-1, SERA, AMA-1, Pfs25	（組換えウイルス）	第I-IIa相終了	効果なし	米国
赤血球期ワクチン	FMP1/AS02A	$MSP\text{-}1_{42}$	AS02A	第IIb相終了	効果なし	米国
	FMP2.1/AS2A	AMA-1	AS02A	第I-IIb相進行中	安全かつ免疫原性あり	米国
	SE36	SERA5	alum	第Ia相終了	安全かつ免疫原性あり	日本
	Combination B	MSP1/MSP2/RESA	Montanide ISA720	第I-IIa相終了	ワクチンと同じMSP-2配列を持つ原虫株に対してのみ原虫率減少	オーストラリア
	MSP3-LSP	MSP-3 (186-276)	alum	第Ib相終了	安全	フランス
	LR67	GLURP (85-213)	alum/Montanide ISA720	第Ia相終了	安全かつ免疫原性あり	デンマーク/フランス
伝播阻止ワクチン	Pfs25/ISA51	Pfs25	ISA51	第Ia相終了	被験者血清によるオーシスト数の減少	米国
	Pvs25H	Pvs25	alum	第Ia相終了	被験者血清によるオーシスト数の減少	米国

試験では，大半のスポロゾイトはワクチン効果によって中和されたが，少数のスポロゾイトが肝細胞に到達して増殖したことで，発症の遅延が観察された[2]．

上記のCSPはMHCクラスIとともに感染肝細胞表面に提示されることから，細胞性免疫の標的となる．そこでCSPのCD8陽性T細胞エピトープを含んだ組換え蛋白質を抗原とした肝細胞期ワクチン（RTS, S/AS02A）が開発された．これは現在最も開発の進んでいるマラリアワクチンの一つであり，第II相臨床試験での有効性が報告されている[3]．

スポロゾイトワクチン，肝細胞期ワクチンはある程度の効果が期待されると思われるが，100％の防御免疫が誘導されなければ，生き残ったスポロゾイトが赤血球期原虫に分化し，マラリアを発症するという問題点も指摘されている．

伝播阻止ワクチン

伝播阻止ワクチンとは，接種されたヒトの血液中に含まれる抗体が蚊の体内において，マラリア原虫の増殖を阻害し，蚊からヒトへの病原体の伝播を阻止するものである．原理的には，蚊の体内で原虫の増殖を阻害する抗体が産生される抗原であればよいが，自然感染により抗体産生が誘導されれば，高抗体価を維持できるため，ヒトと蚊の両方のステージにおいて発現している蛋白質を抗原とするのが望ましい．これまでに研究が進められている主な抗原を以下に記す．

①Pfs230：熱帯熱マラリア原虫のガメート表面抗原であり，システインドメインを有し，このドメインをターゲットとするモノクローナル抗体が蚊の体内における原虫の増殖を阻害することから，伝播阻止ワクチン候補抗原の一つとされている．機能解析より，Pfs230欠損原虫は蚊に対する感染率が下がること，感染が成立した場合でも中腸内に形成されるオーシストの数が減少することが報告されている[4)]．

②Pfs45/48：分子中に存在するシステインを含むドメインに対するモノクローナル抗体が受精を阻害し，流行地住民の血清中にPfs45/48抗体が存在することから，ワクチンとして使用した場合に自然感染により抗体産生が誘導されることが期待できる[5)]．

③P25/P28：オーキネート表面に存在し，オーキネートの腸管上皮細胞への侵入，オーキネートからオーシストへの転換に関与している．このホモログはさまざまなマラリア原虫種から同定されている．三日熱マラリア原虫 *P. vivax* におけるP25ホモログの23-195アミノ酸領域に相当する組換え蛋白質（Pvs25H）をワクチン抗原とした第I相臨床試験が終了しており，伝播阻止ワクチンとしての有効性が示された[6)]（**表1**）．しかし，この抗原は自然感染によるブースト効果が望めず，ヒトの体内において高い抗体価を維持するのが難しいこと，ワクチンを接種したヒトの症状が軽減される訳ではない，などの問題もある．

赤血球期ワクチン

マラリア対策のためには感染予防よりはむしろ，十分な発症予防効果があればマラリアの脅威を取り除くことができる．したがって，100％の中和効果が必要な上記のワクチンとは異なり，赤血球期ワクチンは効果が十分でなくても原虫の増殖率を低下することによる発症経過の速度の低下と，それに続いて原虫からの抗原提示によるワクチン免疫のブースト効果によって最終的には自然治癒を期待できる．

これまでのマラリアワクチン開発の歴史のなかで最も注目されてきたワクチン候補抗原にMSP-1（merozoite surface protein-1）とAMA-1（apical membrane antigen-1）がある（**表1**）．これらはネズミマラリアのモデルで研究が進み，ヒトマラリアで開発されてきた．

MSP-1に対する抗体は原虫が赤血球へ侵入するのを阻害し，MSP-1のC末端の42 kDa（$MSP\text{-}1_{42}$）および19 kDa（$MSP\text{-}1_{19}$）の領域が，ワクチン候補抗原とされている．しかし，どちらも動物実験では成果を上げたが，臨床試験では安全性，有効性に問題があった．また，AMA-1に対する抗体も赤血球への侵入を阻害することからワクチン候補抗原として期待され，現在，第II相臨床試験が行われている[7)]．さらに，$MSP\text{-}1_{19}$ とAMA-1のC末端に位置するドメインIIIをつないだPfCP-2.9が，動物実験において強い免疫原性を示し，第I相臨床試験では，安全性と免疫原性が確認された[8)]．しかし，流行地域において分離されたマラリア原虫のMSP-1およびAMA-1遺伝子はきわめて多型性が高く，抗原性が異なる．同一の遺伝子型を持つ原虫株に対して効果的でも，多様な遺伝子型が混在する流行地域においてその効果が懸念される．

後に述べるSERAを含め，流行地域の疫学調査からワクチン候補として開発研究が進められたワクチン候補抗原にMSP-3（merozoite surface protein-3）とGLURP（glutamate-rich protein）がある．疫学調査において，獲得免疫を持つ住人ではMSP-3に対するIgG3抗体価が顕著に上昇しているのに対して，獲得免疫を持たない住民では抗体価の上昇がほとんどみられず，ワクチン抗原となり得ることが示唆された．さらにIgG抗体によって強く認識される70アミノ酸からなる保存領域が同定され，長鎖合成ペプチド（long synthetic peptide：LSP）ワクチンが開発された．第I相臨床試験において安全性と免疫原性が確認され，*in vitro* の系において抗体依存的細胞阻害（antibody-dependent cell inhibition：ADCI）活性を示す長期持続抗体を誘導することが示された[9)]．GLURPはおよそ220kDaに及ぶ大きな蛋白質であり，メロゾイトの表面に局在する．GLURPには興味深い3つの領域

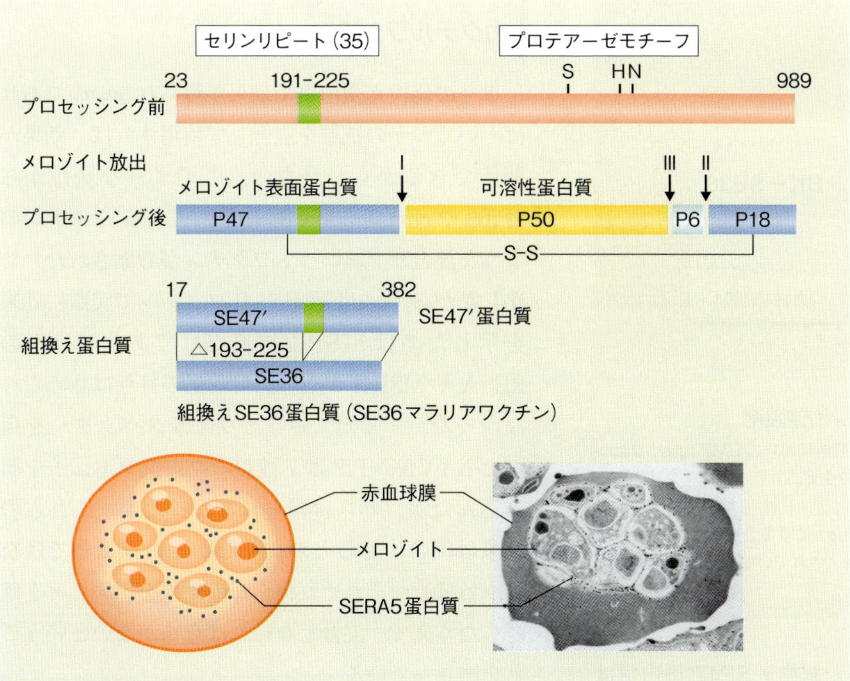

図2 熱帯熱マラリア原虫SERA5のプロセシングとSE36蛋白質の構造

SERA5蛋白質(N-末端ドメインにセリン残基の繰り返し配列を持つ)は赤血球期の分裂前に多量に産生され，寄生胞に多量に蓄積される．感染赤血球が壊裂する直前にプロテアーゼによる分解を，矢印I, II, IIIの順番で受け，断片のP47とP18はメロゾイト表面に結合するが，P50は外部に放出される．SE36蛋白質はSE47′蛋白質からセリン残基の繰り返し配列を除去したものである．下図は抗SERA抗体を用いた免疫電子顕微鏡写真である．SERA5(黒い点)がメロゾイト周辺の寄生胞に存在することが金コロイドの分布から示される．

(愛媛大学医学部，鳥居本美教授の撮影)

(R0～R2) が存在し，その内R0領域がワクチン抗原として有効であった．R0領域中の一部の配列より長鎖合成ペプチドワクチンが作製され，第I相臨床試験により安全性と免疫原性が報告された[10]．MSP-3とGLURPの融合蛋白質(GLURP-MSP-3)が作製され，この融合蛋白質はMSP-3，GLURPそれぞれ単独，あるいはミックスしたよりも強力に抗体産生を促した．さらにリスザルの系において，GLURP-MSP-3融合ワクチンが安全で効果的であることが確認された[11]．

大阪大学・微生物病研究所において開発研究されてきた候補抗原の一つにSERA5 (serine repeat antigen 5) がある．SERA5のなかでもそのN-末端領域 (SE47′蛋白質) は最も重要なワクチン候補抗原である (図2)．ウガンダのマラリア高度流行地域に住む児童を，マラリア感染により発熱を示すグループと発熱していないグループに分けたところ，抗SE47′抗体を持つ児童はまったく発熱をしていなかった．また，児童の血中マラリア原虫率と抗SE47′抗体価を調べた結果，抗SE47′抗体価と血中のマラリア原虫率には，はっきりとした負の相関関係が認められた[12,13]．一方，*Plasmodium falciparum* の全ゲノム配列が公開され，SERA5は9つあるSERA遺伝子ファミリーの一つであることが明らかとなった．すべてのSERAファミリー遺伝子は個々のマラリア原虫細胞において発現しており，免疫回避のための選択的な遺伝子発現調節による抗原性変換は生じていない．このことは，SERAマラリアワクチンの耐性株出現の可能性が低いことを示唆する[14]．

さらに，SERAファミリー遺伝子のなかでも発現量の多い4つのSERA蛋白質 (SERA5を含む) に対して，流行地域住民の血清抗体価を測定するとともに，血清による培養マラリア原虫の増殖阻害を測定したところ，抗SERA5 (SE47′) 抗体価の高い血清は低い血清に比べて培養マラリア原虫の増殖を顕著に阻害した[14]．しかし，ほかのSERA蛋白質やMSP-1蛋白質に対する抗体価は有意な相関を認められなかった．これらの結果は，流行地域に住む人びとの血清成分のなかで抗SE47′抗体がマラリア原虫の増殖阻害に最も大きく寄与するものであることを示している．長らく不明であったマラリア原虫の急所ともいうべき標的抗原は，SERA5抗原のN-末端領域であることが初めて明らかとなった．

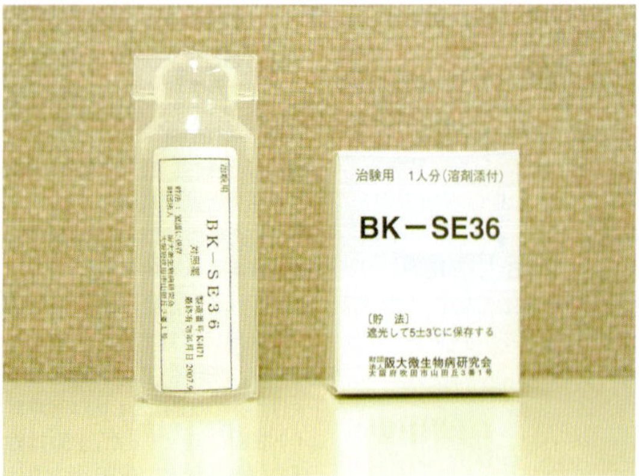

図3　SE36マラリアワクチン治験製剤

（財）阪大微生物病研究会観音寺研究所においてGMP（good manufacturing practice）条件を遵守して生産されたSE36マラリアワクチン臨床治験製剤である．1本のバイアルには，1回のワクチン接種に用いる水酸化アルミニウム（1 mg）に吸着させたSE36蛋白質（100 μg）が，凍結乾燥した状態で封入されている．

これまで研究を進めてきた組換えSE47′蛋白質は疎水性が高く，量産化が困難であったため，改良を加えたSE36蛋白質を構築された（図2，3）．本製剤を用いた前臨床試験（GLP条件）の結果，問題となる所見は認められなかった．さらにリスザルによるワクチン試験において，ワクチン接種によって抗体価が十分に上昇したリスザルでは対照群に比べて80％程度の原虫抑制効果が認められた．その後日本国内において第I相臨床試験が行われ，安全性とともに100％の抗体陽転率が認められた[15]．現在は流行地域における第I相臨床試験が進行中である．

現在明らかにされている免疫回避分子メカニズムからSE36ワクチン耐性株が出現する可能性はきわめて低いと考えられるが，その可能性は否定できない．SERAはワクチン候補抗原として貴重な遺伝子資源であるから，耐性株出現の可能性を念頭に置き，監視体制を確立したうえで第II相臨床試験に向かわなければならない．そのためには現地において患者からマラリア原虫を分離，培養するシステムや遺伝子解析の基本的な研究体制を確立することが必要である．

カクテルワクチン

単一の組換え蛋白質で効果が得られないのであれば，いくつかの抗原を混合して使用すれば，効果が期待できるかもしれない．このような発想からSPf66やcombination B，NYVAC-Pf7ワクチンのような混合サブユニットワクチンが考案された．しかしながら，combination Bワクチンで実際に効果を示したのはMSP-2抗原だけであり，ほかのRESAやMSP-1からの防御効果の寄与は認められなかった[16]．また，ポリオウイルスベクターを用いたNYVAC-Pf7は7種類の原虫抗原遺伝子を組み込んだが，効果は得られなかった[17]．これらの結果は混合することがよくないということではなく，各抗原がそれぞれ何らかの効果を示すことを確認したうえで，混合しなければ意味がないということを物語っている．

これまでに最も大規模に臨床試験が行われたのは，45残基のアミノ酸からなるSPf66合成ペプチドワクチンである．そのアミノ酸配列は赤血球期に発現する数種類の抗原からB細胞エピトープを選んだものであり，Tヘルパー細胞エピトープは明確ではなく，抗体の産生誘導と持続に問題がある．動物試験で効果が確認されたSPf66においても，第II相，第III相臨床試験についてのレポートは報告される年ごとに効果が少なくなっている[18]．

ワクチントライアルでは対象年齢，対象人数，流行度の違い，効果の判定基準などが重要な問題であり，これまでのSPf66臨床試験では条件設定がさまざまであったため一概に効果があったとする報告が誤りであるとは結論できない．

マラリアワクチン開発における粘膜免疫

生菌ベクターを用いた肝細胞期ワクチンの経口投与

弱毒化生菌ワクチンは小腸粘膜でのコロニー形成能や感染能を持つため，粘膜ワクチンのための効果的なベクターとして用いられている．生菌ベクターを用いたマラリアワクチンの経口投与の研究には主に *Salmonella* や *Lactococcus* が用いられ，ワクチン抗原としては肝細胞期ワクチンの代表的候補抗原である CSP が使われてきた．初期の研究はネズミマラリアである *Plasmodium berghei* の CSP を発現している組換え *Salmonella typhimurium* を用いて行われ，この免疫はスポロゾイトの免疫によって誘導される細胞傷害性 T 細胞（cytotoxic T lymphocytes：CTLs）のターゲットとなるペプチドと同じペプチドに対する CD8 陽性 T 細胞の誘導により成立した[19]．ネズミマラリア *P. yoelii* の CSP を用いて行われた別の研究においても，組換え *S. typhimurium* の経口投与によって CSP 特異的な細胞傷害性 T 細胞を誘導することが示された．*P. falciparum* の CSP を発現している *S. typhi* ワクチン株 CVD 908 を用いたヒトにおける小規模の試験においても，血清中に特異的抗体と細胞傷害性 T 細胞を誘導することが明らかとなった．しかし，これらの反応は弱く，一部に限られていた．そこで原核生物のコドン利用頻度に最適化された遺伝子の利用や遺伝学的に安定したプラスミドからの発現など，*Salmonella* によって誘導される CSP の免疫原性の改良が行われた．

さらにワクチン抗原の分泌，あるいは細菌表層での提示という別のメカニズムも開発されている．たとえば，I 型分泌システムにより分泌されるヘモライシンとスポロゾイト表面蛋白質抗原を融合させることで，経鼻免疫後非分泌型と比較してより高い免疫応答を誘導できた[20]．そのほか *P. falciparum* の赤血球期の 3 種の抗原において，細菌表層に局在する外膜蛋白質 A（outer membrane protein A：OmpA）などと抗原を融合させることで細菌表層での抗原の提示を可能にした．また *Salmonella* におけるマラリア抗原の発現と免疫原性を高めるそのほかの方法に，目的抗原を破傷風毒素断片 C（tetanus toxin fragment C：TTFC）と融合させる方法がある．TTFC は *Salmonella* の蛋白分解酵素に強い抵抗性を示すことから，その融合蛋白質の分解を防ぎ，発現を助けることができる．

一般に *Salmonella* は細胞性免疫応答を優先的に誘導する．このことは *Salmonella* ベクターが細胞性免疫を必要とする肝細胞期ワクチンに対しては有効であるが，液性免疫応答がより重要な赤血球期ワクチンや伝播阻止ワクチンには有効ではない．このことから液性免疫応答の誘導が有効な粘膜ワクチンの開発が進められている．

赤血球期ワクチンや伝播阻止ワクチン抗原の経口免疫

一般的に可溶性蛋白質は経口免疫によりほとんど免疫原性を持たないとされているが，*P. falciparum* の MSP-4（PfMSP-4）とそのホモログである *P. yoelii* の MSP-4/5（PyMSP-4/5）において，粘膜アジュバントの一つであるコレラ毒素（cholera toxin：CT）の B サブユニット（CTB）とともに経口投与することで抗原特異的な抗体を誘導することが可能であることが示された[21]．*P. yoelii* の別の抗原である MSP-1 の C 末端の 19-kDa 断片（PyMSP-1_{19}）もまた経口免疫により免疫原性を持ち，感染防御に働く．さらに PyMSP-4/5 と MSP-1_{19} を同時に投与することで，どちらか一方の投与よりも改善された．そのほか，Pv および PyMSP-1_{19} の経鼻免疫は血清中に抗体を誘導でき，PyMSP-1_{19} の場合には部分的なプロテクションが確認できた．

さらに，伝播阻止ワクチンの一つである *P. vivax* のオーキネート表面蛋白質 Pvs25 をコレラ毒素とともにマウスに経鼻投与することで，血清中へも抗体が誘導され，しかも誘導抗体量やサブクラスの比率は水酸化アルミニウムに吸着させて腹腔免疫をしたときと同程度であった．さらに Pvs25 の *P. falciparum* のホモログである Pfs25 においてもコレラ毒素とともに免疫することで血清中に高い抗体価を示し，原虫の蚊への伝播を完全に抑えることができた[22]．

粒子ワクチン製剤を用いた経口免疫

腸管や呼吸器は元来外来異物を排除する機能が発達しているため，ワクチン抗原をそのまま投与しても効果的に抗原特異的な免疫応答が得られない．このため，投与された抗原の分解から保護するためだけでなく，積極的に抗原を粘膜関連リンパ組織（mucosa-associated lymphoid tissue：MALT）内へ取り込ませるような粒子ワクチン製剤が開発されている．このような粒子ワクチン製剤の一つにマイクロ粒子であるポリ乳酸/ポリグリコール酸（poly-lactic acid/polyglycolic acid：PLGA）ポリマーを利用したワクチンがある．たとえば，*P. falciparum* のカクテルワクチンの一つであるSPf66をPLGAに封入したワクチンでは経口免疫試験がされ，マウスにおける経口投与は従来の注射による接種法と同程度の全身性の抗体応答を誘導された．SPf66封入PLGAの抗体応答は経鼻ルートでも誘導された[23]．

おわりに

世界人口の40％がマラリア流行地域に居住しており，欧米を中心に半世紀にわたりさまざまな開発努力がなされてきたが，いまだ有効なワクチンの開発には至っていない．また，先進国を中心に成功を収めてきたワクチン開発も，社会的インフラが十分に整っていない開発途上国ではコスト面，安全面などにおいてさまざまな問題を抱えている．たとえば，注射型ワクチンは投与器具が必要であり，不適切に滅菌された針などによって二次感染を引き起こすなどの問題がある．そのほか，一般に蛋白ワクチンは熱に弱いため，低温輸送・保存のためのシステム，いわゆるコールド・チェーンが必要なことがある．しかし，多くの発展途上国は社会的インフラの面から，こうしたワクチン供給・投与などの問題を克服できないのが現状である．このような問題を解決するために，マラリアワクチンの開発はもちろんのこと，新たな投与法としての粘膜ワクチンの開発も期待される．

（東岸任弘，堀井俊宏）

◉引用文献

1. Nussenzweig RS, Vanderberg J, Spitalny GL, et al. Sporozoite-induced immunity in mammalian malaria. A review. Am J Trop Med Hyg 1972; 21: 722-728.
2. Kumar KA, Sano G, Boscardin S, et al. The circumsporozoite protein is an immunodominant protective antigen in irradiated sporozoites. Nature 2006; 444: 937-940.
3. Ballou WR. The development of the RTS, S malaria vaccine candidate: challenges and lessons. Parasite Immunol 2009; 31: 492-500.
4. Eksi S, Czesny B, van Gemert GJ, et al. Malaria transmission-blocking antigen, Pfs230, mediates human red blood cell binding to exflagellating male parasites and oocyst production. Mol Microbiol 2006; 61: 991-998.
5. Outchkourov N, Vermunt A, Jansen J, et al. Epitope analysis of the malaria surface antigen pfs48/45 identifies a subdomain that elicits transmission blocking antibodies. J Biol Chem 2007; 282: 17148-17156.
6. Malkin EM, Durbin AP, Diemert DJ, et al. Phase 1 vaccine trial of Pvs25H: a transmission blocking vaccine for Plasmodium vivax malaria. Vaccine 2005; 23: 3131-3138.
7. Polhemus ME, Magill AJ, Cummings JF, et al. Phase I dose escalation safety and immunogenicity trial of Plasmodium falciparum apical membrane protein (AMA-1) FMP2.1, adjuvanted with AS02A, in malaria-naive adults at the Walter Reed Army Institute of Research. Vaccine 2007; 25: 4203-4212.
8. Girard MP, Reed ZH, Friede M, et al. A review of human vaccine research and development: malaria. Vaccine 2007; 25: 1567-1580.
9. Sirima SB, Nebie I, Ouedraogo A, et al. Safety and immunogenicity of the Plasmodium falciparum merozoite surface protein-3 long synthetic peptide (MSP3-LSP) malaria vaccine in healthy, semi-immune adult males in Burkina Faso, West Africa. Vaccine 2007; 25: 2723-2732.
10. Hermsen CC, Verhage DF, Telgt DS, et al. Glutamate-rich protein (GLURP) induces antibodies that inhibit in vitro growth of Plasmodium falciparum in a phase 1 malaria vaccine trial. Vaccine 2007; 25: 2930-2940.
11. Carvalho LJ, Alves FA, Bianco C Jr, et al. Immunization of Saimiri sciureus monkeys with a recombinant hybrid protein derived from the Plasmodium falciparum antigen glutamate-rich protein and merozoite surface protein 3 can induce partial protection with Freund and Montanide ISA720 adjuvants. Clin Diagn Lab Immunol 2005; 12: 242-248.
12. Okech BA, Nalunkuma A, Okello D, et al. Natural human immunoglobulin G subclass responses to Plasmodium falciparum serine repeat antigen in Uganda. Am J Trop Med Hyg 2001; 65: 912-917.
13. 堀井俊宏，青木彩佳．マラリア原虫の「アキレス腱」とSE36ワクチン開発．治療学2003；37：83-87.
14. Aoki S, Li J, Itagaki S, et al. Serine repeat antigen (SERA5) is predominantly expressed among the SERA multigene family of Plasmodium falciparum,

and the acquired antibody titers correlate with serum inhibition of the parasite growth. J Biol Chem 2002; 277: 47533-47540.
15. Horii T, Shirai H, Jie L. et al. Evidences of protection against blood-stage infection of *Plasmodium falciparum* by the novel protein vaccine SE36. Parasitol Int 2010; in press.
16. Genton B, Betuela I, Felger I, et al. A recombinant blood-stage malaria vaccine reduces Plasmodium falciparum density and exerts selective pressure on parasite populations in a phase 1-2b trial in Papua New Guinea. J Infect Dis 2002; 185: 820-827.
17. Stanley SL Jr. Malaria vaccines: are seven antigens better than one? Lancet 1998; 352: 1163-1164.
18. Snounou G, Renia L. The vaccine is dead—long live the vaccine. Trends Parasitol 2007; 23: 129-132.
19. Aggarwal A, Kumar S, Jaffe R, et al. Oral Salmonella: malaria circumsporozoite recombinants induce specific CD8 + cytotoxic T cells. J Exp Med 1990; 172: 1083-1090.
20. Gomez-Duarte OG, Pasetti MF, Santiago A, et al. Expression, extracellular secretion, and immunogenicity of the Plasmodium falciparum sporozoite surface protein 2 in Salmonella vaccine strains. Infect Immun 2001; 69: 1192-1198.
21. Wang L, Kedzierski L, Wesselingh SL, et al. Oral immunization with a recombinant malaria protein induces conformational antibodies and protects mice against lethal malaria. Infect Immun 2003; 71: 2356-2364.
22. Arakawa T, Komesu A, Otsuki H, et al. Nasal immunization with a malaria transmission-blocking vaccine candidate, Pfs25, induces complete protective immunity in mice against field isolates of Plasmodium falciparum. Infect Immun 2005; 73: 7375-7380.
23. Carcaboso AM, Hernandez RM, Igartua M, et al. Potent, long lasting systemic antibody levels and mixed Th1/Th2 immune response after nasal immunization with malaria antigen loaded PLGA microparticles. Vaccine 2004; 22: 1423-1432.

d 病原細菌に対する粘膜免疫

はじめに

口腔，食道，呼吸器および消化器などの粘膜面は"内なる外"と呼ばれるように，体の中にありながら外界に直接曝露されており，食物などを適切に消化・吸収する一方，常に細菌やウイルスなどの微生物と接触している[1]．

強固な重層上皮組織を有する表皮とは異なり，特に消化管は栄養を吸収しやすいように単層上皮細胞のみで覆われているため，病原微生物の侵入門戸となりやすい．しかし，粘膜表面には数多くの生物学的および物理的防御機構が備わっている．粘膜表面を覆う粘液であるムチン（4章e参照）や，気道粘膜細胞の線毛運動や喀出，腸管の蠕動運動や小腸の絨毛および微絨毛によって物理的に微生物の定着を妨げている．また，胃から大量に分泌されている胃酸や，Paneth細胞や上皮細胞から分泌されている抗菌ペプチドなどが殺菌的に作用している．さらに，上皮細胞間は，タイト結合により強固に接着しているため微生物が組織に侵入できないようになっている（3章a, b参照）．

通常，腸管には大量の腸内細菌が存在するため，病原細菌の増殖に必要な栄養分が制限されるとともに，腸内細菌が有機酸やコリシンなどを産生し，多くの病原細菌の増殖を抑制している．さらに，腸管には，Peyer板や孤立リンパ濾胞など特有のリンパ組織が存在しており，全身免疫系とも連携を図りながら恒常性の維持と生体防御を巧妙に制御している（5章b, d参照）．

病原細菌の多くは上述したような非特異的粘膜バリアーを突破し，定着および侵入することで種々の疾患を引き起こす．このように，細菌感染症は，細菌側と宿主防御免疫のせめぎ合いのなかで成立していることから，両者の戦略をそれぞれ理解することが非常に重要である．近年，遺伝子改変マウスや病原遺伝子欠損細菌を用いた研究により，感染および排除機構の解明が進展してきた．しかしながら，病原細菌もそれぞれ特有の感染戦略を有しているため，生体側も多様な免疫応答を誘導することで細菌による感染から身を守っている．

本項では，特に広く研究が行われている粘膜病原細菌のうち，主に *Helicobacter pylori*，*Citrobacter rodentium* および *Salmonella* Typhimurium を取り上げ，細菌と宿主免疫応答について解説する．

Helicobacter pylori

H. pylori は，胃粘膜に定着して胃炎や胃潰瘍を引き起こすGram陰性桿菌であり，長期感染により胃癌や粘膜関連リンパ組織リンパ腫（mucosa-associated lymphoid tissue lymphoma）を誘発するとも考えられている[2]．世界の人口の約半数が感染しているといわれ，特に開発途上国では衛生面における設備的な不備から感染率が高い．感染者の約15％が胃潰瘍になり，1, 2％が胃癌へと進行する．*H. pylori* はさまざまな病原因子を胃上皮細胞に注入し，たとえば，CagAが上皮細胞に注入されるとリン酸化を受け，MAPK経路を介してNF-κBを活性化し，好中球遊走ケモカインの産生を上昇させ

る[3]など，胃粘膜局所での宿主–細菌相互作用によって，胃炎を発症すると考えられ研究が行われている（11章a参照）．しかしながら長期にわたって感染し続け，また感染者のすべてが発症するわけではないことから，病態形成における宿主免疫反応の強さが発症を左右するといっても過言ではない．

ここでは，*H. pylori* 感染における宿主免疫反応に焦点を当てて解説する．

H. pylori に対する自然免疫反応

細菌感染に対する自然免疫反応は，いわゆる病原体関連分子パターン（pathogen-associated molecular pattern：PAMP）によって引き起こされる[4]．これら病原体関連分子パターンは上皮細胞のほか，マクロファージなど自然免疫にかかわる細胞によって，Toll-like receptor（TLR）や nucleotide oligomerization domain（NOD）分子を介して認識される（4章a参照）．*H. pylori* 感染においては，感染によって胃上皮細胞における TLR4 の発現が上昇し，細胞外成分であるリポ多糖（lipopolysaccharide：LPS）が TLR4 に認識されると，胃上皮細胞のアポトーシスを誘導したり，胃陰窩細胞からのスーパーオキサイド産生に影響を及ぼすことが知られている[5]．しかし，*H. pylori* の持つリポ多糖は TLR4 シグナルを賦活化する能力が弱く，また FlaA や FlaB などの鞭毛成分による TLR5 の反応も低いとされている[6]．

一方，細胞内においてペプチドグリカンを認識する NOD1 分子によるシグナルによって，胃上皮細胞における NF-κB の活性化や CXCL1（IL-8）産生が促される．そのため，NOD1 欠損マウスに感染させると菌体が排除されにくいことが報告されている[7]．ペプチドグリカンは *cag* pathogenicity island（*cag* PAI）にコードされる IV 型分泌装置（type IV secretion system：TFSS）によって細胞内に注入される（11章a参照）．そのため *cag* PAI を有する *H. pylori* のほうが，強い炎症により胃癌を起こしやすいという一つの証拠になっている．さらに，本来は肺の II 型上皮細胞や Clara 細胞に発現している C 型レクチンの一種である surfactant protein-D（SP-D）が，*H. pylori* 感染によって胃上皮細胞に発現誘導され，特にリポ多糖を認識して菌体を凝集させて胃上皮細胞への定着を阻害する[8]．

以上のことから，*H. pylori* 感染時の自然免疫系における病態形成への寄与は，NOD や SP-D のほうが TLR シグナルよりも大きいと考えられる．

H. pylori 感染における獲得免疫反応

獲得免疫反応は主に T 細胞および B 細胞をエフェクター細胞とする免疫反応であるが，*H. pylori* 感染においてはどの細胞画分が炎症に関与するかについて，いくつかの事例が検証されている．抗原としてウレアーゼを用いてマウスを免疫した場合，B 細胞欠損マウスや MHC クラス I 欠損マウスでは *H. pylori* に対する防御免疫が発揮されたが，MHC クラス II 欠損マウスにおいてはみられなかった[9]．また，T 細胞や B 細胞を欠損するマウスに *H. pylori* を感染させても（好中球は存在するにもかかわらず）胃炎は発症しないが，ここに $CD4^+$T（ヘルパー T）細胞を移入すると，好中球浸潤を伴う胃炎を発症し菌体が排除される．

以上のことから，$CD4^+$T 細胞を介する獲得免疫反応が，*H. pylori* による胃炎発症に最も重要であることが示唆された[10]．では $CD4^+$T 細胞はどこで抗原に感作されるのであろうか？ *H. pylori* は通常らせん状で微好気性の胃に定着しているが，一部は嫌気性である小腸に流れて球状へと変化する．実は，この球状菌が小腸内の Peyer 板を通って樹状細胞に取り込まれた後に $CD4^+$T 細胞が *H. pylori* 抗原に感作され，この *H. pylori* 抗原特異的 $CD4^+$T 細胞が胃粘膜固有層に浸潤することによって初めて胃炎を発症することが，Peyer 板欠損マウスを用いた実験から明らかになった[11]．すなわち，胃局所における細菌－上皮細胞間の反応のみならず，$CD4^+$T 細胞による全身性の抗原特異的免疫反応が *H. pylori* 胃炎の誘発に重要であることが明らかになった（図1）．

$CD4^+$T 細胞と *H. pylori* 感染

$CD4^+$T 細胞は主にサイトカインによって，ナイ

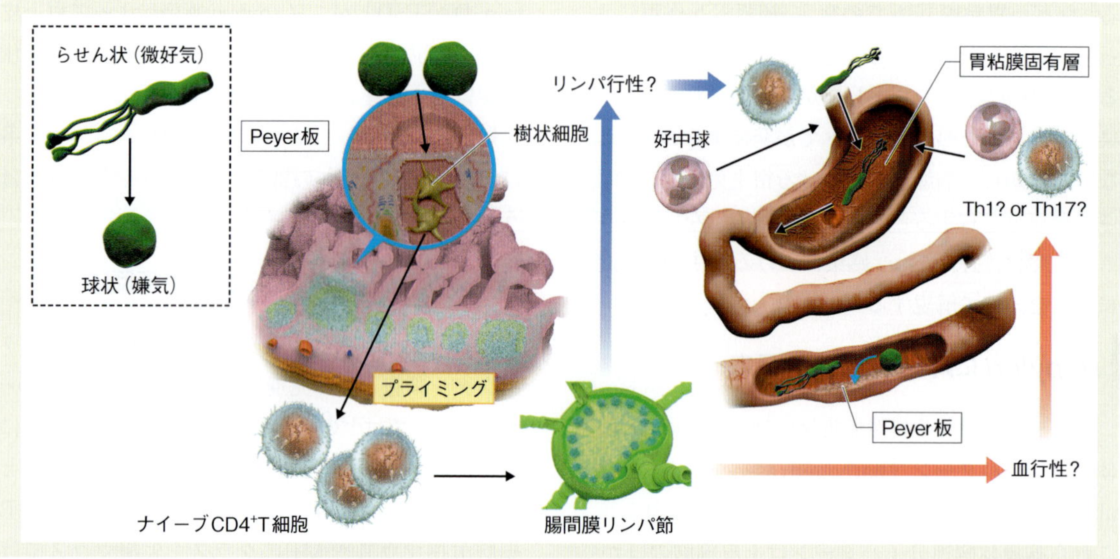

図1　*Helicobacter pylori*による胃炎発症メカニズム

H. pylori が感染すると，胃酸を中和しながら胃粘膜に定着しつつ病原因子を胃上皮細胞に注入する．胃内ではらせん状で活発に活動しているが，その一部が小腸に流れると，球状に変化してPeyer板から取り込まれる．するとPeyer板内に存在する抗原提示細胞（たとえば樹状細胞）に貪食され，これによってナイーブ$CD4^+$T細胞はプライミングを受ける（感作される）．感作された*H. pylori*抗原特異的$CD4^+$T細胞は胃粘膜固有層へと浸潤し，ここで再び*H. pylori*抗原を感知して活性化し，好中球浸潤を促して胃炎を発症する．

ーブな細胞がいくつかのサブタイプに分化しうる．IL-12によってIFN-γを産生するTh1細胞，IL-4によってIL-4やIL-13などを産生するTh2細胞が存在することが，以前から知られていた（6章b，8章f参照）．その他の細胞外寄生細菌に比べ，*H. pylori*は樹状細胞に作用させると強くIL-12を産生することから，Th1反応を誘導しやすいと考えられる[12]．実際に*H. pylori*感染により胃粘膜固有層にはIFN-γを産生するT細胞が浸潤し，さまざまな遺伝子欠損マウスを用いた結果，Th1反応が優位になると炎症が増悪し，逆にTh2反応が優位になると炎症は軽減することが明らかになった[13]．すなわち*H. pylori*による胃炎はTh1型の炎症反応であると考えられている．

しかしながら近年，新たなヘルパーT細胞サブセットとしてIL-17を産生するTh17細胞の存在が明らかになり，Th1/Th2バランスだけでは解釈できない現象を説明できるようになった[14]（6章d，8章f参照）．Th17細胞はマウスにおいてはIL-6およびTGF-βの存在下で分化し，IL-21およびIL-23によって維持される細胞集団である．IL-17は上皮細胞などに作用してCXCL1などの好中球遊走ケモカインを産生させるため，Th17細胞は腸管への細菌感染に重要な役割を果たしていると考えられている．*H. pylori*感染においても同様に，胃粘膜固有層にIL-17の発現が誘導され，これが好中球浸潤に関与すると報告されている[15]．しかし，IL-17とIFN-γは生体内でその作用が拮抗することがあり，すでに*H. pylori*胃炎を発症しているマウスに抗IL-17抗体を投与すると，IFN-γの作用が増強されてかえって胃炎が増悪するとの報告もあることから，むしろTh17細胞が抗炎症作用を持つとも考えられる[16]．

Citrobacter rodentium

*C. rodentium*は，経口的にマウスの大腸上皮細胞に付着し，炎症性の下痢を引き起こすGram陰性細菌である．*C. rodentium*は，O157で知られている腸管出血性大腸菌（enterohemorrhagic *Escherichia coli*：EHEC）や，途上国での主要な胃腸炎の原因菌である腸管病原性大腸菌（entero-

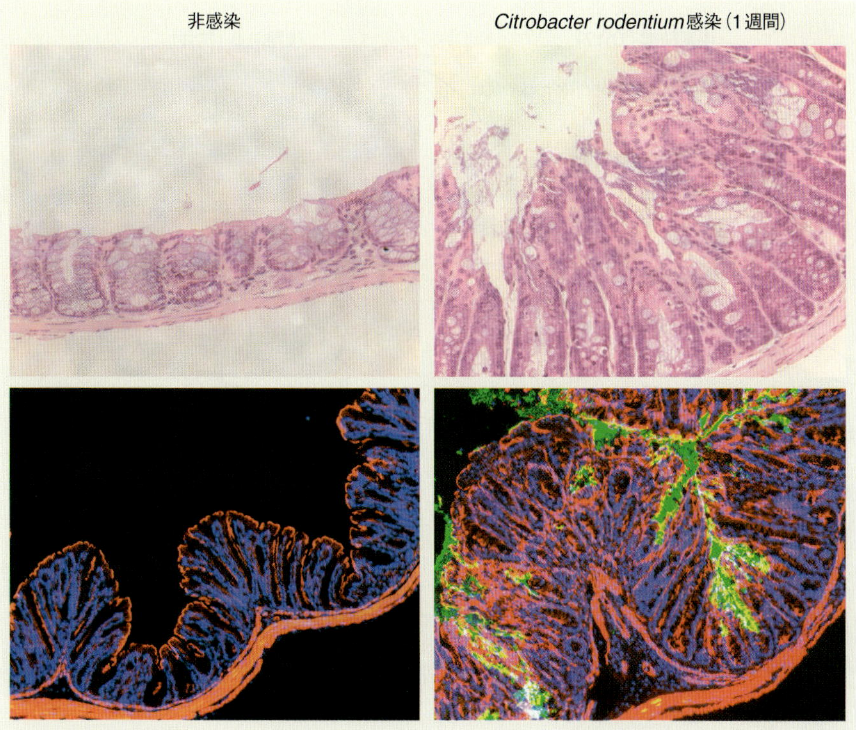

図2 *Citrobacter rodentium*の腸管感染
C. rodentium は，主にマウス大腸下部に定着し，炎症性の下痢を引き起こす．マウスに *C. rodentium* を経口投与し，1週間後の大腸の組織切片を示した．上皮のびらんや剝離，炎症性細胞の浸潤などが観察される．（上）HE（ヘマトキシリン-エオジン）染色（×200），（下）蛍光免疫染色（緑：*C. rodentium*，赤：アクチン，青：細胞核，×100）

pathogenic *Escherichia coli*：EPEC）とほぼ同様の病原遺伝子群を有していることから，これらのマウス感染モデルとして研究に用いられている．これらの細菌は，鞭毛を用いて粘液中を移動し，まず線毛によって粘膜表面に付着するが，線毛による付着だけでは非常に弱いので定着し続けることが困難である．そこで，III 型分泌装置によって，付着した上皮細胞に自らの接着受容体である Tir（translocated intimin receptor）と呼ばれる蛋白質を注入し，菌体表面に発現している intimin と強固に接着する（11 章 a 参照）．この強固な付着によって腸管の物理的な排除機構に抵抗し，定着を持続させることができる．一般的に，このような細胞外寄生菌に対しては，抗体をはじめとする液性免疫が最終的な排除に重要であると考えられている．実験的に，*C. rodentium* を C57BL/6 マウスに対し経口投与すると，大腸に定着し，約 1 週間で大腸炎を起こした後，3 週間で除菌され回復する．主な症状として，下痢，大腸粘膜層の肥厚，リンパ球や好中球などの炎症性細胞の浸潤，上皮組織の剝離およびびらん，杯細胞の減少などが観察される[17]（図 2）．

IL-22 による初期の感染防御機構

C. rodentium に対する免疫応答をまとめると，いくつかのフェーズに分けることができる（図 3）．まず，最も初期の免疫応答として，IL-23，IL-22 を介した腸管上皮細胞による防御機構が重要となってくる[18]．IL-22 は IL-10 ファミリーの一種で，炎症を引き起こすサイトカインと考えられている．その受容体は，IL-10 受容体の一つである IL-10R2 と IL-22R1 である．IL-10R2 はさまざまな細胞に広く発現しているが，IL-22R1 は皮膚，肺，肝臓，小腸，大腸に発現がみられ，主に上皮細胞に発現がみられる．また，IL-22R1 はリポ多糖，IL-1β および TNF-α などによって誘導されることから，上皮細胞を介した炎症誘導が考えられる．IL-22 は，主に，$CD4^+$T 細胞（特に Th17 細胞）および NK 細胞などから IL-23 の刺激を受けて産生されることが知られている．そこで，*C. rodentium* を感染させると，腸管での IL-22 産生は，経口投与後 4 日

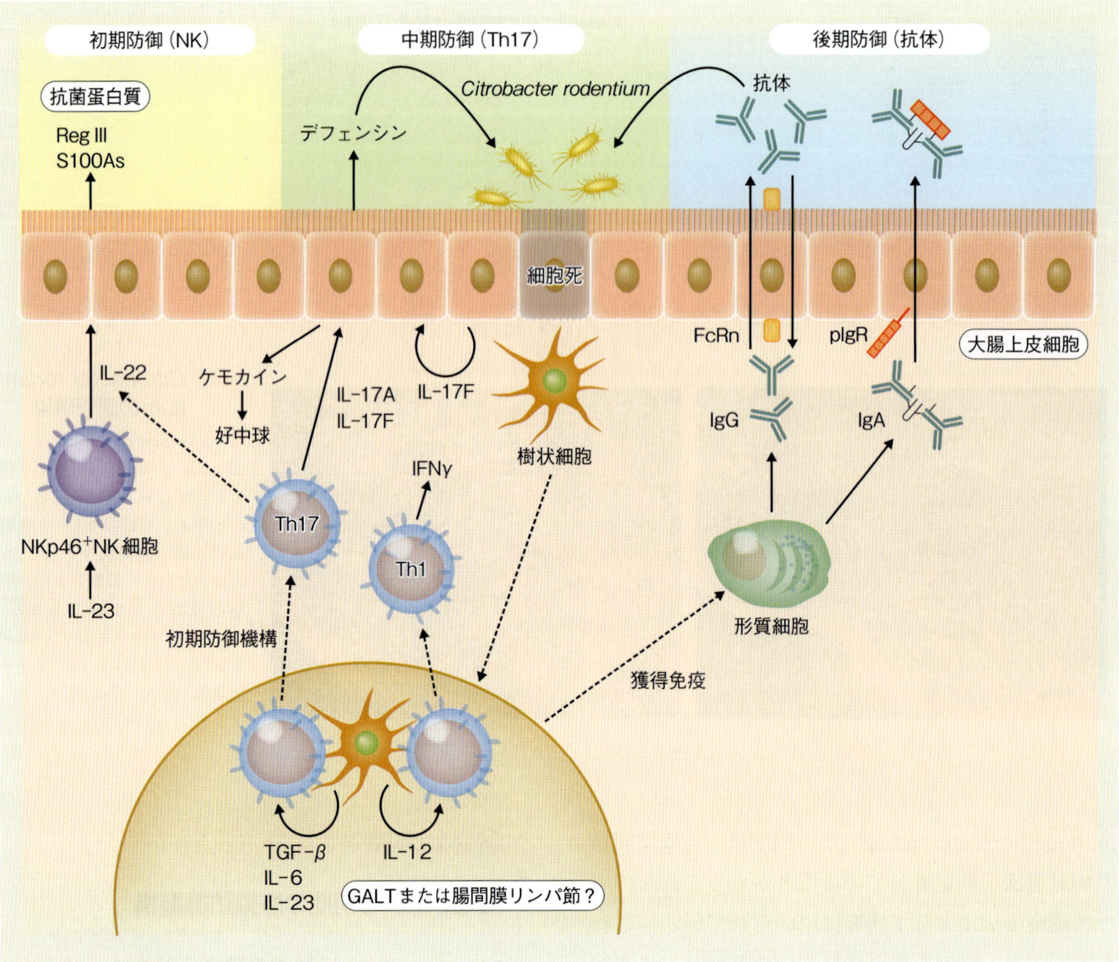

図3 *Citrobacter rodentium*に対する免疫応答のモデル図

*C. rodentium*は，大腸上皮細胞に付着し，炎症性の下痢を引き起こす．これに対し，宿主は，まずIL-23，IL-22を介したRegIIIおよびS100As抗菌蛋白質による初期防御反応を行う．次に，Th17細胞から産生されるIL-17AおよびFにより，デフェンシンの産生が誘導される．最後に，主に特異的抗体（IgG，IgA）が産生され，菌の排除が行われる．

目で発現のピークを迎えその後減少する．また，野生型マウスに*C. rodentium*を投与してもまったく死亡しないが，IL-22もしくはIL-23欠損マウスではすべてのマウスが死亡してしまうことから，初期の感染防御に重要であると考えられている．また，IL-22は大腸上皮細胞に作用し，RegIIIδ，RegIIIγ，S100A8，S100A9などの抗菌蛋白質を誘導することで，*C. rodentium*の大腸への初期付着を最小限に抑制していると考えられる．*C. rodentium*感染によるIL-22は，CD11c陽性細胞が産生していることが示されていたが，その後，この細胞は樹状細胞やTh17細胞ではなく腸管粘膜に存在する特殊なNK細胞（NKp46$^+$，CD127$^+$，RORγt$^+$，NK1.1$^-$，CD11c$^+$）であることが報告された[19]（4章c参照）．一方，肺炎を引き起こす*Klebsiella pneumoniae*感染では，Th17細胞がIL-22を産生し，上皮細胞からlipocalin-2という抗菌蛋白質を誘導することで初期の感染防御を行っている．

*C. rodentium*とTh17細胞

次に，Th17細胞を介した免疫応答が中期の感染防御に重要であることが示されている[20]．Th17細胞から分泌されるIL-17AおよびIL-17Fは，上皮細胞のほかマクロファージや血管内皮細胞，線維芽細胞からCXCL1，CXCL2およびCXCL8など，さまざまなケモカインや炎症性サイトカインを誘導し，好中球などを感染局所に遊走させることが知られている（6章d参照）．実際，*C. rodentium*が感染すると，約1〜2週間のあいだに多くのTh17細胞が誘導されることから，粘膜面での感染防御に重要な役割を果たしていることが示唆される．そこで，IL-17AおよびF欠損マウスに*C. rodentium*を感染させると，野生型マウスよりも高い感受性を示し，激しい炎症を引き起こした．この原因として，IL-17AとIL-17Fは，ともに腸管上皮細胞に作用し，β-デフェンシンなどの抗菌ペプチドを誘導し感染を防いでいることが明らかとなった．また，IL-17Aは主にTh17細胞から産生されるが，IL-17Fは大腸上皮細胞からも産生される．しかし，IL-17AおよびF欠損マウスにおいて，*C. rodentium*に対する抗体は野生型マウスとほぼ同様に産生できることから，獲得免疫の誘導にはIL-17は関与していないと考えられている．ところで，最近Th17細胞の誘導に関して興味深い報告がなされた．アポトーシスを起こした細胞と細菌を同時に樹状細胞に貪食させると，TGF-βとIL-6の発現が同時に誘導され，Th17細胞が誘導されることが報告された[21]．多くの病原細菌が宿主細胞に対して細胞死を誘導することが知られており，これによりT細胞の分化の方向性が決定されている可能性が考えられる．

一方，*C. rodentium*のほかに，*Klebsiella pneumoniae*, *Bordetella pertussis*, *Listeria monocytogenes*, *Mycoplasma pneumoniae*, *Porphyromonas gingivalis*, *Streptococcus pneumoniae*, *Salmonella enterica*などさまざまな粘膜病原細菌に対して，IL-17を介した防御機構が重要な役割を果たしている[22]．

*C. rodentium*に対する獲得免疫

最後に，最終的な排除機構には，獲得免疫による抗体産生が重要である．表1に示したとおり，T細胞もB細胞も存在しない$Rag2^{-/-}$マウスでは，*C. rodentium*を排除できず最終的には死亡してしまう．また，$TCR\beta^{-/-}$（T細胞欠損）やμMT（B細胞欠損）マウス，CD4，共刺激分子であるCD28，CD40Lの欠損マウスでも同様に死亡してしまう．つまり，最終的な菌の排除には$CD4^{+}$T細胞およびB細胞を介した特異的抗体が菌の排除に重要であることがわかる．通常，腸管の管腔側には常に大量のIgAがSIgAとして分泌されており，粘膜免疫の主役をなしている．また，IgAはJ鎖と呼ばれるポリペプチドを介して二量体を形成しており，この二量体IgAは腸管上皮細胞の基底膜側に発現しているpIgR（polymeric immunoglobulin receptor）を介して管腔側にトランスサイトーシスにより分泌されている（8章a参照）．しかし，*C. rodentium*の感染モデルによると，IgA，J鎖およびpIgRの欠損マウスでは野生型と同様に排除されることから，*C. rodentium*は，IgAではなくIgGによって除菌されていると考えられている．一方，小腸上皮細胞には新生児Fc受容体（neonatal Fc receptor：FcRn）が発現しており，これは当初乳幼児が母乳中のIgGを体内に取り込むために機能していると

表1 *Citrobacter rodentium*の感染防御にかかわる遺伝子

感染防御に関与する遺伝子*1	感染防御にあまり関与しない遺伝子*2
Rag2（TおよびB細胞欠損）	TCRδ（γδT細胞欠損）
TCRβ（T細胞欠損）	β7（粘膜リンパ球欠損）
μMT（B細胞欠損）	CD8
Igh-6（B細胞欠損）	pIgR
CD4	IgA
リンフォトキシンβ受容体（LTβR）	IgM
CD28	IgG3
CD40L	J-chain（多量体抗体欠損）
IL-6	IL-4
IL-23p19	mCRAMP
IL-12/23p40	TIRAP
IL-22	TLR4
TLR2	
MyD88	

*1：各遺伝子欠損マウスに*C. rodentium*を経口投与して，死亡，病変の増悪または定着菌数の増加を示す．
*2：各遺伝子欠損マウスに*C. rodentium*を経口投与しても，野生株と病変や定着菌数にあまり差がみられない．

考えられていた．しかし，近年，新生児Fc受容体は成人の腸管上皮細胞にも発現しており，血中のIgGを管腔側に分泌するときにも機能していることが明らかとなり，管腔側と基底膜側の双方向に分泌および吸収できることが示された．つまり，血中IgGが新生児Fc受容体を介して分泌され，管腔側に付着している細菌を排除していると考えられている[23]．

Salmonella Typhimurium

*Salmonella*菌のうち*Salmonella enterica* serovar Typhi（*S.* Typhi）は，周毛性鞭毛を有するGram陰性細菌であり，汚染された水や乳製品などから経口的に感染し，重篤なチフス症を引き起こす．一方，*Salmonella enterica* serovar Typhimurium（*S.* Typhimurium）は，ヒトには軽微な腸炎しか起こさないが，マウスにはチフス様の重篤な全身症状を引き起こす．このことから，ヒトにチフス症を引き起こす原因菌である*S.* Typhiのマウス感染モデルとして研究に用いられている．*S.* Typhimuriumは小腸から侵入した後，容易に全身に拡散し，敗血症などを引き起こす．全身に感染すると，主にリンパ組織，肝臓，脾臓および胆嚢に移行し，増殖性炎症や壊死などの病変を示す二次感染巣を形成する．さらに，肝臓から胆汁中に移行した菌は，腸管に排出され，再び感染するという腸肝循環と呼ばれる機構により感染を広げることが知られている．

*Salmonella*菌をはじめ，*Listeria*菌および*Shigella*菌（赤痢菌）などの病原細菌は，宿主上皮細胞やマクロファージ内で増殖することから，細胞内寄生菌と呼ばれている（11章a参照）．細胞内にいる菌に対して抗体が届かないため，完全に排除するには主にTh1型の細胞性免疫が重要であると考えられている．そのため，単球/マクロファージ，好中球，樹状細胞および細胞傷害性T細胞などが感染防御の中心的な役割を果たしている．また，細菌自身も細胞内で生存するために，さまざまな戦略を有している．*S.* TyphimuriumもIII型分泌装置を有しており，主に病原性にかかわる遺伝子は*Salmonella* pathogenicity island（SPI1およびSPI2）にコードされている．SPI1は，主に細胞侵入や炎症性サイトカイン誘導にかかわり，また，SPI2は，細胞内に侵入した後のファゴソーム内増殖にかかわる．このような感染戦略を有する*S.* Typhimuriumに対し，最初の防壁となるのが小腸上皮細胞である．

S. Typhimuriumの組織侵入経路

腸管には，上述したように非特異的なさまざまなバリアー機構が存在するが，*S.* Typhimuriumは，これらを巧みに突破し，主に回腸下部のPeyer板や絨毛から侵入した後，全身へと拡散する[24]（図4）．Peyer板の管腔側は，濾胞関連上皮層（follicle-associated epithelium：FAE）と呼ばれるドーム状の上皮細胞に覆われており，その中にM細胞が散在している．M細胞は，3章cで記述されているように，腸内細菌や消化された食物など，さまざまな抗原を非特異的に取り込み，直下の樹状細胞に抗原を受け渡している．そこで，多くの組織侵入性細菌も，M細胞から容易に侵入できることが知られている．最近では，Peyer板のM細胞ばかりではなく，絨毛M細胞もしくはFAE自体や絨毛の上皮細胞からも侵入できることが報告されている．また，粘膜固有層に存在する樹状細胞（CD11c$^+$，MHCクラスII$^+$，CD11b$^-$，CD8α^-）は，タイト結合を形成する分子とともにCX_3CR1を表出し，腸管上皮細胞に発現しているCX_3CL1と相互作用することで，管腔側まで突起を伸ばして非侵入性の抗原を取り込んでいる（3章d，8章d参照）．*S.* Typhimuriumは，この樹状突起を使って樹状細胞に感染し，上皮下に侵入していることも示されている．この現象は，小腸絨毛先端部で多くみられるが，大腸ではあまりみられない．

FAE直下の上皮下ドーム領域（subepithelial dome：SED）には，CD11c$^+$，CD8α^-，CD11b$^-$およびCD11b$^+$の樹状細胞が存在し，侵入してきた*S.* Typhimuriumを貪食する．*S.* Typhimuriumを経口投与すると，Peyer板ではCD8α^+よりも

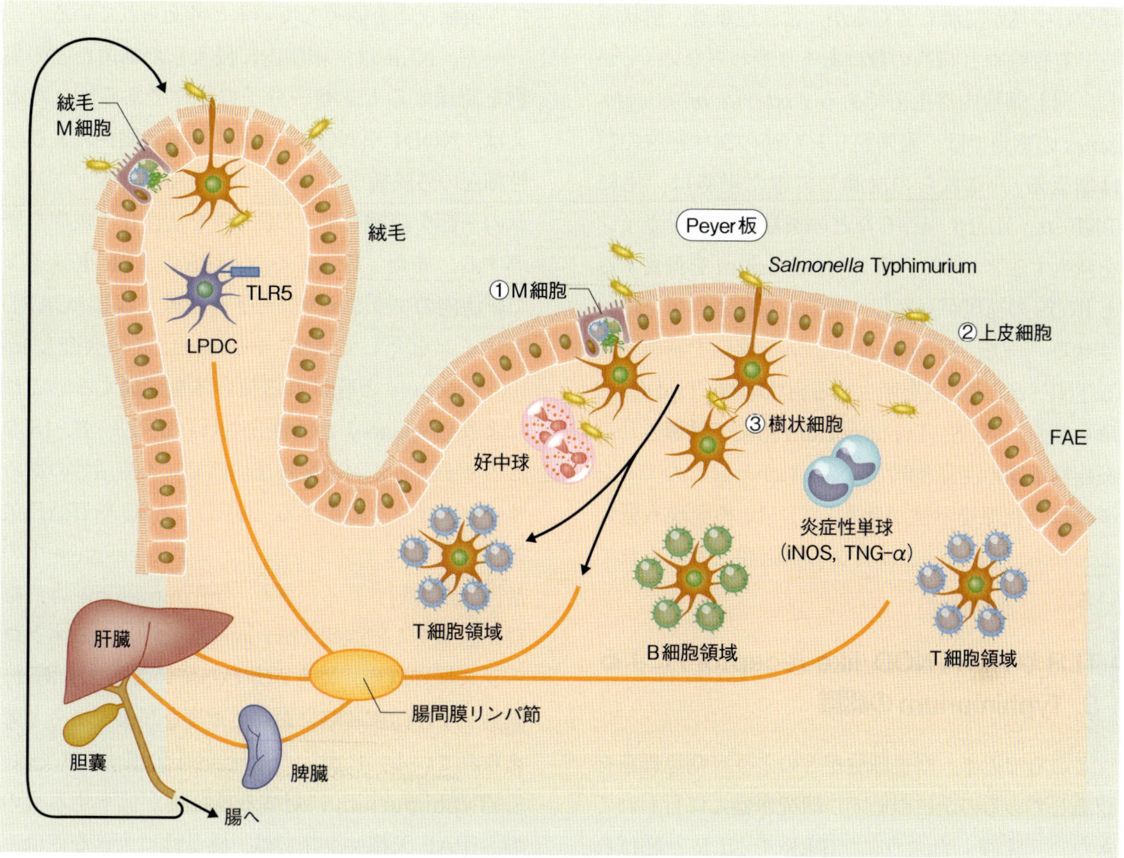

図4　*Salmonella* Typhimurium菌の感染と免疫応答のモデル図

S. Typhimuriumは，主にマウス回腸下部の，Peyer板および絨毛から侵入する．その侵入経路は，以下の3つの経路がある：①M細胞，②上皮細胞，③上皮細胞間から樹状突起を伸ばしている樹状細胞を介する．そして，上皮に侵入すると，直下のCD8α^-樹状細胞に貪食され，腸間膜リンパ節に移行し特異的免疫応答が行われる．そこで殺菌されず増殖した菌が肝臓，脾臓，胆嚢に移行し，そこでさらに増殖した後胆管を通じて，腸に再感染する．感染部位には，好中球，単球などが集積し殺菌が行われる．
(Tam MA, et al. 2008[24]より改変)

CD8α^-の細胞がより多く貪食していることが観察される．また，SEDに存在する樹状細胞はCCR6を発現しているが，細菌などの刺激を受けるとCCR7，MHCクラスIIおよびCD80/86，CD40などの共刺激分子の発現を増強させながら成熟し，リンパ管を通って腸間膜リンパ節（mesenteric lymph node：MLN）などに移行し獲得免疫を誘導する（6章a参照）．また，一部の樹状細胞は，Peyer板内の濾胞間領域（interfollicular region：IFR）のT細胞領域に移行して特異的T細胞を誘導する．

S. Typhimuriumと炎症性細胞

次に，*S.* Typhimuriumが上皮下に侵入すると，好中球，単球/マクロファージなどが浸潤してくる．実際，GFPを発現する*S.* Typhimuriumを経口投与すると，大部分は好中球や単球に取り込まれていることから，このようなミエロイド系貪食細胞が感染防御に重要な働きをしていることが考えられる．単球は主に，常在性単球（Gr-1^{low}，CCR2^{low}，CX$_3$-CR1^{high}）と，炎症性単球（Gr-1^{high}，CCR2^{high}，CX$_3$CR1^{low}）の2つのサブセットが存在する[24]．炎症性単球は，常在性単球よりも未熟であり炎症反応により成熟し常在性単球に分化する．そして，最終的には，樹状細胞やマクロファージに分化すると考えられている．*S.* Typhimuriumを経口感染させると，数日でPeyer板や腸間膜リンパ節に炎症性単球や好中球が浸潤してくるが，常在性単球，樹状細胞，T 細胞や B 細胞の数はあまり変わらない（しかし，同じ細胞内寄生菌である *Listeria monocytogenes* の感染では，腸間膜リンパ節の樹状細胞の数は増える）．これらの浸潤してきた細胞は，主に TNF-α，IL-1β，IL-6 などの炎症性サイトカインを産生するとともに，*S.* Typhimurium を貪食すると iNOS の発現が上昇し，効率よく殺菌作用を増強させる．一方，*L. monocytogenes* 感染で誘導される TNF-α と iNOS を産生する樹状細胞（TipDC）（9 章 c 参照）が，*S.* Typhimurium 感染で誘導される炎症性単球の性質と似ている．しかし，このような単球は，抗原提示能が低く，CD11c の発現も低いことから，TipDC とは異なる細胞群と考えられている．

TLR や NLR（NOD-like receptor）による *S.* Typhimurium の認識

ところで近年，宿主細胞がどのように病原細菌を認識しているのかについて，研究が盛んに行われてきた[25]．上述したように，TLR や NLR と呼ばれる一群の分子は，細菌やウイルスなどの病原体関連分子パターンを特異的に認識し，さまざまな免疫応答を誘導している．このなかで，TLR4 は，リポ多糖を特異的に認識し，炎症反応を誘導することで *S.* Typhimurium の感染を防いでいる．また，TLR5 は，鞭毛の構成成分であるフラジェリンを特異的に認識し炎症性サイトカインを誘導する．最近，TLR5 の発現量は小腸で高く，小腸粘膜固有層に存在する $CD11c^{high}$，$CD11b^{high}$ の樹状細胞（lamina propria DC：LPDC）に特異的に発現していることが示された[26]（9 章 d 参照）．この LPDC は，TLR4 の発現が低いためリポ多糖に低応答性であるが，フラジェリンには強く反応して IL-6 や IL-12 などの炎症性サイトカインを産生する．一方，腸管上皮細胞にも，TLR5 が発現しているといわれるが，管腔側ではなく基底膜側に発現している．つまり，管腔側に常在している鞭毛を有する腸内細菌には反応しないが，*S.* Typhimurium などの組織侵入性細菌が上皮下に入ると，基底膜側でフラジェリンを感知して，炎症反応を誘導していると考えられている．

一方，NLR は，細胞内に侵入した細菌などの異物を認識するセンサー分子の総称である[27]．たとえば，NOD1 や NOD2 は主に Gram 陰性および陽性細菌の外膜構成成分の一つであるペプチドグリカンの一部を認識して，NF-κB を活性化し炎症を誘導する．また，IPAF や NAIP5 の LRR ドメインで細胞内のフラジェリン分子を認識すると，CARD ドメインを介して ASC や caspase-1 と会合し inflammasome と呼ばれる複合体を形成する．これにより caspase-1 が活性化され，IL-1β，IL-18 などのサイトカイン前駆体を切断し，炎症活性のあるサイトカインを放出する（図 5）．ASC や IPAF 欠損マウスでは，フラジェリンによる caspase-1 の活性化が抑制される．また，inflammasome は，細菌が誘導する細胞死（pyroptosis と呼ばれるネクローシス様細胞死）にもかかわっていることもあり，感染および防御戦略において重要な現象であると考えられている．しかし，caspase-1 欠損マウスでは，*S.* Typhimurium に対する抵抗性が低下するものの，IPAF 欠損マウスでは，感受性に大きな差はみられないことから，これらの生体内での役割は不明な点が多い．

おわりに

このように，近年，遺伝子改変マウスや細菌感染モデルの発展に伴い，徐々に粘膜病原細菌に対する免疫応答が分子レベルで明らかになってきた．しかし，いまだに全容が明らかにはなっておらず，今後の課題であると思われる．今では，多くの細菌に対して抗生物質が有効な治療薬であるが，徐々に薬剤耐性を獲得している細菌が増えてきているため，病原細菌に対するワクチン開発も非常に重要である．現在，多くのウイルスや細菌毒素に対するワクチンが，世界中で成功を収めている．一方，細菌自身に対する有効なワクチンは，開発が遅れているのが現状である．特に，粘膜病原細菌に対して有効なワクチンを開発するためには，全身性と粘膜局所両方の免疫を誘導することが重要であるといわれている．

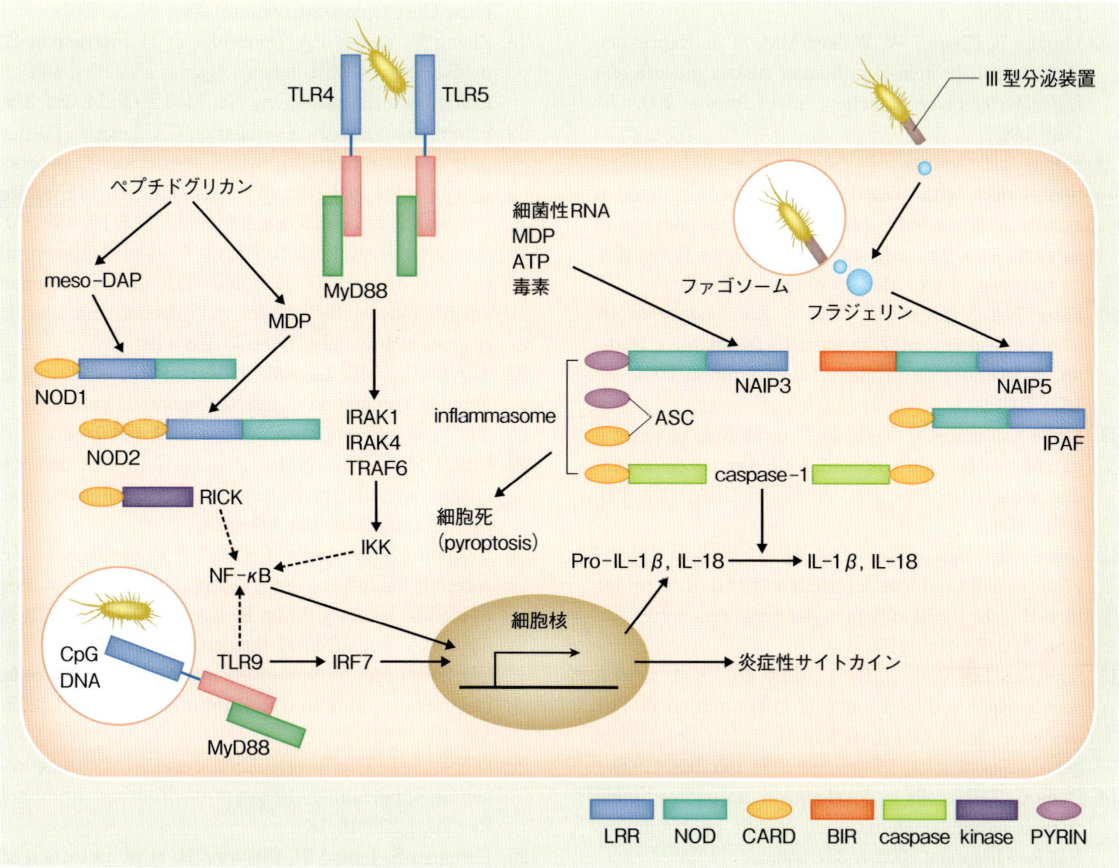

図5 *Salmonella* Typhimuriumに対する認識メカニズム

宿主細胞は，多くの細菌に存在するリポ多糖，鞭毛やペプチドグリカンなどを認識し，炎症反応を誘導している．TLR4はリポ多糖を認識し，細胞外のTLR5や細胞内のNAIP5やIPAF分子は，鞭毛の構成成分であるフラジェリンを認識している．また，TLR9は，細菌由来のCpG DNAを認識する．NOD1は，ペプチドグリカンの構成成分であるmeso-DAP（meso-ジアミノピメリン酸），NOD2はMDP（ムラミル-L-アラニル-D-イソグルタミン）を認識している．これらを認識するドメインは，LRR（leucine rich repeat）と呼ばれている．フラジェリンなどを認識すると，inflammasomeを形成し，caspase-1が活性化し，IL-1βやIL-18などの前駆体を切断し，炎症を誘導する．一方，inflammasomeは，pyroptosisと呼ばれる細胞死も誘導する．フラジェリンはIII型分泌装置からも分泌が認められている．
（Delbridge LM, et al. 2007[28]より改変）

そのため，粘膜免疫のさらなる解明によって，新しい粘膜ワクチンの開発につながると期待される．

（永井　武，永井重徳，小安重夫）

◉引用文献

1. 清野　宏，石川博通，名倉　宏．粘膜免疫—腸は免疫の司令塔，中山書店，2001.
2. Kusters JG, van Vilet AHM, Kuipers EJ. Pathogenesis of *Helicobacter pylori* infection. Clin Microbiol Rev 2006; 19: 449-490.
3. Glocker E, Lange C, Covacci A, et al. Proteins encoded by the *cag* pathogenicity island of *Helicobacter pylori* are required for NF-kappa B activation. Infect Immun 1998; 66: 2346-2348.
4. Takeda K, Akira S. Toll receptors and pathogen resistance. Cell Microbiol 2003; 5: 143-153.
5. Kawahara T, Teshima S, Oka A, et al. Type I *Helicobacter pylori* lipopolysaccharide stimulates Toll-like receptor 4 and activates mitogen oxidase 1 in gastric pit cells. Infect Immun 2001; 69: 4372-4389.
6. Lee Sk, Stack A, Katzowitsch, et al. *Helicobacter pylori* flagellins have very low intrinsic activity to stimulate human gastric epithelial cells via TLR5. Microbes Infect 2003; 5: 581-592.
7. Viala J, Chaput C, Boneca IG, et al. Nod1 responds to peptidoglycan delivered by the *Helicobacter pylori cag* pathogenicity island. Nature Immunol 2004; 5:

1166-1174.
8. Murray E, Khamri W, Walker MM, et al. Expression of surfactant protein D in human gastric mucosa and *Helicobacter pylori* infection. Infect Immun 2002; 70: 1481-1487.
9. Ermak TH, Giannasca PJ, Nichols R, et al. Immunization of mice with urease vaccine affords protection against *Helicobacter pylori* infection in the absence of antibodies and is mediated by MHC class II-restricted responses. J Exp Med 1998; 188: 2277-2288.
10. Eaton KA, Mefford ME. Cure of *Helicobacter pylori* infection and resolution of gastritis by adoptive transfer of splenocytes in mice. Infect Immun 2001; 69: 1025-1031.
11. Nagai S, Mimuro H, Yamada T, et al. Role of Peyer's patches in the induction of *Helicobacter pylori*-induced gastritis. Proc Natl Acad Sci USA 2007; 104: 8971-8976.
12. Guiney DG, Hasegawa P, Cole SP. *Helicobacter pylori* preferentially induces interleukin 12 (IL-12) rather than IL-6 or IL-10 in human dendritic cels. Infect Immun 2003; 71: 4163-4166.
13. Smythies LE, Waites KB, Lindsey JR, et al. *Helicobacter pylori*-induced mucosal inflammation is Th1 mediated and exacerbated in IL-4, but not IFN-γ, gene-deficient mice. J Immunol 2000; 165: 1022-1029.
14. Dong C. TH17 cells in development: an updated view of their molecular identity and genetic programming. Nat Rev Immunol 2008; 8: 337-348.
15. Shiomi S, Toriie A, Imamura S, et al. IL-17 is involved in *Helicobacter pylori*-induced gastric inflammatory response in a mouse model. Helicobacter 2008; 13: 518-524.
16. Otani K, Watanabe T, Tanigawa T, et al. Anti-inflammatory effects of IL-17A on *Helicobacter pylori*-induced gastritis. Biochem Biophys Res Commun 2009; 382: 252-258.
17. Borenshtein D, McBee ME, Schauer DB. Utility of the *Citrobacter rodentium* infection model in laboratory mice. Curr Opin Gastroenterol 2008; 24: 32-37.
18. Zheng Y, Valdez PA, Danilenko, et al. Interleukin-22 mediates early host defense against attaching and effacing bacterial pathogens. Nat Med 2008; 14: 282-289.
19. Satoh-Takayama N, Vosshenrich CA, Lesjean-Pottier S, et al. Microbial flora drives interleukin 22 production in intestinal NKp46+ cells that provide innate mucosal immune defense. Immunity 2008; 29: 958-970.
20. Ishigame H, Kakuta S, Nagai T, et al. Differential roles of interleukin-17A and -17F in host defense against mucoepithelial bacterial infection and allergic responses. Immunity 2009; 30: 108-119.
21. Torchinsky MB, Garaude J, Martin AP, et al. Innate immune recognition of infected apoptotic cells directs Th17 cell differentiation. Nature 2009; 458: 78-82.
22. Curtis MM, Way SS. Interleukin-17 in host defence against bacterial, mycobacterial and fungal pathogens. Immunology 2009; 126: 177-185.
23. Yoshida M, Kobayashi K, Kuo TT, et al. Neonatal Fc receptor for IgG regulates mucosal immune responses to luminal bacteria. J Clin Invest 2006; 116: 2142-2151.
24. Tam MA, Rydström A, Sundquist M, et al. Early cellular responses to *Salmonella* infection: dendritic cells, monocytes, and more. Immunol Rev 2008; 225: 140-162.
25. O'Neill LA. The interleukin-1 receptor/Toll-like receptor superfamily: 10 years of progress. Immunol Rev 2008; 226: 10-18.
26. Uematsu S, Jang MH, Chevrier N, et al. Detection of pathogenic intestinal bacteria by Toll-like receptor 5 on intestinal CD11c+lamina propria cells. Nat Immunol 2006; 7: 868-874.
27. Franchi L, Warner N, Viani K, et al. Function of Nod-like receptors in microbial recognition and host defense. Immunol Rev 2009; 227: 106-128.
28. Delbridge LM, O'Riordan MX. Innate recognition of intracellular bacteria. Curr Opin Immunol 2007; 19: 10-16.

e

ウイルスに対する粘膜免疫

はじめに

ヒトの粘膜表面は異なるタイプの粘膜上皮に覆われていて，これらすべての粘膜表面はウイルス感染のターゲットとなり得る．それぞれの粘膜表面では，特徴的な免疫防御機構が備わっている．粘膜表面は，大きくI型粘膜とII型粘膜に分けられる[1)]．I型粘膜は，単層の上皮細胞で覆われているのに対して，II型粘膜は，重層扁平上皮（角化細胞）で覆われている．I型粘膜は，ポリIg受容体（poly-Ig receptor，pIgR）の機能により，粘膜固有層から粘膜表面へ積極的に分泌型IgA（secretory IgA：SIgA）が輸送されるのに対し，II型粘膜はこのような受容体を持たないためにIgA抗体分泌が乏しい（3章参照）．

ここでは粘膜の中の，肺，腸管（I型粘膜），生殖器（II型粘膜）と，それぞれの器官で代表的なウイルスを例に取り上げ，自然免疫ウイルス認識機構，粘膜層に存在するさまざまなタイプの樹状細胞の機能と役割，ウイルスに対する粘膜免疫応答誘導メカニズム，ウイルス排除にかかわるエフェクター機能を簡単に紹介する．

肺

肺上皮細胞と樹状細胞の分布

肺の粘膜は，単層の上皮細胞で覆われており（I型粘膜面），空気中の酸素を体内に取り込むため，無数の微小な肺胞を毛細血管が覆うことにより巨大な粘膜面積（成人でおおよそテニスコート2面分）を形成している．これは同時に，空気中の多様な病原体，アレルゲン，アスベストなどの有害物質にさらされる危険性をはらんでいる．腸管粘膜とは異なり，特に下気道は無菌状態が保たれている．気管，気管支，細気管支，肺胞それぞれには，さまざまなタイプの樹状細胞（dendritic cell：DC）（alveolar DC，intraepithelial DC，lamina propria DC，形質細胞様樹状細胞〈plasmacytoid dendritic cell：pDC〉）と肺胞マクロファージが存在し，それぞれが特有の細胞表面マーカーを持っている[2)]（**図1**）．樹状細胞は上気道では上皮内（intraepithelial DC）とその下部（lamina propria DC），下気道では間質と粘膜固有層（lamina propria DC），肺胞の内腔（alveolar DC）で観察することができる．

粘膜直下に存在する$CD103^{+}$Langerin（$CD207)^{+}$ DCは，樹状突起を肺胞の内腔に伸ばすことができ，上皮細胞間のタイト結合（tight junctions）を通り抜けられないような高分子を取り込むことができる[3-5)]（**図1**）．肺組織に存在するこれらさまざまな樹状細胞は，実験的にCFSE（carboxyfluoroscein succinimidyl ester）をマウスへ経鼻的に吸引させることにより細胞を標識して，生体内での動きを追跡することが可能である．肺の樹状細胞は，インフルエンザウイルスの感染から18時間以内に所属リンパ節（bronchial/mediastinal lymph node）へ遊走できる特殊な能力を持っている[6,7)]．また肺のI型粘膜上皮は，pIgRを持っているために，粘膜固有層から内腔へIgA抗体が積極的に分泌され，病

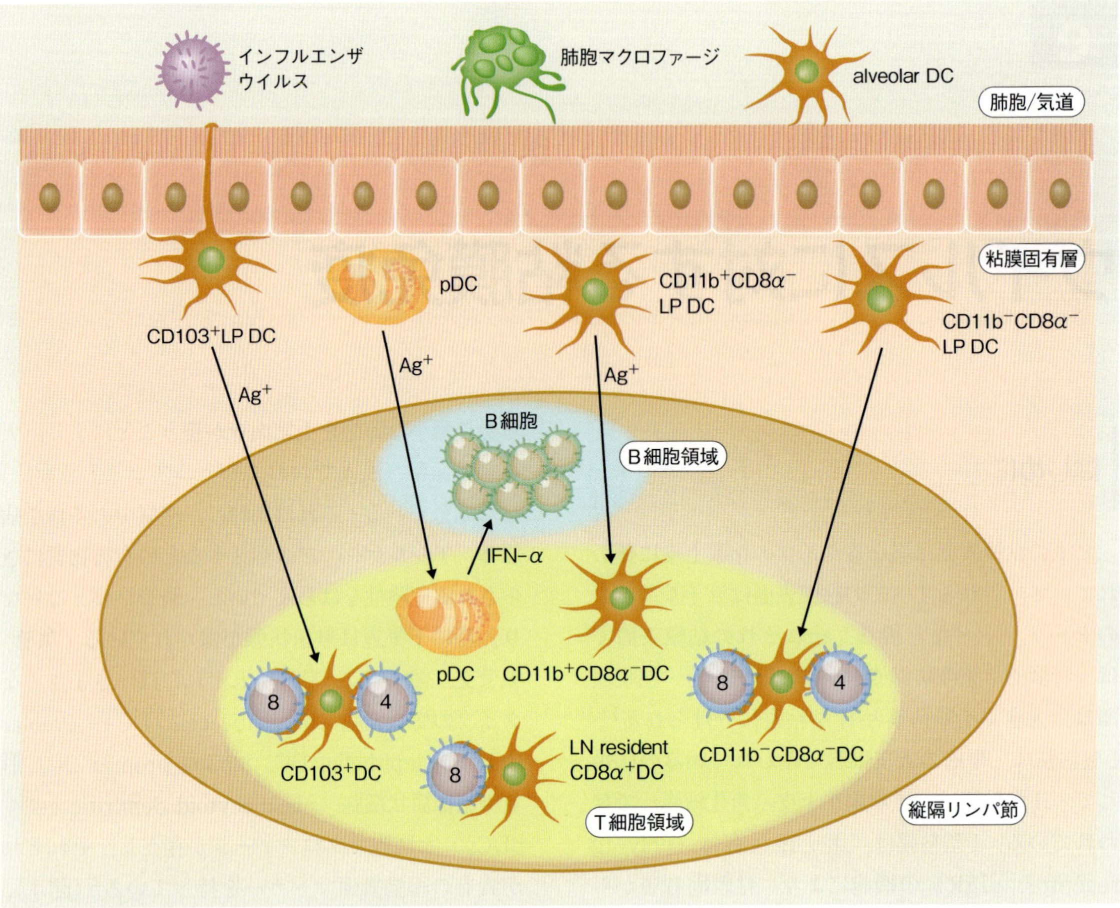

図1　肺の樹状細胞サブセットとその機能

インフルエンザウイルスの感染に対して，肺の粘膜固有層に存在する樹状細胞は，抗原（Ag）の取り込み，CD4，CD8T細胞への抗原提示において，それぞれ異なる役割を果たす．$CD103^+DC$，形質細胞様樹状細胞（pDC），$CD11b^+DC$は，粘膜固有層からインフルエンザウイルス抗原をリンパ節へ運ぶ．リンパ節では，$CD103^+DC$，$CD8\alpha^+DC$，$CD11b^-CD8\alpha^-DC$がT細胞へ抗原提示を行う．pDCはI型インターフェロン（IFN）を産生して，B細胞による抗体産生を促進する．

原体の侵入阻止に重要な役割を果たす[8)]（**図2**）．

インフルエンザウイルスの自然免疫認識機構

呼吸器感染に代表されるインフルエンザウイルス（一本鎖RNAウイルス）は，少なくとも3つの自然免疫受容体によって認識される（4章a参照）．Toll-like receptor（TLR）7/8はエンドソーム内でウイルスゲノム（一本鎖RNA）を認識する[9, 10)]．細胞質内センサー（retinoic acid-inducible gene I：RIG-I）は，感染細胞内のウイルスゲノムRNAを認識する[11)]．これらの認識システムは，ウイルス感染後の迅速なI型インターフェロン（IFN）や炎症性サイトカインの産生を引き起こす．最近の研究からNLRP3 inflammasomeは，インフルエンザウイルスを認識してcaspase-1を活性化し，IL-1β，IL-18などの炎症誘発性サイトカインの産生にかかわっていることがわかった[12, 13)]（**図3**）．インフルエンザウイルスによるNLRP3 inflammasomeの活性化には，ウイルスの細胞表面への吸着，ウイルス粒子とエンドソーム膜の融合，ウイルスRNAの翻訳が必要である（11章b参照）．しかしウイルスゲノムRNA単独では，NLRP3 inflammasomeを活性化しない[12)]．このことは，TLR7やRIG-Iがそれぞれ，細胞外と細胞質内のインフルエンザウイル

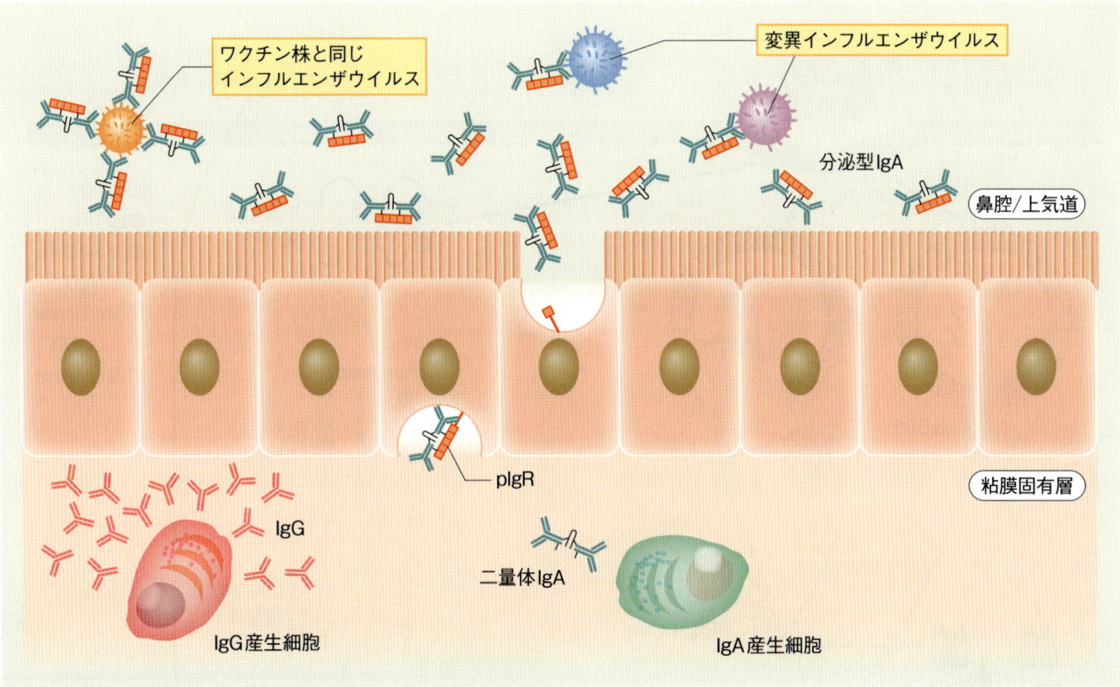

図2　変異インフルエンザウイルスに対する交差防御効果

鼻腔，上気道粘膜では，ポリIg受容体（pIgR）の機能により，分泌型IgA抗体が形成され内腔へ積極的に分泌される．インフルエンザウイルスの感染または経鼻ワクチンによって誘導される，ウイルス特異的なIgA抗体は，異なるタイプのインフルエンザウイルスの感染防御にも効果的である．

スRNAを認識しているのに対し，NLRP3 inflammasomeはウイルス感染による宿主細胞のストレスを認識している可能性がある[14]．インフルエンザウイルスの認識に，多くの細胞はRIG-Iを使用するが，形質細胞様樹状細胞はTLR7のみを使用する[15]．形質細胞様樹状細胞はウイルス認識後，ほかの細胞に比べて大量のI型IFNを産生する特殊な樹状細胞である．*in vivo*においては，Newcastle disease virus（NDV）感染に応答して最も素早くI型IFNを産生するのは肺胞マクロファージである[16]．肺において形質細胞様樹状細胞はウイルス感染によって第一線のバリアー（肺胞マクロファージ，alveolar DC，上皮細胞）が崩壊した際，I型IFN産生細胞のバックアップとして機能する．樹状細胞によるこれらのウイルス認識システムは，感染初期のウイルス抑制に役立つだけではなく，その後の獲得免疫応答の誘導にきわめて重要である[17]．

インフルエンザウイルス特異的免疫応答誘導メカニズム

インフルエンザウイルス感染後には，主に$CD11b^{+}CD8\alpha^{-}$DC，形質細胞様樹状細胞，$CD103^{+}$Langerin（CD207）$^{+}$DCがウイルス抗原を所属リンパ節へ持ち運ぶが，$CD11b^{+}CD8\alpha^{-}$DC，形質細胞様樹状細胞はCD4，CD8T細胞への抗原提示能力がない[18, 19]．肺からウイルス抗原を運んできた$CD103^{+}$Langerin^{+}DCとウイルス抗原を持たずに遊走してきたmigratory DC（$CD11b^{-}CD8\alpha^{-}$）がCD4，CD8T細胞へ，リンパ節に常在していたresident DC（$CD11b^{-}CD8\alpha^{+}$）がCD8T細胞へ抗原提示を行う[18-20]（**図1**）．実験的にマウスの気道から$CD11c^{+}$DCまたはLangerin^{+}DCを枯渇させると，インフルエンザウイルス感染後の，ウイルス特異的CD8T細胞の応答が障害され，肺からウイルスを排除するのに要する時間が遅れる[18]．さらに$CD11c^{+}$DCを気道から消失させたマ

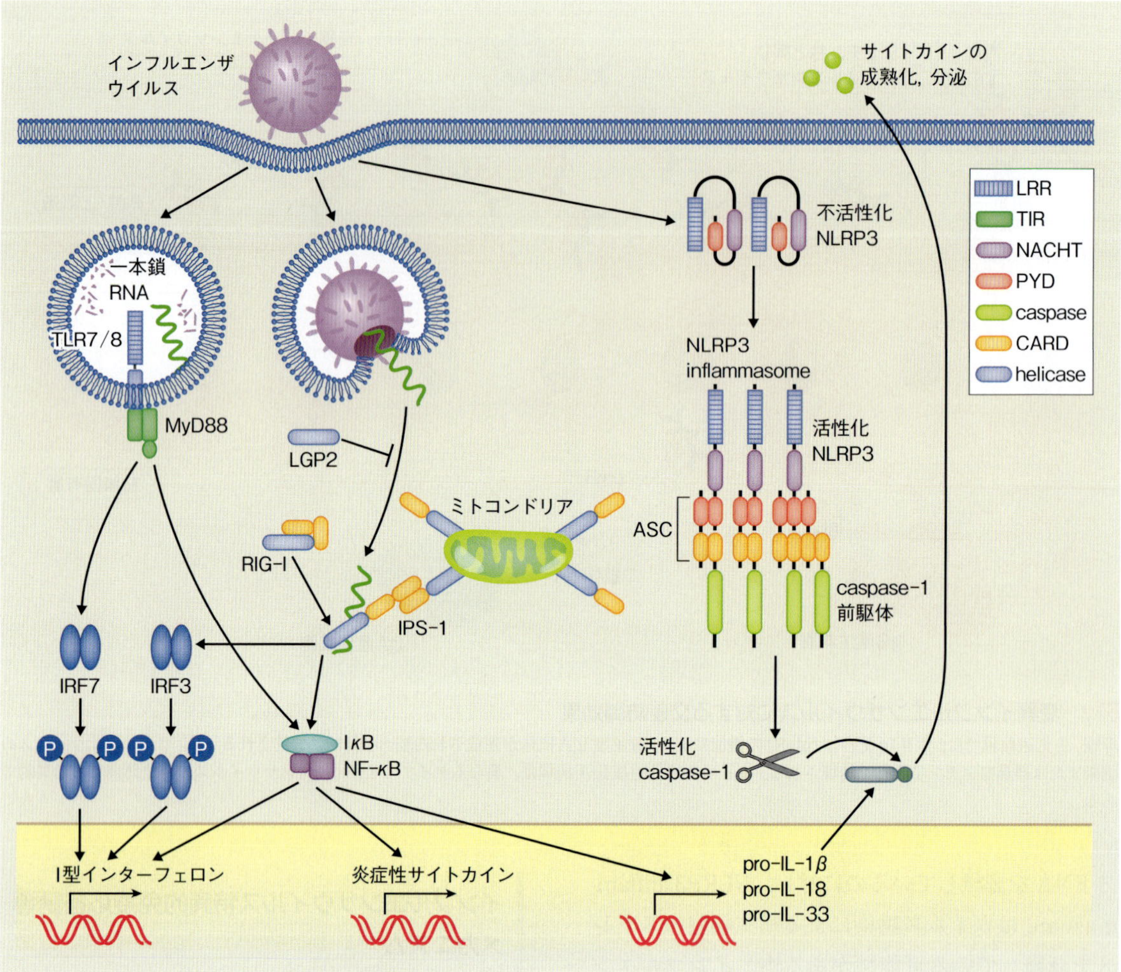

図3 インフルエンザウイルス認識機構

ウイルスRNAはエンドソーム内のTLR7/8，細胞質内のRIG-Iによって認識され，I型インターフェロン，炎症性サイトカインを誘導する．インフルエンザウイルスはNLRP3 inflammasomeとその下流のcaspase-1を活性化する．活性化caspase-1は，未成熟型のpro-IL-1β，pro-IL-18，pro-IL-33を成熟型にして，細胞外への分泌を助ける．

ASC：apoptosis-associated speck-like protein containing a caspase recruitment domainアダプター蛋白質，CARD：caspase recruitment domain，IFN：interferon，IPS：IFN-β promoter stimulator，IRF：IFN regulatory factor，NF：nuclear factor，NLRP3：nucleotide-binding domain and leucine-rich-repeat-containing protein 3，LRR：leucine-rich repeat，RIG-I：retinoic acid-inducible gene-I，LGP2：laboratory of genetics and physiology 2，TIR：Toll/IL-1 receptor，TLR：Toll-like receptor，PYD：pyrin domain，MyD88：myeloid differentiation primary response gene 88，NACHT：domain present in NAIP（neuronal apoptosis inhibitory protein），CIITA（MHC class II transcription activator），HET-E（incompatibility locus protein from *Podospora anserina*），and TP-1（telomerase-associated protein）

ウスに，インフルエンザウイルス感染前に経鼻的に$CD11c^+$DCまたは肺胞マクロファージを供給すると，$CD11c^+$DCを供給したマウスではウイルス特異的CD8T細胞応答の回復が認められたが，肺胞マクロファージを供給したマウスでは認められなかった[18]．マウスの生体内から形質細胞様樹状細胞を特異的な抗体（120G8）で消失させても，ウイルス特異的なCD8T細胞応答やウイルス排除に異常は認められないが，ウイルス特異的な血清中のIgG抗体価を十分に誘導できなくなる[18]．

感染性を失わせた不活化インフルエンザウイルスワクチンに対しては，$CD103^+$DCのみがナイーブCD8T細胞へ抗原提示を行うことができる[18]．さらに興味深いことに最近の研究から，完全なインフルエンザウイルス特異的なCD8T細胞の誘導には，CD8T細胞が6日目をピークに肺へ新しく遊走してくる樹状細胞と接触，相互作用する必要があることが明らかとなった[7]．インフルエンザウイルス感染後，肺の樹状細胞は18時間以内に所属リンパ節へ遊走するが，48時間以降は肺の樹状細胞が所属リンパ節へ遊走することはない．一方，感染後2日目から6日目までに，肺には$CD11c^{+}$MHCクラスII^{+}DCが新しく集積してくる．感染2日目にclodronate-liposomeを経鼻投与して，肺へ新しく集積してくる樹状細胞を枯渇させると，感染6日目の肺に存在するウイルス特異的なCD8T細胞の数，細胞傷害活性が減少し，ウイルス排除にかかる日数も遅れる[7]．

このように肺組織に存在するこれらさまざまな樹状細胞は，それぞれが免疫応答の誘導において異なる役割を果たしており，肺から所属リンパ節へ遊走してきた樹状細胞は，そこでナイーブT細胞と接触し，T細胞の増殖を起こす．しかしウイルス感染などの炎症が起こらない環境下では，T細胞の不応答性，Th2応答，またはTh1応答を抑制する制御性T細胞を誘導する[21]．

TLR3欠損マウスでは，インフルエンザウイルス感染後の，ウイルス特異的なCD4，CD8T細胞応答，抗体応答の誘導に障害が認められない．しかしTLR3の合成リガンドであるpoly（I：C）は，スプリットインフルエンザワクチンの経鼻接種による粘膜免疫応答の増強に効果的なアジュバントになる[22]．またインフルエンザウイルスの不活化全粒子ワクチンは，サブユニットワクチンやスプリットワクチンと比較して，免疫原性が強い．これは粒子内のウイルスゲノムRNAがTLR7を刺激して，アジュバントとして機能していることによる[23]．TLR7シグナルは，インフルエンザウイルス特異的なCD4T細胞応答とIgG2a，IgG2c抗体応答の誘導に必要であるが，細胞傷害性T細胞（cytotoxic T lymphocytes：CTL）の誘導には必要ない．RIG-Iシグナルは，インフルエンザウイルス特異的な獲得免疫応答の誘導には関与しない[24]．このことは，インフルエンザウイルス特異的なCTLの誘導にはTLRsやRIG-I以外の分子が関与していることを示唆している．事実，NLRP3非依存的なinflammasomeの活性化は，インフルエンザウイルス特異的なCD4，CD8T細胞応答，抗体応答の惹起にきわめて重要である[12]．

インフルエンザウイルス感染によって誘導される免疫応答—ワクチンデザインとの関連性

インフルエンザウイルスに対して初感染の場合は，抗体応答とCTLがともに誘導され，ウイルスは10日以内に排除される[25]．自然感染によって準備される免疫応答を知ることは，インフルエンザウイルスに対する効果的な予防ワクチンを考えるうえで参考になる[26]．インフルエンザウイルスに罹患したヒトは，その後数年間にわたって小さい変異のインフルエンザウイルスに再度感染しにくいことが疫学的に知られている（交差防御効果）（**図2**）．この防御能は，主にインフルエンザウイルスが自然感染した際に誘導されるウイルス特異的な上気道粘膜のSIgA抗体によるものであり，細胞傷害性CD8T細胞を必要としない[27,28]．IgA抗体は，J鎖で結合した二量体のIgA抗体として粘膜固有層から，pIgRによるトランスサイトーシスを受け，鼻粘膜表面へと積極的に分泌される．このとき，IgA抗体が粘膜上の蛋白分解酵素によって分解されないように，pIgRの一部が分泌成分（secretory component）としてIgA上に残りSIgA抗体となる（8章a参照）．このIgA誘導組織の中心的なものが，ヒトではWaldeyer扁桃輪（扁桃，アデノイド，舌根，鼻咽腔，上顎洞），マウスでは鼻咽頭関連リンパ組織（nasopharyngeal-associated lymphoid tissue：NALT）である（5章f，10章h，13章b参照）．このSIgA抗体が同種のウイルスだけでなく変異ウイルスの再感染に対しても防御能が高いのは[8]，先に述べたようにSIgA抗体にはIgG抗体と異なり，粘膜上に積極的に分泌される機構が備えられていること，もう一つはSIgA抗体が二量体であるために，単量体である血清中のIgG抗体に比べてインフルエンザウイルスに対する結合活性が高いからであると考えられている．細胞傷害性CD8T細胞は，インフルエンザウイルス感染細胞の除去に大きな役割を果たすが，インフルエンザウイルスの感染そのものを防ぐには，事前に鼻粘膜上のウイルス特異的なSIgAを準備しておくことがきわめて重要である[8]．このため血液中のウイルス特異的なIgG抗体を高めることを期待して注射されている現行の皮下接種ワクチンよりも，鼻粘膜上にウイルス特異的なSIgA抗体を誘導できるような粘膜ワクチンが有効である（12章b参照）．

腸管

腸管上皮細胞と樹状細胞の分布

腸管粘膜は，肺と同様I型粘膜面に分類され，単層の上皮細胞で覆われている．肺と異なり，小腸粘膜表面にはPeyer板，クリプトパッチ（CP），孤立リンパ濾胞（isolated lymphoid follicles：ILF）を含む無数の腸管関連リンパ組織（gut-associated lymphoid tissue：GALT）が存在する（図4）（5章b〜d参照）．Peyer板などの粘膜関連リンパ組織を覆う濾胞関連上皮層（follicle-associated epithelium：FAE）内には，樹状細胞が存在する．これらは$CD8\alpha^-CD11b^-B220^-$であり，細胞内にMHCクラスIIを発現する未成熟樹状細胞であり，FAEのM細胞と接触している（図4）．さらにFAEはケモカインCCL20とCCL9を高発現しており，これらの受容体をもつ$CD11b^+DC$は，粘膜直下のドーム状領域に遊走してくる．M細胞は，腸管内腔の抗原をPeyer板に存在する樹状細胞に受け渡す．さらにFAE上だけではなく，絨毛上皮細胞層の先端にもM細胞（絨毛M細胞）が認められ（図4）（3章c参照），これらは腸管内腔の細菌の捕捉と抗原特異的な免疫応答の誘導に重要である[29]．腸管関連リンパ組織内には特殊な樹状細胞が存在する．粘膜直下のドーム状領域には，$CD11b^+DC$と$CD8\alpha^-CD11b^-DC$が存在し，T細胞領域には$CD8\alpha^+DC$，$CD8\alpha^-CD11b^-DC$，形質細胞様樹状細胞が存在する．ドーム状領域の$CD11b^+DC$は，大量のIL-10とTGF-βを産生し，経口免疫寛容（oral tolerance）とB細胞のIgAクラススイッチに関与していると考えられている[1]（8章c，d参照）．TNF/iNOS産生$CD11c^{low}CD8\alpha^-DC$（Tip-DC）は，B細胞上のTGF-βRIIの発現とa proliferation-inducing ligand（APRIL）とB cell-activating factor of the tumor necrosis factor family（BAFF）の産生を制御することにより，それぞれ粘膜でのT細胞依存的，非依存的IgAクラススイッチに重要な役割を果たしている[30]（図4）．

小腸の粘膜固有層には，lamina propria DC（LP DC）として知られる樹状細胞が数多く存在する．マウス小腸のLP DCには，$CD11b^+CD8\alpha^-CD$，$CD11b^-CD8\alpha^+CD$，$CD11b^-CD8\alpha^-CD$，形質細胞様樹状細胞などが含まれる（大多数が$CD11b^+DC$で$CD8\alpha^-DC$は存在しないという報告もある）．LP DCは，腸の感染性微生物に対する免疫応答の誘導と，腸内細菌，食品，自己抗原に対するトレランス（自己寛容）を誘導する．LP DCは，恒常的にIL-10とIFN-βを産生するという特徴を持っており，その樹状突起を腸管内腔へ伸ばすことができる[31]．樹状突起を腸管内腔へ伸ばすためには，LP DCのケモカイン受容体CX_3CR1を必要とし，LP DCによるサルモネラなどの病原微生物の取り込みや排除に役立っている[32]．このような樹状細胞は特に回腸終末部に多く存在し，CX_3CR1のリガンドであるCX_3CL1も回腸終末部に大量に発現している[32]．病原微生物と腸内細菌はともに，この内腔へ突出した樹状突起によって取り込まれることから，LP DCはこれら両方の細菌に対して，腸間膜リンパ節（mesenteric lymph node）でナイーブT細胞に抗原提示をしていることが示唆される．GFP（green fluorescent protein）標識した腸内細菌（*Enterobacter cloacae*）を無菌マウスに与えた実験では，GFP陽性の樹状細胞は粘膜固有層ではなく，Peyer板にだけ認められることがわかった[33]．このことは内腔へ突出した樹状突起による腸内細菌の取り込みは粘膜固有層よりも，Peyer板で効率的に行われていることを示唆している．またLP $CD70^{high}CD11c^{low}DC$は，その樹状突起を内腔へ伸ばし，腸内細菌が産生するアデノシン三リン酸

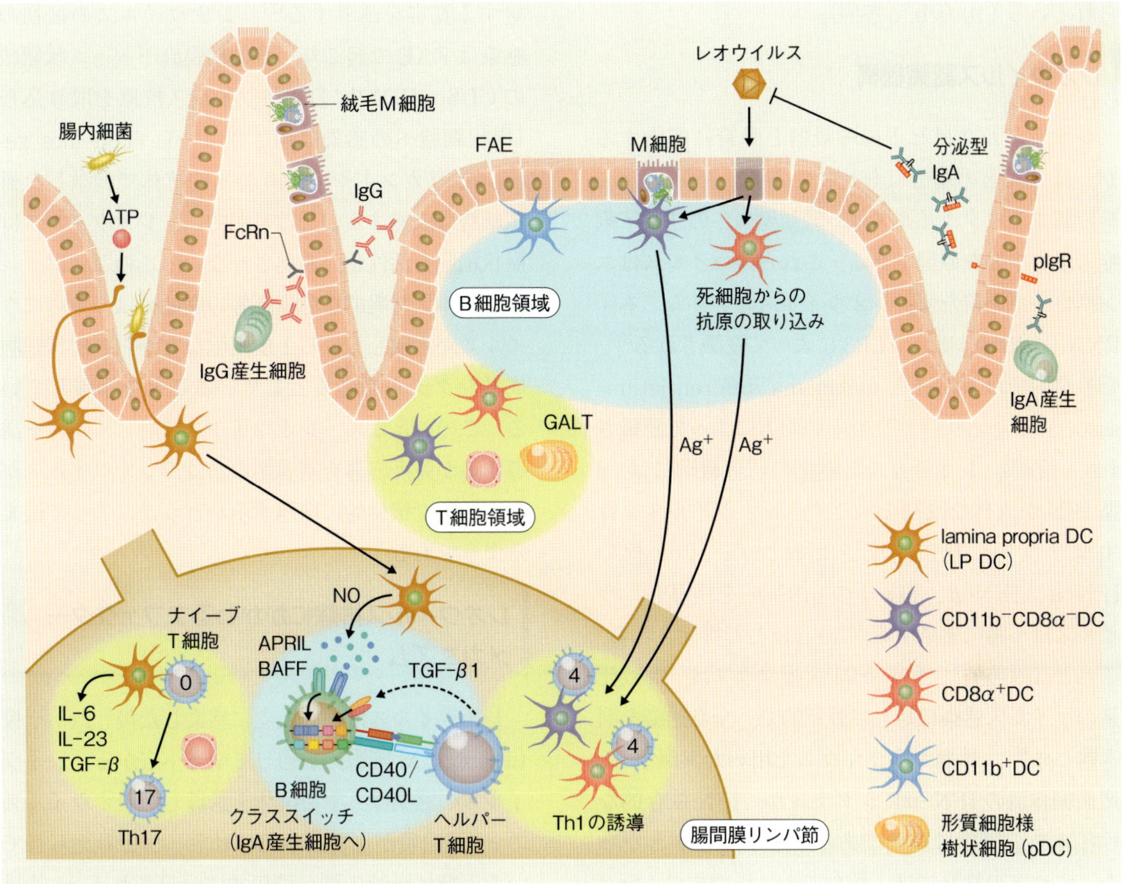

図4　腸管粘膜の樹状細胞サブセットとその機能

腸管関連リンパ組織（GALT）と粘膜固有層には，さまざまな樹状細胞が存在する．レオウイルスの感染により，Peyer板に存在するCD8α⁻CD11b⁻DCとCD8α⁺DCは，Th1応答を誘導する．またレオウイルスの感染によって誘導されるウイルス特異的な分泌型IgA抗体と細胞傷害性T細胞は，レオウイルスの感染防御に大きな役割を果たす．粘膜固有層の樹状細胞と腸内細菌との相互作用は，腸管粘膜でのIgA抗体の産生とTh17の分化誘導に重要である．

FcRn：neonatal Fc receptor, pIgR：poly Ig receptor, FAE：follicle-associated epithelium, APRIL：a proliferation-inducing ligand, BAFF：B cell activating factor of TNF family

（ATP）の刺激を受け取りTh17細胞の分化を助ける[34]（図4）（8章f参照）．また腸上皮細胞は，新生児型Fc受容体（neonatal Fc receptor：FcRn）の機能により粘膜固有層から内腔へIgG抗体が積極的に分泌する特徴がある[35]（図4）．新生児型Fc受容体はIgGを粘膜下から内腔へ運ぶだけではなく，内腔で抗原を捕捉したIgG（免疫複合体）を粘膜下に持ち運び，樹状細胞によるCD4T細胞への抗原提示の手助けをする[36]．

大腸には，その種類と数ともに最も多くの腸内細菌が存在する．大腸の生物学的機能は，水分・ミネラルの吸収と糞便の形成，排除である．大腸の樹状細胞は主に上皮下と孤立リンパ濾胞（isolated lymphoid follicle：ILF）に存在し，樹状細胞の集団は，腸間膜リンパ節のそれと非常によく似ており，表面マーカーにより$CD11b^+$（50％），$CD8\alpha^+$（20％），$CD8\alpha^-CD11b^{low}$（30％）の3つの集団に分けられる[37]．すべての$CD8\alpha^+$DCと$CD11b^+$DCはCD103を発現している．$CD103^+$DCはナイーブT細胞にCCR9を誘導するが，$CD103^-$DCはT細胞によるIFN-γの産生を誘導する．大腸樹状細胞は腸のT細胞応答の恒常性の維持に大きな役割を果たしており，炎症性腸疾患（inflammatory bowel disease）の発症にも大きくかかわっていると考えられている（10章b, c参照）.

レオウイルス認識機構

レオウイルスはヒトの呼吸器と腸管に感染するが，ほとんどの場合は無症状である．*Reoviridae* 科に属するロタウイルスは，乳幼児の冬の急性下痢症の最も主要な原因である．これらのウイルスはエンベロープを持たず，レオウイルスのゲノム二本鎖RNA（dsRNA）は，TLR3によって認識される[38]．細胞質内ではRIG-Iとmelanoma differentiation-associated gene 5（MDA5）の両方によって認識されている[40]．レオウイルス感染の防御機構には，I型IFNが大きな役割を果たす．レオウイルスを野生型マウスへ経口感染させると，Peyer板のIFN-α，IFN-β，Mx-1のmRNAを誘導し，ウイルスは小腸に感染するが10日ほどで排除される．これとは対照的にIFN-αR1欠損マウスは，非致死量のウイルス感染に対して致死的で，全身感染を引き起こす[40]．骨髄キメラマウスを用いた実験から，造血細胞側のIFN-αRシグナルが，IFN依存的なウイルスの排除に重要であることが明らかとなった．すべての細胞には，抗ウイルス蛋白質のMx-1が発現するが，I型IFNの主要なソースはPeyer板の樹状細胞である．NK細胞やTLR3，MyD88シグナルは，ウイルスの排除に必要ではない．これらのことから腸管樹状細胞のretinoic acid-inducible gene I-like receptor（RLR）システムによるウイルス認識，その後のI型IFNの産生が，造血細胞に働きレオウイルスの全身への伝播を阻止しているものと考えられる．

レオウイルス特異的粘膜免疫応答誘導メカニズム

レオウイルス感染により，Peyer板に存在する$CD8\alpha^-CD11b^-$DCと$CD8\alpha^+$DCは，死んだウイルス感染細胞からウイルス抗原を取り込んで抗原提示を行い，Th1応答を誘導する[41]．マウスに，生きたレオウイルスを経口感染させると強力な粘膜免疫と全身の抗ウイルス免疫応答を誘導するが，不活化レオウイルスを経口投与するとウイルス蛋白質に対する寛容を誘導する[42]．レオウイルスの最初の感染はFAEで起こり，その粘膜直下ドーム状領域の$CD8\alpha^-CD11b^-$DCがウイルス抗原を取り込む（樹状細胞への感染は起こさない）．Toll-like receptorリガンドやCD40特異的抗体で刺激した樹状細胞は成熟するのとは対照的に，レオウイルスは樹状細胞を活性化，成熟させない．このことは，レオウイルス特異的な免疫応答の開始には，さらにウイルスが増殖している上皮細胞などからの樹状細胞成熟シグナルを必要としていることを示唆している．このことから，レオウイルスに対して寛容を誘導するか免疫応答を誘導するかは，レオウイルスが上皮細胞で積極的に増殖するかどうかによって決まるようである．

レオウイルス排除にかかわるエフェクターメカニズム

レオウイルスは初め上皮に感染した後，Peyer板（おそらくM細胞）を通じて全身へ広がる．レオウイルスの感染は，中和抗体を誘導し，レオウイルスのσ1蛋白質が主要な中和エピトープと考えられている．特に腸管内腔へ積極的に分泌されるσ1特異的なIgA抗体は，レオウイルスの感染防御に大きな役割を果たす[43]（図4）．さらにレオウイルスの感染により細胞傷害性T細胞も誘導され[44]，これらはウイルス感染細胞を排除する．重症複合免疫不全症（severe combined immunodeficiency：SCID）マウスは，レオウイルスの感染に対して，全身感染を引き起こし致死的であるが，免疫したマウスのPeyer板細胞を移入することによって，感染防御が可能となる[45]．重複複合免疫不全症マウスはNK細胞を持つことから，重複複合免疫不全症マウスがレオウイルスの感染に対して致死的であると仮定すると[45]，T細胞とB細胞を含むウイルス特異的な獲得免疫応答が，ウイルス感染防御に必要不可欠であると考えられる．しかしレオウイルスは，ウイルス感染細胞からのIFNの作用によりNK細胞の細胞傷害活性を強く誘導し[46]，ヒト末梢血単核球は，NK細胞に感受性のレオウイルス感染細胞に対して細胞障害活性を示すことから[47]，「レオウイルス認識機構」で述べたI型IFNの作用に加えて，NK細胞も，レオウイルス感染初期のウイルスの伝播の阻止に役割を果たしているものと考えられる．

腟

腟上皮細胞と樹状細胞の分布

生殖器官は，ヒト免疫不全ウイルス1型（HIV-1）や単純ヘルペスウイルス（herpes simplex virus：HSV）に代表されるさまざまな性感染症（sexual transmitted disease：STD）ウイルスの主要な侵入門戸である．肺や腸の粘膜が，単層の上皮細胞（I型粘膜面）で覆われているのとは対照的に，腟，角膜，口腔，食道は，重層扁平上皮（角化細胞）で覆われており，病原体の侵入を物理的に防いでいる（II型粘膜面）．またI型粘膜面には，粘膜関連リンパ組織（mucosa-associated lymphoid tissues：MALT）が存在するが，II型粘膜面にはMALTを持たない．皮膚とは異なりII型粘膜面は，粘膜で覆われており，一般的に角質層を形成しない．これは樹状細胞などの抗原提示細胞が，その樹状突起を腟の内腔に伸ばすことを可能にする．腟粘膜には上皮層のLangerhans細胞（Langerinの発現が特徴）と，粘膜下のsubmucosal DCなど多様な樹状細胞が存在する．腟上皮層に存在するLangerhans細胞は，皮膚のLangerhans細胞とは異なり，その形態，表現系，機能は，性ホルモンによって厳密に制御される．特に，腟のLangerhans細胞は，骨髄前駆細胞から再生されていて，皮膚のLangerhans細胞に比べて，恒常的に活性化している[48]．粘膜組織下には，$CD11c^{+}CD11b^{+}MHC$ クラスII^{+}submucosal DCが存在する．HSV-2による感染の初期には，感染上皮細胞の粘膜直下の$CD11c^{+}CD11b^{+}DC$が遊走してくる．その後，所属リンパ節には，Langerhans細胞ではなくsubmucosal DCがCD4ナイーブT細胞を刺激する[49]．またII型粘膜面を覆っている重層扁平上皮は，pIgRを欠くために，II型粘膜面から腟粘膜内腔へSIgA抗体の輸送が起こらない．このためII型粘膜面では，SIgAが主要な防御抗体として機能しない．しかし外子宮口（I型粘膜面）からIgAが分泌され，腟腔へ到達することがある．さらにFcRnの働きにより分泌されたIgGが腟分泌液には認められ，これらはウイルス防御に大きな役割を果たしていると考えられている．

TLR9/TLR2による，HSV認識機構

腟粘膜に存在する形質細胞様樹状細胞は，エンドソーム内のTLR9によりHSV-2の二本鎖DNA（dsDNA）を認識する[50]．さらに腟上皮に存在するほかの樹状細胞は，多種のTLRを発現しており，一部のごくまれなHSV（laboratory strainとprimary clinical isolate）は樹状細胞の細胞表面に発現するTLR2によっても認識されうる[51,52]．この際，TLR2がウイルスのどの構成成分を認識しているかは不明である．さらにHSV-1のウイルス蛋白質（gB，gD，gH，gL）は，TLR2とは独立的にmonocyte-derived DCによって認識されている[53]．またRLRsはTLR9と協調して，HSV感染によるI型IFNを産生する[54]．生体内では，初期のI型IFNの産生には，形質細胞様樹状細胞（TLR9）が関与し，その後はさまざまなタイプの細胞がTLR9非依存的にI型IFNを産生する[55]．さらにTLRファミリー（TLR3を除く）のアダプター蛋白質であるMyD88はHSV-2に対する初期防御に大きな役割を果たす[56,57]．

腟粘膜におけるHSV特異的免疫応答誘導メカニズム

HSV-2の腟感染により，粘膜下のsubmucosal DCが迅速に感染上皮細胞周辺に集積する．これらのsubmucosal DCは，48時間以内に所属リンパ節へ遊走する．このsubmucosal DCは，リンパ節においてウイルス特異的なTh1応答を誘導するのに必須であるが，腟粘膜上皮層のLangerhans細胞はTh1応答の誘導に関与しない[49]．HSV-1の腟感染モデルでは，HSV-1感染部位から所属リンパ節へ遊走してきたsubmucosal DCが主にCD4，CD8T細胞に抗原提示を行う（形質細胞様樹状細胞は抗原

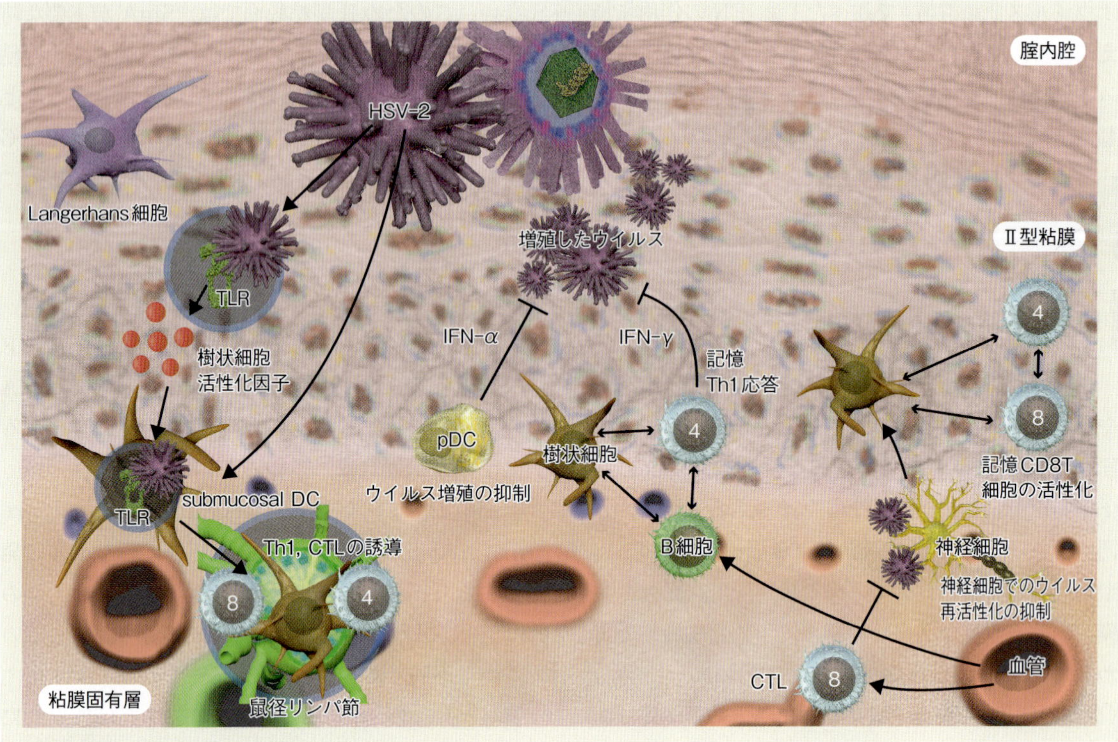

図5　腟粘膜の樹状細胞サブセットとその機能

腟粘膜固有層に存在する樹状細胞は，単純ヘルペスウイルスに対するTh1，細胞傷害性T細胞（CTL）を誘導する．このTh1応答の誘導には，樹状細胞によるウイルス認識に加えて，粘膜上皮細胞からの補助シグナルが必要である．粘膜直下に遊走してきた，形質細胞様樹状細胞（pDC），CD4T細胞は，それぞれI型IFN，IFN-γを産生して，ウイルスの増殖を抑制する．またCTLは，神経細胞に潜伏したウイルスの再活性化を抑制する．記憶CD8T細胞は，末梢組織内で，CD4T細胞と樹状細胞を含めた三者間の相互作用を介して惹起される．

提示を行わない）[58]．ヘルペスウイルスの再活性化による２度目の抗原曝露に対して，感染神経細胞付近の樹状細胞は，非リンパ系組織（末梢組織内）で，CD4T細胞を含めた三者間の相互作用を介して，記憶T細胞応答を惹起する[59]（図5）．

MyD88欠損マウスでは，HSV-2感染によるTh1応答に障害が認められることから，HSV特異的なTh1応答にはTLRsによるウイルス認識が重要である[60]．しかしMyD88欠損マウスでの，HSV-2に対するTh1応答の障害は，感染局所のsubmucosal DCの所属リンパ節への遊走，Th1応答の誘導に関連するサイトカイン（IL-12，IL-1β，IL-18，IL-23，IFN-γ）では説明できない．

腟粘膜表面においては，重層扁平上皮がHSV感染の最初の標的である．樹状細胞を含む骨髄細胞か，腟上皮細胞を含む間質細胞のどちらか一方の区画がMyD88欠損しているような，骨髄キメラマウスを用いた研究から，樹状細胞および間質細胞の両区画からのTLR（MyD88）シグナルが，ウイルス特異的なTh1応答の誘導に必須であることが明らかとなった[60]（図5）．今後は，どのような間質細胞からの補助シグナルが，樹状細胞を活性化させてTh1応答を促進しているのかを明らかにする必要がある．

HSV-2排除にかかわるエフェクターメカニズム

上記で述べたウイルス特異的Th1細胞が分泌するIFN-γは，腟粘膜のHSV-2感染の制御にきわめて重要である（図5）．このTh1細胞は，ウイルス感染細胞を直接傷害しない．IFN-γによる抗ウイルスエフェクターメカニズムは，Th1が産生するIFN-γは，骨髄細胞ではなく間質細胞に作用し，膣粘膜面でのウイルスのさらなる拡散を阻止している．このTh1による抗HSV-2エフェクター機能には，MHCクラスIIによるウイルス感染細胞の認識を必要としない．代わりに粘膜樹状細胞とB細胞による抗原提示が，記憶Th1応答の誘導に重要な役割を果たす[61]（図5）．また細胞傷害性T細胞は，HSV潜伏期のウイルスの再活性化の抑制に重要である[62]（図5）．これとは対照的に，中和抗体応答だけでは十分な防御効果が得られない．

おわりに

多くのウイルスは粘膜を経由して感染する．感染症に対する効果的なワクチンを開発する場合には，ウイルスが生体へ侵入する過程で，ウイルスと宿主（粘膜上皮細胞，その直下に存在する樹状細胞）とのあいだで，実際にどのようなウイルス認識機構が起こっていて，獲得免疫誘導が誘導され，ウイルス排除にかかわっているエフェクターメカニズムが何なのかを深く理解する必要がある．ワクチンの投与方法を含めて，実際のウイルス感染を模倣するようなワクチンが，効果的なワクチンの開発には必要であると考えられる．粘膜免疫のいちばんの利点は，ある一部の粘膜を免疫することによって，全身の粘膜面にIgA抗体を誘導し，さまざまな粘膜器官に記憶T細胞を準備できるという点にある．これは共通粘膜免疫システム（common mucosal immune system）と呼ばれるが（1章，6章，12章参照），倫理的にワクチンの投与が難しい部位のウイルス感染症に対するワクチン開発に期待できる．さらに粘膜直下に存在するそれぞれの樹状細胞の機能の理解を深め，エフェクターT細胞がどのようなメカニズムで感染局所に遊走してくるかということを明らかにすることは，さらなる効果的なワクチンの開発に役立つと期待される．

（一戸猛志，岩崎明子）

◉引用文献

1. Iwasaki A. Mucosal dendritic cells. Annu Rev Immunol 2007; 25: 381-418.
2. GeurtsvanKessel CH, Lambrecht BN. Division of labor between dendritic cell subsets of the lung. Mucosal Immunol 2008; 1: 442-450.
3. Brokaw JJ, White GW, Baluk P, et al. Glucocorticoid-induced apoptosis of dendritic cells in the rat tracheal mucosa. Am J Res Cell Mol Biol 1998; 19: 598-605.
4. Sung SS, Fu SM, Rose CE, et al. A major lung CD103 (alphaE)-beta7 integrin-positive epithelial dendritic cell population expressing Langerin and tight junction proteins. J Immunol 2006; 176: 2161-2172.
5. von Garnier C, Filgueira L, Wikstrom M, et al. Anatomical location determines the distribution and function of dendritic cells and other APCs in the respiratory tract. J Immunol 2005; 175: 1609-1618.
6. Legge KL, Braciale TJ. Accelerated migration of respiratory dendritic cells to the regional lymph nodes is limited to the early phase of pulmonary infection. Immunity 2003; 18: 265-277.
7. McGill J, Van Rooijen N, Legge KL. Protective influenza-specific CD8 T cell responses require interactions with dendritic cells in the lungs. J Exp Med 2008; 205: 1635-1646.
8. Asahi Y, Yoshikawa T, Watanabe I, et al. Protection against influenza virus infection in polymeric Ig receptor knockout mice immunized intranasally with adjuvant-combined vaccines. J Immunol 2002; 168: 2930-2938.
9. Diebold SS, Kaisho T, Hemmi H, et al. Innate antiviral responses by means of TLR7-mediated recognition of single-stranded RNA. Science 2004; 303: 1529-1531.
10. Lund JM, Alexopoulou L, Sato A, et al. Recognition of single-stranded RNA viruses by Toll-like receptor 7. Proc Natl Acad Sci USA 2004; 101: 5598-5603.
11. Kato H, Takeuchi O, Sato S, et al. Differential roles of MDA5 and RIG-I helicases in the recognition of RNA viruses. Nature 2006; 441: 101-105.
12. Ichinohe T, Lee HK, Ogura Y, et al. Inflammasome recognition of influenza virus is essential for adaptive immune responses. J Exp Med 2009; 206: 79-87.
13. Kanneganti TD, Body-Malapel M, Amer A, et al. Critical role for Cryopyrin/Nalp3 in activation of caspase-1 in response to viral infection and double-stranded RNA. J Biol Chem 2006; 281: 36560-36568.
14. Ichinohe T, Pang IK, Iwasaki A. Influenza virus activates inflammasomes via its intracellular M2 ion channel. Nature Immunology 2010; 11: 404-410.
15. Kato H, Sato S, Yoneyama M, et al. Cell type-specific involvement of RIG-I in antiviral response. Immunity 2005; 23: 19-28.
16. Kumagai Y, Takeuchi O, Kato H, et al. Alveolar macrophages are the primary interferon-alpha producer in pulmonary infection with RNA viruses. Immunity 2007; 27: 240-252.

17. Iwasaki A, Medzhitov R. Toll-like receptor control of the adaptive immune responses. Nat Immunol 2004; 5: 987-995.
18. GeurtsvanKessel CH, Willart MA, van Rijt LS, et al. Clearance of influenza virus from the lung depends on migratory langerin+CD11b- but not plasmacytoid dendritic cells. J Exp Med 2008; 205: 1621-1634.
19. Kim TS, Braciale TJ. Respiratory dendritic cell subsets differ in their capacity to support the induction of virus-specific cytotoxic CD8+ T cell responses. PLoS One 2009; 4: e4204.
20. Belz GT, Smith CM, Kleinert L, et al. Distinct migrating and nonmigrating dendritic cell populations are involved in MHC class I-restricted antigen presentation after lung infection with virus. Proc Natl Acad Sci USA 2004; 101: 8670-8675.
21. Herrick CA, Bottomly K. To respond or not to respond: T cells in allergic asthma. Nat Rev Immunol 2003; 3: 405-412.
22. Ichinohe T, Watanabe I, Ito S, et al. Synthetic double-stranded RNA poly (I:C) combined with mucosal vaccine protects against influenza virus infection. J Virol 2005; 79: 2910-2919.
23. Geeraedts F, Goutagny N, Hornung V, et al. Superior immunogenicity of inactivated whole virus H5N1 influenza vaccine is primarily controlled by Toll-like receptor signalling. PLoS Pathog 2008; 4: e1000138.
24. Koyama S, Ishii KJ, Kumar H, et al. Differential role of TLR- and RLR-signaling in the immune responses to influenza A virus infection and vaccination. J Immunol 2007; 179: 4711-4720.
25. La Gruta NL, Kedzierska K, Stambas J, et al. A question of self-preservation: immunopathology in influenza virus infection. Immunol Cell Biol 2007; 85: 85-92.
26. Ichinohe T, Iwasaki A, Hasegawa H. Innate sensors of influenza virus: clues to developing better intranasal vaccines. Expert Rev Vaccines 2008; 7: 1435-1445.
27. Tamura S, Tanimoto T, Kurata T. Mechanisms of broad cross-protection provided by influenza virus infection and their application to vaccines. Jpn J Infect Dis 2005; 58: 195-207.
28. Nguyen HH, van Ginkel FW, Vu HL, et al. Heterosubtypic immunity to influenza A virus infection requires B cells but not CD8+ cytotoxic T lymphocytes. J Infect Dis 2001; 183: 368-376.
29. Jang MH, Kweon MN, Iwatani K, et al. Intestinal villous M cells: an antigen entry site in the mucosal epithelium. Proc Natl Acad Sci USA 2004; 101: 6110-6115.
30. Tezuka H, Abe Y, Iwata M, et al. Regulation of IgA production by naturally occurring TNF/iNOS-producing dendritic cells. Nature 2007 ; 448: 929-933.
31. Rescigno M, Urbano M, Valzasina B, et al. Dendritic cells express tight junction proteins and penetrate gut epithelial monolayers to sample bacteria. Nat Immunol 2001; 2: 361-367.
32. Niess JH, Brand S, Gu X, et al. CX3CR1-mediated dendritic cell access to the intestinal lumen and bacterial clearance. Science 2005; 307: 254-258.
33. Macpherson AJ, Uhr T. Induction of protective IgA by intestinal dendritic cells carrying commensal bacteria. Science 2004; 303: 1662-1665.
34. Atarashi K, Nishimura J, Shima T, et al. ATP drives lamina propria T (H) 17 cell differentiation. Nature 2008; 455: 808-812.
35. Dickinson BL, Badizadegan K, Wu Z, et al. Bidirectional FcRn-dependent IgG transport in a polarized human intestinal epithelial cell line. J Clin Invest 1999; 104: 903-911.
36. Yoshida M, Claypool SM, Wagner JS, et al. Human neonatal Fc receptor mediates transport of IgG into luminal secretions for delivery of antigens to mucosal dendritic cells. Immunity 2004; 20: 769-783.
37. Annacker O, Coombes JL, Malmstrom V, et al. Essential role for CD103 in the T cell-mediated regulation of experimental colitis. J Exp Med 2005; 202: 1051-1061.
38. Alexopoulou L, Holt AC, Medzhitov R, et al. Recognition of double-stranded RNA and activation of NF-kappaB by Toll-like receptor 3. Nature 2001; 413: 732-738.
39. Loo YM, Fornek J, Crochet N, et al. Distinct RIG-I and MDA5 signaling by RNA viruses in innate immunity. J Virol 2008 ; 82: 335-345.
40. Johansson C, Wetzel JD, He J, et al. Type I interferons produced by hematopoietic cells protect mice against lethal infection by mammalian reovirus. J Exp Med 2007; 204: 1349-1358.
41. Fleeton MN, Contractor N, Leon F, et al. Peyer's patch dendritic cells process viral antigen from apoptotic epithelial cells in the intestine of reovirus-infected mice. J Exp Med 2004; 200: 235-245.
42. Fleeton M, Contractor N, Leon F, et al. Involvement of dendritic cell subsets in the induction of oral tolerance and immunity. Ann NY Acad Sci 2004; 1029: 60-65.
43. Hutchings AB, Helander A, Silvey KJ, et al. Secretory immunoglobulin A antibodies against the sigma1 outer capsid protein of reovirus type 1 Lang prevent infection of mouse Peyer's patches. J Virol 2004; 78: 947-957.
44. Finberg R, Weiner HL, Fields BN, et al. Generation of cytolytic T lymphocytes after reovirus infection: role of S1 gene. Proc Natl Acad Sci USA 1979; 76: 442-446.
45. George A, Kost SI, Witzleben CL, et al. Reovirus-induced liver disease in severe combined immunodeficient (SCID) mice. A model for the study of viral infection, pathogenesis, and clearance. J Exp Med 1990;

171: 929–934.

46. al-Sheboul S, Crosley D, Steele TA. Inhibition of reovirus-stimulated murine natural killer cell cytotoxicity by cyclosporine. Life Sci 1996; 59: 1675–1682.
47. Fawaz LM, Sharif-Askari E, Menezes J. Up-regulation of NK cytotoxic activity via IL-15 induction by different viruses: a comparative study. J Immunol 1999; 163: 4473–4480.
48. Iijima N, Linehan MM, Saeland S, et al. Vaginal epithelial dendritic cells renew from bone marrow precursors. Proc Natl Acad Sci USA 2007; 104: 19061–19066.
49. Zhao X, Deak E, Soderberg K, et al. Vaginal submucosal dendritic cells, but not Langerhans cells, induce protective Th1 responses to herpes simplex virus-2. J Exp Med 2003; 197: 153–162.
50. Lund J, Sato A, Akira S, et al. Toll-like receptor 9-mediated recognition of Herpes simplex virus-2 by plasmacytoid dendritic cells. J Exp Med 2003; 198: 513–520.
51. Sato A, Linehan MM, Iwasaki A. Dual recognition of herpes simplex viruses by TLR2 and TLR9 in dendritic cells. Proc Natl Acad Sci USA 2006; 103: 17343–17348.
52. Kurt-Jones EA, Chan M, Zhou S, et al. Herpes simplex virus 1 interaction with Toll-like receptor 2 contributes to lethal encephalitis. Proc Natl Acad Sci USA 2004; 101: 1315–1320.
53. Reske A, Pollara G, Krummenacher C, et al. Glycoprotein-dependent and TLR2-independent innate immune recognition of herpes simplex virus-1 by dendritic cells. J Immunol 2008; 180: 7525–7536.
54. Rasmussen SB, Jensen SB, Nielsen C, et al. Herpes simplex virus infection is sensed by both Toll-like receptors and retinoic acid-inducible gene- like receptors, which synergize to induce type I interferon production. J Gen Virol 2009; 90: 74–78.
55. Rasmussen SB, Sorensen LN, Malmgaard L, et al. Type I interferon production during herpes simplex virus infection is controlled by cell-type-specific viral recognition through Toll-like receptor 9, the mitochondrial antiviral signaling protein pathway, and novel recognition systems. J Virol 2007; 81: 13315–13324.
56. Tengvall S, Harandi AM. Importance of myeloid differentiation factor 88 in innate and acquired immune protection against genital herpes infection in mice. J Reprod Immunol 2008; 78: 49–57.
57. Lund JM, Linehan MM, Iijima N, et al. Cutting Edge: Plasmacytoid dendritic cells provide innate immune protection against mucosal viral infection in situ. J Immunol 2006; 177: 7510–7514.
58. Lee HK, Zamora M, Linehan MM, et al. Differential roles of migratory and resident DCs in T cell priming after mucosal or skin HSV-1 infection. J Exp Med 2009; 206: 359–370.
59. Wakim LM, Waithman J, van Rooijen N, et al. Dendritic cell-induced memory T cell activation in nonlymphoid tissues. Science 2008; 319: 198–202.
60. Sato A, Iwasaki A. Induction of antiviral immunity requires Toll-like receptor signaling in both stromal and dendritic cell compartments. Proc Natl Acad Sci USA 2004; 101: 16274–16279.
61. Iijima N, Linehan MM, Zamora M, et al. Dendritic cells and B cells maximize mucosal Th1 memory response to herpes simplex virus. J Exp Med 2008; 205: 3041–3052.
62. Divito S, Cherpes TL, Hendricks RL. A triple entente: virus, neurons, and CD8+ T cells maintain HSV-1 latency. Immunol Res 2006; 36: 119–126.

f

寄生虫に対する粘膜免疫

はじめに

健康管理や食品衛生管理の普及している先進国を除くと，ほとんどすべての地域においてヒトおよびほかの動物の消化管で寄生虫感染が蔓延している[1)]（表1）[2)]．多くの寄生虫は，生体の免疫応答によってすみやかに排除されるが，一部のものは長期にわたって感染し続ける．たいていの場合その感染は致死的ではないが，貧血や栄養失調のように宿主を衰弱させたり，慢性的な病気を引き起こす原因になる．当然，宿主はさまざまな寄生虫排除機構を働かせるが，寄生虫はこれらを回避して寄生を続け，宿主の栄養を奪ったり，上皮や血管にダメージを与えて疾患を引き起こす．加えて，寄生虫に対する宿主の免疫応答も，宿主に対し有害な結果をもたらすこともある．また寄生虫に対する薬物治療も再感染までは抑えきることはできない．このような状況のため，寄生虫感染に対する効果的なワクチンの開発が急務であり，いくつかは臨床試験が進行中ではある．効果的なワクチンを作製するには，生体がどのようにして寄生虫を排除するのか，そのメカニズムについて十分に理解することが重要である．

本項では主に消化管において，これまで明らかにされている寄生虫に対する粘膜免疫応答のメカニズムを述べる．

蠕虫と原虫

寄生虫は大きく，単細胞性真核生物の原虫と，多細胞性の蠕虫とに分けられる．

原虫は細菌やウイルスのように細胞内に寄生して増殖したり，また粘膜表面や血管内などに生息して増殖する．一方で，蠕虫は数ミリメートルから長いものでは数メートルにまで達する大きな寄生虫で，その形態やライフスタイルなどは非常に多岐にわたっており，消化管管腔内やリンパ管，あるいは筋肉などの臓器内に寄生する．これらの寄生虫は口や皮膚から，あるいは昆虫を介して宿主体内に侵入し（表1），複雑なライフサイクルを経て宿主体内のさまざまな部位を渡り歩き，さまざまな病変を引き起こす．寄生虫感染により，通常は複数の免疫防御機構が働く．しかし，どのような免疫応答が優勢に現れるかは，寄生虫の種類とその発達段階によって異なる．

腸管寄生蠕虫は Th2 型免疫応答を強く誘導する

蠕虫感染時の宿主と病原体との相互作用の詳細は，その寄生虫の種類によって大きく異なる．寄生虫のあるものは腸管の管腔内にとどまるが，粘膜組織に侵入して増えるものもいれば，腸管を通り越して肝臓，肺あるいは筋肉などのほかの臓器で生活するものもいる．腸管感染の場合でも，小腸にしか感染しないものもいれば大腸にのみ感染するものもいる．ほぼすべてのケースで誘導される主要な防御免疫応答は Th2 型応答で，むしろ Th1 型応答は抑制されている．おそらく，これを最も端的に示す例はマウス鞭虫（*Trichuris muris*）感染である．感染抵抗性を示す系統のマウスでは Th2 型応答が誘導

表1 ヒトの粘膜に感染する寄生虫の例

名称	大きさ	寄生部位	感染経路
原虫			
赤痢アメーバ *Entamoeba histolytica*	20～50 μm (栄養型)	大腸腔内	経口
ブラストシスチス *Blastocystis hominis*	8～32 μm (液胞型・顆粒型)	腸管	経口
リーシュマニア *Leishmania braziliensis* ほか	2～4 μm (無鞭毛型)	皮膚, 鼻口腔粘膜	サシチョウバエ
ジアルジア *Giardia intestinalis*	12～15 μm (栄養型)	小腸	経口
トリコモナス *Trichomonas vaginalis*	10～15 μm (栄養型)	腟, 尿道	性行為
イソスポーラ *Isospora belli*	20～33 μm (オーシスト)	小腸粘膜上皮細胞内	経口
クリプトスポリジウム *Cryptosporidium parvum*	4.5～5.0 μm (オーシスト)	小腸上皮細胞微絨毛間および細胞内	経口
大腸バランチジウム *Balantidium coli*	50～80 μm (栄養型)	大腸壁	経口
ニューモシスチス・カリニ *Pneumocystis carinii*	2～10 μm (栄養型)	肺胞	日和見 (飛沫)
蠕虫			
蛔虫 *Ascaris lumbricoides*	30cm (雌) 20 cm (雄)	腸管	経口
アニサキス *Anisakis simplex* ほか	20～30 mm (第3期幼虫)	胃, 腸管	経口 (魚類)
蟯虫 *Enterobius vermicularis*	8～13 mm (雌) 2～5 mm (雄)	盲腸	経口, 逆行性感染 (肛門)
ズビニ鉤虫 *Ancylostoma duodenale*	10～13 mm (雌) 7～10 mm (雄)	小腸	経口, 経皮
東洋毛様線虫 *Trichostrongylus orientalis*	4.9～6.7 mm (雌) 3.8～4.8 mm (雄)	小腸	経口
糞線虫 *Strongyloides stercoralis*	2.2～2.5 mm (雌のみ)	小腸	経皮
鞭虫 *Trichuris trichiura*	4～5 cm (雌) 3～4 cm (雄)	盲腸, 虫垂, 結腸	経口
旋毛虫 *Trichinella spiralis*	2～4 mm (雌) 1.4～1.6 mm (雄)	小腸粘膜, 横紋筋	経口 (肉食)
横川吸虫 *Metagonimus yokogawai*	1～1.5 mm	小腸絨毛間	経口 (アユなど淡水魚)
ウェステルマン肺吸虫 *Paragonimus westermani*	12 mm	肺	経口 (サワガニ, モズクガニ)
棘口吸虫 *Echinostoma hortense*	6.2～9.8 mm	小腸	経口 (ドジョウ, カエル)
広節裂頭条虫 *Diphyllobothrium latum*	5～10 m	小腸	経口 (サケ, サクラマスなど)
有鉤条虫 *Taenia solium*	2～3 m	小腸, 身体各所	経口 (ウシ, ブタ)
小形条虫 *Hymenolepis nana*	10～30 mm	小腸絨毛	経口

(吉田幸雄ほか, 2006[2] より)

される．

一方，感染感受性の系統ではむしろ Th1 型応答が誘導される[3]（図1）．Th2 型応答は寄生虫の由来の成分が，抗原提示細胞に作用して誘導される．そのメカニズムとして，樹状細胞からの IL-12 産生低下に起因する Th1 細胞分化の抑制が考えられ，さらに機序は不明であるが，直接樹状細胞を Th2 細胞誘導性の細胞に変化させる可能性も考えられている（図2）．また，好塩基球のような IL-4 を産生する細胞が抗原提示細胞として働くことも考えられる[4]．

寄生虫感染に伴って誘導された Th2 細胞は，IL-3，IL-4，IL-5，IL-9，IL-13 といった Th2 サイトカインを産生する．Th2 サイトカインは腸管寄生蠕虫を排除するために杯細胞からのムチンの産生や肥満細胞の誘導などの必要なエフェクター機構を活性化する．これらのことは，すでに先に述べた鞭虫感染のモデルで明らかにされている．感染抵抗性を示す系統のマウスであっても IL-4 や IL-13 を欠損させたマウスでは持続的な感染が起こり，逆に，感受性マウスでも抗 IFN-γ 中和抗体を投与して Th2 型応答を増強してやると，排虫を促すことができる（図1）．慢性感染を促進する IFN-γ の働きは，腸管寄生蠕虫である *Nippostrongylus brasiliensis* 感染後すぐに IL-12 を投与すると，Th1 細胞が誘導されて感染が持続することからも明らかである．

Th2 型応答が司る腸管寄生蠕虫の排除においては，さまざまな免疫メカニズムがかかわっており，蠕虫の種類や感染部位の解剖学的相違，あるいは宿主の免疫状態などさまざまな条件によって，それぞれ排虫に効果的な免疫メカニズムが異なっている．

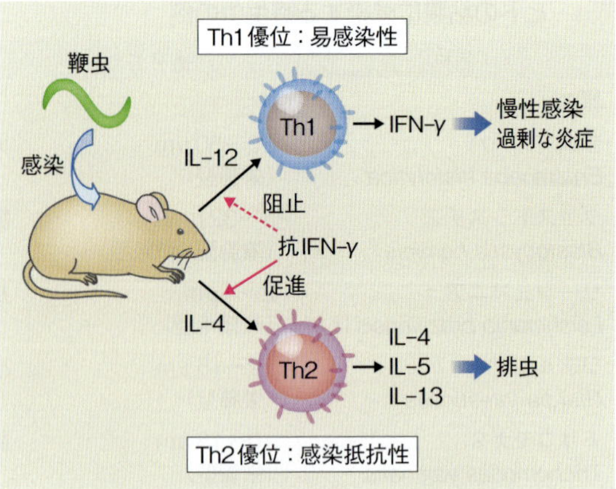

図1　鞭虫感染におけるTh1/Th2分化の影響

鞭虫感染で，Th2 型応答が誘導されると，マウスは感染抵抗性となる．一方，Th1 型応答が誘導されるとマウスは病原体を排除できず慢性感染となる．しかしこのようなマウスでも感染時に IFN-γ に対する抗体を投与されると感染抵抗性となる．

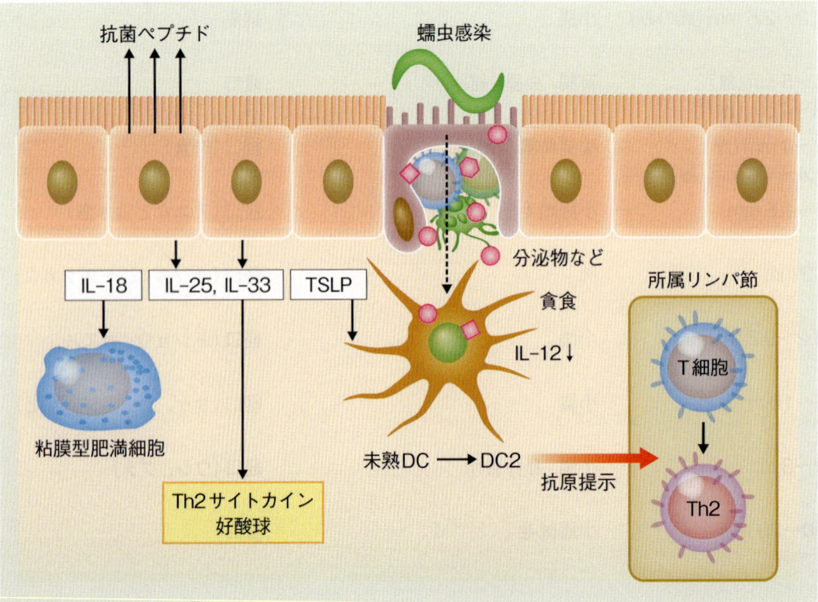

図2　蠕虫感染に対する上皮細胞の反応

上皮細胞間にはタイト結合が形成され，強固なバリアーとして機能するが，さらに抗菌ペプチドやサイトカインなどを産生して生体防御に重要な役割を果たしている．上皮下の未熟な樹状細胞（DC）は蠕虫に由来する脱落した虫体外皮（くちくら）や ES（excretory-secretory）抗原などの分泌成分を認識して成熟樹状細胞になるが，このとき TSLP（thymic stromal lynphopoietin）などの刺激を受けて Th2 誘導性の DC2 になると考えられている．

上皮細胞による初期応答

寄生虫が粘膜組織に感染する場合，いちばん初めに寄生虫に接触するのは粘膜上皮細胞である．粘膜上皮細胞の管腔側部位には微絨毛が整然と林立しており，これらは糖衣（glycocalyx）と呼ばれる細胞膜結合型糖蛋白質で覆われている．さらに，上皮細胞間にはタイト結合が形成され，これによって細胞は互いに密に結合している（3章a, d参照）．また，粘膜上皮細胞の上には杯細胞から分泌されたムチンの分厚い粘液層が存在する（3章b，4章e参照）．これらはすべて物理的バリアーとなっている．加えて，上皮細胞は多くの抗菌ペプチドを産生することもできる．

細菌感染の場合にはToll-like receptor（TLR）などのパターン認識受容体を介してTNF-αやTGF-βなどの多くの炎症性サイトカインを産生するが，蠕虫感染の際は上皮細胞のNF-κB（nuclear factor-kappa B）が活性化されTSLP（thymic stromal lymphopoietin）が産生される．TSLPはヒトの樹状細胞に働いてIL-12の産生を抑えることから，Th1細胞の誘導が抑制され，Th2細胞への分化が促進される[5]（図2）．加えて，上皮細胞はIL-18，IL-25，IL-33を含む多くのサイトカインやケモカインを産生することから，これらがさらにTh2サイトカインを誘導したり，肥満細胞や好酸球などの誘導に働くと考えられる[6]．

粘膜型肥満細胞による抗寄生虫作用

肥満細胞（4章b参照）は細胞表面のFceRIに結合したIgE分子によって武装されている．IL-3とIL-9は粘膜型肥満細胞と呼ばれる特別な肥満細胞を粘膜組織に誘導して活性化する（図3）．この肥満細胞はほかの組織の肥満細胞と異なり，ほとんどヒスタミンを産生しない．抗原が受容体に結合したIgEに認識されると，プロスタグランジンやロイコトリエン，mMCP-1（マウス肥満細胞プロテアーゼ-1）を含むいくつかのプロテアーゼのような炎症性因子を大量に産生する．これによって上皮と粘膜固有層のあいだの基底膜を破壊して腸管粘膜組織のリモデリングが誘導され，あるいは寄生虫に対して直接攻撃的に作用すると考えられる．また粘膜型肥満細胞はコンドロイチン硫酸のようなムコ多糖を放出して寄生虫の粘膜面への接着を妨害したり，あるいは肥満細胞由来因子が血管透過性を高めて白血球の流入を促し，腸管運動を亢進したり杯細胞からのムチン産生を亢進させて，寄生虫が定着しにくい微小環境を作り出す[7]．

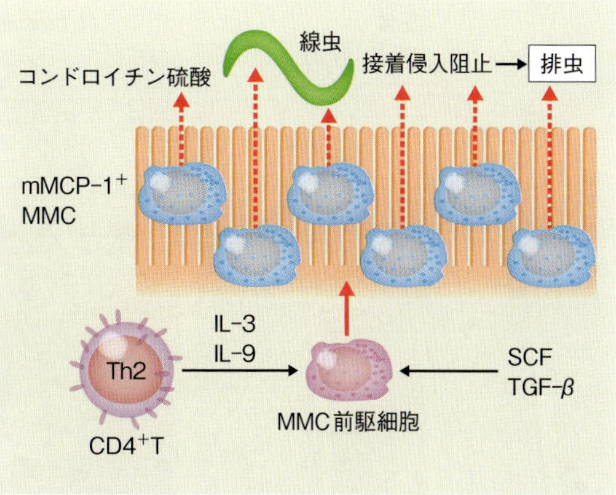

図3　肥満細胞による寄生虫排除
蠕虫感染に伴ってTh2細胞から産生されたIL-3，IL-9と線維芽細胞などが産生する幹細胞因子（stem cell factor：SCF）とTGF-βの作用によって小腸粘膜に大量の粘膜型肥満細胞（mucosal mast cell：MMC）が誘導される．肥満細胞は顆粒内のプロテアーゼ（mMCP-1）やムコ多糖（コンドロイチン硫酸）を分泌して排虫作用を示す．

肥満細胞はまた大量のTNF-αを産生するが，これは寄生虫や感染した上皮細胞を殺す助けをすると考えられる．しかしTNF-αは感染によって起こる炎症や組織の損傷の重大な原因の一つでもある．

旋毛虫（*Trichinella spiralis*）や糞線虫（*Strongyloides* spp.）の場合には，その排除に粘膜型肥満細胞が必要であることが示されている．逆に，*N. brasiliensis*や鞭虫の場合は，肥満細胞の増加を抑制しても正常に排除されることから，主要なエフェクター細胞ではないと考えられる[3]．

IL-4とIL-13の作用

IL-4はまずTh2細胞の誘導に必須であり，さら

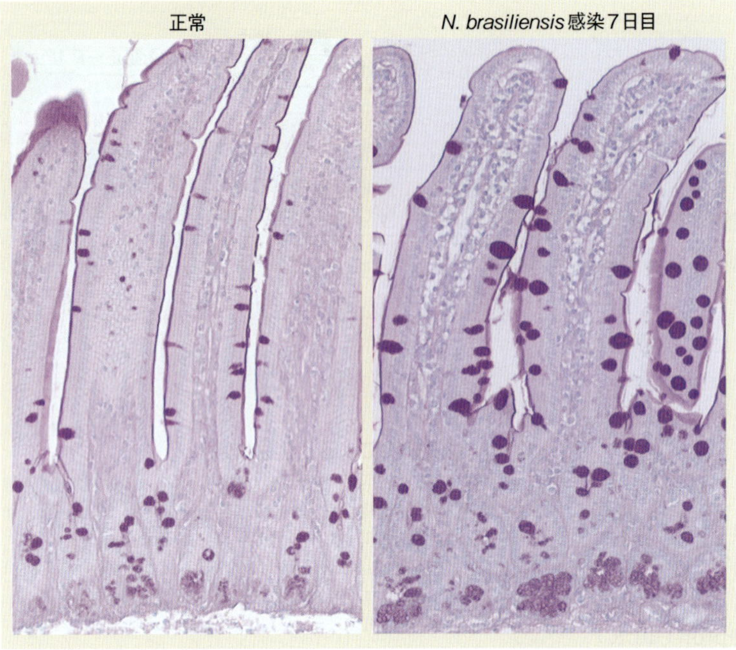

図4　小腸のPAS染色像
PAS染色で赤紫に染まるムチン陽性の杯細胞が上皮層の中にみられる．感染小腸では，そのほとんどは大きく肥大している．基底部に薄く染まっているのがPaneth細胞である．

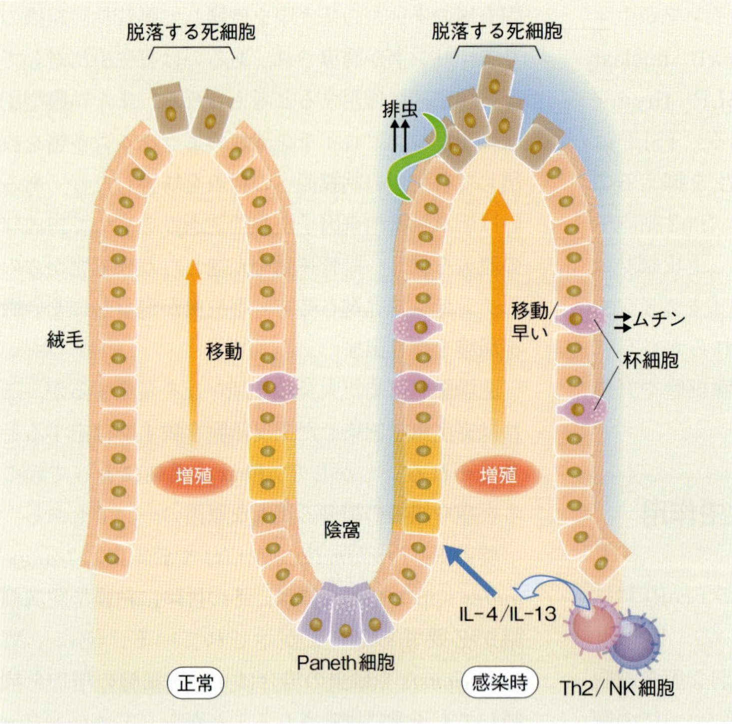

図5　上皮細胞の新陳代謝
絨毛の陰窩に幹細胞があり，そこから増殖，分化した上皮細胞が絨毛の表面を先端に向かって移動していく．正常状態でも起こっているが，感染によって誘導されたTh2細胞からのIL-4/IL-13やNK細胞からのIL-13の作用で，さらにペースが早くなる．

にCD40LとともにB細胞を刺激してIgEへのクラススイッチを誘導する．誘導されたIgEは上記のように肥満細胞や好塩基球に結合し，抗原を認識した場合すみやかに顆粒内容物を放出させる．

IL-13は直接杯細胞の増殖とムチンなどの分泌物の産生を増加させて，蠕虫の腸管表面への接着を妨げたり，洗い流したり（図4，5），また腸管平滑筋に作用して蠕動を亢進させたりすることで，腸管から排除するように働く．さらにIL-4やIL-13はマクロファージに働いてM2マクロファージ（alternatively activated macrophage）への分化を促す．M2マクロファージは大きな蠕虫を取り囲むように肉芽腫を作り，またアルギナーゼ-1やキチナーゼ様分子を産生して寄生虫排除に働くようである．腸管寄生線虫（*N. brasiliensis*）や鞭虫（*Trichuris trichiura*）の排虫には，このようなIL-13の作用が必須である[7]．

上皮細胞の代謝亢進による寄生虫排除

蠕虫感染に対するもう一つの重要な宿主反応として上皮細胞の新陳代謝の亢進がある．上皮細胞は絨毛の基部付近で盛んに分裂しており，吸収上皮や杯細胞に分化しながら絨毛表面を絨毛の先端に向かって移動し，古い上皮細胞は先端から脱落していく（**図5**）．蠕虫が感染すると，この上皮細胞の新陳代謝が活発になり，これによって上皮に接着する虫を排除し，増殖できる面積を減らす作用がある．その誘発メカニズムの一つとしては，表層の傷害を受けた細胞が脱落したのを感知した陰窩の上皮細胞が，急速に分裂してダメージを修復しようとすることがあげられる．

感染局所のT細胞，NK細胞，NKT細胞の産生するIL-13は，上皮細胞の新陳代謝の亢進を直接的に増強する効果を示す．この反応は寄生虫の持続感染を難しくするが，新たに産生された上皮細胞は未熟で吸収・消化する能力がないため，腸管の機能までも低下させてしまう．このように防御免疫応答の効果的な作用は，同時に局所の環境に対しては危険な効果を示すため，腸管寄生虫感染に対する宿主免疫応答は危険な綱渡りにたとえられ，慎重にバランスを保った宿主応答が誘導されなければならない[1, 6]．

好酸球の役割

IL-5は好酸球の増殖を促し，感染部位に呼び寄せて活性化し，活性化された好酸球は主要塩基性蛋白（major basic protein：MBP）のような細胞傷害性分子を遊離して病原体を直接攻撃できる．好酸球はまたIgEに対するFc受容体を持っており，IgEで覆われた寄生虫に対して抗体依存性細胞傷害（antibody-dependent cell cytotoxicity：ADCC）作用を示す[1, 2]．

慢性感染のメカニズム

腸管寄生蠕虫のあるものは，宿主の免疫反応に直面しても長期間にわたって寄生し続けられるような遺伝的に洗練された術を身につけ，慢性感染しやすいように発達している．そのなかには宿主免疫応答をさまざまな方法で変更させてしまうものもある．その方法としては，自然免疫応答を抑える因子を産生したり，炎症性サイトカインやケモカインに対する偽受容体を発現することがあげられる．加えて，蠕虫が分泌する分子の中にはT細胞の分化を調節するものがあり，直接，あるいは宿主TGF-βを介して，TGF-β受容体を刺激してTh1やTh2といったエフェクター細胞の代わりにIL-10やTGF-βを産生する制御性T細胞を誘導する．その結果，たとえば樹状細胞やマクロファージのToll-like receptorシグナルを抑制してIL-12産生を抑えたり，IL-10やTGF-β産生を誘導する．

こういった一連の作用の結果，IFN-γやTNF-αといったサイトカインの産生やその炎症誘導作用が相殺される．制御性T細胞はTh1とTh2両方を調節して，宿主に重篤なダメージを与えずに持続的な感染状態を維持するように働く[1, 3]（**図6**）．

原核生物の寄生虫は防御免疫と病変を消化管にもたらす

粘膜の免疫システムは多くの単細胞性原核生物寄生虫とも戦わなければならない．その多くは*Giardia*（*Giardia intestinalis*〈*lamblia*〉）や*Entamoeba histolytica*，*Cryptosporidium*，*Toxoplasma gondii*のような原虫である．

原虫に対する免疫応答は，マウスの*Leishmania*感染のモデルがわかりやすい．**図7**に示すように，

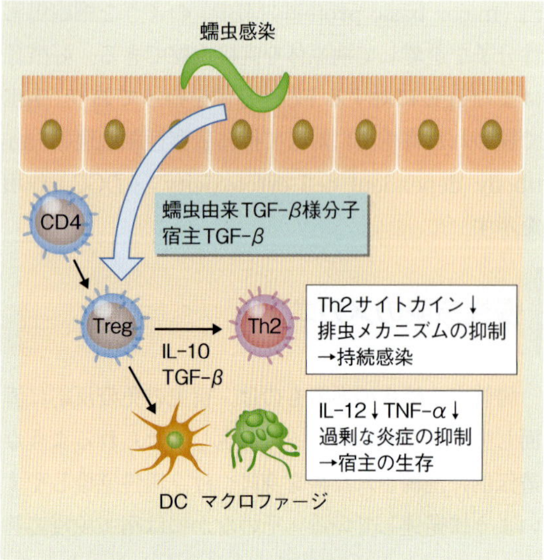

図6 制御性T細胞誘導による慢性感染

寄生虫は宿主の免疫反応を回避するためにさまざまな方法を発達させてきているが，制御性T細胞（Treg）の誘導もその一つである．TregはIL-10やTGF-βを産生することでTh2や樹状細胞（DC），マクロファージの働きを抑える．その結果，宿主に重篤な傷害を与えずに長期間感染し続けることが可能になる．

Th1細胞の誘導に伴うIFN-γと一酸化窒素（NO）の産生増加が，原虫感染防御に必須であり，IL-4やIL-13などのTh2サイトカイン優位なTh2型免疫反応が誘導される系統のマウスでは感染は慢性に経過し，排除することができない[8]．

*Giardia*や*Entamoeba histolytica*は水を媒介して感染するよくある微生物で，腸管の粘膜上皮細胞の表面に寄生する（図8）．これらに対する主要な防御免疫は腸管管腔内への分泌型IgA抗体の産生と，上皮内リンパ球を含むエフェクターT細胞の粘膜への浸潤とその産生するIFN-γである．IFN-γやIgAの産生が不十分な人では，感染は慢性的に続き，また薬剤で排除しても再感染しやすい．*Entamoeba histolytica*では感染初期にはTh1型免疫応答がみられるが，次第にTh2型へシフトしてしまう．*Cryptosporidium*と*Toxoplasma gondii*は通常日和見感染を起こし，AIDSのような免疫不全症の患者で最もよくみられる．これらは細胞内感染性病原体であり，粘膜上皮細胞内に寄生する．排除するためにはTh1と$CD8^+$T細胞が必要である．慢性感染を起こすとT細胞とマクロファージからのIFN-γとTNF-αの過剰な産生による特徴的な病態を示す[1, 9, 10]．

原虫も蠕虫の場合と同様に，さまざまな方法で宿主の免疫応答から回避している．そのなかには，IgAの認識する抗原の変異や抗体を切断する酵素の産生，マクロファージの機能を抑える分子を産生，活性酸素を除去する酵素やNO産生の抑制などがある．

おわりに

宿主は上皮バリアーや自然免疫，獲得免疫のあらゆるシステムを用いて，体内に侵入してくる寄生虫を排除しようとするが，寄生虫はその免疫反応を回

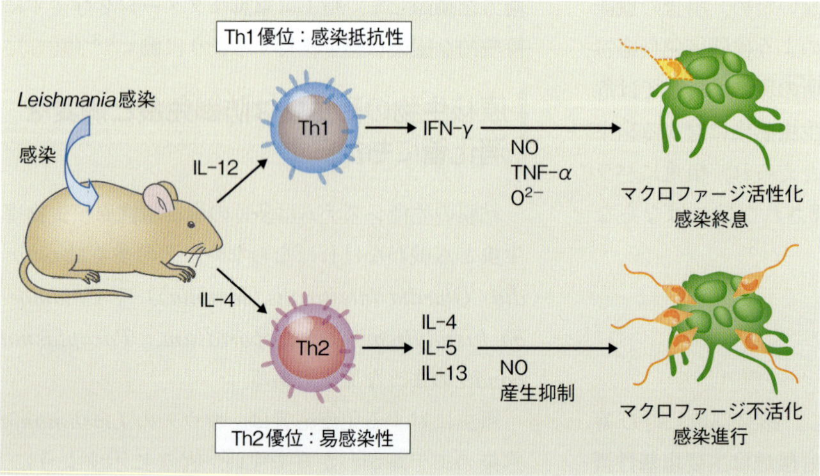

図7 *Leishmania*感染におけるTh1/Th2分化の影響

*Leishmania*はマクロファージに感染するが，通常状態のマクロファージではこれを殺すことはできず，原虫は細胞内で増殖する．感染に伴いTh1細胞が誘導されると，この細胞からのIFN-γによってマクロファージが活性化され，原虫を殺滅する．このためTh1型応答が誘導される系統は抵抗性を示すが，Th2型応答になる系統は慢性感染を引き起こす．

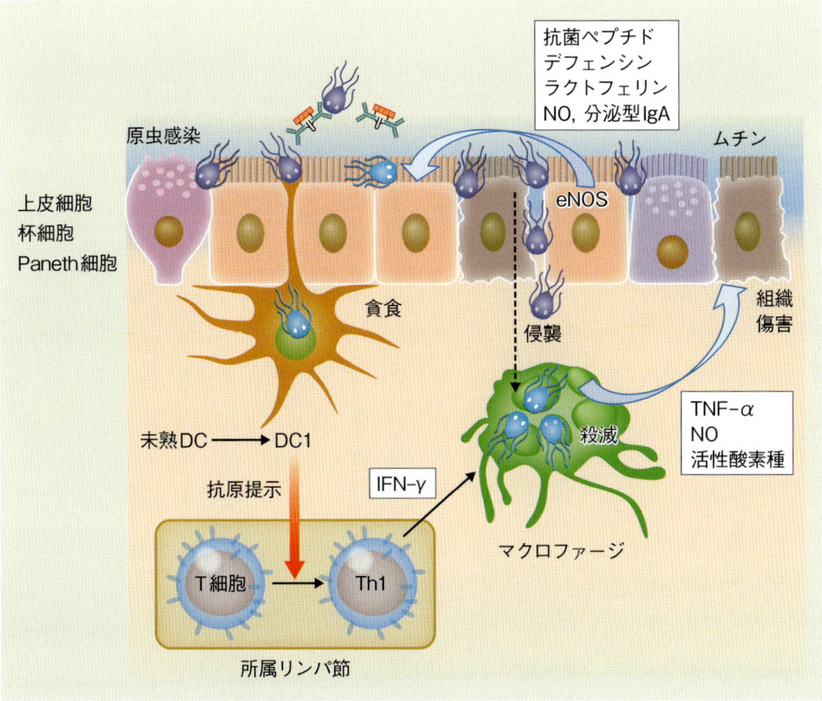

図8 粘膜に寄生する原虫

Giardia などの粘膜に寄生する原虫は粘膜表面に接着して生活する．ムチンやIgAはこの接着を阻害する．ラクトフェリンやPaneth細胞から分泌されるデフェンシンは，抗原虫活性を持つ．感染によってTh1細胞が誘導されると，IFN-γで活性化されたマクロファージが侵襲してきた原虫を捕食して殺滅する．マクロファージが過剰に活性化されるとTNF-αや活性酸素が大量に産生されて組織傷害が引き起こされる．

避し，また調節して自身の成熟や繁殖に最適な環境を作り，同時に宿主を殺したり過剰に傷つけないようにすることで種の存続を可能にしている．宿主の側も，寄生虫を排除するための免疫反応を誘導しつつ，過剰な反応で自己を傷害したり，逆に抑えすぎてほかの病原体に対する防御能を損なわないように調節しなければならない．これらの相反する免疫学的経過は多くの寄生虫感染において同時に起こっており，常在菌に対する反応と同様にどちらかが過剰にならないようにコントロールされている．

（安田好文，中西憲司）

◉引用文献

1. Murphy K, Travers P, Walport M. The mucosal response to infection and regulation of mucosal immune responses. Janeway's immunobiology, 7th ed., Garland Science, New York, 2008; p.476-490.
2. 吉田幸雄，有薗直樹．図説 人体寄生虫学，第7版，南山堂，2006.
3. Male D, Brostoff J, Roth DB, Roitt I. Immunology, 7th ed., Mosby, Kidlington, 2006.
   高津聖志，清野 宏，三宅健介（監訳）．免疫学イラストレイテッド，第7版，南江堂，2008；p.277-297.
4. Yoshimoto T, Yasuda K, Tanaka H, et al. Basophils contribute to T_H2-IgE responses in vivo via IL-4 production and presentation of peptide-MHC class II complexes to $CD4^+$ T cells. Nat Immunol 2009; 10: 706-712.
5. Saenz SA, Taylor BC, Artis D. Welcome to the neighborhood: epithelial cell derived cytokines license innate and adaptive immune responses at mucosal sites. Immunol Rev 2008; 226: 172-190.
6. Sasaki Y, Yoshimoto T, Maruyama H, et al. IL-18 with IL-2 protects against *Strongyloides venezuelensis* infection by activating mucosal mast cell-dependent type 2 innate immunity. J Exp Med 2005; 202: 607-616.
7. Artis D, Grencis RK. The intestinal epithelium: sensors to effectors in nematode infection. Mucosal Immunol 2008; 1: 252-264.
8. Ohkusu K, Yoshimoto T, Takeda K, et al. Potentiality of interleukin-18 as a useful reagent for treatment and prevention of *Leishmania major* infection. Infect Immun 2000; 68: 2449-2456.
9. Guo X, Houpt E, Petri WA Jr. Crosstalk at the initial ancounter: Interplay between host defense and ameba survival strategies. Curr Opin Immunol 2007; 19: 376-384.
10. Roxström-Lindquist K, Palm D, Reiner D, et al. Giardia immunity-an update. Trends Parasitol 2006; 22: 26-31.

12

粘膜免疫を使った予防・治療戦略

a

経口ワクチン

はじめに

現行のワクチンのほとんどは注射による投与であり，全身性免疫という体内を防御する免疫システムを有効に使い，予防効果を誘導してきた．一方，インフルエンザ，ヒト免疫不全ウイルス（human immunodeficiency virus：HIV），結核，など多くの新興・再興感染症には，それらの最初の侵入部位としての粘膜面での防御が必須である．しかし，従来の注射型ワクチンでは粘膜での免疫を誘導できないため，これら多くの感染症をその入り口である粘膜で防御できない．粘膜ワクチンは粘膜面に感染侵入阻止と体内防御の両方が誘導できるため，新興・再興感染症の切り札となるグローバルワクチンとして注目されている．特に経口ワクチンはその安全性から数少ない粘膜ワクチンのなかでも最も開発が進んでいる．本項では現在上市または開発中の経口ワクチンおよび研究段階の新規経口ワクチンについて解説する．

臨床試験中または承認された経口ワクチン

腸管に侵入・感染するポリオウイルスやロタウイルスのような病原性ウイルスやコレラや病原性大腸菌，*Salmonella* 菌のような病原性細菌は世界的公衆衛生，特に開発途上国の子どもたちにとって重大な脅威である．

ここでは現在開発中またはこれまでに開発された腸管感染症に対する経口ワクチンについて概説する（表1，2）．

表1　承認された経口ワクチン

ワクチン（商品名）	開発会社	対象感染症
弱毒ポリオワクチン（OPV）	多数	ポリオ
不活化コレラワクチン＋コレラ毒素Bサブユニット（Dukoral®）	SBL	コレラ
弱毒 CVD103 コレラワクチン（Orochol®）	Berna	コレラ
弱毒 Ty21a ワクチン（Vivotif®）	Berna	腸チフス
弱毒1価ロタウイルスワクチン（Rotarix®）	GlaxoSmithKline	ロタウイルス
弱毒5価ロタウイルスワクチン（RotaTeq®）	Merck	ロタウイルス

表2　開発中の経口ワクチン

ワクチン（商品名）	開発会社	対象感染症	開発状況
弱毒 Peru-15 コレラワクチン（CholeraGarde®）	AVANT	コレラ	第II相
弱毒 Ty800 ワクチン	AVANT	腸チフス	第I相
弱毒 CDV909 ワクチン（HolaVax®）	Acambis/Berna	腸チフス	第II相
組換え NV（VLP）ワクチン	Baylor College Medicine	ノロウイルス	第I相

ポリオワクチン

弱毒経口ポリオワクチン（oral poliovirus vaccine：OPV）は Sabin 博士により開発された最初の粘膜ワクチンである．Salk 博士によって開発された注射型の不活化ポリオワクチン（inactivates polio vaccine：IPV）と同様に OPV は中枢神経の運動ニューロンの破壊から生じる麻痺（灰白髄炎）をきたすポリオに対する防御抗体を有する全身系免疫応答を誘導する[1]．このウイルスは宿主の細胞に侵入するために使う共通の免疫グロブリン様受容体（CD155）を認識する3種の血清型が知られている[2]．この3種のウイルスはすべてポリオ灰白髄炎を起こすが，OPVもIPVもこれらのウイルスに防御免疫を誘導できる3価ワクチンである[2]（**表1**）．

ポリオウイルスは腸内ウイルスであり，感染経路は経口である[1]．OPVはIPVと同様に高いウイルス特異的血清IgG抗体を誘導できるが，それに加えてポリオウイルスの初期感染の場である腸管にウイルス特異的分泌型IgA（secretory IgA：SIgA）抗体を誘導できる．それゆえ，OPVは腸管上皮細胞からポリオウイルスの侵入を阻止することができる[3]．OPVの投与や効力についての優位性にもかかわらず，OPVはおよそ50万例に1例の割合でワクチン誘発灰白髄炎を起こすことが知られている[3]．これはきわめて低率ではあるが，弱毒株が病原性株に変化する可能性を示唆している．OPVの世界規模での免疫により，2006年のポリオ灰白髄炎は世界で年間2,000例程度に減少しているが，一方でワクチン誘発灰白髄炎も2000年以来報告されている（2006年までで，6件，80人）[1]．そのため，多くの先進国ではOPVのIPVへの置き換えが進んでいる．

IPVは不活化されたワクチンであり，現状ではワクチン誘発灰白髄炎も報告されていないため安全と考えられているが，ウイルスの侵入部位（腸管）での排除に有効な粘膜免疫を誘導できない点も否めない．現状では開発途上国においては低コストで高い有効性を与えるOPVを使い続けている．ポリオを地球から撲滅するためには製造コストと有効性はそのままで，より安全性の高いOPVを開発しなければならない．不活化経口ポリオワクチンの開発も可能であるかもしれないが，全身系および粘膜面でのポリオ特異的防御免疫の高効率誘導のためには新規な粘膜アジュバントの開発も必要である．

コレラワクチン

下痢症は依然として世界規模の公衆衛生の主要な問題点として残っている．毎年世界規模で4億人が下痢症に罹患し，220万人が死亡している．そのうちの大半は発展途上国の5歳以下の子どもである．これらの下痢症のおよそ半数は病原性細菌の腸毒素（エンテロトキシン）によるものである．*Vibrio cholerae*の感染によって引き起こされるコレラはその典型で，強毒性の腸毒素「コレラ毒素」による水溶性下痢と嘔吐，著しい脱水症と代謝性アシドーシスを起こす．不活化コレラ菌の注射型ワクチンは20世紀の終わりまで使われていた．米国ではまだこのワクチンが使用されているが，副作用と短期間の部分的防御効果のため，もはや推奨されてはいない．コレラ予防のための注射型ワクチンの限定的効果は最近の粘膜免疫についての知識とこの病原菌の侵入部位の特性からも予測され，さらに学術的研究によりそれを裏付ける結果が得られている[4]．

注射型ワクチンの問題点を克服するために，2つの経口コレラワクチンが開発，上市された[5]．1つは組換え弱毒ワクチン（Orochol®）である（**表1**）．このワクチン株CVD103 HgRは*Vibrio cholerae* 569Bが産生するコレラ毒素の毒性のあるAサブユニットの遺伝子欠損株である．1回の経口により血清コレラ抗体陽転率を与え，先進国での臨床試験で効果が認められたが，タイやインドシナでの広範囲の臨床試験では血清抗体価の陽転率は低く，有意な防御免疫は観測されなかった．そのため，このワクチンは現在製造中止となっている[5]．もう一つの国際的にライセンスされている経口コレラワクチンは不活化*Vibrio cholerae* O1に無毒のコレラ毒素受容体結合ドメインであるBサブユニット（cholera toxin B subunit：CTB）を加えたワクチン（rCTB-WC，Dukoral®）である[5]．rCTB-WCは毒素と菌に対するIgA抗体を腸管に誘導し，かつ血清中にもそれらに対するIgGを誘導できると考えられている．バングラデシュでの臨床試験では3回の経口投与で，2～15歳の子どもの場合，最初の6か月は85％，3年間で50％の防御効果が得られたが，2

〜5歳の子どもの場合，このワクチンの防御効果は6か月後急速に減少し3年で26％に低下した．

高いHIV感染率で知られているサハラ以南アフリカにおいても，このワクチンは短期的には高い防御効果を示した[6]．rCTB-WCワクチンはコレラ毒素Bサブユニットに対する免疫応答を誘導できるので，このワクチンは病原性大腸菌であるETEC（enterotoxigenic *Escherichia coli*）由来の下痢症に対して交差免疫により防御効果を誘導できる．ETECが産生する易熱性腸毒素（heat-labile enterotoxin：LT）はコレラ毒素と高い相同性を持ち，発展途上国の子どもたちやそれらの国への旅行者に下痢を起こす．

現在，弱毒型経口コレラワクチンPeru-15が開発されている[7]．Peru-15はコレラ毒素遺伝子を完全に取り除き，新たにBサブユニット遺伝子を導入したワクチン株で，臨床試験において，北米，バングラデシュの成人，子どもで安全性，効力，免疫原性が認められた．特に1回の経口投与で，バングラデシュの9か月から5歳の子どもに対して，有望な結果が得られている[7]．発展途上国でのさらなる臨床試験結果を待たなければならないが，このワクチンがコレラ制圧の新たな選択肢になるかもしれない．理想的なコレラワクチンは1回投与で長期の防御効果が認められ，副作用のないものであり，今後の研究が期待される．

腸チフスワクチン

Salmonella enterica serovar Typhiに起因する腸チフスは今なお世界で年間3,300万人が罹患し50万人が死亡している公衆衛生上，重大な感染症である．罹患者の大半はアフリカ，アジア，南アメリカの5〜19歳，次いで1〜5歳の子どもたちである．またこれらの国への旅行者にとっても脅威となっている感染症の一つである[8]．

現在2つのワクチンが上市されている．1つは注射型Vi多糖（ViPS）ワクチンであり，もう一つは経口弱毒Ty21aワクチンである[8]（**表1**）．ViPSは*Salmonella enterica* serovar TyphiのO抗原に対する中和抗体を誘導するワクチン抗原であり，この抗体は血清中から本菌を根絶させる．南アフリカで平均9歳の子どもでの臨床試験において，1回の注射で，18か月間で70％の防御効果を，3年間で55％の防御効果が認められた[8]．しかしViPSはT細胞非依存性抗原であるため，5歳以下の小児には高い免疫応答を与えることができない．現在，小児にも高い免疫応答を誘導できる注射型蛋白PS融合ワクチンの開発が進んでいる．

Ty21aワクチン（Vivotif®）は*Salmonella enterica* serovar Typhiの薬剤処理変異株を凍結乾燥し，腸溶カプセルに封入した弱毒型経口ワクチンである[9]．臨床試験でこのワクチンは2日間隔で3回投与されるが，3年間で67％，7年間で62％の防御効果を与えている．抗原特異的血清のIgG抗体や粘膜面でのSIgA抗体の誘導のほか，$CD8^+$CTL細胞性免疫の誘導も報告されている[9]．Ty21a弱毒株はVi抗原の生合成系を変異させることで病原性を取り除いている．現行では病原性の回帰は報告されていないが，その変異の全貌は完全に解明されていない．加えて，このワクチンは最適な抗原性を得るには3〜4回の免疫が必要であり，単回投与でかつ変異機構が明白な経口ワクチンが望まれている．

現在，2つの弱毒型経口腸チフスワクチンが臨床試験中である[10]（**表2**）．*Salmonella enterica* serovar Typhi Ty800は病原性の関連領域phoP/phoQを欠損させた変異株で，第I相臨床試験における単回経口投与で血清にO抗原特異的IgG抗体およびIgA抗体が誘導され，その抗原性と安全性は証明された．もう1つの弱毒型経口ワクチンCVD 909（HolaVax-Typhoid）はaroC/AroD/htrAを欠損させた弱毒変異株で，第II相臨床試験において，プラセボ群とワクチン投与群で副作用の指標である下痢発症の程度に有意な差は認められず，ワクチン投与群は菌抗原特異的血清IgGおよびIgA抗体の誘導が認められた[10]．今後のこれらのワクチンの第II相および第III相臨床試験での防御効果とさらなる安全性の確認が待たれる．

ロタウイルスワクチン

ロタウイルスは5歳以下の急性腸炎の主要な原因

ウイルスであり，世界で特に開発途上国で年間60万人以上が死亡している[11]．ロタウイルスは血清型を規定する2つの中和抗原GおよびPのそれぞれに対応する表面抗原VP7およびVP4を持っている．血清型にはG型15種とP型14種が存在するが，G1P［8］，G2P［4］，G3P［8］，G4P［8］およびG9P［8］の5つの型で90％のヒトロタウイルスを占める．そこで，この5種のロタウイルスがワクチン開発の対象となる[11]．

Rotashield®（Wyeth）は1998年に最初に導入された弱毒型のロタウイルス経口ワクチンである．これは，サルのG3型とヒトのG1型，G2型およびG4型の4価弱毒型からなる経口ワクチンで，2か月児に8週間隔で3回投与する．Rotashield®はロタウイルス感染下痢症に高い防御効果を示したが，ワクチン投与後の腸重積の誘発が懸念された．そのリスクは32,000に1例以上と評価されたため，1999年にこのワクチンは取り下げられた[11]．

現在，2つの弱毒型経口ロタウイルスワクチンRotarix®（GlaxoSmithKline）およびRotaTeq®（Merck）がそれぞれ世界88カ国と47カ国で上市されている[12,13]（**表1**）．Rotarix®はヒト89-12株を組織培養法で弱毒化したワクチン株である[12]．この89-12株は同様のG1P［8］株に対して広範囲な防御抗体と下痢症の予防効果を与えるが，G1P［8］株は世界的に蔓延している主要なロタウイルスであるため，この株がワクチン株として選定された．Rotarix®は6〜13週の児に4〜8週間隔で2回経口投与される．Rotarix®の安全性と有効性は63,225人の児による第III相臨床試験により，ロタウイルス腸炎の防御と腸重積発症頻度の増加などを指標に評価された．ワクチンの効果はG1型に対しては92％，G2型，G3型，G4型およびG9型に対しては41〜87％の防御効果が認められ，腸重積発症頻度はプラセボ群と有意な差は認められなかった[12]．

RotaTeq®はウシWC3ウイルスをもとに，ヒトG1型，G2型，G3型，G4型およびP［8］型の中和抗原からなる5価弱毒ロタウイルスワクチン株である[13]．RotaTeq®は6〜12週の児に対して，4〜10週間隔で，3回経口投与される．RotaTeq®は70,301人の児からなる第III相臨床試験により，安全性と有効性が評価された．このワクチンの効果はG1型，G2型，G3型，G4型およびG9型に対してそれぞれ75％，63％，83％，48％および65％の防御効果が認められた．また腸重積発症頻度はRotarix®同様，プラセボ群と有意な差は認められなかった[13]．

安全で効果的なロタウイルスワクチンの開発の過程で，ロタウイルス抗原特異的血清IgA抗体価は自然感染，ワクチン投与にかかわらず，腸管の抗原特異的SIgA抗体価と相関しており，これはロタウイルス腸炎の防御の有用な指標になるかもしれない．腸管免疫由来IgAはロタウイルス腸炎の長期間の防御に重要な機構と考えられるが，ヒトにおけるロタウイルスワクチンによる防御免疫機構はまだほとんどわかっていない．

ノロウイルスワクチン

ノロウイルスは*Caliciviridae*科の腸管ウイルスであるが，ヒトの病気と関係するのは*Norovirus*と*Sapovirus*である．現行では*Norovirus*属には*Norwalk virus* 1種が，*Sapovirus*属は*Sapovirus* 1種のみが含まれる．さてノロウイルスは嘔吐，腹部痙攣，下痢，頭痛および発熱を伴う急性腸炎を子どもと大人に起こす，ロタウイルスに次ぐ主要原因ウイルスである．米国の調査によると2,300万人が感染し，5万人が入院し，そのうち300人が死亡している[14]．わが国でも毎年1万人前後の患者が報告されている．

ノロウイルスのワクチンはまだ，開発されていないが，ノロウイルスの組換えカプシド蛋白質はそれ自体でウイルス様粒子（virus-like particle：VLP）になることが知られており，このVLPをマウスに経口投与することで，粘膜アジュバントなしでも抗原特異的血清IgG抗体が誘導できる．同様な結果は第I相臨床試験でも証明された．15人のボランティアに250 μgのVLPを2回投与したところ87％の被検者に抗原特異的血清IgGおよびIgA抗体が誘導された[14]．これらの抗体がノロウイルス中

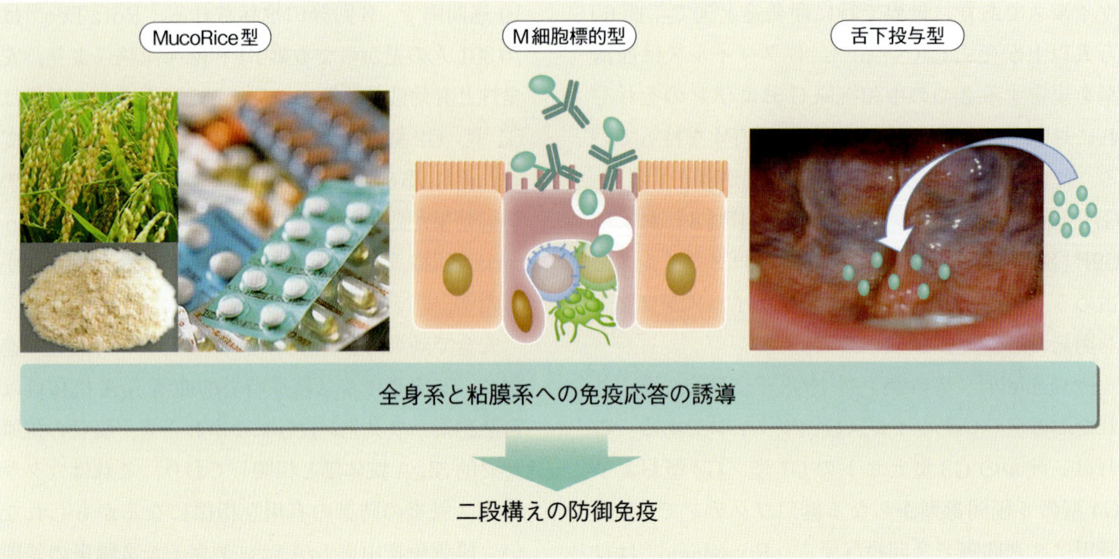

図1 研究段階の新規経口ワクチン
研究段階の経口ワクチンとして，コメにワクチン抗原を発現することで消化酵素耐性と室温長期安定性を確保したMucoRice型ワクチン，粘膜誘導組織（例えば腸管関連リンパ組織Peyer板）の抗原取り込み細胞であるM細胞に標的できるワクチンおよび新規な粘膜投与経路として注目される舌下型ワクチンなどが研究段階の経口ワクチンとして開発されている．

和抗体価を持つかはヒトノロウイルスの培養系がないので調べられてはいない．しかし最近，ヒトノロウイルスの培養法が報告されたので[15]，今後ワクチン開発に向けた研究が進展すると期待される．

研究段階の新規経口ワクチン

経口ワクチンが注射型ワクチンに勝る利点の一つは，投与時に注射器や注射針の必要がないことである．ワクチン接種で注射される小児にとっても，膨大な注射器や注射針などの医療廃棄物処理上での環境保護の観点においても，好ましいものではない．ここでは新規なアプローチを用いて，最近開発中の経口ワクチンについて紹介する（図1）．

植物生産型経口ワクチン

1990年以来，植物生産型ワクチンは次世代粘膜ワクチンとして提案されてきた．ワクチンの植物を用いた生産は既存の生産系に比べて多くの利点を有している．たとえば，① 低価格で生産可能，② ワクチン生産のスケールアップが容易，③ ヒトに感染する病原体の混入リスクが低い，④ 一つの植物に2つ以上のワクチンを生産させる事ができる，⑤ 植物に発現させたワクチン抗原を精製せずに経口ワクチンとして用いることが可能，などである．現在までに多くのワクチン候補，細菌腸毒素抗原，B型肝炎抗原，ノロウイルス抗原，サイトメガロウイルス抗原，破傷風抗原などがタバコ，ジャガイモ，トマト，トウモロコシなどで発現され，その抗原性も証明されてきた[16]．

大腸菌易熱性毒素抗原を発現させたジャガイモを用いた臨床研究によると，この組換えジャガイモ（50〜100 g）を食べた11人中10人に抗原特異的血清IgGが，5人に大便中に抗原特異的IgAが認められ，8人の血清で中和抗体価が認められた[17]．この結果は植物生産ワクチンのヒトでの有効性を示すものとして注目された．また別の例ではノロウイルスのカプシド蛋白を発現させたジャガイモを用いて行われた．約150 gの生のジャガイモを経口投与された20人の健常者のうち19人に血清リンパ球の抗原特異的IgA産生細胞の有意な増加が観測された．また4人に血清中に抗原特異的IgGが，6人に大便中に抗原特異的IgAが観測された[18]．これらのことからこの植物生産型ワクチンは経口でヒトでも抗原性を有することが示された．

ところが，これらの植物生産型ワクチンの有用性にもかかわらず，開発の次の段階へは進んでいないのが現状である．植物生産型ワクチンを実用化へ持ち込むには，① 原薬としての植物体および製剤の常温保存安定性，② 経口投与時の胃腸環境での分解耐性，③ 粘膜免疫誘導組織への標的性向上，などが必要となる．このような問題点を克服するため，コメの蛋白発現貯蔵システムに注目した，コメにワクチン抗原を発現させた経口ワクチン（MucoRice）の開発が注目されている[16]．このコメ型経口ワクチンは物理的にも化学的にも安定で，抗原特異的中和抗体を誘導することができる．腸管感染症の一つであるコレラの病原因子として知られているコレラ毒素の構成成分で，無毒のBサブユニット（CTB）をプロトタイプ用ワクチン抗原として発現させたMucoRiceのなかで，抗原はコメの蛋白質を蓄積するオルガネラである蛋白貯蔵体に蓄積された．コメの蛋白貯蔵体（特にコメ特異的Ⅰ型蛋白貯蔵体）は消化酵素に耐性を持ち，かつ抗原としてPeyer板M（microfold）細胞に取り込まれる大きさ（1～2 μm）を持つ．そのため，最少量で抗原特異的免疫応答を誘導できる．実際，CTBを発現するMucoRiceは粘膜誘導組織Peyer板のM細胞から取り込まれ，コレラ毒素中和効果をもつ毒素特異的血清IgGおよび糞便中に分泌型IgA抗体を誘導する．加えて，このワクチンは室温で2年間以上，発現量および免疫誘導能とも安定で，かつ消化酵素であるペプシンに対して耐性を示した[16]．これはMucoRiceが注射筒・注射針に加えて，冷却保存（コールド・チェーン）も不要なワクチンであることを示しており，今後の実用化が期待される．

M細胞標的型経口ワクチン

腸管関連リンパ組織の代表格であるPeyer板上皮に存在するM細胞は外界の抗原の取り込みと粘膜免疫誘導の門戸として知られており（3章c参照），経口ワクチン抗原の腸管における最適な標的と考えられる．いくつかの分子がM細胞に結合するが，たとえば *Ulex europaeus* agglutinin（UEA）-1レクチンは α（1,2）フコースに特異性をもちマウスM細胞に特異的に結合する．またレオウイルス由来の σ1 蛋白質はM細胞上の α（2,3）シアル酸を含む糖構造を認識し，特異的に結合する．実際UEA-1またはσ1結合ワクチンは経鼻投与した場合，鼻咽頭関連リンパ組織に存在するM細胞などを介して抗原特異的全身系では血清IgG，粘膜系では分泌型IgAおよび細胞性免疫を誘導できる（5章f参照）．しかしUEA-1は腸管上皮杯細胞にも強く結合するので，経口のM細胞標的ワクチンの使用には限定的であると考えられる[19]．

この点を克服するために，M細胞に特異的に結合し，杯細胞には結合しないM細胞特異的モノクローナル抗体が樹立された[19]．このM細胞特異的抗体を結合した最少量の破傷風類毒素またはボツリヌス毒素の経口投与は粘膜アジュバントコレラ毒素を加えることで，高い抗原特異的血清IgGおよび分泌型IgAを誘導できたが，単独では抗原を10倍量に上げても低い免疫応答しか誘導できなかった．加えて，M細胞特異的抗体を結合したボツリヌス類毒素の経口投与により誘導された中和抗体は10,000倍の致死量のボツリヌス毒素による攻撃試験に対してもマウスで防御効果を示した[19]．この結果はM細胞標的型ワクチンが効果的な経口ワクチンになりうることを示しており，今後このタイプの粘膜免疫誘導組織標的型経口ワクチンの開発が期待される．

舌下投与型ワクチン

頬や舌下を含む口内粘膜は胃腸内での蛋白質の分解を考えると，ワクチンを含む蛋白医薬の投与部位として有用であると考えられる（12章c参照）．

経口投与の一つとして，舌下投与はアレルギーの免疫療法として用いられてきた．というのは，投与された抗原が急速に吸収され，胃腸や肝臓を経ることなく，血中に入り，抗原特異的寛容を誘導できるからである．これら多くの事実は舌下投与が感染症に対するワクチン抗原の投与ルートにもなりうる可能性を示唆するものである[20]．

最近，弱毒化インフルエンザウイルス（H1N1）

に粘膜アジュバントとしてコレラ毒素または無毒化コレラ毒素を加えて，舌下投与することで，全身系と粘膜系両方においてウイルス特異的抗体ならびに細胞性免疫を誘導でき，かつそれらがA/PR8インフルエンザウイルスの攻撃に対して防御効果を持つことが示された[20]．舌下上皮細胞内および上皮細胞下にはLangerhans細胞や樹状細胞が存在し，舌下抗原の取り込みに関与していると考えられており，抗原を取り込んだ樹状細胞が所属リンパ節である，下顎頸部リンパ節などに移動し，抗原提示を行うと推察されている[20]．つまり舌下粘膜は抗原特異的免疫応答を開始する微小器官でもあると考えられるが，その詳細なメカニズムについては今後の解明が待たれる．これらの結果は舌下投与がインフルエンザワクチンのみならず，多くの感染症ワクチンに対する粘膜免疫を誘導する新規な投与経路として注目される．

おわりに

これまで述べてきたように，いくつかの弱毒型の経口ワクチンはすでに臨床に使用されているかまたは臨床試験中のものもある．一般的にこれら弱毒型経口ワクチンは強力な防御免疫を誘導する．それはこれらのワクチンが高い免疫原性を有していることと同時にそれ自体にToll-like receptor（例TLR3，4，7など）に対するリガンドを有する事で自然免疫系を介したアジュバント効果が備わっているからである．しかしながら，ある弱毒型ワクチン，たとえば経口ポリオワクチンやロタウイルスワクチン（Rotashield®）は重篤な副作用も報告されている．これらのリスクはきわめて低いのであるが，ワクチンを通じての感染症の撲滅のためには，可能な限り副作用は取り除かなければならない．ところが不幸なことにしばしば，ワクチンが承認された後にこのような事実がわかってくるのである．弱毒型経口ワクチンは不活化型やサブユニット型のワクチンに比べて，強い免疫応答を誘導できるが，その安全性を考えた時は不活化型であるが，免疫誘導能としては低い事もある．後者は特に安全性をより求められかつ感染症に対してリスクの高い老人や小児に対して有用であるかもしれない．

弱毒型ワクチンが開発されるもう一つの理由はその低い生産コストにある．また運搬費も世界のワクチン事業に大きな負担を与えている．一つの主要な障害，特に発展途上国でワクチンの冷蔵庫保存（コールド・チェーン）が必要であるが，ワクチンの冷蔵庫保存のコストは年間300億円ともいわれている．また注射筒や注射針の再利用による二次感染やそれらの医療廃棄によるコストと環境汚染への影響も大きな問題である．したがって，われわれは今後，再興・新興感染症と戦うために，防御効果が高く，安全かつ低価格で環境を考慮した室温安定な経口ワクチンを開発していかなければならない．

（幸　義和）

引用文献

1. Chumakov K, Ehrenfeld E, Wimmer E, et al. Vaccination against polio should not be stopped. Nat Rev Microbiol 2007; 5: 952-958.
2. He Y, Mueller S, Chipman PR, et al. Complexes of poliovirus serotypes with their common cellular receptor, CD155. J Virol 2003; 77: 4827-4835.
3. Prevots DR, Sutter RW, Strebel PM, et al. Completeness of reporting for paralytic poliomyelitis, United States, 1980 through 1991. Implications for estimating the risk of vaccine-associated disease. Arch Pediatr Adolesc Med 1994; 148: 479-485.
4. Sack DA, Sack RB, Nair GB, et al. Cholera. Lancet 2004; 363: 223-233.
5. Hill DR, Ford L, LallooDG. Oral cholera vaccines: use in clinical practice. Lancet infect Dis 2006; 6: 361-373.
6. Lucas ME, Deen JL, von Seidlein L, et al. Effectiveness of mass oral cholera vaccination in Beira, Mozambique. N Engl J Med 2005; 352: 757-767.
7. Qadri F, Chowdhury MI, Faruque SM, et al. Peru-15, a live attenuated oral cholera vaccine, is safe and immunogenic in Bangladeshi toddlers and infants. Vaccine 2007; 25: 231-238.
8. Garmory HS, Brown KA, Titball RW. Salmonella vaccines for use in humans: present and future perspectives. FEMS Microbiol Rev 2002; 26: 339-353.
9. Gentschev I, Spreng S, Sieber H, et al. Vivotif- a 'magic shield' for protection against typhoid fever and delivery of heterologous antigens. Chemotherapy 2007; 53: 177-180.
10. Witherell GW. Oral typhoid vaccine. Acambis/Berna. Curr Opin Investig Drugs 2003; 4: 1010-1018.

11. Bines J. Intussusception and rotavirus vaccines. Vaccine 2006; 24: 3772-3776.
12. Ruiz-Palacios GM, Perez-Schael I, Velazquez FR, et al. Safety and efficacy of an attenuated vaccine against severe rotavirus gastroenteritis. N Engl J Med 2006; 354: 11-22.
13. Vesikari T, Matson DO, Dennehy P, et al. Safety and efficacy of a pentavalent human-bovine (WC3) reassortant rotavirus vaccine. N Engl J Med 2006; 354: 23-33.
14. Ball JM, Graham DY, Opekun AR, et al. Recombinant Norwalk virus-like particles given orally to volunteers: Phase I study. Gastroenterology 1999; 117: 40-48.
15. StraubTM, Bentrup KH, Orosz-Coghlan P, et al. In vitro cell culture infectivity assay for human noroviruses. Emerg Infect Dis 2007; 13: 398-403.
16. Nochi T, Takagi H, Yuki Y, et al. Rice-based mucosal vaccine as a global strategy for cold-chain- and needle-free vaccination. Proc Natl Acad Sci U S A 2007; 104: 10986-10991.
17. Tacket CO, Pasetti MF, Edelman R, et al. Immunogenicity of recombinant LT-B delivered orally to humans in transgenic corn. Vaccine 2004; 22: 4385-4389.
18. Tacket CO, Mason HS, Losonsky G, et al. Human immune responses to a novel norwalk virus vaccine delivered in transgenic potatoes. J Infect Dis 2000; 182: 302-305.
19. Nochi T, Yuki Y, Matsumura A, et al. A novel M cell-specific carbohydrate-targeted mucosal vaccine effectively induces antigen-specific immune responses. J Exp Med 2007; 204: 2789-2796.
20. Song JH, Nguyen HH, Cuburu N, et al. Sublingual vaccination with influenza virus protects mice against lethal viral infection. Proc Natl Acad Sci U S A 2008; 105: 1644-1649.

b

経鼻ワクチン

はじめに

感染症を引き起こす多くのウイルスや細菌は，粘膜を侵入門戸として感染する．粘膜局所ではこれら病原微生物の感染時には防御機構が働き，病原微生物と宿主との最初の戦いの場となる．粘膜に病原微生物の感染が起こるとその認識に始まり，局所での炎症反応，粘膜局所および全身の獲得免疫応答が起こる．

本項で取り扱う“経鼻ワクチン”は特にインフルエンザウイルス（11章b参照）のような急性呼吸器感染症に対し，粘膜で起こる感染時の免疫応答をワクチンにより誘導し，その長所を生かした感染防御方法となる．

インフルエンザウイルスは，現在特に東南アジアを中心に高病原性トリインフルエンザウイルス（H5N1）の家禽からヒトへの感染が報告され，その高い致死率（60％以上）と全身感染を呈する病態から注目され，さらにヒトへの感染機会が増えているH5N1株由来のヒト新型インフルエンザの発生と大流行が危惧されている．さらにブタ由来の新しい抗原性を持つH1N1株がすでに世界中で流行している．

インフルエンザのように感染力の高い感染症の流行予防には効果の高いワクチンが不可欠である．しかし流行株の予測が不可能な新型インフルエンザに対しては，流行株予測に基づく現行の季節性インフルエンザワクチンと同じ接種方法ではその効果に限界があり，より効果の高いワクチンの開発が望まれている．感染症に対するワクチンを考えるとき病原体が自然感染するときの感染様式，増殖様式，潜伏様式などの病原体の生活環と，それにより誘導される個体の免疫応答を理解することが重要である．インフルエンザのような上気道の粘膜から感染する急性感染症の場合，粘膜からの感染によって誘導される粘膜免疫，特に分泌型IgA（secretory IgA：SIgA）抗体の働きが重要な意味を持つ．IgA抗体は粘膜上に分泌され粘液内に存在するため，ウイルスが粘膜に付着した際，粘膜表面で病原ウイルスに結合し感染を阻止することが可能である．また，SIgAの特徴として血清中のIgG抗体に比較し交差反応性があり，抗原の変異に対しても対応できる特徴がある．これらの特徴は特に変異を重ねることにより繰り返し流行を起こすインフルエンザウイルスの防御にとってたいへん有利に働く．

本項ではこの粘膜免疫を利用したインフルエンザウイルスの感染防御のための経鼻ワクチンについて解説する．

インフルエンザウイルス

インフルエンザウイルスはオルトミクソウイルス科（*Orthomyxoviridae*）に分類され，主にA型およびB型がヒトに感染し，上気道炎や肺炎といった急性呼吸器症状および小児における脳症を引き起こす．インフルエンザウイルスは多くの哺乳動物や鳥類に感染するが，種を超えた感染はまれである．しかし近年東南アジアを中心に高病原性トリインフルエンザウイルスがヒトに感染し，致死的な病気を

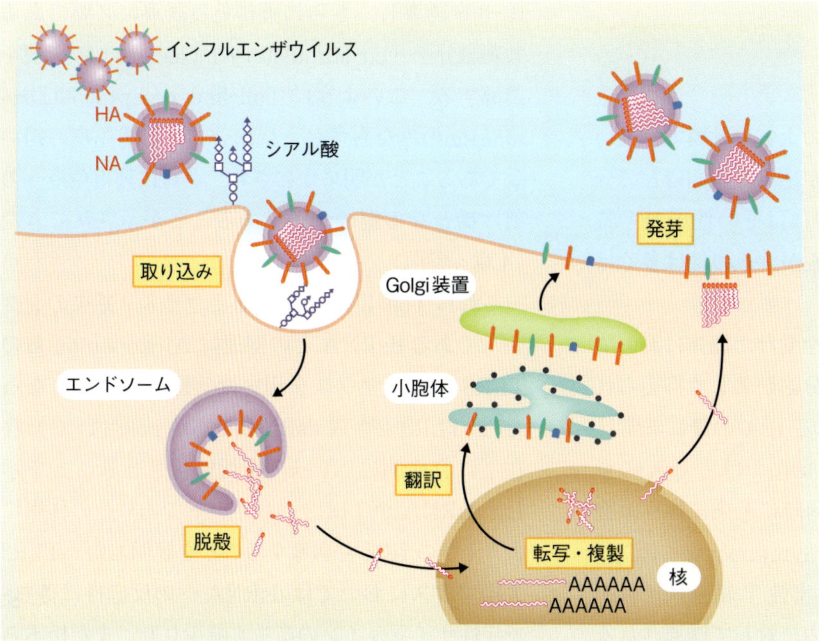

図1　インフルエンザウイルスの感染

インフルエンザウイルスは表面抗原である赤血球凝集素（HA）を介し細胞表面のシアル酸を受容体として上皮細胞へ感染する．
エンドソーム内に取り込まれたウイルス粒子は酸性条件下で膜融合を起こし一本鎖RNAよりなるvRNP（ヌクレオカプシド）を細胞質へ放出する．
vRNP(-sRNA, NP, PA, PB1, PB2)は核にウイルスmRNAがコピーされる．mRNAは細胞質にERに結合したリボソーム上でHA, NA, M2が作られる．
他のすべてのmRNAは細胞質のリボソーム上で翻訳され，PA, PB1, PB2, NP, M1, NS1, NS2が作られる．
HA，NAが細胞表面に運ばれ，細胞質膜に取り込まれる．出芽によって，ウイルスとしての集合体が完成する．

起こしたり，ブタインフルエンザウイルス由来の株がヒトで流行し，世界的な広がりをみせたりしており，今までヒトが感染したことのない抗原性を持つウイルスによるヒトへの感染が起こっている[1]．

インフルエンザウイルスの感染防御方法を考えるとき自然感染により誘導される免疫を明らかにし，その機構を利用できれば効率のよい感染防御方法が考えられる．ウイルスの細胞への感染はウイルス表面に存在する糖蛋白である赤血球凝集素（hemagglutinin：HA）分子が細胞膜表面のシアル酸に結合することにより起こり，エンドサイトーシスにより細胞内に取り込まれた後エンベロープ膜とエンドソーム膜との融合によりヌクレオカプシドが細胞質内に放出される．その際ウイルスの一本鎖RNAがToll-like receptor（TLR7）により認識されることがわかり，最初のウイルス感染の信号として伝えられる[2]．その後マイナス鎖のウイルスゲノムRNAをテンプレートとしてウイルス由来のRNAポリメラーゼによりプラス鎖RNAが合成される．複製されたウイルスが出芽する際，細胞膜からウイルス粒子の放出に重要な働きをするのがノイラミニダーゼ（neuraminidase：NA）である（図1）．

インフルエンザウイルスの感染後急性期に感染の起こっている上気道や血中にインターフェロン（IFN）の分泌がみられる．インフルエンザウイルスの感染防御にはHAとNAに対する抗体が有効であるが，初期感染の場合，抗体が産生されるまでに少なくとも1週間以上はかかるので，感染初期においては自然免疫が重要な働きをしていると考えられる．感染の1週間後以降に誘導されてくるHA，NAに対する粘膜上のIgA，血清中のIgGは，その後の感染の防御とウイルスの排除に重要な働きをする．

インフルエンザウイルスはA，B，Cの異なる3つのタイプに分類され，さらに同型のなかでもHAとNAの抗原性の違いとそれらの組み合わせによりさらにサブタイプに分かれる．これらHA，NA分子の抗原変異によりインフルエンザは毎年流行が繰り返されている．

感染の場であり，感染防御上重要な働きをするのが上気道の粘膜である．感染によって粘膜上引き起こされる応答を検証することによってインフルエンザウイルス感染の防御戦略を立てることができる．

粘膜での免疫応答

インフルエンザの初感染時の上気道粘膜では高いレベルのHA特異的なSIgAが感染2週間ほどで分泌されてくる．鼻腔洗浄液中にはその他赤HA特異的なIgMやIgGも存在するが，その量は多くはない．

既感染の個体や生ワクチンを受けた個体においては感染時のウイルスの増殖，分泌が著しく抑えられる．この感染抑制は分泌されるIgAの量に非常によく相関し，粘膜での感染防御におけるIgAの重要性が示唆される[3]．一方で同時に感染に伴う細胞傷害性T細胞（cytotoxic T lymphocyte：CTL）も誘導される．しかし細胞傷害性T細胞は比較的保存されたNP蛋白やM1蛋白に対して誘導されるが，それにもかかわらずHA，NAの変異を伴ったインフルエンザの流行を考えるとNP蛋白，M1蛋白に対する細胞傷害性T細胞は感染防御への寄与は少ないと考えられる．

ウイルス感染の信号

ウイルスに感染した宿主に自然免疫を誘導させる最初の信号は，ウイルスにゲノムとして含まれる一本鎖RNAやウイルスの増殖の過程で産生されるdsRNAの存在である．

ウイルス感染後の宿主において感染に反応して感染防御に重要な働きをする分子にはIFN-α, βといったI型のIFNやIL-6，IL-12などのサイトカインがあげられる．ウイルスが宿主に感染し増殖する過程で産生されるdsRNAが宿主細胞に認識される鍵となる哺乳類の分子がMedzhitovらにより同定された[4]．それは昆虫であるショウジョウバエ（*Drosophila*）の自然免疫反応に重要な働きをするToll蛋白のヒト相同体であった．*Drosophila* Toll同様ヒトTollはI型の膜蛋白で細胞質内の構造はIL-1の細胞質内領域と相同性を持ち，その刺激はNF-κB（nuclear factor-kappa B）を介しT細胞の活性化に必要なサイトカインであるIL-1，IL-6，IL-8を誘導し，さらに獲得免疫誘導に必要である共刺激分子（co-stimulatory molecules）の発現を誘導する．このようにToll-like receptorは*Drosophila*のみならずヒトにおいても自然免疫の担い手であることが明らかにされ，さらに獲得免疫への架け橋となる鍵の分子であることが示されてきた（4章a参照）．

これらToll-like receptorとウイルス感染のシグナルであるdsRNAとの関連はAlexopoulouらのTLR3の欠損マウスを用いた実験で明らかとなった[5]．TLR3が合成dsRNAであるpoly（I：C）存在下に特異的にNF-κBを活性化させることを示し，dsRNAがTLR3のリガンドでありその作用によりI型のIFNを誘導することを証明した．TLR3欠損マウスにおいてはdsRNAへの反応性は落ち，炎症性サイトカインの産生も減少した．また松本らは，TLR3に対するモノクローナル抗体による前処理によりTLR3を発現する線維芽細胞で，poly（I：C）刺激によるIFN-β産生が阻害されたことによりTLR3がdsRNAの認識に関与することを示した．dsRNAの受容体がTLR3であることが明らかとなり，ウイルス感染に対する自然免疫の入り口が明らかとなり，そのメカニズムの解明にとって大きな前進であった．

TLR3以外にもウイルス感染を感知するToll-like receptorは存在する．それらはTLR7，TLR8，TLR9である．TLR7，ヒトのTLR8はRNAウイルス由来の一本鎖RNA（ssRNA）を認識し，TLR9はDNAウイルス由来の非メチル化DNA（CpG DNA）を認識する．このように自然免疫にはウイルス感染をさまざまなかたちで監視するシステムが存在し，感染初期の個体をウイルス感染から守っているのである（4章a参照）．

2004年，細胞質でのdsRNA認識にかかわる新たな分子としてretinoic acid-inducible gene（RIG）-Iと呼ばれるdsRNA依存性RNAヘリカーゼが米山らにより同定された[6]．RIG-Iの発現を抑制するとウイルス感染によるIFNの発現が抑制され，RIG-I発現細胞は複数のウイルスに対して抵抗性を示すことからウイルス感染の信号の伝達に重要な働

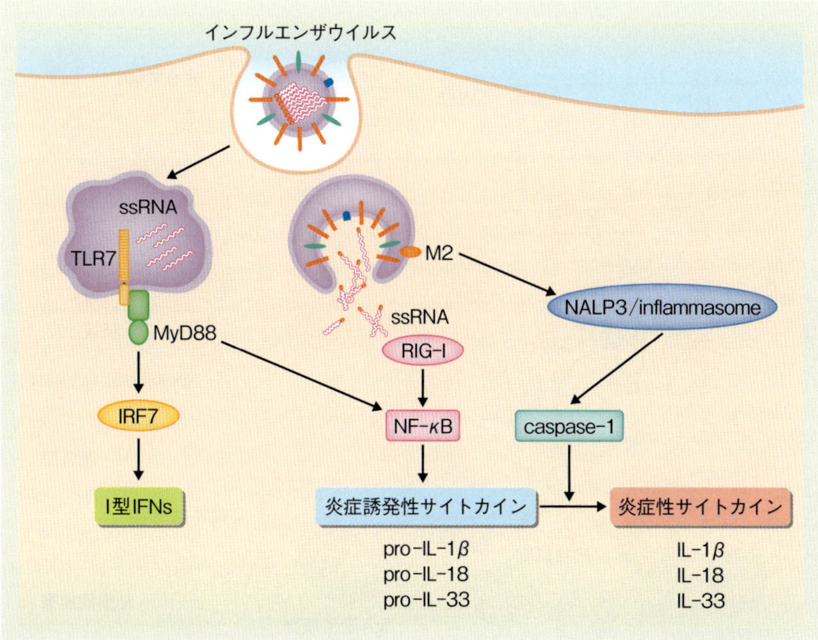

図2　インフルエンザウイルスの認識

インフルエンザウイルスが上皮細胞に感染すると，ウイルスエンベロープとエンドソームとの膜融合により一本鎖RNAよりなるウイルスゲノムが細胞質に放出される．ゲノムRNAは宿主細胞のRNAヘリカーゼであるRIG-Iにより認識され，NF-κBを介して炎症誘発性サイトカインを誘導する．またエンドソーム内のゲノムRNAはTLR7により認識されMyD88, IRF7を介しI型IFNを誘導する．またTLRの刺激に加え，インフルエンザウイルスのM2により活性化されたNALP3/inflammasomeがcaspase-1を活性化し，炎症誘発性サイトカインを活性化させ，炎症性サイトカインを誘導する．

きをしていると考えられる．さらに2009年，一戸らはインフルエンザウイルスの感染認識にASC/caspase-1により構成されるinflammasomeが重要な働きをしていることを示し，ウイルス特異的T細胞応答やウイルス特異的IgA産生に必須の働きをしていることを示した[7)]（図2）．

インフルエンザ感染の自然免疫応答と獲得免疫

インフルエンザウイルスの感染後，最初に働く防御機構が自然免疫（innate immunity）を含む非特異的な機構である．インフルエンザウイルスが呼吸器の上皮細胞に感染するとウイルスエンベロープとエンドソームとの膜融合により一本鎖RNAよりなるウイルスゲノムが細胞質に放出される．その過程でゲノムRNAは宿主細胞のRNAヘリカーゼであるRIG-Iにより認識されNF-κBを介して炎症誘発性サイトカインを誘導する．またエンドソーム内のゲノムRNAはTLR7により認識されMyD88, IRF7を介してI型IFNを誘導する．さらに，TLRの刺激に加え，インフルエンザウイルスのM2蛋白により活性化されたNALP3/inflammasomeがcaspase-1を活性化し，炎症誘発性サイトカインを活性化させ，炎症性サイトカインを誘導する[8)]．それら非特異的防御機構を逃れ，感染が成立した場合，誘導に時間のかかる獲得免疫，特に粘膜上に分泌されるIgAの役割が重要になってくる．しかしこの獲得免疫の誘導にも自然免疫の刺激が非常に大切な働きをし，獲得免疫への橋渡しとして働いている（図3）．

インフルエンザウイルス感染時の初期の反応はマクロファージ，NK細胞，γδT細胞，補体，IFNなどがあげられる．ウイルスの感染および感染後ウイルスの増殖に伴いssRNA，dsRNAの産生，それに伴う感染細胞および周囲の細胞の抗ウイルス状態がつくられる．またNK細胞はIFN-γを産生することにより抗ウイルス作用を発揮し，γδT細胞は感染細胞に反応，増殖してIFN-γを産生する．感染組織ではIFN-α, βの産生が増加している．補体は抗体とともに後期に働き感染細胞の融解やB細胞の活性化に働く．

インフルエンザ感染に伴う抗原特異的感染防御には，感染により誘導される抗原特異的T細胞，B細胞が効果細胞として働く．感染細胞が抗原提示細胞に取り込まれたときには抗原提示細胞自身にウイルスが感染し，抗原がMHCクラスI，クラスII分

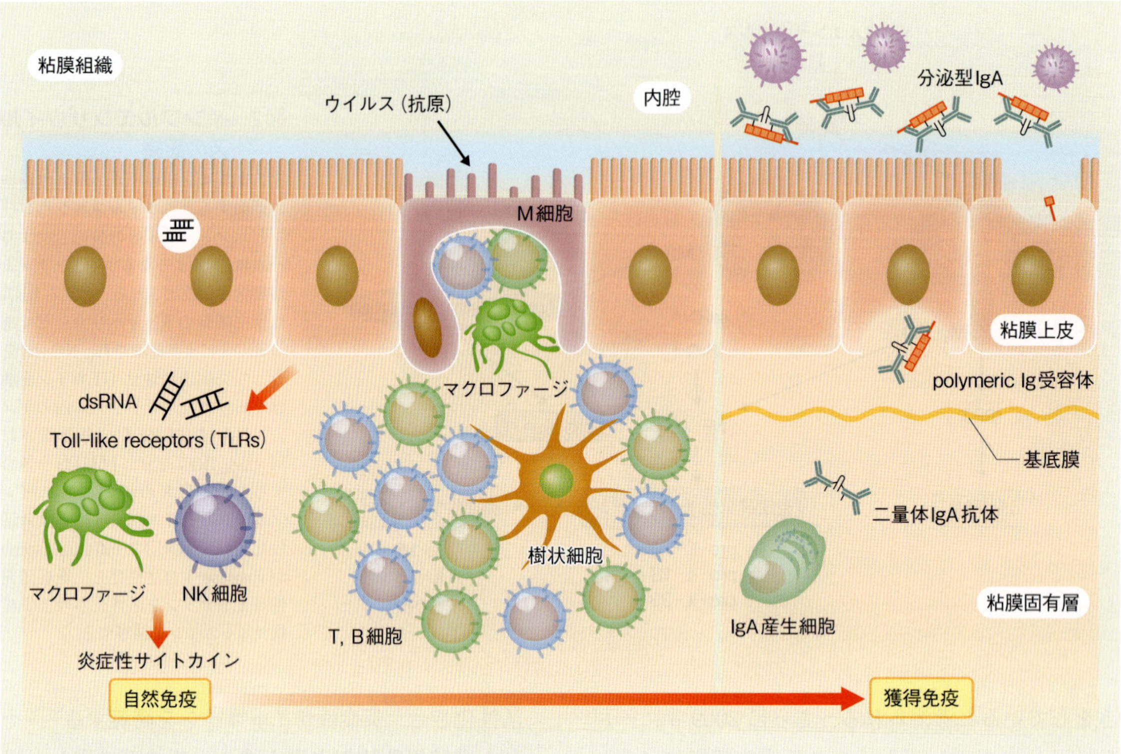

図3　粘膜でのウイルス感染防御（自然免疫から獲得免疫へ）

インフルエンザウイルスの上皮での感染または二本鎖RNAアジュバント粘膜投与ワクチンの接種により粘膜下の粘膜関連リンパ装置では，ウイルス由来のゲノムRNAやアジュバントとして用いられたdsRNAがToll-like receptorを刺激する事により，I型IFNや炎症性サイトカインが誘導され，インフルエンザウイルス抗原を提示した抗原提示細胞が成熟し獲得免疫の誘導につながる．獲得免疫のうち特に粘膜下で分泌された二量体のIgA抗体は粘膜上皮のpolymeric Ig受容体により粘膜表面に運ばれ，粘膜表層の粘液中に分泌され，感染防御において重要な働きをする．

子上に提示される．

抗原提示細胞はIL-12やIL-1 βなどのサイトカインを分泌し，獲得免疫を促進する．ウイルス特異的CD4^{+}Th1細胞，Th2細胞およびCD8^{+}細胞は抗原提示細胞のサイトカインにより活性化される．Th1細胞はIFN-γ，IL-2を分泌しIgG2a抗体の産生を促し，Th2細胞はIL-4，IL-5，IL-6を分泌し，IgA，IgG1，IgE抗体を誘導する．これらのTh1は同時にIL-2の分泌により細胞傷害性T細胞の活性化も行う．このようにインフルエンザウイルス感染に伴って起こる生体の防御機構である非特異的自然免疫機構と抗原特異的な獲得免疫機構が幾重にも重なり生体を守っている．

これらの生体反応はすべて上気道へのインフルエンザウイルス感染が引き金となり動き始めるものである．

粘膜免疫の防御機構

生体の幾重にもなるインフルエンザウイルス感染防御機構のうち最も重要になるのが粘膜での防御機構である．粘膜での防御機構には自然免疫機構とSIgAを中心とする粘膜での獲得免疫機構が存在し，感染初期では前者が，後期もしくは再感染に際しては後者が中心的な働きをする．

上気道での免疫応答はヒトでは粘膜関連リンパ組織である扁桃のWaldeyer扁桃輪，マウスでは鼻咽頭関連リンパ組織（nasopharyngeal-associated lymphoid tissue：NALT）と気道関連リンパ組織（bronchus-associated lymphoid tissue：BALT）で行われる（5章f，10章h，13章b，d参照）．それら粘膜関連リンパ組織では，外来性の抗原がピノサイトーシスに特化したM細胞（3章c参照）により取り込まれ，直下に存在する抗原提示細胞に受け渡される．扁桃，鼻咽頭関連リンパ組織，気道関連リンパ組織内にはIgA抗体産生細胞に分化するB細胞が多数存在し，抗原提示細胞より刺激を受けた特異的B細胞が増殖し，頸部リンパ節を通り全身に循環する．その後，それらは呼吸器，腸管の粘膜固有層や唾液腺，涙腺，乳腺，子宮の頸管腺などに分布し，免疫応答部位のみならず全身の粘膜で特異的IgAを産生する抗体産生細胞へと分化する．これらのシステムを共通粘膜免疫システム（common mucosal immune system）という（1章参照）．

SIgAは二量体を形成するIgAであり，粘膜固有層内のIgA産生細胞により産生され，粘膜上皮細胞の側底面（basolateral surface）のpolymeric-Ig receptor（pIgR）に結合し，粘膜上皮表面（apical surface）に分泌される．その際分泌成分（secretory component）と呼ばれるpIgRの細胞外部分が特異的プロテアーゼにより分解され，SIgAが分泌される．

このようにして粘膜表面に分泌されたIgAは，サブタイプの違うインフルエンザウイルスに対しても交差防御能を有しており，インフルエンザの防御上非常に有利である[9]．またあらかじめ免疫されている個体においては，感染が成立する前に粘膜表面でSIgAによる感染防御ができるので，感染から個体を守る有効な方法である．

経鼻ワクチンとアジュバント

季節性インフルエンザウイルス感染防御のためのワクチンは現在，流行予測に基づいて不活化ウイルス（“split-product” vaccine or “subunit” vaccine）を用いた皮下接種ワクチンが使われている．これは感染予防を目的とするものではなく，発症予防，重症化予防を目的としている．皮下接種ワクチンでは主に血中の中和抗体であるIgG抗体の誘導はみられるものの感染防御に働く粘膜上のSIgA抗体の誘導はみられない．さらにIgG抗体は変異したウイルスに対する交差防御能が低いためワクチン株と流行株に違いがあった場合は，その有効性が低い．

一方，インフルエンザウイルスの感染により誘導される免疫には血中の中和抗体に加え，気道粘膜上のSIgA抗体がある．粘膜上に誘導されるIgA抗体には変異株に対しても有効である交差防御能と感染前に働く点が防御上有利である．また抗体誘導部位が気道粘膜だけでなく全身の粘膜で誘導される点も有利な点である．

高病原性トリインフルエンザ（H5N1）のヒトでの感染では，呼吸器にとどまらず腸管をはじめ他臓器への感染が報告されており[10]，気道や腸管を含む粘膜で特異的SIgA抗体が誘導されれば，全身の粘膜での感染を防御することが可能である．

ワクチンを用いて自然感染と同様のSIgA抗体に代表される粘膜免疫を誘導することが感染防御には重要である．そのためには防御を必要とする粘膜部位へのワクチン投与が必要であり，効果的な粘膜免疫誘導を行うことができる．インフルエンザウイルスの最初の感染部位は上気道であり，鼻腔粘膜にワクチン接種をすることにより粘膜へのインフルエンザ特異的SIgAの誘導の試みが行われてきた．不活化ウイルス抗原からなるワクチンを経鼻噴霧することにより粘膜免疫を誘導するものであるが，ワクチン抗原のみを接種しても免疫応答はほとんどみられない．

不活化抗原を用いて効率よく粘膜免疫を誘導するためには抗原とともに抗原提示細胞を刺激するアジュバントを投与することが必要である（12章h参照）．今まで実験的にアジュバントとしてコレラ毒素のBサブユニット（CTB）を用いることにより粘膜表面への赤血球凝集素特異的SIgAの誘導に成功し，さらにそのIgA抗体がサブタイプの違うインフルエンザウイルスに対する交差防御に非常に有効であることが示されてきた[11, 12]．ところがスイスでヒトに応用された大腸菌易熱性毒素（heat-labile enterotoxin：LT）をアジュバントとして用いた経鼻インフルエンザワクチンの臨床試験においてワクチン接種後に一部の被験者に顔面神経麻痺（Bell麻痺）の発生がみられ，ワクチンとの関連が否定できないことから細菌毒素系のアジュバントを用いたワクチンの開発は中止された．

粘膜投与型ワクチンの開発にはより安全で効果的な粘膜アジュバントの開発が不可欠となっている．

経鼻粘膜投与型インフルエンザワクチン

粘膜免疫，特に経鼻接種ワクチンを考える場合，抗原に加え抗原提示細胞の活性化物質であるアジュバントが必要であることを述べてきた．

獲得免疫を得るためには抗原とともに自然免疫（innate immunity）の刺激が必要である．それはいままで述べてきたようにウイルス感染の信号を粘膜の免疫細胞にワクチンを用いて伝える必要がある．ウイルス感染を模倣することにより感染時と同様に有効な獲得免疫が誘導されることが期待される．ウイルスが増殖するときに産生する二本鎖RNA（dsRNA）はTLR3を介し，ウイルス感染の信号を伝えるアジュバントとなりうる．合成dsRNAであるpoly（I：C）をA/PR8インフルエンザワクチンとともに3週間の間隔で2回経鼻接種すると最終免疫から2週間後の鼻腔洗浄液中には赤血球凝集素特異的SIgAが誘導され，血清中には特異的IgGが誘導される．さらにワクチンとpoly（I：C）で経鼻免疫されたマウスは40 LD_{50}のウイルスチャレンジ感染に対して抵抗性を示し100％生存し，感染を完全に防御することが可能である．誘導されたIgA抗体は交差防御能を有し，ワクチン株とサブタイプの異なるウイルス株のワクチンを接種してもサブタイプの異なる株のウイルスに対し高い交差反応性を示し，致死量のウイルス攻撃感染に対して完全防御する[6)]．

このようにTLR3のリガンドであるdsRNAをワクチンとともに経鼻接種することによりワクチンのみでは誘導できなかった獲得免疫である粘膜免疫応答を誘導できTLR3の刺激がウイルス感染時の鼻咽頭関連リンパ組織での免疫応答スイッチであることが証明された[13)]．

ヒトで使える経鼻ワクチン開発のためにはヒトでの使用に安全なアジュバントが必要になる．内因性のIFN誘導薬として米国で第III相臨床治験が終了している二本鎖RNA製剤Ampligen®（poly I：polyC_{12}U）のH5N1ワクチンに対するアジュバント効果を調べると，ベトナム株で作製した（NI-BRG14）全粒子不活化ワクチンを皮下接種したときと，経鼻接種したときではさまざまなH5N1ウイルスに対する感染防御効果が異なることが明らかとなった．実験結果を例に解説すると，ワクチン株と相同のベトナム株（A/Vietnam/1194/04）や非相同の香港株（A/HK/483/97）やインドネシア株（A/Indonesia/6/05）のヒトから分離された高病原性H5N1インフルエンザウイルスで攻撃感染を行うと（図4），相同株のワクチン接種群では皮下接種，経鼻接種ともに100％の生存を示した．しかし感染3日目の鼻腔内のウイルス価は皮下接種群で対照群の1/10に低下させたのみだったのに対し，経鼻接種群ではウイルスがまったく認められない（図4a）．ここで皮下接種群は感染後の症状を緩和したのに対し，経鼻接種群においては感染自体を防御したことを示す．ベトナム株（A/Vietnam/1194/04）の攻撃感染に対し，対照の非免疫群は感染後12日までにすべて死亡した．またワクチン株と非相同のヒトから分離された高病原性H5N1ウイルス株であるインドネシア株（A/Indonesia/6/05）および香港株（A/HK/483/97）で攻撃感染した場合，ワクチンの皮下接種群ではともに生存率はほとんど改善しなかったが，経鼻接種群ではインドネシア株では生存率を20％から100％に，香港株では0％から80％にそれぞれ改善した（図4b，c）．このことはH5N1インフルエンザワクチンの経鼻接種によって誘導される粘膜免疫が皮下接種によって誘導される免疫と比較して変異株に対しても交差防御反応があることを示している[14)]．さらに，05/06年の季節性インフルエンザワクチンをマウスにAmpligen®とともに経鼻接種したところ，亜型の異なる高病原性トリインフルエンザ（H5N1）での攻撃感染に対し有意に生存率を向上させた[15)]．皮下接種ではこのような交差防御効果は認められなかった．

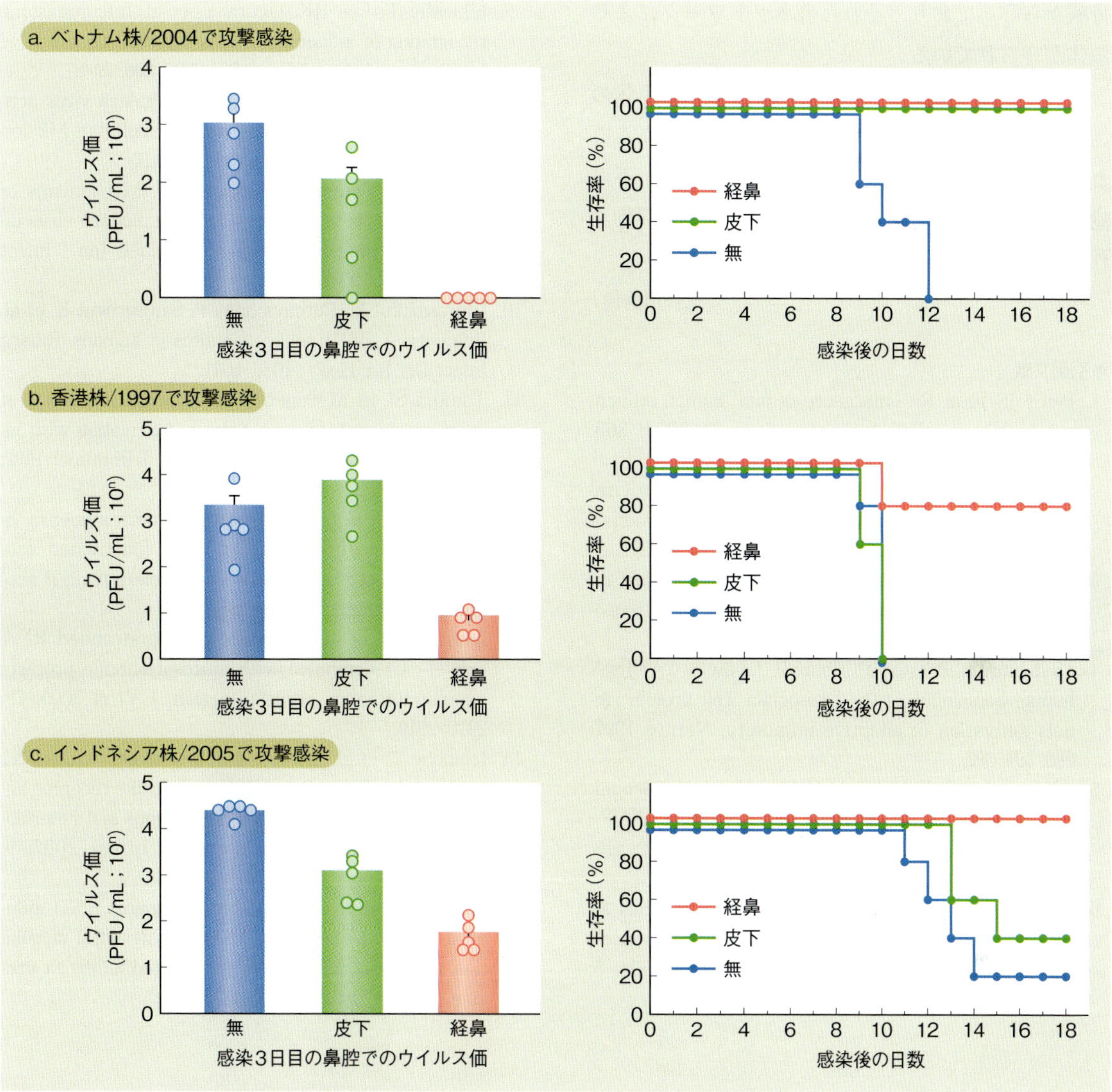

図4 Ampligen®併用ベトナム株由来H5N1ワクチン（NIBRG14）の感染防御効果

BALB/cマウスにAmpligen®とともにベトナム株であるH5N1インフルエンザワクチン（NIBRG14）を3週間隔で2回皮下接種または経鼻接種し，最終免疫の2週間後にベトナム株/2004（a），香港株/1997（b），インドネシア株/2005（c）の高病原性トリインフルエンザウイルスH5N1で攻撃感染を行った．感染3日目の鼻腔内でのウイルス価と感染後の生存率を示す．
（Ichinohe T, et al. 2007[14]より改変）

おわりに

新型インフルエンザに対するワクチンは現行法ではパンデミックが起きた後にしか準備ができない．しかし経鼻粘膜投与型ワクチンの利用によりパンデミック前に有効なワクチンの準備が可能になる．毎年冬に流行を起こす季節性インフルエンザについても経鼻粘膜投与型不活化インフルエンザワクチンはその交差防御および感染防御型のワクチンとしての有利性があり早期の実用化が望まれる．インフルエンザウイルスの自然感染時に起こる事象を解析することにより，その生体応答を利用し安全で効果的な防御が可能になる．自然免疫から獲得免疫までさまざまな多重の防御機構が働き，一つが破綻してもすぐにバックアップがとられて個体をウイルス感染の脅威から守っており，それらのネットワークにより個体が守られている．

経鼻粘膜投与型インフルエンザワクチンは生体のメカニズムを利用した新しい感染防御手段となることが期待され，その効果は特に流行株の予測が不可能な新型インフルエンザに対して高いことが期待される．

（長谷川秀樹）

● 引用文献

1. Peiris JS, et al. Re-emergence of fatal human influenza A subtype H5N1 disease. Lancet 2004; 363: 617-619.
2. Diebold SS, Kaisho T, Hemmi H, et al. Innate antiviral responses by means of TLR7-mediated recognition of single-stranded RNA. Science 2004; 303: 1529-1531.
3. Tamura S, Kurata T. Defense mechanisms against influenza virus infection in the respiratory tract mucosa. Jpn J Infect Dis 2004; 57: 236-247.
4. Medzhitov R, Preston-Hurlburt P, Janeway CA・Jr. A human homologue of the Drosophila Toll protein signals activation of adaptive immunity. Nature 1997; 388: 394-397.
5. Alexopoulou L, Holt AC, Medzhitov R, et al. Recognition of double-stranded RNA and activation of NF-kappaB by Toll-like receptor 3. Nature 2001; 413: 732-738.
6. Yoneyama M, et al. The RNA helicase RIG-I has an essential function in double-stranded RNA-induced innate antiviral responses. Nat Immunol 2004; 5: 730-737.
7. Ichinohe T, Lee HK, Ogura Y, et al. Inflammasome recognition of influenza virus is essential for adaptive immune responses. J Exp Med 2009; 206: 79-87.
8. Ichinohe T, Pang IK, Iwasaki A. Influenza virus activates inflammasomes via its intracellular M2 ion channel. Nat Immunol 2010; 11: 404-410.
9. Tamura S, Tanimoto T, Kurata T. Mechanisms of broad cross-protection provided by influenza virus infection and their application to vaccines. Jpn J Infect Dis 2005; 58: 195-207.
10. Uiprasertkul M, Puthavathana P, Sangsiriwut K, et al. Influenza A H5N1 replication sites in humans. Emerg Infect Dis Jul; 11 (7) : 1036-1041.
11. Tamura SI, et al. Superior cross-protective effect of nasal vaccination to subcutaneous inoculation with influenza hemagglutinin vaccine. Eur J Immunol 1992; 22: 477-481.
12. Tamura S, et al. Cross-protection against influenza virus infection afforded by trivalent inactivated vaccines inoculated intranasally with cholera toxin B subunit. J Immunol 1992; 149: 981-988.
13. Ichinohe T, et al. Synthetic double-stranded RNA poly (I : C) combined with mucosal vaccine protects against influenza virus infection. J Virol 2005; 79: 2910-2919.
14. Ichinohe T, et al. Intranasal immunization with H5N1 vaccine plus Poly I:Poly C12U, a Toll-like receptor agonist, protects mice against homologous and heterologous virus challenge. Microbes Infect 2007; 9: 1333-1340.
15. Ichinohe T, et al. Cross-protection against H5N1 influenza virus infection is afforded by intranasal inoculation with seasonal trivalent inactivated influenza vaccine. J Infect Dis 2007; 196: 1313-1320.

c

舌下ワクチン

はじめに

粘膜上皮は人体の内側を覆う膜であり，ウイルスや細菌，寄生虫といった病原微生物の大部分や，多くの外来抗原に曝露している．それらの病原微生物や外来抗原から粘膜を防御する粘膜免疫機構は非常に複雑かつ巧妙に構築され，① 病原微生物の定着と侵入を防御し，② 個体間の病原体の伝播を抑制し，③ 食餌性抗原や空気中の浮遊物質と同様に常在細菌叢のような抗原となりうるものを排除しようとする過剰な免疫応答を抑制する[1, 2]．

そのため，粘膜を標的とする病原体や病原体由来抗原に対する理想的なワクチンは，それらの侵入門戸である粘膜上皮を防御する免疫を構築するものでなければならない．現在のところ，ほとんどのワクチンは注射によって投与されており，血中の特異的抗体や，エフェクター T 細胞誘導（例：Th1 型）そして細胞傷害性 T 細胞（cytotoxic T lymphocyte：CTL）のような全身系の免疫応答を刺激することで，感染およびそれに伴う疾患に対する防御を付与する．しかし，注射ワクチンは病原体の進入経路である粘膜組織に抗原特異的な液性免疫（例：抗体）とエフェクター T 細胞を誘導することはできない．一方，粘膜局所への抗原投与は，抗原特異的免疫応答を血中などの全身系に誘導するだけではなく，粘膜組織，特に抗原投与した粘膜局所に防御免疫を誘導する点では最も効果的な方法である．つまり，粘膜ワクチンは注射ワクチンとは異なり，分泌型 IgA（secretory IgA：SIgA）を主体とした粘膜免疫応答を，大部分の病原微生物の侵入門戸である粘膜に誘導することが可能であるため，その有用性が近年非常に注目されている[2]．さらに粘膜ワクチンは，細胞傷害性 T 細胞を粘膜組織だけでなく，末梢組織にも誘導することができる．粘膜免疫の特徴の一つとして，粘膜上皮の管腔側に存在する，たとえば外分泌液（唾液腺，涙腺，鼻気管支，胃，小腸，乳腺，生殖器）中に，機能的な抗体を産生する能力があげられる．その典型が SIgA であり，感染に関与する細菌・ウイルス・毒素が標的とする上皮細胞に接着や侵入するのを防御するだけでなく，人から人への伝播を抑制する（集団免疫）のに効果的である[3]．後者の特徴である集団免疫に関しては，50 年以上も前に承認された経口ポリオワクチンの例によって明らかであり，同ワクチンはポリオの世界的根絶のために最も費用効率の高いワクチンとして評価されている．粘膜ワクチンが持つ，注射を必要としない非侵襲性と投与の簡便性といった特性は，開発途上国，なかでも早急にワクチン効果を必要とするような流行地域におけるワクチンの普及という点で，粘膜ワクチンの実用性が高いことを示している．

粘膜ワクチンは，免疫部位から遠隔の粘膜面にも抗原特異的免疫応答，特に SIgA を惹起することができるが[4]，この特徴は共通粘膜免疫システム（common mucosal immune system：CMIS）と呼ばれる機構のなかで，解剖学的に明確に区画化されている（**表 1**）[5, 6]（1 章，6 章 a 参照）．抗原の経口投与は強力な SIgA 応答を小腸，大腸起始部，そして乳腺に誘導することができるが，それに比べて消

表1 さまざまな免疫経路による各粘膜組織への粘膜免疫応答の誘導効果

	経鼻	舌下	経口	経直腸	経腟	経皮
上気道	橙	橙				橙
下気道	灰	橙				橙
胃		灰	灰			?
小腸		橙	橙			橙
大腸		?		灰		
直腸		?		橙		?
生殖器	橙	橙			灰	灰
血液	橙	橙		灰	灰	橙

橙色＝高度な免疫応答；灰色＝中程度の免疫応答；白色＝免疫応答はほとんどなし．

化管の遠位部における誘導効果は低く[7]，下部呼吸器や生殖器粘膜ではさらに低い[2]．逆に，可溶化抗原をスプレーやネブライザーを使用して噴霧したワクチン抗原の吸入や経鼻投与は，上・下気道粘膜に抗原特異的 SIgA を誘導できるが，小腸粘膜における抗体産生に関しては効果的ではないといわれている．ワクチンの粘膜デリバリーシステムとして経鼻投与がよく用いられるのは，① 経鼻投与が経口投与よりも全身性免疫応答を効果的に誘導し，さらに，必要となる抗原の量が非常に少ない，② 効果的な粘膜免疫応答を呼吸器系に誘導し，さらに生殖器粘膜に細胞傷害性 T 細胞も誘導することができる，という利点によるところが大きい．特に興味深いことには，経鼻免疫による生殖器組織への免疫応答の誘導は，生殖器粘膜への免疫によって得られる免疫応答と同等である一方で，後者（生殖器粘膜への免疫）が宿主の性ホルモン代謝による影響を受けるのに対して前者（経鼻免疫）は受けない．しかし，抗原の経鼻投与は場合によっては特殊な投与器具（ネブライザーやスプレー）が必要で，まれではあるが吸入抗原あるいはワクチンに添加したアジュバントが嗅上皮を介して脳へ逆行することに伴う重篤な神経学的副反応（Bell 麻痺）が臨床試験で報告されている[8,9]．現在のところ経鼻ワクチンは 2 種類（冷蔵保存が必要な弱毒インフルエンザウイルス）のみが米国とロシアで承認されている．また，消化管感染症に対して承認されているすべての粘膜ワクチンは，血清 IgG 抗体を誘導することにより腸チフス感染を予防する機序が考えられる Vi 多糖注射ワクチンを除き経口投与により接種されているが，T 細胞非依存的に特異的免疫応答を誘導する抗原の場合には，経口投与による乳幼児への十分な効果は期待できない．

上記の考えに基づき，ワクチンのデリバリーシステムとして新たな経路を構築する研究が進められてきた．そして，広範な粘膜面と全身性の免疫応答を効果的に誘導するという最近の研究結果から，ワクチンの舌下（舌の下部）投与が現在注目されている．この舌下免疫の効果は，抗原特異的な SIgA や IgG 抗体誘導だけでなく，その抗原投与量などを工夫することにより，IgE 応答を含めた全身性の抗体誘導を抑制する効果も認められ，そのため I 型アレルギーの治療に効果があるという報告もある[10,11]．

ワクチン投与のための舌下経路の有用性について検証されてきた．I 型アレルギーに対する抑制効果についての推察では，アレルギーの舌下療法による臨床効果は，制御性 T 細胞（regulatory T cell：Treg）の誘導効果というよりはむしろ抗原特異的 SIgA に代表される分泌型免疫応答の誘導による効果である可能性が考えられる．さらに，大きなサイズの抗原分子の舌下投与は，経口摂取された抗原分子や経口ワクチンが受ける腸肝循環を避けることができ，腸肝循環による肝臓での代謝や胃酸による急速で高度な分解を避けることができる為に抗原が分解される事なく，免疫担当細胞に捕捉・処理されるというものである[11,12]．

さまざまなワクチン候補抗原（可溶化や粒子化した，生菌，死菌，生ウイルス，不活化ウイルスを含む抗原）の舌下投与によって，粘膜および粘膜以外の組織に，分泌型や全身系の抗体をはじめ粘膜面，そして全身系の CTL 応答にわたる広範な免疫応答を誘導できる[13-16]．同種の抗原を用いて経口投与と舌下投与を比較した研究の多くで，舌下投与は経口投与よりも非常に優れた免疫応答とその持続期間を示し，必要とする抗原量が経口投与よりも非常に少量（1/10～1/50 倍）であることが明らかとなっている．そして重要なことには，舌下免疫によって，

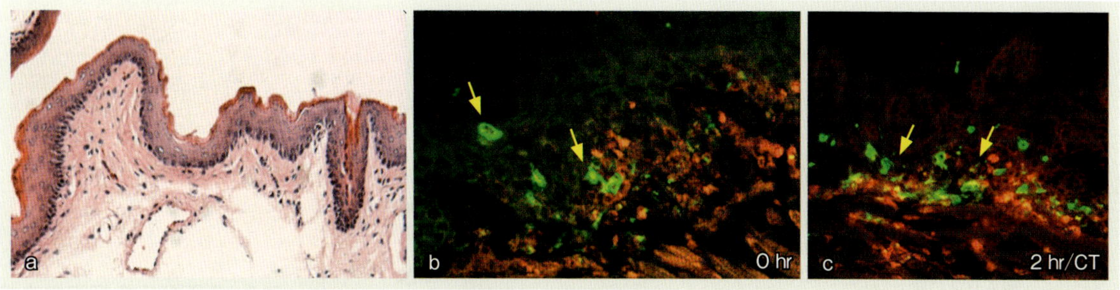

図1 マウスの舌下粘膜の組織学的特性と局在する樹状細胞の可視化

角化上皮と，基底層に沿って直下に集中して存在する単核球が存在する薄い粘膜固有層を持つBALB/cマウスの舌下粘膜の横断像(a)(ヘマトキシリン染色)．舌下粘膜組織の横断切片の蛍光免疫染色像は，コレラ毒素の局所の舌下投与前(b)と投与2時間後(c)のMHCクラスII(赤)とCD11b(緑)に染色された抗原提示細胞の増加を示している．

生殖器粘膜を含む身体の広範な粘膜免疫担当組織に抗原特異的免疫応答を惹起することが可能な事である．これらの結果から，ワクチンのデリバリーのための非侵襲的な戦略として，経口免疫とは別の効果的な手段として舌下免疫の応用が考えられる．

本項では，病原体排除に向けた積極的な免疫応答誘導にかかわる組織という観点から舌下粘膜の特徴について解説し，呼吸器・生殖器・消化管の感染症の動物実験モデルにおける粘膜ワクチンデリバリーシステムとしての舌下免疫の実用性についてこれまでの研究成果をもとに解説する．

舌下組織：分化した抗原提示樹状細胞の豊富な供給源

組織学的にマウスの舌下粘膜は，毛細血管・散在した単核球・数多くの線維芽細胞を含んだ薄い粘膜固有層を重層角化上皮が覆った構造をしている[13, 15]（**図1a**）．マウスの舌下組織標本の免疫組織学的解析から，粘膜固有層と上皮層の両方にMHCクラスII^{+}CD11b^{+}の樹状細胞様細胞が密集したネットワークが存在することがわかった（**図1b**）[13]．さらに，分離した舌下上皮細胞のフローサイトメトリー解析により，舌下上皮組織の大きな細胞集団であるMHCクラスII^{+}CD11b^{+}CD11c^{+}CD8α^{-}の樹状細胞は，表皮のLangerhans細胞の表現形質でもあるCCR7を発現し，主に古典的な樹状細胞から構成されていることが明らかとなった．また，単離した樹状細胞の機能的解析から，舌下の上皮内樹状細胞は可溶化蛋白抗原を捕捉し，同樹状細胞が所属リンパ節（顎下リンパ節〈submandibular lymph node：SMLN〉，表層性頸部リンパ節〈cervical lymph node：CLN〉とも呼ばれる）に移動するあいだに，捕捉した蛋白抗原が断片化処理される．最も強力な粘膜アジュバントの一つとして知られるコレラ毒素（cholera toxin：CT）の舌下粘膜への投与は，樹状細胞を急速（2時間）に上皮へ誘導し（**図1c**）[15]，所属リンパ節である顎下リンパ節/頸部リンパ節へ樹状細胞を集族させ，CCL19とCCL21（CCR7発現樹状細胞を誘引するケモカイン）の発現を増強させる．また，舌下投与された抗原およびコレラ毒素に対する全身性（血清IgG）ならびに粘膜面（肺のIgA）の抗体誘導，そして頸部リンパ節における抗原特異的T細胞の増殖性応答は，CD11c細胞欠損マウスおよびCCR7欠損マウスにおいて顕著に阻害される[15]．抗原特異的幼若T細胞のCD11c細胞およびCCR7欠損マウスへの移入実験から，抗原の舌下投与によるCD4^{+}T細胞の感作がCD8α^{-}およびCD8α^{+}の両樹状細胞を介して所属の頸部リンパ節でまず始まることが示唆された[15]．これらの研究結果から舌下粘膜組織は，舌下上皮において上皮内樹状細胞（CD8α^{-}，CCR7^{+}）が抗原を取り込み，所属リンパ節へ集族することによって抗原を処理しリンパ節に存在するCD8α^{+}樹状細胞に伝達し，抗原特異的TおよびB細胞を誘導・活性化させ，抗原特異的免疫を局所および遠隔の粘膜免疫担当組織に伝播させる，つまり，舌下は

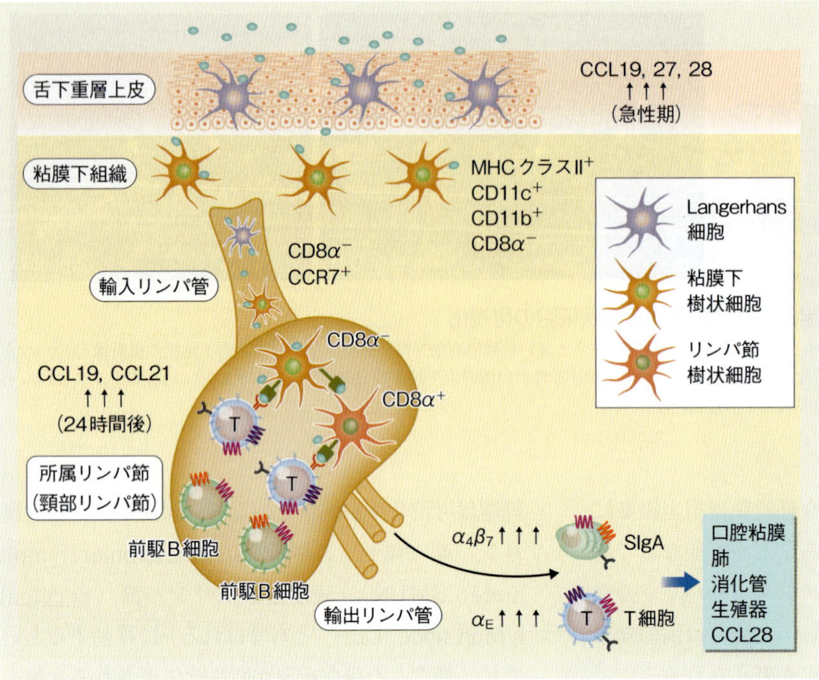

図2　舌下免疫の細胞学的および分子学的基礎

CD8α⁻CCR7⁺樹状細胞が舌下上皮で抗原を取り込み，CCL19とCCL21に反応して所属リンパ節に移動・集族し，そこに局在するCD8α⁺樹状細胞に抗原をわたす．樹状細胞の両集団は幼若なT細胞とB細胞を活性化し抗原特異性や粘膜指向性（$\alpha_4\beta_7$, α_E）の刷り込みをし，唾液腺や乳腺，小腸，大腸，呼吸器，生殖器といったさまざまな組織で，上皮細胞によって発現したCCL28（別名MEC）に引き寄せられて集族する．

CCL19・CCL21に反応性のCCR7⁺樹状細胞によって誘導制御される最も強力な粘膜免疫誘導組織であるといえる（図2）．さらにこれらの研究結果は，舌下上皮で活性化された樹状細胞が遠隔のリンパ組織に移動し，その部位のT細胞に抗原を掲示することによって抗原特異的免疫応答が伝播されるという粘膜免疫特異的細胞移動経路の理論の根拠ともなっている．

マウスとヒトの舌下粘膜のあいだには明らかな形態学的類似点がある一方で，ヒトの舌下粘膜には角化した上皮はなく（図3a），そのため可溶化巨大分子の浸透性が高いと推測される．ヒトでは，MHCクラスIIを発現した樹状細胞様のLangerhans細胞が舌下上皮の基底層に沿って顕著に観察される（図3b）．舌下組織のLangerhans細胞はヒトの口腔粘膜には比較的まばらに存在し，機能的である[17]．興味深いことに，これらの細胞は非古典的MHCクラス分子群ファミリーのCD1aも発現している．ほかのCD1のアイソフォームのように，CD1aは細胞内病原体由来の脂質抗原を一部のエフェクター，ヘルパーT細胞へ掲示することに関係し，アジュバントとして免疫増強効果を付与する効果もある[18]．ほとんどのCD1a陽性樹状細胞が通常は上皮の基底そして基底上部層に散在しているのに対して（図3c），マクロファージはさらに下層の粘膜固有層に限局している．マウスにみられるのと同様に，HLA-DR陽性細胞は上皮と粘膜固有層の両方に分布し，樹状細胞とマクロファージの分布を反映している（図3c）．CD8とCD4のサブセットを持つCD3陽性T細胞は上皮基底膜および粘膜下層に局在しており（図3d〜f），時にCD1aによっても染色される領域に集族している．B細胞あるいは形質細胞は，舌癌の患者から採取した標本や炎症巣に観察される場合を除き，ほとんど検出されない．ヒトとマウスの舌下粘膜は形態学的そして免疫組織学的特徴の共有部分と各々独自性を有する事を認識したうえでの実験解析結果をもとに舌下ワクチン開発に結びつけていく事が大切である．

舌下投与後の抗原特異的粘膜および全身免疫応答の誘導

抗原単独，あるいはアジュバントのコレラ毒素とともに舌下免疫することにより，全身免疫と同様に局所および遠隔の粘膜面に抗原特異的抗体産生が誘

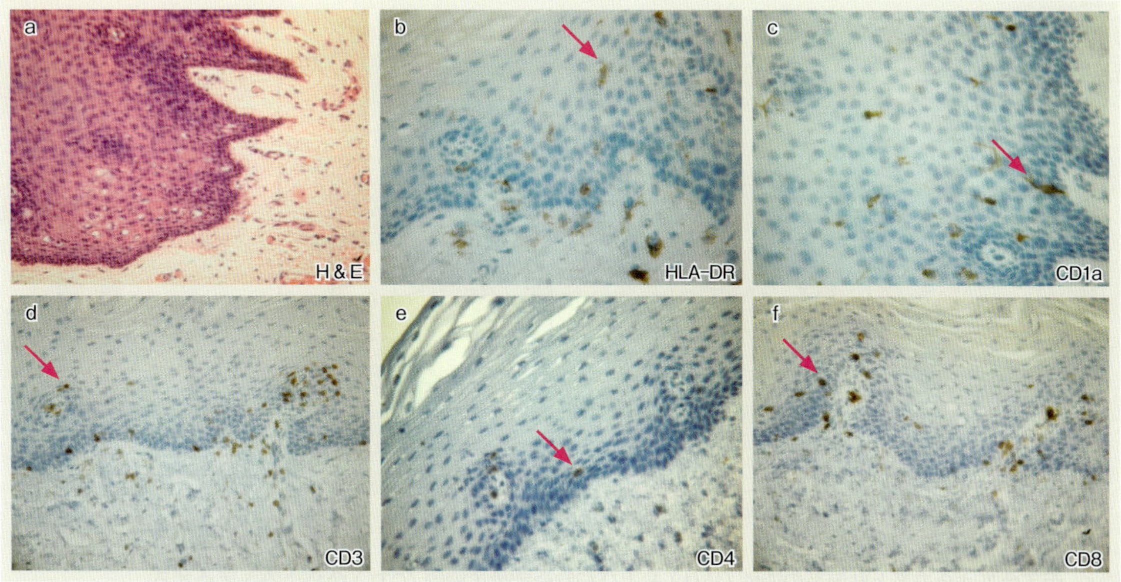

図3 ヒト舌下粘膜の組織形態学的特徴

ヒト舌下組織の横断切片による免疫細胞の亜集団の局所解剖学的分布 (a) ヘマトキシリン・エオジン染色. マウスの舌下組織と異なり，角化上皮の欠如がみられる. (b〜f) 免疫染色（凍結切片). HLA-DR, CD1a, CD3, CD4, CD8$^+$細胞を示す. (倍率×40)

導できる. 多くの場合で舌下投与は経口・経腸投与よりも全身性の抗原特異的抗体を誘導するうえで効果的であり，抗体誘導に必要とする抗原量は非常に少量（1/10〜1/50 倍）である. 実際に，舌下免疫で誘導される血清抗体価は同種の抗原の経鼻投与後の抗体価と有意な差はみられなかった（図 4a）[13]. さらに，卵白アルブミン（ovalbumin：OVA）とコレラ毒素の経口投与と比較して，同量の抗原やアジュバントの舌下投与は，肺[13]，小腸（Raghavan, et al. 投稿中），生殖器粘膜[16]といった粘膜組織において効果的に抗原特異的抗体産生細胞を惹起する（図 4b）. これらの研究で興味深いことには，粘膜と全身系の両面に抗原特異的免疫応答を誘導するうえで舌下および経鼻免疫は同等の効果がみられる.

コレラ毒素と卵白アルブミンの舌下投与は局所のリンパ節の幼若 CD4$^+$T 細胞を効果的に感作し，局所と全身系の Th1 ならびに Th2 応答の誘導を促進させる[13]. 後者の効果は，コレラ毒素とともに舌下投与された卵白アルブミンに対する血中の IgG 抗体のサブクラスと合致している. これらの結果は，アジュバントであるコレラ毒素の舌下投与が Th1 と Th2 の両者の応答を誘導しやすいことを示唆している.

興味深いことに，卵白アルブミンとコレラ毒素の舌下投与は，局所リンパ節と脾臓に MHC クラスⅠ拘束性CD8$^+$T 細胞も誘導する. 最も重要なことは，舌下免疫は末梢リンパ組織と，肺[13]・生殖器[16]を含む粘膜組織の両者に機能的な細胞傷害性 T 細胞応答を誘導する（図 4c）. このことは，呼吸器系の病原体，特にウイルスに対する免疫防御戦略を考える際に重要であるが，粘膜感染症の制御における細胞傷害性 T 細胞の防御的役割についてはまだ解明すべき点がある. 概して，舌下投与により誘導される全身系と粘膜系の細胞傷害性 T 細胞の免疫応答は，同量の抗原とアジュバントを経鼻免疫することにより得られる免疫応答と同程度である[13]. しかしながら，これらの細胞傷害性 T 細胞免疫応答にはアジュバントであるコレラ毒素の同時投与が必要であり，コレラ毒素と卵白アルブミンとともに *in vitro* で培養した樹状細胞を，感作されていない動物に移入した際に卵白アルブミン特異的CD8 陽性細胞傷害性 T 細胞を誘導したことを示す最近の研究成果と一致している[19]. 一方で，卵白アルブミンの経口免疫は，舌下や経鼻免疫と比較して 10 倍

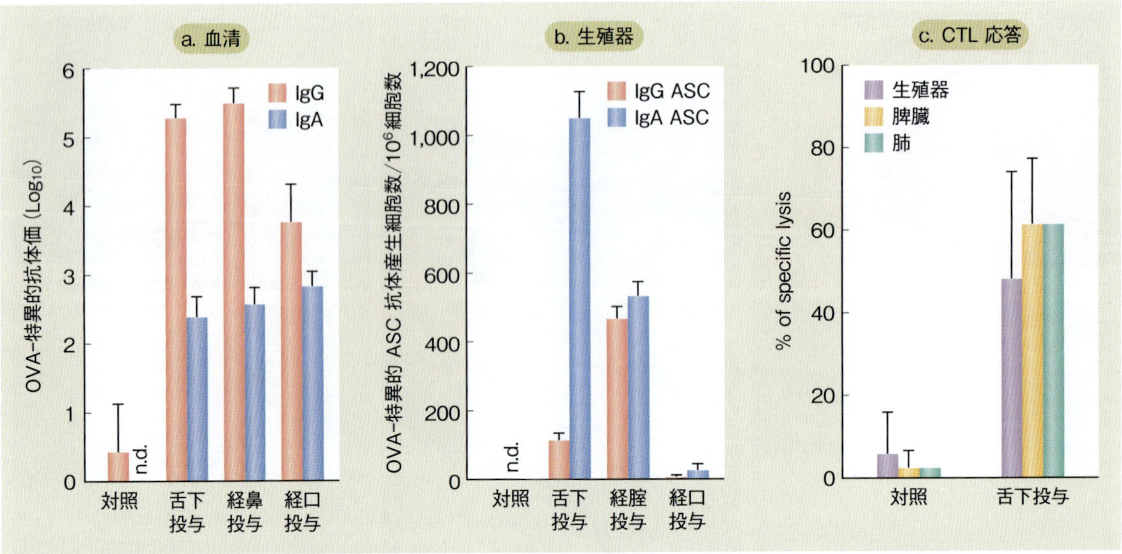

図4　舌下免疫は全身系と粘膜系の液性（抗体）および細胞傷害性T細胞（CTL）免疫応答を誘導する

マウスの各群には卵白アルブミン（OVA）と粘膜アジュバントであるコレラ毒素（CT）を合わせて2回あるいは3回，舌下，経鼻，経腟，あるいは経口投与により免疫した．舌下投与による免疫は，OVAに対するIgGの免疫応答を，経鼻免疫と同様に，しかし経口免疫よりもはるかに高度に全身系に誘導した（a）．同様に，舌下免疫は遠隔の（生殖器の）粘膜面に抗体産生細胞を誘導するが，一方で経口免疫には同様の効果は得られなかった（b）．cは舌下免疫（OVAとアジュバントのCT）によって局所（肺）や遠隔（生殖器）の粘膜組織と末梢（脾臓）両方にT細胞性免疫応答（CTL）を誘導できることを示している．
（Cuburu N, et al. 2007[13]; 2009[16]を改変）

多い抗原量をコレラ毒素とともに投与しても，肺・生殖器・脾臓などに細胞傷害性T細胞免疫応答を誘導することができなかった．

舌下免疫の有用性はインフルエンザに対する感染予防という視点からも興味ある結果が得られている．生インフルエンザウイルスと同様に，不活化インフルエンザウイルスの舌下投与が野生株のインフルエンザウイルスの呼吸器感染による死亡からマウスを予防できる．重要なことに，生インフルエンザウイルスの舌下免疫によって，免疫したウイルスと異なる株のウイルスに対しても，交差性の防御免疫を備えることができ，今後のインフルエンザワクチン開発に向け新しい方向性を提示している[14]．

舌下免疫の効果は，ヒトパピローマウイルス（human papillomavirus：HPV16）を使ったワクチン効果実験でも明らかである．アジュバントを用いないでHPV16様の粒子（virus-like particles：VLP）を舌下免疫し，血清と生殖器の両方にウイルスの中和抗体を誘導すると，HPV16の偽ウイルスの生殖器への曝露試験において防御効果を示した[16]（図5）．特記すべき点として，生殖器感染に対する防御は，アジュバントを含まないHPV16のVLPを舌下免疫で投与した動物とalumをアジュバントとして舌下投与と同量のHPV16のVLPを注射（筋肉内）投与した動物とのあいだで同等であった（図5）．

最新の研究成果からも，舌下免疫が細菌感染症に対しても効果がある事が示唆されている．*Helicobacter pylori* の粗抽出物の舌下免疫がマウスの胃十二指腸への *H. pylori* の感染からマウスを効果的に予防できることが示された（Raghavan, et al. 投稿中）．

舌下免疫の有用性は安全性の観点からも示唆されている．粘膜アジュバントのコレラ毒素と不活化あるいは生インフルエンザワクチンを混合したワクチンの舌下投与は，経鼻投与と異なり，嗅上皮を介した取り込みによる神経周囲組織へのコレラ毒素とウイルス成分の移動を誘導しない[14]．これらの知見は，前述したアジュバントを含んだ経鼻インフルエンザワクチンに伴う，まれだが重篤な副作用（例：

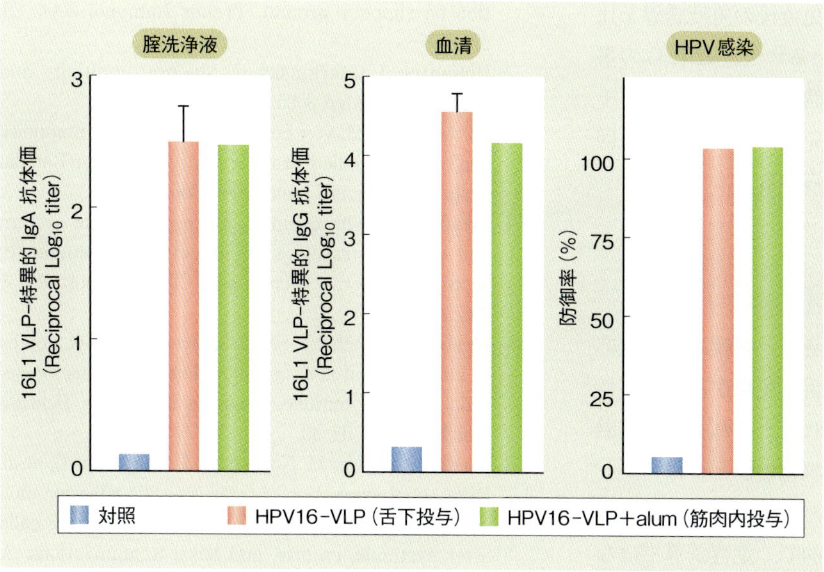

図5 舌下免疫のヒトパピローマウイルス（human papillomavirus：HPV）ワクチン開発の応用性について

HPV の粒子（virus-like particles：VLP）の舌下免疫は生殖器系（膣洗浄液）と全身系（血清）にウイルス中和抗体を誘導し，HPV による実験的生殖器感染に対して防御効果を示す．マウスは1週ごとに2回5 μg の HPV16L1-VLP をアジュバントなしに舌下投与あるいは alum アジュバントとともに筋肉内投与により免疫を行った．最終免疫の2週後，マウスは HPV16 の偽ウイルス体（ルシフェラーゼ レポーターを持つ）の感染試験を行い，レポーター活性は *in vivo* イメージングによって定量化した．（Cuburu N, et al. 2009[16] を改変）

Bell 麻痺）などを考えれば，舌下免疫がワクチン運搬という視点からも安全である可能性を示唆している．

これらの研究結果から，舌下免疫は広範な粘膜免疫担当組織に抗原特異的免疫応答を誘導することが可能であり，ワクチンを従来の経粘膜経路（経口，経鼻）で投与した際にみられる粘膜免疫誘導部位の制限を克服することができるかもしれない．

これまでの研究から生じるウイルスや細菌ワクチン抗原による舌下免疫の有効性は明らかとなったが，その理論的背景となる，なぜ舌下免疫がそのように幅広く遠隔な粘膜領域にまで効果的に抗原特異的免疫応答を誘導できるのかという課題は未解明である．すでに述べたように，舌下免疫後に抗原特異的 T 細胞と B 細胞は所属リンパ節から集族し，抗原特異的抗体産生細胞が，血液中を含めたさまざまな組織やリンパ組織で産生されていることがわかった．粘膜アジュバントとして添加投与したコレラ毒素はそれ自身も強い免疫原性を有する事が知られており，舌下投与により同毒素に対する抗原特異的免疫応答も誘導される．それを反映するようにコレラ毒素の舌下投与によって，コレラ毒素特異的 IgA 抗体産生細胞が血液・顎下リンパ節・生殖器リンパ節に誘導され，IgG 産生細胞とは異なり，CCL28（別名 MEC）に反応して粘膜免疫担当組織を含めた関連組織に集族することがわかった[16]．マウスに CCL28 に対する阻害抗体を投与すると，生殖器と血液中の CT 特異的 IgA 抗体産生細胞による免疫応答が阻害され，一方で IgG 抗体産生細胞の誘導には影響を与えなかった．つまり，舌下免疫は $CCR10^+$IgA 形質芽細胞と CCL28 との相互作用により抗原特異的 IgA 免疫応答を遠隔の粘膜免疫担当組織へ伝搬すると考えられる．この考えは，舌下免疫を行ったマウスの顎下リンパ節の IgG 産生細胞ではなく IgA 産生細胞が，粘膜免疫担当組織への IgA 産生形質芽細胞の選択的集族に関連する主要なケモカインである CCL28 に反応するという研究結果からも強く示唆される[20, 21]．女性生殖器粘膜が CCL28 の豊富な供給源であるという知見（Cha，論文準備中）は，CCL28 が生殖器組織への IgA 形質芽細胞の選択的集族に重要な役割を果たしているという考えをさらに支持している．膣粘膜は，同組織を免疫応答の誘導，あるいは発現の場として機能するように変化させることのできる性ホルモンの制御下にある[22]．雌マウスへのプロゲステロンの前投与は経膣免疫による生殖器における免疫応答を増強させるが，舌下あるいは経鼻免疫による免疫応答の誘導にはほとんど影響を与えず，この事実はヒトにおける経鼻と経腟免疫後の免疫誘導を比較検討した結果と一致している[23, 24]．これらの事実から，生殖器における免疫誘導において性ホルモン周期の影響を受けない舌下免疫は経腟免疫を上回る実用的な利点があると考えられる．

おわりに

最近の研究成果により，全身系と粘膜系の免疫応答を効果的に誘導するうえで舌下免疫が高い有用性を持っていることが強く示された．これまでの実験結果をもとに残された重要な課題のひとつは，アレルギーに対する舌下療法が，たとえばアレルゲンに対する免疫応答を誘導する目的で，寛容誘導ではなく，同様の原理に沿ってアレルゲン取り込みを阻止する防御抗体誘導として作用するのかという点である．別の重要な疑問点としては，開発途上国において集団予防接種効果の大きな期待が出来る新規粘膜ワクチンとして舌下ワクチンが効果を示せるかということである．さまざまな抗原や動物モデルを用い得られた数多くの研究結果は，この非侵襲的な新規予防接種法のヒトへの臨床応用のための基盤となる．その実現化に向けて既存のワクチンを使って，この新規接種経路のヒトへの安全性と効果を評価するための臨床試験が現在進行中である．さらにその有効性を向上させるために透過性を高めた特性を持ち，舌下上皮へのワクチン抗原の接触を促進させた粘膜接着性のある組成物の開発は今後の舌下ワクチン開発にとって重要な課題である．

謝辞

International Vaccine Institute（IVI）は大韓民国，スウェーデン，オランダ，クウェート政府によって援助を受けている．

（Cecil Czerkinsky，権　美那，Nicolas Çuburu，Sukanya Raghavan，Youngnim Choi，Jongho Lee，Sung Doo Hong，Jan Holmgren）

（翻訳：徳原大介）

◉引用文献

1. Brandtzaeg P, Pabst R. Let's go mucosal: communication on slippery ground. Trends Immunol 2004; 25: 570–577.
2. Holmgren J, Czerkinsky C. Mucosal immunity and vaccines. Nat Med 2005; 11: S45–53.
3. Ali M, Emch M, von Seidlein L, et al. Herd immunity conferred by killed oral cholera vaccines in Bangladesh: a reanalysis. Lancet 2005; 366: 44–49.
4. Mestecky J. The common mucosal immune system and current strategies for induction of immune responses in external secretions. J Clin Immunol 1987; 7: 265–276.
5. Mestecky J, Michalek SM, Moldoveanu Z, et al. Routes of immunization and antigen delivery systems for optimal mucosal immune responses in humans. Behring Inst Mitt 1997: 33–43.
6. Quiding-Jarbrink M, Nordstrom I, Granstrom G, et al. Differential expression of tissue-specific adhesion molecules on human circulating antibody-forming cells after systemic, enteric, and nasal immunizations. A molecular basis for the compartmentalization of effector B cell responses. J Clin Invest 1997; 99: 1281–1286.
7. Eriksson K, Quiding-Jarbrink M, Osek J, et al. Specific-antibody-secreting cells in the rectums and genital tracts of nonhuman primates following vaccination. Infect Immun 1998; 66: 5889–5896.
8. van Ginkel FW, Jackson RJ, Yuki Y, et al. Cutting edge: the mucosal adjuvant cholera toxin redirects vaccine proteins into olfactory tissues. J Immunol 2000; 165: 4778–4782.
9. Mutsch M, Zhou W, Rhodes P, et al. Use of the Inactivated Intranasal Influenza Vaccine and the Risk of Bell's Palsy in Switzerland. N Engl J Med 2004; 350: 896–903.
10. Kildsgaard J, Brimnes J, Jacobi H, et al. Sublingual immunotherapy in sensitized mice. Ann Allergy Asthma Immunol 2007; 98: 366–372.
11. Agostinis F, Tellarini L, Canonica GW, et al, Safety of sublingual immunotherapy with a monomeric allergoid in very young children. Allergy 2005; 60: 133.
12. Olaguibel JM, Alvarez Puebla MJ. Efficacy of sublingual allergen vaccination for respiratory allergy in children. Conclusions from one meta-analysis. J Investig Allergol Clin Immunol 2005; 15: 9–16.
13. Cuburu N, Kweon MN, Song JH, et al. Sublingual immunization induces broad-based systemic and mucosal immune responses in mice. Vaccine 2007; 25: 8598–8610.
14. Song JH, Nguyen HH, Cuburu N, et al. Sublingual vaccination with influenza virus protects mice against lethal viral infection. Proc Natl Acad Sci USA 2008; 105: 1644–1649.
15. Song JH, Kim JI, Kwon HJ, et al. CCR7-CCL19/CCL21 regulated dendritic cells are responsible for the effectiveness of sublingual vaccination. J Immunol 2009; in

revision.
16. Cuburu N, Kweon MN, Hervouet C, et al. Sublingual immunization with nonreplicating antigens induces antibody-forming cells and cytotoxic T cells in the female genital tract mucosa and protects against genital papillomavirus infection. J Immunol 2009; 183: 7851-7859.
17. Allam JP, Stojanovski G, Friedrichs N, et al. Distribution of Langerhans cells and mast cells within the human oral mucosa: new application sites of allergens in sublingual immunotherapy? Allergy 2008; 63: 720-727.
18. Brigl M, Brenner MB. CD1: antigen presentation and T cell function. Annu Rev Immunol 2004; 22: 817-890.
19. Eriksson K, Sun JB, Nordstrom I, et al. Coupling of antigen to cholera toxin for dendritic cell vaccination promotes the induction of MHC class I-restricted cytotoxic T cells and the rejection of a cognate antigen-expressing model tumor. Eur J Immunol 2004; 34: 1272-1281.
20. Kunkel EJ, Butcher EC. Plasma-cell homing. Nat Rev Immunol 2003; 3: 822-829.
21. Lazarus NH, Kunkel EJ, Johnston B, et al. A common mucosal chemokine (mucosae-associated epithelial chemokine/CCL28) selectively attracts IgA plasmablasts. J Immunol 2003; 170: 3799-3805.
22. Wira C, Fahey J, Wallace P, et al. Effect of the menstrual cycle on immunological parameters in the human female reproductive tract. J Acquir Immune Defic Syndr 2005; 38: S34-36.
23. Johansson EL, Wassen L, Holmgren J, et al. Nasal and vaginal vaccinations have differential effects on antibody responses in vaginal and cervical secretions in humans. Infect Immun 2001; 69: 7481-7486.
24. Kaushic C, Ashkar AA, Reid LA, et al. Progesterone increases susceptibility and decreases immune responses to genital herpes infection. J Virol 2003; 77: 4558-4565.

d

経皮ワクチン

はじめに

ヒトは皮膚と粘膜組織を介して外界抗原と接触している．これまでの研究成果から粘膜組織は病原性微生物の侵入を防ぐ粘膜免疫システムを有することが明らかになってきた．もう一つの体表面バリアーである皮膚も単なる物理的なバリアーでなく，免疫防御機構が構築されていることが明らかとなり，粘膜とともに巨大な免疫組織・臓器と考えられるようになった．近年，皮膚の表面に抗原を塗布することによって全身免疫および粘膜免疫応答を誘導する新しいワクチン投与方法が，注射によらない方法として注目を集めている[1,2]．

本項では皮膚免疫を利用した経皮ワクチンの最近の知見と経皮ワクチンによる粘膜免疫誘導メカニズムに関して述べていきたい．

粘膜免疫と粘膜ワクチン

粘膜面は，病原微生物やウイルスなどの異種抗原が体内へ侵入する部位であり，第一線の防御バリアーを形成している[3]．粘膜面での生体防御機構が粘膜免疫機構（mucosal immune system）であり，全身系免疫機構に比較してさまざまな特徴があげられる．粘膜免疫機構の液性免疫の中心をなす抗体が分泌型 IgA 抗体（SIgA）であり，抗原特異的な SIgA を誘導するために循環帰巣経路を形成している誘導組織と実効組織が存在する．

ワクチン開発の面からみると，経口・経鼻などの粘膜面を介した免疫は，粘膜面だけではなく全身系組織にも抗原特異的免疫応答が誘導でき，二段構えの防御システムを生体内に構築することが可能であり，近年，新世代ワクチンとして注目を浴びている[4]．これに加え，最近の報告では頬粘膜，角膜，腟などの組織を介する抗原投与によっても，粘膜実効組織に SIgA が誘導できることが明らかにされている（表1）[5]．同様に，これまで全身免疫担当組織を標的とした経皮ワクチンが粘膜組織にも SIgA を誘導することがヒトやマウスの実験で確認されている．

表1　粘膜組織は大きく2つのタイプで分けられる

分類	上皮	M細胞	MALT	Langer-hans細胞	粘膜組織
I型	単層	Yes	Yes	No	小腸 大腸 鼻 肺
II型	重層	No	No	Yes	皮膚 頬 角膜 腟

I 型粘膜組織に加え，皮膚や頬など II 型粘膜組織を介しても分泌型 IgA 抗体を誘導することができる．
（Iwasaki A, 2007[5] より）

皮膚免疫

皮膚は外表面から角質層（角層），上皮細胞層，真皮層の3層からなる（図1）（13章i参照）．主に上皮細胞層には，互いに密着したケラチン細胞が存

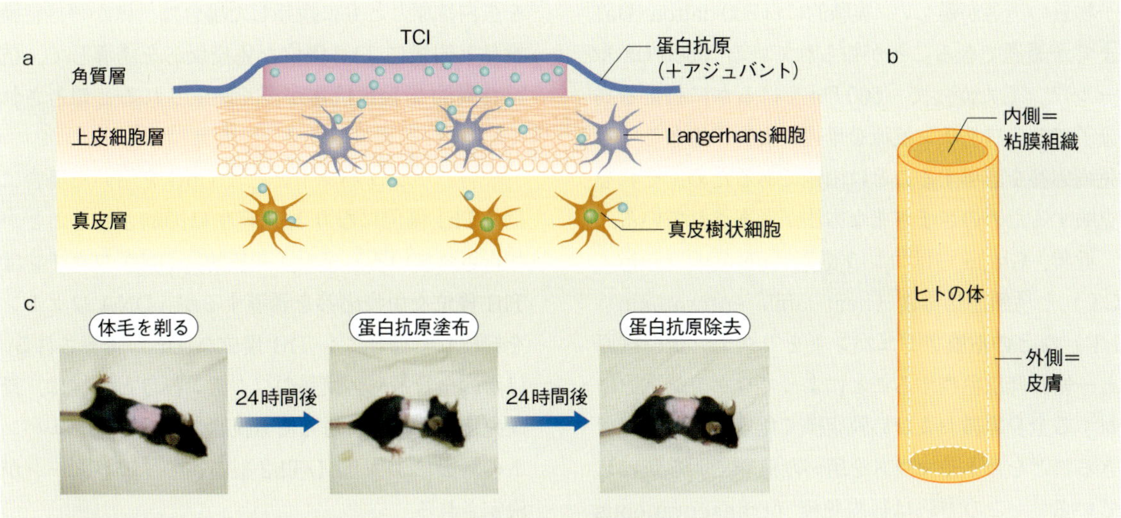

図1 皮膚に局在している抗原提示細胞やマウスを用いた経皮免疫(TCI)法

a. 皮膚に抗原とともにアジュバントを免疫することによってLangerhans細胞や真皮樹状細胞が活性化され全身系と粘膜系に免疫応答が誘導できる. b. ヒトの体を円筒として考えると皮膚は体を外側から防御している粘膜組織である. c. マウスを用いた経皮免疫法.

在し，そのあいだにLangerhans細胞とメラニン細胞が分布している(図1a).

真皮層には血管およびリンパ管があり，線維芽細胞，真皮樹状細胞(dermal dendritic cell)，肥満細胞などが分布している．Langerhans細胞にはLangerin(C-type lectin Langerin：CD207)が発現しており，Langerhans細胞の細胞小器官であるBirbeck顆粒に特異的に反応することが報告されている．したがって，Langerin発現の違いにより，Langerhans細胞や真皮樹状細胞を分離して実験に供することが可能となった[6]．

皮膚表面にtetramethylrhodamine isothiocyanate(TRITC)を塗布した後，Langerin特異的抗体を用いて所属リンパ節への遊走パターンを解析すると，TRITCを取り込んだ真皮樹状細胞は24時間後には所属リンパ節に遊走しているが，Langerhans細胞はそれより遅く4日後に所属リンパ節に遊走していることが報告されている[7]．また，ナイーブ状態のCC chemokine receptor(CCR7)欠損マウスの皮膚所属リンパ節では皮膚由来の樹状細胞が欠損しており，ナイーブ状態でのLangerhans細胞や真皮樹状細胞の所属リンパ節への遊走にはCCR7が重要であることが報告されている[8]．

以上のように，皮膚は粘膜免疫システムを構成するユニークな免疫臓器であると考えることができる．

経皮免疫

抗原の経皮投与法

皮膚の表面に抗原を塗布することによって生体に免疫応答を誘導する新しいワクチン投与方法が，注射によらない方法として最近注目を集めている．

経皮ワクチンはほかの粘膜ワクチンと同様，接種時に痛みを伴わない．また，血管が分布していない皮膚の表皮に限局して抗原とアジュバントを投与し，取り込ませるため，発熱やアナフィラキシーのような副作用もほとんど起こらない．実際，経皮免疫の臨床実験の結果をみると，経皮免疫後，血清中に強いIgG抗体応答が誘導されるにもかかわらず，皮膚の生検では顕著な副作用が認められなかった．経口・経鼻などの経粘膜ワクチンが体の内表面に投与するワクチンであるとすると，経皮ワクチンは体の外表面に投与するワクチンである(図1b)．

皮膚の角質層(または表皮細胞層)は一般に高分

子物質の透過が難しい．実験的には500 dalton（Da）までが透過できることが知られている（500 Da ルール）[9]．したがって，500 Da をはるかに超える高分子であるワクチン抗原を単純に皮膚に塗布しても免疫応答を誘導することは困難であるため，それを克服するためのさまざまな方法が考案されている．

近年，Glenn らはコレラ毒素（cholera toxin：CT）と易熱性腸毒素（heat-labile enterotoxin：LT）などの粘膜アジュバントをワクチン蛋白抗原と一緒に経皮免疫することによってワクチン抗原に対する全身組織および粘膜組織で免疫応答を誘導できることをヒトやマウスを用いた実験で明らかにしている[1]．この方法は経皮免疫（transcutaneous immunization：TCI）法と命名され，経皮ワクチンの開発に大きな弾みをつけている．

経皮免疫法

Glenn らによって開発された経皮免疫法は特別な装置や皮膚に前処理など必要でなく，アジュバントとワクチン抗原を同時に塗布することによって全身免疫（血清 IgG 抗体）や粘膜免疫（SIgA 抗体）が誘導できることを見いだしている[1]．

実験方法はきわめて簡単なものである．まずマウスの背中の毛を皮膚を傷つけないように注意しながらバリカンで剃る．マウスを 24 時間休ませた後，コレラ毒素と蛋白抗原をしみ込ませたガーゼを絆創膏を使ってマウスの背中に貼って 24 時間放置する（**図 1c**）[2]．その際皮膚に残った余分な抗原は水で洗い流す（これによって経口的に抗原を摂取することを防止できる）．

経皮免疫法による免疫応答

経皮免疫法による免疫応答の誘導メカニズムはまだ不明な点が多い．皮膚に塗布された蛋白抗原とアジュバントは，上皮細胞層の抗原提示細胞である Langerhans 細胞に取り込まれる．抗原とアジュバントを取り込んで活性化された Langerhans 細胞は所属リンパ節（主に頸部リンパ節）に遊走して，T 細胞に抗原を提示する．経皮免疫法による Th1/Th2 免疫応答の誘導パターンをみるとコレラ毒素を蛋白抗原とともに投与した場合は，ほかの経粘膜投与と同様に Th2 優位な免疫反応を誘導して，抗原特異的な IgE 抗体が多く産生されると報告されている[10]．

一方，アジュバントとして CpG を用いた場合には，Th1 優位になり IgE 産生は抑制されることが報告されている．また，一般的に DNA ワクチンは Th1 優位な免疫応答を誘導するが，DNA ワクチンを経皮した場合にも Th1 優位な反応が誘導される．ほかの全身系や粘膜系のワクチン投与と同様に，経皮免疫ワクチンに対しても抗原の種類やアジュバントの特徴により Th1/Th2 型応答の誘導パターンが決定される．

経皮免疫法による細胞傷害性 T 細胞の誘導

従来の皮下注射などのワクチン投与では，細胞傷害性 T 細胞（cytotoxic T lymphocytes：CTL）は誘導されにくいとされていたが，最近では経皮免疫ワクチンによって細胞傷害性 T 細胞の誘導ができるとの報告が多くなされている[11]（6 章 c 参照）．上述したように経皮免疫ワクチンは樹状細胞の一種である上皮細胞層の Langerhans 細胞をターゲットとしており，経皮免疫ワクチンによって誘導される細胞傷害性 T 細胞には Langerhans 細胞が重要な役割を果たしていると考えられている（6 章 c 参照）．

最近の報告ではレンチウイルスベクターを経皮免疫した後，免疫応答を担当する細胞を明らかにしている[12]．所属リンパ節へ遊走してきた皮膚由来の Langerhans 細胞が所属リンパ節に局在している樹状細胞に比べ，レンチウイルス由来の卵白アルブミン（OVA）抗原を $CD8^+$T 細胞に直接提示することが示されている[12]．しかし，皮膚に直接感染させた herpes simplex virus（HSV）に対する $CD8^+$ T 細胞の活性化には，皮膚由来の Langerhans 細胞よりも所属リンパ節の $CD8^+$樹状細胞が重要な役割を果たしているとの報告もある[13]．つまり，Langerhans 細胞は，抗原を皮膚から所属リンパ節に存在するほかの樹状細胞に運ぶだけの役割しかないというものである[13]．

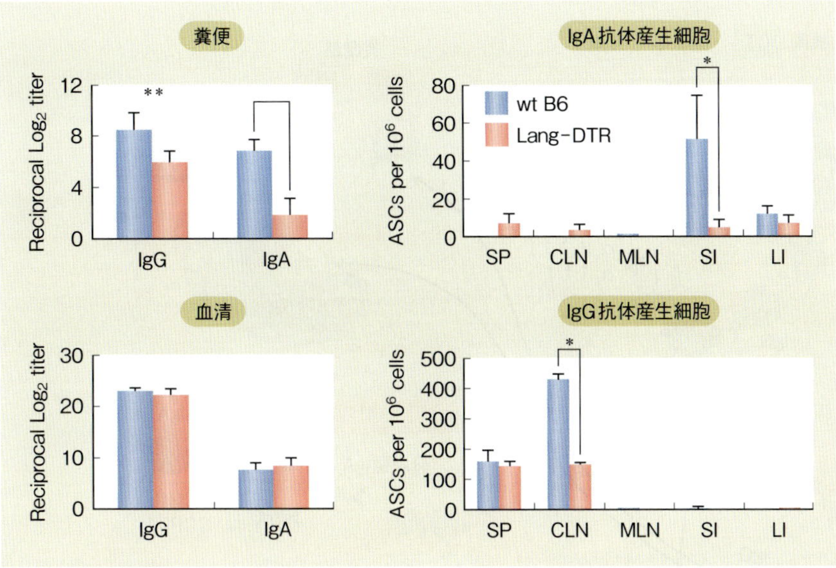

図2 経皮免疫による抗原特異的抗体誘導

経皮免疫により血清および粘膜組織で抗原特異的な免疫応答が誘導できる．Langerin 陽性樹状細胞を除去することによって小腸で誘導される IgA 抗体産生細胞数が顕著に低下する．
SP：脾臓（spleen）
CLN：頸部リンパ節（cervical lymph node）
MLN：腸間膜リンパ節（mesenteric lymph node）
SI：小腸（small intestine）
LI：大腸（large intestine）
wt B6：wild type B6 mice
Lang-DTR：langerin-diphtheria toxin receptor knock-in mice
（Chang SY, et al. 2008[2] より）

経皮免疫法による粘膜免疫の誘導

経皮免疫法の重要な特徴の一つは粘膜アジュバントとワクチン抗原を塗布することによって，全身免疫と粘膜免疫が同時に誘導できることである．

Glenn らは 25，50，250，500 μg の易熱性腸毒素を浸みこませたガーゼを 0 週目と 12 週目の 2 回，ヒトの上腕に 6 時間貼付した[14]．その結果，すべてのグループで易熱性腸毒素に対する血清 IgG 抗体，尿や糞便中に IgG，IgA 抗体が誘導された．これらの結果を基に最近米国では易熱性腸毒素を用い旅行者下痢（travelers' diarrhea）をターゲットにした第 II 相臨床試験が行われている．また，マウスの実験でも粘膜アジュバント（特にコレラ毒素）とワクチン抗原を同時に皮膚に塗布することによって，全身系および粘膜系組織で抗原特異的な T 細胞，B 細胞，細胞傷害性 T 細胞が誘導できていることが数多く報告されている．しかし，その詳しい誘導メカニズムはまだ不明な点が多い．

Belyakov らは Balb/c マウスに HIV ペプチドワクチンをコレラ毒素または易熱性腸毒素とともに経皮免疫すると，脾臓および小腸で HIV 特異的な細胞傷害性 T 細胞反応が誘導され，強い防御効果を発揮することを示した[11]．さらに，経皮免疫法と経直腸投与を組み合わせた免疫を行った後，Peyer 板から樹状細胞を分離し，脾臓由来の T 細胞と共培養した結果，抗原特異的 T 細胞活性が誘導された．このことから，経皮免疫法によって誘導された樹状細胞は所属リンパ節だけでなく，粘膜（特に小腸）の誘導組織（例：Peyer 板）にも遊走し，そこに局在する T 細胞を活性化することを示唆している[11]．

一方，C57BL/6 マウスに破傷風類毒素（tetanus toxoid：TT）とコレラ毒素を 3 回経皮免疫法で免疫し，小腸に抗原特異的な IgA 抗体が誘導できたのが確認された後，同じ経皮免疫ワクチンを Peyer 板欠損マウスを用いて行われた[2]．その結果，Peyer 板欠損マウスの小腸には正常マウスと同じレベルの抗原特異的な SIgA 抗体が誘導された．つまり，経皮免疫法によって誘導される粘膜（特に小腸）免疫応答には Peyer 板は関与しないことを示唆している（図 2）．さらに，免疫組織染色法で各リンパ組織における Langerin 陽性樹状細胞の存在を確認した結果，ナイーブマウスの腸間膜リンパ節では Langerin 陽性樹状細胞はまったく存在しないが，経皮免疫法による免疫の 48 時間後には多数の Langerin 陽性樹状細胞が腸間膜リンパ節に遊走していることが確認された．さらに Langerin 陽性樹状細

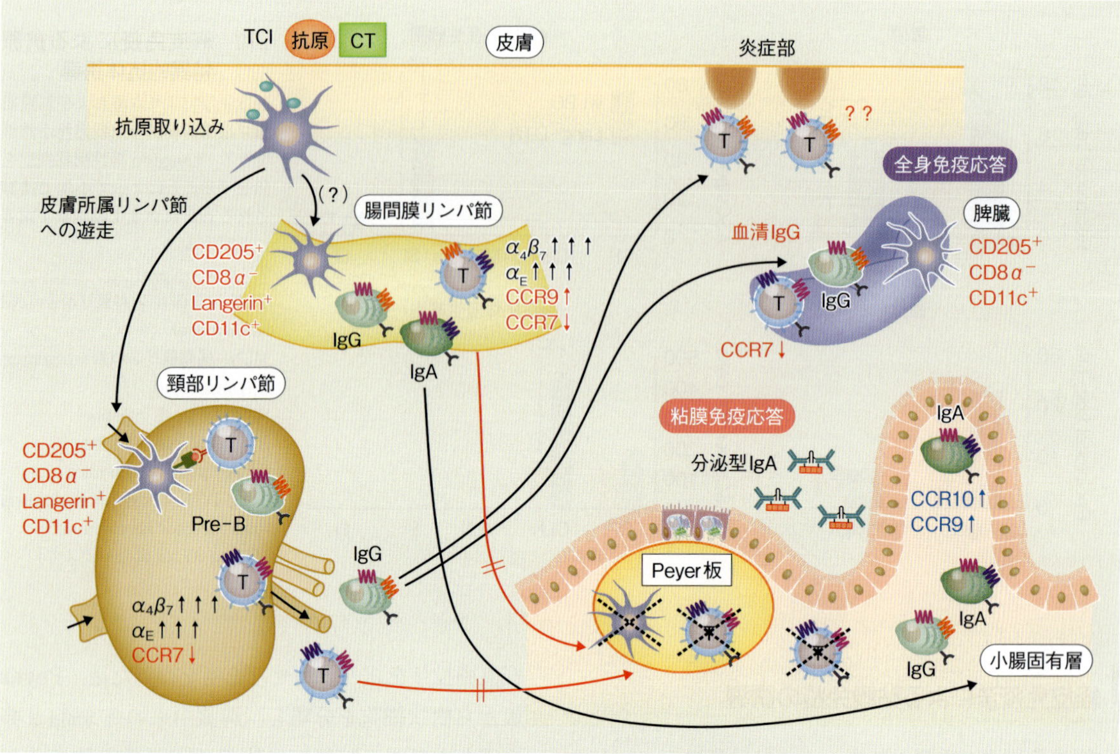

図3 経皮免疫（TCI）法による全身免疫および粘膜免疫（特に小腸）の誘導メカニズム

皮膚に抗原とともにアジュバントを免疫することによって抗原を取り込んだ Langerhans 細胞が頸部リンパ節へ遊走し，全身系免疫応答が誘導できる．また経皮免疫後の腸での IgA 抗体誘導は腸間膜リンパ節に誘導される Langerin 陽性樹状細胞が重要な役割を果たしている．Peyer 板はこれらの IgA 抗体産生には関与していないと考えられる．

胞をなくしたマウスでは経皮免疫後の糞便中の抗原特異的 IgA や小腸での IgA 産生細胞数が顕著に減少していた（図3）．経皮免疫法によって活性化された Langerhans 細胞が所属リンパ節に遊走して全身系免疫応答を誘導すると同時に，腸間膜リンパ節に遊走してきた Langerin 陽性樹状細胞は粘膜免疫応答の誘導にかかわっているだろう（図3）．しかしながら，経皮免疫後に腸間膜リンパ節で見られる Langerin 陽性樹状細胞が Langerhans 細胞由来かどうかは不明なところが多い．これらの細胞に関しては今後もっと詳しい解析が必要と考えられる．

おわりに

病原性微生物のほとんどが，粘膜面を介して侵入することを考えれば，粘膜免疫のコンセプトを応用したワクチンの開発や臨床への応用が大いに期待される．さらに経皮ワクチンは，全身系と粘膜系両方に抗原特異的抗体が誘導でき，さらに効率よく細胞傷害性 T 細胞も誘導できるのでウイルス感染や癌の治療にも利用できる．効果的なアジュバントを併用した経皮投与方法を用いた新しい戦略としての経皮ワクチンの開発はこれまでのワクチンの概念を変えるであろうし，実現に向かってさらなる研究の進歩を期待したい．

（権　美那）

◉引用文献

1. Glenn GM, Rao M, Matyas GR, et al. Skin immunization made possible by cholera toxin. Nature 1998; 391: 851.
2. Chang SY, Cha HR, Igarashi O, et al. Cutting edge: Langerin+ dendritic cells in the mesenteric lymph node set the stage for skin and gut immune system cross-talk. J Immunol 2008; 180: 4361-4365.
3. McGhee JR, Kiyono H. The mucosal immune system.

Paul WE (editor). Fundamental Immunology. Lippincott Williams & Wilkins, Philadelphia, 2004; p.965-1020.
4. Holmgren J, Czerkinsky C. Mucosal immunity and vaccines. Nat Med 2005; 11: S45-53.
5. Iwasaki A. Mucosal dendritic cells. Annu Rev Immunol 2007; 25: 381-418.
6. Valladeau J, Ravel O, Dezutter-Dambuyant C, et al. Langerin, a novel C-type lectin specific to Langerhans cells, is an endocytic receptor that induces the formation of Birbeck granules. Immunity 2000; 12: 71-81.
7. Kissenpfennig A, Henri S, Dubois B, et al. Dynamics and function of Langerhans cells in vivo: dermal dendritic cells colonize lymph node areas distinct from slower migrating Langerhans cells. Immunity 2005; 22: 643-654.
8. Ohl L, Mohaupt M, Czeloth N, et al. CCR7 governs skin dendritic cell migration under inflammatory and steady-state conditions. Immunity 2004; 21: 279-288.
9. Bos JD, Meinardi MM. The 500 Dalton rule for the skin penetration of chemical compounds and drugs. Exp Dermatol 2000; 9: 165-169.
10. Strid J, Hourihane J, Kimber I, et al. Disruption of the stratum corneum allows potent epicutaneous immunization with protein antigens resulting in a dominant systemic Th2 response. Eur J Immunol 2004; 34: 2100-2109.
11. Belyakov IM, Hammond SA, Ahlers JD, et al. Transcutaneous immunization induces mucosal CTLs and protective immunity by migration of primed skin dendritic cells. J Clin Invest 2004; 113: 998-1007.
12. He Y, Zhang J, Donahue C, et al. Skin-derived dendritic cells induce potent CD8+T cell immunity in recombinant lentivector-mediated genetic immunization. Immunity 2006; 24: 643-656.
13. Allan RS, Smith CM, Belz GT, et al. Epidermal viral immunity induced by CD8a+ dendritic cells but not by Langerhans cells. Science 2003; 301: 1925-1928.
14. Glenn GM, Taylor DN, Li X, et al. Transcutaneous immunization: a human vaccine delivery strategy using a patch. Nat Med 2000; 6: 1403-1406.

e

炎症性腸疾患のサイトカイン標的療法

はじめに

炎症性腸疾患（inflammatory bowel disease：IBD）の病態は，制御を逸脱して過剰産生された炎症性サイトカインが重要な役割を演じていると考えられている（図1）．そこで炎症性サイトカインを分子標的にした新しい治療薬が開発されるようになった．分子標的薬には，ステロイドのように炎症反応を全般的に抑制する抗炎症薬とは異なり，特定の炎症反応だけを抑制することができるというメリットがある．実際，代表的炎症性サイトカインの一つ腫瘍壊死因子（tumor necrosis factor-α：TNF-α）を標的に生物学的製剤を用いた抗サイトカイン療法はすでに実用段階にある．生物学的製剤とは，主として生物が作り出した蛋白質などを利用した薬剤を指し，炎症性腸疾患治療に限っていえばすべてがモノクローナル抗体製剤である．標的に対する特異性がきわめて高いという抗体の性質を利用したもので，免疫反応の暴走を，これまた免疫を利用した治療薬でくい止めるというわけである．

炎症性腸疾患の治療を考えたとき，炎症を抑える働きを持つサイトカインを投与するという選択肢もあったのだが，実際にはリコンビナントIL-10やIL-11の臨床試験で満足できる効果が得られなかった．これに対し，主としてヒト化モノクローナル抗体を用いて炎症性サイトカインを阻害する治療は，従来の治療薬を凌駕する驚くべき成果をあげた．モノクローナル抗体のヒト化技術にはいくつかの段階があり，それを区別した命名法が用いられている．モノクローナル抗体はすべて（m）onoclonal（a）nti（b）odyの3文字をとりmab（マブ）が語尾につくが，抗体の種類によりキメラ抗体は-ximab（キシマブ），ヒト化抗体は-zumab（ズマブ），完全ヒト抗体は -umab（ウマブ）と命名される．当然キメラ抗体よりヒト化，ヒト化抗体より完全ヒト抗体の方が異物としてヒトに認識されることは少ないと考えられる．

キメラ型抗TNF-αモノクローナル抗体インフリキシマブ

炎症性腸疾患に対する抗サイトカイン治療薬で最初に承認されたのは米国セントコア社が開発したキメラ型抗TNF-αモノクローナル抗体インフリキシマブ（レミケード®）で，対象疾患はCrohn病である．

Crohn病は再燃と寛解を繰り返すうちに狭窄や瘻孔といった不可逆で器質的な病変が蓄積し，やがて繰り返す手術による短腸症候群や肛門機能障害といった消化管の機能不全状態に陥る危険性のある難治性進行性の慢性疾患である（10章c，13章e参照）．

発症後15年で34％の患者が1回，22％の患者が3回以上の腸管切除を必要とする．しかも手術3年後では90％の患者にすでに吻合部の内視鏡的再発がみられ，十分な治療を行わないと再手術が待っている．診断時の年齢が40歳未満，ステロイド治療が必要で，肛門病変を有する患者は，その後の5年間障害を残すような重い経過をたどる危険性が特に高い[1)]．

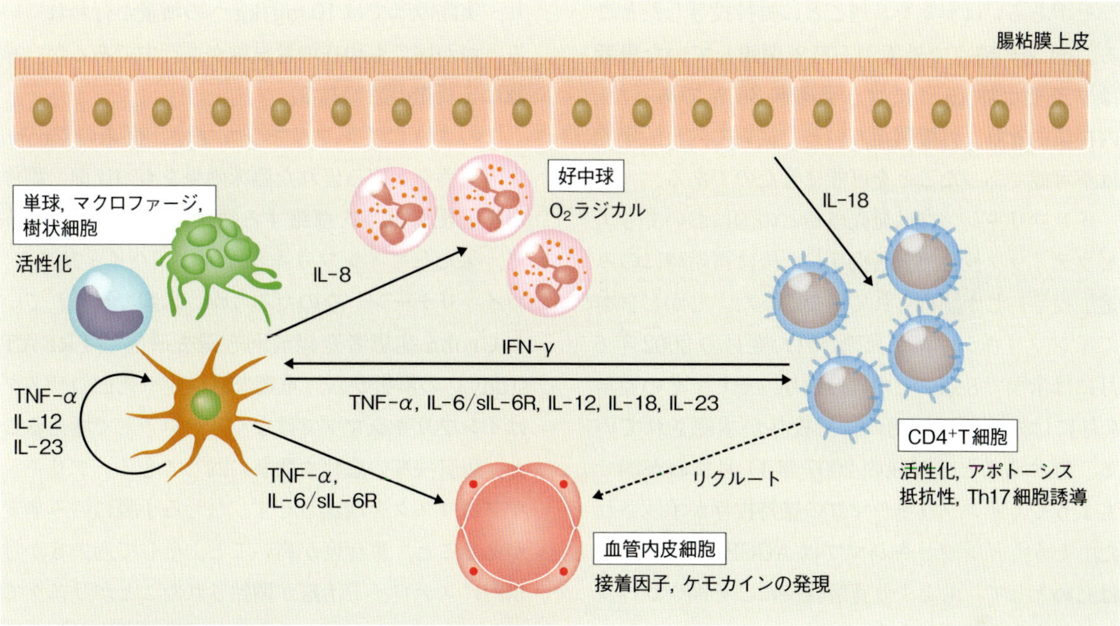

図1 炎症性腸疾患の病態におけるサイトカインの関与

炎症性腸疾患の病態は制御を逸脱して過剰産生されたTNF-α, IL-6, IL-12/23といった炎症性サイトカインが重要な役割を演じていると考えられている. したがってこれらは治療の分子標的となり得ると考えられる.

インフリキシマブは単なる対症療法ではなく, このCrohn病の自然史, 長期予後を変えることができると期待され, 実際ほとんど必至といわざるを得ない手術後の再発をも予防することが示された（図2）. 手術後1年間インフリキシマブ維持投与が行われた患者の内視鏡的再発率は9.1 %で, プラセボ投与群の84.6 %に比べると有意に低かった[2].

Crohn病に対するインフリキシマブ維持投与の有効性と安全性を評価する目的で行われたACCENT I試験では, 54週まで有効性が維持できたのがプラセボ群17 %, 5 mg/kg維持投与群43 %, 10 mg/kg維持投与群53 %であった[3]. また, ステロイドを中止してもなお寛解を維持できた患者がプラセボ群では10.7 %にとどまったのに対し, 5 mg/kg, 10 mg/kg維持投与群ではそれぞれ31 %, 36.8 %と高かった. さらに10週目の内視鏡的寛解率がプラセボ群では0 %であったのに対し, 5 mg/kg, 10 mg/kg維持投与群を合わせると31 %, 54週時点では前者が7 %であったのに対し, 後者が50 %と従来の治療薬では決して実現できなかった優れた成績を示した[4].

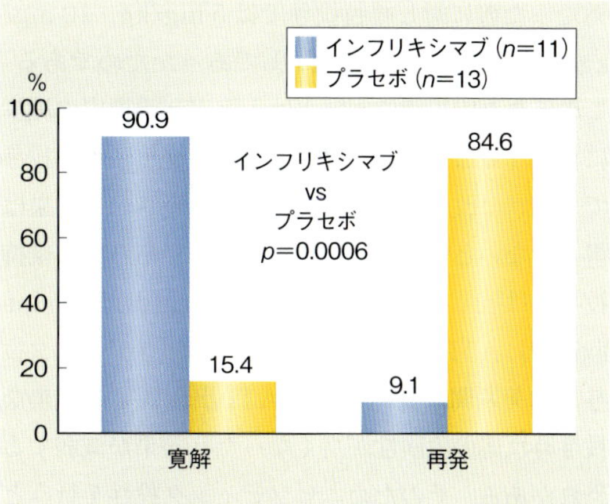

図2 手術1年後の内視鏡的評価

手術後1年間インフリキシマブ維持投与が行われた患者の内視鏡的寛解率は90.9 %, 再発率は9.1 %であったのに対し, プラセボ投与群の寛解率は15.4 %, 再発率は84.6 %であった.
(Regueiro M, et al. 2009[2] より)

インフリキシマブによる外瘻閉鎖効果を評価する目的でACCENT II試験も行われた[5]. 0, 2, 6週の3回5 mg/kgのインフリキシマブを投与し, 10週と14週の時点で外瘻が50 %以上閉鎖していた患者の割合は69 %であった. この患者にさらにプラセボあるいは実薬を8週ごとに維持投与したところ，54週の時点で外瘻が100％閉鎖していた患者はプラセボ群19％に対し実薬群36％であった．内視鏡的寛解，外瘻閉鎖といった従来の内科治療では不可能であったことを可能にしたのである．

インフリキシマブは発売当初どの国においてもエピソディック投与（1回投与した後は再燃時にのみ追加投与）しか認められていなかった．しかし日本でインフリキシマブが発売された翌月の2002年6月には米国で8週ごとの維持投与，そしてその翌年4月には外瘻閉鎖目的の維持投与が承認されている．遅れること5年後の2007年11月にわが国でもようやくインフリキシマブの維持投与が承認された．しかしインフリキシマブはACCENT I，IIをはじめとして，もとより寛解維持にこそ高いレベルの効果をもつ薬剤である．

インフリキシマブ維持投与はエピソディック投与よりさまざまな点で勝っている．第一に内視鏡的寛解率である[6]．エピソディック投与ではわずか18％だったのに対し維持投与では5 mg/kg，10 mg/kg投与群を合わせると44％であったためである．この優れた内視鏡的寛解率は入院率と手術率の減少に貢献することも示している．エピソディック投与でも症状は改善するが，病変まで治癒させる効果は得られないということを銘記すべきであろう．維持投与では抗インフリキシマブ抗体（antibody to infliximab：ATI）の出現率も低く，エピソディック投与で休薬期間が長くなるとATI出現による重篤な投与時反応の危険性が高くなったり効果が減弱する恐れがある．そのためエピソディック投与を行うときには免疫調節薬の併用が強く推奨されてきたが，維持投与さえすれば免疫調節薬併用は必ずしも必要ではないという研究結果も発表されている[7]．さらにこの研究では，維持投与を受けた患者のうち，インフリキシマブのトラフ濃度（最低血中濃度）が常に検出レベル以上であった患者では何と82％が寛解維持できたのに対し，そうでなかった患者で寛解維持できたのはわずか6％であった．このことはトラフ濃度が0にならないように，必要なら投与量を増やすか間隔を縮めて投与すべきことを示唆しており，実際欧米では10 mg/kgへの増量が行われている．わが国でも現在増量試験が進行中であるが，承認はまだ先の話である．

このようにインフリキシマブは，従来のCrohn病治療薬を上回る優れた臨床効果をもつ反面，副作用を心配し投与を躊躇する医師が少なくないようだ．果たしてインフリキシマブは“ハイ・リスク，ハイ・リターン”なのだろうか．米国で行われているCrohn病患者登録前向き調査研究（TREAT study）の解析から，重篤な感染症や死亡のリスクはインフリキシマブではなくステロイドで増えること，腸管狭窄の悪化や閉塞に関してもインフリキシマブはリスクを増加させず，むしろ小腸にのみ病変があること，重症度が高いこと，そして過去6か月以内にステロイド治療が開始されたことがリスクであることが示されている．治験段階で懸念されたリンパ増殖性疾患やさまざまな固形癌のリスクも，今のところインフリキシマブ非投与患者と比べて有意差はないが，これは十分な時間をかけて追跡する必要がある．ただし結核感染には注意が必要だ．ツベルクリン反応と胸部X線検査で治療前にスクリーニングし，必要に応じて抗結核薬の投与をしておくことが肝要である．

ところで現在はまだ欧米のガイドラインでもまずステロイドからCrohn病治療を開始する（step-up治療）よう推奨している．しかし最近インフリキシマブと免疫調節薬から開始する（top-down治療戦略）と，寛解導入かつステロイド離脱をより高率に達成し，より多くの患者で潰瘍が治癒し，ひいては再発率・手術率を減少させることが示されている[8]．さらに治療に要する期間も短縮でき，患者は早期に社会復帰できることで生産性を高められ，おそらく医療経済にも大きなインパクトを与えるのではないかと期待されている．

Crohn病治療を塗り替えつつあるインフリキシマブであるが，今後追求していかねばならない課題はまだいくつもある．インフリキシマブで早期に治療介入を行えばCrohn病の進行を止められるのか，維持投与を行えば本当に免疫調節薬の併用は必要ないのか，寛解が一定期間維持できれば投与を中止し

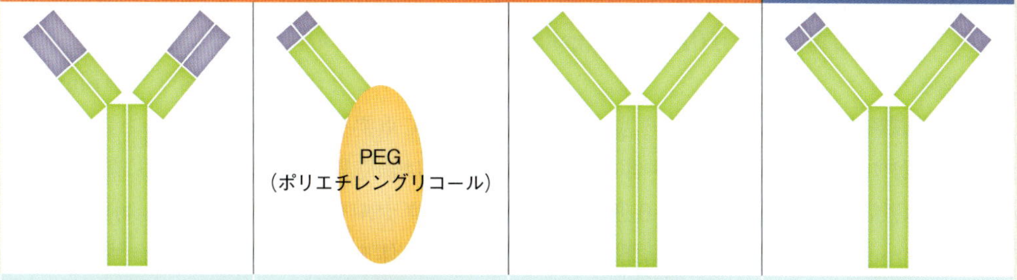

	抗TNF-α抗体			抗α4インテグリン抗体
一般名	インフリキシマブ（infliximab）	certolizumab pegol	アダリムマブ（adalimumab）	natalizumab
商品名	レミケード®（Remicade®）	Cimzia®	ヒュミラ®（Humira®）	Tysabri®
構造	IgG1	Fab' fragment	IgG1	IgG4
特徴	キメラ型 75％human	ヒト化型，ペグ化 95％human	完全ヒト型 100％human	ヒト化型 95％human
投与経路	静注	皮下投与	皮下投与（自己）	静注
寛解導入	5mg/kg：0, 2, 6週	400mg：0, 2, 4週	160, 80mg：0, 2週	300mgを4週ごと
寛解維持	5mg/kg：8週ごと	400mgを4週ごと	40mgを2週ごと	300mgを4週ごと

図3　現在欧米でCrohn病治療に使用可能な生物学的製剤

インフリキシマブ抵抗例，効果減弱例，不耐例に対しインフリキシマブ以外の抗TNF-α抗体，あるいはTNF以外を標的とした抗体製剤が開発されている．
※現在日本で使用可能な薬剤は和名を併記．ただし，ヒュミラ®は関節リウマチと乾癬の治療のみ．

てもよいのか，中止できるとすればどんな治療につなげるべきなのか，それとも臨床的・内視鏡的寛解を維持することに成功すればCrohn病を治癒させることまで可能なのか．今後の研究を待たねばならない．

インフリキシマブに続く抗TNF-α モノクローナル抗体

インフリキシマブはきわめて有効性の高い薬剤だが，そもそもインフリキシマブに抵抗性（一次無効例），あるいは治療経過中しだいに効果が減弱した患者（二次無効例），重篤な投与時反応のために投与が継続できなくなった患者（不耐例）はどうすればよいのか．またインフリキシマブで十分な効果が得られている患者で維持投与を中止してよいのかという議論があるが，中止の後，長い休薬期間をおいて再投与が必要となった場合には重篤な投与時反応のリスクが高くなることが知られている．そう考えるとどうしても次の抗TNF-α抗体，あるいはTNF-α以外の分子を標的とした生物学的製剤が必要となる．実際欧米ではすでに第2の抗TNF-α抗体を手に入れ，米国はついに第3の抗TNF-α抗体とTNF-αではなく接着分子を標的とした生物学的製剤も開発された（図3）．

アダリムマブ（ヒュミラ®）は，米国アボット社が開発したTNF-αに対する完全ヒトIgG1モノクローナル抗体である．2007年2月に米国食品医薬品局が，皮下投与による自己注射が可能な初めてのCrohn病治療薬として承認し，次いで同年6月に欧州委員会が承認した．わが国では臨床試験が終了したところである．欧米での承認は北米と欧州で展開された以下の3つの大規模臨床試験の結果に基づいて行われた．

CLASSIC I試験は，抗TNF-α抗体製剤投与歴のない中等症から重症のCrohn病患者299例を対象にアダリムマブの寛解導入効果を検討した臨床試験である[9]．患者は第0，2週に40 mg/20 mg，80 mg/40 mg，160 mg/80 mgあるいはプラセボを皮下投与する4群に無作為に割付けられた．その結果，第4週に寛解（クローン病活動性指標：Crohn's disease activity index：CDAI が 150 未満）がみられた患者の割合は，それぞれ 18 %（$p = 0.36$），24 %（$p = 0.06$），36 %（$p = 0.001$），プラセボ群が 12 %であった．

CHARM 試験はアダリムマブの 56 週間の寛解維持効果を検討する試験である[10]．中等症から重症の Crohn 病患者 854 例を対象に第 0 週に 80 mg，第 2 週に 40 mg の実薬を投与した結果第 4 週には 58 %（499 例）で，CDAI が 70 ポイント以上減少する有効性が得られ，この 499 例が 40 mg 隔週投与群，40 mg 毎週投与群とプラセボ群に無作為に割付けられた．その結果 26 週における寛解率は，それぞれ 40 %，47 %，17 %（$p < 0.001$），56 週における寛解率は，それぞれ 36 %，41 %，12 %（$p < 0.001$）であり，実薬隔週投与群と毎週投与群に有意差はみられなかった．

GAIN 試験はインフリキシマブ治療にもかかわらず症状が改善しない，あるいは副作用のためにインフリキシマブが投与できない中等症から重症の Crohn 病患者を対象とした 4 週間の寛解維持試験である[11]．325 例の患者が第 0，2 週に 160 mg/80 mg のアダリムマブ投与群とプラセボ群に無作為に割付けられた．その結果第 4 週での寛解率は実薬群 21 %に対しプラセボ群 7 %（$p < 0.001$）であり，インフリキシマブ抵抗性あるいは不耐性の患者に対しても高い寛解導入率が証明された．

低分子化して抗原性を抑え，血中半減期を長くするためポリエチレングリコールを結合したヒト化抗 TNF-α 抗体 Fab′フラグメント，certolizumab pegol（Cimzia®）も 2008 年 4 月に米国で承認され，わが国でも治験が終了している．

TNF-α 以外を分子標的とした治療薬

インフリキシマブ抵抗性・不耐性の患者に対しては第 2，第 3 の抗 TNF-α 抗体という考え方も間違いではないが，やはり TNF-α 以外のサイトカインを標的とした治療薬の開発が必要と考えられる．抗 IL-6 受容体抗体，抗 IL-12/23 p40 抗体はこの期待に応えてくれるかもしれない（図 1）．

IL-6 は代表的な炎症性サイトカインの一つで，血小板の増加，C 反応性蛋白質（CRP）の増加，アルブミンの減少をはじめとする急性期反応を惹き起こすことが知られており，Crohn 病の病態において重要な役割を演じていると考えられている．IL-6 は細胞膜上の IL-6 受容体に結合して標的細胞にシグナルを伝達する以外に，可溶性 IL-6 受容体と複合体を形成して，その複合体が細胞膜上の gp130 と結合することにより，膜受容体をもたない細胞にもシグナルを伝達することができる（これを trans signaling と呼ぶ）（図 4）．活動期の Crohn 病では血清中の IL-6 および可溶性 IL-6 受容体濃度が増加しており，これらは血清 CRP レベルと相関する．粘膜固有層 T 細胞は膜受容体を持たないが，Crohn 病において trans signaling を介した STAT-3 の活性化がみられ，これにより bcl-2 や bcl-xl といったアポトーシス抵抗性分子が誘導され炎症の慢性化に寄与していることが明らかにされている[12]．同様に血管内皮細胞でも trans signaling を介して IL-8 や MCP-1 などのケモカインや接着分子 ICAM-1 の発現を増強することが知られている．

ヒト化抗 IL-6 受容体抗体トシリズマブ（アクテムラ®）は大阪大学が中外製薬（現在はロシュ・グループ）と共同開発したもので，IL-6 の膜受容体にも可溶性受容体にも結合し，IL-6 のシグナルを阻止する．Crohn 病患者に対する多施設ランダム化比較試験は日本で行われた[13]．活動性 Crohn 病患者 36 例にプラセボ，実薬 8mg/kg を 4 週ごと，あるいは 2 週ごとに点滴投与したところ，12 週目の有効率はそれぞれ 31 %，42 %，80 %で，実薬 2 週ごと投与群はプラセボ群に対し有意に高かった（図 5）．CRP と血沈値は実薬初回投与の 2 週以内に正常化し，2 週ごと投与群では治験期間中正常値を維持した．また QOL 指標である IBDQ（inflammatory bowel disease questionnaire）も実薬投与により有意に改善した．同群の内視鏡下生検標本で粘膜固有層単核球のアポトーシス増加が確認された．さらに抗核抗体，抗 DNA 抗体の出現はなく，また特異的抗トシリズマブ抗体の出現もまったくなかった．トシリズマブはすでに Castleman 病に対

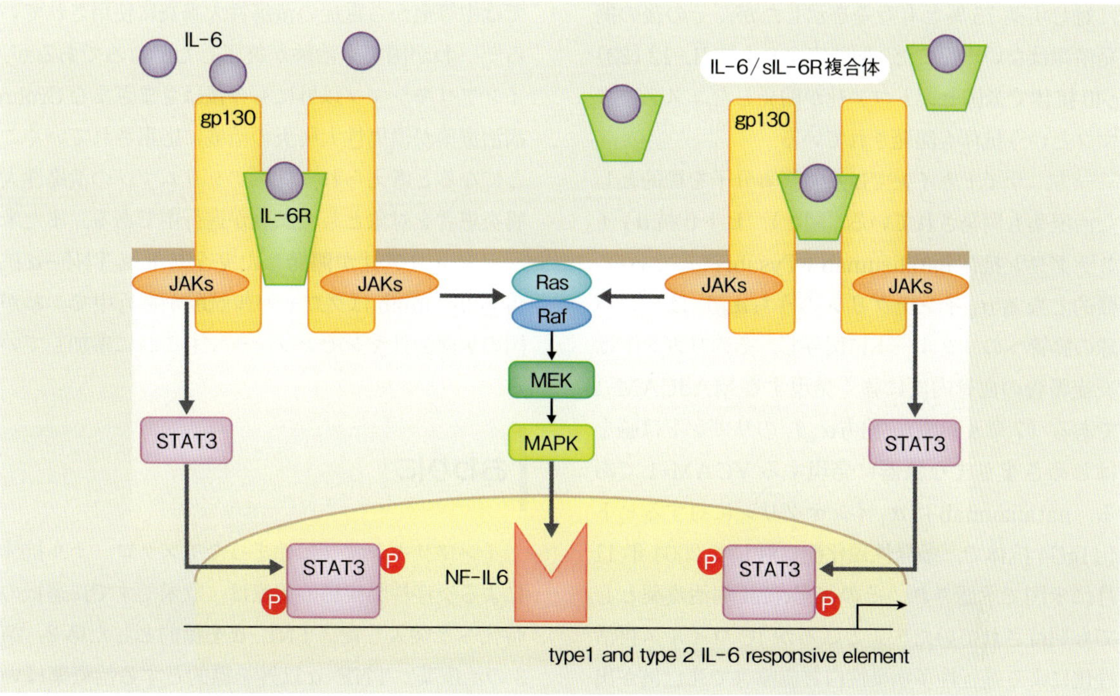

図4　IL-6シグナル伝達機構

IL-6は細胞膜上のIL-6受容体に結合して標的細胞にシグナルを伝達する以外に，可溶性IL-6受容体と複合体を形成して，その複合体が細胞膜上のgp130と結合することにより，膜受容体を持たない細胞にもシグナルを伝達することができる（これをtrans signalingと呼ぶ）．

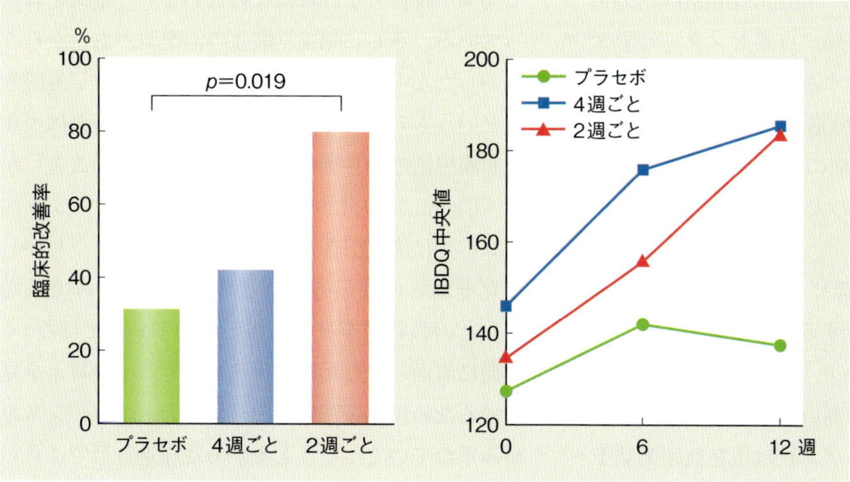

図5　ヒト化抗IL-6受容体抗体トシリズマブのCrohn病に対する効果

活動性Crohn病患者にプラセボ，実薬8 mg/kgを4週ごと，あるいは2週ごとに点滴投与し，12週目の有効率をみたところ，実薬2週ごと投与群はプラセボ群に対し有意に高かった．またQOL指標であるIBDQ（inflammatory bowel disease questionnaire）は実薬投与群では有意に改善した．

する治療薬として発売され，2008年4月わが国で関節リウマチ，多関節に活動性を有する若年性特発性関節炎，全身型若年性特発性関節炎に対して承認されたが，Crohn病での展開をするのかどうかは製薬企業の判断にかかっている．

IL-6のほかにIL-12あるいはIL-23（これらはp40というサブユニットを共有する）も標的として注目されている（**図1**）．完全ヒト抗IL-12（23）p40抗体（ABT-874/J695）は米国アボット社が開発した抗体で，中等症から重症のCrohn病患者に対し毎週3 mgを計7回皮下投与するレジメンで，CDAIが100以上減少した有効率がプラセボ25 %

に対し実薬75％と有意差を示したが，その後の開発情報はない[14]．また，同じ完全ヒト抗IL-12（23）p40抗体で米国セントコア社が開発したユステキヌマブという抗体も開発されている．

一方，サイトカインではなく接着分子を標的とした治療薬も開発されている（図1）．ヒト化抗α_4インテグリン抗体natalizumab（Tysabri®）である．標的となるα_4インテグリンのうち$\alpha_4\beta_7$はリンパ球の腸管へのリクルートに関与し，そのリガンドは炎症腸管の血管内皮に強く発現するMAdCAM-1である（7章a参照）．他方$\alpha_4\beta_1$のリガンドは脳をはじめさまざまな臓器に発現するVCAM-1である．natalizumabはα_4インテグリンに対するヒト化IgG4抗体で，多発性硬化症に対して2004年11月に米国で承認され，その後Crohn病治療薬としても期待されていた[15]．ところがJCウイルス再活性化による進行性多病巣性白質脳障害で死亡例が出たことから，企業が2005年2月にいったん使用を停止し，同時に米国食品医薬品局はnatalizumabの臨床試験をストップした．これはおそらく$\alpha_4\beta_1$を阻害するからなのだろう．natalizumabは2006年6月，患者，主治医，薬局，点滴センターのすべてが教育プログラムに参加することを前提に市場への復活を果たし，ついに2008年1月治療抵抗性で中等症ないし重症Crohn病の治療薬として承認された．Crohn病では3つの大きな臨床試験が行われた．

さらに，リンパ球の腸管リクルートに関与する$\alpha_4\beta_7$のみを特異的に阻害するヒト化抗$\alpha_4\beta_7$インテグリン抗体（vedolizumab）も開発されており，natalizumabより安全性が高いと期待される．この抗体を開発した米国ミレニアム社は現在武田薬品工業の子会社となり，米国で引き続き開発が進められるようだ．

潰瘍性大腸炎に対する抗サイトカイン療法

Crohn病治療薬インフリキシマブが潰瘍性大腸炎にも有効であることが明らかにされ，すでに欧米では中等症から重症の潰瘍性大腸炎に使用されている[16]．わが国でも治験が終了したところであるが，インフリキシマブ以外にも今後はさまざまなCrohn病治療薬が潰瘍性大腸炎の治療に応用されていくことになると考えられ，実際アダリムマブの潰瘍性大腸炎患者を対象とした試験が進行中である．また米国セントコア社が開発した完全ヒト抗TNF-α抗体golimumabはグローバル試験が進行中で，わが国の製薬会社ヤンセンファーマもこれに参加している．

おわりに

インフリキシマブに始まったモノクローナル抗体による炎症性腸疾患の治療は，欧米ですでに選択の時代へと突入した．TNF-αを標的とした第2，第3の治療薬，TNF-α以外を標的とする治療薬はいくつあっても多すぎるということはない．一つの治療薬ですべての患者を寛解に導入し維持することはできない．また，抗体医薬は免疫の目をかいくぐって効果を維持しなければならないという宿命を背負っている．さらに第2，第3の治療薬があるからこそいったん中止してみようというチャレンジもできるというものである．これらの新しい治療薬は炎症性腸疾患治療の目標をこれまでの“症状の改善”から“Crohn病の自然史を変えること”へと，より高いレベルにまで引き上げることに成功した．しかしまだそれらの使い方は確立されているわけではなく，どの教科書を見ても書いてあるわけではない．問題に直面したり疑問が生じたとき，その答えを見つけるために臨床試験をデザインし，エビデンスを積み重ねていく．そうしながら現在進行形でこれらの新しい治療薬は世界中で使われているのである．“考えてから歩き出す治療”ではなく“歩きながら考える治療”といえるかもしれない．日々出てくる新しいエビデンスにキャッチアップしていくことが必要である．

（伊藤裕章）

◉引用文献

1. Beaugerie L, Seksik P, Nion-Larmurier I, et al. Predictors of Crohn's disease. Gastroenterology 2006; 130: 650-656.
2. Regueiro M, Schraut W, Baidoo L, et al. Infliximab prevents Crohn's disease recurrence after ileal resection. Gastroenterology 2009; 136: 441-450.
3. Hanauer SB, Feagan BG, Lichtenstein GR, et al. Maintenance infliximab for Crohn's disease: the ACCENT I randomized trial. Lancet 2002; 359: 1541-1549.
4. Rutgeerts P, Van Assche G, Vermeire S. Optimizing anti-TNF treatment in inflammatory bowel disease. Gastroenterology 2004; 126: 1593-1610.
5. Sands BE, Anderson FH, Bernstein CN, et al. Infliximab maintenance therapy for fistulizing Crohn's disease. N Engl J Med 2004; 350: 876-885.
6. Rutgeerts P, Diamond RH, Bala M, et al. Scheduled maintenance treatment with infliximab is superior to episodic treatment for the healing of mucosal ulceration associated with Crohn's disease. Gastrointest Endosc 2006; 63: 433-442.
7. Maser EA, Villela R, Silverberg MS, et al. Association of trough serum infliximab to clinical outcome after scheduled maintenance treatment for Crohn's disease. Clin Gastroenterol Hepatol 2006; 4: 1248-1254.
8. D'Haens G, Baert F, Van Assche G, et al. Early combined immunosuppression or conventional management in patients with newly diagnosed Crohn's disease: an open randomised trial. Lancet 2008; 371: 660-667.
9. Hanauer SB, Sandborn WJ, Rutgeerts P, et al. Human anti-tumor necrosis factor monoclonal antibody (adalimumab) in Crohn's disease: CLASSIC-I trial. Gastroenterology 2006; 130: 323-333.
10. Colombel J, Sandborn WJ, Rutgeerts P, et al. Adalimumab for maintenance of clinical response and remission in patients with Crohn's disease: the CHARM trial. Gastroenterology 2007; 132: 52-65.
11. Sandborn WJ, Rutgeerts P, Enns R, et al. Adalimumab induction therapy for Crohn disease previously treated with infliximab: a randomized trial. Ann Intern Med 2007; 146: 829-838.
12. Atreya R, Mudter J, Finotto S, et al. Blockade of interleukin 6 trans signaling suppresses T-cell resistance against apoptosis in chronic intestinal inflammation: evidence in Crohn disease and experimental colitis in vivo. Nat Med 2000; 6: 583-588.
13. Ito H, Takazoe M, Fukuda Y, et al. A pilot randomized trial of human anti-interleukin-6 receptor monoclonal antibody in active Crohn's disease. Gastroenterology 2004; 126: 989-996.
14. Mannon PJ, Fuss IJ, Mayer L, et al. Anti-interleukin-12 antibody for active Crohn's disease. N Engl J Med 2004; 351: 2069-2079.
15. Sandborn WJ, Colombel JF, Enns R, et al. Natalizumab induction and maintenance therapy for Crohn's disease. N Engl J Med 2005; 353: 1912-1925.
16. Rutgeerts P, Sandborn WJ, Feagan BG, et al. Infliximab for induction and maintenance therapy for ulcerative colitis. N Engl J Med 2005; 353: 2462-2476.

f

経粘膜的免疫寛容による減感作療法

はじめに

アレルゲン抽出液を一定期間皮下注射する減感作療法は，抗原に対する免疫寛容をもたらし，この効果は臨床的にも免疫学的にも確認することができる．この療法は，花粉症，アレルギー性喘息，虫刺されアレルギーの治療に用いられている．

20世紀前半には，減感作療法の効果は主に臨床観察に基づくだけであったが，過去40年では多くのアレルゲンと複雑なアレルギー反応を科学的に研究することで，減感作療法の作用機序が解明されてきている．

従来の皮下注射による抗原特異的な減感作療法に代わって，より安全で容易な方法として粘膜を介した，経口，経鼻，舌下投与が検討されている．舌下（嚥下）減感作療法は，特にヨーロッパでは広く行われている．近年，二重盲検対照治験の結果も多く報告されており，疼痛を伴わず通院回数も少ないため，データがさらにそろえば，より広く実施可能な減感作療法としてわが国でも考慮されることになると考えられている．

現在，舌下投与によって上気道のアレルギー性疾患を改善させることが注目されているが，わが国のスギ花粉症やハウスダストについて，この方法が有効であるか否かはまだ不明な点が多く，研究されるべき事項は多い．また，従来使用されてきた皮下注射用のアレルゲン抽出液を，舌下投与に用いる場合，用法変更ということになるため，薬価収載上改めての臨床試験が必要となるなど，わが国で日常診療として行うにはまだ解決すべき問題も多い．

表1　予想されている減感作療法のメカニズム

抗原特異的IgE抗体の長期的な減少
アレルギー反応を阻止する抗原特異的IgG抗体の誘導
エフェクターT細胞の遊走能の低下
T細胞のサイトカインバランスの変化（Th1からTh2への移行）
T細胞のアナジー
制御性T細胞の誘導

（Frew AJ. 2010[2]より）

粘膜免疫による免疫寛容のメカニズム

粘膜免疫（舌下もしくは経口）を介した減感作療法のメカニズムについては，いくつかの仮説が考えられている[1]（**表1**）[2]．抗原を経鼻あるいは経口的に投与すると免疫寛容が誘導される機序については，経口免疫の実験系において多くの研究がなされ，経口的に高濃度の抗原が投与されると抗原特異的T細胞の消去（clonal deletion）や免疫不応答（clonal anergy）が誘導され，低濃度の抗原投与ではT細胞に対して抑制効果を有する制御性T細胞が働く（active suppression）と理解されている．経鼻免疫においても同様な免疫寛容誘導機序が想定されている．

阻止抗体の役割

減感作療法においてアレルギー反応が抑制される一つのメカニズムとして，IgG4を中心としたIgG産生の亢進が考えられている．IgE産生はアレルギー反応を悪化させると考えられているが，抗原特異的IgGは，IgEによる抗原認識とそれに続くアレルギー反応を阻止し，中和する作用があると考えられている．そのため，IgEとIgG4のバランスは，抗原特異的な減感作療法において重要な現象と考えられる．

従来の経皮的投与による減感作療法において，特異的IgEは不変であるが，特異的IgA，IgG1，IgG4が有意に上昇することが指摘されている[3]．また，抗原特異的な単核球を培養した結果，TGF-βとIL-10が上昇することも指摘されている．両者ともアレルギー反応を抑制するサイトカインであるため，免疫寛容の獲得に寄与していると考えられた．

舌下投与においては，これまでの研究結果と相反するような結果が示されることがあり，研究の余地は大きいと考えられる．抗原を舌下投与するとIgG4産生が亢進するという報告もあれば，変化しないという報告もある．抗原を舌下投与された場合，抗原特異的IgEの産生が低下し，IgE/IgG4比が低下するが，IgG4の産生は不変であり，抗原特異的IgAの産生は軽度亢進することを示す報告もある[4]．舌下投与における阻止抗体についてはまだ不明な点が多い．

T細胞の役割

健常人では，制御性T細胞はアレルゲン特異的な細胞より有意であるが，アレルギー反応を呈する個体においては，Th2タイプの細胞の頻度が高いとされている．制御性T細胞には主要な2つの細胞群があり，CD4陽性CD25陽性でFoxp3陽性の細胞群と，IL-10やTGF-βを産生するTr1という誘導可能な細胞群がある（9章d，10章a参照）．ヒトにおいては，両者の制御性T細胞群とも，アレルギーに対しては抑制的な働きをすることが示されている[5]．また，経口的に抗原を投与することにより誘導することができる，TGF-βやIL-10，IL-4を産生する別の制御性T細胞群（Th3）の存在も報告されている[6]．

制御性T細胞は，アレルギー反応のみならず，自己抗原に対する免疫反応も抑制して免疫寛容を獲得させる．IL-10とTGF-βは免疫寛容に最も関与するサイトカインと考えられている．また，IL-10は抗原特異的IgEの産生を抑制すると同時にIgG4の産生を亢進させる[7]．またTGF-βはIgAの産生を亢進させる[8]．

動物実験モデルによると，粘膜を介して抗原刺激をすると，免疫寛容を起こすことができることが示されている．シラカバ花粉アレルギーモデルのマウスに抗原を経鼻的に投与すると，IgG1とIgG2aの産生が低下し，IL-5の産生が低下し，IgEを介した好塩基球の脱顆粒が低下することが*in vitro*で示された．また，このモデルにおいて，CD4陽性細胞のTGF-βとIL-10，Foxp3のmRNA発現が亢進していることも示されている[9]．

現在，抗原の舌下投与が制御性T細胞を誘導する可能性を示す研究結果はまだまれであるが，予備的な報告レベルでは，舌下投与されると末梢血中の単核球のIL-10産生が亢進することが示されている．舌下投与をするとIgEの産生が抑制され，IgAの産生が軽度亢進することを考えると，この減感作療法が制御性T細胞を誘導してIL-10とTGF-βの産生を亢進させている可能性を考えることができる．

食物アレルギーにおける，経粘膜的な減感作療法[10]

食物アレルギーは，広くみられるアレルギー疾患であるが，特に幼児期によくみられる．多くの患者は成長に伴い食物アレルギーが起こらなくなる（寛容を獲得する）が，一部の患者は寛容を獲得しない．この寛容の発達は抗原によって異なる傾向があることが知られており，牛乳や鶏卵は寛容が成立しやすいが，ピーナッツアレルギー患者の多くは成人になってもアレルギーの状態が継続しやすい．また，一度寛容を獲得したピーナッツアレルギー患者も，ピーナッツの摂取頻度が低い場合は再びアレルギーになる場合もある[11]（10章e参照）．

現在の食物アレルギーの治療は，抗原回避と，偶発的に抗原を摂取した場合の適切な薬物治療が基本である．また，ヒト型抗IgE抗体の投与によってアレルゲンの反応閾値が上がることが示されている[12]．

抗原特異的な治療としては，減感作療法が考えられる．投与方法のうち，皮下注射は，全身的な副作用の強さから，適切ではないという結論がこれまでの知見から示されている[13-15]．

近年，その容易さと，経粘膜的な減感作療法による免疫寛容のメカニズム（制御性T細胞やT細胞のアナジーなど）が明らかになってきたことから，経口的な抗原投与による寛容獲得が，食物アレルギーの治療として注目されている．

経口投与による減感作療法（oral immunotherapy：OIT）

●標準的な方法

初めはごく少量の抗原（牛乳なら一日あたり水10 mLに4滴，など）を経口摂取し，毎日その量を漸増する．通常の食事における摂取量と同等の量（牛乳なら150 mL）まで増量し，維持量とする．プロトコルが，牛乳，卵白，魚，リンゴ，オレンジ，セロリ，ピーナッツなどについて報告されている[16, 17]．

●メカニズム

経口での免疫寛容獲得は，低用量の抗原刺激による制御性T細胞の誘導か，または高用量の抗原刺激によるT細胞のアナジーの誘導による可能性が考えられている．

●牛乳アレルギー

牛乳アレルギーについては，いくつかの非ランダム化比較試験が行われ，62～79 %の成功率で経口投与による免疫寛容が成立した[18-21]．副反応には蕁麻疹，血管浮腫，腹痛があり，おおよそ50 %の患者にみられたが，経口抗ヒスタミン薬で治療可能であった．しかし，15～20 %の患者は副反応の重さのため試験を中止した．

牛乳と鶏卵アレルギーに対する経口的な減感作療法について，重要な対照比較試験が報告されている[22]．この試験においては，25人の牛乳もしくは鶏卵アレルギーの小児に対して原因抗原を漸増して投与し，抗原除去食を摂取した対照群と比較した．抗原投与群においては，全例に何らかの副反応が認められたが，ほとんど（84 %）は1個の膨疹や，口腔内の瘙痒感，嘔気などの軽度な症状であった．治療効果は治療群の64 %に認められ（36 %が永続的で完全な寛容獲得，12 %が通常の摂取量に対して寛容獲得，16 %が部分的な効果を認めた），維持量の抗原の摂取に寛容となっており，また抗原特異的IgE値も有意に低下していた．しかし，興味深いことに，治療をしていない対照群でも35 %は抗原特異的IgEが低下し，免疫寛容を獲得しており，これは小児の成長に伴う寛容獲得の自然経過と考えられた．結論として，経口的な減感作療法は，永続的な免疫寛容を獲得させ，抗原摂取時の重篤なアレルギー反応を軽減させる可能性のある治療法ではあるが，免疫寛容獲得の自然経過を著しく変えるほどであるかどうかについては検討の余地があると考えられている．

2008年に報告された牛乳アレルギーに対する経口的減感作療法についてのランダム化比較試験も重要である[23]．この試験においては，30人の牛乳アレルギー患者に経口的脱感作療法を行い，30人の牛乳アレルギー患者は対照群として抗原除去食を摂取させた．治療群は10日間入院して最少量から牛乳の摂取を開始し，退院後摂取量を漸増していった．この試験では治療群の全員に何らかの副反応（ほとんどが軽微な蕁麻疹など）を認め，また4人に，エピネフリンの皮下注射を必要とする重篤な副反応が起きた．この試験においては対照群との差は明確であり，治療群は1年後，36 %が150 mL以上の牛乳を，54 %が5～150 mLの牛乳を摂取することが可能となったが，対照群はいずれも最少量の牛乳も摂取できないままであった．

別のランダム化二重盲検法の報告では[24]，牛乳アレルギーの20人の小児がランダムに二重盲検法で治療群と非治療群に振り分けられた．治療後，アレルギー反応を起こす閾値は有意に治療群で増加していた．牛乳特異的IgG（IgG4が主）は，治療群においてのみ上昇していた．また，牛乳特異的IgEは両群で変化はなかった（**表2**）．

●ピーナッツアレルギー

ピーナッツアレルギーに対する経口的減感作療法

表2 牛乳アレルギーに対する経口的減感作療法

	投与方法	人数	効果判定	結果	試験デザイン
Patriarca (1984)[18]	3～12か月投与	19（卵・魚・果物含む）	－	15人中14人で治療効果有	対照群を伴わない研究
Patriarca (1998)[19]	－	14（卵・魚・果物含む）	－	治療群全員が寛容獲得	非ランダム化比較試験
Patriarca (2003)[20]	3～12か月投与	59（卵・魚・果物含む）	食物負荷テスト 抗原特異的IgE	治療群の83％で寛容獲得 抗原特異的IgE 有意低下	非ランダム化比較試験
Morisset (2007)[21]	6か月後判定	60	プリックテスト 食物負荷テスト	膨疹サイズの有意低下 負荷テスト陽性率有意低下	ランダム化比較試験
Staden (2007)[22]	60日で250 mLまで漸増 平均21か月後判定	25 （鶏卵含む）	経口摂取量閾値 抗ミルクIgE値	治療群の64％で寛容獲得 両群で抗ミルクIgE低下	ランダム化比較試験
Longo (2008)[23]	10日入院150 mLまで漸増 1年後判定	60	牛乳摂取量閾値	治療群の90％で閾値上昇 有意な治療効果を認める	二重盲検ランダム化比較試験
Skripak (2008)[24]	0～8週500 mgまで漸増 3～4か月維持量連日	20	プリックテスト 抗ミルクIgE値	抗ミルクIgE有意差なし 抗ミルクIgG投与群が高値	二重盲検ランダム化比較試験

の報告はまれであるが，Burksが報告している[25]．24か月の治療を行った20人のピーナッツアレルギーの患者において，90％の患者が治療後抗原負荷に寛容になっており，治療効果があるとされている．

●経口的減感作療法の問題点

経口的減感作療法を日常診療で行うには，現時点ではさまざまな限界がある．経口的減感作療法の効果と，成長に伴う自然経過としての免疫寛容獲得との区別をつけることが困難であり，特に牛乳や鶏卵のアレルギーについての臨床試験の評価を難しくしている．アレルギー反応が強すぎて維持量を摂取することが困難な患者が一定数存在することも，治療の限界となる．

減感作療法は，重篤な副作用がなく，自宅で治療を行える点や簡便性から，魅力的な選択肢ではあるが，確実性のある治療法として確立されるためには，より多くのランダム化比較試験と，メカニズムの解明が必要となると思われる．

舌下投与による減感作療法（sublingual immunotherapy：SLIT）

食物アレルギーの減感作療法として，抗原を舌下投与（嚥下しないで舌下で数分置く）する方法も考案されている．舌下投与すると，全身的に吸収されることがなく，嚥下する場合と比較して安全性が高いことが利点である．

ヘーゼルナッツアレルギーに対して，抗原を舌下投与して減感作を行う試験が二重盲検法で行われ，報告されている[26]．ヘーゼルナッツアレルギーの成人を12人治療し，11人は対照として試験した．副反応は，口腔の蕁麻疹が7.4％，全身的な副反応は0.2％に認められるのみであった．治療効果は，摂取可能なヘーゼルナッツの量は有意に治療群で増加していた．ヘーゼルナッツ特異的IgEの高さは両者で差を認めなかったが，ヘーゼルナッツ特異的IgG4とIL-10が治療群で高値であることが示されている．

牛乳アレルギーに対して，舌下投与による減感作療法が小規模で行われ，報告されている[27]．6か月の治療によって摂取できる牛乳の量は増加し，免疫寛容を獲得したとされている．

舌下投与は安全性の面で利点が大きいが，経口と舌下の減感作療法を比較した試験はまだ報告がなく，有効性についての比較は今後解明されるべき点である．

結論

現時点では，経口的であっても，舌下投与であっても，減感作療法が，食物アレルギー患者のうちどの患者に特に有効であるかどうかを知る方法が明らかではない．また，減感作療法が有効であるメカニズムについても，十分解明されているとはいいがたい．したがって，現時点では，積極的に日常的な診療で減感作療法を行うまでには至っていない．

現時点で，食物アレルギーに対して，経口的減感作療法を行う適応として考えられるのは，① 原因となる食物が摂取できず，かつその食物が栄養学的に問題が生じるほど重要である場合，② 原因となる食物を回避することが，非常に困難な食物である場合，③ 食物アレルギーの症状が重篤でかつ持続的である場合，が考えられる[17]．

上気道アレルギー性疾患における，経粘膜的な減感作療法

アレルギー性鼻炎に対する舌下投与による減感作療法

アレルギー性鼻炎（10 章 f 参照）に対する免疫療法として現在行われている経皮的減感作療法は，アレルギー病態を改善させることが可能であり，その臨床的意義は確立されている．抗原回避や薬物治療で効果が乏しい，中等度から重度のアレルギー性鼻炎の患者に対しては，経皮的減感作療法は推奨されている．ただ，アナフィラキシーなどの副反応が発生すること，注射投与のため長期間の通院が必要であることなどの理由により，限られた施設でしか実施されていない．そこで，経鼻あるいは舌下投与による減感作療法の研究が進められている．

経鼻投与による減感作療法は，すでに花粉症患者を対象とした二重盲検試験が行われ，症状の有意な改善が得られている[28-30]．しかし，経鼻投与による治療は，抗原によってはかえって鼻炎が誘発されることや，投与方法が難しいなどの欠点も指摘されている．

現在，経鼻よりも簡便な舌下投与による減感作療法に関する臨床研究が進められている．舌下投与では，抗原は一時的に保持された後，嚥下されるのが一般的である．使用される抗原の量は，皮下注射する量よりも 5〜100 倍多い．この方法の利点は，安全性と，患者の簡便性である．舌下投与は，全身的な副反応・局所的な副反応とも頻度が低いことが知られている[31]ため，患者が自宅で施行することができる．

舌下投与による減感作療法は，イネ科やシラカバ花粉，ダニなどさまざまなアレルゲンを用いた二重盲検試験が行われ，アレルギー性鼻炎のみならず喘息に対しても優れた成績が報告されている．

たとえば，79 人のカバノキ花粉単独のアレルギー性鼻炎と気管支喘息患者に対して，ランダム化比較試験が行われた[32]．患者を 2 群に分け，一方は薬物療法のみ，他方は薬物療法と抗原の舌下投与を行い，3 年間治療した後両群を比較した．症状とメサコリン感受性は，カバノキ花粉 1 シーズン目に有意に改善し，薬物使用や呼吸機能検査，鼻汁中の好酸球数は 2 シーズン目に改善した．また，皮下注射と舌下投与による減感作療法を比較するために，シラカバ花粉アレルギー患者を用いてランダム化二重盲検法による比較試験が行われた[33]．両者の減感作療法ともプラセボに比較して有効性が証明され，症状の重症度スコアは皮下注射ではプラセボの 1/3，舌下投与ではプラセボの 1/2 に軽減された．両減感作療法間には統計学的な有意差はなかった．また副反応は舌下投与のほうが少ないという結果が示された（**表 3**）．

免疫寛容が誘導されるメカニズムについては明らかになっていない部分も多いため，今後，新たな免疫療法を確立するためにも，上気道粘膜免疫の誘導機序やその制御機構に関する基礎的研究のさらなる展開が望まれる．

用量や，投与頻度，具体的な施行方法が標準化されていない点は大きな問題である．舌下投与による減感作療法は，ヨーロッパのいくつかの国では採用されているが，米国において食品医薬品局（Food Drug Administration：FDA）は商業用製品としてこの療法を認めていない．

気管支喘息に対する舌下投与による減感作療法

気管支喘息における減感作療法は，経皮的投与が

表3　花粉アレルギーに対する舌下投与による減感作療法

	方法	人数	結果	試験デザイン
Marogna (2005)[32]	毎朝空腹時舌下投与 50日間は漸増し以後維持量とし，花粉飛散の4シーズン連続投与する	カバノキ花粉アレルギー患者 79人を2群に分ける 39人（舌下投与） 40人（偽薬）	臨床症状とメサコリン感受性は1シーズン目に有意に改善 薬物使用・呼吸機能・鼻汁中の好酸球数は2シーズン目に有意に改善	ランダム化比較試験
Khinchi (2004)[33]	皮下：毎週12週，以後毎月投与し2年間加療 舌下：2日に1回投与し2年間治療	シラカバ花粉アレルギー患者 71人を3群に分ける 23人（皮下偽薬・舌下実薬） 24人（皮下実薬・舌下偽薬） 24人（両者とも偽薬）	症状重症度スコアは皮下で偽薬の1/3，舌下で偽薬の1/2に改善 両減感作療法間には有意差なし	二重盲検ランダム化比較試験

最も確立された標準的投与法である．投与方法としては，極少量から開始して漸増し，維持量に達した後も長期にわたって皮下注射することが一般的である．抗原曝露と喘息症状の関連が明確であり，また効果的な抗原回避が困難であり，薬物治療単独でのコントロールが困難な場合には，適切な治療の選択肢といえる．ただ，重症で症状が変化しやすく，全身的な副反応が起きた場合は気管支の収縮が重篤になり，減感作療法によるメリットを凌駕すると判断されるときは避けるべきである．

経皮的投与による減感作療法は，2007年の米国の喘息ガイドライン（National Asthma Education and Prevention Program：NAEPP）において，薬物治療を補助する方法として追加されている．

一般的に気管支喘息のコントロールにおいて，舌下投与は経皮的投与よりも有効性が低いとされている．ただ，副反応のリスクが低く，患者自身が投与できることから，簡便であるとも考えられている．経皮的と舌下投与による減感作療法を比較した報告によると，両者とも効果があるという報告もあるが[34, 35]，舌下投与は用量の幅が大きく，またランダム化比較試験の1/3で効果がないという結果に終わっていることが報告されている[36]．また，長期的な免疫寛容の変化や作用機序も明らかではないため，現時点では強く推奨できる治療法とはいいがたい．

おわりに

経粘膜的投与による減感作療法は，経皮的投与と比較して歴史が浅いため，集積された知見はまだ少ない．しかし，手法が簡便なために患者自身による投与が可能であり，全身的副作用が軽微であることから，潜在的需要は大きいと思われる．研究成果が蓄積され，将来的に日常診療に応用されることが期待される．

（住友秀次，山本一彦）

引用文献

1. Akdis CA, Barlan IB, Bahceciler N, et al. Immunological mechanisms of sublingual immunotherapy. Allergy 2006; 61 Suppl 81: 11-14.
2. Frew AJ. Allergen immunotherapy. J Allergy Clin Immunol 2010; 125: S306-313.
3. Jutel M, Akdis M, Budak F, et al. IL-10 and TGF-beta cooperate in the regulatory T cell response to mucosal allergens in normal immunity and specific immunotherapy. Eur J Immunol 2003; 33: 1205-1214.
4. Bahceciler NN, Arikan C, Taylor A, et al. Impact of sublingual immunotherapy on specific antibody levels in asthmatic children allergic to house dust mites. Int Arch Allergy Immunol 2005; 136: 287-294.
5. Taylor A, Verhagen J, Akdis CA, et al. T regulatory cells in allergy and health: a question of allergen specificity and balance. Int Arch Allergy Immunol 2004; 135: 73-82.
6. Moingeon P, Batard T, Fadel R, et al. Immune mechanisms of allergen-specific sublingual immunotherapy. Allergy 2006; 61: 151-165.
7. Akdis CA, Blesken T, Akdis M, et al. Role of interleukin 10 in specific immunotherapy. J Clin Invest 1998; 102: 98-106.
8. Sonoda E, Matsumoto R, Hitoshi Y, et al. Transforming growth factor beta induces IgA production and acts additively with interleukin 5 for IgA production. J Exp Med 1989; 170: 1415-1420.

9. Winkler B, Hufnagl K, Spittler A, et al. The role of Foxp3+ T cells in long-term efficacy of prophylactic and therapeutic mucosal tolerance induction in mice. Allergy 2006; 61: 173-180.
10. Skripak JM, Sampson HA. Towards a cure for food allergy. Curr Opin Immunol 2008; 20: 690-696.
11. Fleischer DM, Conover-Walker MK, Christie L, et al. Peanut allergy: recurrence and its management. J Allergy Clin Immunol 2004; 114: 1195-1201.
12. Leung DY, Sampson HA, Yunginger JW, et al. Effect of anti-IgE therapy in patients with peanut allergy. N Engl J Med 2003; 348: 986-993.
13. Oppenheimer JJ, Nelson HS, Bock SA, et al. Treatment of peanut allergy with rush immunotherapy. J Allergy Clin Immunol 1992; 90: 256-262.
14. Sampson HA. Food allergy and the role of immunotherapy. J Allergy Clin Immunol 1992; 90: 151-152.
15. Nelson HS, Lahr J, Rule R, et al. Treatment of anaphylactic sensitivity to peanuts by immunotherapy with injections of aqueous peanut extract. J Allergy Clin Immunol 1997; 99: 744-751.
16. Rolinck-Werninghaus C, Staden U, Mehl A, et al. Specific oral tolerance induction with food in children: transient or persistent effect on food allergy? Allergy 2005; 60: 1320-1322.
17. Niggemann B, Staden U, Rolinck-Werninghaus C, et al. Specific oral tolerance induction in food allergy. Allergy 2006; 61: 808-811.
18. Patriarca C, Romano A, Venuti A, et al. Oral specific hyposensitization in the management of patients allergic to food. Allergol Immunopathol (Madr) 1984; 12: 275-281.
19. Patriarca G, Schiavino D, Nucera E, et al. Food allergy in children: results of a standardized protocol for oral desensitization. Hepatogastroenterology 1998; 45: 52-58.
20. Patriarca G, Nucera E, Roncallo C, et al. Oral desensitizing treatment in food allergy: clinical and immunological results. Aliment Pharmacol Ther 2003; 17: 459-465.
21. Morisset M, Moneret-Vautrin DA, Guenard L, et al. Oral desensitization in children with milk and egg allergies obtains recovery in a significant proportion of cases. A randomized study in 60 children with cow's milk allergy and 90 children with egg allergy. Eur Ann Allergy Clin Immunol 2007; 39: 12-19.
22. Staden U, Rolinck-Werninghaus C, Brewe F, et al. Specific oral tolerance induction in food allergy in children: efficacy and clinical patterns of reaction. Allergy 2007; 62: 1261-1269.
23. Longo G, Barbi E, Berti I, et al. Specific oral tolerance induction in children with very severe cow's milk-induced reactions. J Allergy Clin Immunol 2008; 121: 343-347.
24. Skripak JM, Nash SD, Rowley H, et al. A randomized, double-blind, placebo-controlled study of milk oral immunotherapy for cow's milk allergy. J Allergy Clin Immunol 2008; 122: 1154-1160.
25. Burks AW, Laubach S, Jones SM. Oral tolerance, food allergy, and immunotherapy: implications for future treatment. J Allergy Clin Immunol 2008; 121: 1344-1350.
26. Enrique E, Pineda F, Malek T, et al. Sublingual immunotherapy for hazelnut food allergy: a randomized, double-blind, placebo-controlled study with a standardized hazelnut extract. J Allergy Clin Immunol 2005; 116: 1073-1079.
27. de Boissieu D, Dupont C. Sublingual immunotherapy for cow's milk protein allergy: a preliminary report. Allergy 2006; 61: 1238-1239.
28. Andri L, Senna GE, Betteli C, et al. Local nasal immunotherapy in allergic rhinitis to Parietaria. A double-blind controlled study. Allergy 1992; 47: 318-323.
29. D'Amato G, Lobefalo G, Liccardi G, et al. A double-blind, placebo-controlled trial of local nasal immunotherapy in allergic rhinitis to Parietaria pollen. Clin Exp Allergy 1995; 25: 141-148.
30. Andri L, Senna G, Betteli C, et al. Local nasal immunotherapy with extract in powder form is effective and safe in grass pollen rhinitis: a double-blind study. J Allergy Clin Immunol 1996; 97: 34-41.
31. Rodriguez-Perez N, Ambriz-Moreno Mde J, Canonica GW, et al. Frequency of acute systemic reactions in patients with allergic rhinitis and asthma treated with sublingual immunotherapy. Ann Allergy Asthma Immunol 2008; 101: 304-310.
32. Marogna M, Spadolini I, Massolo A, et al. Clinical, functional, and immunologic effects of sublingual immunotherapy in birch pollinosis: a 3-year randomized controlled study. J Allergy Clin Immunol 2005; 115: 1184-1188.
33. Khinchi MS, Poulsen LK, Carat F, et al. Clinical efficacy of sublingual and subcutaneous birch pollen allergen-specific immunotherapy: a randomized, placebo-controlled, double-blind, double-dummy study. Allergy 2004; 59: 45-53.
34. Hedlin G, Svedmyr J, Ryden AC. Systemic effects of a short course of betamethasone compared with high-dose inhaled budesonide in early childhood asthma. Acta Paediatr 1999; 88: 48-51.
35. Mungan D, Misirligil Z, Gurbuz L. Comparison of the efficacy of subcutaneous and sublingual immunotherapy in mite-sensitive patients with rhinitis and asthma —a placebo controlled study. Ann Allergy Asthma Immunol 1999; 82: 485-490.
36. Cox LS, Larenas Linnemann D, Nolte H, et al. Sublingual immunotherapy: a comprehensive review. J Allergy Clin Immunol 2006; 117: 1021-1035.

g 粘膜炎症の人為的制御

はじめに

腸管粘膜における免疫細胞の異常な活性化や抑制機能異常はCrohn病や潰瘍性大腸炎などの炎症性腸疾患にみられる粘膜での慢性的炎症を惹起し，組織障害を引き起こす[1, 2]．炎症性腸疾患でみられる異常に活性化したリンパ球の腸管への集積は，その病態形成において重要な役割を果たしていると考えられる（10章b, c参照）．活性化リンパ球の一部のサブセットはその表面に発現する腸管ホーミング受容体として知られる$\alpha_4\beta_7$インテグリンと腸管粘膜組織血管内皮細胞に特異的に発現するMAd-CAM-1を中心とした細胞接着分子とCCR9：CCL25などのケモカインとその受容体からの活性化刺激に誘導されて腸管粘膜組織炎症部位に集積すると考えられる．したがってこれらの接着分子とケモカイン受容体は炎症性腸疾患の治療標的と考えられ，特異的抗体や低分子阻害薬により炎症の抑制が前臨床および臨床治験において数多く試みられてきた．

なかでも特記すべきはインテグリンに対する阻害抗体（natalizumab〈Tysabri®〉）の臨床応用の顚末である[3, 4]．α_4インテグリンサブユニットに対するヒト型抗体は腸管ホーミング受容体$\alpha_4\beta_7$インテグリンとともに中枢神経系の炎症部位へのリンパ球集積に関与する$\alpha_4\beta_1$インテグリンをも阻害する．この抗体は臨床治験でCrohn病と中枢神経における慢性炎症を主徴とする多発性硬化症において治療効果が認められ，米国食品医薬品局により正式に治療薬としての認可を受けた．しかしながら，ごく少数ではあるがこの抗体で治療を受けたCrohn病患者と多発性硬化症患者の双方において，過剰な免疫抑制が契機となり不顕性のJCウイルスの活性化を引き起こし重篤な脳炎様症状を示す進行性多巣性白質脳症（progressive multifocal leukoencephalopathy：PML）を発症し，数名の患者の命が奪われた（12章e参照）．これは$\alpha_4\beta_1$インテグリンを発現する記憶リンパ球がJCウイルスに対する免疫を維持するために必須の役割を果たしているためであると考えられる．

この例が示すように炎症性腸疾患を含む自己免疫・炎症性疾患において免疫細胞の機能を人為的に操作し，最適化するためには細心の注意が必要である．この問題に対する実際的なアプローチの一つが，数多くの治療標的候補分子を操作（多くの場合は阻害）した際の生体への影響を網羅的に試験し，迅速に治療標的候補分子の妥当性を前臨床で検討することである[5]．このアプローチを可能にし，必要ならばそのままストレートに臨床治験にまで適応できるような新しいテクノロジーが望まれている．

本項ではその可能性の一つとして，スモールRNAを用いたRNA干渉（RNA interference）の治療や治療薬開発への応用について解説する．

RNA干渉とは

RNA干渉とはsmall interfering RNA（siRNA）やmicroRNA（miRNA）などのスモールRNAによりガイドされる塩基配列特異的な遺伝子サイレン

シングのメカニズムであり，種を超えて幅広く保存されている[6-8]．

RNA干渉は1998年に最初に線虫で発見され，2006年にはCraig C. MelloとAndrew Z. Fireが本発見についてノーベル賞を受賞している．そして発見からわずか10年あまりのあいだにスモールRNAという新しい細胞機能制御分子群の登場は，蛋白を中心とした細胞機能制御の理解を根本から変えてきた．RNA干渉は人為的に培養細胞の遺伝子発現を操作する非常に便利な研究手法として，生物学・基礎医学研究に幅広く用いられている．そして，現在では治療標的候補の動物モデルでの妥当性を迅速に試験する有用なテクノロジープラットフォームとしての可能性だけでなく，まったく新しいタイプの治療薬としての可能性が複数の臨床治験において真剣に検討される段階にまで至っている[9]．

RNA干渉の治療応用は一般には遺伝子治療に分類されるが，siRNAに代表される合成スモールRNAを用いたアプローチでは，従来遺伝子治療で使われてきたウイルスベクターを使用する必要がないため，ウイルス感染というプロセスに付随した種々のリスクと安全性の問題の多くを回避することができると考えられる．したがって合成siRNAは，まったく新しいメカニズムを持った核酸からなる阻害剤”としての性格が強いと考えられる．

人為的に遺伝子発現を操作するためには外因性（合成）siRNAを細胞質内に投与し，内因性のRNA干渉を意図的に利用するわけであるが，まずウイルス感染やトランスポゾンに対する古くから存在し，生体防御機序を担ってきたと考えられる内因性のRNA干渉を解説する[6,7]（図1）．

スモールRNAの代表の一つである内因性のsiRNAは，RNAase IIIであるDicerにより前駆体より切り出される21～23塩基の二本鎖RNAのフラグメントであり，3′末端に2塩基のオーバーハングを持つことを構造上の特徴とする．siRNAは細胞質内でRNAase複合体であるRISC（RNA-induced silencing complex）に取り込まれ，siRNA-RISC複合体を形成する（図1）．パッセンジャーストランドと呼ばれるセンスRNA一本鎖が乖離した後，残りのアンチセンスに相当するガイドストランドが塩基配列の相補的なmessenger RNA（mRNA）を認識し，siRNA-RISC複合体を標的へと導く．標的mRNAに結合したsiRNA-RISC複合体はRNAase活性によりmRNAを切断し，標的遺伝子の発現を阻害する（図1a）．一見従来のアンチセンスと同様のメカニズムのようにみえるが，アンチセンスは反応1回にしか使用されないが，siRNA-RISC複合体はmRNA切断後も何サイクルも再利用され，そのサイクルごとに標的mRNAを次々に切断していくので，従来のアンチセンスに比べ，はるかに効率よく標的の発現を抑制できる．

このような内因性のsiRNAによるRNA干渉活性化の経路は任意の配列を持った合成siRNA，またはDicer基質と呼ばれるsiRNA前駆体として機能する少し長めの二本鎖RNAなどを外部から細胞質内に導入することによっても活性化される．したがって，合成siRNAの塩基配列を適切に選ぶことにより，原理的には任意の標的遺伝子の発現を人為的に抑制することができる．

miRNA経路については後述（オフターゲット効果を参照）．

新規の機序をもつ阻害剤としてのsiRNA

siRNAは内因性のRNA干渉経路を効率的に再利用するという原理により，従来のアンチセンスと比べて標的遺伝子抑制効果が非常に強いということと，ウイルスベクターを使用しないため，従来の遺伝子治療と比較して上述のようにウイルスベクターに関連した危険性や毒性の問題を回避できるという大きな利点がある[6,8]．さらにmRNAレベルで標的を阻害するということに由来する新しい機序を持つため，従来の阻害剤に比べ以下のような優れた点を持つ[9]．

治療標的分子の選択肢の拡張

従来の阻害剤である抗体や低分子化合物などでは，リガンド結合部位を欠く分子や，三次元構造がほかの分子と非常に似通った分子などは，それらの

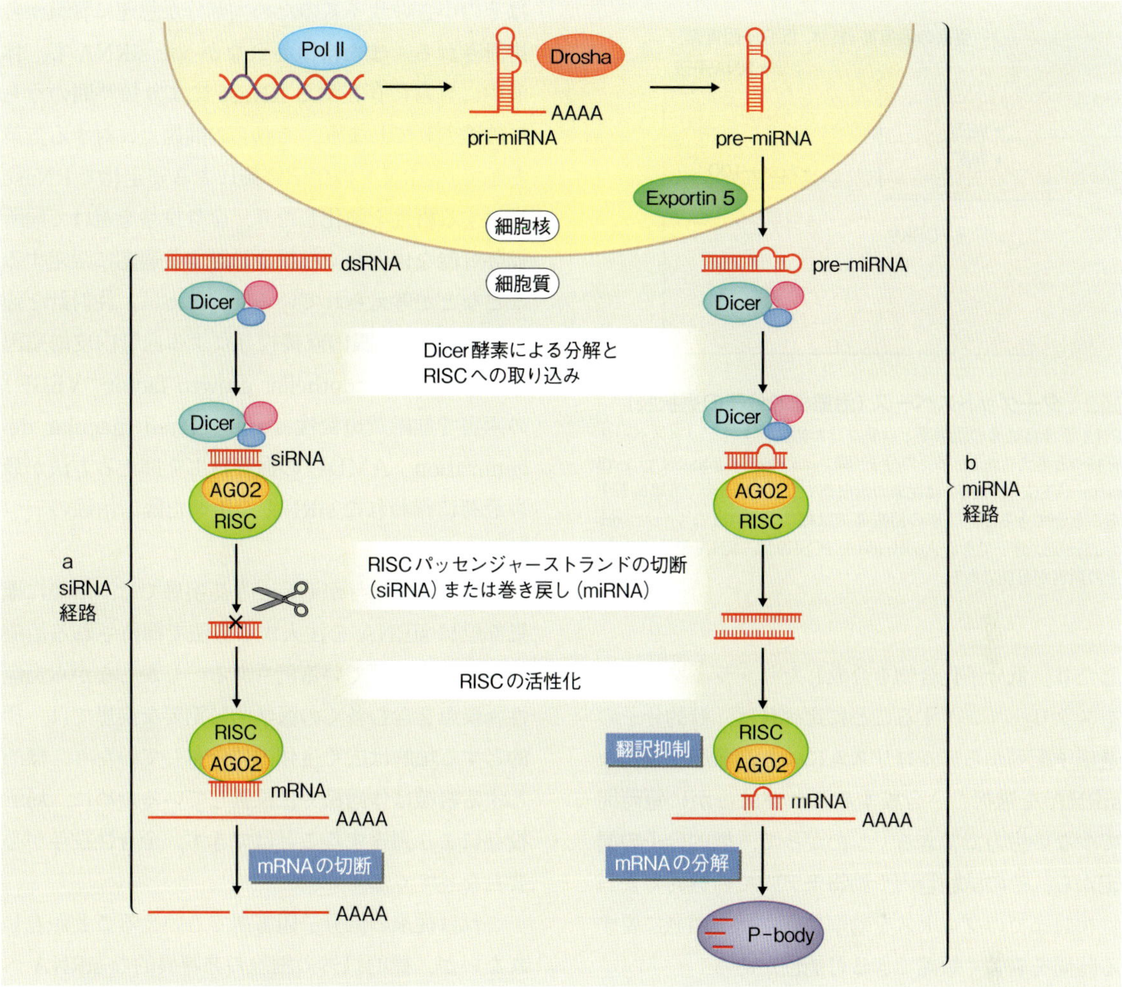

図1　哺乳類の細胞におけるRNA干渉の機序
siRNA経路(a)とmiRNA経路(b)ともにRISC複合体に組み込まれたスモールRNAが中心的役割を果たすが，siRNA経路ではmRNAの蛋白・コーディング領域の完全に一致する塩基配列に結合し切断するが，miRNA経路ではmRNA 3′-UTR(非蛋白・コーディング領域)の不完全に一致する塩基配列に結合し，蛋白翻訳を抑制する．
(de Fougerolles, et al. 2007[6]より)

機能を特異的に阻害することは困難であり，治療標的にすることが不可能“undruggable”であると考えられてきた．しかしsiRNAによる標的mRNAを治療標的とする場合には，標的遺伝子の塩基配列さえわかれば原理的にはその遺伝子発現を抑制することができるため，従来のアプローチでは“undruggable”とみなされていた分子も治療標的にできるはずである(図2)．たとえば脂質異常症(高脂血症)に関連する分子であるApoB-100やPCSK9は特異的阻害剤を開発することができず，製薬業界ではundruggableであると考えられていた．しかし，siRNAを用いたアプローチにより，ApoB-100またはPCSK9の肝細胞内での遺伝子発現を特異的に抑制することにより，脂質異常症を改善することがマウスを用いた前臨床試験で示された．このようにターゲットスペース（target space：治療標的分子の選択肢）の著しく拡大する能力が，siRNAが新しいタイプの阻害剤として注目されている最大の理由の一つである，

迅速な阻害剤の作製

治療標的候補の機能を阻害するために抗体を作製

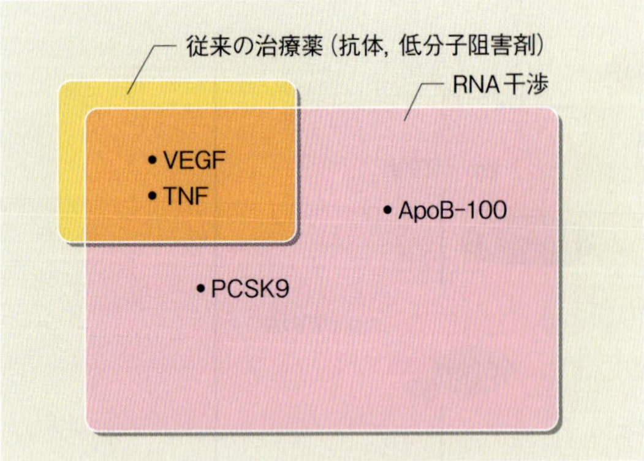

図2　ターゲットスペース（治療標的分子の選択肢）
RNA干渉は従来の治療薬とは異なった幅広いターゲットスペースを持つと考えられる．多くの分子（例：vascular endothelial growth factor〈VEGF〉，TNF）は従来の治療薬でもRNA干渉でも標的とすることができるが，従来の治療薬では標的となりえなかった（un-druggable）分子であるApoB-100やPCSK9は，RNA干渉でのみ，その阻害が可能である．

したり，低分子化合物を合成したり，ライブラリーをスクリーニングすることに比べれば，標的分子の遺伝子配列からアルゴリズムにより高頻度で適切なsiRNAを選択し，合成することがはるかに短時間で少ない労力でできる．したがって，標的分子の同定から，その試験管内や動物モデルでの標的の妥当性検討までのプロセスを効率化し，新薬開発に要する時間を著しく短縮できる可能性がある．

siRNAの臨床応用における問題点

このようにsiRNAは新規の機序を持つ有望な阻害剤として大きな可能性を持っているが，その潜在的能力を臨床応用に生かすためには次の2つの大きな問題を解決しなくてはならない[6, 8]．

デリバリー

ヒトを含めた動物細胞が細胞外に投与されたsiRNAを取り込む効率は著しく低く，細胞膜を越えて内因性のRNA干渉経路のある細胞質にsiRNAを有効に導入するためには，トランスフェクション試薬など細胞膜というバリアーを通過するための何らかの補助担体を必要とする．また全身性投与の場合には，たとえば静脈内に投与された裸のsiRNAはその小さいサイズのため大部分が急速に腎臓から排泄される．また排泄されなかったsiRNAも，体液中に豊富に存在するRNaseにより短時間のうちに破壊されてしまう．これらの問題点に対する方策として，siRNAの化学修飾による安定化でRNaseに対する耐性を強化したり，全身投与を避けて局所投与可能な体表面や粘膜面に対する適応に限定することなどが考えられている．たとえば，注射針を通したsiRNAの眼内直接投与による血管内皮増殖因子（vascular endothelial growth factor：VEGF）の阻害で加齢黄斑変性（age-related macular degeneration：AMD）の血管新生を抑える方法が最も最初に行われたsiRNAを用いた臨床治験の一つであった．

確かに局所投与が適応となる疾患では，単純に罹患部位にsiRNAを注入する方法で期待される治療効果を一見あげている例もある．しかしながら炎症性腸疾患を含む多くの医学的に重要な疾患では，標的とする細胞は広く生体内に分布していたり，標的とする組織は体内深くに位置しているために，局所投与により到達することはできず，全身性投与が必要となってくる．

これは従来の低分子阻害剤でもいえることかもしれないが，標的以外の細胞の非特異的なsiRNAへの曝露はできるだけ避けねばならない．特にsiRNAのように核酸ベースの薬剤分子は，意図しない免疫細胞の活性化の可能性が従来の低分子化合物に比べて高いかもしれない．また，以下に述べるオフターゲット効果が治療上の副作用につながる可能性が高いため，siRNAの阻害剤としての治療効果を最大限に引き出すには，全身性投与を可能にし，さらに標的細胞特異的なデリバリーが最大でかつ緊急の課題である．

オフターゲット効果

miRNAはスモールRNAのもうひとつの代表でありゲノムのイントロンなどからpri-miRNAとして転写され，核内でDroshaにより切断されpre-miRNAとなる．pre-miRNAはその後細胞質に移行し，Dicerによるプロセシングを受けsiRNA経路に合流する（図1b）．siRNA が通常は唯一の特異的な標的 mRNA のコーディング領域のない完全に相補的な塩基配列を認識するのに比べ，miRNA は多くの場合は対応する数多く（100 以上）の mRNA の 3′-UTR に存在する一部相補的な塩基配列（不完全な相補性）を認識し，翻訳もしくは転写レベルで標的遺伝子の発現を抑制する．したがって，合成 siRNA の塩基配列が，部分的相補性により本来意図しない miRNA 経路を活性化し，標的以外（オフターゲット）の数多くの遺伝子の発現を抑制することがありえる[7]（図3）．

siRNA が塩基配列特異的，または非特異的に Toll-like receptor（TLR）3, 7, 8 などを活性化することにより，インターフェロン応答やほかの免疫反応を惹起する可能性がある．インターフェロン応答は siRNA 経路や miRNA 経路とはまったく関係なく非特異的にグローバルな遺伝子発現抑制を誘導し，また TLR からのシグナルは，本来の意図した内因性の RNA 干渉経路とはまったく異なる反応を活性化する可能性がある[7]．これにより時として，本来意図した RNA 干渉経路は活性化されていないにもかかわらず，まったく別のシグナルを介して意図していた治療効果と同様の効果が RNA 干渉非依存性にたまたま現れてしまう場合もあり得る．たとえば，最近の報告では加齢黄斑変性臨床治験に使用されている血管内皮増殖因子-siRNA は，血管内皮細胞内に取り込まれることもなく，本来意図した血管内皮増殖因子や血管内皮成長因子受容体特異的な RNA 干渉を誘導してもいないが，細胞表面で TLR3 を塩基配列非特異的に活性化することにより RNA 干渉経路非依存性にたまたま意図したものと同じ効果（血管内皮増殖因子や血管内皮成長因子受容体発現の抑制と，血管新生の阻害）を発揮している可能性が報告された[10]．

インターフェロン応答などオフターゲット効果のいくつかは 2′-*O*-methyl 部位の siRNA の化学修飾などである程度まで軽減できると考えられる．またオフターゲット効果は通常 siRNA 容量依存性にその頻度が増加すると考えられるので，標的細胞特異的な効率の高いデリバリーテクノロジーは，結果的に生体内での siRNA 分（体内分布と薬物動態）を改善し，オフターゲット効果軽減にも役立つと考えられる[7]．

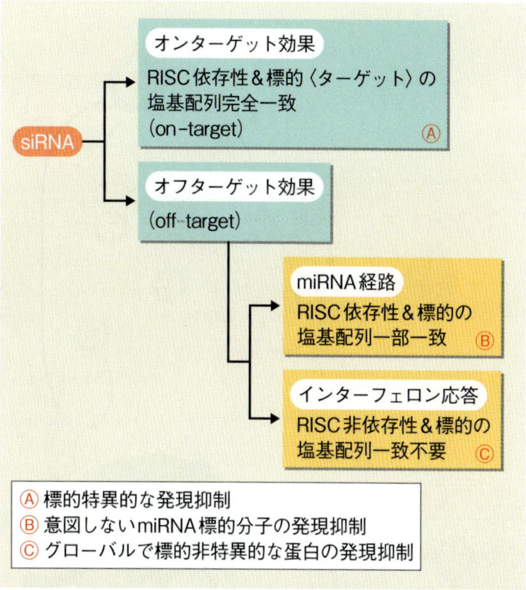

図3　siRNA のオンターゲット効果とオフターゲット効果

炎症性腸疾患モデルにおける siRNA による治療の試み

局所投与：経粘膜投与（図4）

炎症性腸疾患に対する siRNA による治療アプローチの概念の妥当性（proof of principle）を示すために siRNA の経直腸投与が試みられている．TNF-α に対する siRNA を試験管内での遺伝子導入に使用されている塩基性リピッドベースのトランスフェクション試薬（リポフェクタミン）で調製し，マウス腸炎モデルに経直腸投与した場合には腸管粘膜での TNF-α 発現の減少を誘導することができた[11]．また，特定の分子の腸炎発症における機能を解析する目的で細胞融合能を高めたリポソームを用いた siRNA の経直腸投与においても腸管粘膜局所での標的遺伝子の発現抑制が示されている[12]．このように粘膜面においては塩基性リピッドベースのトランスフェクション試薬で調製した siRNA に

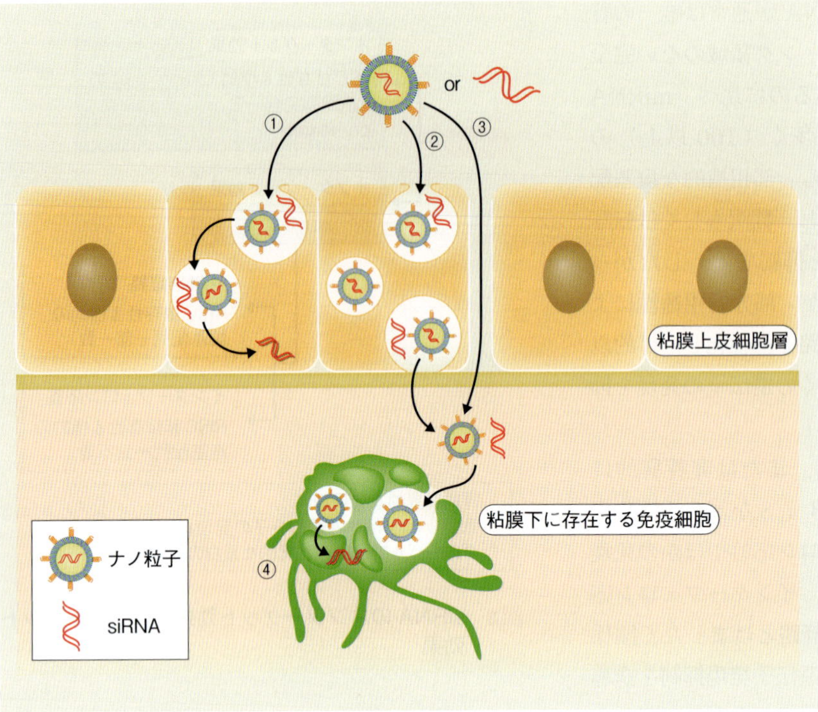

図4 経粘膜投与によるsiRNAデリバリーのメカニズムのモデル

経粘膜投与されたsiRNAやナノ粒子が，粘膜上皮や粘膜下に存在する免疫細胞に取り込まれRNA干渉を誘導するメカニズムはよくわかっていない．可能性としては①肺胞上皮はsiRNAを積極的に取り込み，肺胞上皮細胞内でRNA干渉誘導を起こすことができると考えられている．②肺胞上皮がトランスサイトーシスして取り込んだsiRNAやナノ粒子複合体を粘膜下に放出する（アクティブ・トランスポート）可能性は低いながらも，あり得る．③正電荷を持つナノ粒子や，ポリマー複合体をsiRNAデリバリーに用いた場合は，上皮細胞膜の透過性亢進だけでなく，上皮細胞間の結合をゆるくすることにより，siRNAやsiRNA複合体が受動拡散により，粘膜下に到達すると考えられる．そこで免疫細胞などに取り込まれRNA干渉を誘導する可能性がある（④）．

より標的遺伝子の発現抑制を誘導することができる．また，腟粘膜にトランスフェクション試薬と混合した単純ヘルペスウイルスまたは単純ヘルペスウイルス侵入受容体に対するsiRNAを局所投与することにより，ウイルス感染の抑制が報告されている[13]．上気道にRSウイルスに対するsiRNAをそのまま注入することにより抗ウイルス効果が報告されている[14]．

かつて接着分子ICAM-1に対するアンチセンスを浣腸で患者に投与することが臨床治験で試みられた経緯から[15]，siRNAの注腸投与は投与法自体に付随するリスクはそれほど大きくなく，制御できる範囲内であると考えられる．また，TNF-αは活性化単球からだけでなく，炎症部位の腸管上皮からも分泌されると考えられるので，腸管腔内からのアクセスを可能にする経直腸による粘膜面への直接局所投与には妥当性がある程度あると考えられる．しかしながら，経直腸による投与ではヒトではせいぜい下行結腸までであり，腸管全体に広く炎症が分散する実際の炎症性腸炎では，すべての病巣と標的細胞に到達することは難しい．

上気道ウイルス感染症など粘膜面における病原体制御を目的としたウイルス構成分子や宿主の侵入受容体に対するsiRNAを局所投与する場合には，観察された抗感染症効果がどの程度意図した特異的RNA干渉によるものであるのか，どの程度オフターゲット効果の関与の可能性があるのかについて慎重な検討が必要である．具体的には，オフターゲット効果によるインターフェロン応答自体がRNA干渉とはまったく関係なくウイルス感染を抑制する偽陽性な治療効果が観察される可能性がある反面，リポフェクタミンなどのトランスフェクション試薬自体に細胞膜透過性亢進作用があるため，ウイルスの細胞侵入を促進する効果のため治療効果が偽陰性になる可能性もある．

全身性投与

炎症性腸疾患を含む多くの炎症性疾患では，標的となる機能異常を示す病的免疫細胞は体内に深く広く分布しており，局所投与ではアクセスできずデリバリーキャリアを用いたsiRNAの全身性投与が必要となる．これは癌や代謝性疾患など多くの医学的

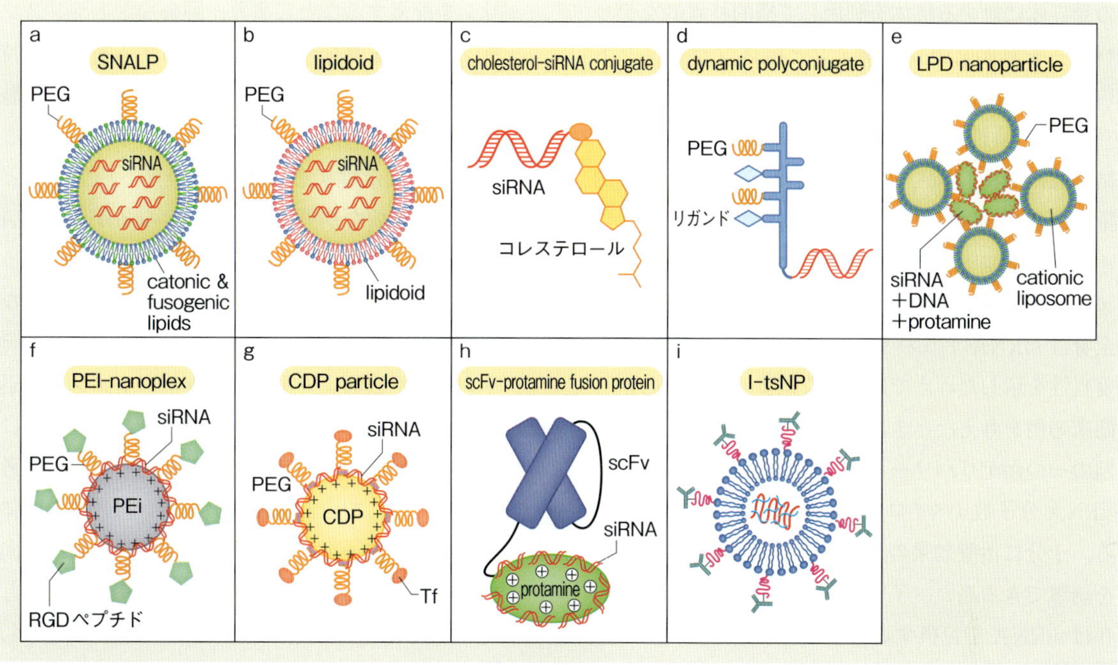

図5　全身性投与におけるsiRNAのデリバリーテクノロジー

a. 安定化核酸脂質粒子（stable nucleic acid-lipid particles：SNALP）：塩基性脂質を含むリポソーム内にsiRNAを封入し，表面にはポリエチレングリコール（PEG）を配置し，生体内での循環時間の延長を可能にしている．受動的に肝臓に集積し，高脂血症や肝臓癌の治療に適している．

b. 人工脂質粒子（lipidoid-based liposome）：SNALPに人工の塩基性脂質lipidoidを組み込み，細胞へのsiRNA取り込みを上昇させる取り組みもなされている．

c. コレステロール結合siRNA（cholesterol-siRNA conjugate）：循環血中ではリポ・プロテイン粒子の一部として移動し，肝臓・腸管へデリバリーされる．

d. ダイナミックポリコンジュゲート（dynamic polyconjugate）：細胞内に取り込まれた後に，正の電荷をもつポリマー部分が露出し，エンドソームからのsiRNAリリースを助ける．

e. リポソームポリカチオンDNAナノ粒子（liposome-polycation-DNA〈LPD〉nanoparticles）：正の電荷をもつリポソームとsiRNAのポリプレックス複合体．

f. RGDペプチド指向性PEIナノ粒子（RGD peptide-targeted PEI nanoplex）：トランスフェクション試薬としても使用されるポリマーpolyethlenimine（PEI）を主成分とするポリプレックス複合体．表面に癌などに発現するインテグリンのリガンドRGDペプチドを配置し，腫瘍指向性を持たせる．

g. サイクロデキストリンナノ粒子（cyclodextrin-containing polycation〈CDP〉nanoparticle）：サイクロデキストリンナノ粒子とsiRNAのポリプレックス複合体．トランスフェリンを表面配置し，腫瘍に高発現するトランスフェリン受容体を標的にする．

h. 抗体プロタミンフュージョン蛋白（antibody〈scFv〉-protamine fusion protein）：負の電荷を持つsiRNAが正の電荷を持つプロタミン部分に結合し複合体を形成する．この複合体が抗体により標的受容体に結合し内在化される．

i. インテグリンを標的としたヒアルロン酸安定化ナノ粒子（integrin-targeted stabilized nanoparticle：I-tsNP）：白血球インテグリンを標的にした血液細胞指向性のデリバリープラットフォームである．

（Peer D, et al. 2009[8]より一部改変）

に重要な疾患群においてもいえることであり，安全で効果的なデリバリーテクノロジー（図5）[8]の開発はsiRNAの臨床応用における最重要課題である．

実験動物においては高圧静注（hydrodynamic injection）という高圧で大容量の輸液とともにsiRNAを静脈内投与し，一時的に右心不全とうっ血を引き起こすことで肝臓など一部の血管に富んだ臓器においては実質細胞に強制的にsiRNAを取り込ませることが可能であるが，臨床応用は危険すぎるため不可能である[16]．

hydrodynamic injectionを使わずsiRNAを全身性投与する方法としては，循環血中でリポプロテインと複合体を形成し，肝臓や小腸に運ばれるコレステロール結合siRNA[17]（図5c）や，標的細胞表面の受容体に対する抗体を利用して標的特異的なデリバリーを意図したプロタミンと抗体フラグメント（scFv）の抗体プロタミンフュージョン蛋白（図5h）は，陰性電化によりプロタミン部分に非共有結合したsiRNAが，抗体フラグメントにより標的細胞にまで運ばれる方法[18]である．

コレステロール結合siRNAや抗体プロタミンフュージョン蛋白を使ったアプローチは，より安全な全身性siRNAデリバリーの可能性とコンセプトの妥当性を示したうえでは大きな進歩である．しかし臨床応用を考えたときに，これらのアプローチの問題の一つがデリバリーキャリアあたりの運搬可能なsiRNA分子数（ペイロード）が低いことがあげられる．十分に治療効果の期待できる強力なRNA干渉を誘導できる高いペイロードを達成するために，現在はsiRNAを包摂するようなナノ粒子型のデリバリーアプローチが有望視されている．安定化核酸脂質粒子（図5a）は内部にsiRNAを封入するカチオニック脂質を主体としたリポソームであるが，静脈内投与された場合，一般のリポソームと同様に大部分は受動的に肝臓に集積する[19, 20]．この肝臓への受動的な集積を利用して，脂質異常症，ウイルス性肝炎の治療標的分子に対するsiRNAの肝細胞へのデリバリーと標的分子の発現抑制がマウスやサルで示され，現在肝臓癌に対する臨床治験が予定されている．

リポソームに限らず，ほとんどのナノ粒子型のデリバリーキャリアは，肝臓に受動的に集積する性質がある．炎症部位を標的とする場合には，血管透過性亢進と血流上昇によりenhanced permeability and retention effect（EPR効果）が少しは期待できるが，ナノ粒子に肝臓以外の組織への指向性を持たせるためには，表面に抗体やリガンドなどのターゲティングモジュールを組み込む必要がある．ターゲティングモジュールはナノ粒子に標的特異性な指向性を持たせるだけでなく，ナノ粒子が標的細胞表面に結合した後にsiRNAの内在化を促進する機能をも兼ね備えることが重要である．サイクロデキストリンナノ粒子（図5g）はセルフアッセンブル可能なコロイド状ナノ粒子であり，表面にトランスフェリンを配置することにより，腫瘍などトランスフェリン受容体を高発現する組織に対する指向性を持ち，末期固形癌および血液癌患者に対する臨床治験が進行中である[21]．

白血球は炎症性疾患，HIV感染症，白血病などさまざまな重要な病態で治療標的となるが，siRNAの取り込みは非常に低く，生体内では広く散らばって分布するので，siRNAデリバリーが最も困難な標的細胞の一つである．白血球上に発現するインテグリンは細胞表面より細胞内コンパートメントに迅速に内在化され，一部の細胞ではウイルスが侵入に用いるなど細胞内へのデリバリーに適していると考えられる．そこで白血球インテグリンに対する抗体を用いてナノ粒子を炎症部に集積する白血球に指向性を持たせ，さらにインテグリンの内在化を利用し細胞内にsiRNAを取り込ませることを検討した[22]．具体的にはintegrin-targeted stabilized nanoparticle（I-tsNP）と呼ばれる表面に白血球インテグリンに対する抗体を配置し，ヒアルロン酸で安定化した中性脂質によるリポソームナノ粒子を作製し（図6），従来siRNAデリバリーが困難と考えられてきたリンパ球や単球でのRNA干渉の誘導を示した[22]．I-tsNPを用いた新規抗炎症標的分子であるcyclin D1に対するsiRNAを全身投与によりリンパ球や単球選択的にデリバリーすることにより，腸炎モデルでの組織障害を抑制することを報告した[22]．

おわりに

数年前までは研究室の研究手法であったsiRNAの臨床治療への応用が現実の問題として検討され，複数の臨床治験が進行中である．当面の最大の問題はデリバリーテクノロジーの開発と，オフターゲット効果の制御である．完全にはオフターゲット効果が抑制できない場合でもインターフェロン応答などの免疫反応を正の治療効果として利用することのできる感染症や癌への応用が現在先行し，抗炎症への応用はより困難であるかもしれない．しかし，RNA干渉の基礎的理解はまだ不明の部分も多く，

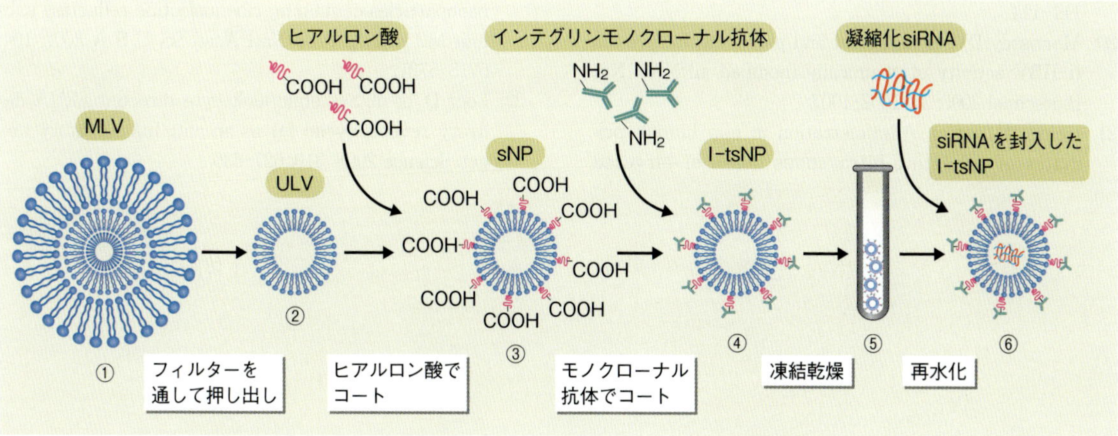

図6 インテグリンを標的としたヒアルロン酸安定化ナノ粒子（I-tsNP）の作製過程

リポソームはまず多重ラメラ小胞（multilamellar vesicle：MLV）として作製され（①），その後フィルターを通して粒子のサイズを小さくしていく過程で単層ラメラ小胞（unilamellar vesicle：ULV）となる（②）．ULVは表面をヒアルロン酸でコートされることにより，標的指向性を持ったI-tsNPができる（④）．I-tsNPは凍結乾燥（⑤）した後，siRNAを含んだ溶液で再水化される（⑥）．このプロセス中にsiRNAナノ粒子内に封入される．

今後のさらなる研究により炎症性腸疾患を含めた免疫病や自己免疫疾患へのsiRNAの治療応用が加速されることが期待される．

（島岡　要）

◉引用文献

1. Cohen RD. MLN-02 in IBD: is "super-selective" really super? Gastroenterology 2006; 130: 1923-1924.
2. Baumgart DC, Sandborn WJ. Inflammatory bowel disease: clinical aspects and established and evolving therapies. Lancet 2007; 369: 1641-1657.
3. Van Assche G, et al. Progressive multifocal leukoencephalopathy after natalizumab therapy for Crohn's disease. N Engl J Med 2005; 353: 362-368.
4. Langer-Gould A, et al. Progressive multifocal leukoencephalopathy in a patient treated with natalizumab. N Engl J Med 2005; 353: 375-381.
5. Iorns E, et al. Utilizing RNA interference to enhance cancer drug discovery. Nat Rev Drug Discov 2007; 6: 556-568.
6. de Fougerolles A, et al. Interfering with disease: a progress report on siRNA-based therapeutics. Nat Rev Drug Discov 2007; 6: 443-453.
7. Martin SE, Caplen NJ. Applications of RNA interference in mammalian systems. Annu Rev Genomics Hum Genet 2007; 8: 81-108.
8. Peer D, Shimaoka M. Systemic siRNA delivery to leukocyte-implicated diseases. Cell Cycle 2009; 8: 853-859.
9. Haussecker D. The business of RNAi therapeutics. Hum Gene Ther 2008; 19: 451-462.
10. Kleinman ME, et al. Sequence- and target-independent angiogenesis suppression by siRNA via TLR3. Nature 2008; 452: 591-597.
11. Zhang Y, et al. Engineering mucosal RNA interference in vivo. Mol Ther 2006; 14: 336-342.
12. Watanabe T, et al. Muramyl dipeptide activation of nucleotide-binding oligomerization domain 2 protects mice from experimental colitis. J Clin Invest 2008; 118: 545-559.
13. Wu Y, et al. Durable protection from Herpes Simplex Virus-2 transmission following intravaginal application of siRNAs targeting both a viral and host gene. Cell Host Microbe 2009; 5: 84-94.
14. Zhang W, et al. Inhibition of respiratory syncytial virus infection with intranasal siRNA nanoparticles targeting the viral NS1 gene. Nat Med 2005; 11: 56-62.
15. van Deventer SJ, Tami JA, Wedel MK. A randomised, controlled, double blind, escalating dose study of alicaforsen enema in active ulcerative colitis. Gut 2004; 53: 1646-1651.
16. Song E, et al. RNA interference targeting Fas protects mice from fulminant hepatitis. Nat Med 2003; 9: 347-351.
17. Soutschek J, et al. Therapeutic silencing of an endogenous gene by systemic administration of modified siRNAs. Nature 2004; 432: 173-178.
18. Song E, et al. Antibody mediated in vivo delivery of small interfering RNAs via cell-surface receptors. Nat Biotechnol 2005; 23: 709-717.
19. Zimmermann TS, et al. RNAi-mediated gene silencing in non-human primates. Nature 2006; 441:

111-114.
20. Morrissey DV, et al. Potent and persistent in vivo anti-HBV activity of chemically modified siRNAs. Nat Biotechnol 2005; 23: 1002-1007.
21. Heidel JD, et al. Administration in non-human primates of escalating intravenous doses of targeted nanoparticles containing ribonucleotide reductase subunit M2 siRNA. Proc Natl Acad Sci U S A 2007; 104: 5715-5721.
22. Peer D, et al. Systemic leukocyte-directed siRNA delivery reveals cyclin D1 as an anti-Inflammatory target. Science 2008; 319: 627-630.

h 粘膜アジュバント

はじめに

粘膜は生体内において，外来生物，食べ物，代謝産物などの物理的・化学的ストレスに常にさらされながら第一線で防御の役割を担っている．さらにあるときは病原微生物の侵入を認識し，それらを排除する免疫を誘導する一方，常在菌に対して不必要な免疫応答は誘導しない，というように巧妙な仕組みによって免疫応答を使い分けている．そしてこのような繊細な仕組みの破綻が，アレルギー・自己免疫疾患などの疾患発症とも関連していることはすでに10章で概説した．このような意味で，ワクチンによって粘膜免疫をコントロールすることは，単に感染症の予防や治療にとどまらず，アレルギー・自己免疫疾患の病態解明や治療にも関連している．

アジュバントとは，ラテン語の“促進する”“増強する”という意味をもつ“adjuvare”に由来し，もともとは標的抗原とともに投与して，その抗原に対する免疫原性を増強する目的で使用された．

アジュバントに関する報告は，19世紀末にまでさかのぼるが，1920年代にRamonやGlennyらがaluminum hydroxide（alum）を用いてジフテリアや破傷風の類毒素の免疫原性を改善したことによって，アジュバントの重要性が認識されるようになった．これまでアジュバントの作用機序に関しては，非特異的に標的抗原を投与部分に長期間とどめる作用や抗原提示細胞の遊走を促進する作用などによって抗原提示の確率を高くして免疫原性を増強することが想定されていた．しかしながら，近年の自然免疫学の進歩に伴い，アジュバントの多くがToll-like receptors（TLRs），retinoic acid-inducible gene（RIG）-like receptors（RLRs），nucleotide-binding oligomerization domain protein（NOD）-like receptors（NLRs）などの自然免疫受容体に特異的に作用して樹状細胞（dendritic cell：DC）を中心とした抗原提示細胞を活性化し，その遊走や成熟，抗原提示能や補助シグナル分子の発現を促進し，T細胞やB細胞の抗原特異的な活性化を増強することが明らかになった（図1）[1,2]（4章a参照）．そしてアジュバントによる作用は単に免疫原性の増強によって，標的抗原の必要量を減少させたり，接種の回数を減少させたり，免疫力の弱い新生児や高齢者への効果を改善したりするだけにとどまらず，その種類や組み合わせによっては，主に抗体産生（B細胞活性）を誘導するもの，Th1型を誘導するもの，Th2型を誘導するもの，または細胞傷害性T細胞（cytotoxic T lymphocyte：CTL）の活性を誘導するものといったように獲得免疫の方向性をも制御することができる．つまり，ワクチンによって粘膜免疫をコントロールするためにはアジュバントの理解は必要不可欠のものと考えられる．

アジュバントの作用機序をよく理解し，メカニズムに基づいた利用が可能になれば，病原微生物や疾患の特性に応じて，たとえばウイルス感染に対する抗体誘導，悪性腫瘍に対する細胞傷害性T細胞の誘導，アレルギー疾患に対するTh2の抑制などのように，疾患に応じたアジュバントの組み合わせを選択することが可能になり，有効な免疫療法のツールになることが考えられる．

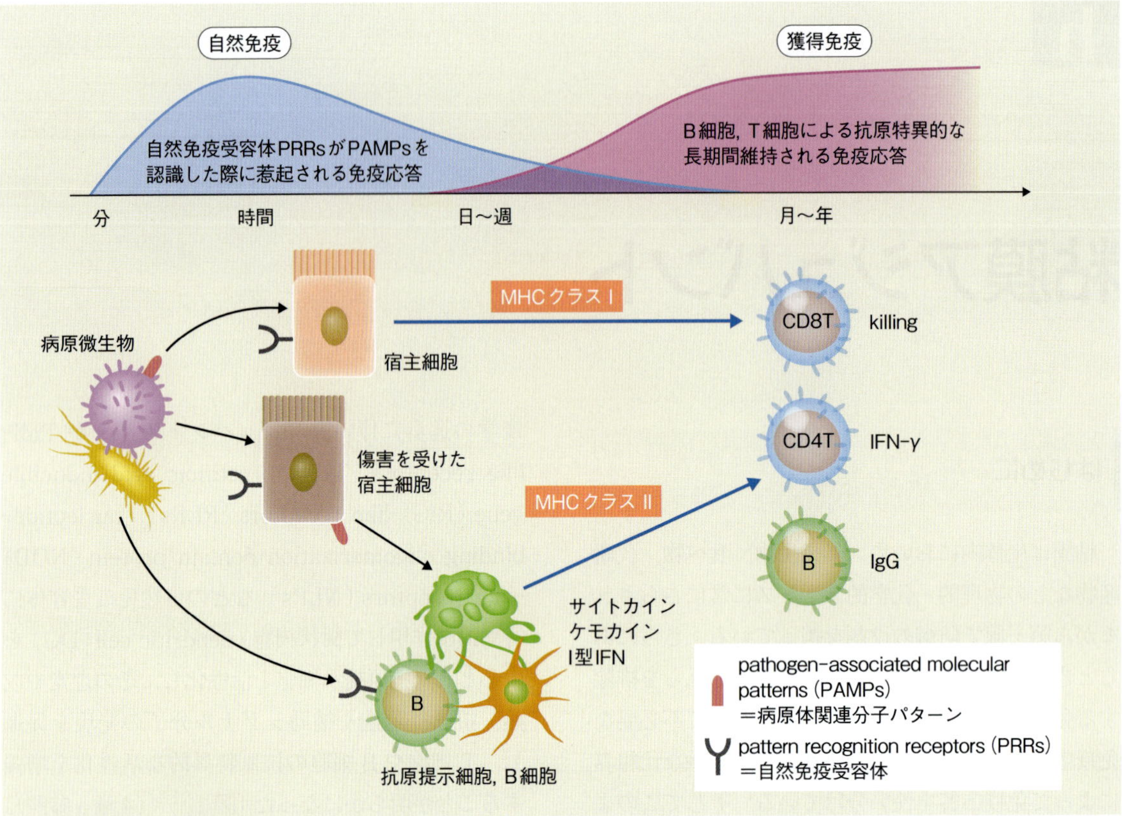

図1　自然免疫と獲得免疫

病原微生物の侵入は宿主細胞に発現した様々な種類の自然免疫受容体PRRsによって認識され，短時間に自然免疫応答が誘導される．その後に誘導される抗原特異的な獲得免疫の有効な活性化には自然免疫の誘導が必須である．

本項では，アジュバントによって誘導される自然免疫応答について解説した後，実際に使用されている粘膜アジュバントを例示し，その作用機序や獲得免疫誘導能について最近の知見を含めて概説する．

アジュバント効果にかかわる自然免疫受容体—リガンドとシグナル伝達経路

粘膜ワクチンは，経鼻，経口（舌下），経腟などさまざまな経路で投与され，獲得免疫を誘導することが可能である（12章a〜d参照）．組織や臓器の特異性によって，それぞれの投与経路で主役となる免疫担当細胞・所属リンパ節は異なると考えられるが，基本的にはワクチンの一部として投与されたアジュバントは，粘膜の上皮細胞や抗原提示細胞によって最初に認識される．その際，多くのアジュバントが自然免疫受容体によって認識されることでアジュバントとしての効果を発揮することが最近明らかになってきた．ここでは，アジュバントの認識にかかわる代表的な自然免疫受容体としてTLRs，RLRs，NLRsについてそのリガンド（自然免疫受容体のリガンドはpathogen-associated molecular patterns〈PAMPs〉とも呼ばれ，いずれもアジュバントとしてのポテンシャルを有する）およびシグナル伝達経路を解説し，さらにアジュバント認識にかかわるその他の自然免疫受容体について補足する（近年膨大な数の自然免疫受容体が明らかとなり，網羅的に解説することは困難なため，ここでは代表的なもののみを示す）（図2）．

Toll-like receptors（TLRs）

TLRsは現在までヒトおよびマウスにおいてTLR1から11までが機能性の受容体として知られ

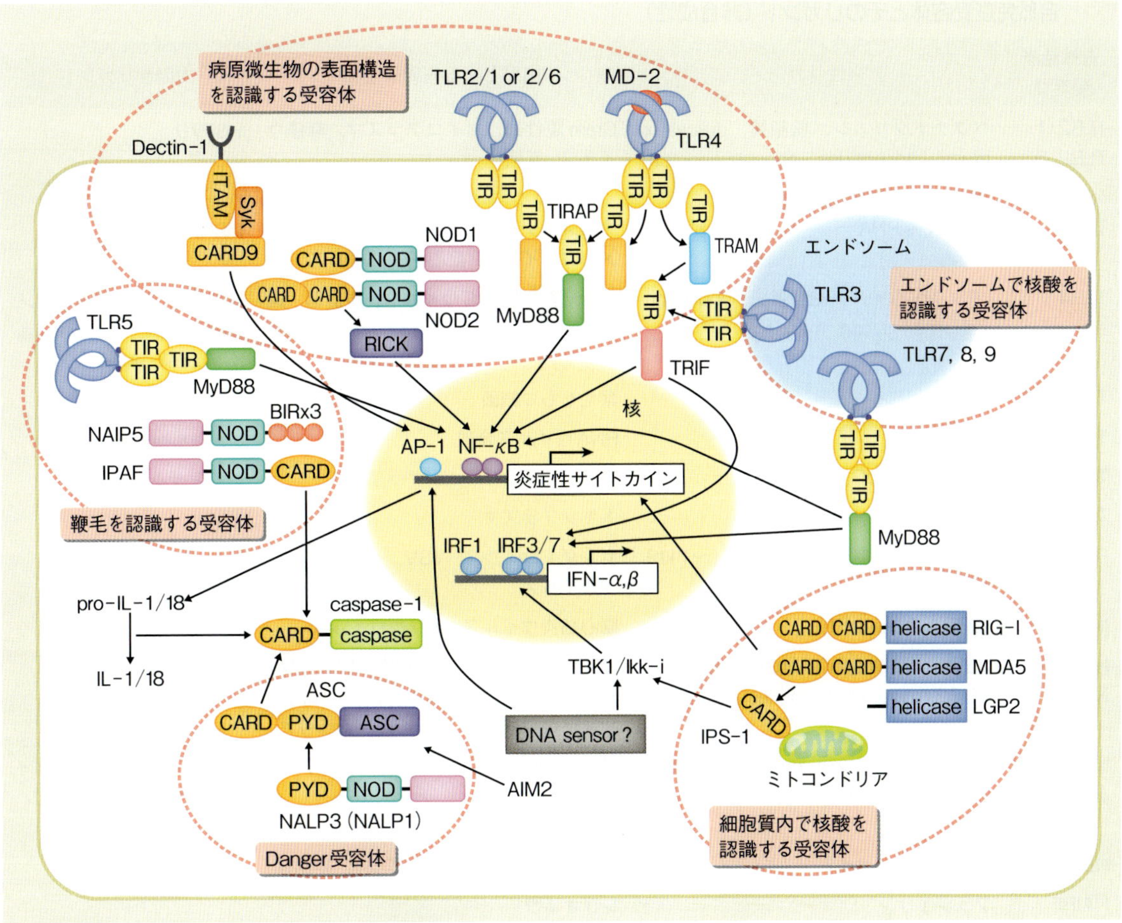

図2 自然免疫受容体とそのシグナル伝達経路

TLRは二量体を形成してPAMPsを認識し，MyD88かTRIFを介して炎症性サイトカイン・IFNの産生を誘導する．RLRsはいずれも細胞質内に存在しhelicaseドメインで核酸を認識し，IPS-1を介して免疫応答を誘導する．様々な細胞傷害ストレスの応答に関与していることが知られるようになったNLRsに属するNALP3はASCを介してcaspase-1の活性化を誘導し，IL-1，IL-18の産生を誘導する．

ている（4章a参照）．TLRsは，N末端のロイシンリッチリピートモチーフ，それに続く膜貫通領域とC末端のToll/IL-1R homology（TIR）ドメインから構成される．各TLRは，そのリガンドとしてさまざまな特異的構成成分PAMPsをN末端で認識し，C末端を介して下流にシグナルを伝えることにより免疫系を賦活化する．TLRsは細胞膜表面に発現するTLR2/1，TLR2/6，TLR4，TLR5と，エンドソームの膜に発現するTLR3, 7, 8, 9に分けられる（図2）．それぞれが表1に示すようなリガンドをN末端で認識すると，TLR2/1，TLR2/6はアダプターとしてmyeloid differentiation primary response protein 88（MyD88）/TIR domain-containing adaptor protein（TIRAP），TLR5はMyD88を活性化する（図2）．TLR4は時間経過に応じて初めはMyD88/TIRAPを，エンドサイトーシス後はTIR domain-containing adaptor inducing IFN-β（TRIF）/Trif-related adaptor molecule（TRAM）を活性化する．また，TLR3はアダプターとしてTRIF，TLR7, 8, 9はMyD88を活性化する．さらにその下流では，TANK-binding kinase 1（TBK1），mitogen-activated protein kinases（MAPKs），IkB kinase（Ikk）複合体を通じてinterferon regulatory factor（IRF）3，IRF7，nuclear factor-kappa B（NF-κB）などの転写因子が活性化され，最終的にI型IFNや炎症性サイト

表1 自然免疫受容体とそのリガンド(非合成性)

自然免疫受容体	外来性リガンド	由来となる病原微生物	内因性リガンド
TLR2/1 TLR2/6	ペプチドグリカン, 糖脂質, diacyl or triacyl lipopeptides, phospholipomannan	Gram陽性菌, マイコプラズマ, 麻疹ウイルス, 真菌	HSP70
TLR3	dsRNA, siRNA	ウエストナイルウイルス, マウスサイトメガロウイルス, 脳心筋炎ウイルス	mRNA
TLR4	LPS, RSウイルス融合蛋白, phosphorylcholine, glycan, mannan	Gram陰性菌, RSウイルス, 炭疽菌, 蠕虫, 真菌	HSP70, β-デフェンシン, fibrinogen, fibronectin, hyaluronic acids
TLR5	フラジェリン	鞭毛をもつ細菌	−
TLR7	ssRNA	RNAウイルス全般	autoantigens
TLR9	非メチル化CpG, hemozoine	細菌, DNAウイルス, マラリア	クロマチン複合体
TLR11	profilin-like molecule	トキソプラズマ	−
RIG-I	ssRNA 5′末端3リン酸, 短い(~1 kb) dsRNA	センダイウイルス, VSV, インフルエンザウイルス	−
MDA5	長い(>2 kb) dsRNA	脳心筋炎ウイルス, メンゴウイルス	−
NOD1 NOD2	NOD1: diaminophilic acid (iE-DAP) NOD2: muramyl dipeptides	NOD1: クラミジア, 赤痢菌, カンピロバクター, ヘリコバクター・ピロリ NOD2: 結核菌, サルモネラ, リステリア	− −
NLRP3 (NALP3)	細菌RNA, リポ多糖, pore-forming toxins, muramyl dipeptides, アスベスト, シリカ	細菌, 真菌, インフルエンザウイルス	uric acid/ATP, βアミロイド, ピロリン酸カルシウム
NLRC4	フラジェリンand?	レジオネラ, サルモネラ, 緑膿菌, 結核菌	−
NAIP5	フラジェリン	レジオネラ	−
Dectin-1	β-グルカン ザイモサン	真菌(カンジダ, アスペルギルス, ニューモシスティスなど)	−

リポ多糖: lipopolysaccharide: LPS

カインの産生が誘導される[3].

RIG like receptors (RLRs)

TLRs以外に細胞質内に侵入した核酸を認識する受容体としてRLRsが知られている(図2). RLRsは, C末端にRNA helicase domainを持ち, それが細胞質内に侵入してきた非自己のRNAを認識する. N末端には2つのcaspase activation and recruitment domain (CARD) が存在する. RLRsにはRIG-I, MDA5と呼ばれる2つの類似した分子のほか, RIG-Iのnegative regulatorと考えられているLGP2の合計3つが存在する. RLRsの発現は免疫担当細胞に限らず, ほとんどすべての細胞にユビキタスに発現している.

RLRsがいったん表1に示すようなリガンドを認識すると(LGP2に関しては依然として不明な点が多いため, ここではRIG-I, MDA5について示す), RIG-IとMDA5の共通のアダプターであるIFN-β-promoter stimulator 1 (IPS-1) (MAVS, VISA, CARDIFとも呼ばれる) とCARDを介して結合しシグナル伝達を開始する. 下流では, TBK1やIKK複合体を通じてIRF3, NF-κBなどの転写因子が活性化され, エフェクターとしてI型IFNや炎症性サイトカインの産生が誘導される[3].

NOD like receptors（NLRs）

細胞内の自然免疫受容体には，核酸の認識に特化したRLRs以外にNLRsが存在する（図2）．NLRsは現在までにヒトでは23種類（蛋白レベル），マウスにおいては34種類（遺伝子レベル）が存在することが知られている．N末端には，CARDもしくはpyrin domain（PYD）もしくはbaculovirus inhibitor domain（BIR）を有し，NOD domainを挟んで，C末端にロイシンリッチリピートモチーフを持つ．大まかには，NLRsの原型ともいえるNOD1やNOD2のようにinflammasomeを活性化しないグループと，NLRP1，NLRP3やNLRC4などのようにinflammasomeの活性化を伴うグループに分類できる．それぞれのNLRsが表1のようなリガンドの刺激を受けると，前者ではアダプターとしてRICKが活性化し，後者ではASC，caspase-1から構成されるinflammasomeの活性化が生じる．RICKの下流では，mitogen-activated protein kinases（MAPKs），IkB kinase（Ikk）複合体を通じてnuclear factor-kappa B（NF-κB）などの転写因子が活性化され，炎症性サイトカインの産生が誘導される．inflammasomeの活性化の下流では，caspase-1によってpro IL-1β，pro IL-18から活性化型のIL-1β，IL-18の産生が誘導される[4)]．

その他の自然免疫受容体（CLRsなど）

TLRs，RLRs，NLRs以外の自然免疫受容体のなかには，スカベンジャー受容体やFc受容体なども知られているが，なかでもC-type lectin receptors（CLRs）が大きなグループを占める（図2）．CLRsはその構造によってさらに17種類のグループに分けられる．ここでは詳細は割愛するが，CLRsの代表としてDectin-1を例にあげると，リガンドとして表1に示すとおり，C末端の細胞外ドメインでβ-グルカンを認識すると，細胞内のimmunoreceptor tyrosine-based activation（ITAM）-likeモチーフを介してspleen tyrosine kinase（Syk），さらにCARD9の活性化を経て炎症性サイトカインの産生が誘導される[5)]．

粘膜アジュバントの現状と方向性

先述のとおり，以前からワクチンとともに使用されてきたアジュバントの多くが自然免疫受容体のリガンドとして作用していることが近年明らかになった．逆にいうと，純度，安全性やTh1，Th2バランスなどを度外視すれば，すべての自然免疫受容体リガンドは，その合成が可能であれば，粘膜アジュバントとしても使用可能であると考えられる．ただし，自然免疫受容体に作用することだけがアジュバント効果を生み出すわけではなく，たとえば標的抗原を投与部分に長時間とどめておく作用や，炎症性細胞浸潤を促進することなども大切なアジュバント効果の一役を担っている．さらにターゲットは自然免疫受容体でも，組織特異的な反応を誘導するために投与経路を変更したり，ナノテクノロジーなどを利用しドラッグデリバリーシステムを巧みにコントロールすることで，自然免疫応答自体の質と量を高めることも今後のワクチンおよびアジュバント開発にとって必須の戦略である．ここでは，以前から利用されてきた粘膜アジュバントや今後使用が注目されているアジュバントなどいくつかに分類して概説する．

代表的な粘膜アジュバント

古くから利用されている粘膜アジュバントとして，ここでは細菌から抽出した3種類の構成成分，①ADP-ribosylating enterotoxin（cholera toxin〈CT〉および大腸菌のheat-labile enterotoxin〈LT〉），②CpGモチーフを持つoligodeoxynucleotides（CpG ODN），③monophosphoryl lipid A（MPLA）について説明する（図3）．

● cholera toxin（CT），heat-labile enterotoxin（LT）

CTおよびLTはAサブユニットとBサブユニットからなる．

Aサブユニットは毒素の活性を持ち，Bサブユニットが粘膜上皮のGM1ガングリオシドに接着する．アジュバントとしての効果を維持しながら，元来有

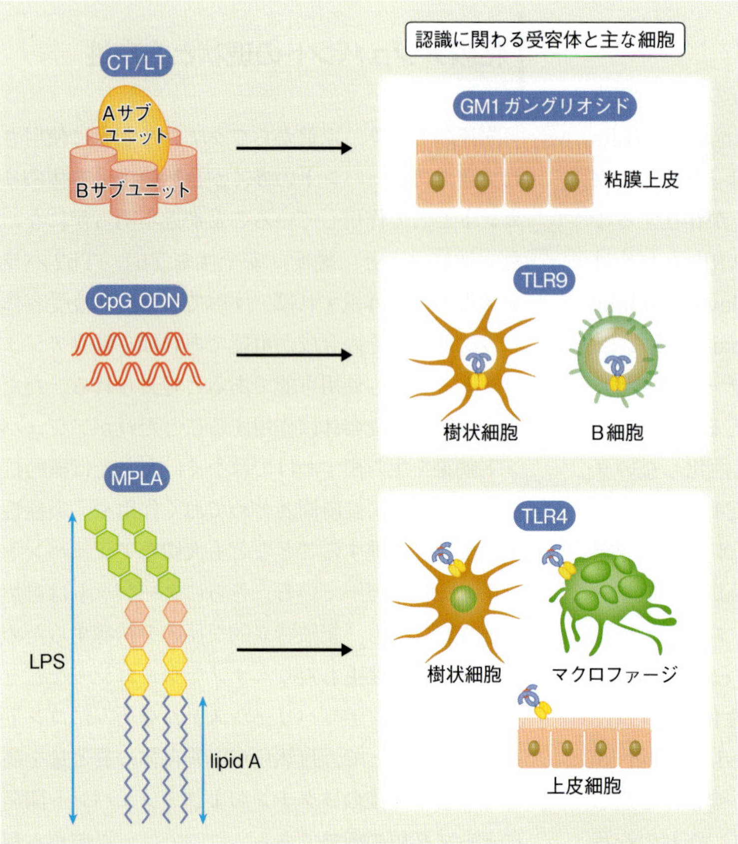

図3 代表的な粘膜アジュバント
cholera toxin (CT)・heat-labile enterotoxin (LT) は一つの A サブユニットと五量体の B サブユニットからなる．TLR9 の発現はヒトでは形質細胞様樹状細胞と B 細胞に限局している．

する腸管毒性を軽減するため A サブユニットの改変を作製するなどの方法が施行されている．改変としては LT の場合，63 番のリジンをセリンにしたもの（LT〈S63K〉）や 72 番のアルギニンをアラニンにしたもの（LT〈A72R〉）がよく知られている．CT・LT いずれも A サブユニットが ADP-リボシルトランスフェラーゼ活性を有し，CT・LT が作用するとアデニル酸シクラーゼが常に活性化された状態になり，細胞内サイクリック AMP 濃度が高まる．これを契機に粘膜上皮細胞や抗原提示細胞が活性化され，細胞透過性の亢進，炎症性サイトカインの産生，樹状細胞の成熟促進などが誘導される．類似の作用機序を有するが，アジュバントとしては CT が Th2 型の免疫反応（IL-4，IL-5 分泌型の $CD4^{+}T$ 細胞の活性化や IgA，IgG1，IgE の産生）および Th17 を誘導するのに対して，LT は Th1，Th2 型の両方の免疫反応（IFN-γ 分泌型の $CD4^{+}T$ 細胞活性化および IgG2 の産生）を誘導する[6,7]．

しかしながら，これらのアジュバントは効果が高い反面，投与経路の制限，投与部位における強い炎症や組織の壊死，アレルギー反応の誘発などの副作用の問題を依然として有する．実際 2000 年にヨーロッパにおいては LT をアジュバントとして用いたインフルエンザ経鼻ワクチンの臨床試験が実施されたが，顔面神経麻痺の副作用により毒素系アジュバントの臨床応用が難しい状況となっているのが事実である[8]．

● oligodeoxynucleotides（CpG ODN）

細菌やウイルスの DNA には，哺乳類の DNA と比べると約 20 倍ほど多く非メチル化 CpG モチーフが存在する．近年の自然免疫学の進歩に伴い，CpG は現在では TLR9 のリガンドとして広く知られるようになった．免疫活性を持った CpG ODN にはその配列，構造，免疫活性の違いから，少なくとも 3 種類（D/A 型 CpG，K/B 型 CpG，C 型 CpG）のタイプに分けられる．D/A 型 CpG は，主に pDC

の活性化，K/B型CpGは主にB細胞の活性化を誘導する．C型CpGは両方の性質を持っているが活性はやや弱い（いずれの型のCpGもTLR9によって認識される）．CpG ODNがそれぞれの免疫細胞に存在するTLR9によって認識されると，I型IFNや炎症性サイトカインの産生が誘導され，B細胞の増殖，樹状細胞の成熟化のほかにもナチュラルキラー（NK）細胞の活性化も加わり，強力なTh1型の獲得免疫反応（IgG2aの産生，Th1細胞によるIFN-γ産生，細胞傷害性T細胞の細胞傷害活性）が惹起される．つまり，何らかの抗原とともにCpG ODNをアジュバントとして使用することで，以上のようなメカニズムから抗原単独で使用するよりもはるかに強力なTh1型の獲得免疫が誘導できる．CpG ODNは非常に強く安全なアジュバントであるだけでなく，単独（抗原なし）での使用も可能である．実際にワクチンアジュバント，抗アレルギー薬，抗腫瘍薬としてさまざまな臨床治験が行われ，通常の注射による投与だけでなく，経鼻投与をはじめとする経粘膜投与[9]において，その有効性が一部で証明されている[10, 11]．しかしながら，生物種間のTLR9の発現パターンの違いなどから，依然としてヒトに対しては汎用されていない．

●monophosphoryl lipid A（MPLA）

MPLAはもともとサルモネラ菌のリポ多糖（lipopolysaccharide：LPS）から抽出された物質で，TLR4がそのアジュバント効果に必須であることが知られている（ヒトの細胞ではTLR2も認識に関与することが報告されている）．MPLAのアジュバント効果はリポ多糖に匹敵するにもかかわらず，有害な副作用が生じにくいことが特徴でもある．その理由としてリポ多糖と比較してMLPAが，MyD88依存性の経路をほとんど刺激せずTRIF依存性の経路を主に刺激すること[12]，免疫抑制的に作用するIL-10を多く産生する一方で炎症性サイトカインのIL-1βは誘導しにくいことなどが報告されている．MPLAは強力にCD4 T細胞のプライミング・活性化を誘導するのが特徴で，主にTh1型の反応を惹起する．グラクソ・スミスクラインは，MPLAを用いたコンビネーションアジュバントの開発に着手し，AS01（MPLAとQS21をリポソームで包んだもの），AS02（MPLAとQS21をエマルジョンで包んだもの），AS04（MPLA＋alum）を作製している（QS21，alumについては後述する）．ヨーロッパではAS04を用いたhepatitis B virus（HBV）ワクチンとしてFENDrix®やオーストラリアでは同じくAS04を用いたhuman papilloma virusワクチン，サーバリックス®が認可されている[6]．FENDrix®もサーバリックス®も筋肉注射にて投与されているが，MPLAは注射型だけではなく経粘膜免疫においてもアジュバント効果を発揮する．例えば，動物実験レベルでは経口もしくは経鼻ワクチンのアジュバントとしても効果が確認されている[13]．

表2 ワクチンアジュバント（合成）

合成アジュバント	自然免疫受容体
monophosphoryl lipid A（MPLA）	TLR2, TLR4
CpG ODN	TLR9
Pam3Cys-SK4	TLR1/2
MALP2	TLR2/6
poly I：C	TLR3, MDA5
imiquimod, resquimod	TLR7, TLR8
aluminium based salts	NALP3
chitosan	NALP3
細菌性類毒素（e.g. CT, LT）	？
サポニン（e.g. QS-21）	NALP3？
エマルジョン（e.g. MF59）	？

MALP2：macrophage-activating lipopeptide 2
poly I：C：polyinosinic-polycytidylic acid

自然免疫受容体によって認識される粘膜アジュバント

先述のとおり，自然免疫受容体のリガンドは，理論的にはすべてアジュバントとして使用できる可能性を有する．現在ヒトや動物で使用されているアジュバントで自然免疫受容体との関係が明らかにされているものは，まだわずかではあるが（表2），前述した「アジュバント効果にかかわる自然免疫受容体」で示したように，近年急速な勢いで自然免疫受容体とそのシグナル伝達経路が明らかになり，さらにTLRについてはリガンドと接する部分の結晶構造も同定された．これらの事実は，今後バイオテクノロジーを駆使することで，結晶構造からの創薬など積極的に自然免疫を制御できるアジュバントの製造が可能であることを示唆している．

たとえばTLRに作用することが示されている合成のリガンドPam3Cys-SK4，MALP2，imiquimod，resquimod，poly I:Cは，それぞれTLR1/2，TLR2/6，TLR7・8，TLR3＋MDA5によって認識されることが示されている（表2）．poly I:Cの場合，前述のとおりTLR3とMDA5によって認識されるが，アジュバント効果のメカニズムについては，主に抗体産生やTh1型CD4T細胞の活性化にはMDA5の経路がより重要である一方，CD8T細胞の活性化にはいずれの経路も同等に関与しているということが最近明らかになった[14]．ほかにも以前から使用されてきたaluminium based salts，chitosanなどのアジュバントが次々にNALP3依存的にinflammasomeの活性化を誘導することが示され，そのアジュバント効果の発現に必須であることが報告された[15,16]．以上のようなPRRsに作用しうるアジュバントは，一般的な注射型のワクチン投与の際に用いられるだけでなく，動物実験レベルではpoly I:Cがインフルエンザの経鼻ワクチンとして[17]，imiquimod，resquimodがヘルペスやパピローマウイルスの経膣ワクチンとして[13]効果を発揮している．

自然免疫受容体リガンド以外のアジュバント

●サイトカイン

サイトカインは抗原の侵入に際し宿主側から内因性に分泌され，免疫反応を惹起するだけでなく反応を増強したり修飾したりする作用があることから，アジュバントとしても使用されている[18]．現在では毒性や非特異的な免疫活性などを考慮し，標的抗原に対しより選択的に作用できるように粘膜ワクチンやDNAワクチンに応用されている．なかでもIL-12はNK細胞や細胞傷害性T細胞の活性化やTh1型の免疫誘導，T細胞非依存的なIFN-γ産生などに必須のサイトカインであることから，最も汎用されている．さらにIL-2もNK，細胞傷害性T細胞の活性化を誘導することから，IL-12やIL-2をアジュバントとして用いたワクチンは，HBV，herpes simplex virus（HSV）などのウイルス感染症以外にも悪性腫瘍に対するワクチンとしても有効性が報告されている[19,20]．

●界面活性剤

界面活性剤が免疫原性を持つという事実は古くから知られており，なかでも植物由来の成分サポニンは現在でも利用されている．1984年にMoreinらが，*Quillaja saponaria*の樹皮から抽出したQuilAというサポニンをウイルス抗原とミセル化して初めてアジュバントとして使用した．このようなサポニンとウイルス抗原をミセル化したものをimmuno-stimulating complex（ISCOM）として使用し，動物実験ではインフルエンザウイルス，ロタウイルス，RSウイルスなどに対してアジュバント効果が報告されている[21]．実際ヒトに対してはより安全なQS-21が使用され，細胞傷害性T細胞およびTh1型CD4T細胞の活性，IgG2a優位の抗体産生を誘導することが可能である．乳癌や卵巣癌などの癌治療にも適応が検討され，認容性が確かめられている．サポニンはコレステロールと相互作用し，細胞膜に穴を開けることによって効果を発揮すると考えられている．最近の報告によるとQuilAがNALP3依存的にinflammasomeを活性化することが示されたが，その詳細なアジュバント効果のメカニズムは依然として不明である[19,20]．

●エマルジョン

アジュバントとして利用されるエマルジョンは大きく2つに分類される．1つはFreund's incomplete adjuvant（FIA）やMontanideなどのwater-in-oil型，もう1つはMF59などが属するoil-in-water型．FIAの臨床試験は今から50年前にもさかのぼり，ポリオワクチンやインフルエンザワクチンとの併用が試されたものの副作用の問題から，これまで動物実験レベルに限られていた．しかしながら，製造工程の改善や癌・HIVなどのより重篤な疾患への適応拡大などから再び注目されるようになっている．Montanide，CSA 720は新世代の water-in-oil 型のエマルジョンで，Epstein-Barr virus，C 型肝炎ウイルス，麻疹ウイルスなどのウイルス感染症のほか，IV 期メラノーマに対してすでに臨床試験が始まっている．MF59 はヨーロッパですでに認可されており，Th1 型の抗体反応を誘導することから，主に H5N1 のプレパンデミックワクチンを含めたインフルエンザワクチンのアジュバントとして期待されているが，そのアジュバント効果は，標的抗原を投与局所にとどめておき，徐々にそこから放出することで発揮されると考えられているが，その詳細は明らかではない[19, 20]．

ドラッグデリバリーに着目したアジュバント

●リポソーム

リポソームは標的抗原を脂質二重膜で覆い，抗原を目的の細胞まで運ぶ機能だけでなく，それ自体がアジュバントとしても効果を発揮することが知られている（12 章 g 参照）．リポソームにウイルスの抗原を取り込んだものは virosome と呼ばれる．リポソームは，その構造から抗原提示細胞に取り込まれると，低い pH の状況下でも容易にエンドソーム膜と融合するため，抗原提示細胞の細胞質内に抗原を大量に放出することになる．この作用がプロセシングの過程を促進し，MHC クラス I による抗原提示を誘導しクロスプレゼンテーションを促進する（細胞傷害性 T 細胞が活性化する）．実際，非小細胞型肺癌に対する臨床治験が進み，第 II 相 B で生存率の改善が示されたことから，現在第 III 相の治験が始まっている．近年リポソームによってプラスミド DNA と標的蛋白を一緒に取り込んだ（この場合 DNA 自身もアジュバントとして作用する）手法が開発され，新たなワクチン形態として注目されている[19, 20, 22]．

●ナノビーズ

もともと径が 0.5～1.0 μm 前後のビーズは細胞傷害性 T 細胞活性を誘導することが知られていたが，近年の生産技術の進歩に伴い，40～50 nm のサイズのビーズが最も抗原提示細胞（特に所属リンパ節の DEC205・CD40・$CD86^+$ 樹状細胞）に効率的に抗原を運搬し，液性免疫および細胞傷害性 T 細胞の活性の両方を誘導することがわかったほか，サイズによって Th1 型と Th2 型の誘導のバランスが変化することも報告された．このようにナノビーズは特に細胞傷害性 T 細胞を効率よく誘導できることから，腫瘍の抗原を結合させたビーズを投与した際，抗腫瘍活性が誘導されることが証明されている．またその作用機序から，細胞内に寄生する病原体に対しても効果が期待されている[19, 20, 22]．

●virus-like particles（VLPs）

ウイルス様粒子（VLPs）には，ウイルスからゲノム DNA や RNA を取り去った外郭（キャプシド）だけのものや，遺伝子工学の技術によって抗原を含めウイルスに似せて人工的に作製したものが含まれる．後者は，当初 vaccinia virus を用いた発現系によって作製されていたが，現在では baculovirus や酵母を用いた発現系が主流となっている．VPLs は樹状細胞に特異的に取り込まれたり，B 細胞と相互作用したりすることで液性免疫・細胞性免疫いずれの反応も惹起することができる．2006 年に HPV6, 11, 16, 18 の VLPs と alum を混合した HPV ワクチンが米国で承認された[19, 20, 22]．

おわりに

本項では，実際に粘膜アジュバントとして使用されているもの以外のアジュバントについても今後使用される可能性があることから概説した．最初に述べたように，ワクチンによる粘膜免疫の制御はさまざまな疾患の病態解明・予防・治療につながる可能性があり，そのツールとしてアジュバントの理解は必要不可欠である．自然免疫学の進歩に伴い，アジュバント効果のメカニズムが解明されるようになったのはごく最近の出来事であり，依然として不明な点が多く残されている．さらに精製技術やバイオテクノロジーの急速な進歩に伴い，これまで不可能であった極小粒子や人工的なウイルスの類似物質の作製も可能となり，アジュバント効果のメカニズムも，単純に自然免疫受容体を刺激するだけでなく，ドラッグデリバリーをも考慮したものが開発されている．アジュバントそれぞれの特性を生かしたコンビネーションアジュバントや組織特異性を生かした投与経路など，今後の粘膜アジュバントの開発はさまざまな可能性を秘めている．

（小山正平，石井　健）

◉引用文献

1. Pulendran B, Ahmed R. Translating innate immunity into immunological memory: implications for vaccine development. Cell 2006; 124: 849-863.
2. Pashine A, Valiante NM, Ulmer JB. Targeting the innate immune response with improved vaccine adjuvants. Nat Med 2005; 11: S63-68.
3. Ishii KJ, Koyama S, Nakagawa A, et al. Host innate immune receptors and beyond: making sense of microbial infections. Cell Host Microbe 2008; 3: 352-363.
4. Franchi L, Eigenbrod T, Muñoz-Planillo R, et al. The inflammasome: a caspase-1-activation platform that regulates immune responses and disease pathogenesis. Nat Immunol 2009; 10: 241-247.
5. Willment JA, Brown GD. C-type lectin receptors in antifungal immunity. Trends Microbiol 2008; 16: 27-32.
6. Freytag LC, Clements JD. Mucosal adjuvants. Vaccine 2005; 23: 1804-1813.
7. Lee JB, Jang JE, Song MK, et al. Intranasal delivery of cholera toxin induces th17-dominated T-cell response to bystander antigens. PLoS ONE 2009; 4: e5190.
8. Couch RB. Nasal vaccination, Escherichia coli enterotoxin, and Bell's palsy. N Engl J Med 2004; 350: 860-861.
9. Sun G, Pal S, Weiland J, et al. Protection against an intranasal challenge by vaccines formulated with native and recombinant preparations of the Chlamydia trachomatis major outer membrane protein. Vaccine 2009; 27: 5020-5025.
10. Krieg AM. Therapeutic potential of Toll-like receptor 9 activation. Nat Rev Drug Discov 2006; 5: 471-484.
11. Klinman D, Shirota H, Tross D, et al. Synthetic oligonucleotides as modulators of inflammation. J Leukoc Biol 2008; 84: 958-964.
12. Mata-Haro V, Cekic C, Martin M, et al. The vaccine adjuvant monophosphoryl lipid A as a TRIF-biased agonist of TLR4. Science 2007; 316: 1628-1632.
13. Fraillery D, Zosso N, Nardelli-Haefliger D. Rectal and vaginal immunization of mice with human papillomavirus L1 virus-like particles. Vaccine 2009; 27: 2326-2334.
14. Kumar H, Koyama S, Ishii KJ, et al. Cutting edge: cooperation of IPS-1- and TRIF-dependent pathways in poly IC-enhanced antibody production and cytotoxic T cell responses. J Immunol 2008; 180: 683-687.
15. Li H, Willingham SB, Ting JP, et al. Cutting edge: inflammasome activation by alum and alum's adjuvant effect are mediated by NLRP3. J Immunol 2008; 181: 17-21.
16. Eisenbarth SC, Colegio OR, O'Connor W, et al. Crucial role for the Nalp3 inflammasome in the immunostimulatory properties of aluminium adjuvants. Nature 2008; 453: 1122-1126.
17. Ichinohe T, Ainai A, Tashiro M, et al. PolyI: polyC12U adjuvant-combined intranasal vaccine protects mice against highly pathogenic H5N1 influenza virus variants. Vaccine 2009; 27: 6276-6279.
18. Bertley FM, Kozlowski PA, Wang SW, et al. Control of simian/human immunodeficiency virus viremia and disease progression after IL-2-augmented DNA-modified vaccinia virus Ankara nasal vaccination in nonhuman primates. J Immunol 2004; 172: 3745-3757.
19. Ebensen T, Guzmán CA. Immune modulators with defined molecular targets: cornerstone to optimize rational vaccine design. Hum Vaccin 2008; 4: 13-22.
20. McKee AS, Munks MW, Marrack P. How do adjuvants work? Important considerations for new generation adjuvants. Immunity 2007; 27: 687-690.
21. Pearse MJ, Drane D. ISCOMATRIX adjuvant for antigen delivery. Adv Drug Deliv Rev 2005; 57: 465-474.
22. Peek LJ, Middaugh CR, Berkland C. Nanotechnology in vaccine delivery. Adv Drug Deliv Rev 2008; 60: 915-928.

13

粘膜免疫と臨床

a

眼科との接点

はじめに

感覚器のなかで視器である"眼"の表面は，眼表面（ocular surface）と呼ばれ，表皮外胚葉から発生した角膜上皮細胞と結膜上皮細胞で構成されている．さらに，眼表面上皮細胞は単に生物学的に眼表面に位置するだけではなく，眼粘膜免疫とも深く関係している．眼表面には，腸管粘膜などのほかの粘膜や皮膚と同様に，常在細菌が存在する．このため，眼表面には，常在細菌と共生するため，ならびに，不必要な炎症を回避するための粘膜固有の免疫機構が存在する．

本項では，眼表面粘膜について説明し，粘膜免疫とかかわりの深い眼表面炎症性疾患の代表的なものを紹介する．そして，眼表面の粘膜免疫について，特に眼表面上皮細胞ならびに眼表面炎症性疾患と関連させて記載する．

眼表面粘膜

眼表面は，角膜上皮細胞と結膜上皮細胞で構成されており，その表面には涙液層が存在する[1)]（図1a）．角膜上皮層は，厚さ50 μmで角膜全層の約1/10を占め，5〜6層の扁平上皮細胞からなる．結膜上皮層も角膜上皮層同様に数層の扁平上皮細胞からなるが，上皮下組織が軟らかく波打っているため，上皮基底層に皺襞を認める（図1b）．また，結膜全域に杯細胞（ゴブレット細胞）が分布する（図1b）．さらに角結膜上皮層は，最表層から油層，水層，粘液層からなる涙液層で覆われている（図1c）．油層は眼瞼のマイボーム腺から分泌され涙液の蒸発を防いでいる．水層は，涙腺から分泌される涙液からなり涙液層の大部分を占める．粘液層は角結膜上皮細胞に接しており，杯細胞から産生されるムチンすなわち粘液糖蛋白により構成される．

粘膜上皮は主として物理的バリアーとして働くとみなされてきたが，最近では，粘膜上皮そのものが各種サイトカインや抗菌物質を産生し，生体防御の第一線を担っていることがわかってきた．眼表面上皮である角膜上皮や結膜上皮はIL-6，IL-8などの炎症性サイトカインやβ-デフェンシンなどの抗菌物質を産生する（図1d）．また，眼表面を覆う涙液は，IgA，ラクトフェリン，リゾチームなどの抗菌物質を含み，非特異的な感染防御機構を形成している（図1a）．その一方で，眼表面には表皮ブドウ球菌やアクネ菌などの常在細菌も存在する．

22〜68歳（平均43歳）の健常人42人の眼表面の常在細菌を検討した結果，その45 %から表皮ブドウ球菌が，31 %からアクネ菌が検出された[2)]．腸管では，非特異的炎症を生じる炎症性腸疾患が着目されており，腸内の常在細菌に関係する異常炎症反応が，その病態に関与していると考えられている（10章b, c参照）．炎症性腸疾患と同様に，眼表面の炎症性疾患の病態を考えるためには，粘膜免疫からのアプローチが必要である．

代表的な眼表面炎症性疾患

眼表面粘膜の炎症性疾患の代表的なものには，ア

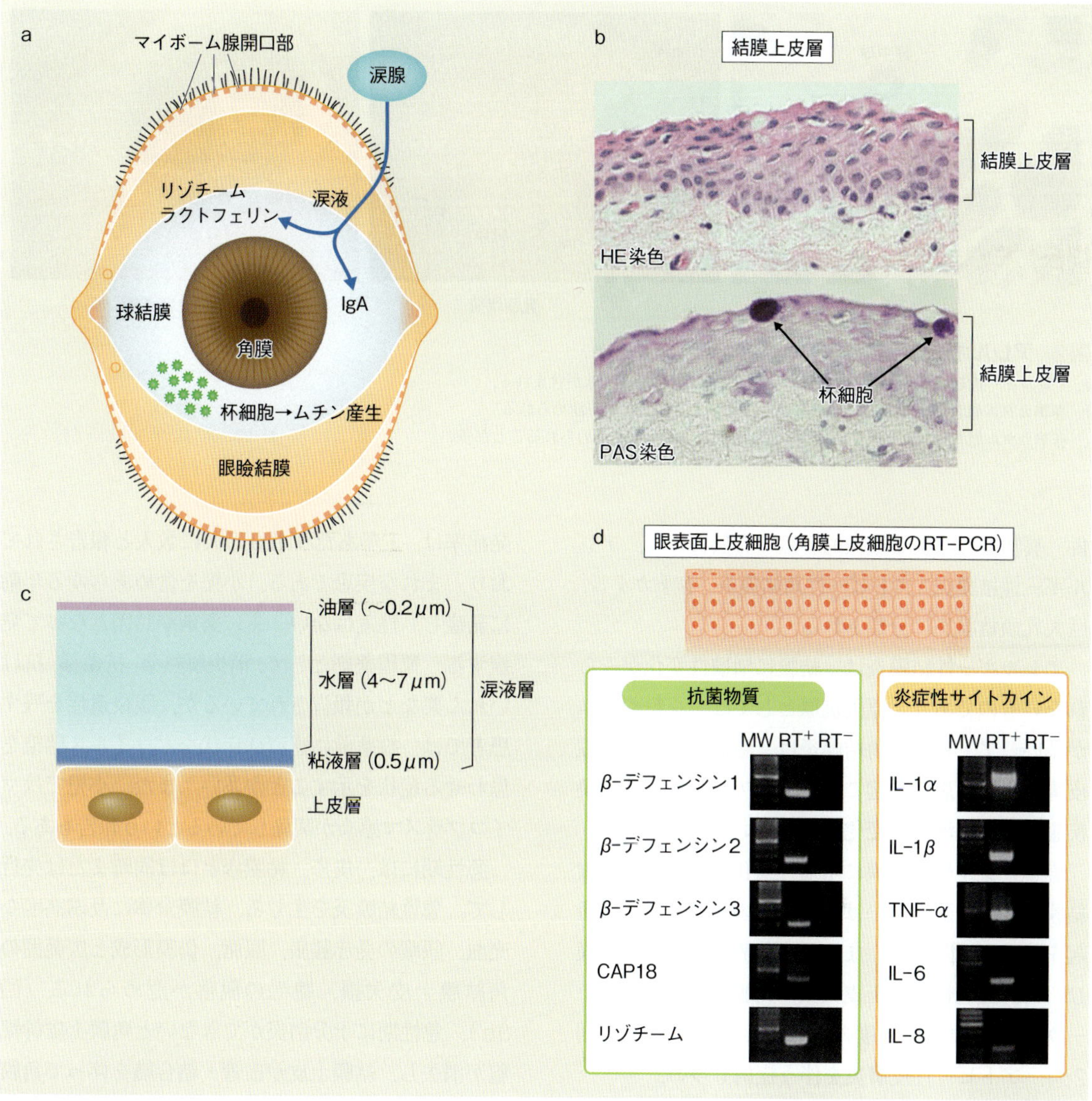

図1　眼表面粘膜

a. 眼表面の構成：眼表面は，角膜，結膜（球結膜，眼瞼結膜）からなり，表面は扁平重層上皮で覆われている．上皮の上には，IgA，リゾチーム，ラクトフェリンなどを豊富に含んだ涙液が存在する．結膜に存在する杯細胞から産生されるムチンは，細菌や異物を物理的に除去する．また，眼瞼縁には，マイボーム腺開口部が存在し脂（あぶら）を分泌している．（上田真由美ほか，2007[1]より）

b. 結膜上皮層：結膜上皮層は数層の扁平上皮細胞で構成される．また，PAS染色で，杯細胞が最表層に確認できる．

c. 涙液層：角結膜上皮層は，油層，水層，粘液層からなる涙液層で覆われている．

d. 角膜上皮細胞のRT-PCR：角膜上皮細胞をはじめとした眼表面上皮細胞は，抗菌物質や炎症性サイトカインを産生する．（上田真由美ほか，2007[1]より）

レルギー性結膜疾患，Stevens-Johnson 症候群，眼類天疱瘡などがある．

アレルギー性結膜疾患

アレルギー性結膜疾患は“I 型アレルギーが関与する結膜の炎症性疾患で，何らかの自他覚症状を伴うもの”と定義される[3]．結膜の炎症性変化と瘙痒感，眼脂，流涙などの自覚症状を伴い，結膜細胞診や眼脂中の好酸球の存在により確定診断される（図2a）．さらに，増殖性変化，アトピー性皮膚炎の合

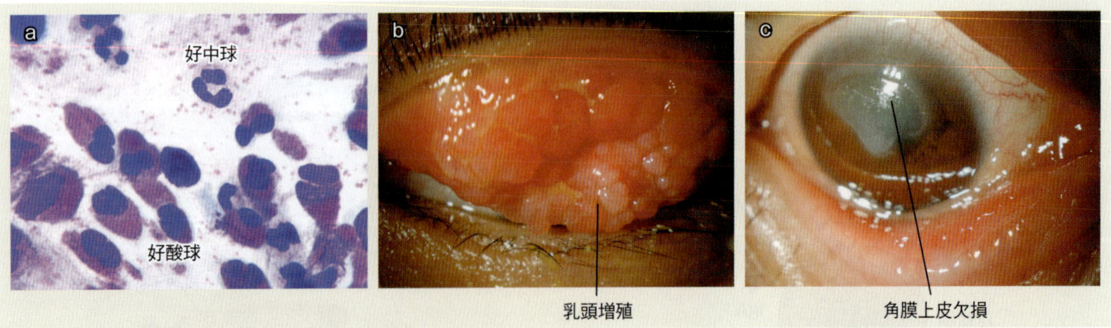

図2 アレルギー性結膜疾患

a. アレルギー性結膜疾患患者の眼脂（めやに）中には多数の好酸球が含まれる．
b. 春季カタル患者の上眼瞼結膜には増殖性変化による乳頭増殖が認められる．
c. 春季カタル患者やアトピー性角結膜炎患者では，角膜病変が認められることが多い．

併，異物などによる機械的刺激の有無により，アレルギー性結膜炎，アトピー性角結膜炎，春季カタル，巨大乳頭結膜炎に分類される．

アレルギー性結膜炎は，結膜に増殖性変化がみられないものであり，原因抗原としては，花粉やダニが多い．アトピー性角結膜炎は，顔面にアトピー性皮膚炎を伴う患者に起こる慢性のアレルギー性結膜疾患であり，増殖性変化を伴わない症例が多い．

春季カタルは，結膜に増殖性変化がみられ，眼瞼結膜の乳頭増殖あるいは輪部結膜の腫脹や堤防状隆起を生じる（図 2b）．また，点状表層角膜炎，角膜びらん，遷延性角膜上皮欠損，角膜潰瘍，角膜プラークなどの種々の程度の角膜病変がみられる（図 2c）．アトピー性皮膚炎を伴う症例も多い．

巨大乳頭結膜炎は，コンタクトレンズ，義眼，手術用縫合糸などの機械的刺激による上眼瞼結膜に増殖性変化を伴う結膜炎を指す．

Stevens-Johnson 症候群

Stevens-Johnson 症候群は，突然の高熱，咽頭痛，結膜炎に続いて，全身の皮膚・粘膜にびらんと水疱を生じる全身性の皮膚粘膜疾患である（図 3a）[4]．粘膜病変は，口唇，口腔・鼻腔，眼表面に認め，時に外陰部や気道にも及ぶ．

中毒性表皮壊死剥離症（toxic epidermal necrolysis：TEN）は，Stevens-Johnson 症候群の重症型と考えられ，皮疹の面積が 30 %以上のものを指す．発症率は，1 年あたり 100 万人に数人と報告されており，まれな疾患である．小児を含めあらゆる年齢に発症し，性差はない．主に薬剤が誘因となって発症する．原因薬剤として，消炎解熱薬，抗菌薬，抗けいれん薬などが報告されているが，眼後遺症を残す患者では，投薬前に感冒様症状などウイルス感染を思わせる症状を示すことが多い．また，小児ではマイコプラズマ感染が関係しているという報告もある．

急性期には，皮疹，粘膜疹とほぼ同時または先行して，急性結膜炎を生じる．結膜全体に及ぶ高度な充血，眼瞼の発赤腫脹，眼脂，偽膜形成と広範囲の角結膜上皮欠損，睫毛の脱落が認められる（図 3b）．急性期に十分消炎ができないと角膜上皮幹細胞が消失し，結膜上皮が血管・結合織を伴って角膜表面を被覆し著しい視力障害をきたす（図 3c）．重症では慢性期に眼表面が皮膚のように角化する．また，眼表面の易感染性を認め，抗菌薬の投与にもかかわらず眼表面から MRSA（methicillin-resistant Staphylococcus anreus）が検出されることが多く，時に MRSA による感染巣を生じる（図 3d）．

眼科領域では，瘢痕性角結膜上皮症を生じた慢性期の患者を診ることが多く，Stevens-Johnson 症候群と TEN を併せて広義の Stevens-Johnson 症候群と呼称している．

眼類天疱瘡

眼類天疱瘡は，両眼性に角結膜上皮の慢性炎症が

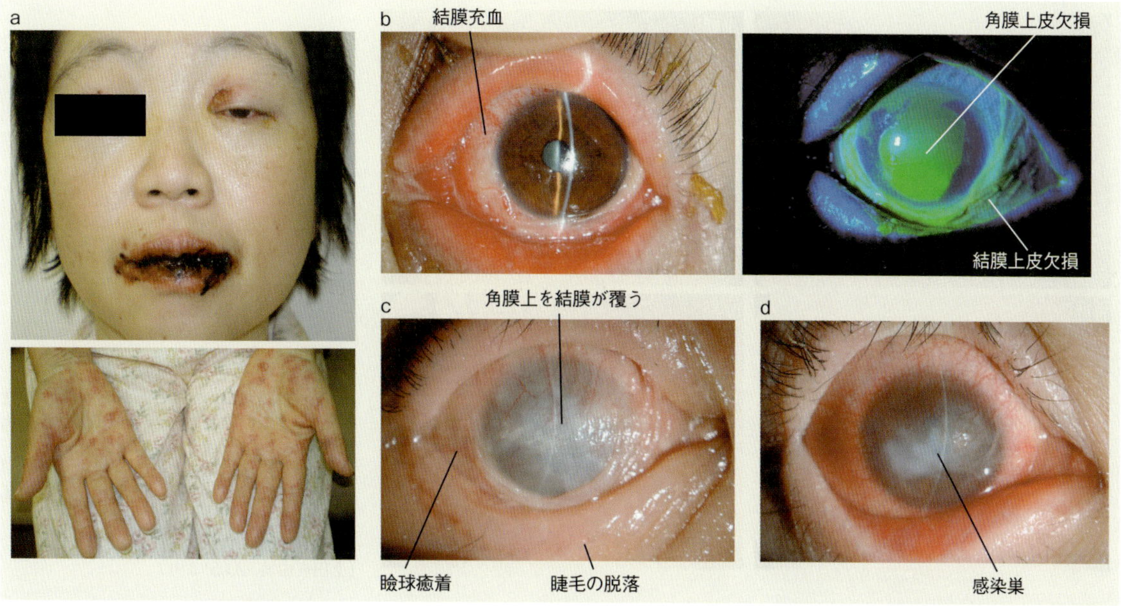

図3　Stevens-Johnson症候群

a. 急性期の粘膜疹ならびに皮疹：眼合併症の伴うStevens-Johnson症候群患者では，口唇粘膜に出血を伴うびらんがほぼ必発する．また，全身に発赤・水疱・びらんを伴う皮疹を認める．
b. 急性期の眼所見：偽膜を伴った重度の結膜充血を認める．また，フルオレセイン染色で，広範囲の角膜上皮欠損と，偽膜に覆われた結膜上皮欠損を認める．
c. 慢性期の眼所見：角膜は結合組織を伴った結膜で覆われ，瞼球癒着，睫毛の脱落ならびに睫毛乱生を認める．
d. 若年者Stevens-Johnson症候群患者の慢性期に認められたMRSA感染．眼表面に感染巣を認め，細菌培養検査でMRSAが検出された．
（上田真由美，2007[4]より）

生じ，緩徐に角結膜上皮の瘢痕性変化が進行する疾患である[5]．病因は不明であるが，基底膜の接着成分に対する自己抗体をもつ患者が存在し，自己免疫疾患の一種であると考えられている．中高年の女性に好発し，全身性の発熱・発疹の既往のないことからStevens-Johnson症候群と鑑別される．

Fosterの眼類天疱瘡臨床分類“I期：慢性結膜炎，rose bengalテスト結膜陽性所見（ムチンの障害），結膜組織の瘢痕性変化（conjunctival subepithelial fibrosis）”“II期：結膜円蓋部の短縮”“III期：瞼球癒着，角膜への血管侵入，睫毛乱生，涙液分泌減少”“IV期：眼表面の角化”は，病期を理解するうえで有用である（図4）．薬剤毒性の進行により眼類天疱瘡と同様の所見となることがあり，偽眼類天疱瘡と呼ばれる．

眼表面上皮細胞による炎症制御

眼表面上皮細胞によるアレルギー炎症制御

アレルギー性結膜疾患の発症機序は，図5のように概観される．結膜局所の抗原提示細胞により，Th2細胞の感作が起こる．Th2細胞から指示を受けたB細胞は，抗原特異的IgEを分泌する．抗原特異的IgEは，結膜肥満細胞上に結合し，再び侵入した抗原により架橋され，肥満細胞の脱顆粒を引き起こす．肥満細胞の脱顆粒により，ヒスタミン，ロイコトリエン，プロスタグランジン（PG），そして種々のサイトカインが放出される．アレルギー性結膜炎の一般的な症状は，抗原曝露数十分以内に即時相の反応として生じる結膜浮腫，充血，かゆみ，眼瞼浮腫，粘液性の眼脂である．これらは，肥満細胞の脱顆粒によって放出されたヒスタミンにより主

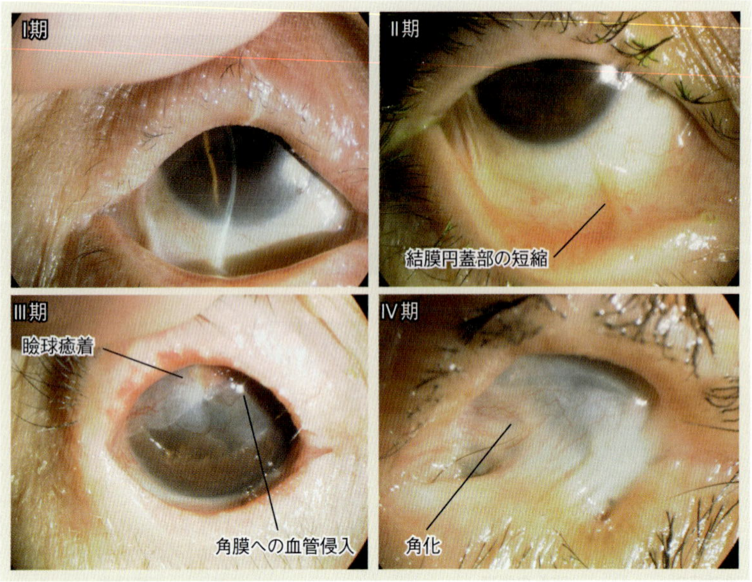

図4　眼類天疱瘡のFoster分類

I期：慢性結膜炎，rose bengalテスト結膜陽性所見（ムチンの障害），結膜組織の瘢痕性変化（conjunctival subepithelial fibrosis）
II期：結膜円蓋部の短縮
III期：瞼球癒着，角膜への血管侵入，睫毛乱生，涙液分泌減少
IV期：眼表面の角化
（上田真由美，2005[5]より）

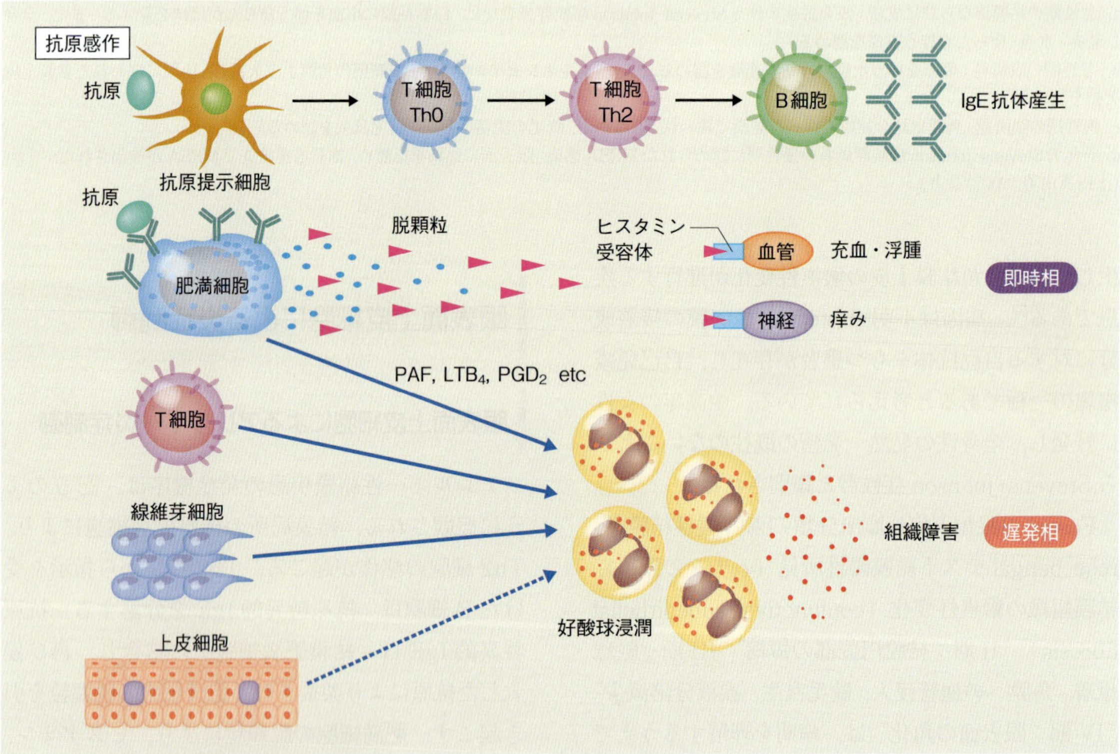

図5　アレルギー性結膜疾患の発症機序

樹状細胞などの抗原提示細胞より結膜局所で，Th2細胞の感作が起こる．Th2細胞から指示を受けたB細胞は，抗原特異的IgEを分泌する．抗原特異的IgEは，結膜肥満細胞上に結合し，再び侵入した抗原により架橋され，肥満細胞の脱顆粒を引き起こす．肥満細胞の脱顆粒により，ヒスタミン，ロイコトリエン，プロスタグランジンなどの化学伝達物質や，種々のサイトカインが放出される．アレルギー性結膜炎の一般的な症状は，抗原曝露数十分以内に即時相の反応として生じる結膜浮腫，充血，かゆみ，眼瞼浮腫，粘液性の眼脂である．これらは，肥満細胞の脱顆粒によって放出されたヒスタミンにより主として引き起こされる．一方，これに引き続いて8～24時間後に遅発相の炎症反応が生じる．これは，結膜局所への好酸球の浸潤を主体とする．遅発相の好酸球浸潤は，肥満細胞，線維芽細胞，T細胞によって制御されている．筆者らは，上皮細胞も関与することを証明した．

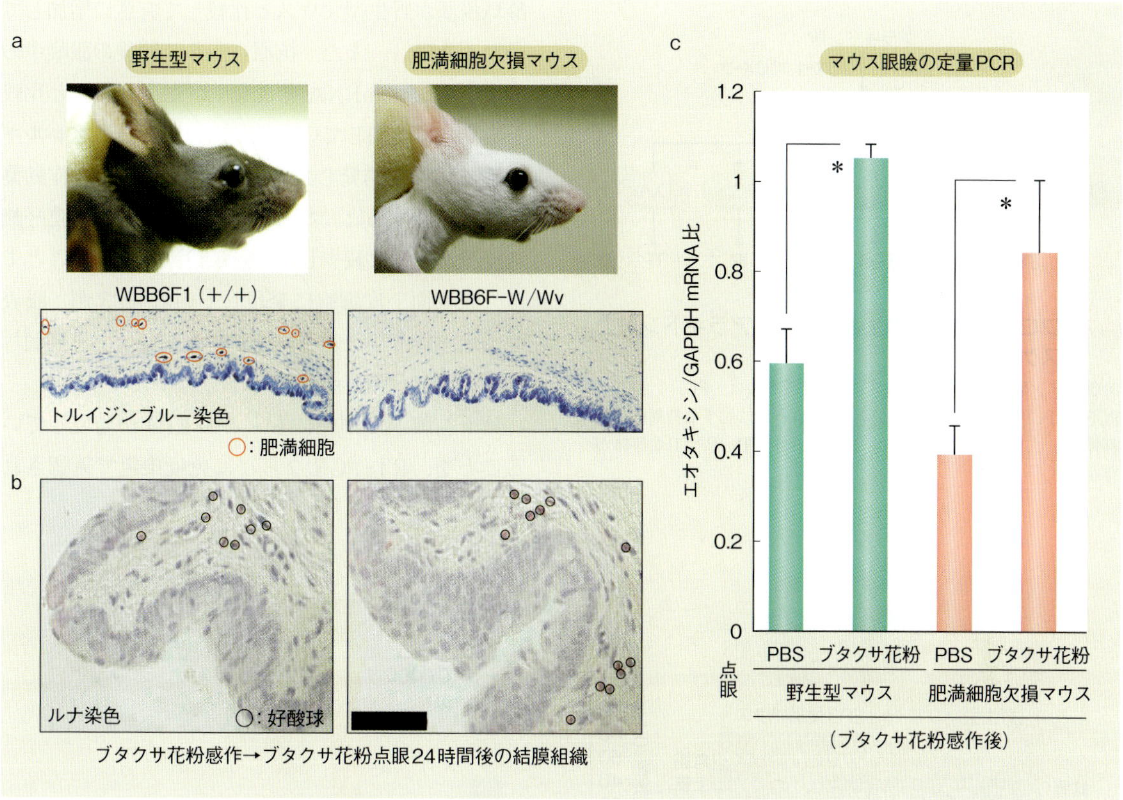

図6　肥満細胞欠損マウスにおけるアレルギー性結膜炎遅発相の結膜好酸球浸潤

トルイジンブルー染色で野生型マウスには結膜に多数の肥満細胞が確認できるが，肥満細胞欠損マウスには，肥満細胞は存在しない (a)．これらのマウスにブタクサ花粉を用いてアレルギー性結膜炎を誘発したところ，肥満細胞欠損マウスでも，野生型マウスと同様に，結膜に好酸球浸潤を生じる (b)．眼瞼の定量PCRにより，肥満細胞欠損マウスでも，野生型マウスと同様に抗原点眼によりエオタキシンの発現が有意に上昇する (c)．（上田真由美，2007[6]，2008[7] より）

として引き起こされる．一方，これに引き続いて8～24時間後に遅発相の炎症反応が生じる．これは，結膜局所への好酸球の浸潤を主体とする（図2）．

遅発相の好酸球浸潤は，肥満細胞によって誘導されると長いあいだ考えられてきた．しかし，最近では，好酸球浸潤に線維芽細胞が重要な役割を担うという報告や，T細胞が重要であるという報告がある．マウスアレルギー性結膜炎モデルを用いた解析により肥満細胞欠損マウスにおいてもアレルギー性結膜炎遅発相の結膜好酸球浸潤が生じることが解明されている[6,7]（図6）．このことは，アレルギー性結膜炎遅発相の結膜好酸球浸潤に肥満細胞以外の細胞が大きく関与していることを示唆している．

眼表面炎症に眼表面上皮細胞が関与している可能性を考え，気管上皮細胞に発現し，アレルギー喘息の制御にかかわると報告されたEP3が着目された．EP3は，プロスタグランジン（PG）E_2の受容体の一つであり，プロスタグランジンはトロンボキサン（TX）とともに，プロスタノイドと呼ばれる．プロスタノイドには，PGD_2，PGE_2，$PGF_{2\alpha}$，PGI_2，TXA_2の5種類がわかっており，またそれぞれに対する特異的な受容体として，DP，EP（EP1，EP2，EP3，EP4），FP，IP，TPが存在する[8)]（図7）．

EP3を欠損させ代わりにβ-galをノックインしたマウスを用いて，眼におけるEP3の局在を調べたところ，眼表面上皮に限局して存在し，結膜上皮細胞に強く発現していた（図8a）．また，免疫組織染色においても結膜上皮細胞にEP3蛋白の発現が確認された．EP3欠損マウスにアレルギー性結膜炎を誘発したところ，抗原点眼24時間後の結膜好

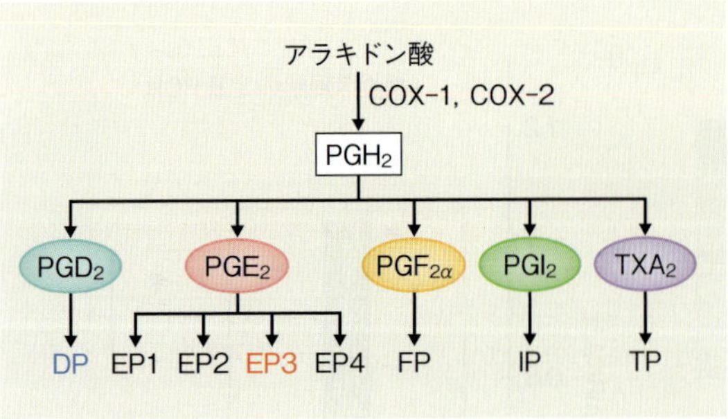

図7 プロスタノイドの生合成経路：アラキドン酸カスケード

アラキドン酸から合成されるプロスタノイドには，PGD_2，PGE_2，$PGF_{2\alpha}$，PGI_2，TXA_2の5種類があり，それぞれに対する特異的な受容体として，DP，EP（EP1，EP2，EP3，EP4），FP，IP，TP受容体が存在する．

酸球浸潤が野生型マウスと比較して有意に増加していた（図8b）．また，抗原点眼6時間後の眼瞼中のエオタキシンmRNA発現も，野生型マウスと比較して有意に増加していた（図8c）．さらにアレルギー性結膜炎を誘発した野生型マウスにEP3作動薬を点眼投与すると，抗原点眼24時間後の結膜好酸球浸潤が有意に減少した（図8d）．これらのことより，眼表面上皮細胞に発現しているEP3が，眼表面炎症，特にアレルギー性結膜炎遅発反応を抑制していることが明らかとなった[9]．

ヒト結膜上皮細胞にも，このEP3が発現していることを，RT-PCRならびに免疫染色で確認され

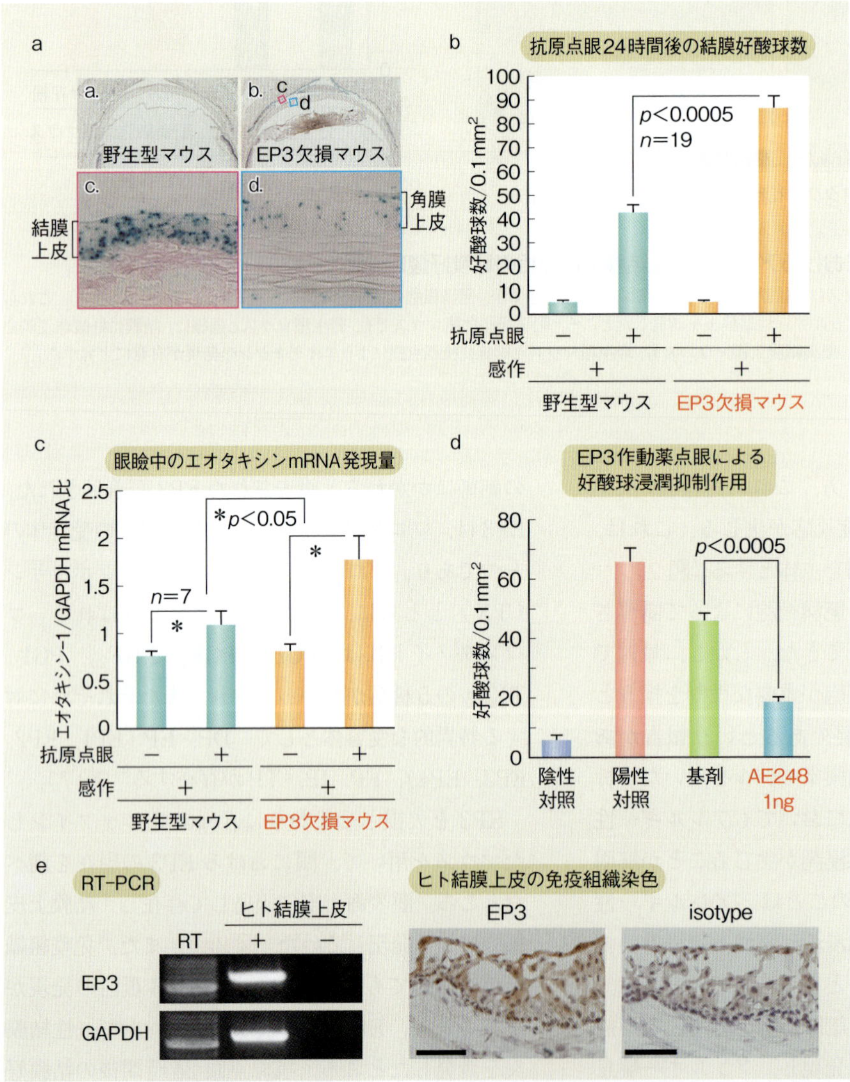

図8 アレルギー性結膜炎遅発相におけるEP3の役割

a. EP3は眼表面上皮，特に結膜上皮に強く発現している（β-galactosidase，lacZ遺伝子を導入したEP3欠損マウスの眼部組織のX-gal染色）．

b. EP3欠損マウスでは，抗原点眼24時間後の結膜好酸球数が野生型マウスと比較して有意に増加する．

c. EP3欠損マウスでは，抗原点眼6時間後の眼瞼エオタキシンmRNA量が野生型マウスと比較して有意に増加する．

d. EP3作動薬（AE248）を点眼した群では，基剤を点眼した群と比較して有意に結膜好酸球数が抑制される．

e. EP3受容体は，ヒトの結膜上皮にも発現している．

（Ueta M, 2009[9]より）

ている（図 8e）．さらに興味深いことに，非炎症性眼表面疾患である結膜弛緩症や翼状片の結膜上皮細胞には EP3 が発現しているのとは対照的に，炎症性の眼表面疾患ではその発現が消失していた．また，EP3 の遺伝子多型が関与する炎症性眼表面疾患が存在することを確認している．これらの知見は，ヒトの眼表面炎症の制御に，結膜上皮細胞に発現している EP3 が大きく関与している可能性を示している．このように，眼表面上皮細胞により眼表面炎症が制御されていることは明らかであり，その炎症制御機構が解明されることにより，上皮細胞を標的とした新しい治療薬の開発へと進展することが期待される．

眼表面上皮細胞の自然免疫機構

細菌やウイルスなどの病原微生物の侵入に対する感染防御機構は，自然免疫と獲得免疫に分類される．獲得免疫は，抗原特異的 T 細胞と B 細胞によって誘導されるが，クローン増殖する必要があるために，機能するまでに数日の時間を要する．これに対して自然免疫は，獲得免疫が作動する前の感染早期に働く防御機構である．従来，この自然免疫は，好中球やマクロファージなどの貪食細胞，補体，抗菌物質などを中心とした非特異的防衛機構であると考えられてきた．しかし近年，Toll-like receptor（TLR）が微生物の構成成分を特異的に認識し，自然免疫において重要な役割を担っていることが明らかとなった．この病原体認識機構である TLRs は，当初，マクロファージなどの免疫担当細胞において研究が進められたが，最近では，腸管上皮などの粘膜上皮細胞にも発現していることが報告されている（4 章 a 参照）．

眼表面上皮における TLRs の発現について解析が行われた．まず，mRNA レベルでは，ヒト結膜上皮は，TLR1〜10 を発現し[10, 11]，ヒト角膜上皮では，TLR8 以外の TLR が発現していることが確認された[10, 12]（図 9）．

ヒト培養角膜上皮細胞を用いた菌体成分による刺激実験では，Gram 陰性菌の菌体成分であるリポ多糖（lipopolysaccharide：LPS）で刺激した角膜上皮細胞は，炎症性サイトカイン IL-6，IL-8 を産生しなかった[13]．同様に，主に Gram 陽性菌の菌体成分であるペプチドグリカンで刺激した角膜上皮細胞も炎症性サイトカインを産生しなかった[13]（図 10a）．しかし，その後の解析から，角膜上皮細胞は，ペプチドグリカンに対しては炎症性サイトカインを産生しないが，同じ TLR2 のリガンドであり人工リポ蛋白である Pam3CSK4 に対しては，IL-6，IL-8 を産生することが判明した．

角膜上皮は，ウイルスによって合成される二本鎖 RNA を認識する TLR3 も発現していた．非常に興味深いことに，単球などの免疫担当細胞が細胞内に TLR3 を発現しているのとは対照的に，角膜上皮細胞は細胞表面に発現していた[12]．二本鎖 RNA と相同性を示す poly I：C で角膜上皮細胞を刺激すると，炎症性サイトカイン IL-6，IL-8 を産生するだけでなく，IFN-β/mRNA を結膜線維芽細胞の約 10 倍，末梢血単核球の約 500 倍も発現した[12]（図 10b）．これらの TLR2, 3, 4 蛋白は，免疫染色で，眼表面上皮の全層に発現していた[14]（図 11a, b）．

さて，細菌の鞭毛成分であるフラジェリンに対して，角膜上皮細胞が炎症性サイトカインを産生するという報告がある．そこで，さらに解析が進められ，角膜上皮細胞が，眼表面の病原菌である *Pseudomonas aeruginosa*（緑膿菌）由来のフラジェリンに対しては炎症性サイトカインを産生するが，眼表面とは無関係の *Salmonella* 由来のフラジェリンや眼表面の常在細菌である *Bacillus subtilis* 由来のフラジェリンに対しては，IL-6，IL-8 などの炎症性サイトカインを産生しないことが解明された[15]（図 10c）．さらに，*P. aeruginosa* 由来のフラジェリンに対して炎症性サイトカインを産生するために必要な TLR5 蛋白は，眼表面上皮層では，表層には存在せず，基底細胞層にのみ発現していた[11, 15]（図 11c）．このことは，眼表面にたとえ *P. aeruginosa* が存在しても，上皮基底層にまで到達しない限り眼表面上皮に発現している TLR5 は，機能しない可能性を示している．TLR5 の上皮基底層に限局した発現は，眼表面が容易に炎症を生じない機構に大きく関与していると考えられる．上記で使用したリポ

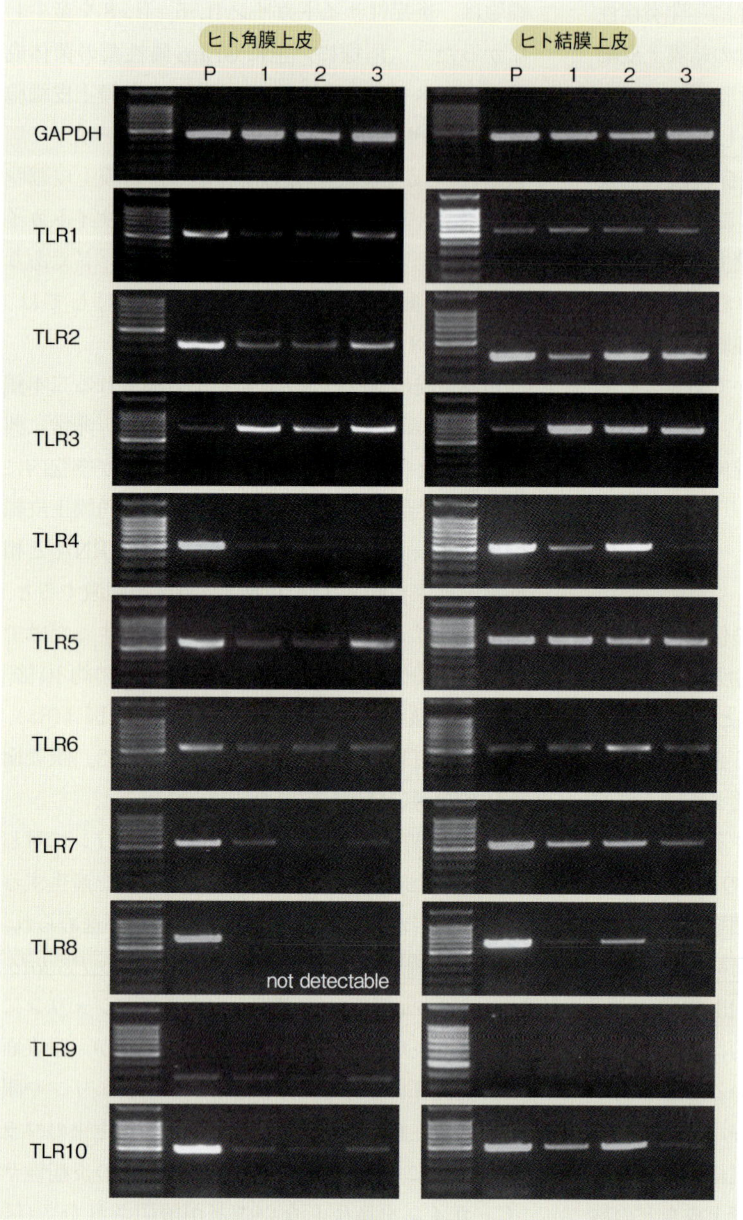

図9 ヒト眼表面上皮における各種Toll-like receptors特異的mRNAの発現

ヒト角膜上皮ならびにヒト結膜上皮には，各種TLRs特異的mRNAが発現している．
（P：ポジティブコントロールのヒト末梢血単核球，1〜3：各個体）
（上田真由美，2006[10]，Kojima K, et al. 2008[11]，Ueta M, et al. 2005[12]より）

多糖，ペプチドグリカン，Pam3CSK4，*P. aeruginosa*，*Salmonella* 由来ならびに *B. subtilis* 由来のフラジェリンは，いずれも，末梢血単核球では，著しい炎症性サイトカインの産生を誘導することも確認できており，角膜上皮細胞と免疫担当細胞では，同じようにTLRsを発現していても，その局在や機能が異なることが示唆された．もう一つの眼表面上皮を構成する結膜上皮細胞も，程度差はあるが，角膜上皮細胞と同様の反応であった[11, 14]．このことは，粘膜上皮である眼表面上皮細胞が，免疫担当細胞であるマクロファージやリンパ球とは異なった自然免疫機構を有し，容易に細菌などの菌体成分に対して炎症を惹起しない機構を保持していることを示唆している（**図12**）．

常在細菌の存在する眼表面においては，自然免疫応答を感染防御の視点のみならず，常在細菌に対して炎症を生じにくい機構の存在に着目し，その破綻と関連づけて眼表面炎症性疾患を模索する必要がある．

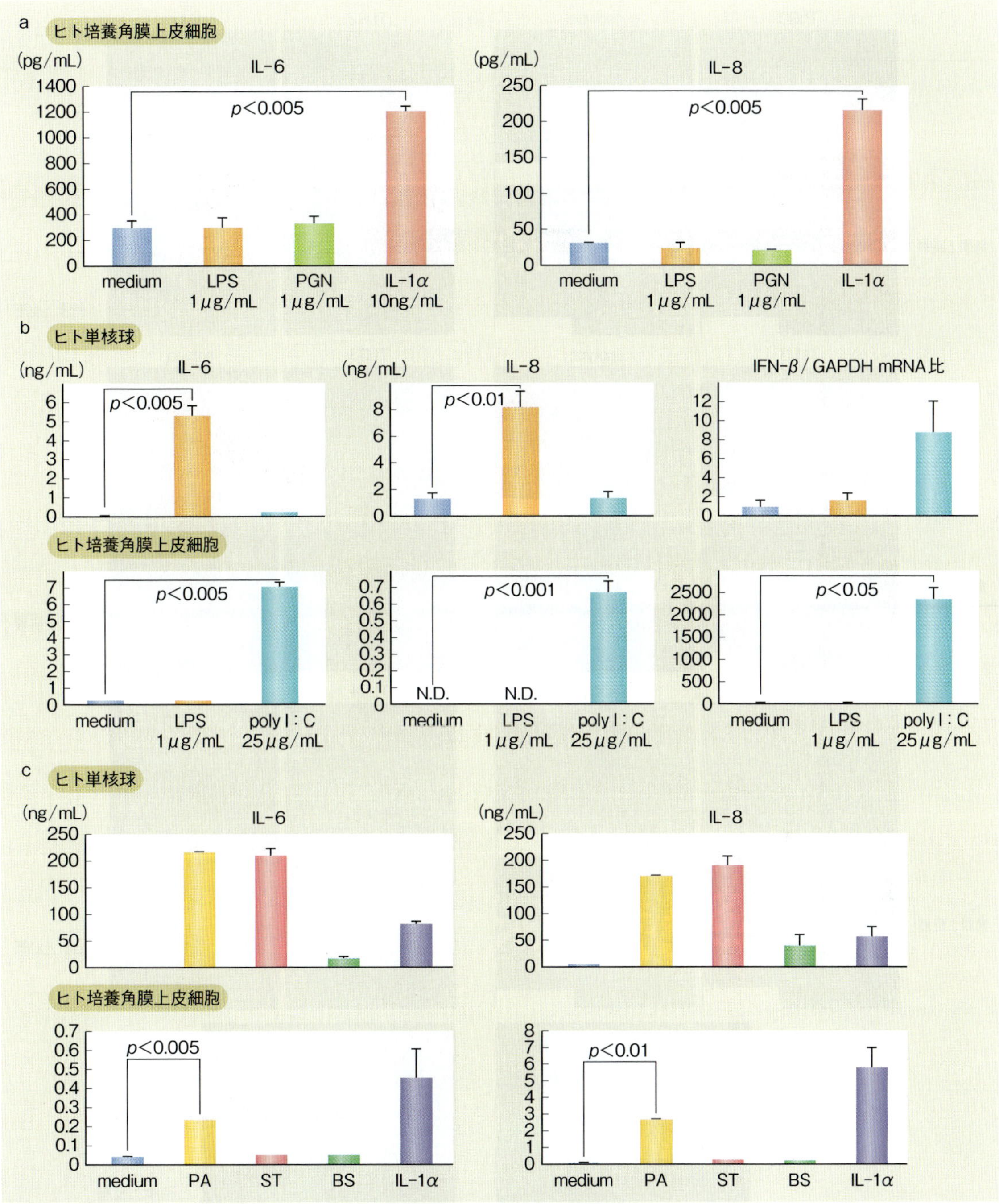

図10 各種TLRs (TLR2, 3, 4, 5) リガンドに対するヒト角膜上皮細胞の反応性

a. ヒト培養角膜上皮細胞は，LPS（リポ多糖：TLR4リガンド）ならびにPGN（ペプチドグリカン；TLR2リガンド）の刺激に対して炎症性サイトカインIL-6, IL-8を産生しない.
(Ueta M, et al. 2004[13], Veta M, 2008[14] より)

b. ヒト培養角膜上皮細胞は，poly I：C（TLR3リガンド）で刺激すると，炎症性サイトカインIL-6, IL-8を産生するだけでなくIFN-βmRNAを著明に発現する.
(Ueta M, et al. 2005[12], Veta M, 2008[14] より)

c. ヒト培養角膜上皮細胞は，眼表面の病原菌である *Pseudomonas aeruginosa* (PA) 由来のフラジェリンに対しては炎症性サイトカインを産生するが，眼表面とは無関係の *Salmonella typhi* (ST) 由来のフラジェリンや眼表面の常在細菌である *Bacillus subtilis* (BS) 由来のフラジェリンに対しては，IL-6, IL-8などの炎症性サイトカインを産生しない.
(Ueta M, 2008[14], Hozono Y, et al. 2006[15] より)

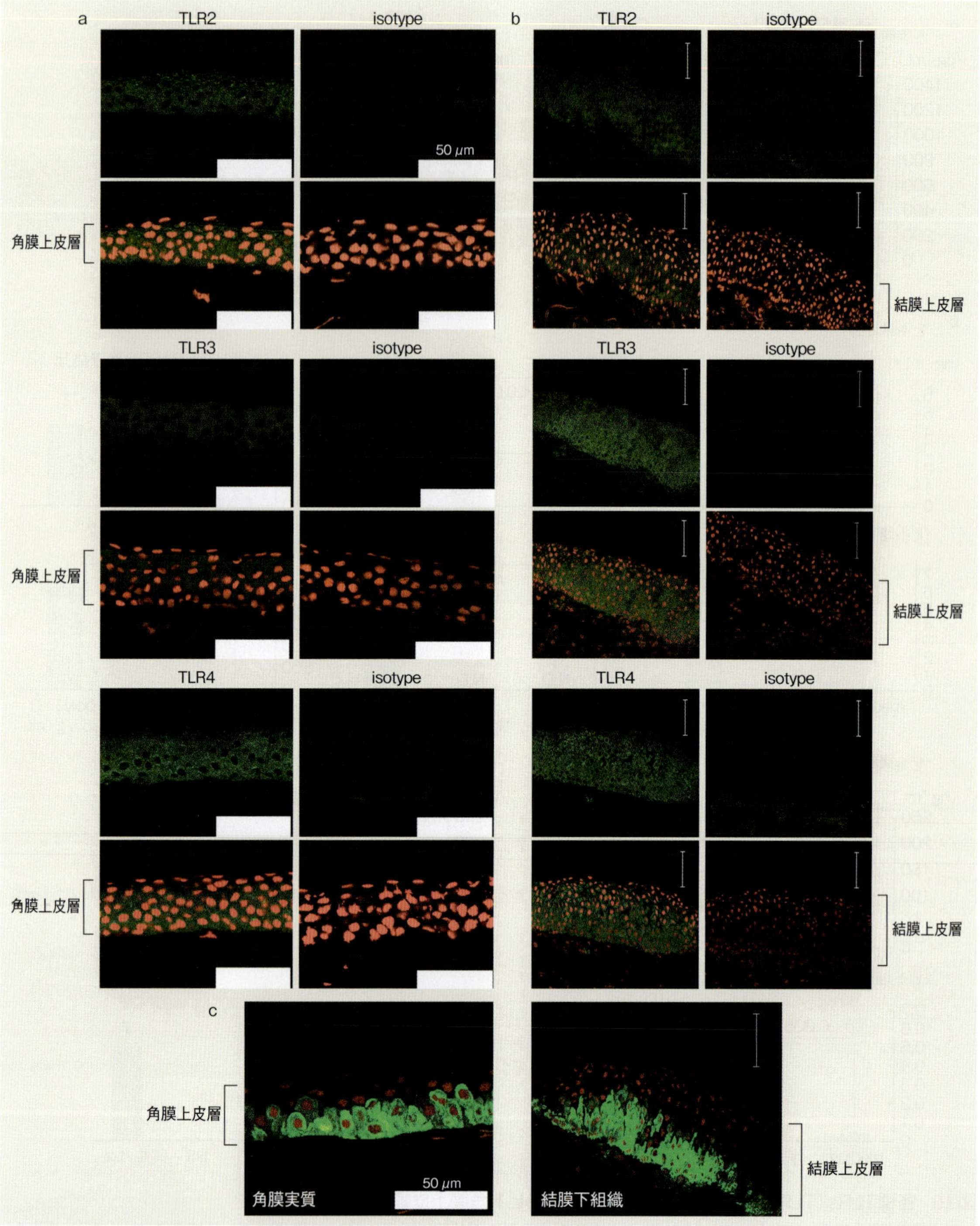

図11　ヒト眼表面上皮における各種TLRs（TLR2, 3, 4, 5）蛋白の発現

a. ヒト角膜上皮におけるTLR2, 3, 4の免疫組織染色.
（Ueta M, 2008[14]より）
b. ヒト結膜上皮におけるTLR2, 3, 4の免疫組織染色.
（Ueta M, 2008[14]より）
c. ヒト角膜上皮ならびに結膜上皮におけるTLR5の免疫組織染色. TLR5蛋白は, 眼表面上皮の表層には存在せず, 基底細胞層にのみ発現している.
（Kojima K, et al. 2008[11], Ueta M, 2008[14], Hozono Y, et al. 2006[15]より）

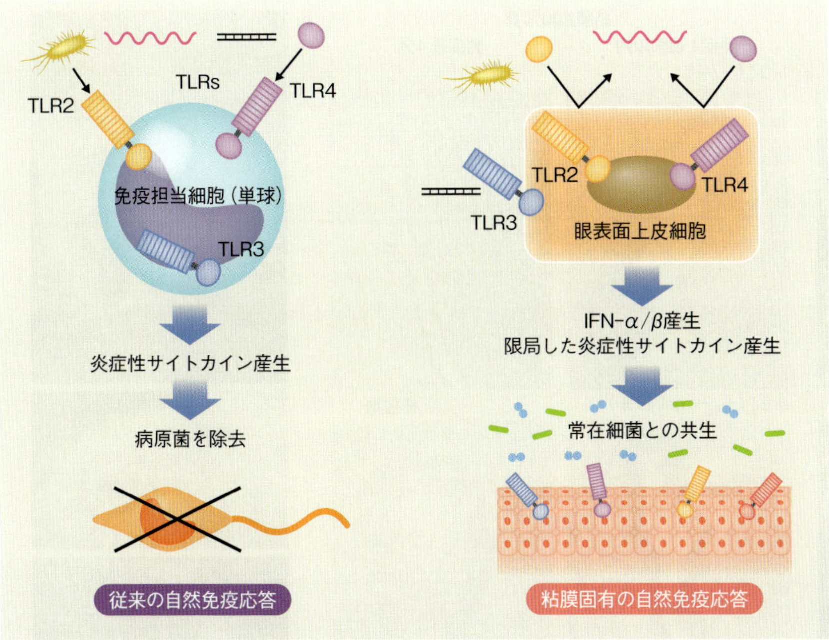

図12 常在細菌と共生する粘膜固有の自然免疫応答

眼表面上皮細胞の自然免疫応答は免疫担当細胞とは異なる．眼表面上皮では，Toll-like receptors を介した炎症性サイトカインの産生に選択性があり，細菌に対して容易には炎症を生じない．

眼表面炎症性疾患の病態解明

自然免疫系は感染防御において重要なばかりではなく，種々の免疫疾患にも深く関与している．自然免疫系の過剰活性化は，慢性炎症性腸疾患の発症のトリガーとなり，その一方，腸管などの粘膜面ではTLRsは恒常性の維持に働く[16]．

眼表面においても，自然免疫応答の異常が眼表面炎症に関与しうる．TLR のシグナル因子でありNF-κB の調節因子の一つである IκBζの欠損マウスは，杯細胞の消失を伴う眼表面炎症を自然発症する[17]（**図13a**）．IκBζは，単球のみならず眼表面上皮細胞にも発現している．siRNA を用いて角膜上皮細胞の IκBζの発現を抑制すると角膜上皮細胞による IL-6 ならびに IL-8 の産生が亢進する．このことは，眼表面炎症制御に眼表面上皮細胞に発現している IκBζがかかわっていることを示唆している．さらに，この IκBζ欠損マウスを BALB/c 背景に純系化したところ，眼表面炎症は増悪し，口囲周囲の皮膚炎も明らかとなった[18]（**図13b**）．

さらに，このマウスの病態から示唆を得て，筆者らはいくつかの眼表面炎症性疾患に自然免疫応答の異常が関与している可能性を考えた．その一つがStevens-Johnson 症候群である．Stevens-Johnson 症候群は，重篤な視力障害を合併する急性発症の重症薬疹であるが，薬剤投与の前にウイルス感染症やマイコプラズマ感染症を思わせる感冒様症状を呈することが多く，また，MRSA/MRSE（methicillin-resistant Staphylococcus epidermidis）を高率に保菌し，慢性期にも眼表面炎症と眼表面感染症を生じやすい．筆者らは，Stevens-Johnson 症候群発症の遺伝子素因として自然免疫応答異常が関与している可能性を考え，遺伝子発現解析ならびに遺伝子多型解析を行った．その結果，末梢血単球を用いた遺伝子発現解析において，リポ多糖刺激に対する *IL4R* 遺伝子の発現が異なった．つまり，リポ多糖刺激 1 時間後の IL-4R の発現が非刺激群と比較して，健常対照では上昇するのと対照的に，Stevens-Johnson 症候群患者では減少した[14, 19]（**図14a**）．さらに，この *IL4R* について，Val50 Ile（rs.1805010），Ser478Pro（rs.1805015），Gln551Arg（rs.1801275）の 3 つの遺伝子多型について解析を行ったところ，血清総 IgE 値と相関しない Gln551Arg について有意な差を認めた[20]（**表1**）．たいへん興味深いことに，喘息などのアレルギー疾

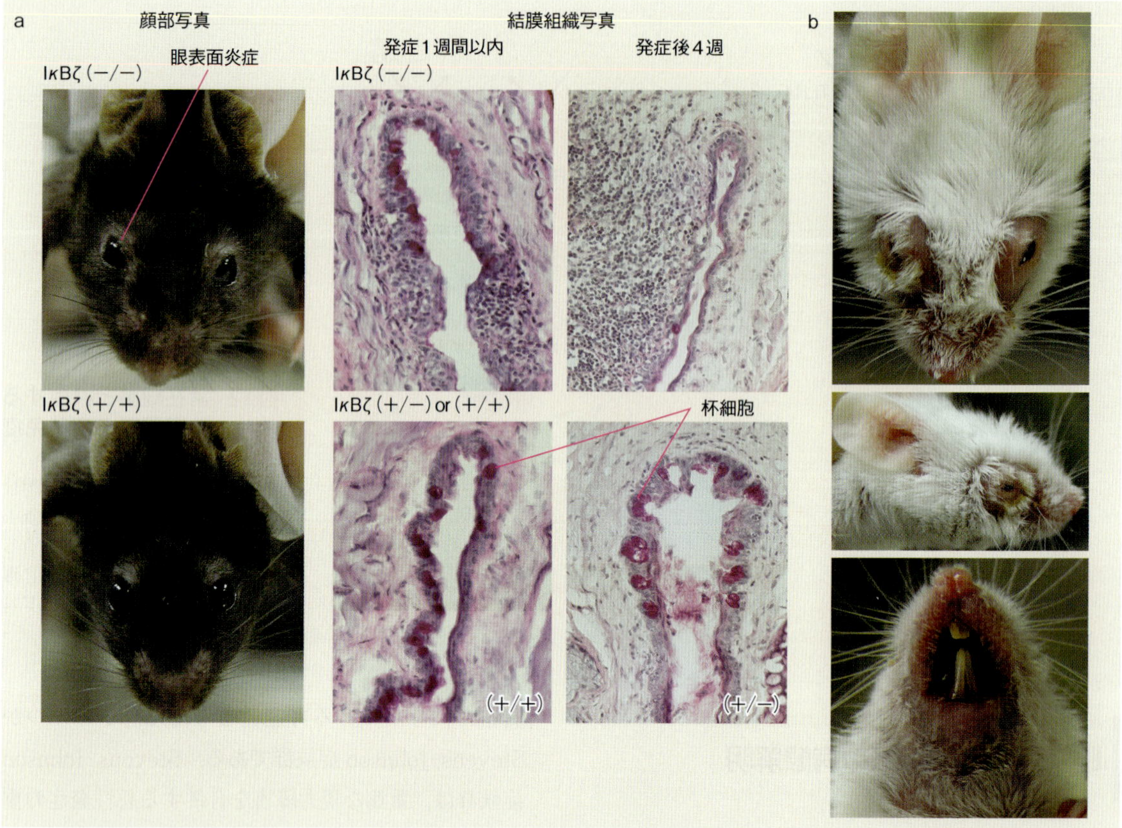

図13 自然発症の眼表面炎症モデルIκBζ欠損マウス

a. Toll-like receptorのシグナル因子であるIκBζの欠損マウス(129/Ola×C57BL/6背景)では，杯細胞の消失を伴う眼表面炎症を生後に自然発症する．
(Ueta M, et al. 2005[17]より)
b. BALB/c背景のIκBζ欠損マウスでは，眼表面炎症が増悪し，口囲皮膚炎も自然発症する．
(Ueta M, et al. 2008[18]より)

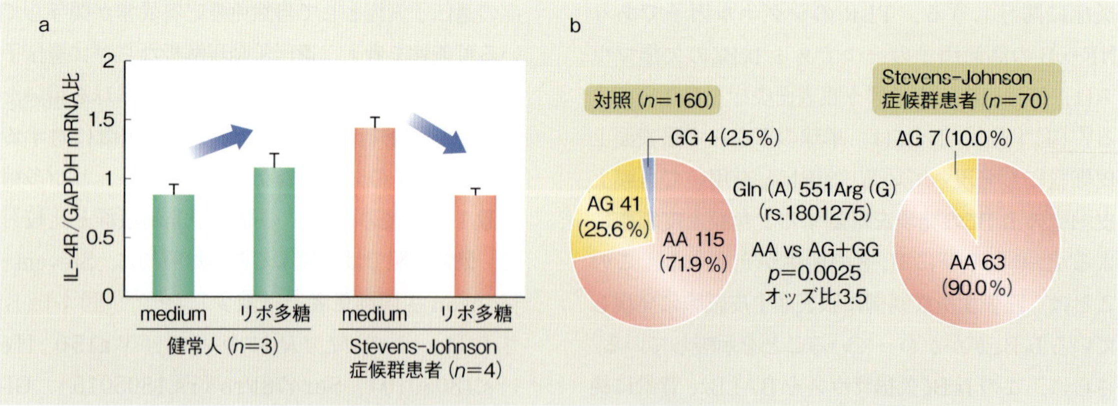

図14 Stevens-Johnson症候群の遺伝的素因

a. ヒト末梢血単球の遺伝子発現解析：Stevens-Johnson症候群患者では，リポ多糖に対する*IL4R*の遺伝子発現が健常人と異なる．
b. *IL4R*Gln551Arg(rs.1801275)の遺伝子多型解析：アトピーや喘息では，G(Arg)が増加するのとは対照的に，Stevens-Johnson症候群では，A(Gln)が有意に増加している

表1 Stevens-Johnson症候群（SJS）と*IL13, IL4R*遺伝子多型

	対照（%）（*n*=160）	SJS/TEN（%）（*n*=76）	対立遺伝子1 vs 対立遺伝子2	遺伝子型 11 vs 12+22	遺伝子型 11+12 vs 22
			*p*値（χ^2）オッズ比（95%CI）	*p*値（χ^2）オッズ比（95%CI）	*p*値（χ^2）オッズ比（95%CI）
IL13 gene					
Promoter-1111 (rs.1800925)					
11 CC	101（63.1）	57（75.0）	**0.049**	0.07	0.23
12 CT	52（32.5）	18（23.7）	**1.7**	−	−
22 TT	7（4.4）	1（1.3）	**（1.0〜3.0）**		
Arg（G）110Gln（A）(rs.20541)					
11 GG	77（48.1）	47（61.8）	**0.014**	**0.049**	**0.035**
12 GA	66（41.2）	27（35.5）	**1.8**	**1.8**	**4.4**
22 AA	17（10.6）	2（2.6）	**（1.1〜2.8）**	**（1.0〜3.0）**	**（1.0〜19.6）**
IL4R gene					
Gln（A）551Arg（G）(rs.1801275)					
11 AA	115（71.9）	69（90.8）	**0.0008**	**0.0011**	−
12 AG	41（25.6）	7（9.2）	**3.7**	**3.9**	−
22 GG	4（2.5）	0（0）	**（1.7〜8.5）**	**（1.6〜9.0）**	

（Ueta M, et al. 2008[21]より）

表2 Stevens-Johnson症候群（SJS）と*TLR3*遺伝子多型

	対照（%）（*n*=160）	SJS/TEN（%）（*n*=80）	対立遺伝子1 vs 対立遺伝子2	遺伝子型 11 vs 12+22	遺伝子型 11+12 vs 22
			*p*値（χ^2）オッズ比（95%CI）	*p*値（χ^2）オッズ比（95%CI）	*p*値（χ^2）オッズ比（95%CI）
rs.3775290					
11 GG	63（39.4）	27（33.8）	**0.0475**	0.40	**0.0094**
12 GA	78（48.8）	33（41.3）	**0.68**	−	**0.40**
22 AA	19（11.9）	20（25.0）	**（0.46〜0.997）**		**（0.20〜0.81）**
rs.3775296					
11 GG	77（48.1）	34（42.5）	**0.0155**	0.41	**0.0001**
12 GT	75（46.9）	29（36.3）	**0.61**	−	**0.20**
22 TT	8（5.0）	17（21.3）	**（0.41〜0.91）**	（−）	**（0.08〜0.47）**

（Ueta M. 2008[14]より）

患では，Arg551が健常人と比較して有意に増加するのに対して，Stevens-Johnson症候群ではGln551が健常人と比較して有意に増加していた（**図14b**）．また，IL-4RのリガンドであるIL-4とIL-13についても遺伝子多型解析を行ったところ，*IL4* Promoter-590（rs.2243250）には有意な差を認めなかったが，*IL13* Promoter-1111（rs.1800925）とArg110Gln（rs.20541）にStevens-Johnson症候群との相関を認めた[21]（**表1**）．このことは，IL-13-IL-4Rを介した反応の異常が，Stevens-Johnson症候群発症に関与している可能性を示している．

さらに，Stevens-Johnson症候群の発症にウイルス感染が大きく関与している可能性を考え，*TLR3*の7つの遺伝子多型を解析した．その結果，*TLR3*のrs.3775290とrs.3775296がStevens-Johnson症候群と相関を示した[14,22]（**表2**）．また，

表3　Stevens-Johnson症候群（SJS）のHLA解析

HLA対立遺伝子	SJS/TEN眼合併症		対照群		p値（χ^2）	Corrected $p^\#$	オッズ比
	No.	%	No.	%			
Carrier frequency（n=40）			（n=113）				
*A*0206*	19/40	47.5%	17/113	15.0%	**0.00003**	**<0.0005**	5.1
*A*1101*	1/40	2.5%	23/113	20.4%	0.0076	NS	−
Gene frequency（n=80）			（n=226）				
*A*0206*	21/80	26.3%	19/226	8.4%	**0.00005**	**<0.0005**	3.9
*A*1101*	1/80	1.3%	26/226	11.5%	**0.0055**	**<0.05**	0.1

#：Corrected p is p after correction for multiple (9) comparisons.
（Ueta M, et al. 2007[23]より）

表4　Stevens-Johnson症候群（SJS）と*FasL*遺伝子多型

	対照（%）（n=160）	SJS/TEN（%）（n=76）	対立遺伝子1 vs 対立遺伝子2	遺伝子型 11 vs 12+22	遺伝子型 11+12 vs 22
			p値（χ^2）オッズ比（95%CI）	p値（χ^2）オッズ比（95%CI）	p値（χ^2）オッズ比（95%CI）
rs.3830150					
13 AA	118（73.8）	40（52.6）	**0.004**	**0.001**	0.966
14 AG	40（25.0）	35（46.1）	**0.496**	**0.395**	−
23 GG	2（1.3）	1（1.3）	**（0.3〜0.8）**	**（0.2〜0.7）**	
rs.2639614					
13 GG	131（81.9）	52（68.4）	**0.025**	**0.021**	0.589
14 GA	28（17.5）	23（30.3）	**0.526**	**0.480**	−
23 AA	1（0.6）	1（1.3）	**（0.3〜0.9）**	**（0.3〜0.9）**	

（Ueta M, et al. 2008[25]より）

HLA解析を行ったところ，*HLA-A0206*が日本人Stevens-Johnson症候群患者とたいへん強い相関を示した[23, 24]（**表3**）．抗原提示細胞に発現し獲得免疫に関係するHLAクラスIIではなく，すべての細胞に存在し，ウイルスに対する免疫応答と関係するHLAクラスIにおいて強い相関が認められたことはたいへん興味深い．

上述のように，細菌の菌体成分であるリポ多糖に対する単球の反応性が異なっていたこと，*TLR3*の遺伝子多型に強い相関を認められたこと，ウイルスに対する免疫応答に関係するHLAクラスIにおいて強い相関が認められることより，Stevens-Johnson症候群の発症に遺伝子素因が関係し，自然免疫応答の異常がその発症に関係していると考えられる[14, 19]．

急性期Stevens-Johnson症候群で上昇すると報告されている*FasL*についても4つの遺伝子多型を解析したところ，rs.3830150とrs.2639614にStevens-Johnson症候群と有意な相関を認めた[25]（**表4**）．これらの結果からStevens-Johnson症候群発症には，薬剤投与などの環境因子に加えて，複数の遺伝子多型が関与することが明らかとなった．

おわりに

眼表面は，角膜上皮と結膜上皮という重層の粘膜上皮細胞層で被覆され，常在細菌叢が存在するにもかかわらず，健常状態では炎症を認めない．眼表面上皮は，TLRsを発現するが，その局在や反応性はマクロファージなどの免疫担当細胞とは異なり，細菌に対して炎症反応を惹起しない．このことは，粘膜上皮である眼表面上皮細胞が，免疫担当細胞であるマクロファージやリンパ球とは異なった自然免疫機構を有し，容易に細菌などの菌体成分に対して炎症を惹起しない機構を保持していることを示唆している．

常在細菌の存在する眼表面粘膜においては，自然免疫応答を感染防御の視点のみならず，常在細菌に対して炎症を生じにくい機構の存在に着目し，その破綻と関連付けて眼表面炎症性疾患を模索する必要がある．

（上田真由美，木下　茂）

◉引用文献

1. 上田真由美，木下　茂．眼表面の自然免疫と眼表面炎症性疾患．実験医学，増刊号，2007；25：3108-3114.
2. Ueta M, Iida T, Sakamoto M, et al. Polyclonality of Staphylococcus epidermidis residing on the healthy ocular surface. J Med Microbiol 2007; 56: 77-82.
3. アレルギー性結膜疾患診療ガイドライン作成委員会．日本眼科学会 アレルギー性結膜疾患の定義，診断基準．日本眼科学会雑誌，2006；110：99-140.
4. 上田真由美．角膜疾患Q&A　臨床編 Stevens-Johnson 症候群について教えてください．あたらしい眼科臨時増刊号，2007；1：64-67.
5. 上田真由美．眼類天疱瘡と偽眼類天疱瘡．木下　茂（編）．角膜疾患外来でこう診てこう治せ，第1版，メジカルビュー社，2005；p.100-101.
6. Ueta M, Nakamura T, Tanaka S, et al. Development of eosinophilic conjunctival inflammation at late-phase reaction in mast cell-deficient mice. J Allergy Clin Immunol 2007; 120: 476-478.
7. 上田真由美．上皮細胞によるアレルギー炎症制御．あたらしい眼科，2008；25：171-176.
8. Matsuoka T, Narumiya S. Prostaglandin receptor signaling in disease. ScientificWorldJournal 2007; 7: 1329-1347.
9. Ueta M, Matsuoka T, Narumiya S, et al. Prostaglandin E receptor subtype EP3 in conjunctival epithelium regulates late-phase reaction of experimental allergic conjunctivitis. J Allergy Clin Immunol 2009; 123: 466-471.
10. 上田真由美．眼表面の自然免疫とTLRs．感染・炎症・免疫2006；36：156-159.
11. Kojima K, Ueta M, Hamuro J, et al. Human conjunctival epithelial cells express functional Toll-like receptor 5. Br J Ophthalmol 2008; 92: 411-416.
12. Ueta M, Hamuro J, Kiyono H, et al. Triggering of TLR3 by polyI:C in human corneal epithelial cells to induce inflammatory cytokines. Biochem Biophys Res Commun 2005; 331: 285-294.
13. Ueta M, Nochi T, Jang MH, et al. Intracellularly Expressed TLR2s and TLR4s contribution to an immunosilent environment at the ocular mucosal epithelium. J Immunol 2004; 173: 3337-3347.
14. Ueta M. Innate immunity of the ocular surface and ocular surface inflammatory disorders. Cornea 2008; 27: S31-40.
15. Hozono Y, Ueta M, Hamuro J, et al. Human corneal epithelial cells respond to ocular-pathogenic, but not to nonpathogenic-flagellin. Biochem Biophys Res Commun 2006; 347: 238-247.
16. Rakoff-Nahoum S, Paglino J, Eslami-Varzaneh F, et al. Recognition of commensal microflora by toll-like receptors is required for intestinal homeostasis. Cell 2004; 118: 229-241.
17. Ueta M, Hamuro J, Yamamoto M, et al. Spontaneous Ocular Surface Inflammation and Goblet Cell Disapperance in IκBζ Gene-Disrupted Mice. Invest Ophthalmol Vis Sci 2005; 46: 579-588.
18. Ueta M, Hamuro J, Ueda E, et al. Stat6-independent tissue inflammation occurs selectively on the ocular surface and perioral skin of IκBζ −/− mice. Invest Ophthalmol Vis Sci 2008; 49: 3387-3394.
19. 上田真由美．自然免疫と眼表面炎症性疾患．あたらしい眼科2008：25；821-822.
20. Ueta M, Sotozono C, Inatomi T, et al. Association of IL4R polymorphisms with Stevens-Johnson syndrome. J Allergy Clin Immunol 2007; 120: 1457-1459.
21. Ueta M, Sotozono C, Inatomi T, et al. Association of combined IL-13/IL4R signaling pathway gene polymorphism with Stevens-Johnson syndrome with ocular surface complications. Invest Ophthalmol Vis Sci 2008; 49: 1809-1813.
22. Ueta M, Sotozono C, Inatomi T, et al. Toll like receptor 3 gene polymorphisms in Japanese patients with Stevens-Johnson syndrome. Br J Ophthalmol 2007; 91: 962-965.
23. Ueta M, Sotozono C, Tokunaga K, et al. Strong association between HLA-A*0206 and Stevens-Johnson syndrome in the Japanese. Am J Ophthalmol 2007; 143: 367-368.
24. Ueta M, Tokunaga K, Sotozono C, et al. HLA class I and II gene polymorphisms in Stevens-Johnson syndrome with ocular complications in Japanese. Mol Vis 2008; 14: 550-555.
25. Ueta M, Sotozono C, Inatomi T, et al. Association of Fas Ligand gene polymorphism with Stevens-Johnson syndrome. Br J Ophthalmol 2008; 92: 989-991.

b

耳鼻咽喉科との接点

はじめに

耳鼻咽喉科領域の多くは外界と直接する粘膜上皮に覆われ，生体防御の第一線に存在すると同時に，外来性のウイルス感染あるいは細菌感染の好発部位でもあり，粘膜免疫応答と密接な関係にある（図1）．上気道感染症の多くは，従来までは抗菌薬治療により容易に治癒していたが，近年抗菌薬の投与にもかかわらず炎症が改善しない例（遷延例）や繰り返す例（反復例）などの難治例が増加している．これらの遷延化あるいは反復化の背景には，起炎菌側の要因のみでなく宿主側の要因も大きく関与している．

上気道感染症と免疫応答

起炎菌特異的免疫応答と急性中耳炎の反復

Streptococcus pneumoniae（肺炎球菌）および *Haemophilus influenzae*（インフルエンザ菌）は鼻咽腔の常在菌であるとともに，急性中耳炎や急性副鼻腔炎の起炎菌ともなる（10章g参照）．生後2歳

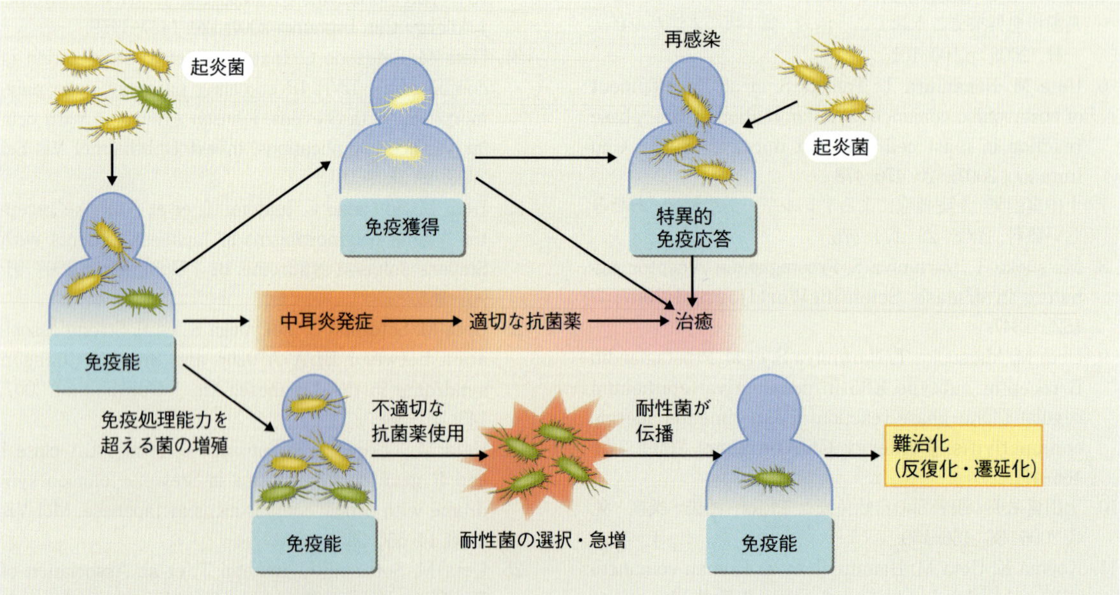

図1　感染症の難治化と宿主免疫能・薬剤耐性菌

感染症は起炎菌と宿主免疫能のバランスの上に成立する．通常は起炎菌に対する特異的免疫を獲得し，免疫学的な排除がなされる．一方，免疫処理能力を超える細菌の増殖がある場合に感染症を発症し，さらに不適切な抗菌薬使用により薬剤耐性菌が選択・増殖し，伝播することにより感染症の難治化が進むと考える．

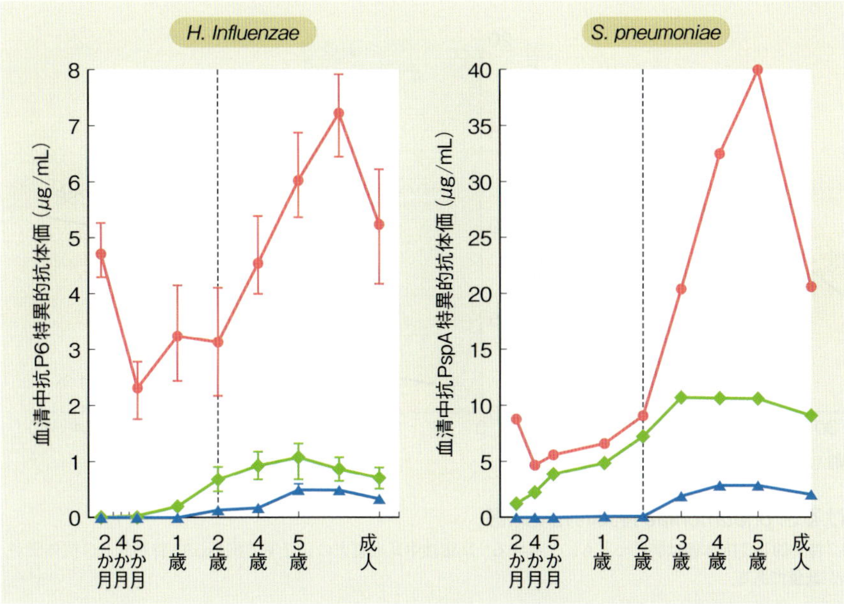

図2　健康児における起炎菌特異的免疫応答

健康時では，臍帯血からの母体移行起炎菌特異的抗体を有するが，生後6か月頃までに急速に減少する．その後生後10歳頃までは特異的抗体は上昇し，成人で臍帯血レベルに維持される．

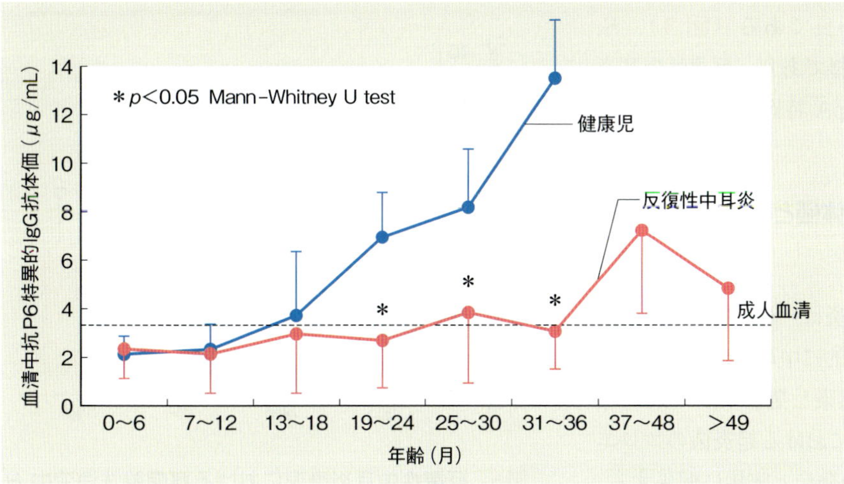

図3　反復性中耳炎患児における *H. influenzae* 特異的免疫応答

反復性中耳炎患児では，頻回の *H. influenzae* 感染にも関わらず，生後2歳を過ぎても特異的抗体の上昇が認められない．

までに約70％の小児が少なくとも1回の中耳炎に罹患することから，健康人のほとんどはこれらの起炎菌に感作されている．起炎菌に対する特異的免疫応答では，細菌表面に共通して存在する蛋白抗原，すなわち *S. pneumoniae* では肺炎球菌表面蛋白質A（pneumococcal surface protein A：PspA），*H. influenzae* では外膜蛋白P6に対する特異的抗体が重要となる．

正常の免疫能を有する健康児では，臍帯血中には *S. pneumoniae* あるいは *H. influenzae* に対する母親由来の抗PspA特異的IgG抗体や抗P6特異的IgG抗体が高いレベルで存在する．しかし，生後6か月ごろまでにこれらの特異的IgG抗体は急激に低下する．その後10歳ごろまでは加齢に伴いほぼ直線的に自身が作る抗体により上昇し，成人で臍帯血のレベルに維持される（図2）[1]．このように，生後6か月から2歳ごろまでは起炎菌特異的IgG抗体が生理学的に低い免疫学的にも未成熟な期間であり易感染性を示す期間でもある．

一方，急性中耳炎を繰り返す病態である反復性中耳炎患児においては，頻回の *H. influenzae* の感染にもかかわらず，生後2歳を過ぎても抗P6蛋白特

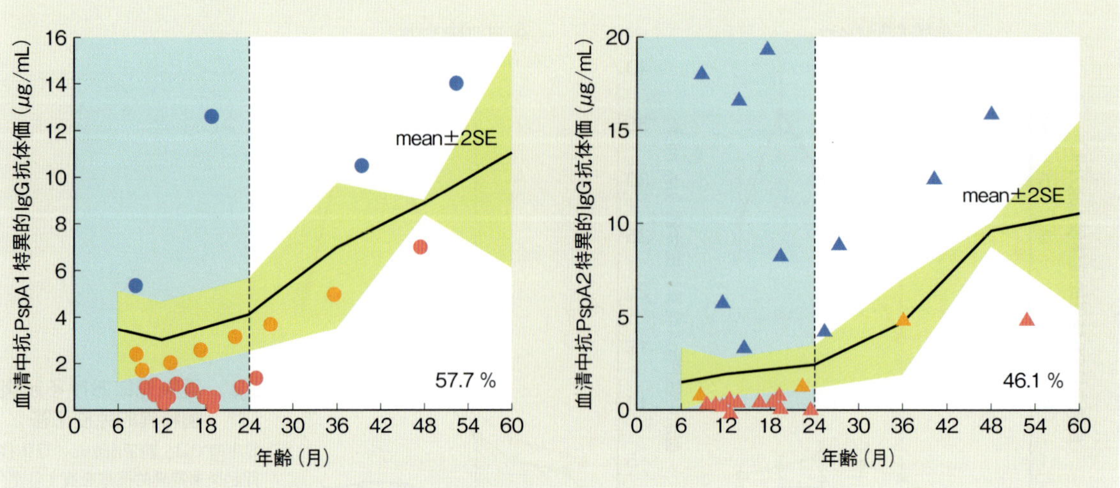

図4　反復性中耳炎患児における*S. pneumoniae*特異的免疫応答

健康児では血清中の抗PspA1/PspA2特異的IgG抗体価は加齢とともに上昇する．反復性中耳炎患児の57.7 %で抗PspA1特異的IgG抗体価が，46.1 %で抗PspA2特異的IgG抗体価が低値である．

異的 IgG 抗体の上昇が不良である（図 3）．*S. pneumoniae* に対しても同様であり，反復性中耳炎患児の約 54 %では，抗 PspA 特異的 IgG 抗体が低値である（図 4）[2, 3]．

鼻咽腔洗浄液中 IgA 抗体価と細菌コロニーの形成

急性中耳炎や急性副鼻腔炎は，鼻咽腔にコロニーを形成した起炎菌が経耳管的に中耳腔に，あるいは自然孔を介して副鼻腔に感染し発症する（10 章 g 参照）．そのため，鼻咽腔における起炎菌のコロニー形成は，上気道感染症の発症と密接に関係する．ヒト鼻咽腔における *H. influenzae* 特異的抗体と，鼻咽腔における *H. influenzae* コロニーの形成の関係について検討した結果では，鼻咽腔洗浄液中の抗 P6 特異的分泌型 IgA（SIgA）抗体が高いほど，鼻咽腔における *H. influenzae* コロニーの形成が弱く，急性中耳炎の発症頻度も低くなることが判明している（図 5）[4]．

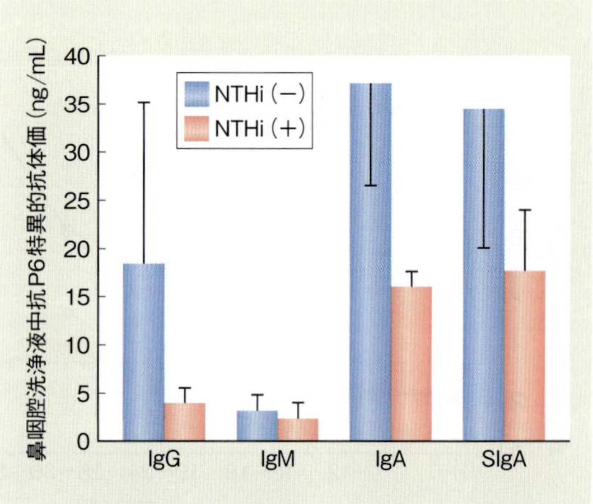

図5　反復性中耳炎患児における鼻咽腔洗浄液中 *H. influenzae*特異抗体

鼻咽腔に nontypeable *H. influenzae*（NTHi）が検出された症例では，検出されなかった症例に比べて，鼻咽腔洗浄液中の抗P6特異的分泌型IgA（SIgA）抗体が高い．

母乳栄養と急性中耳炎の反復

乳幼児期における急性中耳炎の発症には，栄養状態すなわち母乳栄養か人工栄養かどうかが関係する．乳幼児の栄養状態と急性中耳炎の発症を検討した結果では，生後 6〜12 か月において母乳栄養児の急性中耳炎発症率が 25〜51 %であったのに対して，人工栄養児では 54〜76 %と有意に高い発症率を示している．また，母乳栄養の期間については，4 か月以上の母乳栄養児では，まったく母乳を与えられなかった乳児や 4 か月未満の母乳栄養児に比較して，急性中耳炎の罹患回数の平均値は約半分となる．6 か月間母乳のみと人工栄養のみの小児の急性

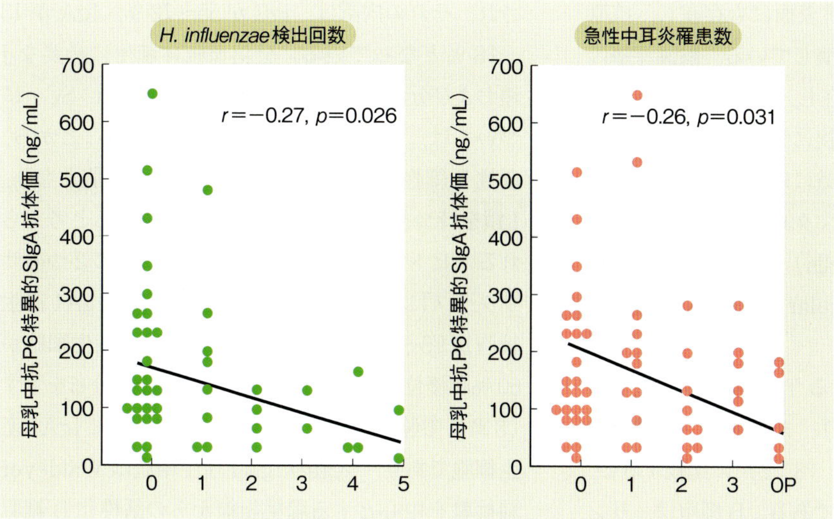

図6 母乳中抗P6特異的IgA抗体と *H. influenzae*感染

母乳中の抗P6特異的SIgA抗体価が高いほど鼻咽腔における *H. influenzae* の検出回数が低く，急性中耳炎の罹患回数が低い．

中耳炎の初回発症の頻度を比較すると，人工栄養のみの小児が母乳のみの小児に比べて2倍高いとされる．また，6か月以上の母乳栄養児では中耳炎の反復率が10％であり，4か月以下の母乳栄養児の反復率20.5％に比較して有意に低い．

母乳中抗P6特異的IgA抗体価とその母乳栄養を受ける乳児の急性中耳炎罹患頻度，乳児鼻咽腔からの *H. influenzae* 分離頻度について検討した結果では，両者ともに逆相関の関係である（図6）[4]．すなわち，母乳中の抗P6特異的IgA抗体価が高い母乳栄養を受けた乳児では，鼻咽頭からの *H. influenzae* 分離頻度が低下し，さらに急性中耳炎の罹患頻度も低い．母乳中の *H. influenzae* 特異的IgA抗体が，乳児の鼻咽腔での *H. influenzae* のコロニー形成を阻止し，その結果，急性中耳炎の発症頻度の低下をもたらすと考えられる．

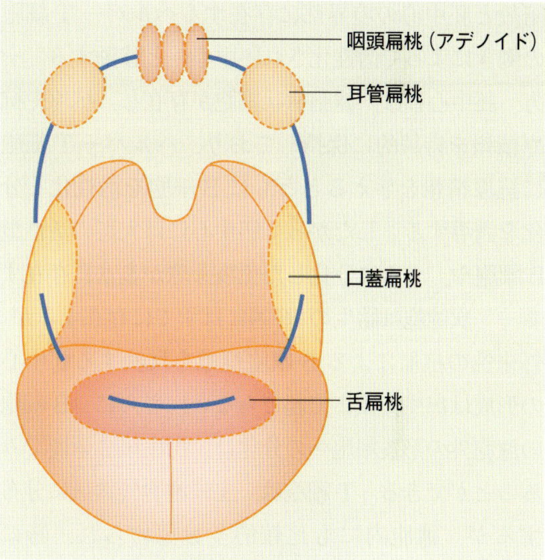

図7 Waldeyer扁桃輪と扁桃組織

ヒト咽頭には，口蓋扁桃，咽頭扁桃（アデノイド），舌扁桃，耳管扁桃からなるWaldeyer扁桃輪が形成されている．

ヒトにおける上気道粘膜免疫応答機構

口蓋扁桃，咽頭扁桃（アデノイド），舌扁桃は，Waldeyer咽頭輪における主要な構成要素である．これらのリンパ組織が齧歯類の鼻咽頭関連リンパ組織（nasopharynx associated lymphoid tissue：NALT）（5章f参照）とどの程度機能的に相同性を有しているかはまだ不明であるが，外気および食餌性の抗原に対して局所的免疫応答を起こすために，きわめて有効な解剖学的位置を占めている（図7）[5,6]．

ヒト扁桃の免疫学的特徴

扁桃における主な抗原進入経路は，扁桃表面に存在する陰窩である．口蓋扁桃表面には約10～20個の陰窩が存在し，その表面積が著しく増大しているほか，リンパ上皮共生があり抗原摂取にきわめて都合のよい構造となっている．また，小腸のPeyer

板に存在するM細胞が扁桃表面にも存在し，抗原の取り込みに重要な役割を演じている．陰窩深層にはHLA-DR陽性細胞が存在し，M細胞を介して取り込まれた抗原の認識と捕捉に働いている．扁桃における抗原の取り込みと認識には，これらの細胞以外にも濾胞外領域におけるマクロファージや指状陥入細胞（interdigitating cells），リンパ濾胞内に存在する濾胞樹状細胞（follicular dendritic cell）がある（10章h参照）．

幼少児の口蓋扁桃におけるT細胞とB細胞との割合はだいたい4：6であり，末梢血リンパ球におけるT細胞，B細胞の割合（8：2）に比較すると，B細胞の優位なリンパ臓器である．B細胞は，リンパ濾胞の暗殻に休止期B細胞として分布しており，暗殻と胚中心の境界部に存在するヘルパーT細胞の働きによって活性化され胚中心へと移動する．一方，胚中心には，濾胞樹状細胞が存在し，抗原や抗原情報を持続的に保持しており，ヘルパーT細胞に抗原情報を与えるとともにB細胞を活性化し分化を誘導する．したがって胚中心には大型の活性型B細胞や，さらに分化した免疫芽球が豊富に存在する．一次濾胞は胎生の16週にはすでに存在するが，外来性の抗原によるB細胞刺激を反映する胚中心の形成は出生直後まで起こらない．さらに，B細胞の濾胞外の形質細胞への分化は，出生後2週間でみることができる．T細胞は，主に濾胞外領域に分布するが，濾胞内にも比較的多数認められ，特に$CD4^+$T細胞が，リンパ濾胞の胚中心に分布している．扁桃におけるT細胞サブセットの割合は，ヘルパーT細胞/細胞傷害性T細胞比が3.0～4.0で，末梢血リンパ球の1.5～2.5に比較して高値を示している．このことは扁桃がヘルパーT細胞優位なリンパ組織であり，活発な免疫機能の存在を裏づけている（10章h参照）．

扁桃における免疫グロブリン陽性細胞については，実際に免疫グロブリンを分泌している形質細胞は扁桃全体の2％に満たない反面，免疫グロブリンの産生量はリンパ節に比較して扁桃では優位にIgA産生量が多い．扁桃の胚中心では，免疫グロブリン産生免疫細胞（形質芽細胞および形質細胞）が誘導され，それの内訳は，IgGが55～72％，IgAが13～18％となっている．分泌型抗体産生に必要なJ鎖および分泌成分（secretory component：SC）については，扁桃B細胞がJ鎖を産生することから，扁桃B細胞は成熟してIgM，IgA産生細胞となり，J鎖を持つ多量体のIgM，IgAを分泌すると考えられる．ヒトIgAはさらにIgA1とIgA2の2つのサブクラスに分類されるが，気道粘膜ではIgA1産生細胞が75～90％と有意であり，IgA2産生細胞が60％と優位である消化管粘膜とは異なる分布を示す（8章a参照）．扁桃のIgA産生細胞は主にIgA1産生細胞であり，気道のIgA1産生細胞はWaldeyer扁桃輪を中心とする扁桃組織からの活性化B細胞が由来と考えられる[7,8]．

●扁桃免疫と感染の反復

小児の正常な扁桃における胚中心免疫細胞は，IgM，IgD産生細胞と同様にJ鎖を発現しているが，反復性扁桃炎ではこのJ鎖の発現が減少していることが報告されている．これは大量の反復性抗原刺激により多クローン性増殖が誘導され，J鎖の産生を減弱させる結果，IgA免疫細胞による単量体の産生が促進される．このような単量体IgAは，粘膜抗体として感染防御能が低いため，感染を繰り返すという機序が推測されている．一方，分泌成分はアデノイド組織において産生されることから，アデノイドが真の分泌型免疫システムの一つとして機能していると考えられる．重層扁平上皮で覆われている口蓋扁桃では，分泌成分の産生は認められていない．

粘膜免疫組織としての扁桃の役割

扁桃と上気道における粘膜免疫応答の関係については，ポリオワクチンの接種後の特異的IgA抗体価が，扁桃摘出術により変化することが知られている．すなわち，小児期に扁桃摘出術を受けた場合には，鼻咽腔洗浄液中のポリオウイルス特異的IgA抗体価が通常の1/3～1/4に低下する一方，成人してから扁桃摘出術を受けた場合には，唾液中のIgAは変化せず血清中IgAが減少する．また，破傷風類毒素（tetanus toxoid：TT）の非経口免疫では扁

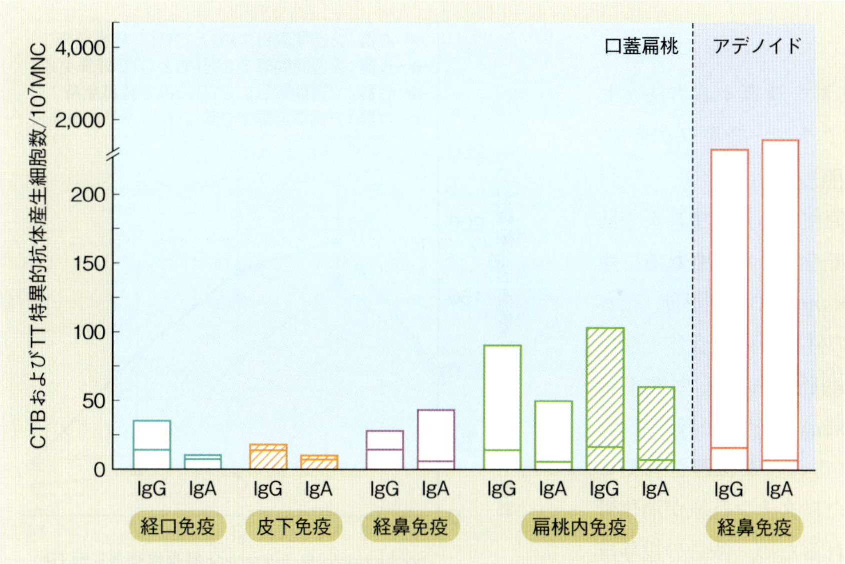

図8 各種抗原による扁桃における免疫応答の変化

各種免疫法による，コレラ毒素サブユニットB（CTB）特異的抗体産生細胞（白抜き）と破傷風類毒素（TT）特異的抗体産生細胞（斜線）の変化を検討した．口蓋扁桃に抗原を直接注射した場合（扁桃内免疫）では，口蓋扁桃中に抗原特異的抗体産生細胞が出現したのに対して，経口免疫，皮下免疫および経鼻免疫では，口蓋扁桃には特異抗体産生細胞の出現は少ない．一方，経鼻免疫では口蓋扁桃には特異抗体産生細胞はわずかにしか出現しないが，咽頭扁桃（アデノイド）において特異抗体産生細胞が多く出現した．

（Quiding M, et al. 1995[11]より）

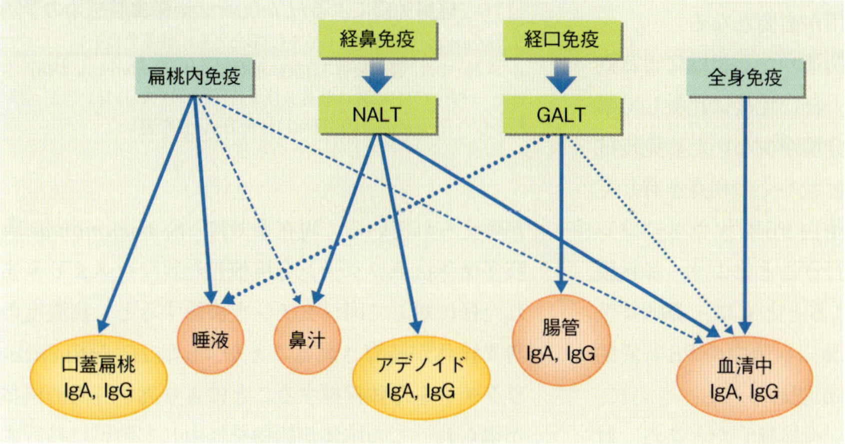

図9 粘膜免疫における機能の区域化

Waldeyer扁桃輪においては，口蓋扁桃および咽頭扁桃（アデノイド）は独立して機能しており，機能的に独立していると考えられる．そのため，扁桃内免疫では口蓋扁桃が重要であり，唾液に特異抗体（IgA/IgG）が誘導されるのに対して，経鼻免疫では咽頭扁桃（アデノイド）が重要であり，主に鼻汁中に特異抗体（IgA/IgG）が誘導される．

桃に免疫応答が誘導されない反面，ヒト口蓋扁桃に直接コレラ毒素を接種することにより，扁桃中に抗原特異的IgA産生細胞が出現することや，ヒトの口腔内にのみ存在する*S. mutans*に対する特異抗体産生B細胞が，中耳粘膜や鼻粘膜にも認められることから，扁桃は全身免疫応答とは独立し，上気道における分泌型IgA産生の誘導組織として機能していると考えられる（図8）．

経鼻免疫がアデノイドに特異的抗体産生細胞を誘導するのにもかかわらず口蓋扁桃には誘導されないことから（図8），Waldeyer扁桃輪においては，アデノイドと口蓋扁桃が独立して働いており，機能的な区域化（subcompartmentalization）が存在することが考えられる（図9）[10-12]．

上気道感染症予防ワクチン

現在臨床応用されている多くのワクチンは，皮下注射や筋肉注射により接種され，IgG抗体を中心とした全身免疫応答が誘導される．しかし，上気道感染症の予防においては，鼻咽腔における起炎菌のコロニー形成を抑制することが重要となる．すなわち，鼻咽腔局所において分泌型IgA抗体を主体とする粘膜免疫応答を誘導することが重要となる．

粘膜ワクチン

局所における粘膜免疫応答を誘導する方法として，粘膜ワクチン（経口ワクチン，経鼻ワクチン）が注目されている（12章参照）.

経口ワクチンは投与法が簡便であり，中耳炎予防ワクチンの投与ルートとして有用と考えられる．ホルマリン処理した *S. pneumoniae* や型別不能（non-typeable）*H. influenzae* の外膜蛋白複合体を経口免疫することにより，鼻咽腔における型別不能（nontypeable）*H. influenzae* の定着が抑制され，鼻咽腔から早期に排除されることが報告されている．しかし，経口投与されたワクチン抗原が消化管内の酸や酵素により分解されるため，多量の投与抗原量が必要となることが問題であり，大量の抗原投与や腸溶カプセルなどの応用が必要となる.

一方，経鼻免疫は鼻咽頭関連リンパ組織による効率のよい抗原処理を利用し，経口免疫に比較して腸管における消化酵素による分解が少ないため免疫抗原はきわめて少量ですむなど数多くの利点を有している．*H. influenzae* 外膜蛋白 P6 をマウスにコレラ毒素とともに経鼻免疫を行うことにより，鼻粘膜に IgA 産生細胞が誘導されるとともに，鼻咽腔洗浄液中の P6 特異的 IgA 抗体，血清中の P6 特異的 IgA および IgG 抗体の上昇が認められる．さらに，マウス鼻腔に *H. influenzae* を接種したところ，対照群では *H. influenzae* が鼻腔から腔排除されるのに約 7～14 日間かかるのに対して，経鼻免疫されたマウスでは 3 日間で *H. influenzae* が鼻咽腔から排除された．これらのことから，経鼻免疫が細菌の鼻咽腔粘膜への付着を阻止し，鼻咽腔から効率的に排除すると考える（図 10）.

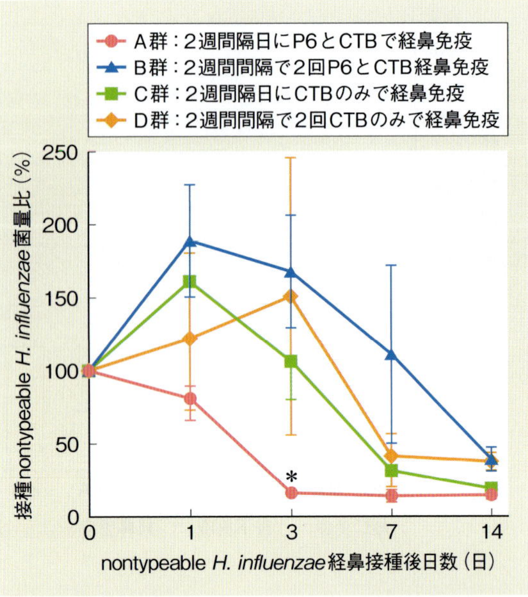

図10　経鼻免疫による *H. influenzae* 菌鼻腔感染の予防

H. influenzae の外膜蛋白P6をCTBとともに経鼻免疫を行ったマウス（A群）では，経鼻接種3日後に鼻咽腔より *H. inlufenzae* が排除された．一方，CTBのみの経鼻免疫を行ったマウス（D群）では，鼻咽腔からの *H. inlfuenzae* の排除には約7～14日を要した.

母胎免疫による予防

乳幼児の免疫系統は抗原との接触が少ないことから，免疫機能が十分に発育していない．そのため，2 歳未満の乳幼児におけるワクチン接種では有効な抗体産生が誘導されないことが問題である．これらの乳幼児期における免疫反応を増強する方法としては，妊娠前と妊娠期間中にワクチンを接種する方法が考えられている．現在までに，*S. pneumoniae* 莢膜多糖体抗原ワクチンを接種した親マウスより産まれた仔に対して同ワクチンを接種すると，高濃度の特異抗体が誘導されることや，b 型 *H. influenzae* ワクチンを母体接種することにより高い特異的抗体が得られ，この抗体が胎盤を経由して胎児に移行することにより，乳児の感染防御に役立つことが報告されており，母体接種が発育早期における免疫機能の未成熟を補う効果的な方法として注目されている.

BALB/c マウス（4 週齢，雌）にコレラ毒素 B サブユニットをアジュバントとして，PspA を 1 週間に 2 回 3 週間経鼻免疫を行った後，雄マウスと交配させ新生児を出産した際に，免疫母マウスと非免疫母マウスを交換し，新生仔マウスを保育させた．免疫母マウスでは，母乳中および血清中に PspA 特異的 IgG が誘導されるとともに，この免疫母マウスにより生まれた新生仔マウスにおいても，血清中に PspA 特異的 IgG 抗体が誘導されていた．特記すべきことは，免疫母マウスに母乳保育された新生仔マウスでは，出産時には血清中に PspA 特異的 IgG

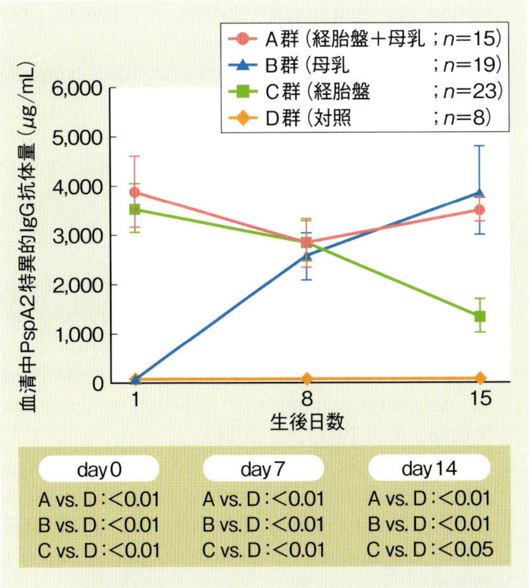

図11　母体免疫による仔マウス血清中の PspA 特異的 IgG の変化

母体免疫により良好な胎盤異好抗体が得られた（A 群および C 群）．免疫母マウスから母乳栄養を受けた非免疫母マウス由来の仔マウス（B 群）では，出生時には PspA 特異的 IgG は認めないが，出生後 8〜15 日で徐々に抗体価の上昇を認めた．一方，非免疫母マウスから母乳栄養を受けた免疫母マウス由来の仔マウス（C 群）では，出生時には PspA 特異的 IgG を認めたが，出生後 8〜15 日で徐々に抗体価が下降した．
(Kruskal-Wallis test with Dunn's multiple comparison test)

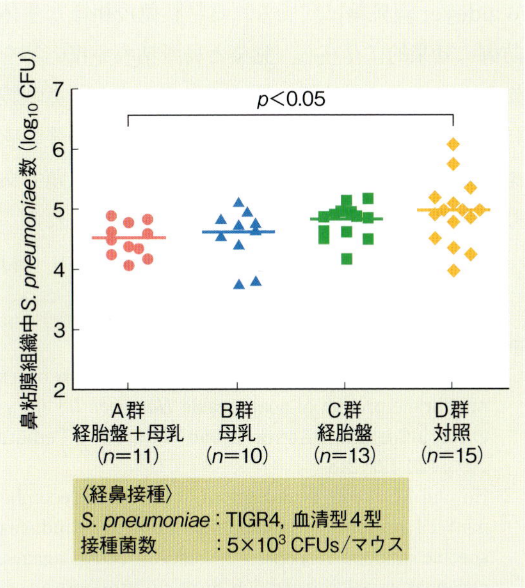

図12　鼻咽腔キャリアモデルにおける鼻腔組織中の *S. pneumoniae* 数の比較

母体免疫により，経胎盤抗体および母乳を得た仔マウス（A 群）では，鼻咽腔に起こる *S. pneumoniae* キャリアが対照群に比べて有意に減少された．
(ANOVA test with Dunnet multiple comparison test)

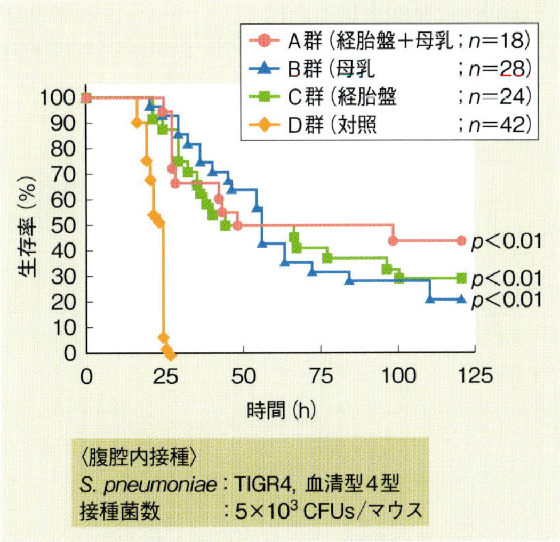

図13　全身感染モデルにおける生存期間の比較

母体免疫により，経胎盤抗体あるいは母乳を得た仔マウス（A 群，B 群，C 群）では，鼻コントロール群に比べて *S. pneumoniae* の全身感染後の生存期間が延長された．
(Kaplan Myer test with log rank test)

抗体は認めなかったが，成長とともに PspA 特異的 IgG 抗体が認められた点で，免疫された母親の母乳が，母乳－腸管経路により移行し，新生仔期において *S. pneumoniae* 特異的な免疫応答の維持に有効に働くことが考えられる（図 11）．また，鼻粘膜組織中の *S. pneumoniae* 数は，PspA で経鼻免疫された母マウス由来の仔マウスでは，対照に比較して有意に減少した（図 12）．さらに，PspA で経鼻免疫された母マウス由来の仔マウスでは，*S. pneumoniae* 全身感染症による生存期間の延長が認められた（図 13）．これらのことから，PspA を用いた母体経鼻免疫により，新生児期における *S. pneumoniae* 感染症の予防が可能であることが示唆された[13]．

おわりに

感染症の多くは，起炎菌と宿主免疫応答のバランスの上で成立する．耳鼻咽喉科領域の多くは，外界と直に接することから，粘膜免疫と感染微生物が競い合う，生体防御の最前線にある．ヒトでは，

Waldeyer扁桃輪に代表される粘膜免疫組織が生体防御に効果的に存在し，感染と局所粘膜免疫応答を知る上で極めて興味深い領域である．また，鼻咽腔における細菌の付着を抑制することは，その後の感染症の発症を抑制するうえで極めて重要な課題であり，今後の粘膜免疫ワクチンの開発が期待される．

（保富宗城，山中　昇）

◉引用文献

1. Yamanaka N, Faden H. Antibody response to outer membrane protein of nontypeable *Haemophilus influenzae* influenzae in otitis-prone children. J Pediatr 1993; 122: 122-218.
2. Hotomi M, Ikeda Y, Suzumoto M, et al. A recombinant P4 protein of Haemophilus influenzae induces specific immune responses biologically active against nasopharyngeal colonization in mice after intranasal immunization. Vaccine 2005; 26: 1294.
3. Hotomi M, Saito T, Yamanaka N. Specific mucosal immunity and enhanced nasopharyngeal clearance of nontypable *Haemophilus influenzae* after intranasal immunization with outer membrane protain P6 and cholera toxin. Vaccine 1998; 16: 1950.
4. Harabuchi Y, Faden H, Yamanaka N, et al. Human milk secretory IgA antibody to nontypeable *Haemophilus influenzae*: possible protective effects against nasopharyngeal colonization. J Pediatr 1994; 124: 193-198.
5. Kuper CF, et al. The role of nasopharyngeal lymphoid tissue. Immunol Today 1992; 13: 219.
6. McGhee JR. The mucosal immune system: from fundamental concepts to vaccine development. Vaccine 1992; 10: 75-88.
7. Perry M, Whyte A. Immunology of the tonsils. Immunology today 1998; 19: 414-421.
8. Brandtzeg P, et al. Regional specialization in the mucosal immune system: what happens in the microcompartments? Immunology today 1999; 20: 141-152.
9. Ogra PL. Effect of tonsillectomy and adenoidectomy on nasopharyngeal antibody responses to poliovirus. N Engl J Med 1971; 284: 59-64.
10. Bernstein JM, et al. The distribution of immunocompetent cells in the compartments of the palatine tonsils in bacterial and viral infections of the upper respiratory tract. Acta Otolaryngol (Suppl) 1988; 454: 153-162.
11. Quiding M, et al. Induction of compartmentalized B-cell responses in human tonsil. Infect Immun 1995; 63: 853-857.
12. 鈴本正樹ほか．上気道粘膜免疫応答における扁桃の役割に関する研究．和歌山医学．印刷中
13. Kono M, Hotomi M, Yamanaka N. Protection of pneumococcal infection by maternal immunization with PspA. In submission.

c

歯科・口腔科との接点

はじめに

口腔は，粘膜組織として腸管や鼻・咽頭粘膜免疫に依存する共通粘膜免疫の実効組織として働くと同時に，口腔粘膜あるいは歯牙由来の抗原に対しては所属リンパ節を介した全身性免疫応答の実効組織として働き，2つの免疫実効システムにより生態防御応答が営まれている．

口腔における免疫応答

粘膜免疫における口腔の位置づけ

口腔は，消化器系の入口として咀嚼と嚥下という重要な役割を果たす一方で，鼻腔と並んで呼吸器系の入口としての機能も担っているユニークな器官である．腸管や肺などの粘膜臓器と同じく粘膜上皮で覆われているが，口腔にはほかの消化器系や呼吸器系粘膜器官とは異なるいくつかの点が存在する．口腔における免疫システムの主な役割は，病原微生物や有害な外来物質などを含むさまざまな外来抗原の曝露から，歯・顎・歯肉・口腔粘膜などを護り，本来の生理的な機能を営ませることと，さらには，口腔から連なる消化器および呼吸器系の深部粘膜臓器への感染をいち早く水際でくい止めることにある．そのために，大きく分けて2つの口腔免疫実効システムが存在する．実効システム1は，唾液腺により分泌される唾液によるもので，実効システム2は，口腔粘膜における免疫応答で，皮膚免疫応答と類似した上皮細胞やLangerhans細胞をはじめとする樹状細胞によって惹起される自然免疫システムと所属リンパ節（draining lymph node：dLN）を介した獲得免疫システムからなる全身性免疫応答である（図1）[1-5]．

唾液腺と唾液

唾液（saliva）[1-5]は，耳下腺・顎下腺・舌下腺からなる大唾液腺と口腔内の至る所に存在する口唇線，頬腺，舌腺，口蓋腺などの小唾液腺で産生・分泌される．唾液の性状は，唾液腺によって異なるが，耳下腺はムチンを含まない漿液腺で，顎下腺は，漿液性および粘液性の混合腺で，舌下腺および小唾液腺は粘液腺である．各唾液腺における流量比率は，未刺激時では，耳下腺40％，顎下腺40％，舌下腺10％，小唾液腺10％の比率で，一日に750～1,000 mLの量の唾液が分泌される．刺激唾液では，耳下腺唾液が40～50％を占める．唾液には，内から外への流れ（フロー）により口腔粘膜や歯の表面を洗い流すという物理的作用と唾液に含まれるムチン，リソソーム，ラクトフェリン，抗菌ペプチドなどのさまざまな抗菌物質による生化学的作用が存在する（表1）．なかでも，免疫学的に重要なものは免疫グロブリン（抗体）であり，獲得免疫システムによる口腔免疫において重要な役割を果たしている．唾液中の免疫グロブリンの約95％は唾液腺から分泌されたものであり，血清由来のものは約5％しか存在しない．約90％が二量体分泌型IgA（secretory IgA：SIgA）で，単量体IgAは5～10％ぐらいである．SIgAは，全唾液中蛋白の約3％を占

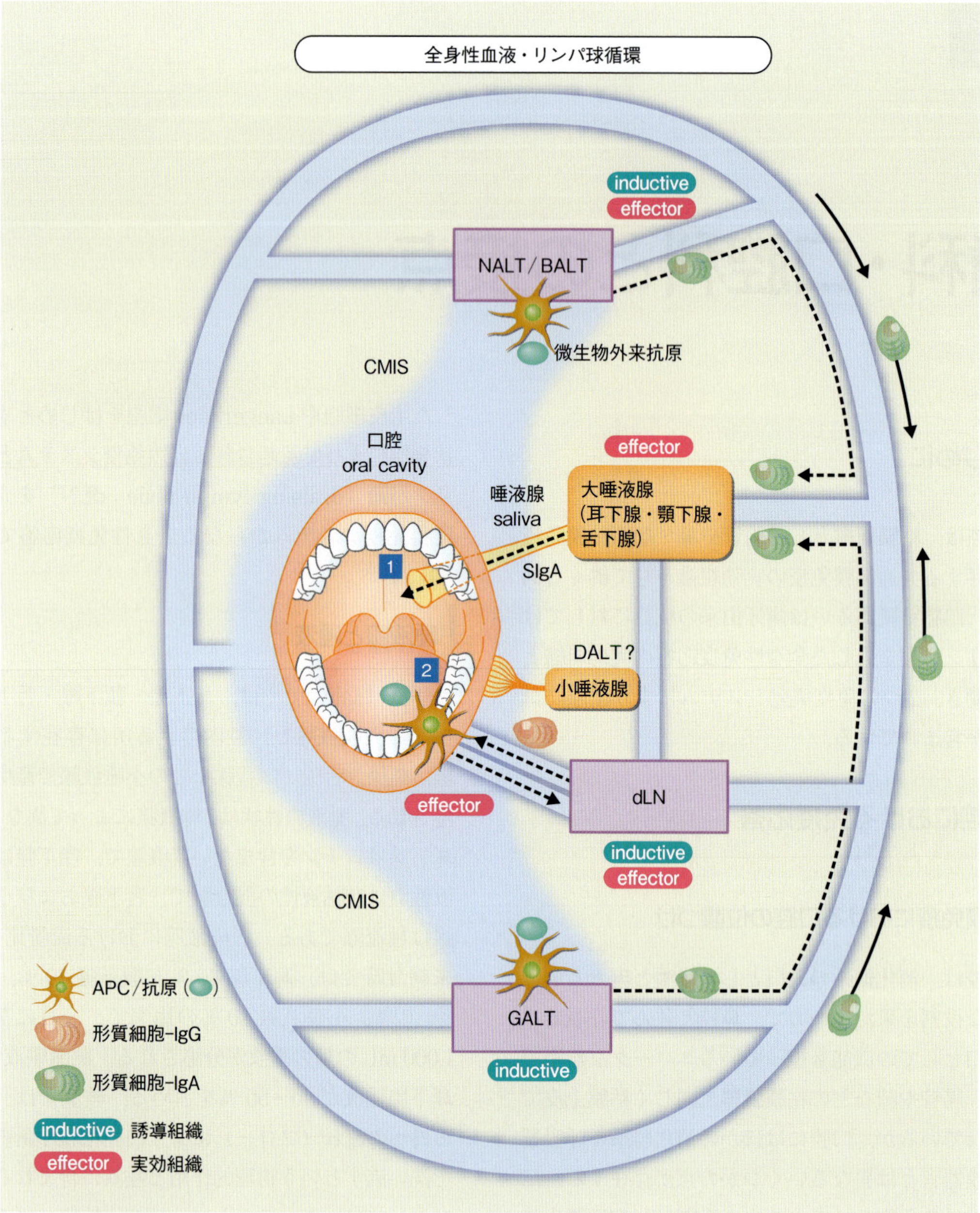

図1　口腔の免疫システムの位置づけ

口腔の免疫システムは，唾液線から分泌される唾液による共通粘膜免疫システム（CMIS）による実効システム1（1）と口腔粘膜において惹起され所属リンパ節を介した自然免疫および獲得免疫応答からなる全身性免疫システムである誘導・実効システム2（2）の2つからなる．実効システム1は，腸管粘膜や鼻・咽頭粘膜由来抗原に対する応答であり，実効システム2は，口腔粘膜由来抗原に対する応答である．

NALT：鼻咽頭関連リンパ組織，BALT：気道関連リンパ組織，DALT：導管関連リンパ組織，dLN：所属リンパ節，GALT：腸管関連リンパ組織，APC：抗原提示細胞

める．

腸管では，Peyer 板や孤立リンパ濾胞（isolated lymphoid follicle：ILF）による腸管関連リンパ組織（gut-associated lymphoid tissue：GALT），鼻咽頭においては，Waldeyer 扁桃輪を構成する数々の扁桃が，鼻咽頭関連リンパ組織（nasopharynx-as-

表1　口腔の生体防御にかかわる可溶性物質および細胞

非特異的防御物質		抗原特異的防御物質	
唾液による物理的作用	水分（希釈・洗浄作用，流動性） ムチン糖鎖（粘性保持・潤滑作用・ペリクル形成）	唾液の免疫学的作用	SIgA（病原体排除） IgA（結合） IgG（結合，中和作用） IgM（結合）
唾液の生化学的作用	〈高分子蛋白〉 リゾチーム（細胞膜融解） ラクトフェリン（細菌発育阻止） ペルオキシダーゼ（細菌増殖抑制） アミラーゼ（細菌凝集） ヒスタチン（抗菌作用） 〈無機成分〉 カルシウム（歯の再石灰化促進） リン酸（歯の再石灰化促進）	口腔粘膜上皮における免疫応答	粘膜上皮（角化）細胞 上皮内リンパ球 粘膜固有層リンパ球 樹状細胞（Langerhans 細胞・間質樹状細胞） マクロファージ T 細胞 B 細胞（IgG，IgM） IgG IgM

ペリクル：エナメル質表面に形成される獲得被膜で，齲蝕予防および促進の両面に作用している．

表2　口腔粘膜と腸管や鼻・咽頭粘膜との相違

	口腔粘膜	鼻・咽頭粘膜	腸管粘膜
上皮細胞組織型	重層扁平上皮	多列線毛上皮・重層扁平上皮	単層円柱上皮
粘液産生	あり	あり	あり
粘液産生細胞・組織	唾液腺組織	杯細胞	杯細胞
IgA 産生誘導機構	なし（GALT/NALT に依存）	あり（NALT・BALT）	あり（GALT）
IgA 産生細胞	唾液腺腺房細胞	粘膜上皮細胞	粘膜上皮細胞
SIgA 運搬能	なし	あり（pIgR）	あり（pIgR）
上皮内リンパ球	少数	少数	多数
抗原取り込み（上皮）	Langerhans 細胞	Langerhans 細胞・M 細胞	M 細胞・樹状細胞
抗原取り込み（上皮下）	粘膜下樹状細胞	粘膜下樹状細胞	粘膜下樹状細胞

sociated lymphoid tissue：NALT）と呼ばれる粘膜関連リンパ組織（mucosa-associated lymphoid tissue：MALT）を形成し，これらが IgA 誘導組織（inductive site）として存在しているが，口腔粘膜においては，IgA の誘導組織という意味での粘膜免疫誘導リンパ組織は存在せず，唾液腺の腺房細胞が実効組織（effector site）として SIgA の分泌にかかわっていると理解されている（表2）（5 章，6 章参照）．口腔粘膜上皮細胞は，分泌成分（secretory component：SC）/poly-Ig 受容体（pIgR）を持たず，腸管粘膜の分泌上皮細胞のように，J 鎖を持つ二量体 IgA を SIgA として運搬・分泌する機能はない．したがって，SIgA の分泌はすべて唾液腺機能に委ねられている．腸管あるいは鼻咽頭粘膜を介して侵入した抗原に対する特異的免疫応答は，腸管関連リンパ組織や鼻咽頭関連リンパ組織で誘導され，誘導された抗原特異的 IgA$^+$B 細胞が，粘膜免疫循環帰巣経路を介して唾液腺の結合組織内に到達し，最終分化を遂げた IgA 形質細胞から産生された J 鎖二量体 IgA は唾液腺の腺房細胞の SC/pIgR と結合し，SIgA として分泌される．このように，口腔は共通粘膜免疫システム（common mucosal immune system：CMIS）における実効組織として存在する（6 章参照）．

口腔内に分泌された SIgA は，細菌やウイルスを凝集させたり，細菌やウイルス由来の毒素や食餌性抗原を中和したり，口腔粘膜上皮や歯の表面において細菌やウイルスの付着を阻止したりすることで，病原微生物の運動能・発育増殖能・付着能などを阻害し，生体防御作用を発揮している．これにより，消化器系や呼吸器系の深部器官に入り込むと後々不都合な障害を生じるであろう抗原の侵入が口腔という入口において水際作戦のように封じ込められることになる．これが，唾液に含まれるSIgAの重要な役割であると考えられる．ヒト唾液腺由来のSIgAは，IgA2サブクラスの比率が鼻粘膜や涙腺などと比較して高く，36％ぐらいである．IgA1サブクラスは，*Streptococcus sanguis* や *Porphyromonas gingivalis* のような口腔細菌の産生するIgA1プロテアーゼにより分解されるが，IgA2は比較的抵抗性を示す（8章a参照）．

組織学的に，耳下腺および顎下腺の腺房細胞および導管周囲の間質には，J鎖を持つIgA陽性細胞が多く存在し，漿液性細胞や導管上皮細胞には分泌成分発現が観察されている[6]．動物実験では，扁桃や鼻粘膜経由での抗原曝露が，唾液腺からの抗原特異的SIgA産生を促し，唾液IgAは，腸管関連リンパ組織よりも鼻咽頭関連リンパ組織によって誘導されたIgA^+B細胞の影響を受けることが示唆されている．しかしながら，唾液腺にホーミングしてきたIgA^+B細胞がIgA産生形質細胞へ分化する最終分化がどこでどのようなシステムで行われているのか，その際，口腔粘膜由来の抗原提示細胞や所属リンパ節由来あるいは唾液腺局所のT細胞が最終分化にどのように関与しているのかについての詳細は不明である．特に，小唾液腺と口腔粘膜は近接しているので，何らかの唾液腺局所あるいは口腔領域環境特異的な因子による調節機能が存在していると考えたほうが自然であるが，詳細な検討はされていない．ひとつの可能性として，唾液腺関連リンパ組織（salivary gland-associated lymphoid tissue）/導管関連リンパ組織（duct-associated lymphoid tissue：DALT）の存在が報告されている[7]．顎下腺や口唇腺では，耳下腺の倍以上の密度のIgA陽性細胞の存在が組織学的に観察され，これらは導管周囲に顕著である．このことは，耳下腺と比較して，顎下腺や小唾液腺がより口腔と近接しているために，口腔由来抗原の影響を受け，IgA産生細胞が誘導される可能性を示唆している．また，サルでは，小唾液腺の導管周囲に形質細胞を主体とするリンパ球の集落がみられ，これは出生直後では認められず年齢依存的であることから，何らかの抗原刺激によって誘導されたリンパ組織であることが示唆されている（図2）．マウスやラットにおけるこのような導管関連リンパ組織の存在は確認されておらず，個体・系統・種によりさまざまであるうえに，抗原特異性やSIgAとしての詳細な解析がされてきていないので，導管関連リンパ組織がIgA誘導組織であるとのコンセンサスは得られていない．

口腔由来抗原に対する免疫応答

共通粘膜免疫システムの実効組織の一つとして口腔をとらえると，口腔由来の抗原，すなわち鼻咽頭や腸管粘膜経由では侵入しない口腔特有の病原微生物や外来物質に対する免疫応答は，上記のシステムではほとんど誘導されないことになる[1-2]．したがって，口腔由来抗原に対する免疫応答は，口腔粘膜上皮を介して口腔粘膜上皮に存在する樹状細胞（Langerhans細胞）によって取り込まれ惹起される第2の口腔免疫実効システムに依存することになる（図1）．この第2のシステムは誘導と実効の両機構を備えており，誘導機構はまさに皮膚免疫応答と類似し，所属リンパ節を介する全身性の免疫システムである．

口腔粘膜は，重層扁平上皮から構成されており，多くは非角化上皮であるが，舌，歯肉や硬口蓋などの咀嚼粘膜は角化あるいは錯角化を示す．口腔粘膜上皮はさまざまなパターン認識受容体（pattern recognition receptors：PRRs）を発現しており，その刺激によりIL-1β，IL-6，TNF-α，GM-CSF，TGF-β，IL-8，CCL12，CCL19，CCL25（TECK），CCL28（MEC）などの種々のサイトカインやケモカインを産生する．

上皮内には，Langerhans細胞や上皮内T細胞が定常状態においても存在し，上皮細胞とともに初期応答を惹起する．上皮下にも常在の間質（粘膜下）樹状細胞が歩哨（sentinel）細胞として存在している．いったん，外来抗原が侵入するとさまざまなパ

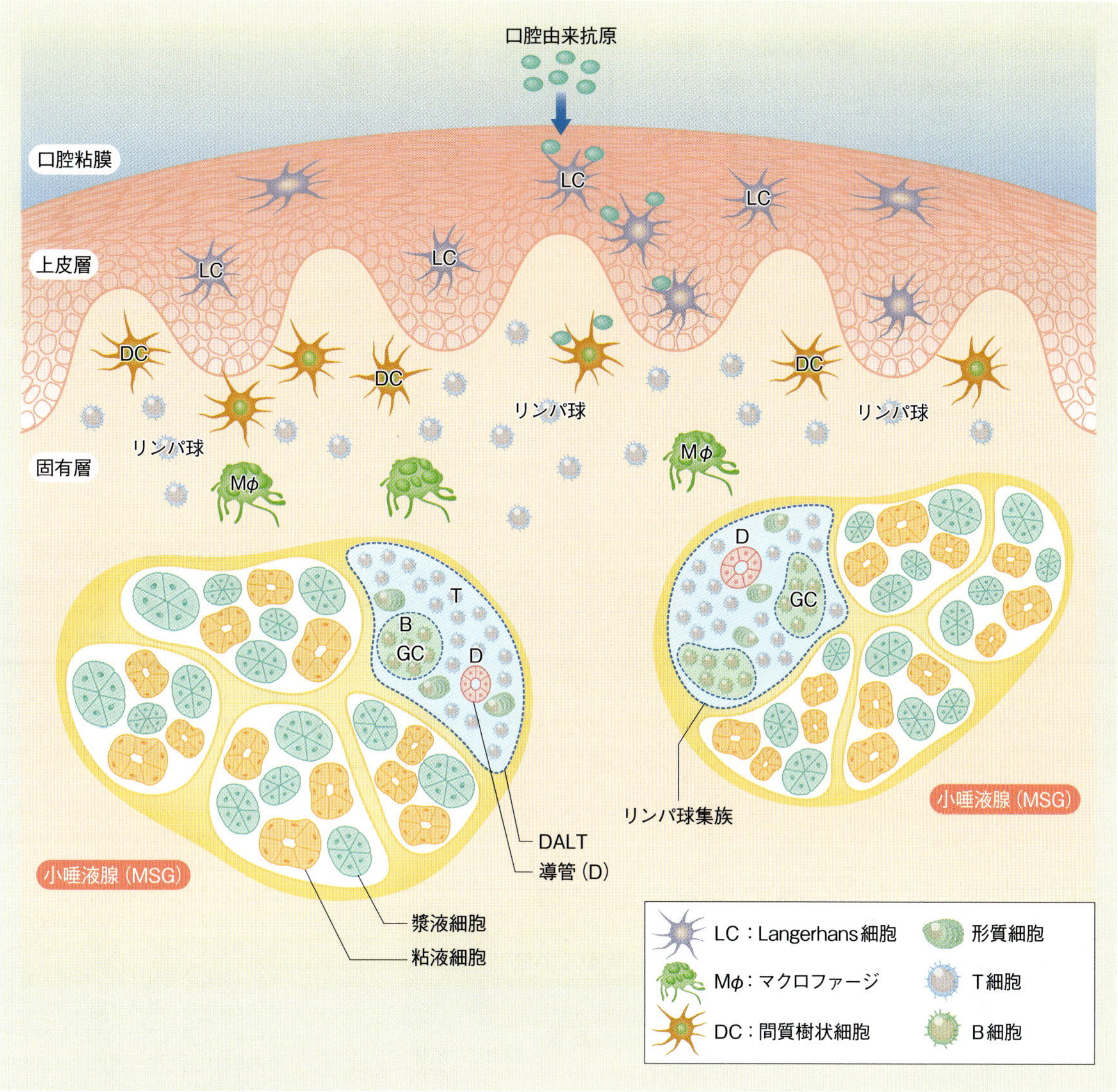

図2 導管関連リンパ組織（DALT）

口腔由来抗原に対して口腔粘膜上皮下に反応性のリンパ球浸潤が認められる．その近傍の小唾液腺（MSG）内の導管（D）周囲にリンパ球の集族（導管関連リンパ組織，DALT）が観察される．胚中心（GC）様の部位には大小リンパ球（B細胞）濾胞構造と，その周囲はT細胞領域と思われる傍皮質領域が存在する．導管周囲には形質細胞が多く認められる（引用文献7の組織像をイラスト化）．

ターン認識受容体を介して上皮細胞やLangerhans細胞および常在の間質樹状細胞がその分子パターンを認識し，受容体からのシグナルによるさまざまなサイトカインやケモカインの初期産生により，抗原侵入近傍粘膜固有層に血行由来の炎症性細胞が早期に動員される．これらにより，好中球，マクロファージ，ナチュラルキラー（NK）細胞などによる自然免疫応答が営まれることになる．抗原刺激後に動員された細胞のなかには，血中単球由来の未熟樹状細胞も多く含まれる．これらの細胞は，常在の間質樹状細胞に引き続いて，粘膜という局所環境において成熟樹状細胞へと分化し，抗原提示細胞として所属リンパ節にすみやかに遊走し，T細胞に抗原提示を行う．誘導された抗原特異的T細胞やB細胞は，局所口腔粘膜にホーミングし，エフェクター細胞として獲得免疫応答を発揮することになる（図3）．

口腔粘膜を介した通常の免疫応答に加えて，口腔には歯牙という硬組織と粘膜の軟組織が混在してい

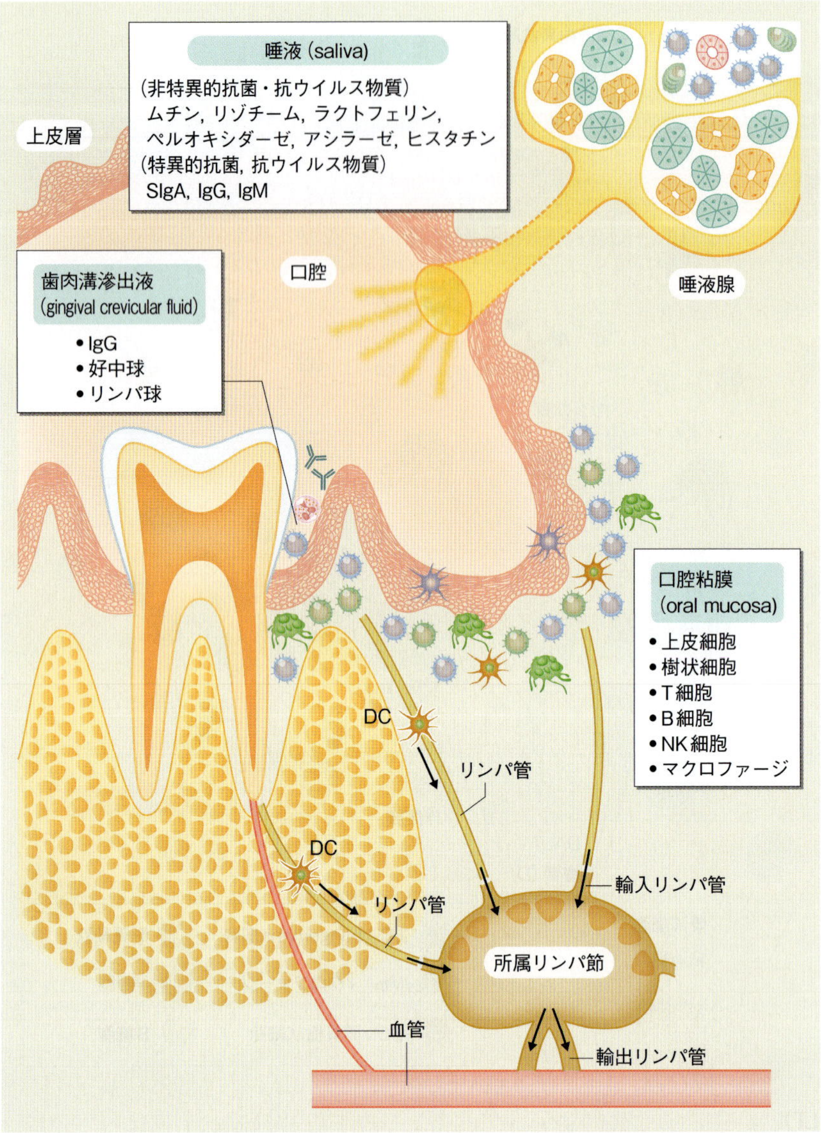

図3　口腔粘膜の免疫機構

口腔粘膜において働く主な免疫機構は，大唾液腺および小唾液腺から分泌される SIgA を含んだ唾液，血清由来 IgG や好中球を主体とする歯肉溝滲出液，口腔粘膜を介して惹起される口腔粘膜免疫応答の 3 つである．歯肉溝滲出液と口腔粘膜における免疫応答は，ともに口腔粘膜上皮細胞と樹状細胞を介して惹起され，局所で自然免疫応答が誘導されると同時に，所属リンパ節に遊走した樹状細胞により，獲得免疫応答が誘導され，エフェクター T 細胞および B 細胞が局所にホーミングし，エフェクター機能を発揮する．唾液の免疫グロブリンは，共通粘膜免疫システムによって誘導された SIgA が主体であるのに対して，歯肉溝滲出液中の免疫グロブリンは，血清由来の IgG が主体となる．

る特殊な器官であるゆえの生体防御機構が存在する．それが，歯肉溝滲出液（gingival crevicular fluid：GCF）である[8,9]（図3）．歯肉溝上皮は角化がみられず，内縁上皮はデスモゾームが少ないので，細胞間の離開がしやすく，血漿成分のみならず好中球やリンパ球などの炎症性細胞が歯肉溝滲出液に混じって口腔内に流出できる重要な経路となっている．細胞成分では，好中球がほとんどであり，単球およびリンパ球が数パーセント存在する．T 細胞より B 細胞の比率が高い．歯肉溝滲出液量は，臨床的な炎症症状がない場合でも 1～2 mL/day で，歯肉炎や歯周病の炎症性変化を伴うと増加する．歯肉溝滲出液は，口腔内で唾液腺唾液に 500～1,000 倍に希釈されるが，全唾液中の血液由来成分は，ほとんどが歯肉溝滲出液由来のものである．血管網の特に豊富な歯肉粘膜固有層から歯肉溝への好中球の流出は，健全な歯肉においても存在する．歯頸部歯面に付着しているデンタルプラークからなるバイオフィルムに対して，歯肉溝滲出液由来の好中球や歯肉粘膜上皮が免疫応答を起こすことになる．歯肉溝の好中球は活性化されており，貪食能，殺菌能があり，健全な状態では防御的に働いていると考えられている．好中球機能不全患者では，歯肉炎の増悪やカンジダ症の好発が認められる．

歯肉溝滲出液に含まれる免疫グロブリンは，血清由来でありIgGが主体である[8, 9]．全唾液IgGのほとんどが歯肉溝滲出液由来の血清IgGであると考えられる．IgG$^+$B細胞は，口腔抗原を捕獲した歯肉樹状細胞が所属リンパ節でT細胞に抗原提示し，T細胞を活性化し，T-B細胞間相互作用によって分化・増殖したIgG$^+$B細胞の誘導によるもので，上記の口腔粘膜の免疫応答に準ずる．したがって，口腔内細菌などに対する特異的な液性免疫応答は，局所粘膜上皮間からわずかに分泌されるものを除いては歯肉溝滲出液由来の血清IgGによるものである．

齲蝕・歯周病と粘膜免疫

齲蝕

唾液IgAが齲蝕に対して防御的に働くかについて，これまで多くの研究が行われてきたものの明確な結果は得られていない[3–5]．齲蝕活動性や齲蝕原因菌数と唾液IgA濃度との関連性については，正あるいは負の相関が認められる，あるいは相関関係はなしなど結果はまちまちである．これは，唾液IgA濃度は，流量，年齢，内分泌系，喫煙習慣，情動などのさまざまな因子によって影響されるために，濃度測定が困難であることと，唾液腺由来のSIgAの多くが鼻咽頭関連リンパ組織や腸管関連リンパ組織由来抗原に対するものであり，口腔細菌抗原に対する抗体の比率は極端に低いためと考えられる．

唾液中に，齲蝕原因菌である *S. mutans* や *S. sobrinus* に対するSIgAが存在することは確認されているが，唾液のみならず母乳や涙液中にも検出されている．齲蝕病原細菌に対する特異的抗体測定法においても，唾液中に存在する細菌との交差反応による特異性の問題や標準抗原に用いる細菌株の選定など，測定上の問題点も多く，一貫した結果は得られていないのが現状である．

歯周病

歯周病においても，唾液や歯肉溝滲出液中のIgGやIgA濃度を検討した論文は多く存在するが，一貫した見解は得られておらず，歯周病原因細菌特異的な抗体を測定している報告はそれほど多くない[3, 5, 9]．歯周病原菌である *P. gingivalis*（*Pg*），*Actinobacillus actinomycetemcomitans*（*Aa*），*Prevotella intermedia*（*Pi*），*Fusobacterium nucleatum*（*Fn*）に対するIgG，IgA，IgM抗体は，血中のみならず，唾液中にも存在する．歯肉溝滲出液と全唾液中の *Pg*，*Aa*，*Pi*，*Fn* の4細菌に対する特異的IgAとIgG抗体を歯周病患者と非患者間で比較検討した結果では，歯肉溝滲出液では特異的IgGの産生が歯周病患者で顕著に高く認められ，歯周病原菌に対する液性免疫応答が歯肉上皮を介した免疫応答により誘導されていることが示されている[9]．特異的IgG応答と異なり，歯肉溝滲出液および全唾液ともに，特異的IgA産生は非患者群で高く，歯周病患者では明らかに減少していた[9]．IgA応答が歯周病の発症にどのように関与しているのかの判断は難しく，どちらにせよSIgAのデンタルプラークに対する局所免疫応答への積極的な関与は乏しいと推察される．

齲蝕ワクチン

齲蝕予防のためのワクチン開発は，齲蝕罹患率が減少している先進国では，その必要性は薄れてきているが，発展途上国では，乳幼児における齲蝕予防は，重要な課題である．齲蝕予防に，唾液IgA抗体を利用しようという齲蝕ワクチン開発の試みはかなり古くから行われてきた．齲蝕原因菌である *S. mutans* 群に対する特異的SIgAを積極的に誘導し，バイオフィルムに存在する細菌の増殖を阻止し，齲蝕を予防しようというのが狙いである[10, 11]．このためには，全身性免疫システムではなく，共通粘膜免疫システムを賦活して，唾液SIgA誘導に至る粘膜免疫システムを賦活する必要がある．初期の動物実験で，死菌の経口免疫により，唾液IgA抗体価が上昇し，齲蝕発生が抑制されるという結果が得られ，これを受けてワクチン開発は進められてきた．

齲蝕ワクチンのヒト応用のためには，確実な安全性と効果が要求されるので，安全な抗原開発と効果的な粘膜アジュバント開発が必要となる．抗原としては，*S. mutans* の表層蛋白抗原である antigen I/II（P1/PAc），グルカン合成酵素（glucosyltransgerases：GTFs），グルカン結合蛋白（glucan-binding proteins：GBPs）などがワクチン標的抗原として使用されているほか，蛋白抗原以外では，合成ペプチドやDNAワクチンの利用が考案されている．

粘膜免疫応答を強化する粘膜アジュバントとしては，無毒化コレラ毒素，コレラ毒素Bサブユニット，無毒化組換え *Salmonella* の使用や，抗原のリポソーム化，ナノ化などの応用が進められている（12章h参照）．投与法としては，経口投与が一般的であったが，消化による抗原性の喪失を配慮して，粘膜免疫系のなかでも鼻咽頭関連リンパ組織を利用した経鼻投与も考案されている．また，*S. mutans* に対する抗体をほかの動物で作らせた後，抗体をヒト型化したり，*in vitro* で大量生産できるようにした抗体を受動免疫（passive immunization）として投与する方法も考案されている．

おわりに

口腔は，腸管や鼻・咽頭粘膜免疫に依存する共通粘膜免疫システムと口腔特有の口腔粘膜上皮を介する免疫機構の2つの実効システムにより営まれているが，特に唾液腺で産生される抗体の抗原特異性やその制御機構および口腔疾患へのかかわり，さらには上記2つの実効システム間でのリンクに関してはほとんど解明されていないのが現状である．口腔粘膜機構の解明のためには，唾液腺の免疫機構の解明が必要である．

（東　みゆき）

◉引用文献

1. Challacombe SJ, Shirlaw PJ. Chapter 89 Immunology of diseases of the oral cavity. Mestecky J, et al (editors). Mucosal Immunology, 3rd ed., Elesevier Academic Press, 2005; p.1517-1545.
2. Brandtzaeg P. Do salivary antibodies reliably reflect both mucosal and systemic immunity? Ann NY Acad Sci 2007; 1098: 288-311.
3. Jorma O Tenovuo. Human saliva clinical chemistry and microbiology. CRC press. 石川達也，高江州義矩（監訳）．第8章 唾液の免疫グロブリン．唾液の科学．一世出版，1998；p165-212.
4. 村上幸孝．III．う触の病因 8．う触と唾液．浜田茂幸，大嶋　隆（編），新・う触の科学，第1版，医歯薬出版，2006；p.128-199.
5. Marcotte H, Lavoie MC. Oral microbial ecology and the role of salivary immunoglobulin A. Microbiol Molecul Biol Rev 1998; 62; 71-109.
6. Nakamura T, Nagura H, Watanabe K, et al. Immunocytochemical localization of secretory immunoglobulins in human parotid and submandibular glands. J Electron Microscopy 1982; 21: 151-161.
7. Nair PNR, Schroeder HE. Duct-associated lymphoid tissue (DALT) of minor salivary glands and mucosal immunity. Immunology 1986; 57: 171-180.
8. Ebersole JL. Humoral immune responses on gingival crevice fluid: local and systemic implications. Periodontology 2000 20003; 31: 135-166.
9. Plombas M, Gobert B, De March AK, et al. Isotypic antibody response to plaque anaerobes in periodontal disease. J Periodontol 2002; 73: 1507-1511.
10. Hajishengallis G, Michalek SM. Current status of a mucosal vaccine against dental caries. Otal Microbiol Immunol 1999; 14: 1-20.
11. Taubman MA, Nash DA. The scientific and pubic-health imperative for a vaccine against dental caries. Nature Rev Immunol 2006; 6: 555-563.

◉参考文献

1. Mestecky J (editors). Mucosal Immunology, 3rd ed., Elsevier Academic Press, 2005.
2. 清野　宏，石川博通，名倉　宏（編）．粘膜免疫　腸は免疫の司令塔，第1版，中山書店，2001.
3. Brandtzaeg P. Do salivary antibodies reliably reflect both mucosal and systemic immunity? Ann NY Acad Sci 2007; 1098: 288-311.
4. Walker DM. Oral mucosal immunology. Ann Acad Med Singapore 2004; 33: 27S-30S.
5. Marcotte H, Lavoie MC. Oral microbial ecology and the role of salivary immunoglobulin A. Microbiol Molecular Biol Rev Mar 1988, p.71-109.
6. Taubman MA, Nash DA. The scientific and oublic-health imperative for a vaccine against dental caries. Nature Rev Immunol 2006; 6: 555-563.

d

呼吸器科との接点

はじめに

肺は直接外界と接しており，毎日 10,000 リットルもの空気とともに，さまざまな微生物やアレルゲン，ガスなどを吸入している．そのため，呼吸器系は微生物の侵入に対する複雑な防御システムを備えている．下気道における微生物増殖が旺盛な状況ではその制御のために炎症反応が惹起され肺炎となり，一方で，微生物に対する炎症反応が過剰になると急性呼吸促迫症候群と呼ばれる急性肺損傷の状態となる．あるいは，吸入抗原に対するアレルギー免疫応答が誘導されることで気管支喘息を発症する．このように，肺内における免疫応答と呼吸器疾患とは密接な関係にある．本項では，呼吸器，特に下気道における粘膜免疫機構についてこれまで明らかにされている知見について概説したい．

肺の解剖学的構造

肺は空気の通り道である気道（気管，気管支，細気管支）と実際のガス交換の場所である肺胞領域（呼吸細気管支，肺胞道，肺胞囊）から構成される．ヒトの場合，気管支は気管から 2 分岐しながら末梢へ向かい，16 回の分岐後に呼吸細気管支領域に移行する．気管支粘膜は線毛を有する上皮細胞に加えて，粘液を産生する杯細胞（goblet cells）に覆われる．細気管支と肺胞領域の境界付近には線毛を欠いた Clara 細胞が存在し，細気管支修復の際に線毛細胞の前駆細胞として機能するともいわれている．肺胞の上皮細胞は，ほとんどが扁平な I 型肺胞上皮細胞であり，ここでガス交換を行っている．その中で，II 型肺胞上皮細胞と呼ばれる背の高い細胞が散在しており，サーファクタントを産生することで肺胞の虚脱を防いでいる．図 1 に肺の解剖学的な構造を示す．

肺の機械的異物排除機構

鼻腔から侵入した大きな異物は，鼻毛によって捕捉され，くしゃみ反射によって排除されるため深部には到達できない．より小さな異物は声門を越えて気管・気管支まで到達するが，途中で何度も分岐する気管支粘膜に捕捉される．気管支粘膜には多数の線毛を有する線毛細胞と粘液を産生分泌する杯細胞があり，絶えず粘液によって覆われていることから異物を捕捉しやすい構造になっている．捕捉された異物は，絶えず口側に向かって運動している線毛によって運搬され，声門付近まで到達すると，咳嗽反射によって外に喀出される．これを粘液線毛輸送系（mucociliary escalator）と呼び，物理・機械的な感染防御機構を形成している（図 1）．このように，下気道に侵入した 5 μm 以上の異物は気管支粘膜によって捕捉され，肺胞にまで到達することはない．しかし，ほとんどの病原微生物を含む 5 μm 以下の小さな異物は肺胞まで到達することが可能であり，機械的バリアーのみでは対応が困難である．

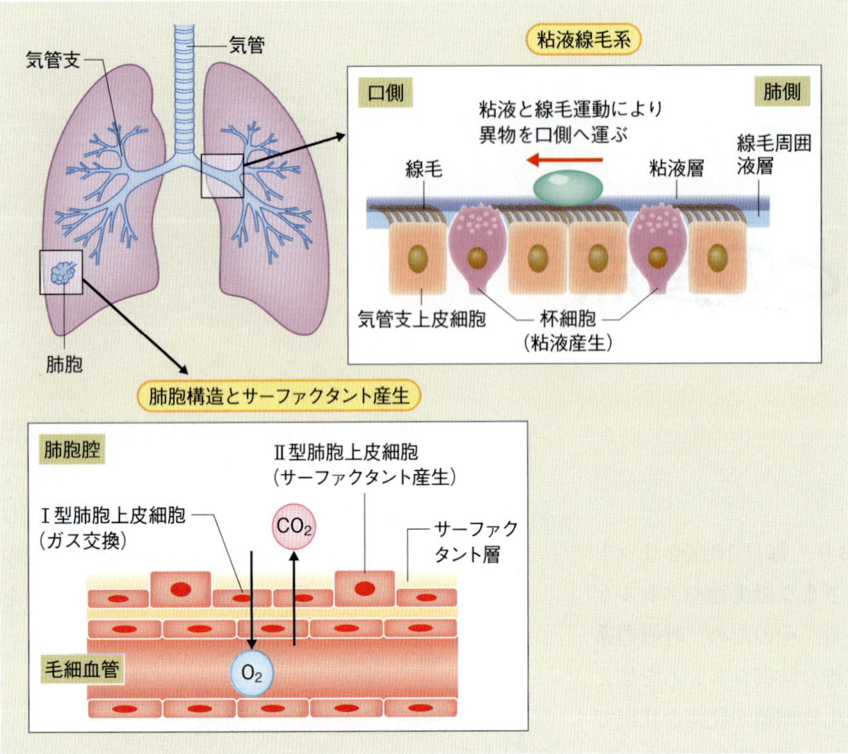

図1 肺の解剖学的構造：粘液線毛系，肺胞構造とサーファクタント産生

気管支が16分岐後に呼吸領域（呼吸細気管支，肺胞）に至る．気管支上皮細胞は線毛を有し，杯細胞から産生される粘液と粘液線毛系を形成し下気道における機械的バリアーとなる．肺胞腔内はⅡ型肺胞上皮細胞から産生されるサーファクタントにより覆われている．

肺の免疫機構

肺には，機械的バリアーを越えて深部まで侵入してきた異物に対して，高度に発達した免疫防御システムが存在する．これは，大きく自然免疫と獲得免疫に分類することができる．

自然免疫機構

自然免疫は，常時気道粘膜で機能しうる状態で存在しており，侵入した微生物や異物に対してすみやかに応答することができる．液性因子と細胞性因子から構成される．通常，細胞性因子はマクロファージや樹状細胞，好中球，リンパ球などの免疫細胞と理解されるが，近年気管支上皮細胞が自然免疫機構において積極的に関与することが知られるようになった（4章参照）．

●液性因子

気管支粘膜を覆う粘液は，粘液層，サーファクタント層，線毛周囲液層の3層から構成されている（**図1**）．

表1 肺の液性防御因子

自然免疫	リゾチーム ラクトフェリン α-デフェンシン β-デフェンシン マンノース結合レクチン サーファクタント蛋白A サーファクタント蛋白D 補体 自然抗体
獲得免疫	抗体（IgM, IgG, IgA, IgE）

粘液層はほとんどが水であるが，5〜7％程度のムチンに加えて，抗菌活性，アンチプロテアーゼ活性，アンチオキシダント活性を有する蛋白成分を含んでいる．線毛周囲液層は線毛と直に接し，円滑な線毛運動や粘液の水分補充のために機能している[1]．粘液中にはさまざまな液性防御因子が存在する（**表1**）．

非特異的に微生物に作用するリゾチーム，ラクトフェリン，デフェンシン，コレクチン，カテリシジ

表2　デフェンシンの産生細胞と生物活性

	産生細胞	生物活性
α-デフェンシン		
1 (HNP-1)	好中球	殺菌, 遊走活性 (T, Moなど), IL-8↑, IL-1β↑, TNF-α↑, IL-10↓
2 (HNP-2)	好中球	殺菌, 遊走活性 (T, Moなど), IL-8↑, IL-1β↑, TNF-α↑, IL-10↓
3 (HNP-3)	好中球	殺菌, IL-8↑, IL-1↑, TNF↑, IL-10↓
4 (HNP-4)	好中球	殺菌
5 (HD-5)	Paneth細胞 (小腸), 女性生殖器細胞	殺菌
6 (HD-6)	Paneth細胞 (小腸), 女性生殖器細胞	殺菌？
β-デフェンシン		
1 (HBD-1)	上皮細胞 (肺, 小腸, 泌尿生殖器, 腎臓, 膵臓)	殺菌, 遊走活性 (imDC, mT) 殺菌, 遊走活性 (imDC, mT)
2 (HBD-2)	上皮細胞 (皮膚, 肺)	殺菌, 遊走活性 (Mo, Mφ, imDC)
3 (HBD-3)	皮膚	
θ-デフェンシン	好中球	抗ウィルス活性

(T：T細胞, Mo：単球, imDC：未熟樹状細胞, mT：記憶T細胞, ↑：産生亢進, ↓：産生抑制)

ンなどは，第一線の感染防御で機能する．補体は微生物の菌体成分や抗体によって活性化され，血管透過性の亢進，炎症細胞の遊走，食細胞による貪食の促進（オプソニン作用），殺菌など重要な役割を果たす．ここでは，デフェンシン，コレクチン，カテリシジンについて述べる．

デフェンシン

デフェンシンは分子量2,000〜6,000の抗菌カチオニックペプチドであり，構造の違いによってα，β，θ-デフェンシンに分けられる[1-3]．

ヒトのα-デフェンシンは29〜35アミノ酸からなり，6つのメンバーから構成される．4つは好中球のアズール顆粒に見いだされ（HNP-1〜4），残りの2つは腸管のPaneth細胞や女性生殖器の上皮細胞に存在する（HD-5, 6）．

β-デフェンシンは36〜42アミノ酸からなり，ヒト（HBD）では28，マウス（MBD）で40を超えるメンバーがある．最もよく研究されているHBD-1は気管や気管支，膵臓，腎臓，腸管，泌尿生殖器に発現がみられ，HBD-2は皮膚，気管，気管支，HBD-3は主として皮膚に発現している．MBD-1はHBD-1，MBD-3はHBD-2に相当し，それぞれ腎臓と肺，唾液腺，生殖器官に発現している．

θ-デフェンシンは，唯一環状構造をしており，抗ウイルス活性を示す．各デフェンシンの産生細胞と生物活性を表2にまとめて示す．

このように，肺ではHBD-1やHBD-2が多く発現しており，感染などによりTLR（Toll-like receptor）2やTLR3，TLR4，TLR9を介して気管支上皮細胞が活性化されるとその発現が増強される．IL-1βのような炎症性サイトカインによってもHBD-2の発現が著明に増強されるとの報告もみられる．

カチオニック蛋白であるデフェンシンは，荷電の違いによって微生物表面に結合し，膜透過性を亢進させることで細菌や真菌，原虫などに対して殺菌活性を示す[2]．デフェンシンは抗菌活性だけでなく，種々の免疫調節作用も知られている．HNP-1およびHNP-2は単球やT細胞，HBD-1, HBD-2は記憶T細胞や未熟樹状細胞，HBD-3は単球，マクロファージ，未熟樹状細胞に対して遊走活性を示す．また，HNP-1〜3は炎症性サイトカインの産生を誘導する[2-5]．

コレクチン

コレクチンは，多糖成分認識ドメイン（C-typeレクチンドメイン）とコラーゲン様ドメインから構成される蛋白であり，病原微生物のマンノース多糖を認識する[1,3,6,7]．肺胞腔には，主として血清中に存在するマンノース結合レクチン（mannose-binding lectin：MBL）に加えて，サーファクタント蛋

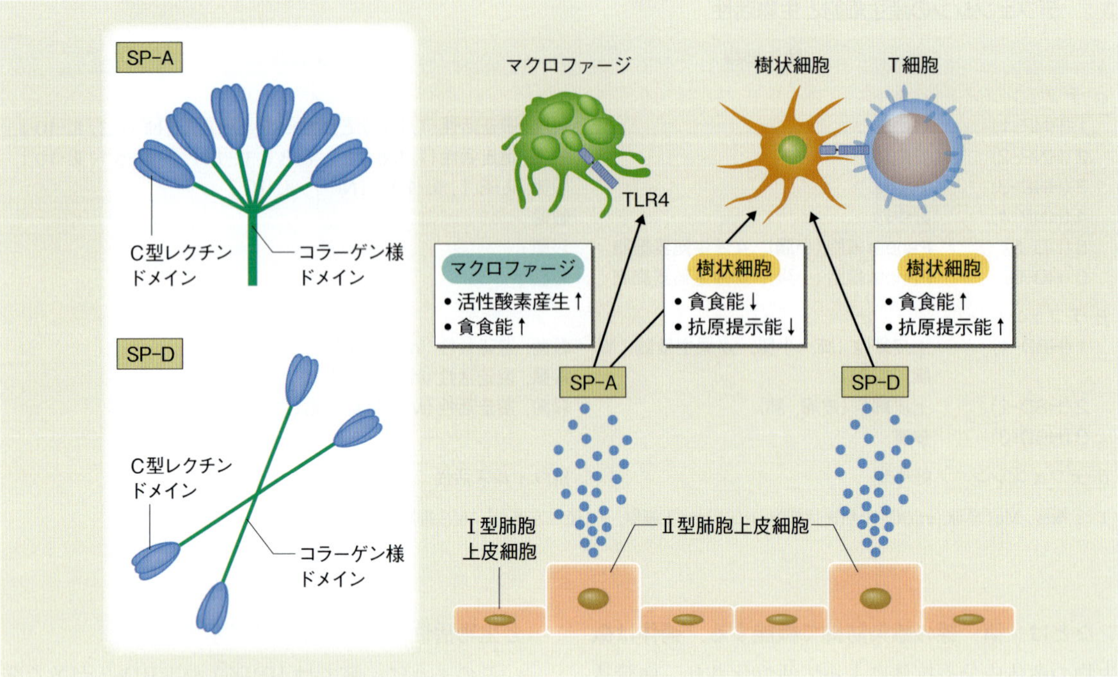

図2 サーファクタント蛋白の免疫細胞への作用

白(surfactant protein：SP)-A, -Dが豊富に存在する．SP-Aは三量体が6個ブーケ様に束ねられた構造をしており，補体のC1qに類似する．一方，SP-Dは三量体が4個十字架様に束ねられた構造である(図2)．これらは，ほかのサーファクタント蛋白SP-B，SP-Cと異なり，可溶性蛋白であり，本来の役割としての肺胞虚脱の防止というよりも，免疫調節作用がより重要である．SP-AおよびSP-DはClara細胞や一部の気管支上皮細胞からも分泌されるが，主としてII型肺胞上皮細胞から分泌される．これらのサーファクタント蛋白は，多糖と脂質成分に結合することで，微生物に対して凝集，オプソニン作用，あるいは直接的な溶菌活性を示すとともに，肺胞マクロファージによる活性酸素産生の増強や，アポトーシスに陥った炎症細胞の貪食を促進することでその除去にかかわる．SP-Aはマクロファージ上のTLR4によって認識される[8]．SP-Dは樹状細胞にも直接作用することで微生物の貪食やT細胞への抗原提示活性を増強するのに対して，SP-Aは逆に樹状細胞の貪食能や抗原提示活性を抑制する[9, 10](図2)．

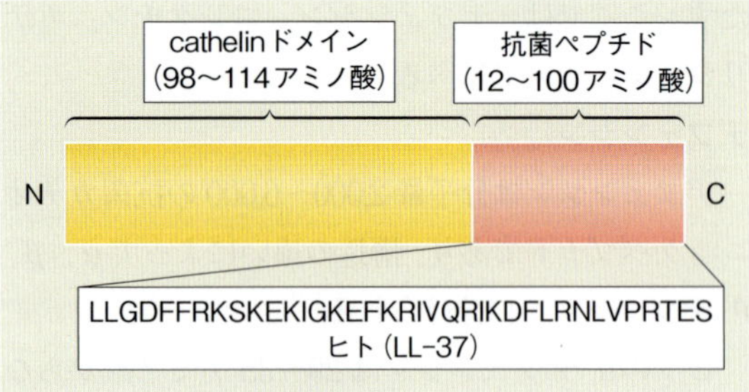

図3 カテリシジンの構造

N末側にcathelinドメインを共通に持ち，C末側に抗菌活性を有するペプチドがある．動物種ごとに異なっており，ヒトでは37アミノ酸からなるLL-37のみが知られている．

カテリシジン

カテリシジンは，デフェンシンとともに主要な抗菌カチオニックペプチドの一つであり，ヒトやマウスを含め多くの動物種で見いだされている[1, 3, 11, 12]．N末側にはcathepsin-L inhibitorのcathelinと相同性の高いドメインがあるが，C末側は動物種ごとに異なっており，抗菌活性はC末側のドメインに認められる．ヒトではLL-37(hCAP-18)のみが知られており，37アミノ酸からなる分子量18 kDaの蛋白で，*CAMP*遺伝子によってコードされる(図3)．

LL-37は好中球，マクロファージ，気管支上皮細胞，消化管および尿管上皮細胞，皮膚に発現する．先天性の無顆粒球症であるmorbus Kostmann症候群はLL-37の遺伝子異常であることが見いだされており，また，サルコイドーシスでは気管支肺胞洗浄液中のLL-37が増加しているとの報告もみられる．

LL-37はさまざまな病原微生物表面に結合し，菌膜に挿入されることで膜機能を崩壊させ，細胞質成分を漏出させることで抗菌活性を示す．膜組成の違いから哺乳動物細胞には作用しない．近年，結核菌感染に伴い，TLR2を介したマクロファージの活性化によりビタミンDが活性化され，その相互作用によってLL-37が産生され結核感染防御に向かうとの報告もなされている[13]．このような抗菌活性に加えて，LL-37はリポ多糖に直接結合することでTLR4を介したマクロファージの活性化を阻害する作用が見いだされた．ほかにも，血管新生，気管支上皮細胞の増殖・治癒促進作用を示すなど，LL-37はその多様な生物活性を通してさまざまな呼吸器疾患の病態にも関与している可能性がある[12]．

●気管支・肺胞上皮細胞

気管支上皮細胞や肺胞上皮細胞は，外界から侵入する微生物や異物に対する機械的バリアーとしての機能，あるいは肺本来の機能であるガス交換に加えて，自然免疫機構の活性化にも積極的に関与することが明らかになってきた．

微生物が最初に遭遇する気管支上皮細胞やII型肺胞上皮細胞には，微生物の分子パターン（pathogen-associated molecular patterns：PAMPs）を認識するための受容体（pattern recognition receptors：PRRs）を発現する[14]．表3にその一覧と対応するリガンドを示す．マクロファージや樹状細胞に比べると気管支上皮細胞のTLRは多くなく，微生物感染やその結果産生される炎症性サイトカインによってその発現が増強される．これらのPRRsによって微生物感染が認識されると，気管支上皮細胞は各種ケモカインや炎症性サイトカインを産生することで炎症細胞の集積を誘導するとともに，デフェンシンやカテリシジンなどの抗菌ペプチドを産生することで微生物の排除にも積極的にかかわる．

表3 気管支上皮細胞に発現するパターン認識受容体

TLR1	トリアシルリポペプチド
TLR2	リポタイコ酸，ペプチドグリカン，ザイモサン，細菌性リポ蛋白・リポペプチド，HSP70 (host)
TLR3	二本鎖RNA
TLR4	リポ多糖，HSP60 and 70 (host)，ヒアルロン酸フラグメント (host)
TLR5	フラジェリン
TLR6	ジアシルリポペプチド
TLR7	一本鎖RNA
TLR8	一本鎖RNA
TLR9	CpG DNA
TLR10	
CD14	リポ多糖
CFTR	リポ多糖

TLR：Toll-like receptor, HSP：heat shock protein, CpG：bacterial DNA containing unmethylated CpG dinucleotides, CFTR：cystic fibrosis transmembrane conductance regulator
(Bals R, et al. 2004[12]より改変)

●免疫細胞

肺胞腔内には肺胞マクロファージが常時存在し，病原微生物の貪食やサイトカイン産生を通して，肺内における感染防御の第一線で機能している．微生物感染時には，好中球，マクロファージ，リンパ球などの炎症細胞が気管支や肺胞腔内に集積する．通常気道内に好中球は常在しておらず，病原微生物の侵入などによって補体成分が活性化され，肺胞マクロファージから炎症性サイトカインやケモカインが産生されると，すみやかに血管から肺胞腔内に集積し，微生物を貪食・殺菌する．感染が遷延化する場合には，T細胞を主体とする細胞性免疫が活性化され，肉芽腫形成などを介して病原微生物を局所に封じ込めるように働く．図4に，肺における細胞間ネットワークによる免疫誘導・制御機構について示す．

肺胞マクロファージ

肺胞マクロファージは肺胞腔内のサーファクタント層に常在しており，旺盛な貪食能と強力な殺菌能を有することで侵入してきた微生物に対して第一線の生体防御細胞として機能する．肺胞マクロファー

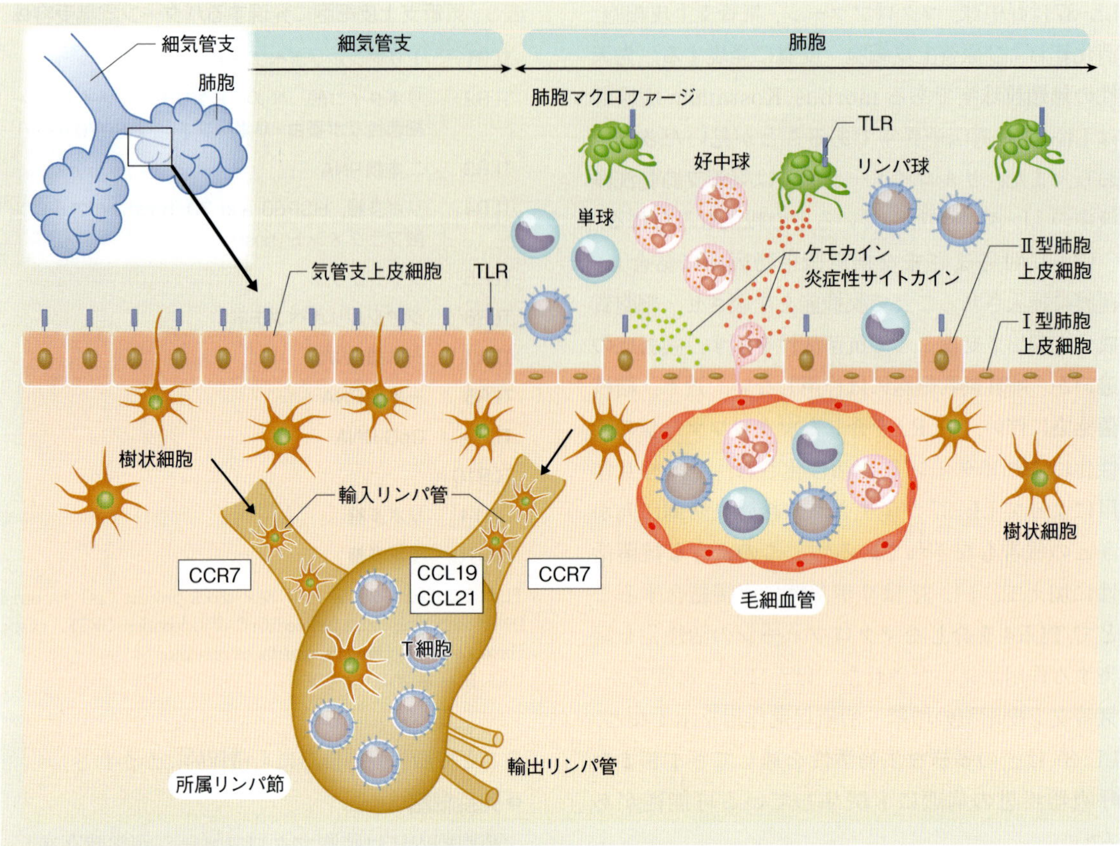

図4　肺における細胞間ネットワークによる免疫誘導・制御

肺胞腔内には肺胞マクロファージが常在し，微生物感染時には，ケモカインや炎症性サイトカインの産生を介して，毛細血管からの好中球など各種炎症細胞の遊走を惹起する．気管支上皮細胞や肺胞上皮細胞にもTLRが発現しており，炎症反応の誘導に関与している．
基底膜直下には樹状細胞が存在し，上皮細胞間から突起を伸ばし，抗原を取り込み，活性化しながら所属リンパ節へ移動し，ナイーブT細胞への抗原提示を行う．この反応には，リンパ節から産生されるCCL19，CCL21，樹状細胞上に発現するCCR7が関与している．

ジは炎症性サイトカインやケモカインを産生することで炎症反応を惹起するとともに，樹状細胞ほどではないにしても抗原提示活性も有する[15]．炎症が起こると，血管内から集積した単球によって次第に置き換えられる．単球は炎症性サイトカインを産生するものの貪食活性は高くない[16]．最近，好中球マーカーであるGr-1を発現した単球の肺内における炎症反応への関与が注目されている[17]．これらの細胞は肺胞腔内の環境で徐々に肺胞マクロファージへの分化を始め，GM-CSFがこれに深くかかわっているとの報告がある．肺胞マクロファージは空気と接する場所に存在するため，カタラーゼを産生することで活性酸素に対する抵抗性を獲得するとともに，サーファクタント蛋白の産生を制御することで肺胞環境の恒常性の維持にも深くかかわっている[18, 19]．実際，GM-CSF産生に問題があると，肺胞腔内におけるサーファクタント蛋白の過剰蓄積のために肺胞蛋白症が引き起こされる[20]．

好中球

通常，気道内には好中球は常在しておらず，病原微生物の侵入などによって補体成分が活性化され，気管支上皮細胞，Ⅱ型肺胞上皮細胞や肺胞マクロファージから炎症性サイトカイン，IL-8などのケモカインが産生されると，すみやかに血管から肺胞腔内に集積する．好中球は，本来の強力な貪食・殺菌能によって病原微生物の排除に中心的な役割を担うが，近年は貪食細胞としてだけでなく，サイトカイン産生を介して免疫調節作用を発揮するとの報告もなされている．*Mycobacterium tuberculosis* や *Legionella* による感染モデルでは，抗 Gr-1 抗体により好中球を除去することで Th1 反応が低下し，感染が悪化することから，好中球が Th1 細胞の分化に積極的にかかわることが示されている[21, 22]．一方，*Cryptococcus neoformans* 感染モデルでは逆の結果も報告されている[23]．

好中球の寿命は短く，その細胞死（ネクローシス）によってエラスターゼなどの細胞傷害物質が大量に放出され組織傷害の原因となる．感染や胃液の吸引など種々の原因で起こる急性呼吸促迫症候群（acute respiratory distress syndrome：ARDS）では，このような機序が関与するものと考えられている[24]．また，喫煙が，ケモカイン産生や接着分子発現を介して好中球の慢性的な集積を誘導し，肺気腫の発症病態に関与するとの報告もなされている[25, 26]．一方では，アポトーシスによって寿命を終えた好中球は，マクロファージによって処理されることで，組織傷害を惹起することなく，炎症反応の終息へ向かうことも知られている[27]．

樹状細胞

気管支および肺胞上皮領域には，もともと樹状細胞が豊富に存在している．気管や大きな気管支では上皮細胞間や粘膜下組織に，肺胞領域では肺胞腔，粘膜下組織に局在しており，定常状態においても比較的短いサイクルで末梢血中の前駆細胞から分化した細胞によって置き換えられる．これらの樹状細胞は，微生物感染やアレルゲンの吸入などに伴い，その細胞数が著明に増加する．粘膜の基底膜直下に存在する樹状細胞は，その樹状突起を伸ばすことで気管支腔内の抗原を捕捉することがわかってきた[28]．微生物を取り込んだ樹状細胞は，菌体成分（PAMPs）や TNF-α のような炎症性サイトカインによる活性化を受けながら成熟し，所属リンパ節へと移動する．この移動には，樹状細胞上のケモカイン受容体 CCR7 とリンパ節から産生されるケモカイン ELC/CCL19 や SLC/CCL21 が関与する[29, 30]．この過程で，樹状細胞には抗原提示に重要な MHC クラスⅡや共刺激分子である CD40，CD80，CD86 の発現増強がみられ，リンパ節におけるナイーブ T 細胞への抗原提示活性が高まる[31]．

自然免疫リンパ球

リンパ球には，通常の T，B 細胞のほかに，NK 細胞，NKT 細胞，$\gamma\delta$T 細胞の存在が知られている（4 章参照）．これらの細胞群はすみやかに活性化され，自然免疫の時相で機能するという意味で自然免疫リンパ球と呼ばれる．しかし，これらの細胞は Th1-Th2 バランスの決定にも深く関与することが明らかになり，自然免疫と獲得免疫の橋渡しを行う細胞として位置づけられるようになった．肺内でのこれらの細胞の局在については，まだ不明な点も多い．**図 5** に *Streptococcus pneumoniae*（肺炎球菌）感染防御における NKT 細胞，$\gamma\delta$T 細胞の役割をこれまでの知見をもとにまとめて示す．

NK 細胞

NK 細胞は，あらかじめ感作することなく，自然免疫の時相で機能し，ウイルス感染細胞や腫瘍細胞を傷害することができる．その活性は，パーフォリンやグランザイム B のような細胞傷害分子によって担われる．

NK 細胞は，直接的な細胞傷害活性のみならず，IFN-γ などのサイトカインを産生することで炎症反応を制御することが知られており，感染では好中球やマクロファージによる貪食・殺菌活性を増強するように働く．マクロファージ，樹状細胞から産生される IL-12 や IL-18 が相乗効果的に作用することでその活性化に深く関与する．肺 *Cryptococcus* 症モデルでは，アシアロ GM1 抗体を投与することによって NK 細胞を除去すると感染が悪化することが報告されており，NK 細胞が感染防御において重要な役割を担うものと考えられる．その作用メカニズムとして，NK 細胞が直接 *C. neoformans* 菌体に結合することによってその増殖を抑制するとの報告がある．一方で，感染後に活性化 NK 細胞から産生された IFN-γ によって，マクロファージの一酸化窒素（NO）を介した抗 *C. neoformans* 活性が増強されることも知られている[32]．

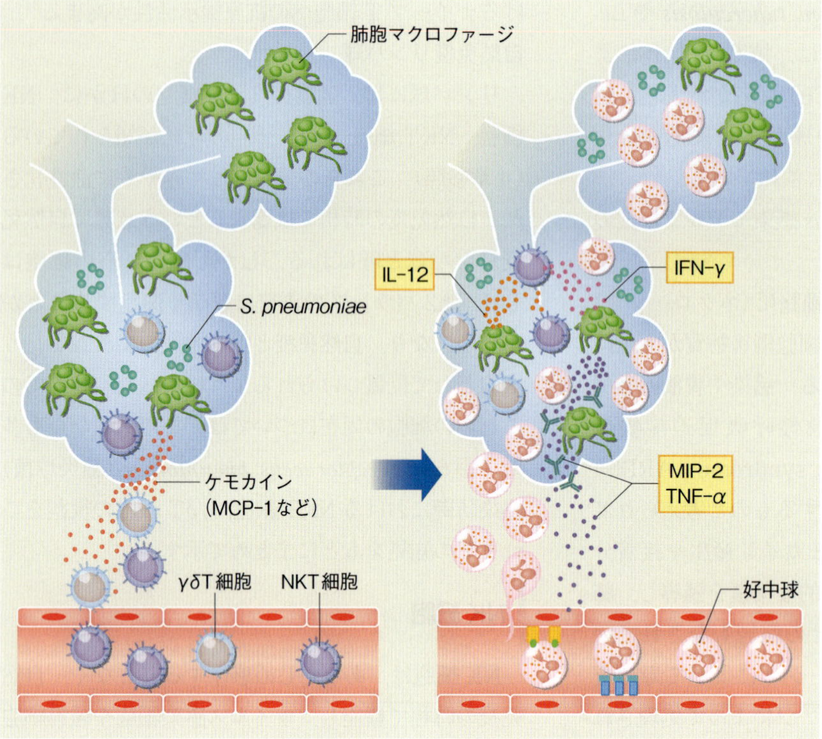

図5 肺内における *Streptococcus pneumoniae* 感染防御反応

肺胞腔内に *S. pneumoniae* が侵入するとNKT細胞や$\gamma\delta$T細胞のような自然免疫リンパ球が集積するとともに，肺胞マクロファージから産生されたIL-12によって活性化を受けることでIFN-γを産生し，逆にマクロファージを活性化することでMIP-2，TNF-α産生を誘導し，肺胞腔内への好中球の集積を促進する．

NKT細胞

NKT細胞はNK細胞の特徴を併せ持つユニークなT細胞群である．通常のT細胞とは異なり，きわめて限定されたT細胞受容体を発現している（4章c参照）．その主要なサブセットは，マウスではα鎖がVα14-Jα18，β鎖がVβ8.2，7，2，ヒトではVα24-Jα18/Vβ11である．その特徴から，これらはinvariant NKT（iNKT）細胞とも呼ばれる．マウスではCD4のみが発現するか，CD4もCD8も発現しないのに対して，ヒトではCD8陽性サブセットも存在する．NKT細胞は，樹状細胞上のMHCクラスI様分子であるCD1dに結合した糖脂質抗原を認識することで活性化を受ける．抗CD3抗体や特異抗原であるα-galactosylceramide（α-GalCer）によって活性化されると，すみやかに，そして大量のIFN-γやIL-4を産生する．産生されたIFN-γやIL-4は，マクロファージや好中球といった貪食細胞，樹状細胞，NK細胞，そしてB-1細胞などを活性化することで自然免疫応答をさらに増幅する．さらにNKT細胞は，これらのサイトカインを通してTh1やTh2細胞の分化誘導を促進することで，自然免疫のみならず獲得免疫の成立過程においても重要な役割を担うものと考えられている．また，NK細胞同様に，パーフォリンやグランザイムBを分泌することで，直接的な細胞傷害活性を示す[33]．

マウスの肺内にはリンパ球の0.5％程度しかNKT細胞は存在しないが，気管内に *S. pneumoniae* や *C. neoformans* を感染させると経時的なNKT細胞の増加が観察される．遺伝的にiNKT細胞を欠損したJα18欠損マウスと野生型マウスを比較すると，前者において肺内の好中球性炎症反応やTh1免疫応答の低下がみられ，菌の排除が有意に遅延することから，iNKT細胞が肺における感染防御に積極的にかかわることが示されている[34, 35]．同様に，*Pseudomonas aeruginosa*，*Chlamydia pneumoniae*，*M. tuberculosis*，respiratory syncytial virusでは，CD1d欠損マウス，Jα18欠損マウス，あるいは抗CD1d抗体を用いてNKT細胞不全

表4　感染防御におけるNKT細胞，γδT細胞の役割

	NKT細胞	γδT細胞
防御的	*Pseudomonas aeruginosa* *Streptococcus pneumoniae* *Sphingomonas* *Ehrlichia muris* *Borrelia burgdorferi* RSV, HSV-1, HSV-2 EMCV-D *Cryptococcus neoformans* *Leishmania major, Leishmania donovani* *Trypanosoma cruzi, Toxoplasma gondii* *Plasmodium berghei*	*L. monocytogenes* *M. tuberculosis* *Yersinia pseudotuberculosis* *Nocardia asteroides* West Nile virus Herpes simplex virus type 2 Vaccinia virus Cytomegalovirus *Plasmodium yoelii, Plasmodium chabaudi* *Eimeria vermiformes* *Encephalitozoon cuniculi*
拮抗的	*P. aeruginosa, Listeria monocytogenes* *T. gondii, P. berghei* *Salmonella choleraesuis* *Salmonella typhimurium* RSV	*Pneumocystis carinii* *Cryptococcus neoformans* *Plasmodium* sp. *Mesocestoides corti* CV3
影響なし	*Mycobacterium tuberculosis, Mycobacterium bovis* BCG *L. monocytogenes, Schistosoma mansoni* MCMV, LCMV	

状態を惹起すると，肺内感染の悪化が観察される．しかし，*P. aeruginosa* や *M. tuberculosis* では，異なる菌株，あるいは異なる遺伝背景のマウスを用いた研究で相反する結果や，まったく影響がみられないとの報告もある．また，同じ *Chlamydia* 属でも *Chlamydia muridarum* では，むしろ感染が軽減する[36]．表4にこれらの一覧を示す．

喘息モデルでも，NKT細胞の役割が多くの研究で調べられている．いずれも卵白アルブミンによる気道過敏性の誘導と，Th2サイトカイン（IL-4, IL-5, IL-13），IgE産生，好酸球の集積を解析している．iNKT細胞が過剰に存在するトランスジェニックマウスではIL-4, IgEの産生が高まり，逆にiNKT細胞を欠失するJα18欠損マウスではこれらのパラメータが低下することから，気管支喘息の発症にiNKT細胞が積極的に関与すると考えられている．これらマウスモデルで得られた知見に一致して，気管支喘息患者の気管支肺胞洗浄液中にはiNKT細胞が著明に増加しているとの報告もみられる[37]．

NKT細胞は，その抗原受容体の構造に基づき，当初から脂質抗原を認識することが推測されており，α-GalCerが最初の認識抗原として海綿から見いだされた．その後，各種病原微生物からNKT細胞認識抗原が見いだされ，*Leishmania* spp.のlipophosphoglycan, glycoinositol phospholipids, *Sphingomonas* spp.のα-galacturonosylceramide, α-glucuronosylceramide，そして *Borrelia burgdorferi* からの1,2-diacyl-3-*O*-α-galactosyl-*sn*-glycerolが報告されている．呼吸器関連では結核菌のphosphatidylinositol mannosideがある．

一方，病原微生物のみならず，宿主細胞にもiNKT細胞による認識抗原の存在が明らかになった．*Salmonella typhimurium* 感染では，樹状細胞内に内因性糖脂質であるisoglobotrihexosylceramide（iGb3）が誘導され，これがCD1d依存性にiNKT細胞を活性化する[36]．

γδT細胞

γδ型の抗原受容体を発現するT細胞であり，αβT細胞がリンパ節や脾臓のような二次リンパ組織に存在するのに対して，皮膚や腸管，鼻・口腔粘膜，喉頭，気管支粘膜組織に多く存在している[38]．肺については早くから検討されており，Augustin

らは結核菌抽出物の投与によりγδT 細胞が著明に増加することを報告している[39].

γδT 細胞は臓器ごとに異なったサブセットが分布しており，マウスでは皮膚に $V\gamma5^+$ サブセット，腸管に $V\gamma7^+$ サブセットが多く分布している[38]．一方，マウスの肺では，出生時は $V\gamma6^+$ サブセットがほとんどを占めているが，3 週後までに Vγ4, 5, 7^+ サブセットが検出されるようになり，2〜3 か月後には $V\gamma4^+$ 細胞が主要なサブセットとなる．皮膚や腸管では，γδT 細胞の局在が比較的明らかにされているのに対して，肺内におけるγδT 細胞の解剖学的な局在についてはあまりわかっていない[40].

$V\gamma4^+$ 細胞は，インフルエンザウィルス，*Mycobacterium bovis* BCG，*S. pneumoniae* 感染，あるいは気道過敏状態において肺内で増加することが知られている．特に，*S. pneumoniae* 感染では，肺内リンパ球の 0.3 %であった $V\gamma4^+$ 細胞が，3 時間後には0.6 %，12時間後には1 %のように増加する．さらに，遺伝的に $V\gamma4^+$ 細胞を欠損したマウスでは，好中球を中心とした炎症反応が低下し，*S. pneumoniae* 感染に対する感受性が高まる．このことから，$V\gamma4^+$ 細胞は *S. pneumoniae* 感染防御において重要な役割を担うものと考えられる[41]．γδT 細胞の同様な役割は，*Klebsiella pneumoniae* 肺炎モデルにおいても観察されている[42]．一方，γδT 細胞の相反する役割についても報告されており，*C. neoformans* 感染後，肺内においてγδT 細胞が経時的に増加するが，γδT 細胞を欠損したマウスでは Th1 免疫応答の亢進とともに，*S. pneumoniae* とは反対に肺における菌の排除が促進される[43]．このことから，*C. neoformans* 感染では，γδT 細胞が細胞性免疫に依存した感染防御に対し抑制的に作用することが予想される．ただ，γδT 細胞のどのサブセットが関係しているのかはまだ明らかではない．*Chlamydia* 感染では，感染初期と後期でγδT 細胞が異なった作用をする．肺以外の臓器では，*Listeria monocytogenes*, *Salmonella choleraesuis*, *Candida albicans* 感染において，γδT 細胞を除去すると，感染の軽減が観察される[42]．**表 4** にこれらの一覧を示す．また，卵白アルブミンやインスリンによる気道感作の実験で，γδT 細胞がそれぞれ Th1，Th2 免疫応答を促進することで，気道過敏反応や，膵臓 Langerhans 島の破壊による糖尿病の発症を抑制するとの報告もみられる．このように，γδT 細胞は感染防御を含めさまざまな免疫反応において多様な作用を示すことが明らかとなったが，現時点ではその詳細なメカニズムは十分には解明されていない[40].

獲得免疫機構

肺では所属リンパ節としての縦隔リンパ節に加えて，気道関連リンパ組織（bronchus-associated lymphoid tissue：BALT）が二次リンパ組織として位置づけられる．これらの組織は T 細胞や B 細胞の一次免疫応答の開始部位となる．

●気道関連リンパ組織

気道関連リンパ組織は気管支粘膜上皮細胞下に濾胞様のリンパ球の集属として認められ，リンパ球の流入路としての高内皮細静脈（high endothelial venule：HEV）を有するが，輸入リンパ管は存在しない．ウサギでは，鼻咽頭関連リンパ組織（nasopharyngeal-associated lymphoid tissue：NALT），腸管関連リンパ組織（gut-associated lymphoid tissue：GALT）と同様に，濾胞を覆う領域に濾胞関連上皮（follicle-associated epithelium）を有しており，そのなかに抗原の取り込みに特化した M 細胞が多く存在している（3 章 c，5 章 b, f 参照）．濾胞関連上皮細胞には杯細胞や線毛がなく，気管支上皮細胞とのあいだに多数のリンパ球が集まっている[44, 45]．ウサギ以外では十分な解析がなされていないが，マウスにおいても消化管の M 細胞の表面マーカーである *Ulex europaeus* agglutinin 1（UEA-1）を発現したドーム状の気管支上皮細胞が検出され，形態的にも消化管の M 細胞に類似している[46]．興味深いことに，幼弱マウスにおいて，明らかなリンパ濾胞がない部位にも UEA-1 陽性の M 細胞が認められるとの報告[46]があることから，気道関連リンパ組織が形成される以前から M 細胞が存在し，抗原を取り込んでいる可能性が考えられている．消化管では，M 細胞を通して多くのウイルスや細菌が粘膜下に侵入することが知られている．肺においても同様に，ラテックス粒子やhorse-radish peroxidase，レオウイルス，*M. tuberculosis* がM細胞を通して取り込まれることから[46-49]，気管支腔内の抗原を取り込むための入り口として機能するものと考えられる．また，M細胞のこのような機能はオゾンのような化学刺激などによって増強される[50]．

リンパ濾胞は主としてB細胞の緩い集属として存在する．B細胞の多くは表面にIgAあるいはIgMを発現している．濾胞の周囲にはT細胞やマクロファージ，樹状細胞が分布しているが，腸管関連リンパ組織でみられるような特定の領域は形成していないことが多い．図6にマウスの肺に形成された気道関連リンパ組織を示す．このような気道関連リンパ組織はウサギやネコ，ヒツジの肺ではよく発達しており，特に気流がぶつかることで抗原との接触機会が多いと考えられる気管支分岐部付近によく認められる．マウスでは通常認められず，インフルエンザウイルス感染などによって誘導される．ヒトでは小児期から思春期にかけてわずかにみられるものの，健常成人ではほとんど認められない．気道関連リンパ組織は喫煙，感染，アレルギーなどさまざまな炎症刺激によって発達し，リウマチ肺，過敏性肺炎，びまん性汎細気管支炎などでは明瞭に認められる[44, 45]．このように，マウスやヒトでは，気道関連リンパ組織は通常明瞭には認められず，感染や炎症にともなって形成されることから誘導性気道関連リンパ組織（inducible BALT：iBALT）と呼ばれる．

気道関連リンパ組織は共通粘膜免疫システム（common mucosal immune system：CMIS）の一つとして位置づけられ，誘導組織で活性化されたT細胞やB細胞は輸出リンパ管から血液を介して実効組織である各種粘膜領域（気管支，鼻・咽頭粘膜，腸管粘膜など）に輸送される．このような現象はホーミング（homing）と呼ばれ，気道関連リンパ組織では腸管関連リンパ組織とは異なり $\alpha_4\beta_1$ インテグリン/VCAM-1のような接着分子を発現したHEVを流入路としている[44]．共通粘膜免疫システムの概念に一致して，たとえば腸管にレオウィルスを感染させたマウスでは，肺感染に対しても防御効果が観察され，この効果はIgAおよびIgG2a産生B細胞によって担われたとの報告がなされている[51]．

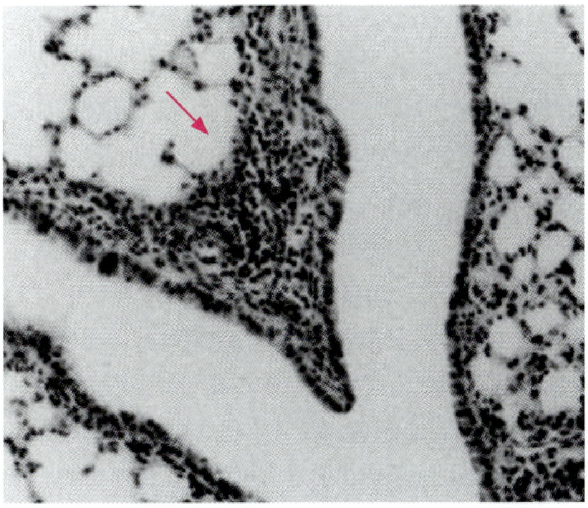

図6 マウスの肺に形成された気道関連リンパ組織

●液性免疫

抗体は肺の感染防御において必須であり，抗体産生に異常があれば，繰り返す細菌感染や気管支拡張症などが問題になる．肺胞領域と気管・気管支領域では抗体の組成に違いがみられる．肺胞領域ではIgGが最も多く，補体の活性化やオプソニン作用による肺胞マクロファージの貪食活性を促進するのに重要となる．ヒトの気管支肺胞洗浄液中では60〜70％がIgG1，20〜25％がIgG2，その他がIgG3，IgG4（＜5％）である．一方，気管・気管支領域ではIgAが主体であり，IgMやIgGは少ない．血清中では主にIgA1であるのに対して，肺内では分泌型のIgA2が多く産生され，病原微生物を凝集することで上皮細胞への接着を阻害する[52]．

肺内での抗体産生メカニズムに関しては，気管内に投与されたヒツジ赤血球に対する免疫応答性の研究から明らかにされた．抗原は肺胞マクロファージやほかの抗原提示細胞によって取り込まれた後，所属リンパ節に移動しT細胞やB細胞を活性化させる．そこで活性化されたB細胞は再び肺内に戻り，抗体産生細胞や記憶B細胞に分化し抗体産生に関与する[53]．その後の研究で，脾臓やリンパ節，Peyer板といった二次リンパ組織を欠損したマウスでも，インフルエンザに対する強いT細胞やB細胞の一次応答が肺内で観察されることが示された．この反応は誘導性気道関連リンパ組織の形成と関連すること，インフルエンザに対する十分な防御反応を賦与できることが報告された．こうして，リンパ節のみならず，気道関連リンパ組織は肺における二次リンパ組織として機能しうることが明らかにされた[54]．しかしながら，腸管に比べて研究が進んでいないために，肺内における抗体産生機序についてはは十分な理解がなされていない．

●細胞性免疫

細胞内増殖菌である *M. tuberculosis*, *Legionella pneumophila*, *C. neoformans* などに対する感染防御には細胞性免疫が必須である．これらの菌が肺内に侵入すると抗原特異的な $CD4^+$T細胞あるいは $CD8^+$T細胞が肺内に増加し，肉芽腫形成や菌の排除に中心的な役割を果たす．*C. neoformans* をマウスの気管内に感染させると，1週後には傍気管リンパ節に抗原特異的なIFN-γ産生を示す $CD4^+$T細胞が出現し，遅れて2週後に肺胞洗浄液中にも検出されるようになる．このことから，*C. neoformans* 抗原を取り込んだ樹状細胞が所属リンパ節に移動することで $CD4^+$T細胞が活性化され，その後輸出リンパ管から血液を通って再び肺に戻ってきたものと予想されるが明らかな証拠は得られていない．最近の結核感染モデルを用いた研究では，気管内感染10日後に初めて縦隔リンパ節に抗原特異的なIFN-γ産生を示す $CD4^+$T細胞が出現すること，腸管などほかのリンパ節や肺自体はこれらの反応に直接関与しないことが明らかにされた[55]．このように，気管内に侵入した抗原に対するT細胞の一次免疫応答は所属リンパ節で誘導されるものと考えられるが，気管支・肺胞内で抗原がどのように取り込まれ，リンパ節に輸送されるのか，肺固有の二次リンパ組織である気道関連リンパ組織がこれらの反応にどのようにかかわるのかなどについてはまだ不明である．

おわりに

肺は生命維持に重要な呼吸を営む臓器であり，肺胞は直接的なガス交換の場となっている．呼吸とともに侵入した微生物などに対して惹起される炎症反応はガス交換の障害へと直結するために，肺における免疫応答は過剰な炎症反応を防ぐためにも巧妙に制御される必要がある．本項では肺の粘膜免疫機構について，主として微生物感染に対する防御機構を中心に概説した．しかしながら，肺における炎症反応の終焉および修復に関わる免疫反応の制御機構については未だ十分には明らかにされていない．今後は，この領域における研究が進むことによって，様々な呼吸器疾患の発症病態の解明とともに，その制御による治療および予防法の開発へと展開することが期待される．

（川上和義）

◉引用文献

1. Grubor B, Meyerholz DK, Ackermann MR. Collectins and cationic antimicrobial peptides of the respiratory epithelia. Vet Pathol 2006; 43: 595–612.
2. Selsted ME, Ouellette AJ.Mammalian defensins in the antimicrobial immune response. Nat Immunol 2005; 6: 551–557.
3. Hölzl MA, Hofer J, Steinberger P, et al. Host antimicrobial proteins as endogenous immunomodulators. Immunol Lett 2008; 119: 4–11.
4. Yang D, Biragyn A, Kwak LW, et al. Mammalian defensins in immunity: more than just microbicidal. Trends Immunol 2002; 23: 291–296.
5. Szyk A, Wu Z, Tucker K, et al. Crystal structures of human-defensins HNP4, HD5 and HD6. Protein Science 2006; 15: 2749–2760.
6. Kuroki Y, Takahashi M, Nishitani C. Pulmonary collectins in innate immunity of the lung. Cell Microbiol 2007; 9: 1871–1879.
7. Pastva AM, Wright JR, Williams KL. Immunomodulatory roles of surfactant proteins A and D: implications in lung disease. Proc Am Thorac Soc 2007; 4: 252–257.
8. Guillot L, Balloy V, McCormack FX, et al. Cutting edge: the immunostimulatory activity of the lung surfactant protein-A involves Toll-like receptor 4. J Immunol 2002; 168: 5989–5992.
9. Brinker KG, Martin E, Borron P, et al. Surfactant protein D enhances bacterial antigen presentation by

bone marrow-derived dendritic cells. Am J Physiol Lung Cell Mol Physiol 2001; 281: L1453-1463.
10. Brinker KG, Garner H, Wright JR. Surfactant protein A modulates the differentiation of murine bone marrow-derived dendritic cells. Am J Physiol Lung Cell Mol Physiol 2003; 284: L232-241.
11. Zanetti M. Cathelicidins, multifunctional peptides of the innate immunity. J Leukoc Biol 2004; 75: 39-48.
12. Golec M. Cathelicidin LL-37: LPS-neutralizing, pleiotropic peptide. Ann Agric Environ Med 2007; 14: 1-4.
13. Zasloff M. Fighting infections with vitamin D. Nat Med 2006; 12: 388-390.
14. Bals R, Hiemstra PS. Innate immunity in the lung: how epithelial cells fight against respiratory pathogens. Eur Respir J 2004; 23: 327-333.
15. Peters-Golden M. The alveolar macrophage: the forgotten cell in asthma. Am J Respir Cell Mol Biol 2004; 31: 3-7.
16. Maus UA, Janzen S, Wall G, et al. Resident alveolar macrophages are replaced by recruited monocytes in response to endotoxin-induced lung inflammation. Am J Respir Cell Mol Biol 2006; 35: 227-235.
17. Serbina NV, Jia T, Hohl TM, et al. Monocyte-mediated defense against microbial pathogens. Annu Rev Immunol 2008; 26: 421-452.
18. Akagawa KS. Functional heterogeneity of colony-stimulating factor-induced human monocyte-derived macrophages. Int J Hematol 2002; 76: 27-34.
19. Komuro I, Keicho N, Iwamoto A, et al. Human alveolar macrophages and granulocyte-macrophage colony-stimulating factor-induced monocyte-derived macrophages are resistant to H_2O_2 via their high basal and inducible levels of catalase activity. J Biol Chem 2001; 276: 24360-24364.
20. Trapnell BC, Whitsett JA, Nakata K. Pulmonary alveolar proteinosis. N Engl J Med 2003; 349: 2527-2539.
21. Pedrosa J, Saunders BM, Appelberg R, et al. Neutrophils play a protective nonphagocytic role in systemic *Mycobacterium tuberculosis* infection of mice. Infect Immun 2000; 68: 577-583.
22. Tateda K, Moore TA, Deng JC, et al. Early recruitment of neutrophils determines subsequent T1/T2 host responses in a murine model of *Legionella pneumophila* pneumonia. J Immunol 2001; 166: 3355-3361.
23. Mednick AJ, Feldmesser M, Rivera J, et al. Neutropenia alters lung cytokine production in mice and reduces their susceptibility to pulmonary cryptococcosis. Eur J Immunol 2003; 33: 1744-1753.
24. Moraes TJ, Chow CW, Downey GP. Proteases and lung injury. Crit Care Med 2003; 31: S189-194.
25. Hiemstra PS, van Wetering S, Stolk J. Neutrophil serine proteinases and defensins in chronic obstructive pulmonary disease: effects on pulmonary epithelium. Eur Respir J 1998; 12: 1200-1208.
26. Hogg JC. Pathophysiology of airflow limitation in chronic obstructive pulmonary disease. Lancet 2004; 364: 709-721.
27. Bianchi SM, Dockrell DH, Renshaw SA, et al. Granulocyte apoptosis in the pathogenesis and resolution of lung disease. Clin Sci (Lond) 2006; 110: 293-304.
28. Iwasaki A. Mucosal dendritic cells. Annu Rev Immunol 2007; 25:381-418.
29. Förster R, Schubel A, Breitfeld D, et al. CCR7 coordinates the primary immune response by establishing functional microenvironments in secondary lymphoid organs. Cell 1999; 99: 23-33.
30. Robbiani DF, Finch RA, Jäger D, et al. The leukotriene C (4) transporter MRP1 regulates CCL19 (MIP-3beta, ELC)-dependent mobilization of dendritic cells to lymph nodes. Cell 2000; 103: 757-768.
31. Hochweller K, Anderton SM. Kinetics of costimulatory molecule expression by T cells and dendritic cells during the induction of tolerance versus immunity in vivo. Eur J Immunol 2005; 35: 1086-1096.
32. Kawakami K. Innate immunity in the lungs to cryptococcal infection. Fidel P, Haffnagle GB (editors). Fungal immunology: From an organ perspective, Springer, New York, 2005; p.135-156.
33. Taniguchi M, Harada M, Kojo S, et al. The regulatory role of Valpha14 NKT cells in innate and acquired immune response. Annu Rev Immunol 2003; 21: 483-513.
34. Kawakami K, Yamamoto N, Kinjo Y, et al. Critical role of Vα14+ natural killer T cells in the innate phase of host protection against *Streptococcus pneumoniae* infection. Eur J Immunol 2003; 33: 3322-3330.
35. Kawakami K, Kinjo Y, Uezu K, et al. Monocyte chemoattractant protein-1-dependent increase of Vα14 NKT cells in lungs and their roles in Th1 response and host defense in cryptococcal infection. J Immunol 2001; 167: 6525-6532.
36. Tupin E, Kinjo Y, Kronenberg M. The unique role of natural killer T cells in the response to microorganisms. Nat Rev Microbiol 2007; 5: 405-417.
37. Boyton R. The role of natural killer T cells in lung inflammation. J Pathol 2008; 214: 276-282.
38. Hayday AC. $\gamma\delta$ cells: a right time and a right place for a conserved third way of protection. Annu Rev Immunol 2000; 18: 975-1026.
39. Augustin A, Kubo RT, Sim GK. Resident pulmonary lymphocytes expressing the $\gamma\delta$ T-cell receptor. Nature 1989; 340: 239-241.
40. Born WK, Lahn M, Takeda K, et al. Role of $\gamma\delta$ T cells in protecting normal airway function. Respir Res 2000; 1: 151-158.
41. Nakasone C, Yamamoto N, Nakamatsu M, et al. Accumulation of $\gamma\delta$ T cells in the lungs and their roles in neutrophil-mediated host defense against pneumococcal infection. Microbes Infect 2007; 9: 251-258.

42. Kawakami K. Regulation by innate immune T lymphocytes in the host defense against pulmonary infection with *Cryptococcus neoformans*. Jpn J Infect Dis 2004; 57: 137-145.
43. Uezu K, Kawakami K, Miyagi K, et al. Accumulation of $\gamma\delta$ T cells in the lungs and their regulatory roles in Th1 response and host defense against pulmonary infection with *Cryptococcus neoformans*. J Immunol 2004; 172: 7629-7634.
44. Bienenstock J, McDermott MR. Bronchus- and nasal-associated lymphoid tissues. Immunol Rev 2005; 206: 22-31.
45. Tschernig T, Pabst R. Bronchus-associated lymphoid tissue (BALT) is not present in the normal adult lung but in different diseases. Pathobiology 2000; 68: 1-8.
46. Tango M, Suzuki E, Gejyo F, et al. The presence of specialized epithelial cells on the bronchus-associated lymphoid tissue (BALT) in the mouse. Arch Histol Cytol 2000; 63: 81-89.
47. Tenner-Racz K, Tacz P, Myrvik QN et al. Uptake and transport of horseradish peroxidase by lymphoepithelium of the broncho-associated lymphoide tissue in normal and bacillus Calmet-Guerin-immunized and challenged rabbits. Lab Invest 1979; 41: 106-115.
48. Morin MJ, Warner A, Fields BN. A pathway for entry of reoviruses into the host through M cells of the respiratory tract. J Exp Med 1994; 180: 1523-1527.
49. Teitelbaum R, Schubert W, Gunther L, et al. The M cell as a portal of entry to the lung for the bacterial pathogen *Mycobacterium tuberculosis*. Immunity 1999; 10: 641-650.
50. Dziedzic D, Wright ES, Sargent NE. Pulmonary response to ozone: reaction of bronchus-associated lymphoid tissue and lymphnode lymphocytes in the rat. Environ Res 1990; 51: 194-208.
51. Zuercher AW, Jiang HQ, Thurnheer MC, et al. Distinct mechanisms for cross-protection of the upper versus lower respiratory tract through intestinal priming. J Immunol 2002; 169: 3920-3925.
52. Twigg HL 3rd. Humoral immune defense (antibodies): recent advances. Proc Am Thorac Soc 2005; 2: 417-421.
53. Curtis JL, Kaltreider HB. Characterization of bronchoalveolar lymphocytes during a specific antibody-forming cell response in the lungs of mice. Am Rev Respir Dis 1989; 139: 393-400.
54. Moyron-Quiroz JE, Rangel-Moreno J, Kusser K, et al. Role of inducible bronchus associated lymphoid tissue (iBALT) in respiratory immunity. Nat Med 2004; 10: 927-934.
55. Reiley WW, Calayag MD, Wittmer ST, et al. ESAT-6-specific CD4 T cell responses to aerosol *Mycobacterium tuberculosis* infection are initiated in the mediastinal lymph nodes. Proc Natl Acad Sci USA 2008; 105: 10961-10966.

e

消化器内科との接点

はじめに

消化管は口腔から肛門まで約 4 m の長さがあり，粘膜の表面積はテニスコート 1.5 面分にも及ぶ巨大な臓器である．ここでは，水分・食物の消化，吸収を行うだけではなく，腸管関連リンパ組織（gut-associated lymphoid tissue：GALT）と呼ばれる免疫装置が存在し，常に管腔内の細菌・食餌抗原などに対しての免疫応答を調節し，恒常性を保っている．こういった免疫応答の調節は全消化管で行われているということができるものの，特に細菌・食餌抗原に曝露されることが多いのが下部消化管である．この下部消化管における粘膜免疫調節機構の破綻が正に発病原因だと考えられているのが，炎症性腸疾患である．しかし一言に炎症性腸疾患といっても，腸管が炎症を起こす疾患は，数多く存在する（広義の炎症性腸疾患；**表 1**）．最近では，このうち非特異的炎症性腸疾患である潰瘍性大腸炎（ulcerative colitis）と Crohn 病の二者を指すことが多く，ここではこの 2 疾患を炎症性腸疾患として扱うこととする（10 章 b, c 参照）．

わが国における炎症性腸疾患患者の患者数は，厚生労働省特定疾患治療研究事業による医療受給者によって把握することができる．受給者数の推移を**図 1** に示す．これによるとわが国では患者数がこの 20 年間で両疾患ともに約 10 倍に増加していることがわかる．わが国において高度成長期を経て急速な食生活の欧米化，すなわち動物性蛋白や脂肪の摂取量増加は，炎症性腸疾患のみならず大腸癌患者数の増加とその時期がほぼ一致しており，原因論と結びつけて論じられることも多い．喫煙は Crohn 病の増悪因子であるが，潰瘍性大腸炎においては逆の作用があることが報告されている．さらに，若年時の虫垂切除の既往は潰瘍性大腸炎の発症頻度，活動性およびその予後を改善するという疫学的成績も発表されており，数多くの環境因子が炎症性腸疾患の病態に深くかかわっていると考えられる．

表 1 広義の炎症性腸疾患

特異性腸炎	
a. 感染性（ウイルス，細菌，寄生虫，真菌など）	
b. 物理的刺激（放射線照射性腸炎）	
c. 薬剤性（急性出血性大腸炎，偽膜性腸炎）	
d. 血管性（虚血性大腸炎，静脈硬化性大腸炎）	
e. 全身性疾患（膠原病，尿毒症）	
非特異性腸炎	
a. 潰瘍性大腸炎	狭義の炎症性腸疾患
b. Crohn 病	狭義の炎症性腸疾患
c. その他（単純性潰瘍，Behçet 病，非特異性多発性小腸潰瘍）	

近年では，分子生物学の飛躍的な進歩により，特定の遺伝子を欠失した欠損マウスや特定の遺伝子を過剰発現したトランスジェニックマウスの作製が可能となり，いくつかの炎症性腸疾患類似の腸炎を発症するモデル動物の報告がなされている．重要な事実として，これらの腸炎発症モデルマウスは無菌状態で生育させると腸炎を発症せず，腸内細菌の存在する通常状態で生育させて初めて腸炎を発症する．すなわち，炎症性腸疾患に共通する病態としては，何らかの遺伝的素因を有する宿主において，その遺伝子異常によって免疫学的異常が引き起こされ，腸

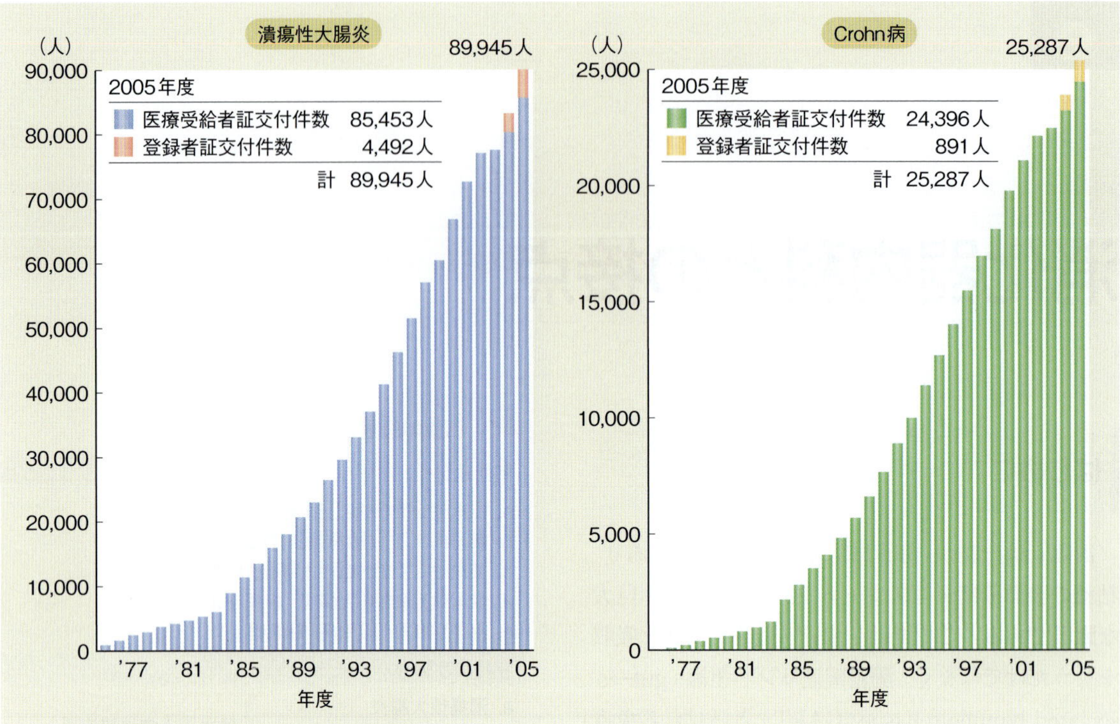

図1　医療受給者・登録者証交付件数の推移

特定疾患患者登録が開始されて以来，患者数は増加の一途をたどっている．登録患者数に加えて未登録の患者も存在しているため，実際数はさらに多いものと推察される．

（厚生労働省情報統計部16・17年度報告，難病情報センター特定疾患医療受給者証交付件数）

管内抗原などの環境因子に対して過剰・異常な免疫反応が惹起されて腸管の炎症が生じるものと理解されている[1, 2]（**図2**）．

このように，この2疾患は，その病因論において，免疫学的異常が示唆されている．研究から得られた知見が診断や治療に応用され，臨床で得られた知見をもとに研究が発展するという，すなわち“基礎研究から臨床へ，臨床から基礎研究へ（from bench to bedside, from bedside to bench）”といわれる相互の視点が重要となる最も代表的な疾患ということができる．

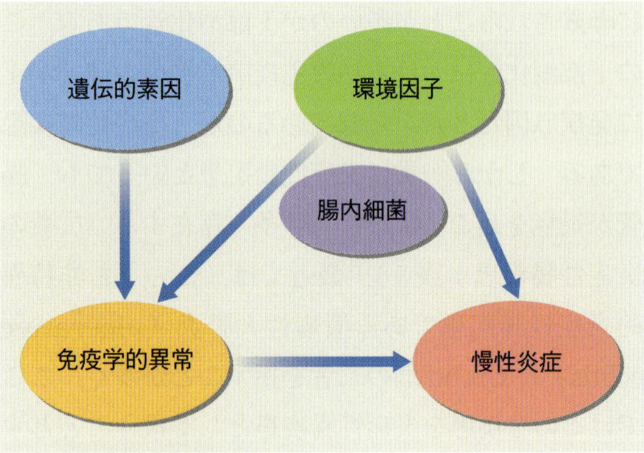

図2　炎症性腸疾患の病因

炎症性腸疾患は，遺伝的素因，環境因子，免疫学的異常が重なって発症すると考えられている．腸内細菌は環境因子のなかでも特に重要な因子と考えられている．

（Hibi T, et al. 2006[2]より改変）

臨床の立場から― from bedside

概念

●潰瘍性大腸炎

わが国では，潰瘍性大腸炎は“びまん性の大腸に限局した病変をきたす疾患であり，主として粘膜を侵し，しばしばびらんや潰瘍を形成する原因不明のびまん性非特異性炎症である”と定義されている[3]（10章b参照）．特徴的な症状としては，下血を伴う，または伴わない下痢と腹痛である．病変は直腸から連続的に口側に広がり，最大で結腸全体にまで及びうる．罹患範囲別で病型を直腸炎型，左側大腸炎型，全大腸炎型，右側または区域性大腸炎と分類する．副腎皮質ステロイドや免疫抑制薬が有効であることから，大腸粘膜傷害に何らかの免疫異常が深く関与していると古くから考えられてきた．その病像は多種多様であり，いくつかの原因によるものが混在していることも考えられるが，大腸粘膜が特異的に傷害されること，血清中に各種の自己抗体が出現すること，種々の腸管外合併症を伴うことなどから，全身の免疫異常を伴う臓器特異的自己免疫疾患と考える視点も必要かもしれない．

●Crohn 病

現在の難治性炎症性腸管障害調査研究班の定義によれば，“本疾患は原因不明で，主として若年者にみられ，潰瘍や線維化を伴う肉芽腫性炎症性病変からなり，消化管のどの部位にも起こりうる．消化管以外（特に皮膚）にも病変が起こることがある（10章c参照）．原著では回腸末端を侵す（回腸末端炎）と記載されたが，その後口腔から肛門までの消化管のあらゆる部位に起こりうることがわかった．臨床像は病変の部位や範囲によって多彩である．発熱，栄養障害，貧血などの全身症状や関節炎，虹彩炎，肝障害などの全身性合併症が起こりうる”とされる[3]．潰瘍は縦走することが多く，また潰瘍性大腸炎が粘膜表層を中心とした炎症であるのに対し，本症では炎症は全層性に及び，しばしば穿通や狭窄をきたし，瘻孔・膿瘍形成を伴う．わが国では罹患部位から，小腸型，小腸大腸型，大腸型と分類することが多いが，欧米では，その臨床像から穿孔型，狭窄型などと分類することが多い[4]．

診断

炎症性腸疾患の診断は，病歴，身体所見，内視鏡・X 線所見，病理学的所見，血液所見を総合して行うのが基本である．潰瘍性大腸炎では過半数の症例で perinuclear-staining antineutrophil cytoplasmic antibody（pANCA）が陽性であり[5]，Crohn 病では反対に半数以上の症例が anti-*Saccharomyces cerevisiae* antibody（ASCA）が陽性である[6]ことが，診断の補助になりうる．このような血清学的マーカーを用いても鑑別困難な症例は，“分類不能腸炎（indeterminate colitis）”と呼ばれる．

治療

●5-アミノサリチル酸（ASA）製剤

Crohn 病，潰瘍性大腸炎，いずれにおいても治療の基本となる薬剤である．現在わが国においてはサラゾスルファピリジン（サラゾピリン®）およびメサラジン（ペンタサ®，アサコール®）の2剤が使用可能である．サラゾスルファピリジンはスルファピリジンと有効成分である5-ASA の結合した pro-drug で，大腸の腸内細菌によってこの結合が切断され，薬効を発揮する．一方，メサラジンは5-ASA のみで構成されている．5-ASA は古くより炎症性腸疾患患者の治療に用いられてきたが，その作用機序はいまだ明らかでなく，抗菌作用や，プロスタグランジン・ロイコトリエンの産生抑制，細菌由来ペプチドによる好中球遊走抑制，活性酸素の除去，NFκB（nuclear factor-kappa B）の活性化抑制，活性化 T 細胞のアポトーシス誘導などの作用機序が報告されている．

●ステロイド

ステロイドは，5-ASA 製剤無効の中等症から重症例に対して使用される．Crohn 病・潰瘍性大腸炎ともに寛解導入に対しては有効であるが，寛解維持には有効性がないため，寛解導入後はすみやかに漸減中止するのが基本である．左側大腸炎型の潰瘍性大腸炎に対しては，全身的な副作用軽減のため注腸製剤が用いられる．

●免疫抑制薬

6-メルカプトプリン/アザチオプリン

6-メルカプトプリン(6-MP)，アザチオプリンなどの免疫抑制薬はステロイド抵抗例や頻回の再燃例，術後の症例などに用いられる．薬効発現までに3か月程度を要することを念頭に使用を開始することが重要である．また，使用に際しては骨髄抑制に留意する必要があり，6-MP の代謝酵素である *S*-methyltransferase の遺伝子多型が発症に関与していると報告されている[7]．そのため，近年はこの遺伝子多型をあらかじめ調べることや，有効成分である6-TGの血中濃度を測定し，個々の患者に合わせたテーラーメード医療の試みが行われている．

シクロスポリン/タクロリムス

シクロスポリンはステロイド無効の重症潰瘍性大腸炎に対して使用される．シクロスポリンはT細胞のカルシニューリンに結合し，カルシウムの流入によるNFATの核内移行を抑制し，IL-2産生を抑える．シクロスポリンによる寛解導入効果は速やかかつ強力であり，ステロイド無効例の約70〜80％が寛解に至るが，長期的には半数の症例が再燃し手術となるため寛解維持療法として6-MPを併用することが推奨されている[8]．

タクロリムスはわが国で開発された薬剤であり，シクロスポリンより強力な免疫抑制作用を有する．タクロリムスは，FK-binding proteinに結合し，カルシニューリンの働きを抑制することでNFATの核内移行を抑制する．わが国でステロイド無効の重症潰瘍性大腸炎に対する経口剤による寛解導入および寛解維持について良好な成績が得られている[9]．経口剤で十分な血中濃度が得られること，寛解維持に対しても有効であることなど，今後が期待される薬剤である．

●抗TNF-α抗体

TNF-αに対する抗体であるインフリキシマブは，寛解導入・寛解維持効果とも非常に優れており[10,11]，Crohn病の治療に大きな進歩をもたらした．ヒト由来のIgG1の定常部と，マウス由来の抗原結合部位である可変部を結合させたキメラ型抗体である．当初可溶性TNF-αに対する中和抗体として開発されたが，実際には膜結合型TNF-αに結合し，単球系細胞をアポトーシスさせることが主な作用機序と考えられている[12]．潰瘍性大腸炎に対する投与に関しても，有効性が報告されている．現在，サイトカインの阻害を中心とした種々の作用機序をもつ多様な生物学的製剤が開発されつつあり，わが国からもCrohn病患者に対する抗IL-6受容体抗体の有効性が報告されている[13]（12章e参照）．

●抗生剤・プロバイオティクス

炎症性腸疾患，特にCrohn病では，腸内細菌叢が発症・進展に関与していると考えられており，抗生剤やプロバイオティクスによる治療が試みられている．肛門周囲膿瘍を伴うCrohn病に対してはメトロニダゾールやシプロフロキサシンといった抗生剤が有効であることがわかっている．

プロバイオティクスとは，“善玉”菌を投与することで腸内細菌叢を整えることを目的とした治療法である．潰瘍性大腸炎術後の回腸嚢炎（pouchitis）に対して，数種類の菌を混合したカクテル製剤であるVSL#3が有効であったとの報告[14]や，非病原性大腸菌であるNissle 1917が活動性潰瘍性大腸炎に有効であったとの報告[15]があり，プロバイオティクスは，今後の有望な治療法として注目されている（9章a, b参照）．

粘膜免疫学の立場からみた最近の進歩 ― from bench

炎症性腸疾患と上皮細胞

腸管上皮は，タイト結合といわれる構造上のバリアーと，抗菌ペプチドの産生とIL-8分泌による好中球遊走という機能的なバリアーを介して機能している（3章a参照）．Toll-like receptor（TLR）は自然免疫担当細胞だけに発現しているわけではなく，上皮細胞にも発現がみられる．TLRシグナルは，上皮細胞においては炎症性サイトカインやケモカインの産生を誘導する（4章a参照）．

Paneth細胞は，小腸陰窩の底部に存在し，細菌感染から守るためにα-デフェンシンという抗菌ペプチドを管腔側に産生するほか，*NOD2/CARD15*遺伝子も発現している（3章b参照）．小腸Crohn病患者において抗菌活性，特にデフェンシンファミリーのうちでもPaneth細胞から作られるα-デフェンシンが特異的に低下していることが報告されている[16,17]．上皮細胞は腸内細菌とのあいだで最前線として働いており，これら上皮細胞が免疫担当細胞とのクロストークを介して，腸内細菌叢に対する恒常性維持のために働いていると考えられている．

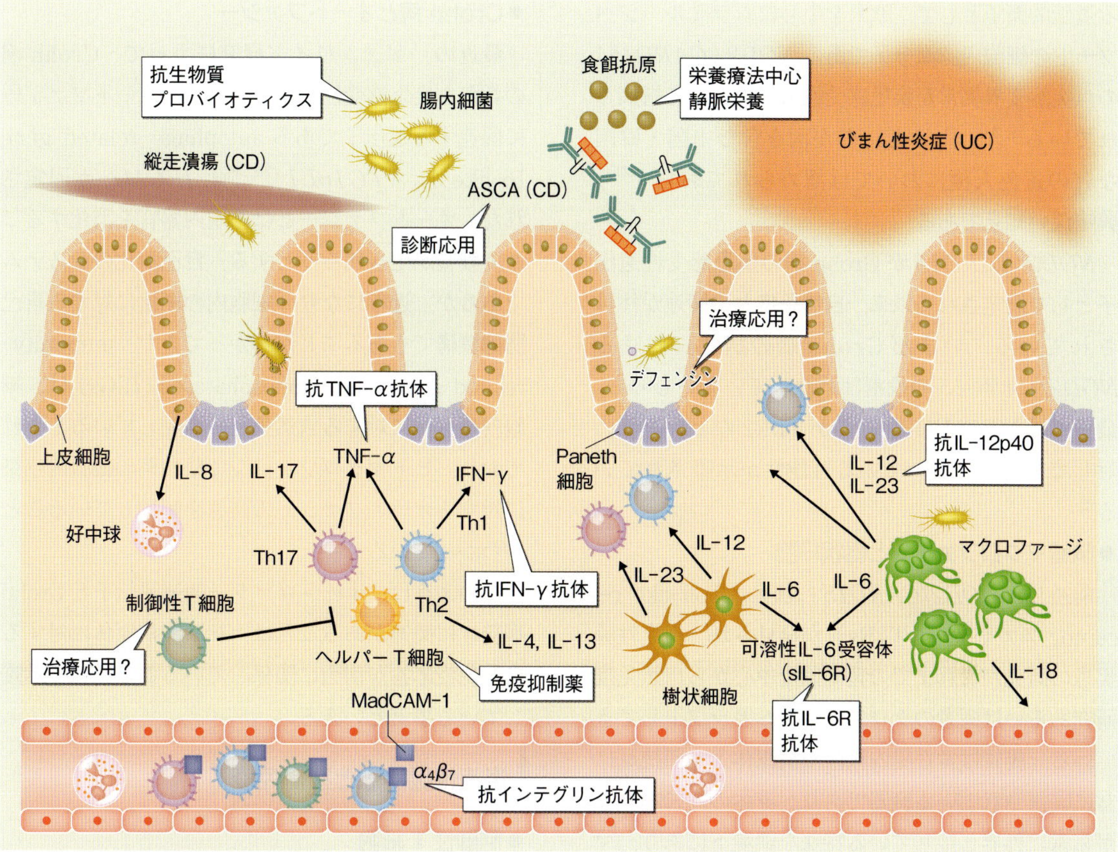

図3　炎症性腸疾患の病態と臨床応用

現在までに明らかになってきたCrohn病（CD）と潰瘍性大腸炎（ulcerative colitis：UC）の病態の概略において，現時点で臨床応用のターゲットとなっているものを示した（吹き出し）．このように，上皮細胞，マクロファージ，樹状細胞，リンパ球，血管内皮といったあらゆる細胞が研究され，そのうえでさまざまな角度から臨床応用が始まっており，今後の発展が期待される．

炎症性腸疾患と自然免疫細胞

●腸内細菌と腸炎

前述したように動物腸炎モデルでは無菌化することによって腸炎の発症が抑制される．また臨床的にも広域抗生剤やプロバイオティクスが有効な症例が存在することから，腸炎の発症・進展には腸内細菌が重要であると考えられている．さらに，Crohn病患者では血清中にASCAを高頻度に認めることも，非病原性微生物との関連性を示唆している．

炎症性腸疾患における腸内細菌叢の異常は長いあいだ研究されてきたが，どの菌が強く病因にかかわっているかなどの知見は得られていない．前述したように，無菌マウスではほとんどの腸炎モデルで腸炎を発症しないことがわかっている．最近では，IL-10欠損マウスに*Enterococcus faecalis*, *Escherichia coli*を単感染させると，前者は遠位大腸優位，後者は盲腸優位の腸炎を起こすことが報告され，TLRシグナルを介して粘膜のNFκB活性化とIL-23発現誘導が起きていることが判明した[18]．このように，本来病原性のない常在細菌も，遺伝的素因のある宿主上では，腸管炎症を惹起し，継続させるように仕向けることがわかってきている（図3）．

●*NOD2/CARD15*

前述したように，炎症性腸疾患は，いわゆる疾患感受性遺伝子と呼ばれる遺伝的因子に，生活習慣をはじめとする環境因子が加わることで初めて発症する，多因子疾患であるといえる．Crohn病における遺伝的因子として，欧米を中心にムラミル・ジペプチドの細胞内認識分子である *NOD2*（*CARD15*）の点突然変異異常が疾患感受性遺伝子として指摘されている[19, 20]．しかし，わが国を含む中国・韓国などの黄色人種においては認められておらず[21]，興味深い知見である．

NOD2/CARD15 が Crohn 病の疾患感受性遺伝子として同定されて以来，自然免疫との関連が注目されている．いまだ Crohn 病の病態における *NOD2/CARD15* の役割はわかっていないものの，最近では MDP-NOD2 経路が TLR2 などの経路に対して抑制的に働いている可能性が示唆されている[22, 23]．

●腸管マクロファージと樹状細胞

前述した *NOD2/CARD15* に加え，Toll-like receptor ファミリー（TLRs）が発見され，炎症性腸疾患の研究がこれまでの獲得免疫中心から自然免疫研究あるいは両者のクロストークへとシフトしてきている．腸管は常在腸内細菌や病原体，食餌抗原に常に曝露されている臓器であり，身体の内にありながら常に外界と接している特殊な環境下にあり，マクロファージと樹状細胞は抗原認識，および異物処理といった自然免疫をつかさどる重要な細胞群である（4 章，8 章参照）．

最近の研究では，正常腸管マクロファージは triggering receptor expressed on myeloid cells-1（TREM-1）を発現していないが，実験腸炎モデルやヒト炎症性腸疾患患者においては発現が増加し，炎症性サイトカインの産生が増加しているという報告がなされた[24]．また，正常なヒト腸管マクロファージは，細菌に対し貪食・消化能は保たれているもののサイトカイン産生の面では低反応である[25]半面，Crohn 病患者の腸管には IL-23 を多く産生するマクロファージが存在するという報告がなされた[26]．さらに腸管樹状細胞とマクロファージは獲得免疫系に対して異なる作用を持っていること，すなわちマクロファージは Foxp3 陽性制御性 T 細胞を，樹状細胞は Th17 型免疫応答を誘導することが報告された[27]（6 章 d，8 章 a 参照）．

●Crohn 病とオートファジー

最近の，ゲノムワイド研究によって，Crohn 病の新たな疾患感受性遺伝子として，オートファジーに関連する遺伝子である autophagy-related gene 16-like 1（*ATG16L1*）[28, 29]と *IRGM*[30]が同定された．オートファジーとは細胞内器官を消化することで細胞が生き残ろうとする，自己消化のシステムであるが，近年になり，細胞内の細菌に対する自己防御機構でもあることがわかってきた．immunity-related guanosine triphosphatases（IRGs）は，細胞内病原体に対する自然免疫に関係しているとされており，ヒトマクロファージで結核菌の細胞内感染に対するオートファジーの誘導を制御していることがわかっている．

このように，オートファジー関連遺伝子と Crohn 病発症に関連があることは，細胞内病原体に対する自然免疫応答が病因に関係していることを強く示唆している事実といえる．

炎症性腸疾患と獲得免疫

●制御性 T 細胞

1970 年代，免疫学が T 細胞を中心に精力的に研究が進展したなか，免疫を負に制御する T 細胞として抑制性（suppressor）T 細胞の存在が多田，奥村らのグループより提唱された．1995 年には，坂口らのグループにより健常生体に $CD4^+$T 細胞中 5〜10 % に存在する $CD4^+CD25^+$ 細胞が高純度にその機能を有することが明らかになり[31]，抑制性（suppressor）T 細胞は制御性（regulatory）T 細胞と名前を変えて，現在，再び活発に研究が行われている（10 章 a 参照）．

正常マウス脾臓細胞から $CD4^+CD45RB^{high}$ 細胞を分離し，同系免疫不全 SCID マウスまたは Rag 欠損マウスに移入すると炎症性腸疾患類似慢性大腸炎を発症する[32]．さらに，脾臓またはリンパ節 $CD4^+CD25^+$ 細胞を共移入すると慢性大腸炎の発症を抑制し，さらに，$CD4^+CD25^+$ 細胞はすでに発症した $CD45RB^{high}$ 細胞移入慢性大腸炎を治癒させることもわかっている．このことは末梢制御性 $CD4^+$ $CD25^+$ 細胞を炎症性腸疾患の予防だけではなく，治療にも応用されうることを示唆しており興味深い知見である.

●ヘルパーT細胞

エフェクター細胞であるCD4^{+}ヘルパーT細胞がいかに腸管において組織傷害性の炎症を誘導し,増幅させ,またそれを遷延させるかは,主としてそのサイトカイン産生のプロファイルによると考えられている.以前から,Crohn病の病変はIL-12の刺激のもとに誘導,活性化されるIFN-γ産生性のTh1細胞優位の免疫応答に関係が深いという報告が多数なされてきた[33].それに対して,潰瘍性大腸炎では,その病態形成に,Th2細胞から産生されるIL-4やIL-13が重要という報告が多く,CD161陽性のナチュラルキラー(NK)T細胞がIL-13を産生して上皮傷害の主役を担っているという報告[34]もなされたが,Crohn病ほどに定まった見解が得られるには至っていない.最近になって,いくつかのグループから,炎症性腸疾患に関してより複雑なサイトカインネットワークが形成されていることを示す報告がなされ,第3のヘルパーT細胞サブセットである,IL-17産生性のTh17と炎症性腸疾患の病態との関連性に注目が集まっている.マウスモデルを用いた多くの知見が集積されつつある[35-37]が,その腸炎における役割についてはまだ結論は出ていない(図3).

ヒト炎症性腸疾患については,Crohn病と潰瘍性大腸炎双方でIL-17産生細胞が健常人に比べて多いことが報告されている[38].ヒト腸管粘膜固有層IL-17産生細胞は,IFN-γも同時に産生しうることもわかっており[39],このためにはIL-12やIL-23といったサイトカインの働きが重要な鍵を握っていると考えられ[40],*IL23R*が炎症性腸疾患の疾患感受性遺伝子の一つとして報告された[41]ことからも,IL-23は炎症性腸疾患におけるキーサイトカインである可能性が高いと考えられつつある.

臨床と粘膜免疫の接点-from bedside to bench, from bench to bedside

上述してきたように,炎症性腸疾患についての知見は蓄積されてきたものの,臨床面,研究面ともに解決されていない疑問がたくさんある.しかし以前と比べれば,これら両疾患に対するわれわれの理解は飛躍的に進歩したと評価するべきなのかもしれない.そしてこういった新しい知識が得られてきたことによって,患者自身の治療にも寄与するようになってきた.

研究アプローチの最も興味深い接点は,前述した,遺伝的素因,環境因子(腸内細菌),免疫異常という3大素因の相互作用を明らかにすることともいえる.実際に,ほとんどの自己免疫性疾患発症の原因はこれら3つの素因が絡み合って存在しているという考えは今や主流となっている(図2).Crohn病の疾患感受性遺伝子の一つとして明らかになった*NOD2*が細菌抗原の認識メカニズムに関与していることは,その一つの例であろう.今後も宿主の腸内細菌叢に対して免疫応答を制御する遺伝子が明らかになっていくことと思われる.

疾患の原因に関与していると考えられているもう一つの要素は腸内細菌である.今日では,プロバイオティクス,プレバイオティクス,シンバイオティクスを用いた腸内細菌叢の調節が,安全かつ有望な治療として大きな期待を集めている.近い将来には,腸内細菌叢の解析が,疾患の発症を予知したり,炎症を増悪させる細菌のサブセットを明らかにしたり,または細菌叢の合成によって疾患を治療したりといったことを可能にするかもしれない.

炎症性腸疾患の原因を解明することは,臨床医にとっては興味の対象であるのみならず,罹患患者の治療に直結する重大な意味を持っている.遺伝学的研究はすでに免疫抑制薬をはじめとした薬剤に対する副作用の発現や感受性を予測することを可能にしつつある.また,炎症性腸疾患における粘膜傷害を免疫学的に解析することによって,診断や治療にも大きな進歩が得られ,抗TNF-α抗体のように炎症のメディエータを特異的にブロックする治療の出現は,“from bench to bedside”もしくは“トランスレーショナルリサーチ”といった概念の最も成功した例ということができる.

おわりに

現代医学の驚異的ともいえる進歩・知見の集積のなかで，常に臨床医は適切な疑問を持ち，その解明を基礎研究へとつなげるような姿勢でいなくてはならない．同様に，基礎研究から得られた知見は，臨床の場における診断や治療の進歩へと生かされていくことであろう．患者の利益に寄与するためには，臨床医と研究者が，ベンチとベッドサイドの接点を共有することが，是が非でも必要であると考える．

（小林　拓，金井隆典，日比紀文）

◉引用文献

1. Xavier RJ, Podolsky DK. Unravelling the pathogenesis of inflammatory bowel disease. Nature 2007; 448: 427-434.
2. Hibi T, Ogata H. Novel pathophysiological concepts of inflammatory bowel disease. J Gastroenterol 2006; 41: 10-16.
3. 日比紀文．厚生労働科学研究費補助金難治性疾患克服研究事業　難治性炎症性腸管障害に関する調査研究．平成15年度研究報告書，2004.
4. Gasche C, Scholmerich J, Brynskov J, et al. A simple classification of Crohn's disease: report of the Working Party for the World Congresses of Gastroenterology, Vienna 1998. Inflamm Bowel Dis 2000; 6: 8-15.
5. Saxon A, Shanahan F, Landers C, et al. A distinct subset of antineutrophil cytoplasmic antibodies is associated with inflammatory bowel disease. J Allergy Clin Immunol 1990; 86: 202-210.
6. Main J, McKenzie H, Yeaman GR, et al. Antibody to Saccharomyces cerevisiae (bakers'yeast) in Crohn's disease. BMJ 1988; 297: 1105-1106.
7. Dubinsky MC, Lamothe S, Yang HY, et al. Pharmacogenomics and metabolite measurement for 6-mercaptopurine therapy in inflammatory bowel disease. Gastroenterology 2000; 118: 705-713.
8. Cohen RD, Stein R, Hanauer SB. Intravenous cyclosporin in ulcerative colitis: a five-year experience. Am J Gastroenterol 1999; 94: 1587-1592.
9. Ogata H, Matsui T, Nakamura M, et al. A randomised dose finding study of oral tacrolimus (FK506) therapy in refractory ulcerative colitis. Gut 2006; 55: 1255-1262.
10. Hanauer SB, Feagan BG, Lichtenstein GR, et al. Maintenance infliximab for Crohn's disease: the ACCENT I randomised trial. Lancet 2002; 359: 1541-1549.
11. Sands BE, Blank MA, Patel K, et al. Long-term treatment of rectovaginal fistulas in Crohn's disease: response to infliximab in the ACCENT II Study. Clin Gastroenterol Hepatol 2004; 2: 912-920.
12. Lugering A, Schmidt M, Lugering N, et al. Infliximab induces apoptosis in monocytes from patients with chronic active Crohn's disease by using a caspase-dependent pathway. Gastroenterology 2001; 121: 1145-1157.
13. Ito H, Takazoe M, Fukuda Y, et al. A pilot randomized trial of a human anti-interleukin-6 receptor monoclonal antibody in active Crohn's disease. Gastroenterology 2004; 126: 989-996.
14. Gionchetti P, Rizzello F, Venturi A, et al. Oral bacteriotherapy as maintenance treatment in patients with chronic pouchitis: a double-blind, placebo-controlled trial. Gastroenterology 2000; 119: 305-309.
15. Rembacken BJ, Snelling AM, Hawkey PM, et al. Non-pathogenic Escherichia coli versus mesalazine for the treatment of ulcerative colitis: a randomised trial. Lancet 1999; 354: 635-639.
16. Nuding S, Fellermann K, Wehkamp J, et al. Reduced mucosal antimicrobial activity in Crohn's disease of the colon. Gut 2007; 56: 1240-1247.
17. Wehkamp J, Salzman NH, Porter E, et al. Reduced Paneth cell alpha-defensins in ileal Crohn's disease. Proc Natl Acad Sci U S A 2005; 102: 18129-18134.
18. Kim SC, Tonkonogy SL, Karrasch T, et al. Dual-association of gnotobiotic IL-10-/- mice with 2 nonpathogenic commensal bacteria induces aggressive pancolitis. Inflamm Bowel Dis 2007; 13: 1457-1466.
19. Ogura Y, Bonen DK, Inohara N, et al. A frameshift mutation in NOD2 associated with susceptibility to Crohn's disease. Nature 2001; 411: 603-606.
20. Hugot JP, Chamaillard M, Zouali H, et al. Association of NOD2 leucine-rich repeat variants with susceptibility to Crohn's disease. Nature 2001; 411: 599-603.
21. Inoue N, Tamura K, Kinouchi Y, et al. Lack of common NOD2 variants in Japanese patients with Crohn's disease. Gastroenterology 2002; 123: 86-91.
22. Yang Z, Fuss IJ, Watanabe T, et al. NOD2 transgenic mice exhibit enhanced MDP-mediated down-regulation of TLR2 responses and resistance to colitis induction. Gastroenterology 2007; 133: 1510-1521.
23. Watanabe T, Asano N, Murray PJ, et al. Muramyl dipeptide activation of nucleotide-binding oligomerization domain 2 protects mice from experimental colitis. J Clin Invest 2008; 118: 545-559.
24. Schenk M, Bouchon A, Seibold F, et al. TREM-1—expressing intestinal macrophages crucially amplify chronic inflammation in experimental colitis and inflammatory bowel diseases. J Clin Invest 2007; 117: 3097-3106.
25. Smythies LE, Sellers M, Clements RH, et al. Human intestinal macrophages display profound inflammatory

anergy despite avid phagocytic and bacteriocidal activity. J Clin Invest 2005; 115: 66-75.
26. Kamada N, Hisamatsu T, Okamoto S, et al. Unique CD14 intestinal macrophages contribute to the pathogenesis of Crohn disease via IL-23/IFN-gamma axis. J Clin Invest 2008; 118: 2269-2280.
27. Denning TL, Wang YC, Patel SR, et al. Lamina propria macrophages and dendritic cells differentially induce regulatory and interleukin 17-producing T cell responses. Nat Immunol 2007; 8: 1086-1094.
28. Hampe J, Franke A, Rosenstiel P, et al. A genome-wide association scan of nonsynonymous SNPs identifies a susceptibility variant for Crohn disease in ATG16L1. Nat Genet 2007; 39: 207-211.
29. Rioux JD, Xavier RJ, Taylor KD, et al. Genome-wide association study identifies new susceptibility loci for Crohn disease and implicates autophagy in disease pathogenesis. Nat Genet 2007; 39: 596-604.
30. Parkes M, Barrett JC, Prescott NJ, et al. Sequence variants in the autophagy gene IRGM and multiple other replicating loci contribute to Crohn's disease susceptibility. Nat Genet 2007; 39: 830-832.
31. Sakaguchi S, Sakaguchi N, Asano M, et al. Immunologic self-tolerance maintained by activated T cells expressing IL-2 receptor alpha-chains (CD25). Breakdown of a single mechanism of self-tolerance causes various autoimmune diseases. J Immunol 1995; 155: 1151-1164.
32. Morrissey PJ, Charrier K, Braddy S, et al. CD4+ T cells that express high levels of CD45RB induce wasting disease when transferred into congenic severe combined immunodeficient mice. Disease development is prevented by cotransfer of purified CD4+ T cells. J Exp Med 1993; 178: 237-244.
33. Fuss IJ, Neurath M, Boirivant M, et al. Disparate CD4+ lamina propria (LP) lymphokine secretion profiles in inflammatory bowel disease. Crohn's disease LP cells manifest increased secretion of IFN-gamma, whereas ulcerative colitis LP cells manifest increased secretion of IL-5. J Immunol 1996; 157: 1261-1270.
34. Fuss IJ, Heller F, Boirivant M, et al. Nonclassical CD1d-restricted NK T cells that produce IL-13 characterize an atypical Th2 response in ulcerative colitis. J Clin Invest 2004; 113: 1490-1497.
35. Ogawa A, Andoh A, Araki Y, et al. Neutralization of interleukin-17 aggravates dextran sulfate sodium-induced colitis in mice. Clin Immunol 2004; 110: 55-62.
36. Zhang Z, Zheng M, Bindas J, et al. Critical role of IL-17 receptor signaling in acute TNBS-induced colitis. Inflamm Bowel Dis 2006; 12: 382-388.
37. Yang XO, Chang SH, Park H, et al. Regulation of inflammatory responses by IL-17F. J Exp Med 2008; 205: 1063-1075.
38. Fujino S, Andoh A, Bamba S, et al. Increased expression of interleukin 17 in inflammatory bowel disease. Gut 2003; 52: 65-70.
39. Annunziato F, Cosmi L, Liotta F, et al. The phenotype of human Th17 cells and their precursors, the cytokines that mediate their differentiation and the role of Th17 cells in inflammation. Int Immunol 2008; 20: 1361-1368.
40. Kobayashi T, Okamoto S, Hisamatsu T, et al. IL23 differentially regulates the Th1/Th17 balance in ulcerative colitis and Crohn's disease. Gut 2008; 57: 1682-1689.
41. Duerr RH, Taylor KD, Brant SR, et al. A genome-wide association study identifies IL23R as an inflammatory bowel disease gene. Science 2006; 314: 1461-1463.

f

泌尿器科との接点

はじめに

尿路感染症は，尿路に侵入した細菌が尿路の粘膜に接着することが感染成立の第一歩となる．原因菌の侵入経路については解剖学的な男女差はあるものの，外尿道口からの上行性感染が重要である．女性の尿路感染を例にとると，直腸内に存在する腸内細菌群が肛門から腟や腟前庭を経由し，尿道へ侵入する経路がよく知られている（**図1**）．しかし，通常は尿道内から膀胱へ侵入した細菌も尿の流出とともに体外へ排出され，感染の成立には至らない．ボランティアの健康成人の膀胱内に 10^5 colony-forming unit（CFU）/mL の細菌を注入しても，通常の排尿を繰り返すと，9時間後には 10^3 CFU/mL となり，72時間後には0になってしまう[1]．しかし，何らかの原因で細菌が膀胱上皮に定着すると，尿路感染症である膀胱炎が発症する．この感染の成立には，細菌側の病原因子と宿主側の防御機構が相互に関係し合っている．

そもそも，細菌感染症の成立には，①細菌の宿主細胞表面への接着，②定着，③細胞内への侵入，という一連の過程が必要である（**図2**）．

宿主細胞はこれら細菌に対して，非特異的および特異的感染防御機構で抵抗する．たとえば，排尿や尿の産生による物理的な洗浄作用，膀胱粘膜を覆う酸性ムコ多糖物質（mucopolysaccharide）の親水作用，尿中の尿素，塩類，pH，浸透圧なども宿主側の防御因子として作用する．尿路上皮の産生するデフェンシンやカテリシジンなどの抗菌ペプチド，

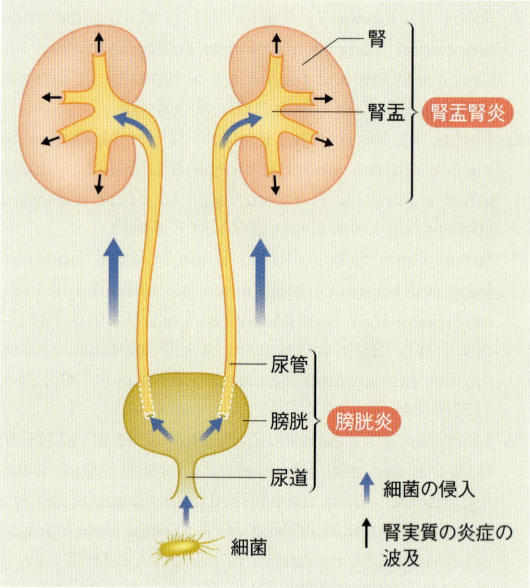

図1　尿路への細菌の侵入と尿路感染症
尿道より尿路に侵入した細菌は感染を成立させることなく膀胱から排除されることが多いが，時に感染が成立すると膀胱炎として発症する．通常は膀胱炎のみで感染が限定されるが，細菌が腎盂まで上行し腎盂・腎実質での感染を引き起こすと腎盂腎炎が成立する．

Tamm-Horsfall 蛋白（THP）やラクトフェリン，可溶性 IgA（分泌型 IgA）なども大腸菌の接着を阻害する．また，Toll-like receptors（TLR）を介した炎症性サイトカインの産生や多核白血球の貪食などもその防御機構の一端を担う．感染症の発症には，細菌がこれらの防御因子に打ち勝って，宿主細胞に接着，侵入する必要がある．尿路上皮細胞に侵入後も，細菌は分裂により感染を拡大，維持しようとするが，尿路上皮はアポトーシスにより感染細胞を脱落させ，それ以上の感染の拡大を防ごうと防御

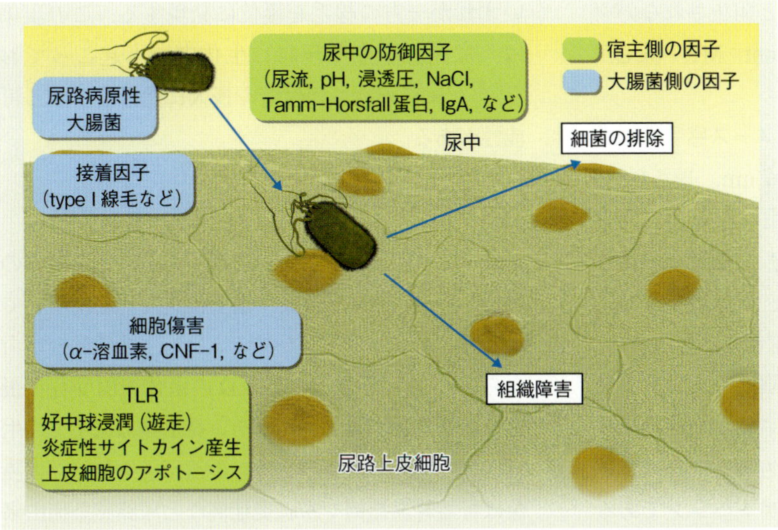

図2　尿路感染症の発症モデル
尿路病原性大腸菌の尿路上皮細胞への接着と定着は，宿主側の防御因子と大腸菌側の病原因子が関係し合い，細菌排除または感染成立(組織障害)となる．
CNF-1：cytotoxic necrotizing factor-1, TLR：Toll-like receptors

機構が働く．一方，細菌側も宿主細胞に接着，定着するためのさまざまな病原因子を有し，宿主の防御機構に抵抗している．

本項では尿路感染症における細菌側の病原因子に対して尿路の感染防御機構がどのように発揮され，そのためにはどのような因子が重要なのか，病原因子側と宿主側に分けて概説する．

大腸菌の病原（定着）因子

単純性尿路感染症のなかで，原因菌となる確率が最も高い細菌は大腸菌である．大腸菌は尿道口より侵入し膀胱に定着した後，尿路を上行して腎臓にまで達することもある（図1）．尿路上皮に定着した大腸菌は，毒素産生や細胞侵入により感染を成立させるが，尿路に感染を起こした大腸菌は播種という段階を経て全身感染を引き起こすこともある．

大腸菌はGram陰性桿菌に分類され，一般にヒトの腸管内で共生細菌として存在している．そのなかで尿路上皮細胞に対して選択的な定着を可能にする特有な線毛構造を持った大腸菌が尿路病原性大腸菌（uropathogenic *Escherichia coli*：UPEC）である[2]．いわゆる市中感染の尿路感染症のうち約90%は尿路病原性大腸菌による感染であり，通常の大腸菌とは異なり，尿路感染症を発症するさまざまな

表1　尿路病原性大腸菌の病原因子

1. 接着因子	マンノース感受性	I型線毛
	マンノース抵抗性	P線毛，Prs線毛，S線毛，非線毛性接着，Dr接着因子，など
2. siderophore	エアロバクチン，など	
3. 毒素	溶血素，cytotoxic necrotizing factor-1，など	
4. 血清型	O18抗原，K1抗原，など	

（山本新吾，2003[3]より）

因子を有している（表1）[3]．

接着因子

Gram陽性球菌は線毛を有しないため，菌自体が産生した周囲の菌体外多糖などのmatrixが重合体を形成し，これが宿主側のフィブロネクチンなどの接着蛋白を介して尿路粘膜と非特異的に結合する．一方，Gram陰性桿菌の尿路粘膜への付着は，アドヘシンと称される細菌側の接着因子と尿路上皮細胞の受容体を介した特異的結合である．

大腸菌が尿流に耐え，尿路上皮に定着する機能を担っているのが線毛である．線毛は赤血球上の受容体と反応してこれを凝集させるが，マンノースの存在下で凝集反応が阻止されるマンノース感受性

（mannose sensitive：MS）線毛と阻止されないマンノース抵抗性（mannose resistant：MR）線毛がある．

尿路病原性大腸菌においてマンノース感受性線毛はＩ型線毛が代表的であり，直径 7 nm，長さ 0.2〜2 μm 程度の線毛である．Ｉ型線毛は尿路病原性大腸菌の病原性の一部を担っており，白血球上の接着分子の１つである CD11/CD18 を受容体として白血球と結合し，局所炎症反応を惹起する[4]．また，Ｉ型線毛陽性の大腸菌のほうが，陰性の大腸菌よりマウスの尿路に長期にわたり維持され，炎症反応やアポトーシスを誘導したとの報告もある[5]．

Ｉ型線毛は先端に FimH というアドヘシンである糖蛋白を有しており，FimH はレクチン活性を有している．Ｉ型線毛は FimH を介し，膀胱粘膜などの上皮細胞に存在しているマンノース含有の糖蛋白受容体に接着する．最近の研究では，FimH が接着だけでなく，その後の大腸菌の浸潤や，尿路上皮細胞のアポトーシスにも重要であることがわかってきた[6]．また，動物実験での FimH を免疫源としたワクチンを用いる尿路感染防御の研究も進んでいる[7]．ただ，尿路感染由来の大腸菌におけるＩ型線毛保有率の問題や，大腸菌が線毛の産生を中止するいわゆる相変異の問題などがある．

マンノース抵抗性線毛ではＰ線毛が代表的であり，直径 6.8 nm，長さ 1 μm 程度である．Ｐ線毛の受容体は腎盂や膀胱三角部では密に見られるが，他部位ではほとんど見られない．また，腎盂腎炎患者の尿路上皮の多くにＰ線毛の受容体が認められ，腎盂腎炎の病原因子としての重要性が示唆されている．しかし，膀胱炎や前立腺炎患者由来の大腸菌からも 6〜7 割程度にＰ線毛を認めたとする報告もあり[3]，尿路感染症の各疾患と，線毛の関係については今後も研究がなされていく必要がある．大腸菌のマンノース抵抗性線毛にはＳ線毛も含まれ，新生児髄膜炎患者から分離される大腸菌に認められる．

Ｉ型線毛は尿路のみならず健常人の糞便から分離された大腸菌にも高頻度に分布している[3]．臨床分離株ではＩ型線毛とＰ線毛の両者を保有する株が最も多く，しかもその置かれた環境に応じて変異し，いずれか一方の線毛を優位に発現する．この現象は，尿路感染症発現時に生体内でも起こっており[6,8]，尿路細胞への付着や侵入に関与している可能性がある．

エアロバクチン

鉄イオンは細菌の生育に必要であり，鉄を酸素の輸送，貯蔵，DNA 合成，電子輸送，代謝に用いている．エアロバクチンシステムは宿主の鉄結合蛋白から Fe^{3+}を引き出し，74 kD の菌体表面受容体蛋白を取り込む．エアロバクチン産生株は尿中での生育が良好で，エアロバクチンの遺伝子を持った大腸菌は腎盂腎炎症例や膀胱炎症例など尿路感染症由来株のほうが便中のそれよりも頻度が多い．

毒素

● α-溶血素

溶血素には細胞傷害作用があり，特にα毒素が重要な病原因子である．菌が排除されるのを，免疫細胞を破壊することで防ぐ．また組織破壊によって定着部から周辺組織に侵入する際にも作用する．溶血素が腎尿細管上皮細胞を破壊し，腎盂腎炎を引き起こす．

● cytotoxic necrotizing factor-1（CNF-1）

114 kD の細胞傷害性蛋白で，細菌の宿主細胞内侵入に関与している．細胞の GTP-binding protein の Rho ファミリーを変化させることにより，細胞傷害性を示すが，膀胱上皮細胞ではその修復を遅延させ，アポトーシスを誘導する．尿路病原性大腸菌で，*cnf-1* 遺伝子が確認されている[9]．

血清型

大腸菌の血清型にはＯ抗原，莢膜のＫ抗原，鞭毛のＨ抗原がある．Ｏ抗原は菌体由来の抗原であり，細胞外膜の構成成分であるリポ多糖（lipopolysaccharide：LPS）の多糖部分が抗原となっている．Ｋ抗原は菌の周囲にある莢膜の抗原であり，菌体そのものの表面とは別の抗原性を持っており，大腸菌では 100 種類ほど発見されている．Ｋ抗原など莢膜を有する菌株では，莢膜によって菌体表面のＯ

表2　尿路における宿主側の防御因子

防御因子	産生（発現）部位	機能	特徴
Tamm-Horsfall 蛋白	遠位尿細管 集合管	接着阻害	•分子量80 kDa •マンノース感受性線毛に接着し，尿路上皮への接着を阻止する •殺菌作用はない
ラクトフェリン	遠位尿細管 好中球 分泌液（乳汁，涙，唾液など）	殺菌作用	•分子量 75 kDa •ヒトでは母乳中にもっとも多く存在 •細菌の細胞壁を加水分解し，膜構造を変化させ殺菌作用を発揮 •鉄イオンのキレートによる抗菌作用
デフェンシン	好中球：α1-α4 小腸Paneth細胞：α5-α6 遠位尿細管，集合管，その他上皮細胞：β	殺菌作用 肥満細胞の脱顆粒化 樹状細胞あるいは記憶T細胞の遊走促進	•分子量3～6 kDa •細菌の細胞膜の透過性を亢進させ代謝を障害
カテリシジン	遠位尿細管 好中球 骨髄細胞 皮膚，消化管，肺上皮細胞	接着阻害 殺菌作用	•分子量4.5 kDa •細菌の接着で細胞由来のカテリシジンが，その後好中球由来のものが分泌される

抗原が覆われてしまうため，しばしば外膜抗原であるO抗原に対する抗血清との反応性が失われることがある．

尿路病原性大腸菌の多くはO1，O2，O4，O6，O16，O18，O22，O25，O75などの血清型に所属し[3]，また，K1，K2，K3，K5，K12，K13，K20，K51が膀胱炎や腎盂腎炎患者で認められており，尿路感染症を引き起こす大腸菌はある特定の血清型を示すことがいわれている．

宿主側の因子

既述のように細菌の尿路粘膜への侵入に対して，非特異的および特異的感染防御機構を駆使して抵抗する．ここでは，尿路粘膜上皮と尿路のTLRによる防御機構について概説する．

尿路粘膜上皮の防御機構

尿路上皮細胞自体が，尿路に存在する細菌からの侵入に対して，防御因子として機能している．細菌は陰性に帯電しているが，尿路粘膜細胞は細菌表面と同じく陰性荷電を有しており，電気的に反発し，細菌の付着を防止している．また，酸性化された尿は静菌的に働いている．

一方，尿路上皮からは抗菌的に作用する可溶性蛋白，ペプチドなどが分泌されている．これらのうちで，これまで検討されてきているものにはTamm-Horsfall蛋白，ラクトフェリン，などの蛋白，あるいはデフェンシン，カテリシジンなどの抗菌ペプチドがある（表2）[10-15]．

●Tamm-Horsfall蛋白

Tamm-Horsfall蛋白は，1950年にTammとHorsfallにより発見された糖蛋白で，遠位尿細管や集合尿細管の細胞から尿中に0.5～2.0 mg/h程度分泌されている．正常ヒト尿中蛋白の50 %を占めており，尿沈渣における円柱の構成成分である．Tamm-Horsfall蛋白は尿路における尿路病原性大腸菌の尿路上皮細胞への接着過程において，I型線毛などマンノース感受性線毛へ付着することにより，尿路病原性大腸菌の尿路上皮細胞への接着を阻害する．接着できなくなった尿路病原性大腸菌は尿流などで洗い流され，その結果，感染成立が抑制される．

TLR4を介して樹状細胞などを活性化し，免疫調節機序を発揮する作用も持つ．Tamm-Horsfall蛋白欠損マウスでは慢性的な膀胱壁の炎症が発生するといわれている．

●ラクトフェリン

ラクトフェリンは80 kDaの鉄結合性の蛋白で，好中球や分泌液（乳汁，涙，唾液など）中に認められ，新生児の自然免疫において重要な役割を果たしている．尿路においては，遠位尿細管などで発現しており，微生物の発育に必要な鉄をキレートすることにより静菌的に作用するほか，細菌と結合することによって細菌の膜構造を変化させ，殺菌作用を持つことも知られている．

●抗菌ペプチド

気道，肺などは外界と交通があり，外界からの細菌やウイルスの恒常的な侵入が避けられない臓器である．このような臓器では外来異物に対する免疫として，さまざまな感染防御機構を有する．この抗菌ペプチドもその感染防御因子の一つとして研究が進んできた（4章e参照）．

高度な免疫機能を持たない昆虫では，自然免疫として多くの抗菌ペプチドが確認されていたが[16)]，獲得免疫を有する高等脊椎動物でも同様に多くの抗菌ペプチドが存在することがわかってきた．抗菌ペプチドは通常15～40個のアミノ酸から構成され，気道，皮膚，消化管など外界と接する上皮系の細胞または血球に存在している．尿路においてもこれらの臓器と同様にその存在が確認され，機能の解明が進んでいる．

抗菌ペプチドが生体内で抗菌作用を持つためには，宿主細胞に影響を与えることなく病原微生物を選択的に認識しなければならない．そのために抗菌ペプチドは宿主細胞と病原微生物の細胞膜の違いを認識することができる．抗菌ペプチドの多くは，全体として疎水性の部分と親水性の部分を有しており，その親水性の部分には塩基性アミノ酸が多く含まれ陽性に帯電している．哺乳類の細胞質成分は電気的に中性な双イオン性リン脂質が多いが，微生物の細胞膜には表面に酸性脂質が豊富に存在しており負に帯電している．そのため陽性に帯電した抗菌ペプチドは，病原微生物に選択的に結合し，宿主の細胞膜とは結合しない[17)]．尿路での抗菌ペプチドとしては，デフェンシンとカテリシジンが注目されている．

デフェンシン

デフェンシンは3組の分子内ジスルフィド結合を有したペプチドで，その構造の違いにより，α，β，θの3種類のサブユニットに分類される．ヒトでは6つのα-デフェンシンと4つのβ-デフェンシンが同定されており，これらの遺伝子は8番染色体に隣接して存在している（3章b参照）．

α-デフェンシン-1～4は好中球で発現していることからヒト好中球ペプチド（human neutrophil peptide：HNP）とも呼ばれている．HNPは好中球のみに存在するといわれていたが，近年，ナチュラルキラー細胞やリンパ球，マクロファージなどにもその発現の可能性が示唆されている．α-デフェンシン-5,6は小腸陰窩のPaneth細胞に発現しており，腸内細菌をコントロールし，粘膜上皮を細菌感染から保護している．

β-デフェンシンは主に肺，皮膚，粘膜などの上皮細胞に存在している．β-デフェンシン-1は腎や子宮，腟，卵管などの女性生殖器，β-デフェンシン-2, 3は皮膚，気管，肺などの上皮細胞，β-デフェンシン-4は精巣，気管支などに存在している．β-デフェンシン-1は腎のなかでも遠位尿細管，Henleループ，集合管などに確認され，ヒトの尿中にも10～100 μg/L程度存在している[18)]．β-デフェンシン-1はヒト血漿中にも確認されているが，これら尿中，血漿中のβ-デフェンシン-1濃度は腎盂腎炎などの尿路感染でそれぞれ3.1倍，1.8倍に増加するという報告[13)]があり，尿路における粘膜免疫の重要な役割があると考えられている．また，このβ-デフェンシン-1は腎細胞癌や前立腺癌で減少することがわかっている．これは，感染の発症を抑えることが細胞の癌化を防ぐとも考えることができる．

このβ-デフェンシンは，β-デフェンシン-1が恒常的に発現し，サイトカインやリポ多糖の刺激で変動しないのに対し，β-デフェンシン-2～4はリポ多糖やサイトカインなど，炎症，感染刺激により誘導的に発現が増強する．

このようにHNPが主に好中球内での殺菌に関与

しているのに対し，β-デフェンシンは組織での局所的な免疫に関与している．

デフェンシンは殺菌作用のほかにも好中球の遊走促進，T細胞あるいは樹状細胞の感染部位への浸潤促進などの作用もある[13]．また，肥満細胞からヒスタミンを放出したり，IL-8などのケモカインを産生することが報告されている[14]．

カテリシジン（LL-37）

ヒト，ウシ，ブタ，ラット，マウスなどさまざまな哺乳動物の好中球での発現が知られているが，ヒトでは1種類カテリシジン（LL-37）しか発見されていない．LL-37は37個のアミノ酸からなり，αへリックス構造をとっている．N末端のアミノ酸が2つのロイシン（L）であることから，LL-37と名付けられた．骨髄，気道などで発現していることが知られているが，尿路においても重要な役割を果たすことが報告されている[16]．尿中にも認められ，尿路感染を起こした小児の尿中には高濃度で認められる．LL-37はGram陰性菌，陽性菌のいずれにも抗菌活性を持ち，LL-37欠損マウスでは，*Escherichia coli*の尿路上皮への接着が増加し，尿路感染による敗血症の発症リスクが上がる．

LL-37はリポ多糖に対して強い結合能をもち，リポ多糖とリポ多糖結合蛋白（LPS-binding protein：LBP）の複合体形成を阻害，リポ多糖結合蛋白によるリポ多糖のCD14陽性細胞への輸送とそれに続くサイトカイン生成を阻害して，エンドトキシンショックにおいて抑制的に働く[15]．

尿路のToll-like receptors（TLR）

腎において逆行性に上昇してきた細菌は，腎尿細管上皮細胞と接触する．その接触により腎尿細管細胞がTLRを介して刺激され，ケモカインなどの起炎物質を分泌する．分泌されたケモカインは，好中球やマクロファージを遊走させ組織傷害性を示す．そのシグナル伝達にはTLRの働きが重要である．

自然免疫担当細胞が認識しうる病原体の分子構造を病原体関連分子パターン（pathogen-associated molecular patterns：PAMPs）と呼ぶ．PAMPsの代表であるリポ多糖は，Gram陰性桿菌の細胞壁外膜を構成するリポ多糖体であり，大腸菌の病原性を示す．菌体上のリポ多糖は血中のリポ多糖結合蛋白と結合し，リポ多糖/リポ多糖結合蛋白複合体となり，CD14と共同して細胞表面のTLRに認識される．CD14はリポ多糖のシグナル伝達には必須のものであるが，血中にも可溶性CD14（soluble CD14）が存在し，これが膜型CD14の代用となるため，CD14が陰性である部分にもリポ多糖が作用するとされる．

TLRは膜貫通型受容体で，細胞外領域であるN末端にロイシンに富む繰り返し構造（leucin rich repear：LRR）を有している．細胞内領域にはインターロイキン1受容体（IL-1R）と類似した構造を持ちTLR分子からのシグナル伝達に関与するToll/IL-1R homology（TIR）ドメインが存在する．TLRがリガンドを認識すると，細胞内のシグナル伝達系が活性化され，最終的に転写因子であるNF-κBやMAP-kinaseの活性化が誘導される．その結果，細菌由来リガンドを認識したマクロファージや樹状細胞はIL-1，IL-6やTNF-αなどの炎症サイトカインやケモカインを産生する（4章a参照）．

TLRは哺乳類では11種類報告されているが，このうち細菌感染に関係が深いのは，TLR2，TLR4，TLR5，TLR9およびTLR11である[20]．ヒトの尿路（腎盂，尿管，膀胱）にはTLR4が発現していることが明らかになっている[21]．また，TLR4がリポ多糖のみならず大腸菌P線毛の受容体の一部として働いているともいわれている[22]．リポ多糖やペプチドグリカンはリガンドとしてシグナル伝達を活性化しないが，尿路病原性大腸菌をリガンドとしてNF-κBが活性化されるTLR11がクローニングされている．TLR11はマウスにのみ発現されているとされ，TLR11欠損マウスでは尿路病原性大腸菌の尿路感染に対して感受性が上昇しており，腎臓での感染防御に重要な役割を果たしていると考えられる[23]．

おわりに

外界と交通のある尿路には，さまざまな病原体が侵入しやすく，自然免疫は非常に重要な免疫である．尿路においては細菌が侵入しても，尿路上皮細胞をはじめさまざまな防御機構が働き，感染の発生を防いでいる．その機序は徐々に明らかになってはきているが不明な部分も多く，今後のさらなる解明に期待したい．

（栗村雄一郎，塚本泰司，高橋　聡）

◉引用文献

1. Cox CE, Hinman F Jr. Retention catheterization and the bladder defense mechanism. JAMA 1965; 191: 105-108.
2. 宮崎　淳，赤座英之．尿路病原性大腸菌の病原因子（分子生物学的解析）．泌尿器外科 2001；14：705-710.
3. 山本新吾．尿路病原性大腸菌における病原因子の研究．日細菌誌 2003；58：431-439.
4. Gbarah A, Gahmberg CG, Ofek I, et al. Identification of the leukocyte adhesion molecules CD11 and CD18 as receptors for type 1-fimbriated (mannose-specific) Escherichia coli. Infect Immun 1991; 59: 4524-4530.
5. Connell H, Agace W, Klemm P, et al. Type 1 fimbrial expression enhances Escherichia coli virulence for the urinary tract. Proc Natl Acad Sci USA 1996; 93: 9827-9832.
6. Martinez JJ, Mulvey MA, Schilling JD, et al. Type 1 pilus-mediated bacterial invasion of bladder epithelial cells. EMBO J 2000; 19: 2803-2812.
7. Langermann S, Palaszynski S, Barnhart M, et al. Prevention of mucosal Escherichia coli infection by FimH-adhesin-based systemic vaccination. Science 1997; 276: 607-611.
8. Pere A, Nowicki B, Saxen H, et al. Expression of P, type-1, and type-1C fimbriae of Escherichia coli in the urine of patients with acute urinary tract infection. J Infect Dis 1987; 156: 567-574.
9. Bower JM, Eto DS, Mulvey MA. Covert operations of uropathogenic Escherichia coli within the urinary tract. Traffic 2005; 6: 18-31.
10. Säemann MD, Weichhart T, Hörl WH, et al. Tamm-Horsfall protein: a multilayered defence molecule against urinary tract infection. Eur J Clin Invest 2005; 35: 227-235.
11. Weichhart T, Haidinger M, Hörl WH, et al. Current concepts of molecular defence mechanisms operative during urinary tract infection. Eur J Clin Invest 2008; 38 Suppl 2: 29-38.
12. Zasloff M. Antimicrobial peptides, innate immunity, and the normally sterile urinary tract. J Am Soc Nephrol 2007; 18: 2810-2816.
13. Selsted ME, Ouellette AJ. Mammalian defensins in the antimicrobial immune response. Nat Immunol 2005; 6: 551-557.
14. 長岡　功，石井裕子．Niyonsaba F. Defensinの感染防御と免疫応答における役割．臨床免疫 2000; 33: 557-565.
15. Chromek M, Slamova Z, Bergman P, et al. The antimicrobial peptide cathelicidin protects the urinary tract against invasive bacterial infection. Nat Med 2006; 12: 636-641.
16. Hoffmann JA, Kafatos FC, Janeway CA, et al. Phylogenetic perspectives in innate immunity. Science 1999; 284: 1313-1318.
17. 松崎勝巳．抗菌性ペプチドによる先天性免疫機構．蛋白質・核酸・酵素 2001；46：2060-2065.
18. Valore EV, Park CH, Quayle AJ, et al. Human betadefensin-1: an antimicrobial peptide of urogenital tissues. J Clin Invest 1998; 101: 1633-1642.
19. Hiratsuka T, Nakazato M, Ihi T, et al. Structural analysis of human beta-defensin-1 and its significance in urinary tract infection. Nephron 2000; 85: 34-40.
20. 吉開泰信．TLR と細菌感染症．炎症と免疫 2004；13：45-52.
21. Samuelsson P, Hang L, Wullt B, et al. Toll-like receptor 4 expression and cytokine responses in the human urinary tract mucosa. Infect Immun 2004; 72: 3179-3186.
22. Frendeus B, Wachtler C, Hedlund M, et al. Escherichia coli P fimbriae utilize the Toll-like receptor 4 pathway for cell activation. Mol Microbiol 2001; 40: 37-51.
23. Zhang D, Zhang G, Hayden MS, et al. A toll-like receptor that prevents infection by uropathogenic bacteria. Science 2004; 303: 1522-1526.

g 産婦人科領域との接点

はじめに

泌尿生殖器粘膜は固有の粘膜免疫系を形成する．特に女性生殖器は非常に精密な内分泌支配を受け，病原体を拒絶しつつも同種異個体に由来する精子，さらに妊娠時には胎児胎盤を受容するという特性を有する．したがって産婦人科が取り扱う女性患者の粘膜免疫の理解は性行為感染症（sexually transmitted infection：STI）の侵入門戸としてのみならず，不妊や流産，早産など妊娠異常の診療に重要である．

女性生殖器の構造と粘膜免疫

女性内性器粘膜の上皮細胞は物理的バリアーとして微生物の侵入を防止しており，性ホルモンの直接的な影響を強く受ける．腟から子宮腟部は扁平上皮に覆われ，剥離した細胞中のグリコーゲンはDöderlein bacillusによって分解されて乳酸となり，腟内を酸性環境に保つことで，雑菌の増殖を抑制する．子宮腔内は無菌であり，性周期を有する女性では月経により約28日ごとに子宮内膜の剝離脱落と再生を繰り返す．子宮腔と腟内は頸管腺によって産生される粘液で遮断され，細菌の侵入を防ぐが原則的に精子の侵入は許容しており，頸管粘液の量や性状はエストロゲンによって調節される（**図1**）．腟部頸管粘液中の好中球エラスターゼインヒビターであるsecretory leukocyte protease inhibitor（SLPI）の濃度は，閉経前の女性のほうが閉経後よりも有意に高く，月経周期によって変動することが報告されている[1]．妊娠中や羊水中にはさらに増加しており，その分泌はプロゲステロンに依存する．子宮内腔の上皮細胞は極性を持った配置をとっており，内腔にTNF-αやIgG，IgAを分泌する一方，基底膜下にTGF-βを分泌する（**図1**）．

頸管上皮，子宮内膜上皮，卵管上皮はともにToll-like receptor（TLR）を発現し，微生物の侵入に対応するが，その発現もエストロゲンの影響を受ける．すなわち，生殖年齢にある女性では微生物侵入の機会も多いためTLRの発現は高いレベルに維持されるが，閉経後はエストロゲンが低下すると同時にTLR発現も低下する[2]．頸管上皮，子宮内膜上皮はTLR7-9を発現するが，TLR10発現は卵管上皮に限局するという．

解剖学的に重要な特徴の一つは男女ともに生殖器粘膜は，腸管粘膜にあるPeyer板に相当する粘膜免疫誘導組織が存在しないことである[3]．したがって，*Chlamydia*や*Neisseria gonorrhoeae*感染などは感染防御に有効な特異的免疫応答が惹起されず，何度でも繰り返し感染をきたす．逆に生殖器粘膜は，鼻や消化管など全身的な粘膜免疫応答の支配を受けるため，*Neisseria gonorrhoeae*などの抗原をアジュバントとともに経鼻ワクチンとして投与することで生殖器粘膜に強い免疫応答を誘起できる[4,5]（12章参照）．もうひとつ重要な特徴は生殖器では，ほかの粘膜免疫で主体となる分泌型IgA（SIgA）と同量かそれ以上のIgGが分泌されるという点である．血中のIgGが上皮細胞を介して輸送されるものが主体であり，粘膜組織に少量存在するB細

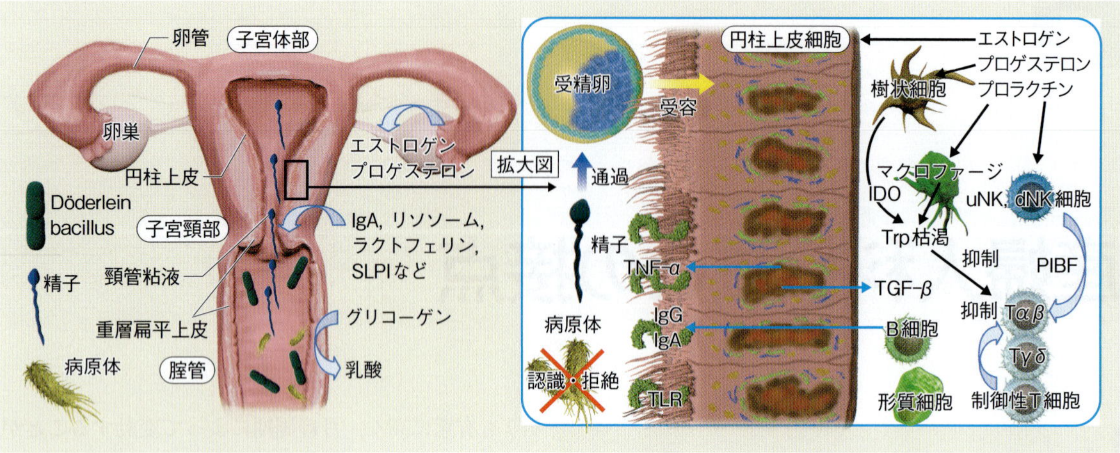

図1　女性生殖器の局所免疫
腟内には常在菌叢が存在するが，子宮頸管粘液で遮断され，腹腔に交通する子宮内は原則的に無菌である．異物である精子は受け入れるが，病原体は上行しない．

胞や形質細胞の関与は少ない．血中に受動的に投与されたIgGの一部も頸管粘液や精漿中に分泌される．

マクロファージと樹状細胞

異物認識とその処理にかかわるマクロファージはヒトの女性生殖器に広く分布し，組織白血球のおよそ10％を占める．月経前の子宮間質に選択的に集まり，黄体消退に伴ってほかの内膜組織とともに剝離脱落する．子宮内膜マクロファージはエストロゲン受容体・プロゲステロン受容体を介して，性ホルモンの直接的調節を受け，MCP-3，FKN，MIP-1βなどは月経前に増加する．子宮内膜・脱落膜の樹状細胞は数は少ないがDC-SIGNを発現し，これが抑制性の免疫応答に必須であること[6]，プロゲステロンが脱落膜におけるミエロイド型の樹状細胞の分化に必須であることが報告されている[7]．マウスでは後述の初期胚の着床に樹状細胞が必須であり，これを抑制すると不妊になるという[8]．ヒトでも体外受精不成功例では着床期における樹状細胞機能が未熟であるという報告がある一方，妊娠高血圧症候群に肝機能障害と血小板減少，溶血を伴うHELLP（hemolysis, elevated liver enzymes, and low platelets）症候群では脱落膜におけるDC-SIGN陽性樹状細胞が著しく増加するという報告もあり，病的状態におけるその意義は未知である[9]．

NK細胞

子宮内膜と腸管粘膜にはアズール顆粒陽性で$CD16^-CD56^+CD3^-$の未熟なNK細胞が多数存在する．末梢血のNK細胞の大部分が$CD16^+CD56^{dim}$の表現系を示すのに対し，脱落膜（decidual）NK細胞（dNK細胞）は，$CD16^-CD56^{bright}$である（図2）[10]．また，マイクロアレイ解析から，子宮内膜（uterine）NK細胞（uNK細胞）はKIR（killer cell immunoglobulin-like receptor）陽性であるなど血中の$CD16^-CD56^+$NK細胞とは異なった独自の細胞集団であることが明らかになった[11]．この細胞群は非刺激時にはK562傷害性で定義されるNK細胞活性はほとんどなく，I型（例：IFN-γ）あるいはII型（例：IL-4，IL-10）サイトカイン産生能が高い．非妊時にも子宮内膜には粘膜内リンパ球として存在するが，妊娠により著しく増加し，dNK細胞として妊娠初期には脱落膜免疫細胞の70～80％を占めるに至る．dNK細胞が血中のNK細胞が，脱落膜という特殊な環境で分化したのか，脱落膜局所で複製しているかは不明であるが[12]，その増殖や分化に性ステロイドや胎盤が産生するペプチドホ

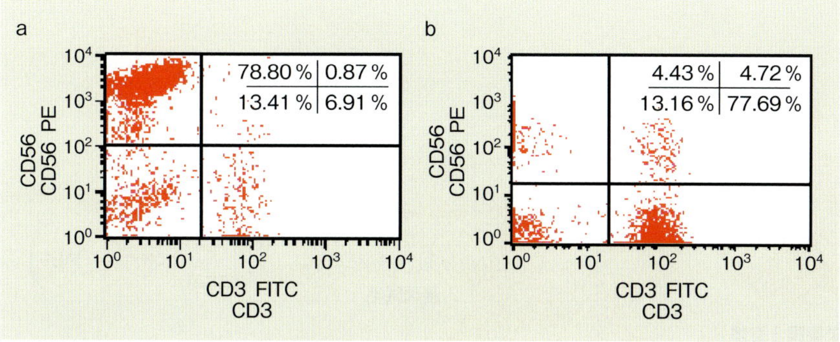

図2 妊娠7週脱落膜（a）と同一患者末梢血（b）におけるCD56，CD3陽性細胞の頻度

（Negishi M, et al. 2010[10]）よりJohn Wiley and Sonsの許可を得て転載）

表1 CD56^{bright}とCD56^{dim} NK細胞の比較

	CD56^{bright}	CD56^{dim}
CD56	++	+
CD16	±	++
抑制性受容体		
KIR	−	+
ILT2	−	+
CD94/NKG2A	++	±
活性受容体		
NKp46	++	+
CD117 (c-kit)	++	−
サイトカイン受容体		
IL2Rαβγ	+	−
IL2Rβγ	++	+
ケモカイン受容体		
CCR7	++	−
CXCR3	++	±
CXCR1	−	++
CX3CR1	−	++
表面抗原		
CD57	−	+
CD2	++	±
CD11c	++	±
CD44	++	+
CD49e	++	+
CD54	++	±
CD62L	++	±
CD11a	+	++
CD160	−	++
K562傷害性	+	++

（Poli A et al. 2009[17]より一部改変）

ルモンが関与する[13]．しかし，エストロゲンやプロゲステロン，黄体ホルモン（luteinizing hormone：LH）受容体を欠くとする成績もあり[14]，間質細胞や上皮細胞による間接的な支配を受けている可能性がある．最近，胎盤が産生するヒト絨毛性ゴナドトロピン（human chorionic gonadotropin：hCG）がLH受容体ではなくて，マンノース受容体を介してCD56^{bright}NK細胞の増殖を促進するという報告があり，内分泌-免疫相関の新しい経路として注目される[15]．また，uNK産生するサイトカインパターンから正常妊娠では抑制性のNK2，NK3，Nregが優位であるのに対し，習慣流産ではTh1に類似したNK1が優位になるとしており，異常妊娠ではNK細胞の分化状態が重要な役割を果たす可能性がある[16,17]（**表1**）．

脱落膜T細胞による妊娠制御

腟や子宮頸部粘膜が上皮内リンパ球をほとんど欠くのに対し，脱落膜内には$\alpha\beta$もしくは$\gamma\delta$のT細胞受容体を有する成熟したT細胞が存在する．しかしNK細胞に比較して著しく少ない（参考までにB細胞はほとんど存在しない）．脱落膜CD8T細胞はほとんどがCD45RA$^-$CCR7$^-$のエフェクター記憶T細胞で，ナイーブなCD45RA$^+$CCR7$^+$は存在しない．また，末梢血に比較し，パーフォリンやグランザイムB発現がほとんどないという特徴を有する[18]．

その性状は長く明らかではなかったが，1994～95年にかけて相次いで胸腺を経ないで分化する胸

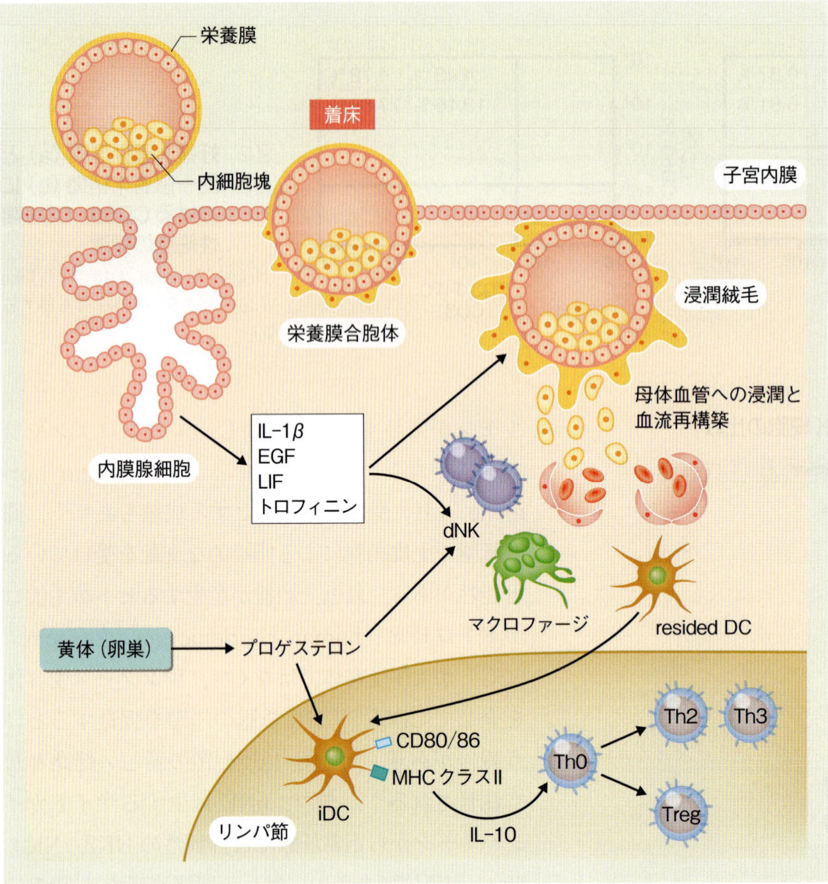

図3　着床の免疫

胚が子宮内膜に適切な時期（implantation window）に達すると着床が生じる．内膜腺上皮はIL-1βやEGF，LIF，トロフィニンを分泌し，卵巣の黄体由来のプロゲステロンとともにこれを促進する．脱落膜NK細胞やNKT細胞は浸潤初期の胚を認識し，一過性にIFN-γを産生し，COX-2によるPG産生と共に軽度の生理的炎症を介した組織の再構築に関与する．栄養膜細胞は母体血管への浸潤により局所の血行を担保し，樹状細胞を活性化する．樹状細胞は所属リンパ節に移行してTh2，Th3，Treg細胞を誘導する．

腺外T細胞がその多くを占めることが明らかになってきた[19,20]．T細胞を欠損したヌードマウスやRAG-1欠損マウスが妊娠可能であることから脱落膜のT細胞が妊娠維持に必須とは考えられないが，流早産や妊娠高血圧症候群などの病態に関与する可能性がある．末梢性アナジーでは，特定のエピトープを認識するクローンのみがT細胞受容体の発現低下や活性化マーカーの表出を行うのに対して，脱落膜では全T細胞がこのような変化を示すことから，抗原非特異的な刺激の存在や未熟な胸腺外T細胞としての性状が示唆される．ヒト脱落膜T細胞の一部はVa24Ja18Vβ11のinvariant NKT細胞であり，CD1dに提示された脂質抗原を認識する．もっとも強い活性があるのが海綿由来のαGalCerであるが，脊椎動物には存在せず，また脊椎動物に感染する病原体にも存在しないことから生理的なリガンドは不明である[21]．NKT細胞はヒト，マウスともに0.5～1％と非常に少ないが，NKT細胞を欠損させると妊娠マウスにリポ多糖を投与しても流産がみられないことから，TLRを介した炎症シグナルの伝達に必須の役割を果たしている可能性がある[22]．

着床と局所免疫

ヒトの場合，卵巣から排卵された卵子は約7日で子宮内に到達する．そのあいだに卵管内で受精し，初期発生を開始する．やがて嚢胚となると透明帯を破ってハッチングし，内細胞塊を子宮内膜面に向けて接着する．接着により初期胚は活性化して浸潤を開始，子宮内膜に完全に埋没する（図3）．着床に先立ち正常の性周期を有する女性では，月経開始直後から卵胞に由来するエストロゲンの作用で子宮内膜が増殖し（増殖期），排卵後は黄体から分泌されるプロゲステロンの作用で内膜はさらに成熟分化する（分泌期）．内膜が受精卵を受け入れることができるのは月経周期 19〜22 日の間だけであり，この期間を implantation window という．何が窓を開けるのかは不明な点が多く，その解明が着床不全による不妊の治療につながる．子宮内膜の増殖分化にかかわる局所の液性因子とその受容体として，上皮細胞成長因子（epidermal growth factor：EGF），胎盤成長因子（placental growth factor：PlGF），幹細胞因子（stem cell factor：SCF），白血病阻止因子（leukemia inhibitory factor：LIF）[23]などが重要であるが，末梢からリクルートされた T 細胞がきわめて重要な役割を果たしており，臨床応用が試みられている[24, 25]．サイトカインでは IL-11 が特に重要であり[26]，これを欠損したマウスや IL-11 拮抗薬を投与したマウスは[27]，着床不全となる．代表的な Th1 サイトカインである IFN-γ も必須と考えられている[28]．着床自体，異物に対する生理的な炎症と修復の過程であり，これなしには血管構築が誘導できない．その意味でも後述の妊娠は Th2 優位というこの十数年間生殖免疫学を支配したパラダイムは oversimplification ともいえる[29]．

同種異個体（厳密には semiallograft）が粘膜に接着，浸潤，共生するという生物現象はほかの粘膜では類をみないが，子宮外妊娠では卵管内や腹腔内，卵巣などにも着床することがあるため，子宮内膜よりも胚側の作用がより大きいと考えられる．ただその場合も，*Chlamydia* 感染や子宮内膜症などにより誤った炎症シグナルが入っている可能性がある．

脱落膜と妊娠維持機構

カモノハシやハリモグラなどの単孔類を例外としたすべての哺乳類ならびに爬虫類と魚類の一部は子宮内で胎盤と胎児を育てる真胎生の生殖様式をとる．真胎生自体は無脊椎動物の一部にもみられるが，脊椎動物では特異免疫系による異物認識の問題をクリアしなければならない．

1953 年，Sir Peter Medawar がこの問題を取り上げ，免疫学的異物である胎児胎盤がなぜ，拒絶されないのかという生殖免疫学の中心的命題を提起して半世紀が過ぎた．彼が想定した 4 つの仮説，① 母体の全身的な免疫応答が妊娠中低下する，② 胎児胎盤は免疫学的に未熟であり，抗原性が低い，③ 子宮腔内は免疫学的に特異な場所であり，免疫応答が生じない，④ 胎児循環と母体循環は胎盤によって完全に隔離されている[30]，はいずれも否定されている．現在では，i）胎盤にいて母体内に浸潤する絨毛外栄養膜細胞は単型の HLA-G を発現し細胞傷害性 T 細胞を誘導できないと同時に KIR を介して NK 細胞のネガティブシグナルとなる，ii）脱落膜局所のリンパ球は活性化し種々のサイトカインを分泌するが，これは胎児胎盤の成長を促進する（immunotrophism）[31, 32]，iii）脱落膜局所に制御性 T 細胞[33]など抑制性の細胞が存在する，iv）妊娠中は Th2 優位の免疫学的環境にある（これについては近年疑問が呈されている），v）IDO（indoleamine 2, 3-dioxygenase）による局所のトリプトファン欠乏が細胞傷害性 T 細胞を抑制する[34]，などの機構が関与すると考えられている（図 4）[35]．

妊娠は少なくともその成立においては子宮内膜/脱落膜の粘膜免疫応答であるが，妊娠の維持成立には全身の免疫系の変化が必要であり，移植免疫や腫瘍免疫とオーバーラップするところが多い．陣痛発来や早産においても，脱落膜局所における炎症性サイトカインの産生とプロスタグランジンの産生亢進，プロゲステロン感受性の低下など粘膜免疫が関与する[36]．妊娠免疫については多くの優れた成書[37-39]があるのでご参照願いたい．

抗精子抗体と避妊ワクチン

哺乳類では雌雄ともに精子に対する抗体を生じることが知られている．雄（男性）の場合は精巣内で精子が形成されるため自己抗体であるが，雌（女性）の場合はアロ抗体となる[40]．したがって男性の場合は自己免疫性精巣炎の原因となり，女性の場合には不妊症の原因の一つとなる．

臨床的には，不妊症女性の約 13 %の血中に抗精子抗体が存在し，その主体となる IgG 抗体が補体依存性に精子の凝集や不動化を誘導する[41]．さら

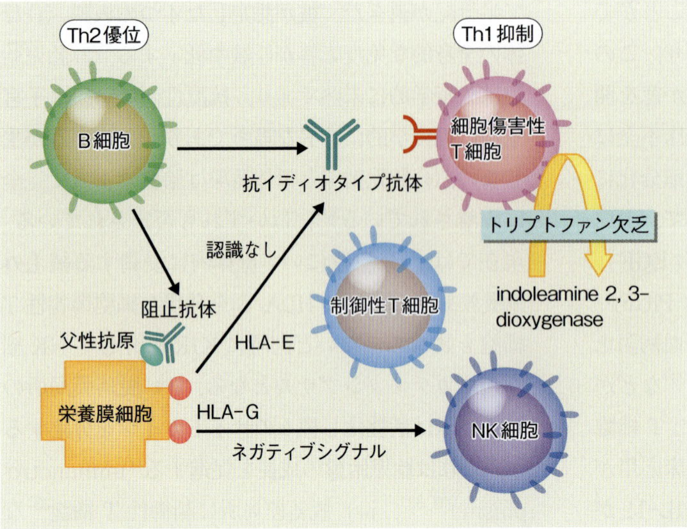

図4　胎児胎盤に対する母体の免疫応答

に，精子表面の複数の分子を認識するIgA抗体が子宮頸部より分泌され，頸管内への精子の侵入を妨げる．一方，抗精子抗体は受精卵や発生中の胚に悪影響を及ぼすことは少ないので，体外受精や卵細胞質内精子注入法（intracytoplasmic sperm injection：ICSI）による治療が可能である．

近年，抗精子抗体を誘導する避妊ワクチンの開発が進められ，特に動物では高い効果が報告されている[42]．ヒトでも途上国において人口問題の解決に有効な手段となる可能性がある．

精子抗原と妊娠高血圧症候群

妊娠高血圧症候群（妊娠中毒症）は，妊娠により発症する高血圧，蛋白尿を主徴とする症候群である．病因病態には不明な点が多いが，妊婦の全身の血管内皮細胞の活性化と血管攣縮，血液凝固系の亢進が特徴である．臨床免疫学的には高サイトカイン血症やT細胞，NK細胞の活性化などがその背景にあると考えられている．

疫学的には初めての性交渉で妊娠した場合や体外受精で妊娠した場合，再婚などによりパートナーが変わった場合にリスクが高まるとされている[43]．コンドームを使用して避妊していたカップルが妊娠すると，経口避妊薬を使用していた場合に比べて発症率が著しく増加することから，女性生殖器粘膜が妊娠前に精子抗原に曝露することが寛容の誘導に重要であることが示唆されている[44]．さらにoral sexの習慣がある女性では経口免疫寛容により発症率が下がるという報告[45]もあるが，いずれも性行為感染症の重要なリスクファクターであり，挙児を前提とし，絶対に浮気をしないカップル以外は推奨できるものではない．

感染症における生殖器での局所免疫

HPV感染における子宮頸部での局所免疫

ヒトパピローマウイルス（HPV）は子宮頸癌の原因ウイルスである（図5）．子宮頸癌，その前癌状態である異型上皮の大部分からHPV・DNAが検出されること，HPVのE6・E7抗原によって*in vitro*で発癌過程を再現できることからその関与は間違いないが，無症状あるいは臨床的にも病理学的にもまったく異常所見をみない健常婦人でも約10％に感染がみられること，生涯感染率は50％を超えることが明らかになった．かつて，HPVは一度，子宮頸部に感染すると生涯にわたって感染が持続するものと考えられていたが，近年この考えは誤りであり，多くの場合は数か月以内に消失すること，その場合，局所のTh1応答の誘導が必須であること，

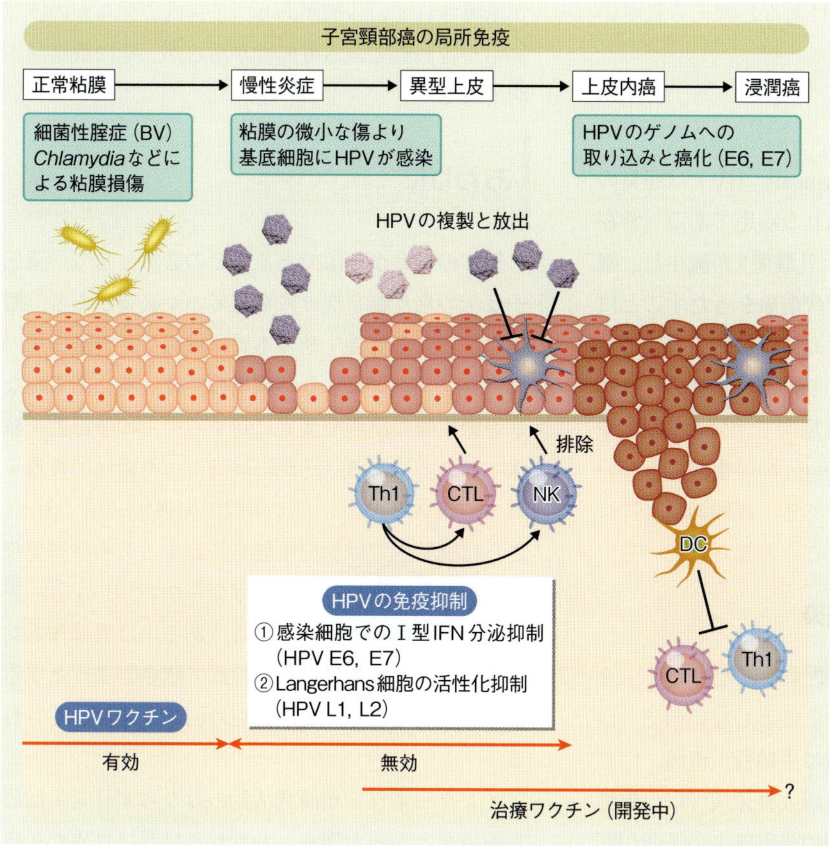

図5 HPV感染と子宮頸部癌の局所免疫

正常な子宮頸部粘膜が慢性の細菌感染や物理的刺激で破綻し，HPVに感受性の高い基底細胞がウイルス粒子に曝露すると感染が成立する．感染初期にはHPVはエピソーム状に存在し，複製とウイルス粒子の放出による局所感染を広げる．ゲノム内に取り込まれると高度異型性や上皮内癌になる．やがて，浸潤性を獲得し基底膜を破壊して浸潤癌となる．HPVは感染細胞におけるI型IFN誘導を抑制し，またDCの活性化を抑制するのでCTLやTh1の誘導ができない．中和抗体を誘導する現在のワクチンは感染が成立すると効果を期待しがたい．

逆にTh2型の応答や制御性T細胞が誘導される患者では持続感染や発癌に至る可能性が高いことが報告された．HPV感染は近年認可されたワクチンによって防御可能であるが，型特異性（子宮頸部癌の原因として最も頻度の高いHPV16，HPV18の二価ワクチンあるいは先型コンジローマの原因であるHPV6，HPV11を含む四価ワクチン）があるので，それ以外のHPV型は防ぎきれない．

基本的に誘導されるのは中和抗体であり，細胞内にintegrationされたHPVを有効に排除する細胞性免疫を誘導するワクチンは開発中の段階である．現在認可されているHPVワクチンは注射薬のみであるが，より多くのウイルスタイプで保存されたL2をターゲットとした経鼻粘膜ワクチンによる中和抗体誘導が報告され，数年のうちに実用化に至ると考えられる[46]．この場合も，いかに寛容の成立を防止し，Th1型の細胞性免疫応答を担保するかという共通した問題がある．

*Chlamydia*感染と子宮頸部の粘膜免疫

近年，性行動の若年化，多様化により*Chlamydia trachomatis*感染者が増加している．女性では多くの場合無症状であり，またニューキノロン系やマクロライド系の抗菌薬で比較的容易に治癒することから軽視されがちであるが，不妊症の大きな原因となっている．*Chlamydia*は粘膜の接触により子宮頸管，咽頭粘膜，眼球結膜などに感染するが女性生殖器では子宮内腔，卵管，さらに腹腔内へと進展する．たとえ無症状で限局したものであっても子宮頸部の*Chlamydia*感染は，コンドームを用いない交渉，多数のパートナーとの交渉といった患者の性行動とは独立したヒト免疫不全ウイルス（HIV）感染のリスク因子である．その説明として，*Chlamydia*頸管炎患者では子宮頸部にT細胞や樹状細胞が集積し，HIV感染のターゲットになること，慢性感染により誘導される炎症性サイトカインが感染細胞のHIV複製を促進することにあると考えられている．

細菌性腟症と腟粘膜免疫

細菌性腟症（bacterial vaginosis：BV）は悪臭のある帯下を特徴とするありふれた疾患である．常在菌であるDöderlein bacillus（乳酸菌）が減少し，嫌気性菌や*Gardnelella*に菌交代現象をきたすことにより発症する．これ自体が生命にかかわるものではないが，前述の*Chlamydia*同様HIV感染のリスク因子となる．細菌性腟症では局所で十分なSLPIや上皮蛋白分解酵素阻害因子elafinの産生ができないことが発症要因として重要である．妊婦の場合には早産や前期破水の原因となることが知られている．

HIVの水平感染と垂直感染

HIVは健常な皮膚から感染することはなく，また空気感染や昆虫媒介感染することもないので，血液以外の感染経路は男女ともに生殖器，直腸，口腔などの粘膜に限定される．産婦人科領域では，異性間性交渉による感染と母子間の垂直感染の予防が問題となる．扁平上皮に覆われた腟・子宮腟部粘膜は円柱上皮である直腸粘膜に比べ感染抵抗性が高いが，前述の細菌性腟症や*Chlamydia*頸管炎などさまざまな慢性炎症によりHIV感受性が増大する（10章k参照）．

妊娠母体が，HIVに感染し無治療の場合，胎児・新生児に垂直感染をきたす可能性がある．しかし，わが国を含め先進国では，①妊婦全例のHIV検査，②陽性例に対するART，③破水前，陣痛発来前の選択的帝王切開，④人工栄養，でほぼ完全に予防が可能である．逆に途上国などにおいて無治療で出産した妊婦でも垂直感染をきたす患者は15～25％程度であり，胎児は典型的なHIV曝露非感染者である．胎盤と母体子宮内膜のあいだには複数の関門が存在し，細菌やほかのウイルスなどの局所感染や，マラリア，結核，歯周病など遠隔感染に由来する炎症性サイトカインがこれを破綻させる可能性がある．非常に面白いことにHIV陽性母から生まれた非感染児の一部にはHIVに対する細胞性免疫応答が誘導されている例があり，子宮内で何らかの抗原提示が行われている可能性があるが，その機序は不明である．

おわりに

個体の寿命が有限であることの必然として，遺伝子はその乗り物を次々に変えていく必要がある．雌雄両性による有性生殖の本質は世代ごとの遺伝子のシャッフリングにより，環境の変化，特にあらたな病原微生物の出現や変異に対する宿主の多様性を確保することにある．それには異なった遺伝的背景を有する個体とのあいだで情報の交換が必須である．さらに真胎生では胎児胎盤を許容するため特異免疫系と折り合いをつけなければならない．しかし，異個体からの情報を受け入れる，あるいは異個体と共生するという現象はこれに紛れて感染しようとする病原微生物との虚々実々の駆け引きを余儀なくされる．

インターネットが研究活動のみならず日常生活にも不可欠となった現在，われわれは常に外界から自己増殖性をもった“コンピュータウイルス”の侵入にさらされる．しかし，PubMedやGenebankへのアクセスなしに論文を書くことは不可能である．すなわち情報が一個の端末内で完結している限り，新たに生産される情報もきわめて限られたもの，言い換えれば使用者の脳の延長に過ぎない．コンピュータウイルスを生命現象にたとえること自体が逆説的であり，インターネットという人工的なシステムのなかで，増殖進化していく情報単位がすでに自然界に存在する現象を模倣しているのであろう．生殖という生命にとって必須の現象と，生体防御というやはりきわめて本質的な現象が産婦人科領域の粘膜免疫の課題である．

（早川　智）

◉引用文献

1. Moriyama A, Shimoya K, Ogata I, et al. Secretory leukocyte protease inhibitor (SLPI) concentrations in cervical mucus of women with normal menstrual cycle. Mol Hum Reprod. 1999; 5: 656-661.

2. Hart KM, Murphy AJ, Barrett KT, et al. Functional expression of pattern recognition receptors in tissues of the human female reproductive tract. J Reprod Immunol 2009; 80: 33-40.
3. Mestecky J, Moldoveanu Z, Russell MW. Immunologic uniqueness of the genital tract: challenge for vaccine development. Am J Reprod Immunol 2005; 53: 208-214.
4. Wu HY, Russell MW. Induction of mucosal immunity by intranasal application of a streptococcal surface protein antigen with the cholera toxin B subunit. Infect Immun 1993; 61: 314-322.
5. Plante M, Jerse A, Hamel J, et al. Intranasal immunization with gonococcal outer membrane preparations reduces the duration of vaginal colonization of mice by *Neisseria gonorrhoeae*. J Infect Dis 2000; 182: 848-855.
6. Dietl J, Honig A, Kammerer U, et al. Natural killer cells and dendritic cells at the human feto-maternal interface: an effective cooperation? Placenta 2006; 27: 341-347.
7. Ivanova E, Kyurkchiev D, Altankova I, et al. CD83 monocyte-derived dendritic cells are present in human decidua and progesterone induces their differentiation in vitro. Am J Reprod Immunol 2005; 53: 199-205.
8. Plaks V, Birnberg T, Berkutzki T, et al. Uterine DCs are crucial for decidua formation during embryo implantation in mice. J Clin Invest 2008; 118: 3954-3965.
9. Scholz C, Toth B, Santoso L, et al. Distribution and maturity of dendritic cells in diseases of insufficient placentation. Am J Reprod Immunol 2008; 60: 238-245.
10. Negishi M, Izumi Y, Aleemuzzaman S, et al. Lipopolysaccharide (LPS) -inducedinterferon (IFN) -gamma Production by Decidual Mononuclear Cells (DMNC) is Interleukin (IL) -2 and IL-12 Dependent. Am J Reprod Immunol 2010. [Epub ahead of print]
11. Koopman LA, Kopcow HD, Rybalov B, et al. Human decidual natural killer cells are a unique NK cell subset with immunomodulatory potential. J Exp Med 2003; 198: 1201-1212.
12. van den Heuvel M, Peralta C, Bashar S, et al. Trafficking of peripheral blood CD56 (bright) cells to the decidualizing uterus-new tricks for old dogmas? J Reprod Immunol 2005; 67: 21-34.
13. Vince GS, Johnson PM. Leucocyte populations and cytokine regulation in human uteroplacental tissues. Biochem Soc Trans 2000; 28: 191-195.
14. Henderson TA, Saunders PT, Moffett-King A, et al. Steroid receptor expression in uterine natural killer cells. J Clin Endocrinol Metab 2003; 88: 440-449.
15. Kane N, Kelly R, Saunders PT, et al. Proliferation of uterine natural killer cells is induced by human chorionic gonadotropin and mediated via the mannose receptor. Endocrinology 2009; 150: 2882-2888.
16. Saito S, Nakashima A, Myojo-Higuma S, et al. The balance between cytotoxic NK cells and regulatory NK cells in human pregnancy. J Reprod Immunol 2008; 77: 14-22.
17. Poli A, Michel T, Thérésine M, et al. CD56bright natural killer (NK) cells: an important NK cell subset. Immunology 2009; 126: 458-465.
18. Tilburgs T, Schonkeren D, Eikmans M, et al. Human decidual tissue contains differentiated CD8+ effector-memory T cells with unique properties. J Immunol 2010; 185: 4470-4477.
19. Hayakawa S, Saito S, Nemoto N, et al. Expression of recombinase activationgenes (RAG-1,2) in human decidual cells. J Immunol 1994; 153: 4934-4939.
20. Lundqvist C, Baranov V, Hammarstrom S, et al. Intra-epithelial lymphocytes. Evidence for regional specialization and extrathymic T cell maturation in the human gut epithelium. Int Immunol 1995; 7: 1473-1487.
21. Boyson JE, Aktan I, Barkhuff DA, et al. NKT cells at the maternal-fetal interface. Immunol Invest 2008; 37: 565-582.
22. Nagarajan NA, Kronenberg M. Invariant NKT cells amplify the innate immune response to lipopolysaccharide. J Immunol 2007; 178: 2706-2713.
23. Tapia A, Salamonsen LA, Manuelpillai U, et al. Leukemia inhibitory factor promotes human first trimester extravillous trophoblast adhesion to extracellular matrix and secretion of tissue inhibitor of metalloproteinases-1 and -2. Hum Reprod 2008; 23: 1724-1732.
24. Fujiwara H. Do circulating blood cells contribute to maternal tissue remodeling and embryo-maternal cross-talk around the implantation period? Mol Hum Reprod 2009; 15: 335-343.
25. Fujiwara H. Immune cells contribute to systemic cross-talk between the embryo and mother during early pregnancy in cooperation with the endocrine system. Reprod Med Biol 2006; 5: 19-29.
26. Marwood M, Visser K, Salamonsen LA, et al. Interleukin-11 and leukemia inhibitory factor regulate the adhesion of endometrial epithelial cells: implications in fertility regulation. Endocrinology 2009; 150: 2915-2923.
27. Menkhorst E, Salamonsen L, Robb L, et al. IL11 antagonist inhibits uterine stromal differentiation, causing pregnancy failure in mice. Biol Reprod 2009; 80: 920-927.
28. Murphy SP, Tayade C, Ashkar AA, et al. Interferon gamma in successful pregnancies. Biol Reprod 2009; 80: 848-859.
29. Chaouat G.The Th1/Th2 paradigm: still important in pregnancy? Semin Immunopathol 2007; 29: 95-113.
30. Medawar PB. Some immunological and endocrinologi-

cal problems raised by the evolution of viviparity in vertebrates. Symp Soc Exp Biol 1953; 7: 320-338.
31. Li C, Houser BL, Nicotra ML, et al. HLA-G homodimer-induced cytokine secretion through HLA-G receptors on human decidual macrophages and natural killer cells. Proc Natl Acad Sci USA 2009; 106: 5767-5772.
32. Chaouat G, Zourbas S, Ostojic S, et al. A brief review of recent data on some cytokine expressions at the materno-foetal interface which might challenge the classical Th1/Th2 dichotomy. J Reprod Immunol 2002; 53: 241-256.
33. Saito S, Sasaki Y, Sakai M. CD4 (+) CD25high regulatory T cells in human pregnancy. J Reprod Immunol 2005; 65: 111-120.
34. Mellor AL, Munn DH. IDO expression by dendritic cells: tolerance and tryptophan catabolism. Nat Rev Immunol 2004; 4: 762-774.
35. Hayakawa S. No cancer in cancers: evolutionary trade-off between successful viviparity and tumor escape from the adaptive immune system. Med Hypotheses 2006; 66: 888-897.
36. Christiaens I, Zaragoza DB, Guilbert L, et al. Inflammatory processes in preterm and term parturition. J Reprod Immunol 2008; 79: 50-57.
37. Mor G (editor). Immunology of Pregnancy, Springer, New York, 2006.
38. Markert UR (editor). Immunology of Gametes and Embryo Implantation, Karger, Basel, 2005.
39. Manyonda IT. The Immunology of Human Reproduction, Taylor & Francis, Boca Raton, 2007.
40. Chamley LW, Clarke GN. Antisperm antibodies and conception. Semin Immunopathol 2007; 29: 169-184.
41. ISOJIMA S, ASHITAKA Y. ABSORPTION OF SPERM ANTIGEN FROM THE VAGINA IN GUINEA PIGS. Am J Obstet Gynecol 1964; 88: 433-438.
42. Clarke GN. Etiology of sperm immunity in women. Fertil Steril 2009; 91: 639-643.
43. Robillard PY, Chaouat G, Le Bouteiller P, et al. Débats actuels sur l' immunologie de la préclampsie. Comptes rendus du sixième colloque international de La Réunion (décembre 2008). Gynecol Obstet Fertil 2009; 37: 570-578.
44. Dekker G, Robillard PY. Pre-eclampsia: Is the immune maladaptation hypothesis still standing? An epidemiological update. J Reprod Immunol 2007; 76: 8-16.
45. Koelman CA, Coumans AB, Nijman HW, et al. Correlation between oral sex and a low incidence of preeclampsia: a role for soluble HLA in seminal fluid? J Reprod Immunol 2000; 46: 155-166.
46. Kawana K, Yasugi T, Kanda T, et al. Safety and immunogenicity of a peptide containing the cross-neutralization epitope of HPV16 L2 administered nasally in healthy volunteers. Vaccine 2003; 21: 4256-4260.

h 小児科との接点

はじめに

粘膜免疫の異常は小児においてもさまざまな疾患と関連している．この点は成人と同様であるが，小児科の特徴として成長発達があり，粘膜免疫もその例にもれない．特に出産後から1～2歳までは，食物や腸内細菌を含む微生物といったさまざまな外来因子に初めて遭遇する期間であり，粘膜免疫の発達という点からはきわめて興味深い．また新生児期～乳児期は主に乳によって栄養されるが，母乳は児にIgAなどによる受動免疫を与えるのみではなく，児の腸管免疫の発達にも大きく関与することが明らかとなっている．

本項では，発達という観点から小児の粘膜免疫に関連するいくつかの項目をあげ，現在の段階での理解を整理してみたい．また，粘膜免疫に関連し小児に特有の疾患について述べる．乳幼児期の腸内細菌叢形成と腸管免疫の発達やアレルギー疾患の抑制については9章a，bを参照．紙面の関係上，乳幼児期のウイルス感染と喘息発症の関連などについては本項では詳しくは触れない．

乳児期の腸管上皮の特徴

腸管上皮の吸収システム

腸管上皮にはいくつかの作用があるが，腸内物質の吸収機能は，病原体に対する生体防御や食物などの非侵襲性物質に対する免疫学的寛容の誘導に大きく関与すると考えられる．腸管上皮の吸収機能は大きく3つに分類される（図1）．

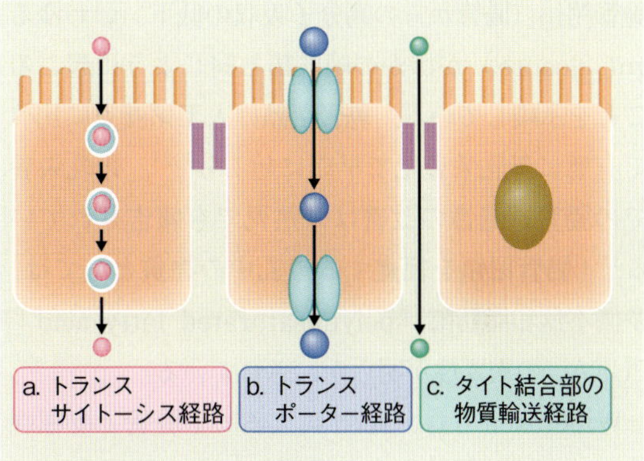

図1 腸管上皮の吸収経路
蛋白質などの高分子物質を輸送小胞内に取り込んで細胞内を輸送するトランスサイトーシス経路（a）．グルコース，アミノ酸，ペプチド，カルボン酸，ビタミン，ミネラルなどを選択的に輸送するトランスポーター（輸送蛋白質）経路（b）．上皮細胞同士の接着にかかわるタイト結合部分に形成された小孔を介して水溶性低分子物質は受動拡散される経路（c）．

第1は，蛋白質などの高分子物質を輸送小胞内に取り込んで細胞内を輸送するトランスサイトーシス経路である．第2に，グルコース，アミノ酸，ペプチド，カルボン酸，ビタミン，ミネラルなどを選択的に輸送するトランスポーター（輸送蛋白質）による経路である．最後に，上皮細胞同士の接着にかかわる装置であるタイト結合（TJ）部分に形成される小孔は物質輸送経路にもなっており，多くの水溶性低分子物質はタイト結合の部分に形成された小孔を介して受動拡散すると考えられている（3章a，d参照）．

乳児期の消化管の透過性に関与する因子

腸管の透過性の評価には，ラクツロースとマンニトールを摂取させた後の尿中のラクツロース/マンニトール比（L/M 比）を用いることが多い．本法により，Catassi らは満期産の健康新生児の生後 1 日，7 日，30 日での腸管透過性を解析している[1)]．それによると生後 1 日では L/M 比の平均は 1 を超えているが，生後 7 日ではおよそ 1/4 程度まで低下し，生後 30 日ではさらに低下が認められた．彼らは，腸管閉鎖（腸管からの高分子吸収の低下，いわゆる gut closure）がほかの哺乳類と同じように起こることを示唆している．腸管閉鎖は人工栄養児に比べて有意に母乳栄養児で早期に起こり[1, 2)]，母乳栄養での腸管透過性の改善は未熟児でも報告されている[3)]．腸管閉鎖を促進する母乳中の物質としては，多価不飽和脂肪酸（polyunsaturated fatty acid：PUFA）の重要性が明らかにされている．

Willemsen らは，IL-4 によるヒト腸管上皮細胞株のバリアー機能傷害を指標として，長鎖 PUFA がバリアー機能を保つことを報告している[4)]．彼らの報告では *n*-3 系，*n*-6 系の両者の PUFA とも同様のバリアー機能保持能を示した．また，タイト結合に代表される腸管上皮バリアー機能は Th2 サイトカインのみでなく，IFN-γ や tumor necrosis factor α（TNF-α）などの炎症性サイトカインによっても傷害されるが[5)]，*n*-3 PUFA は，IFN-γ や TNF-α による上皮のタイト結合傷害を抑制する[6)]．このように臨床的，基礎的な研究から母乳中の PUFA，特に *n*-3 長鎖 PUFA が腸管閉鎖を促進すると考えられる．

乳児の腸管上皮の免疫学的機能

腸管上皮は Toll-like receptor（TLR）を発現している．胎児由来腸管細胞株は，成人由来腸管上皮株に比べて，侵襲性を有する *Salmonella* あるいは非侵襲性である *Escherichia coli* の刺激で有意に高値の IL-8 を産生する（図 2）[7)]．すなわち，胎児の腸上皮は TLR 刺激によって成人より強い炎症反応を惹起しやすい．

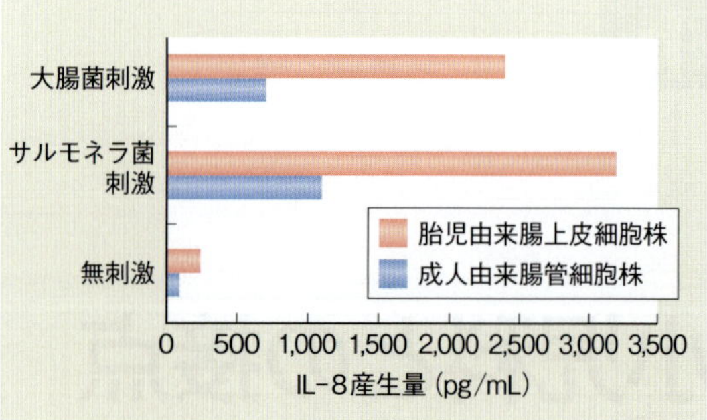

図 2 成人由来腸上皮細胞株と胎児由来腸上皮細胞株の菌刺激による炎症性サイトカイン産生の比較

（Claud EC, et al. 2004[7)] より改変）

Lotz らは，細胞株ではなく，胎児，新生仔，成獣マウスから腸管上皮細胞を一次培養して，リポ多糖刺激により NF-κB（nuclear factor-kappa B）活性化とケモカイン産生を解析している[8)]．その結果，胎児由来の腸管上皮細胞のみで，リポ多糖刺激による NF-κB 活性化とケモカイン産生が認められた．興味深いことに腸管由来のマクロファージはリポ多糖に反応しない．経腟分娩の新生仔では活性化に引き続くリポ多糖不応答が誘導されるが，帝王切開で出生した新生仔や TLR4 欠損マウスにおいてはこの反応が認められなかった．

この結果は，新生児の腸上皮は TLR 刺激に対して強い応答性を有するが，腸内細菌由来のリポ多糖に曝露されることにより過剰な反応性を失うことを示唆している．したがって，腸管における細菌叢の生後早期の確立は過剰な炎症反応の抑制という点からもきわめて重要であるといえる．実際，帝王切開で出産した児はアレルギー発症のリスクが高く[9)]，帝王切開で出産した児に対して，周産期からプロバイオティクスを投与すると 5 歳時での IgE 介在性のアレルギー疾患の発症率が低下することが報告されている[10)]．

腸管粘膜免疫の発達と乳児栄養

母乳成分（表 1）

成熟児を分娩した母親の母乳には一般的には 3〜

表1 母乳中の主要な成分と機能

成分		機能
細胞	マクロファージ リンパ球	病原体捕捉 生体防御
抗炎症分子	PGE1/2 サイトカイン/ケモカイン	細胞保護 免疫調節
酵素	アミラーゼ リパーゼ	多糖類分解 脂肪分解，殺菌
成長因子/ホルモン	ヒト成長因子 コルチゾール，インスリン プロラクチン	腸上皮細胞の増殖，バリアー機能維持 腸管成熟能 リンパ球発達促進
脂肪	長鎖不飽和脂肪酸 遊離脂肪酸 トリグリセリド	視力，認識能向上 抗感染活性 カロリー源
糖	乳糖 オリゴ糖	カロリー源
蛋白質	免疫グロブリン ラクトフェリン リゾチーム タウリン カゼイン	抗感染作用 抗菌作用 殺菌，抗炎症作用 神経発達 細菌接着阻止
ビタミン	A, C, E	抗炎症作用，抗酸化作用
ミネラル		生体機能維持

5g/dL の濃度で脂肪が存在し，母乳中のカロリーのおよそ 50 %を占める．血清中の脂肪とは異なり，母乳中の脂肪の大部分は長鎖 PUFA であり，アラキドン酸や必須脂肪酸であるドコサヘキサエン酸などが含まれる．母乳中の糖の大部分は乳糖であり，5〜6g/dL の濃度である．先天的な乳糖分解酵素欠損症はきわめてまれであり，成人にみられる乳糖不耐症は離乳後に酵素活性が低下することによるといわれている．蛋白質は 0.8〜0.9 g/dL であり，カゼイン，αラクトアルブミン，ラクトフェリン，アルブミン，IgA などが含まれる．牛乳蛋白中のアレルゲンとしては，母乳には存在しないβラクトグロブリンや蛋白量の多い牛乳カゼインがよく知られている．母乳中にはヌクレオチドが含まれているが，これらはリンパ球増殖，抗体産生，NK 活性増強などの効果があることが報告されている[11]．

免疫系との関連では，脂溶性ビタミンであるビタミン A およびビタミン D が最近注目されている．母乳にはビタミン A は多く含まれている．通常母親の摂取が少なくとも多くの栄養素は母乳中に保たれるが，ビタミン D については例外である．近年の母親のビタミン D 摂取不足と過度の紫外線防止で乳児のくる病が増加している．ビタミン A は免疫寛容に関与することが示唆されている一方，ビタミン D についてはアレルギー抑制と促進の両方の考えがある．しかし，海外ではビタミン D 投与によるアレルギー発症予防も注目されている[12]．

経口免疫寛容における母乳の役割

母乳中には乳糖をはじめとして *Bifidobacterium* などの新生児腸内細菌叢の形成を促進する多くの因子が存在する．正常な腸内細菌叢の形成は腸管粘膜免疫の発達にきわめて重要である．この腸内細菌叢を介する粘膜免疫への効果のほかにも，母乳中には多くの免疫活性物質が存在する．乳幼児期の腸管免疫の重要な機能の一つは食物抗原に対する寛容誘導がある．この機構が破綻すると食物アレルギーの発症につながる可能性がある．

疫学的な研究からは，一般的に母乳栄養は食物アレルギーの発症を予防するとされている[13]．母乳がアレルギーを予防する理由としては，母乳摂取により食物という異種蛋白への曝露量が減少することのほかに，母乳中に積極的にアレルギーを予防する成分が含まれることが考えられる．しかしながら経母乳感作があり得ることは，母乳中にはアレルギーの発症を抑制する物質があったとしても食物アレルゲンを含めてアレルギーの発症を促進する物質も存在することを意味する（表2）．母親の摂取した食物が母乳中に出現することは以前から知られている．

これらの研究では母乳中に牛乳由来の蛋白であるβラクトグロブリンやカゼインなどがナノグラム（10^{-9} g）単位で検出されることや，卵や小麦の蛋白が母親の摂取後 2〜6 時間後から 4 日後まで検出されることが報告されている．これらの母乳中の食物抗原は感作アレルゲンとして働く場合もあり，寛容誘導抗原として働くこともあると考えられる．ま

表2 母乳中に存在するアレルギー促進および防御に関与する免疫分子

物質の種類	促進因子	防御因子
食物抗原	感作抗原	寛容誘導抗原
免疫グロブリン		IgA
サイトカインなど	IL-4, IL-5, IL-13	TGF-β, IL-10, sCD14
ケモカイン	RANTES, IL-8	
好酸球由来顆粒	ECP	
不飽和脂肪酸	*n*-6系	*n*-3系
ポリアミン		スペルミン, スペルミジン

ECP：eosinophil cationic protein
RANTES：regulated upon activation normal T expressed and presumably secreted

たいったん感作が成立すると，経母乳的なアレルゲン曝露によりアレルギー症状が発症，悪化することがある．

母乳中には大量のIgAが含まれており，アレルギーの発症を抑制するとされる．IgA欠損症の患者では食物アレルギーの頻度が高いとの報告もある[14]．サイトカインではアレルギー反応を促進するTh2サイトカインに属するIL-4，IL-5，IL-13などとIgA産生を促進してアレルギーを抑制するとされるtransforming growth factor beta（TGF-β）が知られている．TGF-βは免疫寛容にかかわるサイトカインでもあり，アレルギーを発症した児の母親の母乳中のTGF-βはアレルギーにならなかった児の母親の母乳中のTGF-βよりも低値であることが報告されている[15]．

最近，実験アレルギー動物モデルで，母マウスに吸入させた抗原が経母乳的に新生仔に伝達され，抗原特異的免疫寛容を誘導することが報告された[16]．この寛容誘導は母乳中のTGF-βによるものであることがTGF-β1に対する抗体による中和実験およびTGF-β受容体を欠損するリンパ球を用いて証明されている．TGF-βは腸管上皮細胞からのIL-8産生を抑制することも報告されている．母乳中には，またTLR4の補助受容体である可溶性CD14分子も母乳に多く含まれている．先にも述べたようにTLR4を介する腸管上皮へのシグナルは過剰な炎症抑制に関連している．アトピー性皮膚炎を発症した児の母からの母乳中の可溶性CD14は健康児の母乳中の可溶性CD14より低値であったという複数の報告がある[17]．また母乳中には可溶性TLR2が存在し，TLR2刺激による単球からのIL-8産生を抑制することが報告されている[18]．ポリアミンのひとつであるスペルミンやスペルミジンは腸管粘膜細胞の透過性を低下させてアレルギーを予防する作用がある．

乳幼児期の粘膜免疫異常と疾患

乳児の消化管アレルギー

表3に示した米国の消化管アレルギーの分類のなかでわが国で主として新生児・乳児期に発症する疾患は，食物誘発性直腸結腸炎（food-protein-induced proctocolitis），食物誘発性小腸結腸炎（food-protein-induced enterocolitis：FPIES）がある[19]．

食物誘発性直腸結腸炎は直腸と結腸を主座とするアレルギー性炎症であり，症状は血便のみであり重篤な症状がないことから以前は良性直腸肛門炎と呼ばれていた．食物誘発性小腸結腸炎は小腸から大腸までが侵されるため，嘔吐，下痢，血便，成長障害などを症状とする．新生児期に発症することが多く，しばしば小児外科的疾患が疑われて紹介される．

食物誘発性小腸結腸炎はわが国では，新生児・乳児消化管アレルギーと命名され，研究会も立ち上がって精力的な検討が進みつつあり診断治療指針が出されている[20]．年長児や成人に比較して，一般的に乳幼児期のアレルギー疾患は細胞性免疫を主体とする機序によるものが多いが，食物誘発性小腸結腸炎も牛乳蛋白などの食物抗原に対する細胞性免疫により惹起されると考えられている[19]．

表3での食物誘発性小腸結腸炎の定義では特異IgE抗体が陰性であることが診断基準の一つになっている．しかし，先に述べたわが国の新生児・乳児

表3 消化管アレルギーの分類

疾患	IgE	細胞性	症状
花粉・食物アレルギー症候群	＋	－	口腔内の接触蕁麻疹
消化管アナフィラキシー	＋	－	アレルゲン摂取後の急速な嘔気，嘔吐，腹痛，疝痛，下痢（時に蕁麻疹などの合併）
アレルギー性好酸球性食道炎	＋	＋	胃食道逆流症，腹痛
アレルギー性好酸球性胃腸炎	＋	＋	反復性腹痛，間欠的嘔吐，体重増加不良・減少 末梢血好酸球増多
食物誘発性直腸結腸炎	－	＋	肉眼的血便，体重増加良好
食物誘発性小腸結腸炎	－	＋	反復性嘔吐，下痢，腹部膨満，体重増加不良
セリアック病	－	＋	下痢，脂肪便，体重増加不良・減少

アレルギー疾患研究会での調査では初発時に1/3の患者が，また経過中の陽性も含めると大部分で牛乳特異IgEが陽性であったことから，厳密な意味での診断基準が両者で異なることに注意する必要がある．牛乳特異IgEは正常児にも検出されることもあり，特異IgEが陽性であっても食物摂取により惹起される症状がIgEを介するという訳ではない．基本的な診断は細胞性免疫が主たる発症機序であることを証明することにあると思われる．

消化管アレルギーにおける細胞性免疫能として，末梢血単核球および消化管に存在するリンパ球のサイトカイン産生が検討されている．Benlounesらは，負荷試験で診断が確定している牛乳アレルギーの乳幼児の末梢血単核球を牛乳蛋白で刺激して培養上清中のサイトカインを測定した．その結果，消化器症状が主症状である牛乳アレルギー児は皮膚症状が主体である牛乳アレルギー児や対照健康児に比べて少量の抗原刺激からTNF-α産生が高値であった．また，消化器型症状の患者は牛乳蛋白刺激ではまったくIL-4を産生しなかった[21]．

一方，Beyerらは牛乳アレルギーによる食物誘発性小腸結腸炎あるいは好酸球性胃腸炎の1～17歳の患者の十二指腸生検部から樹立したT細胞株のサイトカイン産生を検討している[22]（図3）．患者からは牛乳蛋白に反応するT細胞株が樹立されたのに対し，牛乳アレルギーのない対照からは牛乳特異的に反応するT細胞株はまったく樹立されなかった．患者から樹立された牛乳蛋白特異的T細胞株はIL-4，IFN-γを産生せず，IL-5，IL-13を産生したことからTh2タイプのT細胞と考えられた．興味深いことにこれらのT細胞株はまったくIL-10，TGF-βを産生していなかった．消化管アレルギーに関与するアレルゲン特異的T細胞のサイトカイン産生についての報告は限られているが，上記の研究から，乳幼児の消化管アレルギーには，アレルゲン特異的T細胞が産生する，TNF-αやIL-5, IL-13が関与していると考えられる．TNF-α，IL-13は消化管透過性を亢進させ，IL-5，IL-13は好酸球炎症を誘導することから，これらのサイトカインが消化管アレルギーの病態を説明しうる．

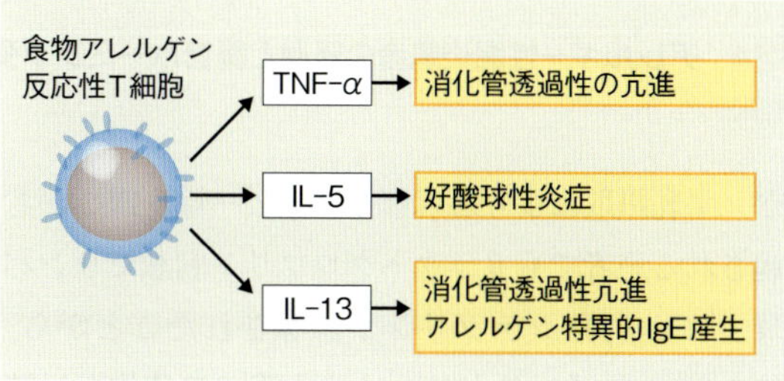

図3 消化管アレルギーにおける食物アレルゲン反応性T細胞が産生するサイトカインとその機能

消化管アレルギーにおける細胞性免疫能として，サイトカイン産生のほかにアレルゲン刺激によるリンパ球上のホーミング受容体発現が検討されている．Eigenmannらは，牛乳蛋白特異的IgE抗体陽性の牛乳アレルギー患者の末梢血CD4陽性細胞上にβラクトグロブリン刺激で$\alpha_4\beta_7$インテグリンが発現することを報告している[23]．この報告では消化管アレルギー患者は1人しか含まれていなかった

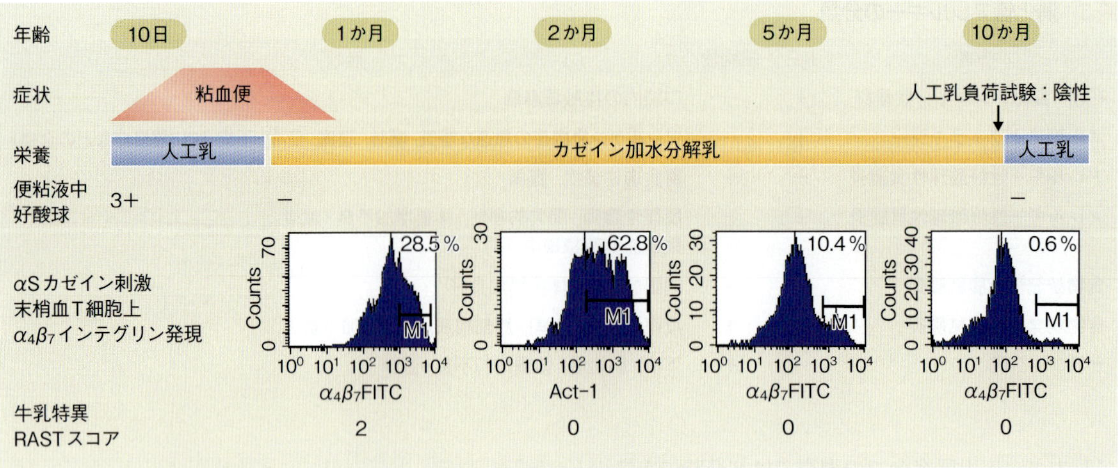

図4　アレルギー性腸炎患者の経過と腸管ホーミング受容体発現の推移

が，牛乳摂取により蕁麻疹やアトピー性皮膚炎が惹起される患者でもβラクトグロブリン刺激でリンパ球上に$\alpha_4\beta_7$インテグリンが誘導されたことから，彼らは$\alpha_4\beta_7$インテグリンは消化管での感作を反映していると考察している．

牛乳アレルギー患者で皮膚症状を主とする患者（アトピー性皮膚炎）と消化管症状を主とする患者（アレルギー性腸炎）の末梢血単核球を牛乳αSカゼインで刺激し，芽球化リンパ球上の$\alpha_4\beta_7$インテグリン発現が検討された．その結果アレルギー性腸炎患者ではアトピー性皮膚炎患者に比べて有意に$\alpha_4\beta_7$インテグリン陽性細胞の割合が高いことを見いだしている．すなわち，消化管アレルギータイプの牛乳アレルギーにおいてアレルゲン反応性T細胞上の$\alpha_4\beta_7$インテグリンは病態に関与する可能性が高いと考えられる．実際に，消化管アレルギー患者でアレルゲン刺激による末梢血リンパ球上$\alpha_4\beta_7$インテグリンを経時的に解析すると，活動期に誘導された$\alpha_4\beta_7$インテグリンは牛乳に対する耐性が獲得されるとほとんど誘導されなくなる（図4）[24]．このように末梢血リンパ球上のアレルゲン刺激による$\alpha_4\beta_7$インテグリン発現は消化管アレルギーの臨床マーカーとして有用であると考えられる．

1型糖尿病

1型糖尿病の発症には遺伝因子と環境因子が関与するが，一卵性双生児での1型糖尿病発症率がそれほど高くないこと，欧米での1型糖尿病発症率が20世紀後半に著明に増加したこと，などから環境因子の関与の大きさが示唆されている．乳児期の人工栄養と1型糖尿病の発症に有意な関連がみられたことから[25]，米国小児科学会は1型糖尿病の家族歴をもつ小児には生後1年間は牛乳蛋白の摂取を控え，母乳栄養にすべきであると提言している[26]．欧州でも1型糖尿病の発症率が非常に高いフィンランドのKarjalainenらは，1型糖尿病患者の大部分に牛乳蛋白の一つであるウシ血清アルブミン（bovine serum albumin：BSA）に対するIgG抗体が検出され，この抗体がBSAの特定のアミノ酸ペプチドを認識することを報告した．彼らは，患者に見いだされる抗BSAペプチド抗体が膵β細胞表面の69 KD蛋白に結合することから，BSAに対する免疫反応が膵β細胞に対する交差反応性を介して1型糖尿病発症に関与する可能性を示した[27]．しかし，その後の欧州やわが国の研究者による追試験では，必ずしも抗BSAペプチド抗体が1型糖尿病患者から特異的に検出されるものではないこと，また検出頻度も1型糖尿病患者と健康児で差がないこと，などが明らかとされ，現在ではKarjalainenらの仮説には否定的な考えが主である[28]．

牛乳蛋白が1型糖尿病の発症に関連するか否かを明らかにするためには介入試験が必要である．フィンランドでは，親や兄弟に1型糖尿病があり，かつ疾患感受性の*HLA-DQB1*対立遺伝子を有する新生児を無作為に2群に分けて，介入群はカゼイン加水分解乳を，対照群には通常の人工乳を投与する，という介入研究（trial to reduce type 1 diabetes in genetically at risk：TRIGR）が開始されている[29]．Luopajärviらは，TRIGRでの対照群118人のなかで7年間の追跡調査と乳幼児期の免疫学的解析が可能であった94人を対象として，1型糖尿病発症者，未発症であるが膵臓に対する自己抗体陽性者，自己抗体陰性の未発症者の3群に分けて，乳幼児期における牛乳蛋白に対する抗体価を検討した[30]．その結果，糖尿病発症者では自己抗体陰性未発症者に比べて，乳幼児期におけるβラクトグロブリンに対するIgG抗体および人工乳に対するIgA抗体価が有意に高いことが示された．このようにBSA以外の複数の牛乳蛋白に対する抗体が1型糖尿病発症以前に存在することは，1型糖尿病患者では乳幼児期に腸管透過性が亢進している可能性がある．

おわりに

新生児期にはアトピー素因の有無にかかわらず，すべての児で環境抗原に対する免疫反応がTh2側に傾いており，成長に伴い健康児ではTh1型の反応性を獲得するのに対し，アレルギー疾患を発症する児では生後のTh2型反応がそのまま継続するとされる[31]．アレルギー疾患を発症する児での乳児期でのTh2型からTh1型への変化が起こらない理由としては遺伝素因などの個体側の因子も関連すると考えられるが，近年のアレルギー疾患の増加はそれのみでは説明できず，乳児期にTh1型（あるいは制御性T細胞〈regulatory T cell：Treg〉型）免疫反応を誘導する外的因子が近代化に伴って質的・量的に変化した可能性が指摘されている．微生物は最も重要なTh1型（あるいは制御性T細胞型）免疫反応の誘導因子であり，そのなかでも生体が毎日継続的に曝露されている微生物は腸内細菌である．

新生児は，無菌の胎内から出産後直ちに非常に多くの微生物に曝露される．生直後には*Escherichia coli*や*Enterococcus*などの好気性菌が定着し，これらの菌の増殖に伴い嫌気状態になると生後数日からは*Bifidobacterium*が主要な菌となり乳幼児期には最優勢菌として存在する．この乳児期の腸内細菌叢形成が適切になされないと腸管粘膜免疫の正常な発達が阻害される．実際，アレルギー疾患を発症した小児の便中*Bifidobacterium*，*Lactobacillus*数は健康児に比較して少ないことが，多くの出生コホート研究で報告されている．

このように新生児期の腸内細菌叢の形成は粘膜免疫の発達にきわめて重要な役割を果たし，乳幼児期の粘膜免疫はその後の長い人生における健康・疾病に大きな影響を与える．新生児・乳幼児における粘膜免疫の発達とその制御が，これからの粘膜免疫学の大きなテーマの一つとなることは間違いない．ヒトでの研究は簡単ではないが，実験動物からの情報や新たな技術の導入によりこの領域の進歩が期待される．

（下条直樹，河野陽一）

◉引用文献

1. Catassi C, Bonucci A, Coppa GV, et al. Intestinal permeability changes during the first month: effect of natural versus artificial feeding. J Pediatr Gastroenterol Nutr 1995; 21: 383-386.
2. Vukavi T. Timing of the gut closure. J Pediatr Gastroenterol Nutr 1984; 3: 700-703.
3. Taylor SN, Basile LA, Ebeling M, et al. Intestinal permeability in preterm infants by feeding type: mother's milk versus formula. Breastfeed Med 2009; 4: 11-15.
4. Willemsen LE, Koetsier MA, Balvers M, et al. Polyunsaturated fatty acids support epithelial barrier integrity and reduce IL-4 mediated permeability in vitro. Eur J Nutr 2008; 47: 183-191.
5. Laukoetter MG, Bruewer M, Nusrat A. Regulation of the intestinal epithelial barrier by the apical junctional complex. Curr Opin Gastroenterol 2006; 22: 85-89.
6. Li Q, Zhang Q, Wang M, et al. n-3 polyunsaturated fatty acids prevent disruption of epithelial barrier function induced by proinflammatory cytokines. Mol Immunol 2008; 45: 1356-1365.
7. Claud EC, Lu L, Anton PM, et al. Developmentally regulated IkappaB expression in intestinal epithelium and susceptibility to flagellin-induced inflammation. Proc Natl Acad Sci USA 2004; 101: 7404-7408.

8. Lotz M, Gütle D, Walther S, et al. Postnatal acquisition of endotoxin tolerance in intestinal epithelial cells. J Exp Med 2006; 203: 973-984.
9. Laubereau B, Filipiak-Pittroff B, von Berg A, et al. GINI Study Group. Caesarean section and gastrointestinal symptoms, atopic dermatitis, and sensitisation during the first year of life. Arch Dis Child 2004; 89: 993-997.
10. Kuitunen M, Kukkonen K, Juntunen-Backman K, et al. Probiotics prevent IgE-associated allergy until age 5 years in cesarean-delivered children but not in the total cohort. J Allergy Clin Immunol 2009; 123: 335-341.
11. Gutiérrez-Castrellón P, Mora-Magaña I, Díaz-García L, et al. Immune response to nucleotide-supplemented infant formulae: systematic review and meta-analysis. Br J Nutr 2007; 98 (Suppl 1) : S64-67.
12. Ginde AA, Mansbach JM, Camargo CA Jr. Vitamin D, respiratory infections, and asthma. Curr Allergy Asthma Rep 2009; 9: 81-87.
13. Lack G. Epidemiologic risks for food allergy. J Allergy Clin Immunol 2008; 121: 1331-1336.
14. Janzi M, Kull I, Sjöberg R, et al. Selective IgA deficiency in early life: association to infections and allergic diseases during childhood. Clin Immunol 2009; 133: 78-85.
15. Penttila IA. Milk-derived transforming growth factor-beta and the infant immune response. J Pediatr 2010; 156 (2 Suppl) : S21-25.
16. Verhasselt V, Milcent V, Cazareth J, et al. Breast milk-mediated transfer of an antigen induces tolerance and protection from allergic asthma. Nat Med 2008; 14: 170-175.
17. Snijders BE, Damoiseaux JG, Penders J, et al. Cytokines and soluble CD14 in breast milk in relation with atopic manifestations in mother and infant (KOALA Study) . Clin Exp Allergy 2006; 36: 1609-1615.
18. LeBouder E, Rey-Nores JE, Rushmere NK, et al. Soluble forms of Toll-like receptor (TLR) 2 capable of modulating TLR2 signaling are present in human plasma and breast milk. J Immunol 2003; 171: 6680-6689.
19. Sicherer SH, Sampson HA. Food allergy. J Allergy Clin Immunol 2006; 117: S470-475.
20. 新生児・乳児アレルギー疾患研究会 (編). www.nch.go.jp/imal/FPIES/icho/pdf/fpies.pdf http://www.nch.go.jp/imal/FPIES/icho/index.html
21. Benlounes N, Candalh C, Matarazzo P, et al. The time-course of milk antigen-induced TNF-alpha secretion differs according to the clinical symptoms in children with cow's milk allergy. J. Allergy Clin. Immunol 1999; 104: 863-869.
22. Beyer K, Castro R, Birnbaum A, et al. Human milk-specific mucosal lymphocytes of the gastrointestinal tract display a TH2 cytokine profile. J Allergy Clin Immunol 2002; 109: 707-713.
23. Eigenmann PA, Tropia L, Hauser C. The mucosal adhesion receptor alpha4beta7 integrin is selectively increased in lymphocytes stimulated with beta-lactoglobulin in children allergic to cow's milk. J Allergy Clin Immunol 1999; 103: 931-936.
24. Kohno Y, Shimojo N, Aoyagi M, et al. Increased expression of a4b7 integrin on food allergen-stimulated CD4+ T cells in active food allergic enterocolitis. Allergol Int 1998; 47: 99-102.
25. Gerstein HC. Cow's milk exposure and type I diabetes mellitus. A critical overview of the clinical literature. Diabetes Care 1994; 17: 13-19.
26. American Academy of Pediatrics. Breast-feeding and the use of human milk. Pediatrics 1997; 94: 752-754.
27. Karjalainen J, Martin JM, Knip M, et al. A bovine albumin peptide as a possible trigger of insulin-dependent diabetes mellitus. N Engl J Med 1992; 327: 302-307.
28. Atkinson MA, Bowman MA, Kao KJ, et al. Lack of immune responsiveness to bovine serum albumin in insulin-dependent diabetes. N Engl J Med 1993; 329: 1853-1858.
29. Akerblom HK, Virtanen SM, Ilonen J, et al. National TRIGR Study Groups. Dietary manipulation of beta cell autoimmunity in infants at increased risk of type 1 diabetes: a pilot study. Diabetologia 2005; 48: 829-837.
30. Luopajärvi K, Savilahti E, Virtanen SM, et al. Enhanced levels of cow's milk antibodies in infancy in children who develop type 1 diabetes later in childhood. Pediatr Diabetes 2008; 9: 434-441.
31. Prescott SL, Macaubas C, Smallacombe T, et al. Development of allergen-specific T-cell memory in atopic and normal children. Lancet 1999; 353: 196-200.

i

皮膚科との接点

はじめに

ヒトはダニ，花粉，ハウスダスト，カビ，細菌，ウイルスなどのさまざまな外来異物・抗原に曝露されており，それらから防御するうえで，消化管や呼吸器とともに重要な役割を果たしているのが皮膚である．皮膚は生体を外界と隔てる最大の免疫臓器であり，大きく表皮，真皮，皮下脂肪から構成されるが，免疫にかかわるのは主に表皮と真皮である．

表皮は表皮角化細胞，Langerhans 細胞，メラノサイトなどからなり，真皮は真皮樹状細胞，線維芽細胞，血管内皮細胞，リンパ球，肥満（マスト）細胞，好酸球などにより構成される（図 1）．表皮に存在する樹状細胞の一つである Langerhans 細胞は，1 mm^2 あたり約 1,000 個存在することからも皮膚の免疫臓器としての重要性がうかがえる（図 2）．さらに皮膚は，接触皮膚炎（いわゆる“かぶれ”）などの Th1 型反応，アトピー性皮膚炎などの Th2 型反応，尋常性乾癬などの Th17 型反応といったエフェクター T 細胞の活躍する炎症反応のみならず，紫外線照射などに伴う免疫寛容の誘導といった制御性 T 細胞（regulatory T cell：Treg），自然免疫（innate immunity）などのあらゆるタイプの免疫応答を誘導することが可能であり，しかもその免疫学的状態を時々刻々と変化させる免疫可塑性を有する．これらの皮膚を介した免疫システムを消化管の腸管関連リンパ組織（gut-associated lymphoid tissue：GALT）に対応して，皮膚関連リンパ組織（skin-associated lymphoid tissue：SALT）と呼称する[1)]．

本項では，皮膚免疫の魅力を粘膜免疫と対比させ

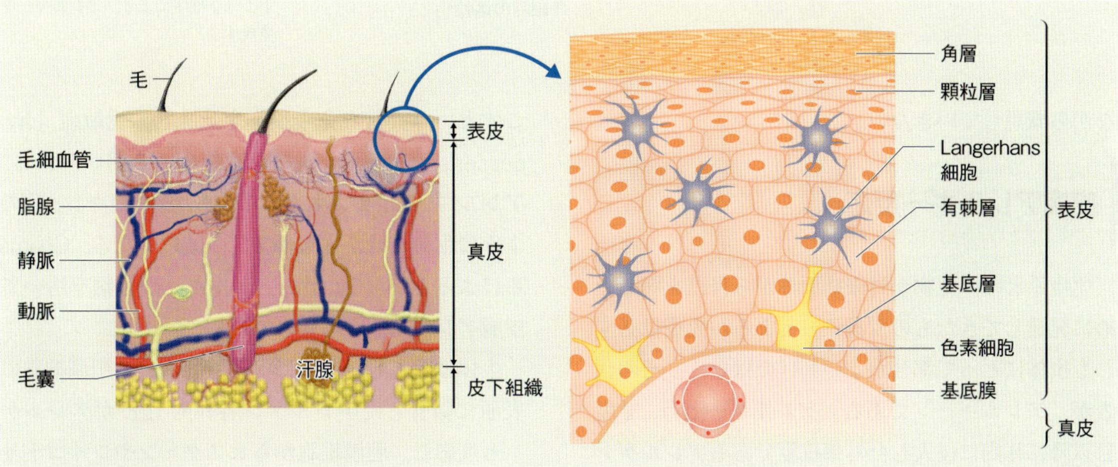

図1　皮膚断面図

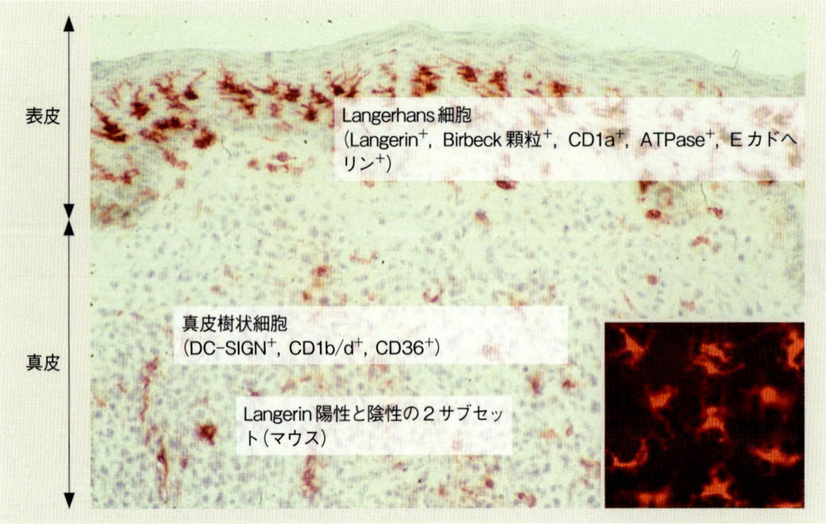

図2 ヒト皮膚のS-100による免疫染色像とマウスLangerhans細胞

表皮にはLangerhans細胞，真皮には真皮樹状細胞などの抗原提示細胞が密に存在している．近年真皮にはLangerin陽性と陰性の2種類の樹状細胞が存在することが報告された．また，マウス表皮シートにおけるMHCクラスIIの染色によるLangerhans細胞の様子を図右下に示す．

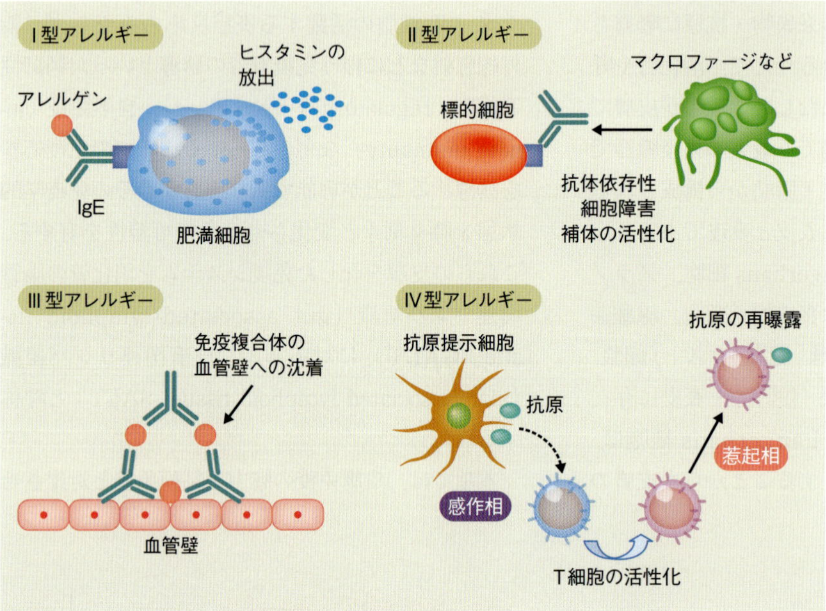

図3 Coomsらによるアレルギーの分類

IV型に分けられ，それぞれ図に示すような機序により，アレルギーを発症する．

ながら概説していきたい．

皮膚アレルギー反応

免疫系とは，生物が外来病原体から自己を守るために発達してきたものである．ところが免疫は必ずしも生体にとって都合がよいわけではなく，その代表が“アレルギー”である．アレルギーとは，2度目以降に体内に侵入した外来抗原であるアレルゲンに対する反応が亢進し，自己組織への障害を引き起こすという異常な免疫反応を意味し，過敏症（hypersensitivity）も同様な意味合いで用いられる．アレルギーは“かぶれ”から“アナフィラキシー”のように生命を脅かすものまで多岐にわたる．Coomsらによる I から IV 型のアレルギーの分類を用いて皮膚アレルギーを考察してみる（**図3**）．

生体は，アレルゲンに曝露されると，肥満細胞の表面に結合したアレルゲン特異的IgEがアレルゲンと反応し，肥満細胞からヒスタミンやロイコトリエンなどの化学伝達物質が遊離される．これらの物質が血管透過性を亢進させて浮腫を起こし，好酸球などの炎症細胞の遊走を誘導し炎症を惹起する．このI型アレルギー反応は，アレルゲン曝露後5～15分で反応が起こるため，即時型反応とも呼ばれる．症状は基本的に一過性で，通常は数時間以内に沈静化する．皮膚では蕁麻疹がその典型であり，その他，蕁麻疹型薬疹，アトピー性皮膚炎，食物依存性運動誘発アナフィラキシーなどがある．腸管に比べ，皮膚では蕁麻疹などのI型アレルギー反応が起こりやすく，皮膚と腸管における肥満細胞の機能の違いなどが関与しているのではないかと想定されているが，その原因の詳細は不明である．ヒトでは，血清中のIgE抗体を測定するRAST法や，プリックテスト，スクラッチテスト，皮内反応などによりアレルゲンの同定がなされる．

細胞表面に存在する抗原に対して抗体が産生され，それに補体や細胞傷害性T細胞（cytotoxic T lymphocytes：CTL）などが作用して細胞が傷害されて引き起こされる．この反応のことをII型アレルギーと呼び，皮膚疾患では自己免疫性水疱症，血小板減少性紫斑病などがある．中毒性表皮壊死症やStevens-Johnson症候群もII型アレルギーに加えられるが，近年，薬疹の局所に存在する細胞傷害性T細胞やナチュラルキラー（NK）細胞が産生するgranulysinが重要な役割を果たしていることが明らかにされた[2]．

感染や薬剤が誘因となって，抗原抗体複合体，すなわち免疫複合体が血管や組織に沈着し，そこで補体反応や好中球遊走などが起こり，その部位の細胞傷害をきたす反応をIII型アレルギーと呼ぶ．皮膚小血管性血管炎がその代表であり，アナフィラクトイド紫斑では，皮膚にまず症状が出るが，重症の場合は，消化管出血をきたし生命を脅かすこともある．

IV型アレルギー（＝遅延型過敏反応）は，IFN-γを産生する$CD4^+$ヘルパー細胞（Th1）や$CD8^+$細胞傷害性T細胞（Tc1）と抗原提示細胞と抗原のあいだの反応によって炎症が誘発されたものである．その代表として，接触過敏反応モデルがあげられ，ヒトでいうところの“かぶれ”に相当する．成立には感作と惹起の2段階が存在する[3,4]（図4）．

皮膚はハプテンなどの抗原に曝露されると，表皮角化細胞から前炎症性（pro-inflammatory）サイトカインであるtumor necrosis factor（TNF）-αやinterleukin（IL）-1β，さらにはプロスタグランジン（PG）E_2などを産生し，表皮Langerhans細胞や真皮樹状細胞などを活性化させる[5]．これらの皮膚樹状細胞は，抗原を取り込んだのち，成熟しながら所属リンパ節へ遊走する（図4）．この際にLangerhans細胞はE-カドヘリン発現を減弱させ，マトリックスメタロプロテアーゼを産生して基底膜を破って通過し，さらに，CCR7やCXCR4などのケモカイン受容体の発現を亢進させ，リンパ管やリンパ節のT細胞領域に多く発現するCCL19，CCL21，CXCL12などのケモカインにより遊走を促される．成熟した樹状細胞はCD40，CD86などの共刺激分子の発現を亢進させ，所属リンパ節において，抗原提示や活性化シグナルなどをナイーブT細胞に伝達する．この樹状細胞とナイーブT細胞と相互作用を介してナイーブT細胞はTh1やTc1といった記憶T細胞へと分化成熟し，末梢血中へ戻り，一部は皮膚などの末梢へと移動していく．この感作相には約5日間を要する．

次に惹起相では，同一の抗原が皮膚に曝露されると，表皮細胞などが産生する前炎症性サイトカインやCCL27などのケモカインの産生により，血管内皮細胞が記憶T細胞などのホーミングに重要な接着因子を発現させたりして，皮膚への炎症細胞の動員を促進させる．そこで，記憶T細胞は抗原提示細胞に活性化され，炎症性のサイトカインやTh1サイトカインであるIFN-γなどを放出し，炎症が惹起される[6]．この惹起相には24～48時間を要する．金属アレルギーや化粧品かぶれなどのアレルギー性接触皮膚炎，移植片対宿主病（graft versus host disease：GVHD）（10章j参照），ツベルクリン反応などがあげられる．

これらの免疫応答は外的刺激に対して表皮角化細胞が形成する免疫環境のもとで皮膚樹状細胞は成熟し，遊走した所属リンパ節でT細胞を活性化することにより免疫応答を方向づける．近年，アトピー

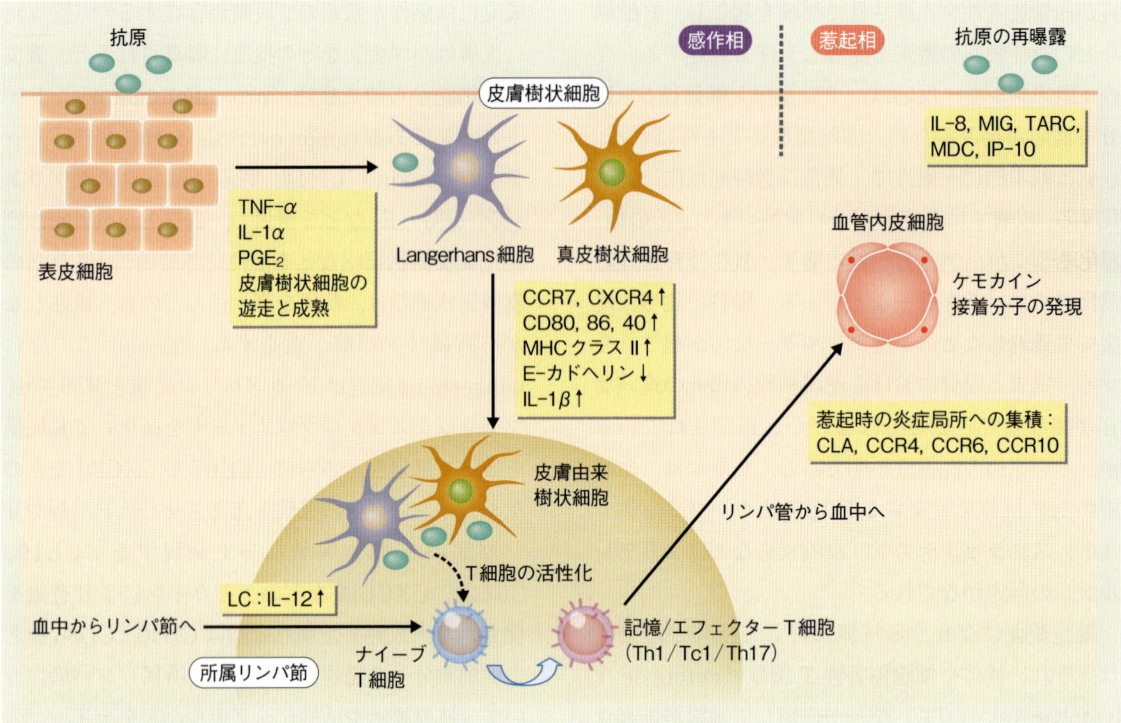

図4 接触過敏反応の模式図

抗原の皮膚への曝露に伴い，炎症性のメディエータが表皮細胞から放出され，皮膚樹状細胞は活性化し抗原を取り込み成熟しながら所属リンパ節へ遊走する．さらに，所属リンパ節において皮膚樹状細胞はナイーブT細胞を活性化させ記憶/エフェクターT細胞へと分化・成熟させる．再度同一抗原に皮膚が曝露されると表皮細胞は炎症性のメディエータやケモカインを産生する．炎症性のメディエータは血管に作用し血管拡張や血管における接着因子の誘導などを行いリンパ球などの炎症細胞の皮膚への集積を促す．ここで記憶/エフェクターT細胞は抗原提示細胞に抗原を提示され，Th1サイトカインなどを産生し，遅延型過敏反応を引き起こす．

性皮膚炎において，表皮角化細胞が胸腺間質リンパ球増殖因子（thymic stromal lymphopoietin：TSLP）を強く発現し，これが皮膚樹状細胞のOX40Lの発現や，Th2ケモカインであるTARC，MDCの発現を亢進させ，Th2の誘導を促すことが示された[7]．一方，紫外線曝露により表皮角化細胞の発現するreceptor activator of NF-κB ligand（RANKL）が皮膚樹状細胞の作用を介して制御性T細胞を誘導して免疫寛容を誘導することも明らかにされた[8]．

以上のように多彩な皮膚免疫応答は，外的刺激→表皮角化細胞→樹状細胞→T細胞などの皮膚構成細胞のネットワークにより形成される．

皮膚バリアー構造

皮膚は，最外層から角層，表皮，真皮，皮下組織に大きく分類できる（**図1**）．皮膚は紛れもなく粘膜と共に生体最大のバリアー臓器であり，近年，アトピー性皮膚炎の原因遺伝子として皮膚バリアー形成に関与するフィラグリンの遺伝子変異が同定された[9]ことからも，この重要性は疑い得ない．

バリアーは主に角層と表皮でなされており，角層バリアーは角層細胞，角層細胞間脂質，周辺帯（cornified cell envelope）の3つの要素からなる．レンガを想像すると理解しやすいが，角層細胞はレンガの実質，角層細胞間脂質はモルタル，そして，周辺帯はレンガの外層である（**図5**）．以前から角層細胞間脂質の一つであるセラミドの減少によるバリアー破壊がアトピー性皮膚炎などの原因と考えられ，バリアーの重要性はある程度理解されていたが，2006年Palmerらにより，アトピー性皮膚炎の約50％において，フィラグリンという角層細胞のケラチン線維を束ねて角層細胞の形態維持と天然保湿因子の供給へ深く関与する表皮角化細胞の最終分化段階にかかわる遺伝子に異常があることが同定された[9]．しかもこの遺伝子変異は気管支喘息やアレルギー性鼻炎の患者にも高頻度に認められることから，アレルギー疾患全般の原因の一つとして，皮膚バリアー機能の破壊に伴う，ほこり，ダニ，花粉などの外来抗原への曝露がIgEを誘導し，これが全身のアレルギー反応の原因の一つになっていることが想定される．すなわち，バリアー機能とは単なる鎧としてではなく，免疫やアレルギー発症の関与に深く関与しているのである．

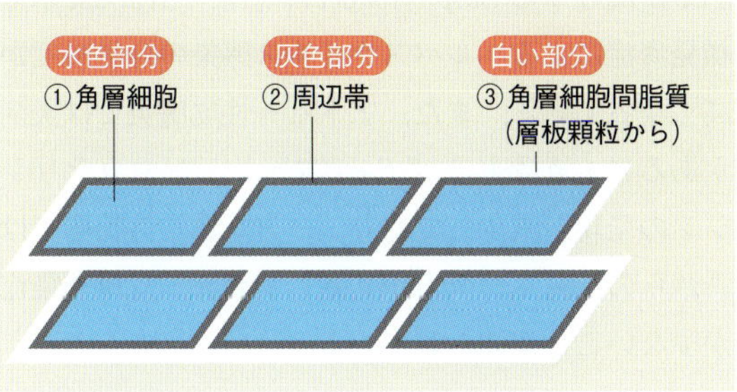

図5 角層バリアー

角層バリアーは角層細胞，周辺帯（cornified cell envelope），角層細胞間脂質の3つの要素からなり，レンガを想像すると理解しやすい．フィラグリンは①の角層細胞内のケラチン線維を束ねたり，フィラグリン自身が天然保湿因子の供給源となることでバリアー形成における重要な役割を果たすことが知られる．

一方，表皮バリアーは，約10層の表皮角化細胞の最外層である顆粒層に存在するタイト結合によりなされる．表皮角化細胞は基本的にデスモゾーム（接着斑）という点によって細胞間架橋がなされるが，最外層では，連続したジッパー用の構造でシールされており，これにより，水分やイオンなどの体外への漏出を防いでいることが想定されている（図6）．皮膚タイト結合の重要構成要素の一つであるクローディン1の遺伝子欠損マウスは，生後間もなく脱水で死亡する[10]．また，ヒトでもクローディン1遺伝子の変異家系が報告されており，魚鱗癬様の乾燥肌と新生児の硬化性胆管炎を生じることからNISCH（neonatal ichthyosis and sclerosing cholangitis）症候群と呼ばれる[11]．したがって，タイト結合は皮膚と腸管で共通の重要な役割を有していることが示唆される．ただし，現在のところタイト結合によるバリアー機能と，皮膚炎症やアレルギーとの関連の詳細は明らかではない（3章a，4章e参照）．

自然免疫

皮膚は腸管と同様に，細菌や真菌などの微生物やウイルスなどに常時曝露されている．これらの外敵から身を守るために，リンパ球を中心とした“獲得

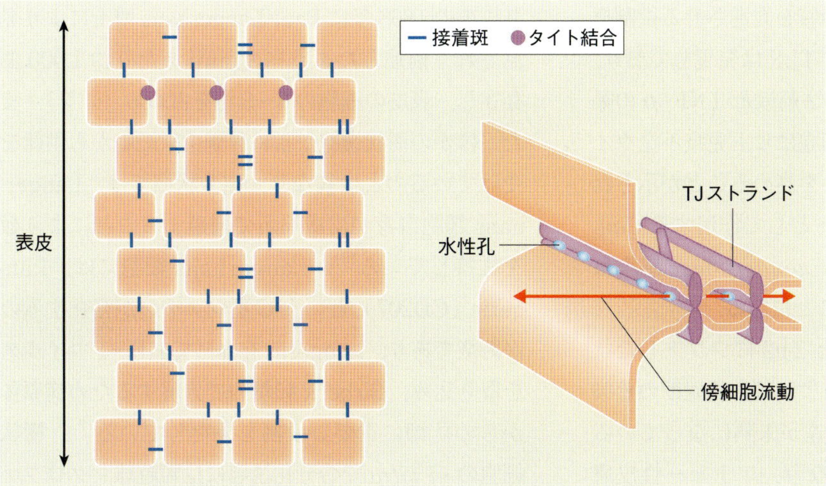

図6 タイト結合

約10層からなる表皮角化細胞は，基本的に点（斑）であるデスモゾーム（接着斑）でつながれている．また，最外層に存在する顆粒層における上から2番目の細胞のところにタイト結合（TJ）が存在し，水分やイオンなどの透過性に関わっている．

免疫”のみならず“自然免疫”機構も発達している（図7）．この自然免疫系はToll-like receptor（TLR）やNOD-like receptor（NLR）といった受容体を介して病原体を認識する．そして，病原体を排除するのに重要なものが抗菌ペプチドである（4章a, e参照）．

その主役をなすのが表皮角化細胞であり，β-デフェンシン（defensin）やカテリシジン（cathelicidin）などの多数の抗菌ペプチドを産生する[12]．β-デフェンシンは皮膚，呼吸器，尿路系の上皮細胞から主に産生され，また，カテリシジンは上皮や好中球から産生される．エクリン汗，唾液，母乳中にもカテリシジンは存在する．

カテリシジンは酵素によって切断されることにより，抗菌活性をもつペプチドであるLL-37となる．これらの抗菌ペプチドは皮膚定常状態では，β-デフェンシン1が産生され，さらに細菌感染，IL-1，ビタミンDなどの刺激や表皮角化細胞の分化によりβ-デフェンシン2, 3やカテリシジンの産生が誘導される．抗菌ペプチドは陽性に荷電しており，陰性に荷電しているGram陽性・陰性細菌などの細胞膜に接着して，作用して細胞傷害活性を発揮する．抗菌ペプチド欠損マウスでは，皮膚に重篤な感染症を起こすことも知られており，その重要性がうかがえる[13]．

表皮角化細胞をはじめ皮膚構成細胞はTLRを発現している．表皮角化細胞はTLRの刺激を介してTNF-αやIL-1βの産生を亢進させ，皮膚樹状細胞の活性化を促進させ，免疫応答を亢進させる役割を果たす[14]．皮膚樹状細胞にもTLRは発現しており，Pam3CSK4を介したTLR1/2刺激とTNF-αの曝露はヒト皮膚Langerhans細胞にヒト免疫不全ウイルス（HIV）への感染リスクを高めることが示された[15]．TLR1/2のアゴニストとして作用する*Candida albicans*や*Neisseria gonorrhoeae*感染はHIV感染のリスクを高めることになる．

ヒトは乳児期にはもともとTh2にシフトした状態となっている．衛生仮説によれば，乳児期の感染機会の減少によりTh1の発達が未熟になっているため，Th2に傾いたままになり，アトピー性皮膚炎が発症しやすくなるとされる．このコンセプトと一致して，アトピー性皮膚炎の局所では，Th1/Tc1が関与する*Staphylococcus*感染やKaposi水痘様発疹症によるヘルペスウイルス感染の合併頻度が高くなっている．また，アトピー性皮膚炎では炎症があるにもかかわらずβ-デフェンシンやカテリシジンの発現が減少しており，一方，尋常性乾癬ではこれらの抗菌ペプチドが亢進しており，皮膚感染症が少ないことが知られている．

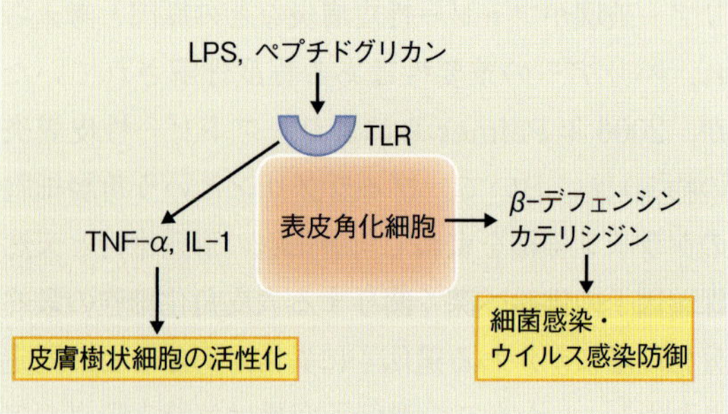

図7 表皮と自然免疫
表皮は単なるバリアー機能のみならず，免疫調節作用を有する．リポ多糖（LPS）やペプチドグリカンなどの菌体成分により，炎症性サイトカインを産生して樹状細胞を活性化させたり，抗菌ペプチドの産生により感染防御作用などを発揮する．

皮膚の樹状細胞と腸管の樹状細胞

皮膚のCD11c陽性樹状細胞には，表皮Langerhans細胞と真皮樹状細胞の2種類が存在する（図2）．Langerhans細胞は，樹状細胞が発見されるより以前の1868年にPaul Langerhans博士により発見され，前述したように1 mm^{2}あたり約1,000個存在し，表皮の細胞の3〜5％を占める（図2）．また，ほかの樹状細胞が常に骨髄由来細胞から供給を受けているのとは異なり，定常状態では，Langerhans細胞自身が皮膚局所で増殖することにより数を維持している[16]．Langerhans細胞には，Langerin（CD207）というC型レクチンが存在するのが特徴であり，Langerinを介してHIV-1ウイルスを取り込み，Birbeck顆粒内で分解するため病原体からの防御に重要な役割を果たしている[17]．樹状細胞の*in vitro*での分化誘導には顆粒球マクロファージ刺激因子（granulocyte-macrophage colony stimulating factor：GM-CSF）が重要な因子であるが，Langerhans 細胞の誘導には顆粒球マクロファージ刺激因子に加え，TGF-βが必須である．ところが近年，マウスにおいて Langerin 陽性の真皮樹状細胞分画が新たに見いだされ[18, 19]，そのため皮膚には MHC クラス $II^+EpCAM^+CD103^-$ Langerhans 細胞，MHC クラス $II^+EpCAM^-CD103^+$ $Langerin^+$真皮樹状細胞，MHC クラス II^+EpCAM^- $CD103^-$ $Langerin^-$真皮樹状細胞の 3 種類の CD11c 陽性樹状細胞が存在することになる．これらの皮膚樹状細胞サブセットが，Th1/Th2/Th17 型免疫応答というエフェクター T 細胞の誘導や，制御性 T 細胞を介した免疫寛容の誘導を担うわけであるが，その機序の詳細な解明は今後の重要課題である．

一方，皮膚から調整した Langerhans 細胞は *in vitro* の系において免疫亢進作用はあるものの抑制能は認められない．ところが，定常状態では，アポトーシスを起こした表皮角化細胞を取り込んで，semi-mature な状態で抗原をリンパ節で提示し，末梢の免疫寛容の維持に重要な役割を果たしているとする考えもある．近年発表された Langerin 発現細胞を出生児から欠損させたマウスにおいて接触過敏反応がむしろ亢進するという報告[20]はそれを支持する．しかしながら，ジフテリア毒素でコンディショナルに欠損させると接触過敏反応は不変[21]，あるいはむしろ低下する[22]という報告もあり，今後のさらなる検討が待たれる．Sato らは IL-10 と transforming growth factor（TGF）-βを樹状細胞分化誘導の際に添加すると免疫反応を負へ誘導する制御性樹状細胞が誘導されることを報告している[23]．さらに ICOS-ICOSL シグナルが抑制性/制御性樹状細胞の誘導に重要であるとする報告もある．ところが，このような免疫誘導あるいは制御性樹状細胞が *in vivo* で誘導される機序やその存在の詳細は不明である．樹状細胞は皮膚免疫応答の司令塔的役割を果たす重要な免疫細胞で，さまざまな役割を果たしている（図 8）．今後さらなる *in vivo* における解析と，マウスのみならずヒトにおける樹状細胞の各サブセットの役割の同定が求められる．

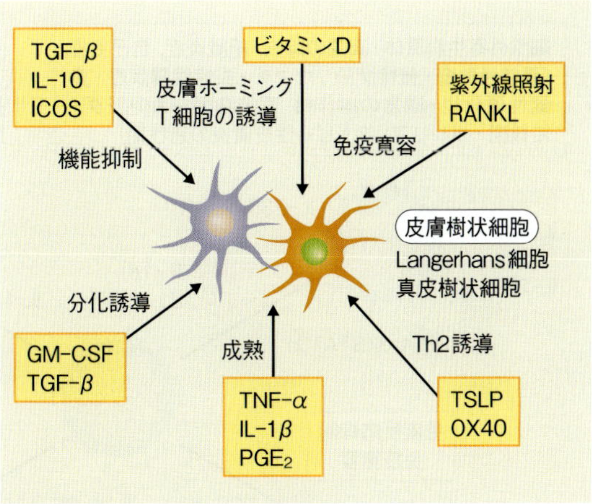

図 8　皮膚樹状細胞の機能調節
各種刺激に伴い皮膚樹状細胞は多彩な機能を発揮する．

T 細胞と皮膚

Mosmann らが 1986 年に CD4 陽性のヘルパー T 細胞を Th1 と Th2 型に分類[24]して約 20 年後，新たに Th17 や制御性 T 細胞の概念が確立された[25, 26]（6 章 d，8 章 f，9 章 d，10 章 a 参照）．これらの T 細胞の運命づけは，樹状細胞をはじめとする抗原提示細胞と T 細胞の相互作用や，T 細胞が分化成熟する際の周囲のサイトカイン環境の影響が大きい（図 9）．すなわちこれらの T 細胞サブセットへの分化は，あるサイトカイン環境の下に，特異的な転写因子を介して行われる．各ヘルパー T 細胞サブセットはそれぞれ特異的なサイトカインを産生し，これらが病態形成に大きく寄与する．

ヘルパー T 細胞は，分化の際に IL-12 が存在すると転写因子である T-bet を介して Th1 へと分化し，IFN-γ産生により細胞性免疫を誘導し，細胞内寄生病原体の排除や接触皮膚炎の形成に重要な役割を果たす[27]．細胞傷害性 T 細胞である CD8 陽性 T 細胞も同様の機序で IFN-γ 産生細胞である Tc1 へと分化し，接触皮膚炎，扁平苔癬，移植片対宿主病などの形成に関与する．

IL-4 が存在する環境下では転写因子 GATA-3 を介して IL-4，IL-5，IL-13 などを産生する Th2 へ

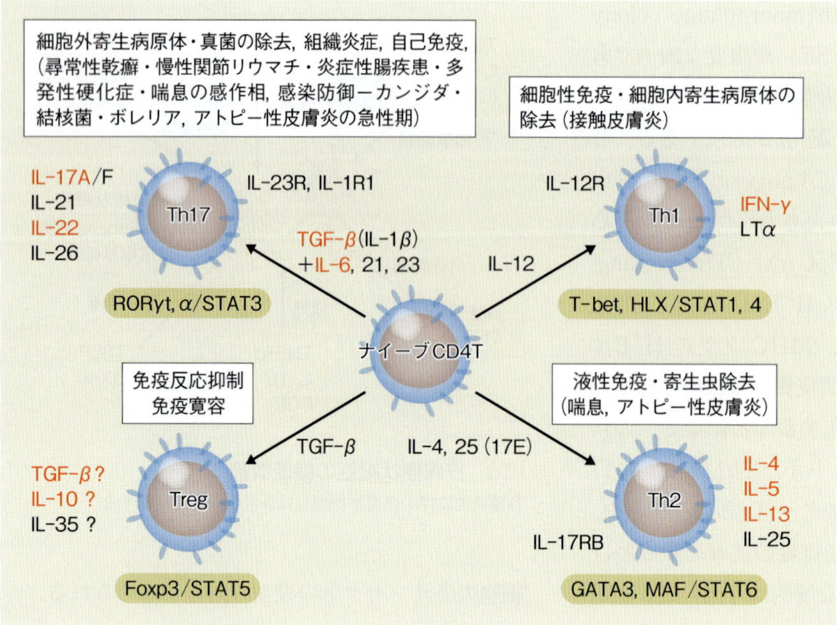

図9 ヘルパーT細胞サブセット

ヘルパーT細胞にはTh1，Th2，Th17とTregの4タイプ存在し，図に示すようなさまざまな役割を果たす．（色枠）は関連転写因子を示す．

と分化する．Th2細胞は液性免疫を誘導し，寄生虫排除に重要な役割を果たすのみならず，アトピー性皮膚炎，結節性痒疹や喘息などのアレルギー疾患の形成にも深く関与する．

さらに近年IL-6とTGF-β存在下で転写因子ROR-γtを介してIL-17，IL-22などを産生するTh17細胞も同定された．尋常性乾癬や全身性エリテマトーデス（systemic lupus erythematosus：SLE）や皮膚筋炎などの自己免疫疾患の皮膚症状の発現にもTh17が関与していることも明らかにされた[28]．また，Th2型の代表とされていたアトピー性皮膚炎の急性期においてTh17が関与していることを示唆する報告[29]もなされた．Th17細胞の皮膚免疫における関与の一例として，Th17細胞が産生するIL-17やIL-22は表皮角化細胞に作用して好中球の化学遊走能を有するIL-8の産生を誘導する．

一方，T細胞はこれまで炎症を引き起こすものと考えられてきたが，逆に免疫を抑制させるT細胞が存在することも同定され，制御性T細胞と呼ばれる．制御性T細胞はTGF-βにより誘導され，CD25や転写因子Foxp3がマーカーとして用いられる．制御性T細胞は紫外線照射や抗原大量曝露による免疫抑制状態に関与している[8]．そもそも皮膚には，血液などと比較して制御性T細胞の割合が高いことがヒトやマウスで知られており[30]，これら皮膚に存在する制御性T細胞は，CCR4とCD103が強陽性である[31]．制御性T細胞にCCR4を欠損させると制御性T細胞は皮膚や肺へホーミングできなくなるばかりか，肺と皮膚で炎症反応を生じる[32]．また，P/Eセレクチンのリガンドの産生に重要なフコシルトランスフェラーゼVIIの発現を欠失させても皮膚炎を自然発症する[31]．

以上の報告は，皮膚に存在する制御性T細胞が皮膚の免疫学的ホメオスタシスの維持に深く関与していることを示唆する．

皮膚へのホーミング

リンパ節において，樹状細胞により抗原提示を受けるリンパ球は活性化して記憶T細胞へと分化し，末梢を循環する．腸管指向性をもつ$\alpha_4\beta_7$インテグリン$^+$CCR9$^+$のT細胞と異なり，皮膚指向性T細胞は，ケモカイン受容体としてCCR4，CCR6，CCR10を発現し，そのリガンドは，それぞれCCL17（TARC）/CCL22（MDC），CCL20（MIP-3α），CCL27（CTACK）であり表皮角化細胞など

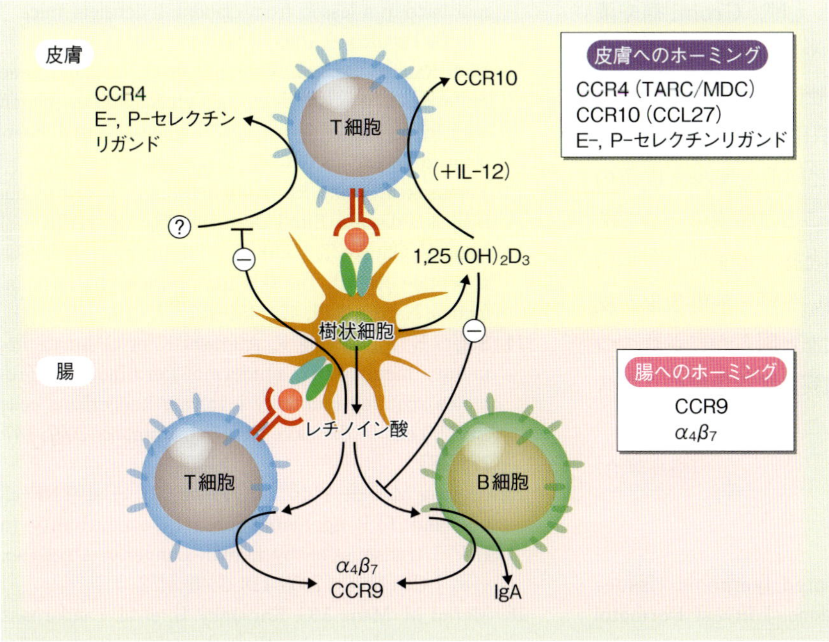

図10 皮膚へのホーミング
皮膚で感作されたT細胞は皮膚に行きやすく，腸管で感作されたT細胞は腸管に行きやすくなるシステムが生体には備わっている（Sigmundsdottir H, et al. 2007[35] を改変）．

に発現している[33]（図10）．また，インテグリンも腸管指向性と異なりVCAM-1受容体である$\alpha_4\beta_1$である．さらに皮膚のホーミングに際し血管内皮細胞との接着に重要な因子としては，cutaneous leukocyte antigen（CLA）があげられる．しかしながら，CLAはP-selectin glycoprotein（PSGL）-1のfucosyltransferase VII（FucT-VII）による修飾産物であり，むしろFucT-VIIの活性化が重要であるとする考えもある[34]．

このT細胞の指向性の決定にはビタミンが深く関与している．紫外線を浴びた皮膚はビタミンD_3の活性型である1,25（OH）$_2$D$_3$を樹状細胞を介して発現し，T細胞からCCR10の発現を亢進させ，逆に腸管指向性の$\alpha_4\beta_7$やCCR9の発現を抑制する[35]．また，腸管由来の樹状細胞は活性型ビタミンAであるレチノイン酸を介してT細胞上の$\alpha_4\beta_7$やCCR9を発現させ，腸管指向性を獲得する[36]（図10）．このように，生体は樹状細胞が活性化する周辺の環境に応じてT細胞のホーミング部位を決定づけるという免疫効率を上げるimprintingのような機能を有している．

Ig産生と皮膚

消化管の形質細胞がIgAを主に産生させるのが特徴であるのに対し，皮膚はIgE産生形質細胞を誘導しやすい環境にあるようである．実際，他臓器と比較して，表皮角化細胞や皮膚樹状細胞はTh2ケモカインを大量に産生することが可能である．Gehaらのグループは，マウスに経皮的に卵白アルブミン（ovalbumin：OVA）を慢性曝露させると血清中の卵白アルブミン特異的IgE値が上昇することを見いだした[37]．このようなIgE産生形質細胞の誘導は，気道や腸管のような粘膜を介して生じにくく，恐らくは皮膚に限られた機能であることが推測される．さらに，マウスにおいて，皮膚を介して卵白アルブミンで感作した後に，気道で卵白アルブミンによる惹起を行うと喘息症状を誘発されるため[37]，皮膚を介した感作機構が，全身アレルギー反応の引き金になりうることになる[37]．

おわりに

腸管における免疫関連疾患が皮膚に症状を現すこ

とはしばしば経験する．たとえば，Crohn病や潰瘍性大腸炎では，結節性紅斑や壊疽性膿皮症を合併しやすい．Behçet病も，口腔内アフタや結節性紅斑，外陰部潰瘍のみならず，消化管潰瘍を生じうる．Stevens-Johnson症候群などの重症薬疹も皮疹のみならず，粘膜症状を認めることが特徴の一つである．皮膚は腸管と同様，外界と接する重要な免疫臓器である．腸管内と非常に近い生理・病態現象が皮膚でも発生していることが次々と明らかにされつつあり，今後ますます皮膚と粘膜，腸管免疫のクロストークが明らかにされていくこととなろう．

（椛島健治）

◉引用文献

1. Streilein JW. Skin-associated lymphoid tissues (SALT): origins and functions. J Invest Dermatol 1983; 80: 12s-16s.
2. Chung WH, Hung SI, Yang JY, et al. Granulysin is a key mediator for disseminated keratinocyte death in Stevens-Johnson syndrome and toxic epidermal necrolysis. Nat Med 2008; 14: 1343-1350.
3. Grabbe S, Schwarz T. Immunoregulatory mechanisms involved in elicitation of allergic contact hypersensitivity. Immunol Today 1998; 19: 37-44.
4. Kabashima K, Miyachi Y. Prostanoids in the cutaneous immune response. J Dermatol Sci 2004; 34: 177-184.
5. Kabashima K, Sakata D, Nagamachi M, et al. Prostaglandin E2-EP4 signaling initiates skin immune responses by promoting migration and maturation of Langerhans cells. Nat Med 2003; 9: 744-749.
6. Mori T, Kabashima K, Yoshiki R, et al. Cutaneous hypersensitivities to hapten are controlled by IFN-gamma-upregulated keratinocyte Th1 chemokines and IFN-gamma-downregulated langerhans cell Th2 chemokines. J Invest Dermatol 2008; 128: 1719-1727.
7. Soumelis V, Reche PA, Kanzler H, et al. Human epithelial cells trigger dendritic cell mediated allergic inflammation by producing TSLP. Nat Immunol 2002; 3: 673-680.
8. Loser K, Mehling A, Loeser S, et al. Epidermal RANKL controls regulatory T-cell numbers via activation of dendritic cells. Nat Med 2006; 12: 1372-1379.
9. Palmer CN, Irvine AD, Terron-Kwiatkowski A, et al. Common loss-of-function variants of the epidermal barrier protein filaggrin are a major predisposing factor for atopic dermatitis. Nat Genet 2006; 38: 441-446.
10. Furuse M, Hata M, Furuse K, et al. Claudin-based tight junctions are crucial for the mammalian epidermal barrier: a lesson from claudin-1-deficient mice. J Cell Biol 2002; 156: 1099-1111.
11. Hadj-Rabia S, Baala L, Vabres P, et al. Claudin-1 gene mutations in neonatal sclerosing cholangitis associated with ichthyosis: a tight junction disease. Gastroenterology 2004; 127: 1386-1390.
12. Yamasaki K, Gallo RL. Antimicrobial peptides in human skin disease. Eur J Dermatol 2008; 18: 11-21.
13. Nizet V, Ohtake T, Lauth X, et al. Innate antimicrobial peptide protects the skin from invasive bacterial infection. Nature 2001; 414: 454-457.
14. Sugita K, Kabashima K, Atarashi K, et al. Innate immunity mediated by epidermal keratinocytes promotes acquired immunity involving Langerhans cells and T cells in the skin. Clin Exp Immunol 2007; 147: 176-183.
15. de Jong MA, de Witte L, Oudhoff MJ, et al. TNF-alpha and TLR agonists increase susceptibility to HIV-1 transmission by human Langerhans cells ex vivo. J Clin Invest 2008; 118: 3440-3452.
16. Merad M, Manz MG, Karsunky H, et al. Langerhans cells renew in the skin throughout life under steady-state conditions. Nat Immunol 2002; 3: 1135-1141.
17. de Witte L, Nabatov A, Pion M, et al. Langerin is a natural barrier to HIV-1 transmission by Langerhans cells. Nat Med 2007; 13: 367-371.
18. Kissenpfennig A, Malissen B. Langerhans cells—revisiting the paradigm using genetically engineered mice. Trends Immunol 2006; 27: 132-139.
19. Merad M, Ginhoux F, Collin M. Origin, homeostasis and function of Langerhans cells and other langerin-expressing dendritic cells. Nat Rev Immunol 2008; 8: 935-947.
20. Kaplan DH, Jenison MC, Saeland S, et al. Epidermal langerhans cell-deficient mice develop enhanced contact hypersensitivity. Immunity 2005; 23: 611-620.
21. Kissenpfennig A, Henri S, Dubois B, et al. Dynamics and function of Langerhans cells in vivo: dermal dendritic cells colonize lymph node areas distinct from slower migrating Langerhans cells. Immunity 2005; 22: 643-654.
22. Bennett CL, van Rijn E, Jung S, et al. Inducible ablation of mouse Langerhans cells diminishes but fails to abrogate contact hypersensitivity. J Cell Biol 2005; 169: 569-576.
23. Sato K, Yamashita N, Baba M, et al. Modified myeloid dendritic cells act as regulatory dendritic cells to induce anergic and regulatory T cells. Blood 2003; 101: 3581-3589.
24. Mosmann TR, Cherwinski H, Bond MW, et al. Two types of murine helper T cell clone. I. Definition according to profiles of lymphokine activities and secreted proteins. J Immunol 1986; 136: 2348-2357.
25. Schmidt-Weber CB, Akdis M, Akdis CA. TH17 cells

in the big picture of immunology. J Allergy Clin Immunol 2007; 120: 247-254.
26. Sakaguchi S. Naturally arising Foxp3-expressing CD25+ CD4+ regulatory T cells in immunological tolerance to self and non-self. Nat Immunol 2005; 6: 345-352.
27. Mori T, Kabashima K, Yoshiki R, et al. Cutaneous hypersensitivities to hapten are controlled by IFN-gamma-upregulated keratinocyte Th1 chemokines and IFN-gamma-downregulated Langerhans cell Th2 chemokines. J Invest Dermatol 2008; 128: 1719-1727.
28. Zheng Y, Danilenko DM, Valdez P, et al. Interleukin-22, a T (H) 17 cytokine, mediates IL-23-induced dermal inflammation and acanthosis. Nature 2007; 445: 648-651.
29. Koga C, Kabashima K, Shiraishi N, et al. Possible pathogenic role of Th17 cells for atopic dermatitis. J Invest Dermatol 2008; 128: 2625-2630.
30. Hirahara K, Liu L, Clark RA, et al. The majority of human peripheral blood CD4+CD25highFoxp3+ regulatory T cells bear functional skin-homing receptors. J Immunol 2006; 177: 4488-4494.
31. Dudda JC, Perdue N, Bachtanian E, et al. Foxp3+ regulatory T cells maintain immune homeostasis in the skin. J Exp Med 2008; 205: 1559-1565.
32. Sather BD, Treuting P, Perdue N, et al. Altering the distribution of Foxp3(+)regulatory T cells results in tissue-specific inflammatory disease. J Exp Med 2007; 204: 1335-1347.
33. Kunkel EJ, Butcher EC. Chemokines and the tissue-specific migration of lymphocytes. Immunity 2002; 16: 1-4.
34. Maly P, Thall A, Petryniak B, et al. The alpha (1,3) fucosyltransferase Fuc-TVII controls leukocyte trafficking through an essential role in L-, E-, and P-selectin ligand biosynthesis. Cell 1996; 86: 643-653.
35. Sigmundsdottir H, Pan J, Debes GF, et al. DCs metabolize sunlight-induced vitamin D3 to 'program' T cell attraction to the epidermal chemokine CCL27. Nat Immunol 2007; 8: 285-293.
36. Iwata M, Hirakiyama A, Eshima Y, et al. Retinoic acid imprints gut-homing specificity on T cells. Immunity 2004; 21: 527-538.
37. Spergel JM, Mizoguchi E, Brewer JP, et al. Epicutaneous sensitization with protein antigen induces localized allergic dermatitis and hyperresponsiveness to methacholine after single exposure to aerosolized antigen in mice. J Clin Invest 1998; 101: 1614-1622.

j

老化と粘膜免疫

はじめに

ヒトと感染症との戦いは，太古から延々と続いているが，大きな転機となったのは抗生物質の発見であろう．このヒトによる感染症に対する画期的な攻撃は大きな効果をもたらし，感染症はヒトによってコントロールされたかのようにみえていた．しかし，近年，抗生物質によって抑制されていた微生物たちの逆襲が徐々に広がってきている．事実，現在でもなお全世界の感染症に起因した死亡は年間1,350万人，総死亡数の約1/4を占めている．

近年，交通機関の発達による人びとの移動，都市化による人口過密，貧困，地球温暖化などの社会要因，易感染性宿主（高齢者，エイズなど）の増加，病原体の変化などさまざまな要因により新興・再興感染症が問題となっている．WHOではこれらに対する緊急な対策を呼びかけている．

エイズの原因ウイルスであるHIVなど多くの感染源が，粘膜面を門戸として侵入してくるという事実を踏まえると，粘膜局所と全身系に抗原特異免疫応答を誘導することができる，効果的な粘膜ワクチン開発の重要性が自ずと理解できる．しかし，有効なワクチンの開発は一筋縄ではいかない．特に免疫能力が弱い小児や高齢者に有効なワクチンの開発は，最優先事項といえよう．

高齢者は多くの病原性微生物の感染に対するハイリスク群として位置づけられている．感染症の多くは病原体の保有期間や症状の程度によって伝播の危険性や流行の範囲を左右するため，高齢者への予防対策は，個人に対する予防効果だけでなく地域への拡大の抑制，さらには経済的な損失を阻止する意味でも重要である．したがって，粘膜免疫の老齢化に伴う変化について解析することは，感染防御の第一線にあるこの免疫機構の性質上，最優先事項の一つといっても過言ではない．

本項では，現在まで明らかにされてきた加齢による粘膜免疫機構の変化について紹介することによって，老化と粘膜免疫の研究のさらなる発展を促し，高齢者のための有効なワクチン開発への足がかりになることを期待したい．

粘膜免疫システム

“内なる外”と呼ばれる粘膜面は，口腔，鼻腔から始まり，呼吸器，消化器，泌尿・生殖器は粘膜という1層のバリアーを介して外界に接しており，宿主の体表面を覆っている皮膚とは異なり，もろく壊れやすい．にもかかわらず，多くの微生物やウイルスなどの病原体からの侵襲に常に脅かされている．粘膜面の表面積は，成人の場合では皮膚表面積の200倍以上になり，その広さはテニスコートの約1.5面分にも相当するといわれている．この粘膜免疫機構における抗原特異的バリアーの主役として働いているのが分泌型IgA（secretory IgA：SIgA）であり，これをいかに効果的に誘導・制御するかが，感染症から宿主を守る重要な鍵となる．そこで，まずどのようにして抗原に特異的なSIgAが誘導されるのかその仕組みについて説明する．

粘膜面には粘膜関連リンパ組織（mucosa-associated lymphoid tissue：MALT）が散在している（5章参照）．この組織にはIgA応答の誘導・制御に必要なすべての免疫制御T細胞，IgA産生前駆B細胞，抗原提示細胞などが存在している[1,2]．消化器系の場合には，腸管関連リンパ組織（gut-associated lymphoid tissue：GALT）が中心となり，経口的に侵入してきた異物に対する抗原特異的IgA抗体を誘導している．一方，上気道粘膜では，鼻咽頭関連リンパ組織（nasopharynx-associated lymphoid tissue：NALT）が免疫応答の中心的な役割を示す．つまり，効果的な粘膜免疫を誘導するためには，いかにこの粘膜関連リンパ組織内の抗原特異的免疫応答担当細胞群を活性化するかが鍵となってくる．適切な経口免疫を行うと，投与された抗原が腸管関連リンパ組織の代表であるPeyer板や鼻咽頭関連リンパ組織内に取り込まれる．抗原はそこに存在するIgA抗体産生に必要な$CD4^+$Tヘルパー（Th）細胞，IgA産生前駆B細胞などを活性化する．抗原により刺激されたこれらの免疫担当細胞は，Peyer板/鼻咽頭関連リンパ組織を離れ，IgAを誘導するための共通粘膜免疫システム（common mucosal immune system：CMIS）を介して粘膜固有層を含む遠隔の粘膜免疫実効組織に到達する[1,2]（6章a，7章参照）．そこにおいて，Th2型$CD4^+$T細胞から産生されるIL-5，IL-6などのサイトカインの働きにより，IgA産生前駆B細胞が分化して形質細胞となり，二量体・多量体のIgA抗体が産生される[1,2]（6章b参照）．まさしく抗原を“食べさせる”“飲ませる”“吸わせる”ことで抗原特異的免疫応答が誘導できる．

IgA抗体の役割

近年，最初に感作される粘膜組織によりSIgAの分泌パターンが異なることが報告された[3]．

経鼻免疫の場合，気道や唾液のほか，腟液で高濃度のSIgAが検出される．一方，経口免疫では腸管や唾液，乳汁中へのIgAの分泌が中心となる[3]．したがって，粘膜ワクチンを開発していくうえでは目的に合った適切な投与経路を選択する必要があるといえる．粘膜面におけるSIgAの中心的役割は，粘膜面を介して侵入してくる病原微生物の付着阻止である．病原微生物に特異的なSIgAが誘導されると，病原体に結合することにより上皮細胞膜上の受容体への結合を阻止し，その免疫複合体の排出を促進する．また，病原性細菌の産生する毒素や酵素に特異的なSIgAは強い中和効果を持っており，毒素などによる宿主細胞への毒性を阻止する．またウイルスに特異的なSIgA抗体は効果的な中和作用を示し，上皮細胞へのウイルスの感染を阻止する．このようにSIgAは粘膜において異物の侵入を効率よく阻止し，第一線の防御バリアーとして機能している（8章a，11章d～f参照）．

老化による免疫能力の変化

免疫能力の老齢化の特徴として，T細胞の免疫応答異常があげられる（図1）．つまり，記憶T細胞の増加，マイトジェンなどの刺激に対する低応答性，そしてサイトカイン産生能の低下などの現象が報告されている．また，T細胞表面に存在するIL-2受容体の減少やそれに関連した細胞内シグナル伝達経路の異常についても報告されている[4,5]．さらに，記憶T細胞の増加原因の1つとして，アポトーシス機能の低下も報告されており，Fas抗原をT細胞に特異的に発現させたトランスジェニックマウスでは，老齢化によるアポトーシス機能の低下を防ぐことが可能である[6]．

このような老齢化によるT細胞の機能低下には，B細胞へのヘルパー機能も含まれ，間接的な抗体産生応答の減少を引き起こしている．また，B細胞に関する老化に伴う変化として，マウスの脾臓におけるIL-10を産生する$CD5^+$B細胞の増加が報告されている[7]．また，老齢マウスでは，安定したクローナルB細胞が発達していることが明らかにされている[8]．さらに，老齢マウスのB細胞では，IgGのクラススイッチ組換え（class switch recombination：CSR）に必要とされる，E47や活性化シチジン脱アミノ酵素（activation-induced cytidine deaminase：AID）の産生が減少していることが明ら

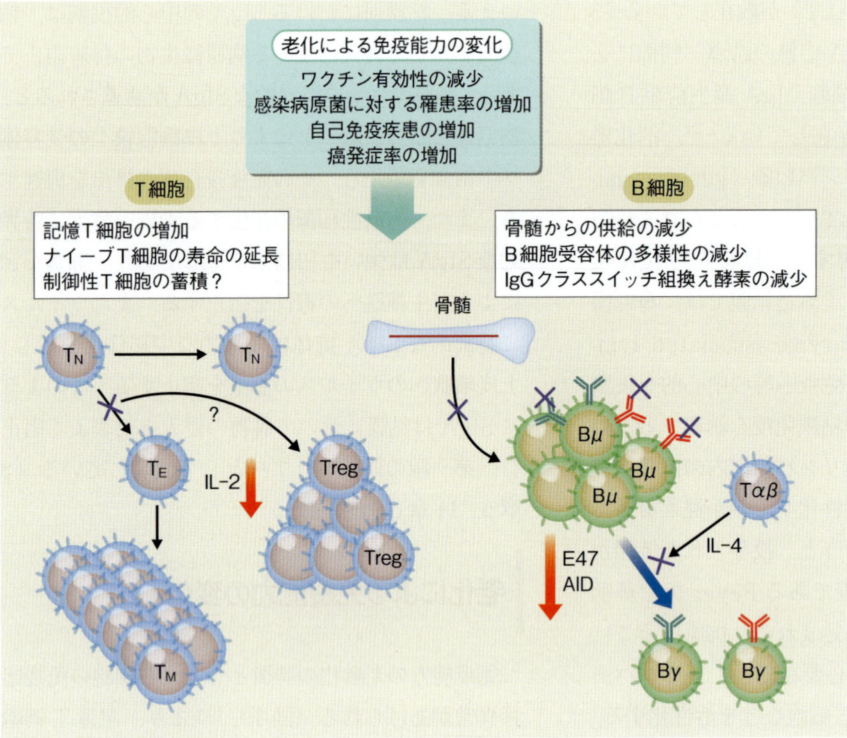

図1 老化による免疫能力の変化

免疫応答の老化現象はその主たる役割を果たしているT細胞とB細胞における研究が進んでいる．T細胞では，記憶T細胞の増加に伴うナイーブT細胞の減少が新たな免疫応答誘導の妨げになっている．また，ナイーブT細胞の寿命の延長はエフェクターT細胞への分化の減少を示唆している．また近年では制御性T細胞が加齢により蓄積されているという報告もある．T_N：ナイーブT細胞，T_E：エフェクターT細胞，T_M：記憶T細胞，Treg：制御性T細胞．B細胞では，幹細胞の老化に伴う実質的なB細胞の供給が減少し，B細胞受容体の多様性も低下している．さらに，クラススイッチ組換えに必須な酵素の減少によるIgG B細胞の誘導も減少している．Bμ：IgM B細胞，Bγ：IgG B細胞．

かにされている[9]（**図1**）．

以上のように全身免疫系における老化に伴う細胞・分子レベルでの解析が進んでいるにもかかわらず，粘膜免疫における老化現象の詳しい解析については，ほとんど明らかにされていないのが現状である．

加齢による腸内細菌叢の変化

腸内常在細菌は，栄養素の供給，病原性細菌の定着の阻止など恒常性の維持という観点から重要な役割を果たしている．さらに，宿主の粘膜免疫機構の成熟化，特にSIgA抗体の産生，腸管上皮内リンパ球（intraepithelial lymphocyte：IEL）の発達にも大きくかかわっていることが報告されている[10-12]（9章a参照）．たとえば，無菌マウスでは，Peyer板の未発達，$CD4^+$T細胞やIgA産生細胞の減少が報告されている[13,14]．したがって，これらの無菌マウスの通常の飼育環境に戻してやると，正常な粘膜免疫機能が回復される[15,16]．またヒトにおいても，常在菌の刺激を受けた腸管粘膜上皮細胞（intestinal epithelial cells：IECs）がIgM^+B細胞のIgA2へのクラススイッチ組換えを促すことが知られている[17]．これを裏づけるように，正常なIgAクラススイッチ組換え機能が損失している活性化シチジン脱アミノ酵素欠損マウスでは，通常では存在しないフィラメント状細菌が増殖していることが明らかになっている[18]．

これらの報告は，常在細菌叢が粘膜IgA抗体の誘導・産生に深くかかわっていることを示唆している．では，この腸管常在細菌叢は，加齢とともにどのように変化するのだろうか．常在細菌叢とかかわりの深い粘膜IgA抗体のレベルを検討したところ，老齢者と若年成人のあいだにはその抗体量にほとんど差は認められなかった[19]．同様に，マウスやラットにおいても，粘膜面と血清中のIgA抗体のレベルの加齢による変化は認められなかった[20-24]．

これらの事実を踏まえると，加齢による常在細菌叢の変化はなさそうであるが，実際には，fusobacteria，propionibacteria，clostridiaなどが増加す

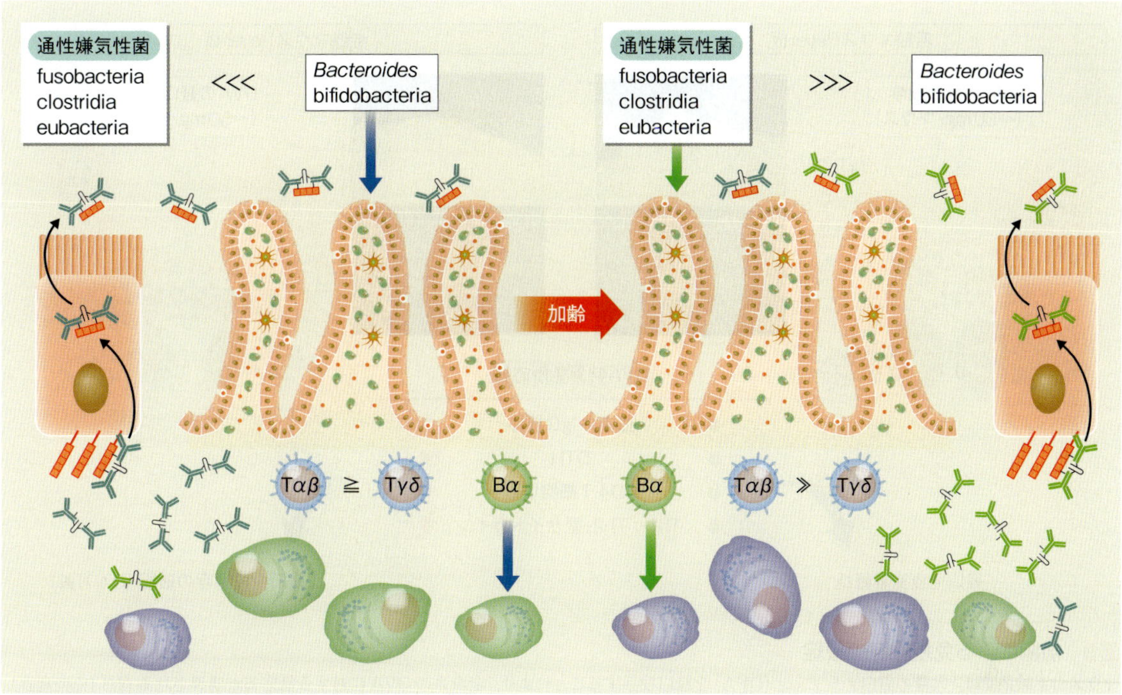

図2 老化による常在細菌叢の変化

加齢と共に常在細菌叢の変化が認められ，老齢者では宿主の腸内環境の恒常性を保つために有効な細菌（*Bacteroides*, bifidobacteria）が減少し，通性嫌気性菌，fusobacteria，clostridia，eubacteria などが優位に存在するようになる．このような細菌叢の変化はこれらの細菌によって誘導されるIgA抗体の本質の変化をもたらす．

る一方，bacteroides，bifidobacteria などの体によいとされる細菌が減少している[12]（図2）．このような常在細菌叢の変化は，腸管内の老廃物を増加させ，炎症や感染症への感受性を増やし，SIgA 抗体の本質の変化をもたらしていると考えられる．したがって，加齢による常在細菌叢と免疫応答の変化を解析することは，今後，抗原特異的免疫応答や寛容による粘膜免疫応答の恒常性を理解するうえで重要な課題である．

加齢による経口免疫寛容の破綻

経口免疫寛容は，粘膜免疫応答の恒常性の維持の一端を担っているのは明らかである．

子どものころに牛乳を飲むことは何の問題もなかったのに，中年になってから，お腹が“ゴロ，ゴロ”するというのはよく聞く話である．これは，加齢による変化が寛容の誘導に影響をもたらしているのだろうか．マウスの実験モデルでは，25 週齢から経口免疫寛容の誘導が損なわれていることが報告されている[25-27]（図3）．したがって，ある一定の加齢が進むとそれ以降，寛容が成立しないわけである．ところが，若齢マウス（8 週齢）で経口免疫寛容を誘導しておけば，その後どの時点においても寛容の誘導が維持されているという報告もある[28]．

これらの結果は，ある一定の早い時期に新しい抗原に対する経口免疫寛容を失うが，それ以前に寛容を作り上げた抗原に対しては，老化が進んでも失われないということを示唆している．これを踏まえて“牛乳”の例を考えると，加齢によって牛乳を異なる抗原として認識していると考えられる．これが，消化・吸収という生理的変化のためか，粘膜免疫の変化による影響なのかは，さらなる解析の余地を残している．いずれにせよ，老化の過程において，経口免疫寛容の誘導は，ほかの免疫応答に比べて早期に破綻することが，異なる抗原を用いた種々のマウ

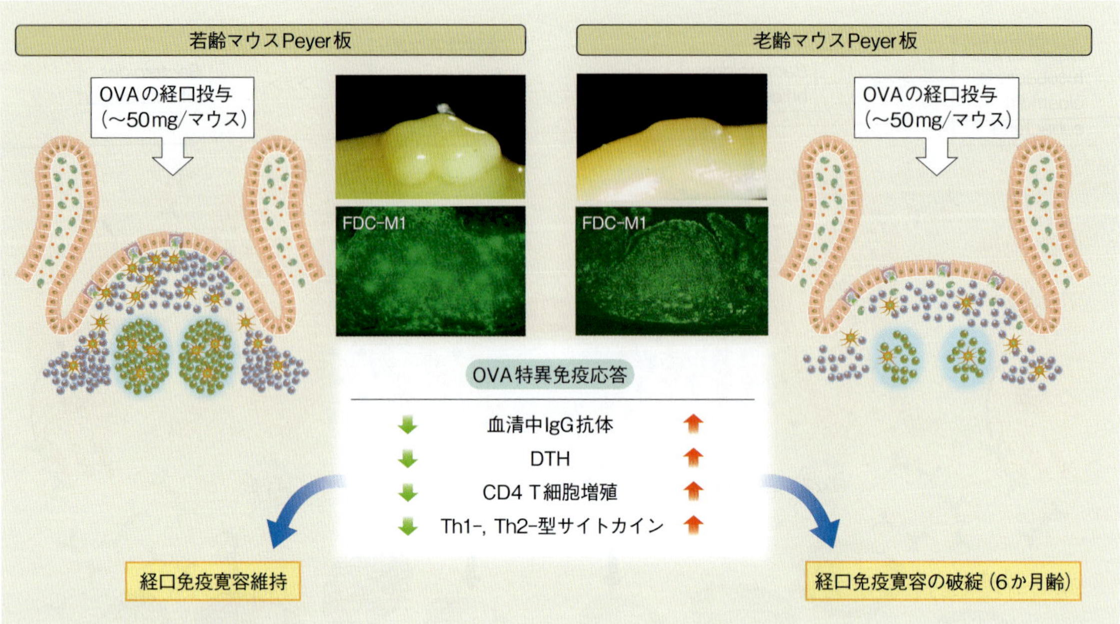

図3 加齢による免疫寛容の破綻

マウスの実験系では，大量の卵白アルブミン(OVA)を経口投与することにより，全身系のOVAに対する低応答が誘導される(経口免疫寛容)．この寛容の成立は老化に伴い破綻し，6か月齢のマウスでは寛容の誘導は成立しない．この原因の1つとしてPeyer板の縮小化，またその胚中心に存在する樹状細胞の減少が報告されている．

スモデルで報告されている．

上述したように6~8か月齢のマウスにおいて，すでに寛容誘導の喪失が起きる（図3）．これは，Peyer板の上皮細胞下や胚中心にある樹状細胞(dendritic cells：DCs)の数の低下に起因するTおよびB細胞の機能低下が原因の一つとして考えられる[26]（図3）．しかし，詳細は不明な点が多く，加齢による制御性CD4$^+$T(regulatory T：Treg)細胞への影響とそれらの経口免疫寛容とのかかわりについての報告はきわめて少ない．

老化マウスにおける腸管粘膜免疫応答

老化現象による粘膜免疫の変化を明らかにするために，現在まで解析が進んでいる腸管粘膜免疫に焦点を当ててみよう．

抗原特異的免疫応答の誘導にあたって，抗原としては卵白アルブミン（ovalbumin：OVA）を用い，コレラ毒素（cholera toxin：CT）を粘膜アジュバントとして用いた実験がある．卵白アルブミンをコレラ毒素とともに初回投与から1週間おきに計3回，マウスに経口投与する免疫スケジュールにより，Peyer板にTh2細胞が誘導され，粘膜局所では卵白アルブミンに特異的なSIgA，全身系ではIgGとIgAの免疫応答が誘導された．この経口免疫法を用いて，6~8週齢，12か月齢，および24か月齢のマウスにおける抗原特異的免疫応答を解析した．血清中の抗卵白アルブミンIgGとIgAは6~8週齢のマウスにおいて顕著な上昇を示したが，12か月齢および24か月齢のマウスではきわめて低い抗体価を示した[24]（図4）．さらに糞便抽出液中の抗卵白アルブミン-IgA抗体も，6~8週齢マウスで高い値を示したが，老齢マウス群（12か月齢と24か月齢）ではほとんど検出不可能であった[24]（図4）．

これらの結果は，抗原特異的ELISPOT法を用いた細胞レベルにおける解析でも裏打ちされた．すなわち，全身系組織の代表である脾臓における卵白アルブミン特異的IgGおよびIgA抗体産生細胞数の明らかな減少が認められた．また，粘膜系組織で

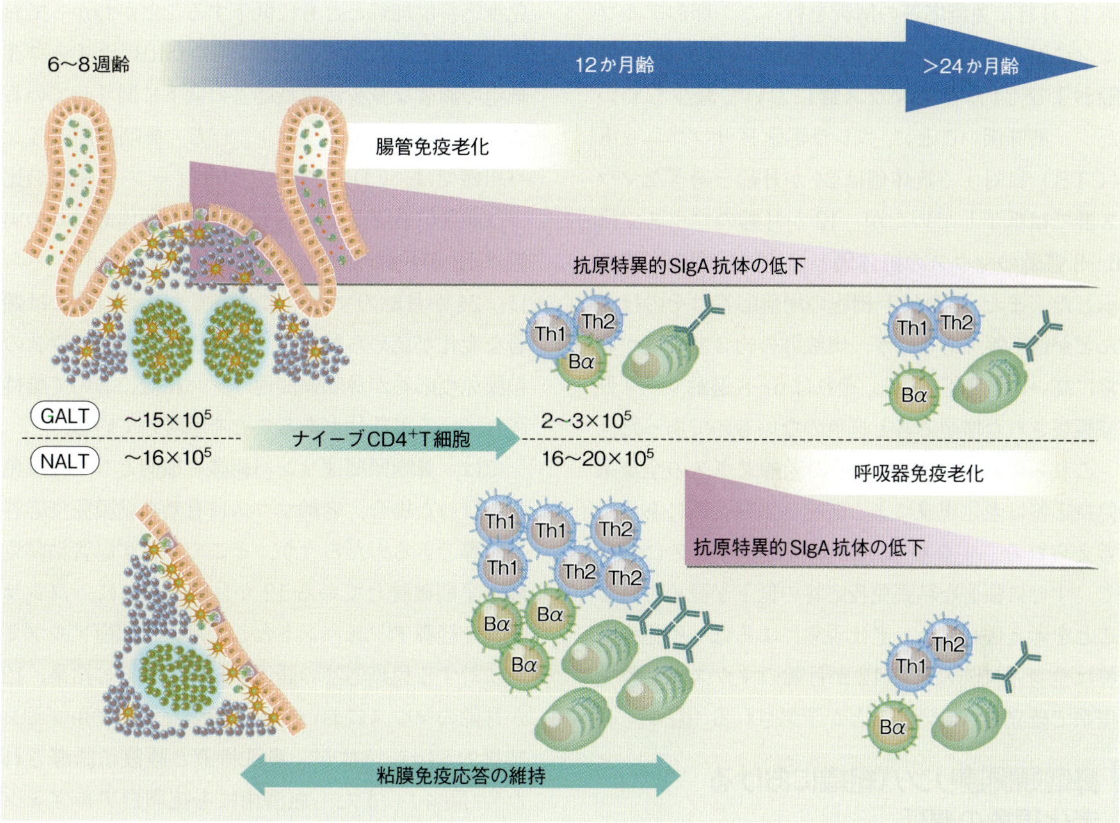

図4 GALTとNALTの加齢による免疫応答の変化

Peyer板に代表されるGALTでは，加齢による抗原特異的免疫応答の低下が12か月齢から認められ，24か月齢で顕著な低応答が観察される．一方，腸管免疫の老化が起きている12か月齢のNALTにおける免疫応答は6〜8週齢のそれと比して遜色ないものである．しかし，24か月齢では腸管免疫と同様，呼吸器免疫老化が顕著に表れる．

は，IgA誘導組織のPeyer板，IgA実効組織である腸管粘膜固有層における抗原特異的IgA抗体産生細胞数の顕著な減少が，老齢マウス群で認められた[24]（図4）．

次にTh細胞応答について解析を加えたところ，同様な傾向が認められた[24]．すなわち，卵白アルブミンとコレラ毒素で経口免疫を行ったマウスのPeyer板から分離した$CD4^+$T細胞の細胞増殖反応は12か月齢および24か月齢のマウスにおいてほとんど認められなかったが，6〜8週齢のマウスでは顕著な増殖反応を示した．同様に分離した脾臓$CD4^+$T細胞の増殖反応も，12か月齢のマウスですでに抑制されていることが明らかになった[24]（図4）．

これらの結果は，抗原刺激によって誘導された$CD4^+$T細胞によるサイトカイン産生の解析によっても確認された．経口免疫を行った12か月齢のマウスのPeyer板および脾臓から分離した$CD4^+$T細胞による，抗原刺激によって培養上清中に誘導されたIL-4の分泌量はELISA法の検出限界以下であった[24]．一方，6〜8週齢マウスのIL-4の産生は，Peyer板と脾臓の$CD4^+$T細胞培養上清中に顕著に検出された[24]．これらの結果は，経口免疫を施した12か月齢のマウスにおいて，すでに顕著な粘膜免疫応答の破綻が起きていることを示唆している（図4）．

そこで，次に老齢マウスに全身系免疫を行った場合の免疫応答について検討した．抗原とアジュバントは，経口免疫の場合と同様に卵白アルブミンとコレラ毒素を用い，第0日と7日に皮下免疫を行い，第12日目に免疫応答の解析を行った．卵白アルブミンに対する血清中のIgG抗体価は両群の12か月齢および24か月齢マウス群において減少していた[24]．興味深いことに，コレラ毒素Bサブユニット（CTB）に対する抗体価は24か月齢を過ぎたマウス群では低下していたが，12か月齢のマウスでは6〜8週齢のマウスの抗体価とほぼ同程度の応答を示した．また，$CD4^+$T細胞の増殖応答はそのほとんどが低応答であったが，実験群の約2割程度が非常に高い増殖応答を示し，それは6〜8週齢マウス群で観察された増殖応答と遜色のないものであった．

これらの結果は12か月齢の老齢マウスの全身系免疫応答は老化現象による破綻への移行期にあると考えられる．すなわち，12か月齢のマウスにおいて，すでに顕著な粘膜免疫応答の低下が認められることを考え併せると，老化現象による低・不免疫応答は全身系に先んじて12か月齢のマウスの粘膜免疫系で確立されていることが予想される（図4）．

鼻咽頭関連リンパ組織における老化現象の遅延

腸管粘膜免疫系と同様，上気道でも免疫組織が存在し，マウスやラットでは，口蓋の裏，鼻中隔に付随する一対のリンパ濾胞がそれに相当することが明らかとなった．これを鼻咽頭関連リンパ組織と呼び，ヒトにおけるWaldeyer扁桃輪がそれに相当するとされている[1,2]（5章f参照）．

鼻咽頭関連リンパ組織とPeyer板とはいくつか共通点があり，①細胞の構成が類似している．②抗原の侵入口であるM（microfold）細胞が発見されている．③抗原刺激後に誘導される主な抗体はIgAである．しかし，その一方ではそれぞれの組織器官の発生機構やリンパ球が帰巣する場合のホーミングマーカーは異なるなど，互いの相違点も明確になりつつある[29]．老齢マウスのPeyer板の$CD4^+$T細胞の一個体あたりの実数を測定した結果，若齢マウスと比較して$CD4^+CD45RB^+$ナイーブT細胞の顕著な減少が認められた[30]（図4）．これは，Peyer板のサイズそのものが縮小していることも一要因といえる[31]（図4）．上述したように，腸管における免疫応答は加齢とともに低下することがわかっており，Peyer板における$CD4^+CD45RB^+$ナイーブT細胞の顕著な減少が免疫応答の低下に関与していることが示唆される（図4）．一方，鼻咽頭関連リンパ組織では，$CD4^+CD45RB^+$ナイーブT細胞の比率は顕著に低下しているものの，一個体あたりの実数は12か月齢のマウスでは増加している[30]．さらに，24か月齢のマウスにおいても，その数には顕著な変化が認められない．このことは老齢マウスの粘膜免疫応答が鼻咽頭関連リンパ組織において維持されている可能性があることを示唆している．

では，鼻咽頭関連リンパ組織を標的とした経鼻免疫を行った場合，老齢マウスに有効な粘膜免疫応答を誘導できるのだろうか．そこで，まず腸管粘膜免疫が早期破綻している12か月齢マウスに，コレラ毒素を経鼻アジュバントとして用いて卵白アルブミンに対する免疫応答の誘導を試みた．その結果，12か月齢のマウスにおいても，顕著な卵白アルブミン特異的SIgA抗体が，鼻洗浄液と唾液に誘導された[30]（図4）．また，血清中にも抗卵白アルブミンIgG抗体が誘導され，これらの抗体価は，若齢マウスに比べ遜色のないものであった[30]．

これらの結果を裏づけるように，12か月齢マウスでは粘膜免疫実効組織である鼻粘膜固有組織（nasal passage：NP）および顎下腺に卵白アルブミン特異的IgA抗体産生細胞（antibody forming cells：AFCs）が誘導され，それらの数は，若齢マウスとほぼ同数であった[30]．さらに頸部リンパ節（cervical lymph nodes：CLNs）や脾臓においても若齢マウスと同等の抗体産生細胞が認められた[30]．

このことは，12か月齢マウスにおける鼻咽頭関連リンパ組織を中心とした上気道粘膜免疫応答は，若齢マウスと同等の機能を維持していることを示唆している（図1，3）．続いてこのときの頸部リンパ節および脾臓におけるThサイトカイン産生について検討した結果，Th1型のサイトカインであるIFN-γおよびIL-2産生は若齢および老齢マウスともに低応答であり，両者に有意差は認められなかった．

一方，代表的なTh2型のサイトカインである

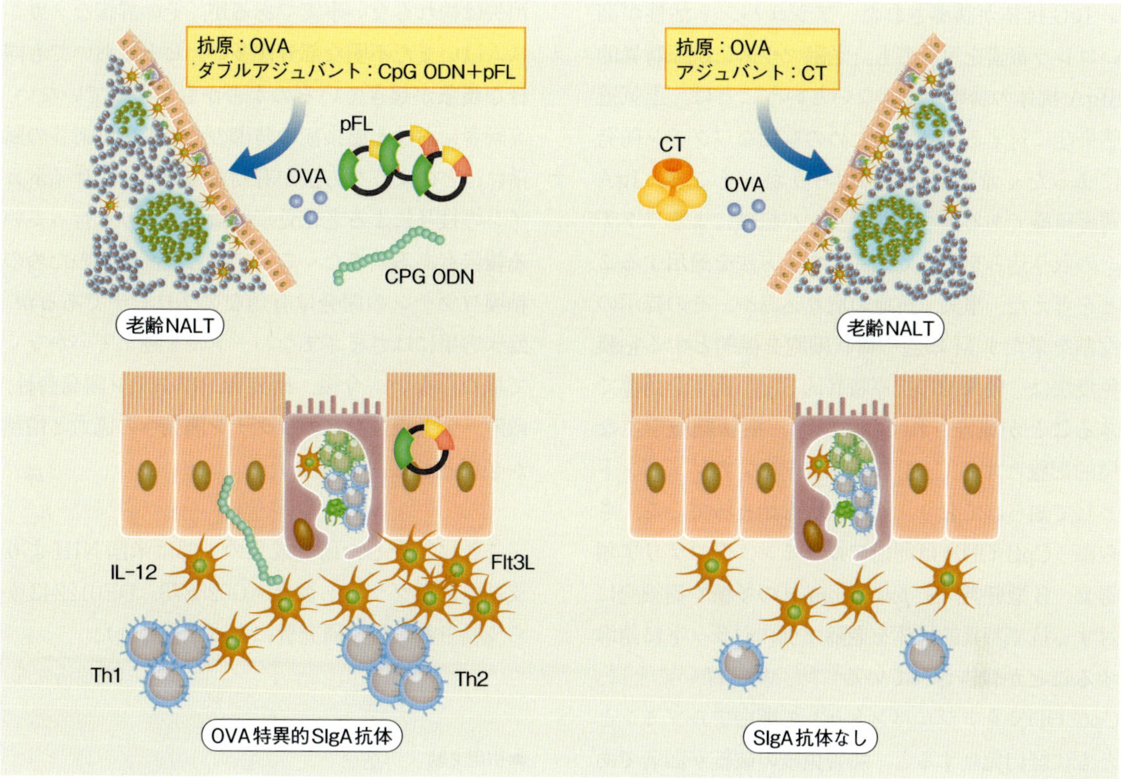

図5　新たな経鼻アジュバント

老化マウス(24か月齢)では，経鼻免疫法を用いても既存の粘膜アジュバントでは有効な粘膜免疫応答を誘導できない．しかし，樹状細胞を標的とした粘膜アジュバントは，この細胞の増殖・活性化を促し，抗原特異的IgA抗体を誘導することができる．

IL-4の産生は維持されており，特にIL-5とIL-6において若齢マウスよりも12か月齢マウスのほうが有意に高い産生が認められた[30]．このように，経鼻ワクチンが12か月齢マウスでも有効であるのは，上述したように鼻咽頭関連リンパ組織におけるナイーブ$CD4^+$T細胞数が維持されているためと推測できる．これまでの研究から腸管における特異応答は加齢とともに低下することが示唆されているが，この結果から経鼻的に抗原を接種した場合，加齢による上気道粘膜免疫応答機能の低下は少ないことが考えられる（図3）．

新たな経鼻アジュバントとその可能性

高齢者のワクチン開発を視野に置いた場合，粘膜免疫システムの機能低下も加味した抗原特異的SIgA抗体を誘導できるワクチンが望ましい．なぜなら，高齢者で最も高い死亡率を示すのは，インフルエンザウイルスと*Streptococcus pneumoniae*による上気道感染症によるものであり，抗原特異的SIgA抗体は病原体の侵入を粘膜面という水際で未然に防ぐだけでなく，毎年流行型が変わるインフルエンザウイルスに対する交差防御も期待できるからである．また，加齢による上気道粘膜免疫応答の破綻が少ないことを考えると，上気道粘膜に有効な免疫応答を誘導できる経鼻免疫を手段としたワクチン開発が理想的といえよう．そこで，12か月齢のマウスで有効であった経鼻免疫の効果を24か月齢マウスで検討した．

12か月齢マウスの実験と同様，抗原は卵白アルブミン，そしてアジュバントにはコレラ毒素を用い，1週間おきに計3回経鼻免疫を行ったが，外分泌液中に抗原特異的SIgA抗体を検出できなかった[30]（図5）．一方，血清中には，抗卵白アルブミン IgG 抗体が誘導された．アジュバント活性が高いコレラ毒素を用いても，老齢マウスに抗原特異的 SIgA 抗体の誘導ができないということは，上気道感染症に対する高齢者のための有効なワクチン開発にまったく希望がないのだろうか．そこで，IgA 誘導組織である鼻咽頭関連リンパ組織によるワクチンの取り込みをより効果的にする方法を適用することを考えた．事実，抗原の取り込みや，その提示の役割を果たす M 細胞や樹状細胞を標的とする粘膜免疫法は，効果的に抗原特異的 SIgA 抗体を誘導できることが報告されている[32-36]．樹状細胞を主な標的細胞とする CpG ODN は有効なアジュバントとして知られており，臨床試験も始まっている．さらに，CpG ODN は卵白アルブミン，ジフテリア類毒素，B 型肝炎，*S. pneumoniae* の多糖や癌細胞に対する抗原特異的抗体を老齢マウスやラットに誘導することが報告されている[37-42]．興味深いことに，CpG ODN をアジュバントとして卵白アルブミンとともに経口免疫すると，腸管免疫の破綻が顕著である 18 か月齢のマウスにも，抗卵白アルブミン SIgA 抗体が誘導できた[43]．同様に，樹状細胞を標的とする粘膜アジュバントである Flt3 リガンドの発現プラスミド（pFL）を CpG ODN とともにアジュバントとして，抗原である卵白アルブミンと 24 か月例のマウスに経鼻免疫すると顕著な卵白アルブミン特異的 SIgA 抗体が鼻洗浄液，唾液，腟洗浄液に誘導できた[32]（図 5）．これは，樹状細胞を効果的に活性化することで，老化した粘膜免疫系を再び若返らせることができることを示している．

これらの結果は，CpG ODN の高齢者のためのワクチン開発への応用の可能性を示すものであり，今後，インフルエンザウイルスや，*S. pneumoniae* に対するワクチンとして応用した場合の有効性を解析していく必要があるだろう（図 5）．

おわりに

ここに紹介した粘膜免疫の老化現象の解析は，その全貌のごく一部にすぎず，これからのさらなる解明が望まれる．マウスにおける経口免疫寛容の早期消失は紛れもない事実であるが，その詳細なメカニズムはいまだ不明な部分が多い．ヒトにおいても同様な現象が起きているのか否かもわかっていない．高齢者における感染症の防御のための免疫応答の賦活にはどのような方法が有効なのだろう．サイトカインの投与による老化免疫組織の若返りを行っている報告もある．また，ここに示した高齢者のための粘膜ワクチンの開発は有効なアプローチであるが，臨床応用にはさまざまなハードルを越えていかなくてはならない．今後，研究者，ワクチン開発会社，政府・公共機関などのワクチン開発への協力と情熱が必要とされるであろう．

ここに紹介した研究成果の一部は米国 NIH より支給されたグラント番号 AG025873，DE012242 から支給された科学研究費によって行われた．

（藤橋浩太郎）

◉引用文献

1. Fujihashi K, Prosper BN, McGhee JR. Host defenses at mucosal surfaces. Rich RT, Fleisher TA, Shearer WT, et al (editors). Clinical Immunology, 3rd ed., Mosby Elsevier, Philadelphia, PA. 2008; p.287-304.
2. Kiyono H, Kunisawa J, McGhee JR, et al. The mucosal immune system. Paul WE (editor). Fundamental immunology, 5th ed., Lippincott Williams & Wilkins, Philadelphia PA. 2008; p.983-1030.
3. Holmgren J, Czerkinsky C. Mucosal immunity and vaccines. Nat Med 2005; 11: S45-53.
4. Maue AC, Yager EJ, Swain SL, et al. T-cell immunosenescence: lessons learned from mouse models of aging. Trends Immunol 2009; 30: 301-305.
5. Weng NP, Akbar AN, Goronzy J. CD28(−) T cells: their role in the age-associated decline of immune function. Trends Immunol 2009; 30: 306-312.
6. Zhou T, Edwards CK, 3rd, Mountz JD. Prevention of age-related T cell apoptosis defect in CD2-fas-transgenic mice. J Exp Med 1995; 182: 129-137.
7. Zharhary D. T cell involvement in the decrease of antigen-responsive B cells in aged mice. Eur J Immunol 1986; 16: 1175-1178.
8. LeMaoult J, Manavalan JS, Dyall R, et al. Cellular basis of B cell clonal populations in old mice. J Immunol 1999; 162: 6384-6391.
9. Cancro MP, Hao Y, Scholz JL, et al. B cells and aging: molecules and mechanisms. Trends Immunol 2009; 30: 313-318.

10. Peterson DA, McNulty NP, Guruge JL, et al. IgA response to symbiotic bacteria as a mediator of gut homeostasis. Cell Host Microbe 2007; 2: 328-339.
11. Tsuji M, Suzuki K, Kinoshita K, et al. Dynamic interactions between bacteria and immune cells leading to intestinal IgA synthesis. Semin Immunol 2008; 20: 59-66.
12. Woodmansey EJ. Intestinal bacteria and ageing. J Appl Microbiol 2007; 102: 1178-1186.
13. Macpherson AJ, Harris NL. Interactions between commensal intestinal bacteria and the immune system. Nat Rev Immunol 2004; 4: 478-485.
14. Moreau MC, Ducluzeau R, Guy-Grand D, et al. Increase in the population of duodenal immunoglobulin A plasmocytes in axenic mice associated with different living or dead bacterial strains of intestinal origin. Infect Immun 1978; 21: 532-539.
15. Klaasen HL, Koopman JP, Van den Brink ME, et al. Mono-association of mice with non-cultivable, intestinal, segmented, filamentous bacteria. Arch Microbiol 1991; 156: 148-151.
16. Shroff KE, Meslin K, Cebra JJ. Commensal enteric bacteria engender a self-limiting humoral mucosal immune response while permanently colonizing the gut. Infect Immun 1995; 63: 3904-3913.
17. He B, Xu W, Santini PA, et al. Intestinal bacteria trigger T cell-independent immunoglobulin A (2) class switching by inducing epithelial-cell secretion of the cytokine APRIL. Immunity 2007; 26: 812-826.
18. Suzuki K, Meek B, Doi Y, et al. Aberrant expansion of segmented filamentous bacteria in IgA-deficient gut. Proc Natl Acad Sci USA 2004; 101: 1981-1986.
19. Arranz E, O'Mahony S, Barton JR, et al. Immunosenescence and mucosal immunity: significant effects of old age on secretory IgA concentrations and intraepithelial lymphocyte counts. Gut 1992; 33: 882-886.
20. Ammann AJ, Schiffman G, Austrian R. The antibody responses to pneumococcal capsular polysaccharides in aged individuals. Proc Soc Exp Biol Med 1980; 164: 312-316.
21. Beharka AA, Paiva S, Leka LS, et al. Effect of age on the gastrointestinal-associated mucosal immune response of humans. J Gerontol A Biol Sci Med Sci 2001; 56: B218-223.
22. Ebersole JL, Smith DJ, Taubman MA. Secretory immune responses in ageing rats. I. Immunoglobulin levels. Immunology 1985; 56: 345-350.
23. Finkelstein MS, Tanner M, Freedman ML. Salivary and serum IgA levels in a geriatric outpatient population. J Clin Immunol 1984; 4: 85-91.
24. Koga T, McGhee JR, Kato H, et al. Evidence for early aging in the mucosal immune system. J Immunol 2000; 165: 5352-5359.
25. de Faria AM, Garcia G, Rios MJ, et al. Decrease in susceptibility to oral tolerance induction and occurrence of oral immunization to ovalbumin in 20-38-week-old mice. The effect of interval between oral exposures and rate of antigen intake in the oral immunization. Immunology 1993; 78: 147-151.
26. Kato H, Fujihashi K, Kato R, et al. Lack of oral tolerance in aging is due to sequential loss of Peyer's patch cell interactions. Int Immunol 2003; 15: 145-158.
27. Wakabayashi A, Utsuyama M, Hosoda T, et al. Differential age effect of oral administration of an antigen on antibody response: an induction of tolerance in young mice but enhancement of immune response in old mice. Mech Ageing Dev 1999; 109: 191-201.
28. de Faria AM, Ficker SM, Speziali E, et al. Aging affects oral tolerance induction but not its maintenance in mice. Mech Ageing Dev 1998; 102: 67-80.
29. Kunisawa J, Nochi T, Kiyono H. Immunological commonalities and distinctions between airway and digestive immunity. Trends Immunol 2008; 29: 505-513.
30. Hagiwara Y, McGhee JR, Fujihashi K, et al. Protective mucosal immunity in aging is associated with functional CD4+T cells in nasopharyngeal-associated lymphoreticular tissue. J Immunol 2003; 170: 1754-1762.
31. Fujihashi K, McGhee JR. Mucosal immunity and tolerance in the elderly. Mech Ageing Dev 2004; 125: 889-898.
32. Fukuiwa T, Sekine S, Kobayashi R, et al. A combination of Flt3 ligand cDNA and CpG ODN as nasal adjuvant elicits NALT dendritic cells for prolonged mucosal immunity. Vaccine 2008; 26: 4849-4859.
33. Kataoka K, McGhee JR, Kobayashi R, et al. Nasal Flt3 ligand cDNA elicits CD11c+CD8+ dendritic cells for enhanced mucosal immunity. J Immunol 2004; 172: 3612-3619.
34. Nochi T, Yuki Y, Matsumura A, et al. A novel M cell-specific carbohydrate-targeted mucosal vaccine effectively induces antigen-specific immune responses. J Exp Med 2007; 204: 2789-2796.
35. Moldoveanu Z, Love-Homan L, Huang WQ, et al. CpG DNA, a novel immune enhancer for systemic and mucosal immunization with influenza virus. Vaccine 1998; 16: 1216-1224.
36. Wu Y, Wang X, Csencsits KL, et al. M cell-targeted DNA vaccination. Proc Natl Acad Sci USA 2001; 98: 9318-9323.
37. Maletto B, Ropolo A, Moron V, et al. CpG-DNA stimulates cellular and humoral immunity and promotes Th1 differentiation in aged BALB/c mice. J Leukoc Biol 2002; 72: 447-454.
38. Manning BM, Enioutina EY, Visic DM, et al. CpG DNA functions as an effective adjuvant for the induction of immune responses in aged mice. Exp Gerontol 2001; 37: 107-126.

39. Qin W, Jiang J, Chen Q, et al. CpG ODN enhances immunization effects of hepatitis B vaccine in aged mice. Cell Mol Immunol 2004; 1: 148–152.
40. Sen G, Chen Q, Snapper CM. Immunization of aged mice with a pneumococcal conjugate vaccine combined with an unmethylated CpG-containing oligodeoxynucleotide restores defective immunoglobulin G antipolysaccharide responses and specific CD4+-T-cell priming to young adult levels. Infect Immun 2006; 74: 2177–2186.
41. Sharma S, Dominguez AL, Hoelzinger DB, et al. CpG-ODN but not other TLR-ligands restore the antitumor responses in old mice: the implications for vaccinations in the aged. Cancer Immunol Immunother 2008; 57: 549–561.
42. Subramanian S, Divya Shree AN. Enhanced Th2 immunity after DNA prime-protein boost immunization with amyloid beta (1–42) plus CpG oligodeoxynucleotides in aged rats. Neurosci Lett 2008; 436: 219–222.
43. Alignani D, Maletto B, Liscovsky M, et al. Orally administered OVA/CpG-ODN induces specific mucosal and systemic immune response in young and aged mice. J Leukoc Biol 2005; 77: 898–905.

索引

親項目の配列は日本語(五十音), 欧文, ギリシャ語, 数字の順に並べた.
子項目の配列は掲載ページ順に並べた. *は図表箇所を示す.

あ

か

さ

た

な

は

ま

や

ら

わ

A

B

C

D

E

F

J

K

L

M

N

S

T

U

V

W

X

Y

ギリシャ語

数字

臨床粘膜免疫学

2010年12月20日　第1版第1刷発行

編　集　清野　宏（きよの　ひろし）

発行者　七野俊明

発行所　株式会社シナジー
〒101-0062 東京都千代田区神田駿河台3-4-2
TEL：03-5209-1851（代）
URL：http://www.syg.co.jp

装丁・DTP　臼井デザイン事務所

印刷・製本　図書印刷株式会社

ISBN978-4-916166-34-0